新戦略に基づく
麻酔・周術期医学

麻酔科医のための
周術期の薬物使用法

専門編集●川真田樹人 信州大学

監　　修●森田　　潔 岡山大学
編集委員●川真田樹人 信州大学
　　　　　廣田　和美 弘前大学
　　　　　横山　正尚 高知大学

中山書店

【読者の方々へ】

本書では,医薬品の適応,副作用,用量用法等の情報について極力正確な記載をしておりますが,それらは変更となる可能性があります.読者には当該医薬品の製造者による最新の医薬品情報(添付文書)を参照することが強く求められます.本書に記載された内容について読者ご自身の診療に応用される場合には,十分な注意を払われることを要望いたします.

中山書店

シリーズ刊行にあたって

　現代は情報収集と変革の時代と言われています．IT技術の進歩により，世界の情報はほとんどリアルタイムに得ることができます．以前のように，時間と労力をかけて文献を調べる必要はなくなっています．一方，進歩するためには，そのめまぐるしく変わる状況にあわせ変化し，変革を遂げていくことが必要です．

　麻酔科学領域の診療に関してもここ数年で大きな変化がありました．麻酔薬はより安全で調節性がよいものとなり，モニターもより多くの情報が得られるとともに正確性を増しています．そして，その変化は今も続いています．このように多くの変化がある中で，麻酔は手術侵襲から生体を守るという大原則に加え，麻酔の質が問われる時代になりました．たとえば，麻酔法が予後を変える可能性があるという報告もあります．また，麻酔科医の仕事として，手術中の麻酔だけでなく，術前および術後管理，すなわち周術期管理の重要性が加えられています．今まさに手術という侵襲から生体をシームレスに守る学問の一つの分野として，周術期管理が重要視されています．

　今回，周術期管理に焦点を絞り，麻酔科医の知識と技術の向上を目的に，シリーズ《新戦略に基づく麻酔・周術期医学》が刊行されることになりました．周術期管理は，麻酔と同様，全身管理を目的にした学問です．呼吸，循環，体液・代謝，酸塩基平衡，栄養，疼痛管理など幅広い分野が対象になります．これらすべての分野をシリーズで，昨今のガイドラインが示す標準医療を含め最新の情報を系統的に発信する予定です．また，いわゆるマニュアル本ではなく，基礎的な生理学，薬理学などの知識を基にした内容にしたいと考えています．これらの内容は，麻酔科の認定医や専門医を目指す医師だけでなく，すべての外科系各科の医師にも理解できるものとなることを確信しています．

　多忙な毎日の中，このシリーズ《新戦略に基づく麻酔・周術期医学》が，効率的な最新の情報収集のツールとなり，読者の皆様が日々変革していかれることを希望します．

2013年4月

国立大学法人岡山大学長

森田　潔

序

 麻酔科医の使命は，術前から患者の併存疾患をコントロールし，術中は手術侵襲によるストレスから患者を守り，術後は患者の機能の回復を促進することです．このために麻酔科医は，周術期には多岐にわたる種類の薬物を使用し，安全かつ有効な全身管理を遂行し，患者の社会復帰を推進しなくてはなりません．したがって，麻酔科医は周術期に使用する数多くの薬物のメカニズム，薬物動態，薬力学，適応疾患・病態，使用用量，禁忌，副作用，薬物相互作用などに関する，詳細な知識を必要とされます．

 麻酔科医にとっての薬理学書として，古くから『Goodman & Gilman's The Pharmacological Basis of Therapeutics』が用いられてきました．しかし，じっくりと勉強するには必須の書ですが，日々の臨床の現場での使用は難しいといえます．一方，ポケット版などの薬物使用書は数多く出版されていますが，薬物の作用メカニズムや薬物動態・薬力学など基礎的な記載は少なく，同種類の薬物における個別の薬物の利点と欠点など，より熟練した薬物使用のためには不十分といわざるを得ません．つまり現在において，実はプロフェッショナルな麻酔科医が満足できる，周術期の薬物に関する教科書は乏しいのではないでしょうか．このような見地から，《新戦略に基づく麻酔・周術期医学》シリーズの1冊として，本書『麻酔科医のための周術期の薬物使用法』を刊行することにしました．

 本書は，まず各項目の薬物を概説し，次いで薬物の使い分けについて解説していただきました．そして，個々の薬物について，作用機序や実際の具体的な使用方法について，豊富な図表を用いてコンパクトに記述いただきました．幸い，各分野のエキスパートに執筆いただくことができましたので，基礎的な事項から実践的な使用方法まで，初学者にも分かりやすい内容になったと確信しています．そして専門医には知識を整理し，一歩進んだ薬物使用法を学べる教科書になったと自負しています．

 麻酔科医が周術期管理を実践するためには，神経・呼吸・循環・免疫・代謝・内分泌などの幅広い知識が必要です．薬理学的視点を軸に，本書が読者の皆さんの日々の周術期管理の一助となることを願っています．

 2015年3月

信州大学医学部麻酔蘇生学教室教授
川真田樹人

新戦略に基づく麻酔・周術期医学
麻酔科医のための 周術期の薬物使用法

CONTENTS

1章 術前使用薬物

1-1 術前使用薬の周術期使用の原則 ……………………………………………………………… 稲田英一 2
❶ 基本原則　2／❷ 突然の中止によりリスクが増す薬物　3／❸ 術前使用薬の継続が危険である薬物　4／❹ 状況や病態により中止や継続の判断が異なるもの　6／❺ 一般的に投与を継続する薬物　7／❻ 術前使用薬物に応じた対応　7

1-2 降圧薬 ……………………………………………………………………………………………… 原 哲也 9
❶ Ca拮抗薬　9／❷ ARB/ACE阻害薬　10／❸ 利尿薬　11／❹ β遮断薬　11／❺ α遮断薬　11／❻ 抗アルドステロン薬　12

1-3 糖尿病治療薬 ……………………………………………………………………………………… 江木盛時 13
❶ 術前の経口糖尿病薬　13／❷ インスリン皮下注射薬　15／❸ 糖尿病患者における術前血糖管理　15

　　　Column　術前血糖管理における細胞内飢餓の予防　15
　　　Column　糖尿病診断基準　16
　　　Column　血糖コントロールの評価　16

1-4 気管支拡張薬 ……………………………………………………………………………………… 落合亮一 17
❶ 種類　17／❷ 作用機序　17／❸ 薬物動態　18

1-5 ステロイド ………………………………………………………………………………………… 津崎晃一 21
❶ 糖質コルチコイド　21／❷ 副腎皮質不全　21／❸ ステロイドカバーの実際　22

1-6 抗てんかん薬 ……………………………………………………………………… 熊澤昌彦，飯田宏樹 24
❶ 抗てんかん薬の作用機序　24／❷ 抗てんかん薬の併用薬物への影響　25／❸ 麻酔関連薬物のてんかんへの影響　25／❹ 周術期の投薬管理　25／❺ てんかん患者の全身麻酔管理　26

1-7 向精神薬 …………………………………………………………………………… 平木照之，牛島一男 27
❶ 抗うつ薬　27／❷ 抗精神病薬　28／❸ 抗パーキンソン病薬　29

1-8 抗凝固薬，抗血小板薬 …………………………………………………………… 斉藤仁志，森本裕二 31
❶ 静脈血栓塞栓症の予防について　31／❷ 周術期における抗血栓薬の休薬期間について　33

2章 麻酔薬，麻酔関連薬

2-1 オピオイド
周術期におけるオピオイドの使い方 ……………………………………………………………… 福田和彦 38
❶ レミフェンタニル ……………………………………………………………………………… 増井健一 43
❷ フェンタニル …………………………………………………………………………………… 増井健一 46
❸ モルヒネ ………………………………………………………………………… 河野 崇，横山正尚 48
　　　Column　モルヒネを用いた硬膜外鎮痛法の例（成人患者）　51

　　　　Column　モルヒネ IV-PCA による術後鎮痛法の例（成人患者）　51
❹ ブプレノルフィン··濱口眞輔　52
❺ ペチジン··巻野将平，溝渕知司　55
❻ ペンタゾシン··土井克史　57
❼ ナロキソン··大久保潤一，垣花　学　60
❽ ドキサプラム··大久保潤一，垣花　学　61

2-2　静脈麻酔薬

静脈麻酔薬，鎮静薬の使い方·······································渡部恭大，小板橋俊哉　64
　　　　Column　プロポフォール注入症候群（PRIS）　68
　　　　Column　バルビツレートの使用禁忌：重症気管支喘息　68
　　　　Column　ドロペリドールの使用禁忌：QT 延長症候群　68
❶ プロポフォール··小板橋俊哉　70
❷ チオペンタール/チアミラール·······································三井裕介，肥川義雄　72
❸ ミダゾラム/他のベンゾジアゼピン·······························吉川裕介，山蔭道明　75
❹ フルマゼニル··水野　樹　78
❺ ケタミン··廣田和美　81
　　　　Column　ケタミンはオピオイド？　83
❻ デクスメデトミジン··原田浩輝，垣花泰之　85
❼ ドロペリドール··平木照之，牛島一男　88
　　　　Column　薬剤誘発性 QT 延長症候群　90
❽ エトミデート··廣田和美　91
　　　　Column　敗血症患者におけるエトミデートの使用　93

2-3　筋弛緩薬と関連薬

筋弛緩薬と拮抗薬の使い方···北島　治，鈴木孝浩　94
　　　　Column　プライミング量は 0.03 mg/kg　95
❶ ロクロニウム··岩崎　肇，岩崎　寛　100
❷ ベクロニウム··磨田　裕　102
❸ スキサメトニウム··加藤正人　107
　　　　Column　悪性高熱症を誘発するリスク　108
❹ ネオスチグミン··前島亨一郎，中塚秀輝　109
　　　　Column　重症筋無力症におけるネオスチグミン　110
　　　　Column　ネオスチグミンの鎮痛作用　111
❺ ネオスチグミン/アトロピン合薬·································前島亨一郎，中塚秀輝　113
　　　　Column　ネオスチグミン/アトロピン合薬誕生の背景　113
❻ エドロホニウム··佐藤哲文　114
❼ スガマデクス··高木俊一　117
　　　　Column　分子量からみるスガマデクスの包接力　119
❽ ダントロレン··市原靖子，菊地博達　120

2-4　吸入麻酔薬

吸入麻酔薬の使い方···高橋哲也　122

- ❶ 亜酸化窒素 ······ 森本康裕 128
  - Topics 亜酸化窒素はもう必要ないか？ 128
- ❷ セボフルラン ······ 金澤正浩, 鈴木利保 130
  - Column セボフルラン導入のシミュレーション 133
- ❸ イソフルラン ······ 川口昌彦, 新城武明 134
- ❹ デスフルラン ······ 木山秀哉 137

2-5 局所麻酔薬

- 周術期における局所麻酔薬の使い方 ······ 紫藤明美, 齊藤洋司 141
  - Column 濃度の使い分け 143
  - Column 局所麻酔薬の薬物動態と2つの注目部位 145
- ❶ リドカイン ······ 小田 裕 148
- ❷ メピバカイン ······ 冨田由紀子, 平川奈緒美 151
- ❸ ロピバカイン ······ 大西 毅, 馬場 洋 152
  - Topics ロピバカインの投与量, 本当に安全？ 155
- ❹ ブピバカイン ······ 上山博史 156
- ❺ レボブピバカイン ······ 布施谷仁志, 川真田樹人 159
  - Column S体とR体 159
- ❻ 脊髄くも膜下麻酔用局所麻酔薬 テトラカイン, ブピバカイン ······ 藤原祥裕 162
  - Column 帝王切開術に対する低用量ブピバカイン脊髄くも膜下麻酔 166

2-6 消炎鎮痛薬, その他の鎮痛薬

- NSAIDs, その他の鎮痛薬使用の考え方 ······ 杉山陽子, 飯田宏樹 167
  - Column フルルビプロフェンアキセチルの効果 169
- ❶ COX-1 阻害薬 ······ 伊東久勝, 山崎光章 172
  - Column アスピリン喘息 175
- ❷ COX-2 阻害薬 ······ 伊東久勝, 山崎光章 176
  - Column NO-NSAIDs 177
- ❸ アセトアミノフェン ······ 川真田樹人 179
- ❹ α2δサブユニットブロッカー ······ 吉村文貴, 飯田宏樹 181

3章 全身管理薬

3-1 循環作動薬

- 周術期における循環作動薬の使い方 ······ 外 須美夫, 宮崎良平 186
- ❶ エフェドリン ······ 外 須美夫, 宮崎良平 192
- ❷ フェニレフリン ······ 野村 実 194
  - Column triple index 195
- ❸ ドパミン ······ 上村裕一, 松永 明 197
- ❹ ドブタミン ······ 上村裕一, 松永 明 199
- ❺ アドレナリン ······ 野村 実 201
- ❻ ノルアドレナリン ······ 野村 実 203

❼ イソプレナリン ……………………………… 谷口正彦，矢野武志，恒吉勇男 206
❽ ミルリノン ………………………………………………… 谷口正彦，恒吉勇男 208
❾ オルプリノン …………………………………………………………… 大西佳彦 211

3-2 降圧薬／冠拡張薬

周術期における降圧薬の使い方 ………………………………… 木田紘昌，土田英昭 213
Column 脳出血時の降圧目標　216
❶ ニカルジピン ……………………………………………… 西和田 忠，川口昌彦 219
Column ニカルジピンは腎臓に良い？　220
❷ ジルチアゼム …………………………………………………………… 鈴木健二 221
❸ ニトログリセリン ………………………………… 小畑友里江，吉原達也，重見研司 223
❹ ニトロプルシド ………………………………………………… 小畑友里江，重見研司 226
❺ ニコランジル …………………………………………………… 石垣麻衣子，田中 誠 229
❻ アルプロスタジルアルファデクス ……………………………… 大瀧 恵，川前金幸 230

3-3 抗不整脈薬

周術期における不整脈と抗不整脈薬の使い方 ……… 中里桂子，古市結富子，坂本篤裕 233
❶ アトロピン ……………………………………………………………… 髙橋伸二 237
Tips advanced life care support とアトロピン　239
❷ ランジオロール ………………………………… 中里桂子，古市結富子，坂本篤裕 240
❸ ベラパミル ……………………………………………………………… 時岡宏明 244
❹ プロプラノロール ……………………………………………………… 小出康弘 247
Column 薬価による経済的効果は？　248
❺ ジソピラミド …………………………………………………… 長崎 剛，西川俊昭 251
❻ リドカイン ……………………………………………………………… 宮部雅幸 254
Column 心筋活動電位における Na^+ チャネルの役割　254
❼ ジギタリス ……………………………………………………… 長崎 剛，西川俊昭 256
❽ メキシレチン …………………………………………………… 吉田明子，山内正憲 258
❾ アミオダロン …………………………………………………… 田中克哉，堤 保夫 260
❿ ニフェカラント ………………………………………………… 中里桂子，坂本篤裕 263

3-4 利尿薬

周術期における利尿薬の使い方 ………………………………… 新井正康，岡本浩嗣 267
❶ フロセミド ……………………………………………………… 持留真理子，杉山由紀 273
❷ カンレノ酸カリウム ……………………………… 新井正康，吉野和久，岡本浩嗣 276
❸ グリセロール …………………………………………………… 荻原幸彦，内野博之 278
Topics AQPと疾患　278
Topics AQPと脳浮腫　280
❹ マンニトール …………………………………………………… 荻原幸彦，内野博之 281
❺ カルペリチド …………………………………………………………… 大西佳彦 283

3-5 気管支拡張薬

周術期における気管支攣縮の考え方 …………………………… 石川輝彦，磯野史朗 285

- ❶ アミノフィリン ……………………………… 大瀧　恵，川前金幸　291
- ❷ ツロブテロール ……………………………… 清水彩里，川真田樹人　294
- ❸ ステロイド …………………………………… 長谷洋和，澤村成史　296

3-6 抗痙攣薬

- 周術期における痙攣と抗痙攣薬の考え方 ……… 福田秀樹，河本昌志　300
  - **Column** 心臓手術後の痙攣の予測因子　305
- ❶ フェノバルビタール ………………………………………… 鈴木康之　306
- ❷ フェニトイン ………………………………… 歌田浩二，松本美志也　309
- ❸ マグネシウム ……………………………………………… 角倉弘行　312

3-7 抗アレルギー薬／ステロイド

- 周術期におけるアレルギーと抗アレルギー薬の考え方 ……… 齋藤　繁，高澤知規　314
  - **Column** I 型アレルギー反応について　314
  - **Column** アナフィラキシーとアナフィラキシー様反応　316
  - **Topics** アナフィラキシーショックの治療に関する試案　318
- ❶ メトクロプラミド …………………………… 箱﨑貴大，村川雅洋　320
- ❷ ドロペリドール ……………………………… 五十洲　剛，村川雅洋　322
- ❸ オンダンセトロン …………………………… 中畑克俊，川股知之　325
- ❹ クロルフェニラミン ………………………… 坂本成司，稲垣喜三　327
- ❺ ヒドロキシジン ……………………………… 稲垣喜三，坂本成司　329
- ❻ ヒドロコルチゾン ………………………………………… 萬家俊博　332
- ❼ メチルプレドニゾロン ……………………… 矢田部智昭，横山正尚　335
  - **Column** 食道癌手術におけるメチルプレドニゾロンの意義　336
- ❽ デキサメタゾン ……………………………… 簗瀬　賢，白神豪太郎　337

3-8 抗血小板薬

- 周術期における止血機能の考え方 ………………… 石田祐基，西脇公俊　340
- ❶ アスピリン ………………………………………………… 香取信之　349
  - **Column** アスピリンの効果：有核細胞と無核細胞の違い　350
- ❷ チクロピジン ………………………………… 中嶋康文，中山力恒　352
- ❸ クロピドグレル（プラスグレル） …………… 中嶋康文，中山力恒　354
  - **Topics** 新規抗血小板薬　356
  - **Column** クロピドグレル，チクロピジン抵抗性　356
  - **Advice** 周術期の休薬とブリッジング　357
- ❹ シロスタゾール ……………………………… 川島信吾，佐藤重仁　359
- ❺ ジピリダモール ……………………………… 川島信吾，佐藤重仁　362

3-9 抗凝固薬，血栓溶解薬

- 周術期における凝固機能の考え方 ………………… 香取信之，森﨑　浩　365
- ❶ ヘパリン …………………………………………………… 萬　知子　370
  - **Column** 生理的ヘパリンの抗凝固作用は？　371
- ❷ 低分子量ヘパリン（エノキサパリン） ……………………… 北口勝康　373

- ❸ フォンダパリヌクス……………………………………………………… 黒岩政之　376
- ❹ ダナパロイド…………………………………………………………… 藤田喜久　380
- ❺ アルガトロバン………………………………………………………… 奥田泰久　383
- ❻ ワルファリン…………………………………………………………… 槇田浩史　385
  - Column 殺鼠剤としてのワルファリン　385
  - Column ワルファリンのモニタリング　386
- ❼ プロタミン……………………………………………………………… 槇田浩史　389
- ❽ アルテプラーゼ………………………………………………………… 萬　知子　391
  - Column アルテプラーゼとウロキナーゼ　393
- ❾ モンテプラーゼ………………………………………………………… 井上聡己　394

4章　輸液，輸血

4-1　補充輸液

- 周術期における輸液の考え方………………………………………… 宮尾秀樹　398
  - Column サードスペース（trird space）　400
- ❶ 生理食塩液……………………………………………………………… 宮尾秀樹　403
  - Column Gibbs-Donnan 平衡　405
- ❷ 乳酸リンゲル液………………………………………………………… 小竹良文　406
- ❸ 酢酸リンゲル液…………………………………………… 横瀬真志，後藤隆久　409
  - Column 術中に大量投与する場合の注意　411
- ❹ 重炭酸リンゲル液………………………………………… 横瀬真志，後藤隆久　411
- ❺ アルブミン……………………………………………………………… 小森万希子　414
  - Column 集中治療領域におけるアルブミン製剤投与の是非　415
- ❻ HES 製剤………………………………………………………………… 小竹良文　417
- ❼ 維持輸液製剤…………………………………………………………… 西田　修　420
  - Column 輸液の浸透圧比と生体内での機能的浸透圧および水分分布　421

4-2　輸血

- 周術期における輸血の考え方………………………………………… 森松博史　423
- ❶ 赤血球液………………………………………………………………… 玉井佳子　427
  - Column 製剤内容液の経時的変化　429
- ❷ 新鮮凍結血漿…………………………………………………………… 玉井佳子　431
- ❸ 濃厚血小板……………………………………………………………… 玉井佳子　434
  - Advice 自施設への PC の供給（に要する）時間を把握しておくことが必要　435
- ❹ クリオプレシピテート…………………………………… 藤田公彦，多田羅恒雄　436
  - Column FFP とクリオプレシピテートの違い　437

5章　抗菌薬

5-1　抗菌薬

- 周術期における感染症学と抗菌薬・消毒薬………………………… 志馬伸朗　440

- ❶ アンピシリン……………………………………………甲田賢一郎, 北村享之 448
- ❷ スルバクタム……………………………………………甲田賢一郎, 北村享之 450
- ❸ ピペラシリン……………………………………………岡安理司, 大嶽浩司 452
  - **Column** PK/PD 理論 454
- ❹ タゾバクタム・ピペラシリン…………………………岡安理司, 大嶽浩司 456
- ❺ セファゾリン……………………………………………松本 聡, 松本美志也 459
- ❻ セフトリアキソン………………………………………山本拓巳, 飯田宏樹 463
- ❼ セフェピム………………………………………………………原 哲也 467
  - **Column** 発熱性好中球減少症 468
- ❽ メロペネム………………………………………………………宮部雅幸 470
  - **Column** カルバペネムを分解する β ラクタマーゼ 471
- ❾ アミカシン………………………………………………斉藤仁志, 森本裕二 471
- ❿ シプロフロキサシン……………………………………………落合亮一 474
- ⓫ バンコマイシン…………………………………………………坂口嘉郎 477
  - **Column** バンコマイシンの周術期予防的投与 478

6章 抗ウイルス薬, 抗真菌薬

6-1 抗ウイルス薬, 抗真菌薬
- 周術期における抗ウイルス薬, 抗真菌薬の使い方と実際……………佐和貞治 482
  - **Column** ニューモシスチス肺炎 488

7章 周術期, ICU における栄養

7-1 周術期, ICU における栄養
- 周術期, ICU における周術期の輸液,
  栄養サポートの考え方……………………………吉村真一朗, 祖父江和哉 490
  - **Column** 患者の満足と医療者の満足 493
- ❶ 輸液製剤…………………………………………吉村真一朗, 祖父江和哉 495
  - **Column** TPN とインスリン 497
- ❷ 糖液……………………………………………澤田麻衣子, 德平夏子, 橋本 悟 498
- ❸ アミノ酸製剤…………………………………澤田麻衣子, 德平夏子, 橋本 悟 504
- ❹ 脂質……………………………………………澤田麻衣子, 德平夏子, 橋本 悟 509
- ❺ 経腸栄養製剤……………………………………………………坂口嘉郎 511
  - **Column** 早期経腸栄養の有用性に関するメタアナリシス 513

索引 …………………………………………………………………………… 515

◆ 執筆者一覧 （執筆順）

稲田英一	順天堂大学大学院医学研究科麻酔科学	菊地博達	我孫子東邦病院麻酔科
原 哲也	長崎大学大学院麻酔・蘇生科学	高橋哲也	防衛医科大学校麻酔学講座
江木盛時	神戸大学医学部附属病院麻酔科	森本康裕	宇部興産中央病院麻酔科
落合亮一	東邦大学医学部麻酔科学講座	金澤正浩	東海大学付属大磯病院麻酔科
津崎晃一	日本鋼管病院麻酔科	鈴木利保	東海大学医学部医学科外科学系診療部麻酔科
熊澤昌彦	岐阜大学附属病院麻酔科疼痛治療科	川口昌彦	奈良県立医科大学麻酔科学教室
飯田宏樹	岐阜大学大学院医学系研究科麻酔・疼痛制御学分野	新城武明	奈良県立医科大学麻酔科学教室
平木照之	久留米大学医学部麻酔学講座	木山秀哉	東京慈恵会医科大学麻酔科学講座
牛島一男	久留米大学医学部麻酔学講座	紫藤明美	島根大学医学部附属病院麻酔科
斉藤仁志	北海道大学大学院医学研究科侵襲制御医学講座麻酔・周術期医学分野	齊藤洋司	島根大学大学院麻酔科学講座
森本裕二	北海道大学大学院医学研究科侵襲制御医学講座麻酔・周術期医学分野	小田 裕	大阪市立総合医療センター麻酔科
福田和彦	京都大学医学部附属病院麻酔科	冨田由紀子	佐賀県医療センター好生館
増井健一	防衛医科大学校麻酔学講座	平川奈緒美	佐賀大学医学部麻酔・蘇生学教室
河野 崇	高知大学医学部麻酔科学・集中治療医学講座	大西 毅	新潟大学大学院医歯学総合研究科麻酔科学分野
横山正尚	高知大学医学部麻酔科学・集中治療医学講座	馬場 洋	新潟大学大学院医歯学総合研究科麻酔科学分野
濱口眞輔	獨協医科大学医学部麻酔科学講座	上山博史	関西労災病院麻酔科
巻野将平	神戸大学大学院医学研究科外科系講座麻酔科学分野	布施谷仁志	信州大学医学部麻酔蘇生学教室
溝渕知司	神戸大学大学院医学研究科外科系講座麻酔科学分野	川真田樹人	信州大学医学部麻酔蘇生学教室
土井克史	国立病院機構浜田医療センター麻酔科	藤原祥裕	愛知医科大学医学部麻酔科学講座
大久保潤一	琉球大学大学院医学研究科麻酔科学講座	杉山陽子	岐阜大学大学院医学系研究科麻酔・疼痛制御学分野
垣花 学	琉球大学大学院医学研究科麻酔科学講座	伊藤久勝	富山大学附属病院麻酔科
渡部恭大	東京歯科大学市川総合病院麻酔科	山崎光章	富山大学大学院医学薬学研究部麻酔科学講座
小板橋俊哉	東京歯科大学市川総合病院麻酔科	吉村文貴	岐阜大学大学院医学系研究科麻酔・疼痛制御学分野
三井裕介	東京都立多摩総合医療センター麻酔科	外 須美夫	九州大学大学院医学研究院麻酔・蘇生学分野
肥川義雄	東京都立多摩総合医療センター麻酔科	宮崎良平	九州大学病院手術部
吉川裕介	札幌医科大学医学部麻酔科学講座	野村 実	東京女子医科大学麻酔科学教室
山蔭道明	札幌医科大学医学部麻酔科学講座	上村裕一	鹿児島大学大学院医歯学総合研究科侵襲制御学
水野 樹	順天堂大学医学部附属順天堂東京江東高齢者医療センター麻酔科・ペインクリニック	松永 明	鹿児島大学大学院医歯学総合研究科侵襲制御学
廣田和美	弘前大学大学院医学研究科麻酔科学講座	谷口正彦	宮崎大学医学部附属病院集中治療部
原田浩輝	鹿児島大学医学部・歯学部附属病院麻酔科蘇生科	矢野武志	宮崎大学医学部附属病院集中治療部
垣花泰之	鹿児島大学医学部・歯学部附属病院救命救急センター（救急部・集中治療部）	恒吉勇男	宮崎大学医学部麻酔生体管理学
北島 治	日本大学医学部麻酔科学系麻酔科学分野	大西佳彦	国立循環器病研究センター中央診療部門麻酔科
鈴木孝浩	日本大学医学部麻酔科学系麻酔科学分野	木田紘昌	金沢医科大学麻酔科学講座
岩崎 肇	旭川医科大学麻酔蘇生学講座	土田英昭	金沢医科大学麻酔科学講座
岩崎 寛	旭川医科大学麻酔蘇生学講座	西和田 忠	奈良県立医科大学麻酔科学教室
磨田 裕	埼玉医科大学国際医療センター麻酔科集中治療科	鈴木健二	岩手医科大学医学部麻酔学講座
加藤正人	国際医療福祉大学塩谷病院麻酔科	小畑友里江	福井大学医学部附属病院集中治療部
前島亨一郎	川崎医科大学麻酔・集中治療医学2教室	吉原達也	九州大学大学院医学研究院臨床薬理学分野
中塚秀輝	川崎医科大学麻酔・集中治療医学2教室	重見研司	福井大学器官制御医学講座麻酔・蘇生学領域
佐藤哲文	国立がん研究センター中央病院麻酔・集中治療科	石垣麻衣子	筑波大学附属病院麻酔科
高木俊一	東京女子医科大学麻酔科学教室	田中 誠	筑波大学医学医療系麻酔・蘇生学
市原靖子	キッコーマン総合病院麻酔科	大瀧 恵	山形大学医学部麻酔科学講座

川前金幸	山形大学医学部麻酔科学講座	矢田部智昭	高知大学医学部麻酔科学・集中治療医学講座
中里桂子	日本医科大学麻酔科学教室	簗瀬 賢	香川大学医学部附属病院麻酔・ペインクリニック科
古市結富子	日本医科大学麻酔科学教室	白神豪太郎	香川大学医学部附属病院麻酔・ペインクリニック科
坂本篤裕	日本医科大学大学院疼痛制御麻酔科学分野	石田祐基	名古屋大学医学部附属病院麻酔科
髙橋伸二	筑波大学医学医療系麻酔・蘇生学	西脇公俊	名古屋大学大学院医学系研究科麻酔・蘇生医学分野
時岡宏明	岡山赤十字病院麻酔科	香取信之	慶應義塾大学医学部麻酔学教室
小出康弘	葉山ハートセンター麻酔科	中嶋康文	関西医科大学麻酔科学講座
長崎 剛	秋田大学医学部麻酔・蘇生・疼痛管理学講座	中山力恒	京都府立医科大学麻酔科学教室
西川俊昭	秋田大学医学部麻酔・蘇生・疼痛管理学講座	川島信吾	浜松医科大学麻酔・蘇生学講座
宮部雅幸	三重大学医学部臨床麻酔学講座	佐藤重仁	浜松医科大学麻酔・蘇生学講座
吉田明子	東北薬科大学病院麻酔科	森﨑 浩	慶應義塾大学医学部麻酔学教室
山内正憲	東北大学大学院医学系研究科外科病態学講座麻酔科学・周術期医学分野	萬 知子	杏林大学医学部麻酔科学教室
田中克哉	徳島大学大学院医歯薬学研究部麻酔・疼痛治療医学分野	北口勝康	医真会八尾総合病院麻酔科
堤 保夫	徳島大学大学院医歯薬学研究部麻酔・疼痛治療医学分野	黒岩政之	北里大学医学部麻酔科学教室
新井正康	北里大学医学部附属新世紀医療開発センター	藤田喜久	川崎医科大学麻酔・集中治療医学1教室
岡本浩嗣	北里大学医学部麻酔科学教室	奥田泰久	獨協医科大学越谷病院麻酔科
持留真理子	信州大学医学部麻酔蘇生学教室	槇田浩史	東京医科歯科大学大学院心肺統御麻酔学
杉山由紀	信州大学医学部麻酔蘇生学教室	井上聡己	奈良県立医科大学集中治療部
吉野和久	北里大学医学部麻酔科学教室	宮尾秀樹	埼玉医科大学名誉教授／埼玉医科大学総合医療センター麻酔科
荻原幸彦	東京医科大学麻酔科学分野	小竹良文	東邦大学医療センター大橋病院麻酔科
内野博之	東京医科大学麻酔科学分野	横瀬真志	横浜市立大学大学院医学研究科麻酔科学
石川輝彦	千葉大学医学部附属病院麻酔・疼痛・緩和医療科	後藤隆久	横浜市立大学大学院医学研究科麻酔科学
磯野史朗	千葉大学大学院医学研究院呼吸循環治療学研究講座麻酔科学領域	小森万希子	東京女子医科大学東医療センター麻酔科
清水彩里	信州大学医学部麻酔蘇生学教室	西田 修	藤田保健衛生大学医学部麻酔・侵襲制御医学講座
長谷洋和	帝京大学病院麻酔科	森松博史	岡山大学大学院医歯薬学総合研究科麻酔・蘇生学分野
澤村成史	帝京大学病院麻酔科	玉井佳子	弘前大学医学部附属病院輸血部
福田秀樹	広島大学病院麻酔科	藤田公彦	兵庫医科大学麻酔科学講座／なにわ生野病院麻酔科
河本昌志	広島大学大学院医歯薬保健学研究院統合健康科学部門麻酔蘇生学	多田羅恒雄	兵庫医科大学麻酔科学講座
鈴木康之	国立成育医療研究センター手術・集中治療部	志馬伸朗	国立病院機構京都医療センター救命救急センター
歌田浩二	山口大学医学部附属病院麻酔科蘇生科	甲田賢一郎	東邦大学医療センター佐倉病院麻酔科
松本美志也	山口大学大学院医学系研究科麻酔・蘇生・疼痛管理学分野	北村享之	東邦大学医療センター佐倉病院麻酔科
角倉弘行	順天堂大学麻酔科学・ペインクリニック講座	岡安理司	昭和大学医学部麻酔科学講座
齋藤 繁	群馬大学大学院医学系研究科麻酔神経科学	大嶽浩司	昭和大学医学部麻酔科学講座
高澤知規	群馬大学大学院医学系研究科麻酔神経科学	松本 聡	山口大学医学部附属病院集中治療部
箱﨑貴大	福島県立医科大学医学部麻酔科学講座	山本拓巳	岐阜大学大学院医学系研究科麻酔・疼痛制御学分野
村川雅洋	福島県立医科大学医学部麻酔科学講座	坂口嘉郎	佐賀大学医学部麻酔・蘇生学教室
五十洲 剛	福島県立医科大学医学部麻酔科学講座	佐和貞治	京都府立医科大学麻酔科学教室
中畑克俊	和歌山県立医科大学麻酔学教室	吉村真一朗	名古屋市立大学大学院医学研究科麻酔・危機管理医学分野
川股知之	和歌山県立医科大学麻酔学教室	祖父江和哉	名古屋市立大学大学院医学研究科麻酔・危機管理医学分野
坂本成司	鳥取大学医学部附属病院麻酔診療科群	澤田麻衣子	京都府立医科大学附属病院集中治療部
稲垣喜三	鳥取大学医学部器官制御外科学講座麻酔・集中治療医学分野	德平夏子	京都府立医科大学附属病院集中治療部
萬家俊博	愛媛大学大学院医学系研究科麻酔・周術期学講座	橋本 悟	京都府立医科大学附属病院集中治療部

術前使用藥物

1-1 術前使用薬の周術期使用の原則

- 重症患者や高齢者が手術を受ける機会が増加してきた．これらの患者では，併存する高血圧，糖尿病，虚血性心疾患，慢性閉塞性肺疾患や気管支喘息などの疾患に対して複数の薬物を処方されていることが多い．また，慢性痛や癌性痛などの痛みの治療のために，非ステロイド性抗炎症薬だけでなくオピオイドを処方されている患者もいる．これらの薬物を術前いつまで継続するか，またいつから服用を再開するかなどについての理解は，安全に周術期管理を実施するために，非常に重要である．
- 本項では，術前から使用されている薬物の周術期の使用の原則について述べる．

❶ 基本原則

①術前使用薬の継続・中止の利益・危険，②麻酔薬との相互作用，③術後の再開時期

- 術前使用薬物の周術期使用の原則は次の3項目にまとめられるだろう．
  ①術前使用薬の継続と中止の利益と危険を理解して判断する．
  ②薬物を服用している場合の薬物相互反応などを考慮して対応する．
  ③術後の再開時期を決定する．

a. 術前使用薬の継続と中止の利益と危険を知る

- 術前の薬物の中止や継続については，薬物を中止することの利益（benefit）と危険（risk）について考慮する必要がある．そのためには，薬物の適応，作用機序，副作用についての基本的な理解が必須である．基礎疾患や病態により，利益と危険のバランスが変化するため，綿密な術前評価が必要になる．
- 新しいエビデンスにより，その継続や投与に関する考え方も変化するため，常に新しい情報を入手できるようにアンテナを張っておく必要がある．

b. 薬物を服用している場合の対応を理解する

▶DES：
drug-eluting stent

- 緊急手術では術前服用薬物が服用されていなかったり，中止すべきものが中止されていないことが多い．麻酔薬との相互作用について理解しておく必要がある．
- 予定手術でも，薬物溶出性ステント（DES）を挿入された患者では，抗血小板薬を中止すべきではない．抗血小板薬を服用しているような患者に対する対応を知っておく必要がある．

c. 術後の再開時期を理解する

- 一般的には，術後できるだけ早期に術前使用薬を再開するべきである．経口薬であっても，非経口的投与が必要な場合もある．

❷ 突然の中止によりリスクが増す薬物

- 突然の中止が危険な薬物には，中止により症候が悪化するような薬物や，中止により周術期に十分なストレス反応などの生体反応が起きないような場合がある．生体内のネガティブフィードバックなど調節系への影響や，受容体数の変化などが関係する（表1）．

a. β遮断薬

- β遮断薬を投与し続けることにより，β受容体の数は増加する（up-regula-

表1 術前の使用薬

	使用薬	備考
中止すると危険な薬物	β遮断薬	反跳性高血圧，心筋虚血の悪化，周術期心合併症増加
	クロニジン	反跳性高血圧
	ステロイド	手術侵襲が大きい場合は「ステロイドカバー」を実施
	スタチン	突然の中止により合併症発生率，死亡率が上昇する可能性
継続すると危険な薬物	プラビックス	出血，手術1週間前に中止
	ワルファリン	出血，ヘパリン持続静注への切り替えが一般的 小手術では継続も可
	アンギオテンシンII受容体拮抗薬（ARB）	麻酔導入時の薬物不応性低血圧
	アンギオテンシン変換酵素阻害薬（ACE-I）	麻酔導入時の低血圧
	経口糖尿病用薬（スルホンウレア剤，メトホルミン）	低血糖
	速効型インスリン	低血糖を起こすリスク
	モノアミン酸化酵素（MAO）阻害薬	高血圧，高熱発生の可能性，中止により抑うつ傾向増加，自殺傾向の出現
状況により継続する薬物	ジゴキシン	ジゴキシン中毒発症，ただし，心房細動などの心室レートコントロールでは継続
	アスピリン	血栓性合併症の可能性，少量の出血量でもリスクが高まる場合は中止
	利尿薬	心不全のコントロールでは継続
一般的に投与を継続する薬物	オピオイド	ペンタゾシン，ナロキソン投与は禁忌
	抗喘息薬（テオフィリン，ステロイド，β刺激薬など）	テオフィリン，β刺激薬により低カリウム血症
	抗てんかん薬	フェニトインは非脱分極性筋弛緩薬の必要量を増加
	甲状腺薬	レボチロキシンの半減期は7〜10日
	避妊薬	エストロゲンは血栓性合併症の発生率を上昇させる
	H_2受容体拮抗薬	血液脳関門を通過し混迷（confusion）を起こす可能性

tion)．高血圧症あるいは虚血性心疾患に対してβ遮断薬を服用している患者では，β遮断薬を突然中止することにより，反跳性高血圧が起きたり，心筋虚血が悪化する場合がある．
- 心臓手術や非心臓手術時にβ遮断薬を服用している患者では，β遮断薬を手術当日まで継続することが推奨されている．

b. クロニジン

- クロニジンの突然の中止により反跳性高血圧が起こることが報告されている．
- クロニジンは麻酔薬やオピオイドの必要量を減らしたり，シバリングを抑制するため，術前に投与する場合がある．しかし，最近の報告（POISE-2 trial）では，非心臓手術においてクロニジンを投与した場合は，低血圧や徐脈の頻度や，非致死的心停止発生率が高くなることや，予後は改善しないことが報告されている[1]．

c. ステロイド

▶HPA：hypothalamus-pituitary axis

- 長期間ステロイドを服用したり，高用量を最近投与された患者では，視床下部-脳下垂体系（HPA）がネガティブフィードバックにより抑制される．生理的なコルチゾル分泌量である30 mgはプレドニゾロン5 mgに相当する．20 mg/日以上，3週間以上にわたってステロイドを服用した患者ではHPAの抑制が起こる．HPAの抑制は1年以上も継続する可能性がある．
- 周術期には手術侵襲の程度に応じてコルチゾルを含むステロイドホルモンの上昇が生理的な反応として起こる．高用量あるいは長期間ステロイドを服用患者では，急性副腎不全が起こる可能性がある．そのため，ステロイドは手術当日も服用させるほか，必要に応じてヒドロコルチゾンの投与（ステロイドカバー）を行う．

d. スタチン

- スタチンの突然の中止により合併症発生率が上昇したり，死亡率も上昇することが示唆されている．スタチンは，入院期間を短縮させたり，脳卒中や腎機能不全，心筋梗塞の発生率を低下させると報告されているが，エビデンスレベルは高くはない[2]．術前まで投与を継続し，術後も早期に再開することを考慮する．

③ 術前使用薬の継続が危険である薬物

- 薬物によっては，麻酔薬との相互作用により高度の低血圧を起こしたり，異常な薬物反応を起こす場合がある（表1）．

a. ワルファリン

- 機械弁で置換された弁膜症患者や，塞栓症の既往がある心房細動患者，肺血

栓塞栓症の既往のある患者などでは，ワルファリンを投与されていることが多い．ワルファリンの服用によりビタミンK依存性凝固因子の合成が阻害される．手術時にはこれらの凝固因子活性が上昇するように，ワルファリンは術前3〜4日前に中止する★1．

- ワルファリン中止後，ヘパリン持続静注に切り替えることも多い．

b. アンギオテンシンII受容体拮抗薬（ARB）

- ARB服用患者では，全身麻酔導入後に高度の低血圧を起こしやすいこと，また低血圧が治療抵抗性であることが報告されている[3]．ARBは原則，手術前日に服用を中止する．

c. アンギオテンシン変換酵素阻害薬（ACE-I）

- ACE-I服用患者では，麻酔導入後に低血圧を起こしやすい．術前の血圧コントロールが良好な場合など，ACE-Iは手術前日に服用を中止する．

d. 経口糖尿病用薬

- 現在，多くの経口糖尿病用薬が用いられている．高度の高血糖により糖尿病性昏睡や，抗浸透圧性昏睡が起こる可能性がある．軽度の高血糖であっても，浸透圧利尿による糖尿により，循環血液量減少や低カリウム血症が起こる可能性がある．糖尿病性腎症などが存在する場合に循環血液量不足が起こると腎機能が悪化する可能性がある．
- 一方，高度の低血糖により永久的脳障害が起こりうる．低血糖による意識障害や交感神経系緊張による頻脈などが，全身麻酔中は観察されにくいため，低血糖を防ぐ必要がある．
- 糖尿病の治療には多くの種類の経口血糖降下薬が用いられている．長時間作用性のスルホニル尿素（SU）薬は手術前日に中止する必要がある．αグルコシダーゼ阻害薬やDPP-4阻害薬は必ずしも術前に中止する必要はない．しかし，混乱を防ぐため，経口糖尿病用薬は手術前日に中止することにしておいたほうが無難である．

e. インスリン

- 速効型インスリンは中止する．中時間作用型インスリンは，1型糖尿病では投与を継続，2型糖尿病では，中止あるいは半量を投与する．
- インスリンを投与した場合には，ブドウ糖の利用を高めるとともに，低血糖を防止するためにブドウ糖投与も行う．

f. モノアミン酸化酵素（MAO）阻害薬

- MAO阻害薬服用患者では，エフェドリンやペチジン投与により異常高血圧や高熱を起こすことが知られている．MAO阻害薬の作用時間は長いため，手術3週間前に中止することが推奨されていた．しかし，MAO阻害薬の中止により，抑うつ状態となったり，自殺のリスクも増す．そのため，現在で

★1
PT-INRが2〜3，高齢者では1.6〜2.6の治療域にある場合には，小手術であれば継続することもある．手術前日のPT-INRが1.8よりも大きければビタミンKの経口投与あるいは皮下投与を考慮する．

▶PT-INR：
prothrombin time-international normalized ratio

▶ARB：
angiotensin II receptor blocker

▶ACE-I：
angiotensin converting enzyme inhibitor

▶DPP-4：
dipeptidyl peptidase-4

▶MAO：
monoamine oxidase

は，MAO阻害薬と薬物相互作用を起こさない麻酔薬やオピオイドもわかっているため，それらを用いた麻酔法を選択することが推奨されている．

❹ 状況や病態により中止や継続の判断が異なるもの

- 薬物の中止にあたっては，病態や手術術式も考慮する必要がある．また，代替となる静注薬が存在するかによっても，判断は異なってくる（**表1**）．

a．ジゴキシン

- 心不全の治療や，心房細動の心室レートコントロールのために用いられる．低カリウム血症，低マグネシウム血症，高カルシウム血症などによりジゴキシン中毒が起こりやすくなる．術中は，過換気などのアルカローシスや利尿のために低カリウム血症となることがある．
- 心不全の治療としてジゴキシンが投与されている場合には，手術3〜4日前にジゴキシンの投与は中止する．一方，心房細動の心室レートコントロールのために服用している場合には，手術当日まで投与を継続する．

b．アスピリン

- 最も広く使用されている抗血小板薬である．アスピリンを継続した場合には，術中の止血が難しくなる可能性があるが，輸血率は変化させないと考えられている．
- 薬物溶出性ステント（DES）を挿入された患者では少なくとも1年間は抗血小板薬の投与が必要であるとされていたが，それ以上の年月がたってもステント内血栓を形成する可能性がある．DESを挿入された患者では，アスピリンを手術当日まで服用させるほうが安全である．アスピリン投与中止後に，反跳性過凝固状態となる可能性もある．アスピリン中止後，急性冠症候群が8.5 ± 3.6日後に，急性脳血管障害が14.3 ± 11.3日で起こるという報告がある[4]．
- 術前のアスピリン中止では，手術による過凝固状態と相まって，血栓性合併症が起こる可能性がある．正常な凝集能をもつ血小板数が5万程度あればよいと考えられる．そこで，欧米ではアスピリンを中止するとしても手術3〜4日前でよいとされている．しかし，日本では7〜10日前に投与を中止していることが多いようである．
- 脳卒中，心筋梗塞，冠動脈ステント挿入などの既往がなければ，アスピリンは中止してもよい．しかし，ステント挿入，血管疾患の既往がある場合には，アスピリンは継続する．ただし，脳外科手術，眼内手術など少量の出血量でもリスクが高まる場合には，アスピリンは中止したほうがよい．
- ASRAは，アスピリンを服用していても神経軸麻酔（neuroaxial anesthesia；脊髄くも膜下麻酔や硬膜外麻酔）は安全に実施できるとしているが[5]，日本ではアスピリンを服用している場合は神経軸麻酔を避けることが多いようである．

▶ASRA：
American Society of Regional Anesthesia and Pain Medicine

c. 利尿薬

- 利尿薬は，心不全や高血圧治療などのために用いられることが多い．利尿薬の慢性的な服用により循環血液量が減少したり，ループ利尿薬では低カリウム血症や低ナトリウム血症，カリウム保持性利尿薬では高カリウム血症などの電解質異常が起こるため，利尿薬は術前に中止することが推奨されてきた．術前の利尿薬投与により循環血液量が減少していても尿量が保たれるため，輸液管理において誤った判断をしてしまうというリスクもある．
- 心不全に対して投与されている場合には，術前まで継続したほうがよい．
- フロセミドのようなループ利尿薬の場合は，静注薬も存在するので，術前に中止をしても大きな問題はないと考えられる．

❺ 一般的に投与を継続する薬物

- 鎮痛薬や，抗てんかん薬，喘息，内分泌疾患などの治療薬は周術期も投与を継続するのが一般的である．しかし，これらの薬物自身が持つ副作用と，麻酔薬や筋弛緩薬など麻酔関連薬物との相互作用には注意する必要がある（表1）．

❻ 術前使用薬物に応じた対応

- 術前使用薬物の中止あるいは継続に応じて，麻酔管理も変化させる必要がある．
- ARBやACE-Iを服用している患者では，麻酔導入後の血圧低下予防のために，十分な輸液を行うとともに，麻酔導入薬物量を少なめにしたりする必要がある．低血圧に対する昇圧薬も準備をしておく．ARBを服用している患者ではバソプレシン投与の準備をしておくことが推奨されている．
- 抗てんかん薬を服用している患者では，ロクロニウムやベクロニウムなどのステロイド性筋弛緩薬の効果が減弱する可能性がある．
- ブレオマイシンを投与されている患者では，高濃度酸素投与により肺線維症を起こしやすくなっているので注意する．
- 最近は，がん性痛だけでなく，慢性腰痛などの良性疾患でもオピオイドを服用している場合がある．これらの患者では，術前までオピオイドを継続する．術後鎮痛のためのオピオイド必要量が増加する可能性もある[6]．ナロキソンやペンタゾシン（μ受容体拮抗薬）によりwithdrawal syndrome（離脱症候群）を起こす可能性があるので，これらの患者に投与してはならない．
- 抗不安のためにベンゾジアゼピンを服用している患者では，フルマゼニル投与により，withdrawal syndromeを起こす可能性がある．

> 術前使用薬の中止あるいは継続に応じて，麻酔管理も変える必要がある

❼ おわりに

- 術前使用薬の継続や中止にあたっては，①薬物の作用機序や作用時間，副作用，麻酔薬との相互作用について知る．そして，②薬物服用の適応，③術式，④代替薬物，⑤副作用や麻酔薬との相互作用が起きた場合の治療法などについて，よく理解をしておく必要がある．

（稲田英一）

文献

1) Devereaux PJ, et al. Clonidine in patients undergoing noncardiac surgery. N Engl J Med 2014; 370: 1504-13.
2) Sanders RD, et al: Perioperative statin therapy for improving outcomes during and after noncardiac vascular surgery. Cochrane Database Syst Rev 2013 Jul 3; 7: CD009971.
3) Colson P, et al. Renin angiotensin system antagonists and anesthesia. Anesth Analg 1999; 89: 1143-55.
4) Burger W, et al. Low-dose aspirin for secondary cardiovascular prevention - cardiovascular risks after its perioperative withdrawal versus bleeding risks with its continuation - review and meta-analysis. J Intern Med 2005; 257: 399-414.
5) Horlocker TT, et al: Regional anesthesia in the anticoagulated patient: Defining the risks (the second ASRA Consensus Conference on Neuraxial Anesthesia and Anticoagulation). Reg Anesth Pain Med 2003; 28: 172-97.
6) Wu CL. Managing postoperative pain in the opioid-tolerant patient: careful planning provides optimal pain control, minimizes problems. J Crit Illness 2002; 17: 426-32.

1-2 降圧薬

- 一般的に収縮期 140/90 mmHg 以上を高血圧とする．健診などのスクリーニングで発見され診察室血圧が 140/90 mmHg 以上の場合，家庭血圧が 135/85 mmHg 以上であれば高血圧の確定診断となり，これ未満であれば白衣高血圧と診断する．
- 高血圧の治療に用いられる薬物には，カルシウム（Ca）拮抗薬，アンギオテンシン変換酵素（ACE）阻害薬，アンギオテンシンⅡ受容体拮抗薬（ARB），サイアザイド系利尿薬，β遮断薬，α遮断薬，抗アルドステロン薬などがある（表1）．
- 第一選択薬として用いられることが多いのは Ca 拮抗薬，ACE 阻害薬，ARB，サイアザイド系利尿薬である．
- 治療は単剤・低用量で開始し，3か月ほどで目標血圧が達成できなければ，増量，他の種類の薬剤を併用あるいは他の種類の薬剤に変更する．
- 日本高血圧学会の高血圧治療ガイドライン[1]では主要降圧薬の積極的適応を定めている（表2）．これらの病態に合致した降圧薬が選択される．
- 周術期継続投与の可否は薬物によって異なる[★1]．

▶ACE：angiotensin converting enzyme

▶ARB：angiotensin Ⅱ receptor blocker

★1
手術当日朝の内服継続は Ca 拮抗薬とβ遮断薬の2種で，内服中止は ARB と ACE 阻害薬の2種である．他は患者の病態，合併症，術前輸液，内服から手術までの時間などにより判断する．

1 Ca 拮抗薬

- 手術当日も継続して内服する．
- 手術当日の ARB/ACE 阻害薬の中止による高血圧状態が持続する場合には，

Ca 拮抗薬は，手術当日も内服を継続

表1 主な降圧薬の作用機序

	作用機序
Ca 拮抗薬	膜電位依存性 L 型 Ca チャネルの阻害により，血管平滑筋を弛緩させる
ARB	アンギオテンシンⅡタイプ1受容体拮抗薬に特異的に結合し，アンギオテンシンⅡによる血管収縮，体液貯留，交感神経活性を抑制する
ACE 阻害薬	ACE 阻害薬は昇圧機構であるレニン-アンギオテンシン-アルドステロン系を抑制し，さらにカリクレイン-キニン-プロスタグランジン系を増強する
サイアザイド系利尿薬	遠位尿細管での Na 再吸収を抑制し，循環血液量を減少させるが，長期的には末梢血管抵抗を低下させる．eGFR 30 mL/分/1.73 m^2 以上で用いられる
ループ利尿薬	Henle 上行脚での NaCl の再吸収を抑制する．eGFR 30 mL/分/1.73 m^2 以下で用いられる
β遮断薬	心拍出量の低下，レニン産生の抑制，中枢での交感神経抑制などによる．初期には末梢血管抵抗が上昇するが，長期的には元に戻る．内因性交感神経刺激作用のないものは心筋梗塞の再発防止や心不全の予後改善効果が期待できる
α遮断薬	交感神経末端の血管平滑筋側のα$_1$受容体を選択的に遮断する
抗アルドステロン薬	遠位尿細管でアルドステロンに拮抗して Na の再吸収を阻害し，K の排泄を抑制する

eGFR：estimated glomerular filtration rate.

表2 主要降圧薬の積極的適応

	Ca拮抗薬	ARB/ACE阻害薬	利尿薬	β遮断薬
左室肥大		●		
心不全		●[*1]	●	●[*1]
頻脈	●(非ジヒドロピリジン系)			●
狭心症	●			●[*2]
心筋梗塞後		●		●
CKD（尿蛋白−）	●	●	●	
CKD（尿蛋白＋）		●		
脳血管障害慢性期	●	●	●	
糖尿病/MetS		●		
骨粗鬆症			●	
誤嚥性肺炎		●(ACE阻害薬)		

[*1] 少量から開始し，注意深く漸増する．　[*2] 冠攣縮性狭心症には注意．
CKD：chronic renal disease，MetS：metabolic syndrome．
(日本高血圧学会高血圧治療ガイドライン作成委員会，編．高血圧治療ガイドライン 2014．ライフサイエンス出版；2014．p. 46[1]) より)

- Ca拮抗薬で代用して降圧を図る．
- 静脈内投与が可能であり，周術期の高血圧に対する第一選択薬である．
- 麻酔薬・鎮痛薬による交感神経系の抑制はCa拮抗薬と同様に細胞内Ca^{2+}の増加を抑制するので，十分量の麻酔薬・鎮痛薬が投与されていればCa拮抗薬が必要となることはほとんどない．
- 麻酔覚醒時の高血圧にはCa拮抗薬が第一選択となるが，ニカルジピンは反射性頻脈をきたすことが多く，虚血性心疾患患者にはジルチアゼムあるいはβ遮断薬との併用が望ましい．
- 術後の血圧管理に持続静脈内投与で用いるが，血中濃度が徐々に上昇するため，適宜減量する．

❷ ARB/ACE阻害薬

ARB/ACE阻害薬は，手術当日は内服中止

- 手術前日までの投与とし，手術当日は中止し，可及的速やかに再開する．
- 手術当日まで継続すると，麻酔中に重篤な低血圧をきたす恐れがあり[2,3]，血圧維持のために必要となる昇圧薬の使用量が増える[4]．
- 手術当日のARB/ACE阻害薬の中止による高血圧は，Ca拮抗薬で代用する．
- 生理的な血圧上昇機構には交感神経系とレニン-アンギオテンシン-アルドステロン系がある．ACE阻害薬によるレニン-アンギオテンシン系の抑制と麻酔薬による交感神経系の抑制が同時に起こると，昇圧薬に反応しがたい低血

圧をきたすことがある．
- 緊急手術などで中止しないまま麻酔する場合は，低血圧への備えとともに麻酔薬の減量が必要である．バソプレシンの予防的投与の有効性を示す報告[5]がある．

❸ 利尿薬

- 降圧作用はサイアザイド系利尿薬のほうがループ利尿薬よりも強く，一般的にはサイアザイド系利尿薬が使用される．
- 術前の低ナトリウム血症，低カリウム血症，低マグネシウム血症などの電解質異常に注意する．
- 術前輸液や経口補水を前提として，手術当日も継続して内服するが，必ずしも必須ではない．
- 術中は降圧よりも利尿を目的としてループ利尿薬を使用する．

❹ β遮断薬

- 手術当日も継続して内服する．
- 非心臓手術における周術期心イベントを減少させる[6]が，急激な中断は周術期心イベントを増加させるため，周術期を通しての継続が重要である[7]．
- 過度の降圧により周術期脳卒中の発症が増加するが，より $β_1$ 選択性の高いものではその発症が少ない[8]．
- 周術期には $β_1$ 選択性が高く静脈内投与できる短時間作用型が有用である．
- わが国の保険適用として術中頻脈に対する予防的投与は認められていないが，虚血性心疾患における頻脈性不整脈は心筋梗塞の危険が大きいため，頻脈に対して迅速に投与できる環境が必要である．
- 麻酔覚醒時や術後の頻脈性不整脈だけでなく，心不全患者の心拍数管理にも有用である．

> β遮断薬は，手術当日も内服を継続

❺ α遮断薬

- 褐色細胞腫患者の降圧に有用である．
- 褐色細胞腫患者では手術当日も継続して内服する．他の高血圧患者では病態により判断する．
- 褐色細胞腫患者の術前に十分量を投与することで，術中の異常高血圧を予防できる[9]．さらに，血管拡張作用は血管床の拡大につながるため，適正な循環血液量を確保することができ，腫瘍摘出後の過度の低血圧を避けることも容易になると予想される．
- 褐色細胞腫患者では腫瘍摘出に合わせて投与を中止し，輸液負荷や血管収縮薬による低血圧への対応を行う．

❻ 抗アルドステロン薬

- 他剤との併用，腎機能障害，心不全などで高カリウム血症を生じることがあるため，高齢者，腎疾患患者では術前 K 値に注意する．
- 術前輸液や経口補水を前提として，手術当日も継続して内服するが，必ずしも必須ではない．

（原　哲也）

文献

1) 日本高血圧学会高血圧治療ガイドライン作成委員会，編．高血圧治療ガイドライン 2014．ライフサイエンス出版；2014. p. 46.
2) Tuman KJ, et al. Angiotensin-converting enzyme inhibitors increase vasoconstrictor requirements after cardiopulmonary bypass. Anesth Analg 1995; 80: 473-9.
3) Brabant SM, et al. Refractory hypotension after induction of anesthesia in a patient chronically treated with angiotensin receptor antagonists. Anesth Analg 1999; 89: 887-8.
4) Coriat P, et al. Influence of chronic angiotensin-converting enzyme inhibition on anesthetic induction. Anesthesiology 1994; 81: 299-307.
5) Hasija S, et al. Prophylactic vasopressin in patients receiving the angiotensin-converting enzyme inhibitor ramipril undergoing coronary artery bypass graft surgery. J Cardiothorac Vasc Anesth 2010; 24: 230-8.
6) London, MJ, et al. Association of perioperative β-blockade with mortality and cardiovascular morbidity following major noncardiac surgery. JAMA 2013; 309: 1704-13.
7) Fleisher LA, et al. 2009 ACCF/AHA focused update on perioperative beta blockade incorporated into the ACC/AHA 2007 guidelines on perioperative cardiovascular evaluation and care for noncardiac surgery: A report of the American College of Cardiology Foundation/American Heart Association Task Force on Practice Guidelines. Circulation 2009; 120: e169-276.
8) Ashes C, et al. Selective β_1-antagonism with bisoprolol is associated with fewer postoperative strokes than atenolol or metoprolol. Anesthesiology 2013; 119: 777-87.
9) Tauzin-Fin P, et al. Effects of perioperative $\alpha 1$ block on haemodynamic control during laparoscopic surgery for phaeochromocytoma. Br J Anaesth 2004; 92: 512-7.

1-3 糖尿病治療薬

- 糖尿病は，最も頻繁に生じる生活習慣病の一つである．外科手術患者の15～20％が糖尿病患者であり，糖尿病患者の約半数が生涯のうち，1度は外科手術を受けるため[1]，周術期管理にかかわる医師は糖尿病患者の薬物治療に関して熟知している必要がある．

1 術前の経口糖尿病薬

- 経口糖尿病薬を使用している患者では，その投薬内容の適切な中止時期や生じうる副作用を確認する必要がある．

a. ビグアナイド剤

- ビグアナイド剤は，肝臓での糖新生の抑制，腸管でのブドウ糖吸収抑制および平滑筋への糖取り込み促進によって血糖降下作用を呈する（表1）．本剤投与によってもインスリン分泌量は変わらないため，単独使用では，低血糖は生じない．
- ビグアナイド剤は，副作用に胃腸障害があり，手術中に乳酸アシドーシスを呈する可能性がある．
- 本剤は，術前日に休薬し，術後48時間は投与を再開しない．その間の血糖管理に関しては，インスリン投与に切り替える（表2）．

b. αグルコシダーゼ阻害薬

- αグルコシダーゼ阻害薬は，小腸粘膜上皮で二糖類をブドウ糖に分解するα

表1 経口糖尿病薬の作用機序

	（腸管）ブドウ糖吸収抑制	（膵臓）インスリン分泌刺激	（肝臓）糖新生抑制	（末梢）インスリン感受性改善	GLP-1とGIPの分解を阻害
ビグアナイド剤	＋		＋＋＋	＋＋	
αグルコシダーゼ阻害薬	＋＋				
インスリン分泌促進薬（スルホニル尿素剤）		＋＋＋		＋	
インスリン分泌促進薬（速効型インスリン分泌促進剤）		＋＋			
チアゾリジン薬			＋	＋＋＋	
DPP-4阻害薬					＋＋＋

表2 経口糖尿病薬の副作用・注意点・休薬時期および開始時期

	副作用・注意点	休薬時期および開始時期
ビグアナイド剤	腹部不快感，腹部膨満，食欲不振，乳酸アシドーシス	手術前日に休薬し，術後48時間は投与を再開しない
αグルコシダーゼ阻害薬	腹部膨満，軟便，下痢，便秘，腹痛，食欲不振，イレウス	手術前日に休薬し，消化管機能回復後に投与再開する
インスリン分泌促進薬（スルホニル尿素剤）	低血糖，体重増加	手術3日前に休薬する．十分な経口摂取が開始されてから開始する
インスリン分泌促進薬（速効型インスリン分泌促進剤）	低血糖，体重増加	手術前日に休薬する．十分な経口摂取が開始されてから開始する
チアゾリジン薬	体重上昇，浮腫，貧血，うっ血性心不全，肺水腫	術前まで内服してもよい．（休薬してもよい）．術前の心機能に関するチェックが必要
DPP-4阻害薬	インスリンおよびインスリン分泌促進剤との併用で低血糖発生率が増加．長期予後の成績はまだ不明瞭	手術前日に休薬し，十分な経口摂取が開始されてから開始する

> ビグアナイド剤，αグルコシダーゼ阻害薬，DPP-4阻害薬は術前日に休薬

グルコシダーゼの働きを抑え，小腸での糖質の分解・吸収を遅らせることで，食後，急激に血糖値が上がるのを抑制する．単独使用では，低血糖は生じない（**表1**）．

- αグルコシダーゼ阻害薬は，副作用に腹部膨満・軟便・下痢・便秘・腹痛・食欲不振といった消化器症状がある．まれに，イレウス症状を呈することもあり，麻酔導入時の誤嚥などに注意を払う必要があるかもしれない．
- 本剤内服中の患者で，二糖類の内服は低血糖発作から回復が遅れる可能性があり，ブドウ糖の内服あるいは静脈投与が必要である．
- 本剤は，術前日に休薬し，消化管機能が回復した後に投与再開する（**表2**）．

c. インスリン分泌促進薬

- インスリン分泌促進薬は，血糖値に関係なく直接膵臓のβ細胞に作用し，インスリン分泌を促すことで血糖降下作用を呈する．本剤単独で，低血糖が生じうる（**表1**）．

> スルホニル尿素剤は術3日前に，速効型インスリン分泌促進剤は術前日に休薬

- スルホニル尿素剤は半減期も長いため，術3日前には休薬する．速効型インスリン分泌促進剤は，短時間作用型であり，術前日に中止する．休薬期間の血糖管理に関しては，インスリン投与に切り替える．
- 本剤は，十分な経口摂取が可能となってから開始する（**表2**）．

d. チアゾリジン薬

> チアゾリジン薬は術前まで内服しても（休薬しても）よい

- チアゾリジン薬は末梢組織でのインスリン感受性を高め，肝臓からのグルコース放出を抑制することで，血糖降下効果を呈する．本剤では，インスリン分泌能は変わらず，単独使用では低血糖は生じない．
- 本剤は，術前まで投与を継続してもよい（もちろん休薬してもよい）（**表1**）．

- 本剤の副作用として，体重上昇・浮腫・貧血・うっ血性心不全・肺水腫などが報告されており，本剤内服患者では，術前の心機能のチェックが必要である（**表2**）．

e. DPP-4阻害薬

- DPP-4阻害薬は，膵臓のβ細胞からのインスリン分泌の促進とα細胞からのグルカゴン分泌を抑制するGLP-1（グルカゴン様ペプチド-1）とインスリンの分泌を促進するGIP（グルコース依存性インスリン分泌刺激ポリペプチド）の分解酵素であるDPP-4（ジペプチジルペプチダーゼ-4）を阻害する．
- DPP-4阻害薬は，GLP-1とGIPの作用を増強させることで，血糖値に依存して食後インスリン分泌を促進し，血糖降下効果を呈する（**表1**）．
- 本剤は比較的新しい薬剤であるため，長期予後の成績はまだ不明瞭である．DPP-4阻害薬は，インスリンあるいはインスリン分泌促進剤との併用で低血糖発生率が増加する．
- 本剤投与は，術前日に休薬し，十分な経口摂取が開始されてから再開する（**表2**）．

▶DPP-4：
dipeptidyl peptidase-4

▶GLP-1：
glucagon-like peptide 1

▶GIP：
glucose-dependent insulinotropic polypeptide

② インスリン皮下注射薬

- インスリン投与は，食直前に使用する超速効型インスリンと，基礎分泌の役割を果たす中間型インスリン，長時間作用型，持効型インスリンに大別される．
- 術前絶飲食が開始されたら，超速効型インスリンの投与は中止する．患者の術前血糖コントロールが良好であれば，基礎分泌インスリン量の維持のために持効型インスリン（インスリングラルギン〈ランタス®〉）は絶飲食中であっても投与継続は可能である[2)]．
- 長時間作用型インスリンは術中・術後の低血糖発作の可能性もあるので，手術2〜3日前に中止し，中間型インスリンによるコントロールに切り替え，術前絶飲食が開始されたら中止する．

③ 糖尿病患者における術前血糖管理

- 術前血糖管理が不良の患者では，絶飲食と糖尿病治療薬の中止により，高血糖やケトアシドーシスを発生する危険性がある．このような患者では，絶食後に経口糖尿病薬とインスリン投与を中止し，10％ブドウ糖入り輸液製剤500 mLに速効型インスリン5〜10単位を混注したものを，40〜60 mL/時程度で持続投与することで細胞内飢餓の

術前血糖管理における細胞内飢餓の予防

糖尿病の本態は，ブドウ糖の細胞内取り込み障害であり，糖尿病患者では常に細胞内飢餓が発生する可能性がある．とくに術前血糖管理が不良の患者では，注意を要する．

糖尿病診断基準

　糖尿病の診断基準は，①HbA1c＞6.5%（NGSP法），②食前血糖＞126 mg/dL，③OGTTテスト2時間後血糖値＞200 mg/dL，④高血糖あるいは低血糖の症状を有する患者でランダムサンプルの血糖値＞200 mg/dLの4つの基準のうち一つでも呈する患者とされている．HbA1c 6.0〜6.5%あるいは空腹時血糖110〜125 mg/dLでは，糖尿病境界型とされている．

 血糖コントロールの評価

　細小血管合併症（糖尿病性網膜症，糖尿病性腎症，糖尿病性神経障害）を抑制するためには空腹時血糖値とHbA1cの是正が重要であり，大血管合併症（脳血管障害，虚血性心疾患，糖尿病性壊疽）を抑制するためには食後血糖の是正も必要であるとされる．

　HbA1c 6.0%未満は耐糖能正常者の上限値に基づいて定義されており，治療によって，非糖尿病患者と同等の耐糖能を獲得できていることを指す．HbA1c 7.0%未満は，細小血管合併症の発生や増悪を軽減しうる血糖帯を基準として設定されている．糖尿病患者の血糖管理は，少なくともHbA1c 7.0%未満であることが望ましいとされる．

目標	血糖正常化を目指す際の目標	合併症予防のための目標	治療強化が困難な際の目標
HbA1c（NGSP値）(%)	6.0 未満	7.0 未満	8.0 未満

> **★2**
> 緊急手術の場合には，患者の術前状態把握に割ける時間が限られている．また，定期手術と異なり，術前の血糖管理に関する介入をすることもできず，手術の延期も不可能である．糖尿病患者の緊急手術の際に重要なことは，術前の糖尿病管理の把握と急性代謝症候群の予防と治療である．

予防が可能となる（約400〜600 kcal/日）．

- この際，適切なインスリン混注量は，患者の耐糖能によって変わるため，開始後1〜2時間ごとに血糖値を測定し，血糖値が安定して維持できているかを確認する．もし，血糖値が200 mg/dLを超えるのであれば，インスリン混注量を増加させる．
- 緊急手術★2 が必要な患者は，インスリンや経口糖尿病薬の投与中断，不十分な食事摂取および重症化に伴う耐糖能の低下が生じていることが多い．
- いずれの事態も高血糖，ケトアシドーシスや低血糖の発生を惹起するため，血糖値・尿糖・尿（血清）ケトンの測定を行い，これらが発生していないか，スクリーニングを行う．もし生じていれば，その治療を施行しながら，麻酔準備を行う．術前に検査の余裕がない状態であったとしても，手術室でこれらの検査は可能である．

（江木盛時）

文献

1) Clement S, et al. Management of diabetes and hyperglycemia in hospitals. Diabetes Care 2004; 27: 553-91.
2) Marks JB. Perioperative management of diabetes. Am Fam Physician 2003; 67: 93-100.

1-4 気管支拡張薬

- 気管支拡張薬は，気管支平滑筋を弛緩させることで効果を生じる薬物である．気管支平滑筋の弛緩によって気道を拡張し，呼吸が容易となる．慢性閉塞性肺疾患（COPD）患者では呼吸が楽になる．
- さまざまな種類の気管支拡張薬があり，作用時間や作用機序（β刺激薬，抗コリン薬，テオフィリンなど）によって分類される．気管支拡張薬の種類によって拡張のメカニズムは異なるため，併用することも一般的である．
- 喘息患者などでは，症状を軽減するために定期的に摂取することが必要となるが，発作の軽減のために用いる薬剤もある．

▶COPD：
chronic obstructive pulmonary disease

1 種類

- 主なグループとして，β刺激薬，抗コリン薬，テオフィリンの3種類があげられる．気管支拡張薬は，COPD患者の呼吸困難感，咳嗽，排痰，などの症状を軽減することが期待できるが，多くの場合，複数の薬剤を常用することが必要である．
- このような維持療法に加えて発作時の症状軽減も重要な適応である．発作時に用いる気管支拡張薬は，短時間作用性で維持療法には適さない．症状の重篤度に応じて（治療反応性に応じて），複数の気管支拡張薬（β刺激薬＋テオフィリンなど）が処方される．

2 作用機序

- 気管支平滑筋は自律神経系が調節を担っており，アセチルコリン M_3 受容体，アドレナリン $β_2$ 受容体が主に分布し，M_3 受容体刺激により収縮，$β_2$ 受容体刺激により弛緩する．

a. M_3 受容体作動抗コリン薬

- 抗コリン薬は，気管支平滑筋の M_3 受容体に結合し，副交感神経節後線維末端から放出されるアセチルコリンの作用を阻害する．その結果，気管支平滑筋細胞内のホスホリパーゼC（PLC）およびCD38活性の低下，Ca^{2+} 産生およびプロテインキナーゼC（PKC）活性の低下およびミオシン軽鎖（MLC）の脱リン酸化の促進により，気管支平滑筋を弛緩（拡張）させる（図1）．

▶PLC：
phospholipase C

▶PKC：
protein kinase C

▶MLC：
myosin light chain

b. $β_2$ 刺激薬

- 気管支平滑筋のアドレナリン $β_2$ 受容体に結合し，アデニル酸シクラーゼ（AC）を活性化させて細胞内cAMPの生成を促進する．その結果，活性化されたプロテインキナーゼA（PKA）による種々のタンパクのリン酸化系

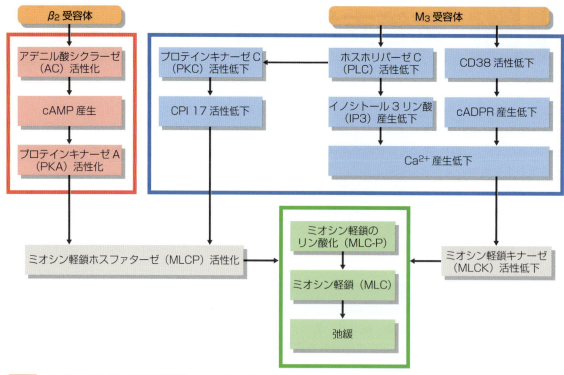

図1 β_2刺激薬とM_3受容体作動抗コリン薬の作用機序

を介したCa^{2+}産生の低下，ミオシン軽鎖の脱リン酸化の促進によるアクチン–ミオシンの解離などにより，気管支平滑筋を弛緩させる（図1）．

③ 薬物動態

a. 適応と効果

- β刺激薬と抗コリン薬（副交感神経抑制薬）ならびにテオフィリンの特徴を**表1**にまとめた．

b. 副作用と注意点

処方されている長時間作用薬の副作用に注意する

- 術前内服薬あるいは吸入薬として処方されているのは，長時間作用薬であり，以下に述べるような副作用に注意しなければならない．

▶LAMA：
long-acting muscarinic antagonist

■ 長時間作用性抗コリン薬（LAMA）

禁忌
　①緑内障の患者．②前立腺肥大による排尿障害のある患者．③アトロピンおよびその類縁物質あるいは本剤の成分に対して過敏症の既往歴のある患者．

慎重投与
　①心不全，心房細動，期外収縮の患者，またはそれらの既往歴のある患者．②腎機能高度低下あるいは腎機能中等度低下している患者[★1]．③前立腺肥

★1
クレアチニンクリアランス値50 mL/分以下の患者．

表1 気管支拡張薬の種類と特徴

種類（略称）	薬品名	商品名	使い方（成人）	注意点
短時間作用性β_2刺激薬（SABA）	サルブタモール	サルタノールインヘラー	1回2吸入（200 μg）	労作時の呼吸困難感改善：1～2吸入頓用
		アイロミールエアゾール		
	プロカテロール	メプチンエアー	1回2吸入（20 μg）	
		メプチンクリックヘラー（DPI）		
短時間作用性抗コリン薬（SAMA）	オキシトロピウム	テルシガンエロゾル	1回1～2吸入（100～200 μg）×3回/日	副作用：口渇，前立腺肥大で排尿困難
	イプラトロピウム	アトロベントエロゾル	1回1～2吸入（20～40 μg）×3～4回/日	
長時間作用性抗コリン薬（LAMA）	チオトロピウム	スピリーバハンディヘラー	1回1カプセル（18 μg）×1回/日	LAMAが第一選択薬，副作用：口渇，前立腺肥大で排尿困難
		スピリーバレスピマット	1回2吸入（5 μg）×1回/日	
長時間作用性β_2刺激薬（LABA）	サルメテロール	セレベントロタディスク	1回1吸入（50 μg）×2回	喘息の合併例では吸入ステロイドと併用
		セレベントディスカス		
	ツロブテロール塩酸塩貼付剤	ホクナリンテープ	1日1枚（2 mg）貼付	貼付剤は高齢者で吸入が困難なときに用いる
長時間作用性β_2刺激薬（LABA）/吸入ステロイド（ICS）配合剤	サルメテロール/フルチカゾン配合剤	アドエア250ディスカス（DPI）	1回1吸入×2回/日	配合剤は吸入コンプライアンスを向上
		アドエア125エアゾール（MDI）	1回2吸入×2回/日	
テオフィリン薬	テオフィリン徐放剤	テオドール錠	1回200 mg×2回/日	血中濃度をモニタリング
		テオロング錠	1回200 mg×2回/日	
		ユニフィルLA錠	1回400 mg×1回/日	

SABA：short-acting β_2 agonist, SAMA：short-acting muscarinic antagonist, LAMA：long-acting muscarinic antagonist, LABA：long-acting β_2 agonist, ICS：inhaled corticosteroid, DPI：dry powder inhaler, MDI：metered-dose inhaler.

大のある患者．

長時間作用性β_2刺激薬（LABA）

禁忌
①本剤の成分に対して過敏症の既往歴のある患者．

慎重投与
①甲状腺機能亢進症の患者．②高血圧の患者．③心疾患のある患者．④糖尿病の患者．

テオフィリン薬

禁忌
①類薬で重篤な副作用の既往歴．②本剤成分または含有成分で重篤な副作用の既往歴．

▶LABA：
long-acting β_2 agonist

慎重投与

①てんかん，甲状腺機能亢進症，急性腎炎，うっ血性心不全，肝障害，てんかんの既往歴のある小児．②痙攣の既往歴のある小児．③発熱している小児．

〔落合亮一〕

参考文献

1) 日本呼吸器学会COPDガイドライン第2版作成委員会，編．COPD（慢性閉塞性肺疾患）診断と治療のためのガイドライン第2版．東京：メディカルレビュー社；2004．
2) 社団法人日本アレルギー学会喘息ガイドライン専門部会，監修．喘息予防・管理ガイドライン2009．東京：協和企画；2009．

- 海外におけるCOPDならびに喘息のガイドライン

3) Spruit MA, et al; ATS/ERS Task Force on Pulmonary Rehabilitation. An official American Thoracic Society/European Respiratory Society statement: Key concepts and advances in pulmonary rehabilitation. Am J Respir Crit Care Med 2013; 188: e13-64.
4) Russi EW, et al; Swiss Respiratory Society. Diagnosis and management of chronic obstructive pulmonary disease: The Swiss guidelines. Official guidelines of the Swiss Respiratory Society. Respiration 2013; 85: 160-74.
5) Miravitlles M, et al; Spanish Society of Pulmonology and Thoracic Surgery. Spanish COPD Guidelines（GesEPOC）: Pharmacological treatment of stable COPD. Spanish Society of Pulmonology and Thoracic Surgery. Arch Bronconeumol 2012; 48: 247-57.
6) Hanania NA, Marciniuk DD. A unified front against COPD: Clinical practice guidelines from the American College of Physicians, the American College of Chest Physicians, the American Thoracic Society, and the European Respiratory Society. Chest 2011; 140: 565-6.
7) Qaseem A, et al; American College of Physicians; American College of Chest Physicians; American Thoracic Society; European Respiratory Society. Diagnosis and management of stable chronic obstructive pulmonary disease: A clinical practice guideline update from the American College of Physicians, American College of Chest Physicians, American Thoracic Society, and European Respiratory Society. Ann Intern Med 2011; 155: 179-91.
8) Abdool-Gaffar MS, et al; COPD Working Group. Guideline for the management of chronic obstructive pulmonary disease--2011 update. S Afr Med J 2011; 101(1 Pt 2): 63-73. Erratum in: S Afr Med J 2011; 101: 288.
9) Marciniuk DD, et al; Canadian Thoracic Society COPD Committee Expert Working Group. Optimizing pulmonary rehabilitation in chronic obstructive pulmonary disease--practical issues: A Canadian Thoracic Society Clinical Practice Guideline. Can Respir J 2010; 17: 159-68.
10) Kling S, et al; South African Childhood Asthma Working Group（SACAWG）. Guideline for the management of acute asthma in children: 2013 update. S Afr Med J 2013; 103(3 Pt 3): 199-207.
11) Dweik RA, et al; American Thoracic Society Committee on Interpretation of Exhaled Nitric Oxide Levels（FENO）for Clinical Applications. An official ATS clinical practice guideline: Interpretation of exhaled nitric oxide levels（FENO）for clinical applications. Am J Respir Crit Care Med 2011; 184: 602-15.
12) Joint Task Force on Practice Parameters. Attaining optimal asthma control: a practice parameter. J Allergy Clin Immunol 2005; 116: S3-11.
13) Becker A, et al; Asthma Guidelines Working Group of the Canadian Network For Asthma Care. Summary of recommendations from the Canadian Asthma Consensus guidelines, 2003. CMAJ 2005; 173(6 Suppl): S3-11.

1-5 ステロイド

- 精製された糖質コルチコイドであるコルチゾンは，1949年，関節リウマチの症状改善に有効であることが報告されて以来[1]，その強力な抗炎症作用や免疫抑制作用が，さまざまな自己免疫疾患や臓器移植などのきわめて多岐にわたる病態に利用されている．
- 術前使用薬としてステロイド（糖質コルチコイド）の長期投与を受けている患者では，視床下部・下垂体・副腎皮質系（HPA axis）[★1]の抑制を伴う場合がある[2]．
- 外傷や手術，感染などの侵襲に対する生体反応として糖質コルチコイドの産生が不十分な場合，相対的な副腎皮質不全を生じる可能性が高く，適切な量のステロイドカバーを必要とする[3]．

★1 **HPA**
hypothalamic-pituitary-adrenal．視床下部や下垂体，副腎の間における複雑な直接作用やフィードバック相互作用により，HPA軸として，ストレス反応や多くの生体活動の調節に関与する．

★2 **CRH**
corticotropin-releasing hormone．視床下部から分泌されるペプチドホルモンで，下垂体のACTH産生を高めることによりストレス反応などにかかわる．

★3 **ACTH**
adrenocorticotropic hormone．下垂体前葉から分泌されるペプチドホルモンで，副腎皮質ホルモンの分泌を促すことによりストレス反応などにかかわる．

1 糖質コルチコイド

- 副腎皮質束状帯で産生される糖質コルチコイドは，視床下部から分泌されるコルチコトロピン放出ホルモン（CRH）[★2]や下垂体から分泌される副腎皮質刺激ホルモン（ACTH）[★3]の調節を受け，これらの間にはネガティブ・フィードバック機構が働く（図1）[4]．
- 健常成人における糖質コルチコイドの1日産生量は，体表面積あたり5〜10 mg/m^{2}とされ，ステロイド製剤の投与量としては，ヒドロコルチゾン20〜30 mg，プレドニゾロン5〜7 mgにそれぞれ相当する[5,6]．
- 糖質コルチコイドの産生は概日変動を示し，午前4〜8時にピークを迎え，昼間〜深夜には低値となる[7]．
- 糖質コルチコイドの産生は侵襲に伴って増大し，その強さに依存して平常時の5〜10倍，最大レベルでは1日100 mg/m^{2}にまで達するとされる[8]．

2 副腎皮質不全

- 副腎皮質不全は，その原因により原発性と続発性に分類され，前者は副腎結核や自己免疫機序による特発性副腎萎縮などの副腎疾患，後者は副腎以外の

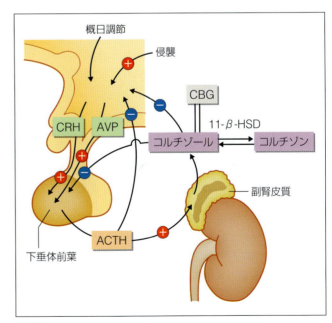

図1 視床下部・下垂体・副腎皮質系の分泌調節
CBG：コルチコステロイド結合グロブリン，AVP：アルギニンバソプレシン，11-β-HSD：11-β-ステロイド脱水素酵素．
(Jung C, et al. Med J Aust 2008; 188: 409–13[4]より)

★4
たとえば，プレドニゾロン＞12.5 mg/日を6か月以上，10 mg/日を2年以上，7.5 mg/日を5年以上投与されたそれぞれの患者では，副腎皮質機能の低下が明らかであった[9]．また，ACTH刺激試験による副腎皮質の反応性評価では，平均41か月にわたる低用量プレドニゾロン投与において，＜5 mg/日では正常反応，5～6.8 mg/日では中間的反応，＞6.8 mg/日では抑制的反応を示した[10]．

★5
たとえば，生理的補充量としてのヒドロコルチゾン10～20 mg/日では，日内変動を考慮して，朝2：夕1に分割投与．

原因によるものを指す．最も多い続発性副腎皮質不全は，視床下部や下垂体病変（腫瘍など），あるいは医原性としてのステロイド投与などによる．
- ステロイド投与との関連では，少量（たとえば，プレドニゾロン＜5 mg/日）であれば，副腎皮質機能は維持されると考えられている[2,3]．
- 手術などの侵襲に対する副腎皮質の反応性は，ステロイドの投与量と投与期間に依存して異常を示す★4．
- ステロイド投与患者の周術期における急性副腎皮質不全に対する警鐘は，ステロイド離脱に伴う死亡例の報告に端を発するが，不十分なステロイドカバーに基づく発症は必ずしも多くなく，0.1～0.01％程度とされる[11,12]．
- 一方，高齢者では，コルチゾール濃度の低値やACTH刺激試験に伴う副腎皮質反応性の低下が術後32.7％に認められ，ヒドロコルチゾン投与群と非投与群とでは，副腎皮質不全の死亡率に有意差（それぞれ，21％および45％）が認められている[13]．

❸ ステロイドカバーの実際

- 副腎皮質不全を伴う患者はステロイド補充療法★5を必要とし，ストレスを

表1 ステロイド製剤の力価比較（ヒドロコルチゾンを基準とする場合）

	製剤	糖質コルチコイド作用・抗炎症作用	鉱質コルチコイド作用	生物学的半減期（時間）
短時間作用性	ヒドロコルチゾン	1	1	6～8
中時間作用性	プレドニゾロン	4	0.8	18～36
	メチルプレドニゾロン	5	0.5	18～36
長時間作用性	デキサメタゾン	25～30	0	36～54
	ベタメタゾン	25～30	0	36～54

表2 ステロイドカバーのガイドライン

	内科的・外科的侵襲	ステロイド投与量
低侵襲	鼠径ヘルニア修復術，大腸内視鏡検査，軽度発熱疾患，軽度～中等度の嘔吐，胃腸炎	処置当日のみにヒドロコルチゾン25 mgまたはメチルプレドニゾロン5 mgを静注
中等度侵襲	開腹胆嚢摘出術，結腸半切除術，重度発熱疾患，肺炎，重症胃腸炎	処置当日にヒドロコルチゾン50～75 mgまたはメチルプレドニゾロン10～15 mgを静注．1～2日で通常量まで急速に漸減する
重度侵襲	主要心肺手術，Whipple手術，肝切除術，膵炎	処置当日にヒドロコルチゾン100～150 mgまたはメチルプレドニゾロン20～30 mgを静注．次の1～2日間に通常量まで急速に漸減する
重篤疾患	敗血症性低血圧またはショック	ショックが回復するまでヒドロコルチゾン50～100 mgを6～8時間ごとに静注するか，0.18 mg/kg/時の持続静注にフルドロコルチゾン50 μg/日を加える．数日～数週を必要とする場合がある．以後，バイタルサインや血清ナトリウム濃度を監視しながら緩徐に漸減する

(Coursin DB, et al. JAMA 2002; 287: 236-40[3]より)

伴う場合はその増量を必要とする．なお，他のステロイドへの換算には**表1**を参照．
- 術前使用薬としてステロイドが投与されている場合，プレドニゾロン＜5 mg/日であれば，通常，ステロイドカバーを維持投与量に加える必要はない[2,3]．
- 上記以外では，**表2**のステロイドカバーを考慮する[3]．しかし，このガイドラインは十分なエビデンスに基づくものではないため，投与量や製剤の選択には個々に応じた配慮が必要である[14,15]．
- ストレスドースとしての一律な大量投与，たとえばヒドロコルチゾン200〜300 mgを用いることは避けるべきである．過剰なステロイドは術後の創傷治癒過程を遅らせ，また，免疫能を低下させることで易感染性をもたらすことに留意すべきである．

（津崎晃一）

> ステロイドカバーの投与量や製剤選択には個々に応じて配慮する

> ストレスドースとしての一律な大量投与は避けるべき

文献

1) Hench PS, et al. The effect of a hormone of the adrenal cortex (17-hydroxy-11-dehydrocorticosterone; compound E) and of pituitary adrenocorticotropic hormone on rheumatoid arthritis. Proc Staff Meet Mayo Clin 1949; 24: 181–97.
2) Jabbour SA. Steroids and the surgical patient. Med Clin North Am 2001; 85: 1311–7.
3) Coursin DB, Wood KE. Corticosteroid supplementation for adrenal insufficiency. JAMA 2002; 287: 236–40.
4) Jung C, Inder WJ. Management of adrenal insufficiency during the stress of medical illness and surgery. Med J Aust 2008; 188: 409–13.
5) Esteban NV, et al. Daily cortisol production rate in man determined by stable isotope dilution/mass spectrometry. J Clin Endocrinol Metab 1991; 72: 39–45.
6) Kerrigan JR, et al. Estimation of daily cortisol production and clearance rates in normal pubertal males by deconvolution analysis. J Clin Endocrinol Metab 1993; 76: 1505–10.
7) Weitzman ED, et al. Twenty-four hour pattern of the episodic secretion of cortisol in normal subjects. J Clin Endocrinol Metab 1971; 33: 14–22.
8) Kehlet H. A rational approach to dosage and preparation of parenteral glucocorticoid substitution therapy during surgical procedures. A short review. Acta Anaesthesiol Scand 1975; 19: 260–4.
9) Kehlet H, Binder C. Adrenocortical function and clinical course during and after surgery in unsupplemented glucocorticoid-treated patients. Br J Anaesth 1973; 45: 1043–8.
10) LaRochelle GE Jr, et al. Recovery of the hypothalamic-pituitary-adrenal (HPA) axis in patients with rheumatic diseases receiving low-dose prednisone. Am J Med 1993; 95: 258–64.
11) Mohler JL, et al. Adrenal insufficiency following unilateral adrenalectomy: A case report. J Urol 1986; 135: 554–6.
12) Alford WC Jr, et al. Acute adrenal insufficiency following cardiac surgical procedures. J Thorac Cardiovasc Surg 1979; 78: 489–93.
13) Rivers EP, et al. Adrenal insufficiency in high-risk surgical ICU patients. Chest 2001; 119: 889–96.
14) de Lange DW, Kars M. Perioperative glucocorticosteroid supplementation is not supported by evidence. Eur J Intern Med 2008; 19: 461–7.
15) Yong SL, et al. Supplemental perioperative steroids for surgical patients with adrenal insufficiency. Cochrane Database Syst Rev 2012; 12: CD00536.

1-6 抗てんかん薬

- てんかんとは，持続する重篤な痙攣を呈する反復性の発作を特徴とする慢性疾患であり，大脳ニューロンの過剰な発射に起因した突発的かつ一過性の意識障害と痙攣を主な症状とする．
- 小児期の発症が多いが，加齢に伴う脳の器質的変化に伴って高齢者での発症も増加しており，有病率は全人口の1％程度とされる．
- てんかん患者の多くは，抗てんかん薬の投与で発作をある程度コントロールされた状態で周術期を迎える（表1）．

1 抗てんかん薬の作用機序

- 抗てんかん薬は多様な機序で神経細胞の興奮を抑制し，発作につながる神経細胞の過剰な活動を防止する[1]．
- 古典的な抗てんかん薬の主な作用機序は表2のようにまとめられる．
- 新世代の抗てんかん薬は複数の作用機序を併せ持つものが多いが，詳細はまだ不明な点が多い．日本では，ガバペンチン，トピラマート，ラモトリギ

表1 代表的な抗てんかん薬

部分てんかん	・カルバマゼピン ・フェニトイン ・ゾニサミド ・バルプロ酸 ・ラモトリギン ・レベチラセタム ・トピラマート
全般てんかん	・バルプロ酸 ・エトスクシミド ・クロナゼパム ・フェノバルビタール ・ゾニサミド ・クロザパム ・フェニトイン ・ラモトリギン ・トピラマート ・レベチラセタム

表2 古典的な抗てんかん薬の作用機序

電位依存性の内向き正電流を減少させる
①電位依存性Naチャネルの抑制 　カルバマゼピン（テグレトール®），フェニトイン（アレビアチン®），バルプロ酸（デパケン®），ラモトリギン（ラミクタール®），トピラマート（トピナ®）
②電位依存性Caチャネルの抑制 　ゾニサミド（エクセグラン®），エトスクシミド（エピレオプチマル®），バルプロ酸，ラモトリギン，トピラマート
抑制性神経伝達物質の作用を増強する
①GABA受容体での増強作用 　ベンゾジアゼピン系，フェノバルビタール（フェノバール®），トピラマート（トピナ®）
②GABAトランスアミナーゼの阻害 　バルプロ酸
③GABAトランスポーター増強作用 　ガバペンチン（ガバペン®）
興奮性神経伝達物質の作用を抑制する
①グルタミン酸受容体遮断 　トピラマート（トピナ®）
②グルタミン酸遊離抑制 　ラモトリギン

ン，レベチラセタム（イーケプラ®）が承認されている（2015年現在）．

❷ 抗てんかん薬の併用薬物への影響

- 抗てんかん薬の多くは肝臓で代謝されるため，長期間の内服投与によってシトクロムP450の活性に影響を及ぼすことが知られ，併用する薬物との相互作用には注意を要する★1．
- 多くの抗てんかん薬，カルバマゼピン，フェニトイン★2，フェノバルビタール，トピラマートなどは基本的に酵素誘導作用をもつ．これらを投与されている患者では，循環作動薬（アミオダロン〈アンカロン®〉，ベラパミル〈ワソラン®〉，ジルチアゼム〈ヘルベッサー®〉）や抗凝固薬（ワルファリン〈ワーファリン®〉），免疫抑制薬の血中濃度は低下する★3．

❸ 麻酔関連薬物のてんかんへの影響

- 多くの麻酔薬は吸入麻酔薬，静脈麻酔薬ともに抗痙攣作用と痙攣誘発作用を併せ持つ．その機序は明らかではないが，投与される濃度や量が関与していると考えられている．
- 高濃度の亜酸化窒素やセボフルランがてんかん発作様の反応を誘発する可能性が指摘されているが，臨床的濃度では問題ないと考えられている．イソフルランやデスフルランは濃度依存的に脳波の活動を低下させる[2]．
- すべての静脈麻酔薬で麻酔導入時に脳の異常興奮を示す反応が報告されているが，十分な投与量では抗痙攣作用を示す．ケタミンには痙攣誘発作用があるとされており，てんかん患者への使用は推奨されない．
- フェンタニルの痙攣誘発作用を疑わせる報告はあるが，筋硬直現象が痙攣を疑わせる作用と判断された可能性が示唆されている．
- 筋弛緩薬は痙攣誘発作用，抗痙攣作用のいずれももたない．しかし，抗てんかん薬を長期間継続している患者では非脱分極性筋弛緩薬の作用時間が短縮することが知られている[3]．
- 血管内誤注入や大量投与の結果，局所麻酔薬の血中濃度が極度に上昇すると痙攣を生じるので注意が必要である．海外ではてんかん重積状態の治療にリドカインを静注した報告があるが，安全性は証明されていない．

❹ 周術期の投薬管理

- 抗てんかん薬で発作がコントロールされているてんかん患者は，原則として手術当日まで投薬を継続し，術後はできるだけ早期に通常量の薬物投与を再開する．
- 日帰り手術などで1回分のみ投薬が中断した場合，術後は可能な限り早く内服を開始する．
- 投薬中断が複数回に及ぶ場合は，同系薬物の非経口薬を用いることも考慮す

★1
新世代の抗てんかん薬は肝代謝の割合が低いため，肝代謝酵素活性への影響は軽度と考えられている．

★2
フェニトインは酵素誘導によりワルファリンの血中濃度を低下させるが，タンパク結合率を変化させて抗凝固作用を増強することがある．

★3
バルプロ酸は酵素阻害作用を示し，他の抗てんかん薬を含む併用薬物の血中濃度を増加させる作用がある．

てんかん薬は原則として手術当日まで投薬を継続する

表3 麻酔中に痙攣閾値を低下させる主な要因
・低二酸化炭素血症 ・低血糖 ・低ナトリウム血症 ・アルカローシス ・体温上昇 ・気管支拡張薬（アミノフィリンなど） ・抗ヒスタミン薬

全身麻酔中は痙攣を誘発する状態を避ける

る．フェノバルビタールとフェニトインには注射用剤がある．抗てんかん薬のカバーについては，神経内科医との連携，情報共有が重要である．

❺ てんかん患者の全身麻酔管理

- 吸入麻酔薬，静脈麻酔薬のいずれも使用可能だが，高濃度の吸入麻酔薬や少量・低用量の静脈麻酔薬の使用は避ける．
- 全身麻酔中は痙攣を誘発する状態を避ける（**表3**）．
- 浅麻酔下での交感神経刺激は痙攣を誘発することがあるので，麻酔導入時や術中は麻酔深度を十分に深く保つ．
- 長時間の手術では，術中から抗てんかん薬の血中濃度が低下して，術後に発作を生じる可能性があるので注意が必要である．抗てんかん薬の再開は可能な時点で行い，場合によっては術中に抗てんかん薬を投与することも考慮する．

（熊澤昌彦，飯田宏樹）

文献

1) Perks A, et al. Anesthesia and epilepsy. Br J Anaesth 2012; 108: 562-71.
2) Voss LJ, et al. The howling cortex: Seizures and general anesthetic drugs. Anesth Analg 2008; 107: 1689-703.
3) Kim MH, et al. Effects of valproic acid and magnesium sulphate on rocuronium requirement in patients undergoing craniotomy for cerebrovascular surgery. Br J Anaesth 2012; 109: 407-12.

1-7 向精神薬

- 患者の身体症状や精神症状を理解し，現在の内服薬を把握する．
- 基本的には投薬を中止するよりも，麻酔薬との相互作用に留意した麻酔管理を行うことが重要である[1]（表1）．

1 抗うつ薬

- 抗うつ薬には三環系抗うつ薬，四環系抗うつ薬，選択的セロトニン再取り込み阻害薬（SSRI），セロトニン・ノルアドレナリン再取り込み阻害薬（SNRI）などがある．
- 双極性障害に使用される気分安定薬として炭酸リチウムがある．

▶SSRI：
selective serotonin reuptake inhibitor

▶SNRI：
serotonin-noradrenaline reuptake inhibitor

a．常用薬の継続，中止

- 三環系，四環系抗うつ薬は手術2週間前からの中止が望ましいが，うつ病コントロールのために必要ならば継続しても構わない．
- 炭酸リチウムは，中止による精神状態悪化の可能性があるため，手術前の中断は推奨されない[2]．

炭酸リチウムは，手術前の中断は推奨されない

b．麻酔管理

- 手術直前まで内服を継続した場合，直接型交感神経作動性アミン活性亢進による高血圧クリーゼを起こすことがある．α遮断薬（フェントラミン〈レギチーン®〉），末梢血管拡張性降圧薬（ニトログリセリン〈ミリスロール®〉，ニカルジピン〈ペルジピン®〉，ジルチアゼム〈ヘルベッサー®〉）で対処する．
- α遮断作用による低血圧の可能性もあり，麻酔中の循環動態の変動は予想しにくい．低血圧にはノルアドレナリン，フェニレフリンなどのα作動薬で対処する．

表1 向精神薬と麻酔薬との相互作用

	薬物	症状
麻酔薬	吸入麻酔薬	効果増強，血圧低下
	麻薬	鎮痛，鎮静，呼吸抑制作用増強，血圧低下
	バルビタール	睡眠時間延長
抗コリン薬	アトロピン，スコポラミン	末梢性：イレウス，尿閉，緑内障 中枢性：昏迷，発熱，せん妄
昇圧薬	α作用型	$α_1$作用減弱
	β作用型	$α_1$作用遮断，$β_2$作用増強で血圧低下

（長田大雅，ほか．合併症患者の麻酔スタンダード．克誠堂出版；2008. p. 191-7[1]より）

表2 悪性症候群，セロトニン症候群，悪性高熱症の比較

	悪性症候群	セロトニン症候群	悪性高熱症
原因	抗精神病薬の増量，抗パーキンソン病薬の減量．関連薬物は多い	セロトニン再取り込み阻害薬の多量投与や増量	スキサメトニウム，ハロタンなど．筋組織の異常
臨床症状	高体温，意識障害，錐体外路症状，自律神経症状，高クレアチンキナーゼ	興奮，錯乱，意識障害，発熱，発汗，錐体外路症状	高体温，筋硬直，高クレアチンキナーゼ
ダントロレンの投与	有効	無効	有効
経過	日単位で進行し，時に重症例もある	時間単位で進行し，経過の良いものが多いが重症例もある	分単位で進行し，重症例が多い

(中井哲慈．臨床麻酔 2013; 37: 1298-304[2])より)

- 頻脈，不整脈，T波逆転に注意する．これらは三環系抗うつ薬で多い．アトロピンは抗コリン作用を助長するため使用しない．
- SSRIやSNRIの副作用として，セロトニン症候群に注意する[2] (表2)．
- 炭酸リチウムは血中濃度の安全域が狭く (0.6〜1.0 mmol/L)，脱水，利尿薬，非ステロイド性抗炎症薬で血中濃度が上昇しやすい．中毒域に入ると昏睡や循環虚脱をきたす．

❷ 抗精神病薬

- 統合失調症に対して定型抗精神病薬（ハロペリドールやクロルプロマジン）が使われていたが，悪性症候群などの副作用の少ない非定型抗精神病薬（リスペリドン〈リスパダール®〉）が開発された．
- 定型薬は主にドパミン D_2 受容体に作用するが，アドレナリン α_1，セロトニン，ヒスタミン，ムスカリン受容体にも作用する．
- 非定型薬は D_2 受容体に対する作用が弱く，錐体外路症状，自律神経症状などの副作用は少ない．

a. 常用薬の継続，中止

> 抗精神病薬の変更，減量，中止は精神状態悪化の恐れがある

- 手術までに時間的余裕がある場合，変更，減量，中止を検討するが，精神状態悪化の恐れがあり，できるだけ継続する．
- 術後は早期に内服を開始する．

b. 麻酔管理

- アドレナリン α_1 受容体遮断作用のため低血圧が生じやすい．昇圧薬はノルアドレナリン，フェニレフリンが望ましい．アドレナリンは，α 受容体遮断作用に伴い β 受容体刺激作用を優位とし，血圧降下作用を増強するため禁忌とされている．
- アトロピンは抗コリン作用を助長するため投与しない．徐脈に対してはエフェドリンまたはイソプレナリンで対処する．

表3 パーキンソン病の治療薬

治療薬	一般名（商品名）
ドパミン前駆物質（L-ドーパ）	レボドパ（ドパストン，ドパゾール），レボドパ・カルビドパ水和物（メネシット）
ドパミン受容体作動薬	ブロモクリプチン（パーロデル），ペルゴリド（ペルマックス），カベルゴリン（カバサール），タリペキソール（ドミン），プラミペキソール（ビ・シフロール），ロピニロール（レキップ）
ドパミン遊離促進薬	アマンタジン（シンメトレル）
モノアミン酸化酵素-B阻害薬	セレギリン（エフピー）
カテコール-O-メチル基転移酵素阻害薬	エンタカポン（コムタン）
ノルアドレナリン作動薬	ドロキシドパ（ドプス）
抗コリン薬	トリヘキシフェニジル（アーテン），ビペリデン（アキネトン），プロフェナミン（パーキン）

表4 パーキンソン病患者と麻酔関連薬剤

吸入麻酔薬	セボフルラン	L-ドーパ，ドパミンアゴニスト使用患者で血圧低下
	イソフルラン	L-ドーパ，ドパミンアゴニスト使用患者で血圧低下
	ハロタン	不整脈の可能性
	亜酸化窒素	筋固縮の可能性
静脈麻酔薬	プロポフォール	振戦の消失，ジスキネジア誘発，定位脳手術では避ける
	チオペンタール	おそらく安全
	ミダゾラム	使用可能，せん妄の発生に注意
	ドロペリドール	錐体外路症状増悪
	ケタミン	筋固縮の可能性
オピオイド	フェンタニル	筋固縮の可能性
	モルヒネ	筋固縮の可能性，少量でジスキネジア減少，増量で無動症増悪
	ペチジン	セレギリン使用患者で興奮，筋固縮，異常発汗，高熱
筋弛緩薬	スキサメトニウム	高カリウム血症の可能性
	非脱分極性筋弛緩薬	おそらく安全

(柏木正憲．合併症患者の麻酔スタンダード．克誠堂出版；2008．p. 271-3[3]）より)

- 心電図異常（QT延長，T波の平低化や逆転など）や心室頻拍などがみられ，突然の心停止に注意が必要である．
- 低体温では副腎機能不全を，高体温では悪性症候群や悪性高熱症を疑う．

❸ 抗パーキンソン病薬

- 服用している抗パーキンソン病薬を把握する（表3）．
- 麻酔関連薬剤の作用に注意する[3]（表4）．

> 常用薬の抗パーキンソン病薬は継続する

a. 常用薬の継続，中止

- L-ドーパは半減期が4時間と短く，中断により振戦，固縮の増悪，呼吸抑制，迷妄，悪性症候群を惹起する可能性がある．
- 麻酔開始直前まで内服させ，術中も可能な限り経管的に投与し，術後は可及的早期に開始する．

b. 麻酔管理

- 低血圧に陥りやすく，フェニレフリンなどの血管収縮薬や輸液で対応する．
- 覚醒後にパーキンソン症状がみられたら，シチコリン（ニコリン®）500 mg を30分ぐらいかけて静注する．これで改善しなければ，L-ドーパ注射薬25 mgや抗コリン注射薬（ビペリデン〈アキネトン®〉）5 mgを投与する[4]．
- 高熱，急激な筋固縮の進行，自律神経症状，意識障害を認めるときは悪性症候群を疑う．

（平木照之，牛島一男）

文献

1) 長田大雅，高野学美．26 向精神薬長期大量服薬，無痙攣性電気ショック療法．武田純三，監修，高野学美，忍田純哉，編．合併症患者の麻酔スタンダード．東京：克誠堂出版；2008. p. 191-7.
2) 中井哲慈．精神疾患を持つ患者の麻酔概論．臨床麻酔 2013; 37: 1298-304.
3) 柏木政憲．36 認知症，パーキンソン病．武田純三，監修，高野学美，忍田純哉，編．合併症患者の麻酔スタンダード．東京：克誠堂出版；2008. p. 271-3.
4) 森本裕二，ほか．精神・神経疾患患者の麻酔．劔物　修，ほか編．NEW麻酔科学．改訂第3版．東京：南江堂；2001. p. 33-4

1-8 抗凝固薬，抗血小板薬

- Rudolf C. Virchow は血栓症発症の三大要因が血管壁性状の変化，血液成分の変化，血流の変化であると説いた（図1）．その重要性は現在も変わらず，抗凝固薬や抗血小板薬の適応や作用機序を理解するうえで重要な基盤となっている．
- 日本における周術期肺血栓塞栓症（周術期 pulmonary thromboembolism：周術期 PTE）の研究調査・ガイドライン作成の歴史は浅い．2002年から日本麻酔科学会主導でデータが集計され，2004年には静脈血栓塞栓症に対する予防ガイドラインが公表された[1]．結果，周術期 PTE による死亡率は2005年の30%をピークに減少傾向にあるものの，発生率は2007年の2.3件／手術1万件から緩やかな増加傾向を示している[2]．

① 静脈血栓塞栓症の予防について

- 深部静脈血栓症（deep vein thrombosis：DVT）と肺血栓塞栓症（pulmonary embolism：PE）を合わせて静脈血栓塞栓症（venous thromboembolism：VTE）と定義される．
- 周術期においては出血リスクだけでなく，周術期 PTE の発生リスクも考慮したバランスのとれた抗血栓薬の運用が求められる．抜歯，白内障手術や体表の小手術で術後出血への対応が容易な場合などは，ワルファリンや抗血小板療法継続下での実施が推奨される[3,4]．
- 静脈血栓塞栓症の一次予防を目的とした静脈血栓塞栓症予防ガイドラインが存在する[5]．これは第6回 ACCP Consensus Conference on Antithrombotic

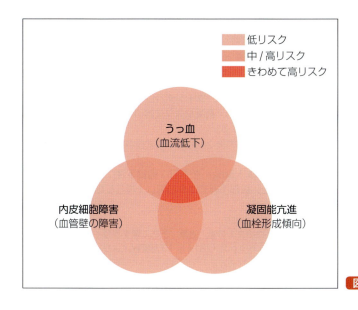

図1 Virchow の三大要因

表1 静脈血栓塞栓症の付加的な危険因子の強度

危険因子の強度	危険因子
弱い	肥満 エストロゲン治療 下肢静脈瘤
中等度	高齢 長期臥床 うっ血性心不全 呼吸不全 悪性疾患 中心静脈カテーテル留置 癌化学療法 重症感染症
強い	静脈血栓塞栓症の既往 血栓性素因 下肢麻痺 ギプスによる下肢固定

血栓性素因：アンチトロンビン欠乏症，プロテインC欠乏症，プロテインS欠乏症，抗リン脂質抗体症候群など．
(日本循環器学会，ほか．肺血栓塞栓症および深部静脈血栓症の診断，治療，予防に関するガイドライン〈2009年改訂版〉．http://www.j-circ.or.jp/guideline/pdf/JCS2009_andoh_h.pdf〈2014年10月閲覧〉[5]より)

表2 リスクの階層化と静脈血栓塞栓症の発生率，および推奨される予防法

リスクレベル	下腿DVT (%)	中枢型DVT (%)	症候性PE (%)	致死性PE (%)	推奨される予防法
低リスク	2	0.4	0.2	0.002	早期離床および積極的な運動
中リスク	10〜20	2〜4	1〜2	0.1〜0.4	弾性ストッキングあるいは間欠的空気圧迫法
高リスク	20〜40	4〜8	2〜4	0.4〜1.0	間欠的空気圧迫法あるいは抗凝固療法*
最高リスク	40〜80	10〜20	4〜10	0.2〜5	(抗凝固療法*と間欠的空気圧迫法の併用) あるいは (抗凝固療法*と弾性ストッキングの併用)

*整形外科手術および腹部手術施行患者では，エノキサパリン，フォンダパリヌクス，あるいは低用量未分画ヘパリンを使用．その他の患者では，低用量未分画ヘパリンを使用．最高リスクにおいては，必要ならば，用量調節未分画ヘパリン（単独），用量調節ワルファリン（単独）を選択する．
エノキサパリン使用法：2,000単位を1日2回皮下注，術後24時間経過後投与開始（参考：我が国では15日間以上投与した場合の有効性・安全性は検討されていない）．
フォンダパリヌクス使用法：2.5mg（腎機能低下例は1.5mg）を1日1回皮下注，術後24時間経過後投与開始（参考：我が国では，整形外科手術では15日間以上，腹部手術では9日間以上投与した場合の有効性・安全性は検討されていない）．
DVT：deep vein thrombosis, PE：pulmonary embolism.
(日本循環器学会，ほか．肺血栓塞栓症および深部静脈血栓症の診断，治療，予防に関するガイドライン〈2009年改訂版〉．http://www.j-circ.or.jp/guideline/pdf/JCS2009_andoh_h.pdf〈2014年10月閲覧〉[5]より)

表3 各領域の静脈血栓塞栓症のリスクの階層化

リスクレベル	一般外科・泌尿器科・婦人科手術	整形外科手術	産科領域
低リスク	60歳未満の非大手術 40歳未満の大手術	上肢の手術	正常分娩
中リスク	60歳以上，あるいは危険因子のある非大手術 40歳以上，あるいは危険因子がある大手術	腸骨からの採骨や下肢からの神経や皮膚の採取を伴う上肢手術 脊椎手術 脊椎・脊髄損傷 下肢手術 大腿骨遠位部以下の単独外傷	帝王切開術（高リスク以外）
高リスク	40歳以上の癌の大手術	人工股関節置換術・人工膝関節置換術・股関節骨折手術（大腿骨骨幹部を含む） 骨盤骨切り術（キアリ骨盤骨切り術や寛骨臼回転骨切り術など） 下肢手術にVTEの付加的な危険因子が合併する場合 下肢悪性腫瘍手術 重度外傷（多発外傷）・骨盤骨折	高齢肥満妊婦の帝王切開術 静脈血栓塞栓症の既往あるいは血栓性素因の経腟分娩
最高リスク	静脈血栓塞栓症の既往あるいは血栓性素因のある大手術	「高リスク」の手術を受ける患者に静脈血栓塞栓症の既往あるいは血栓性素因の存在がある場合	静脈血栓塞栓症の既往あるいは血栓性素因の帝王切開術

総合的なリスクレベルは，予防の対象となる処置や疾患のリスクに，付加的な危険因子を加味して決定される．例えば，強い付加的な危険因子を持つ場合にはリスクレベルを1段階上げるべきであり，弱い付加的な危険因子の場合でも複数個重なればリスクレベルを上げることを考慮する．
リスクを高める付加的な危険因子：血栓性素因，静脈血栓塞栓症の既往，悪性疾患，癌化学療法，重症感染症，中心静脈カテーテル留置，長期臥床，下肢麻痺，下肢ギプス固定，ホルモン療法，肥満，静脈瘤など．（血栓性素因：主にアンチトロンビン欠乏症，プロテインC欠乏症，プロテインS欠乏症，抗リン脂質抗体症候群を示す）
大手術の厳密な定義はないが，すべての腹部手術あるいはその他の45分以上要する手術を大手術の基本とし，麻酔法，出血量，輸血量，手術時間などを参考として総合的に評価する．
（日本循環器学会，ほか．肺血栓塞栓症および深部静脈血栓症の診断，治療，予防に関するガイドライン〈2009年改訂版〉．http://www.j-circ.or.jp/guideline/pdf/JCS2009_andoh_h.pdf〈2014年10月閲覧〉[5]より）

Therapyの予防ガイドライン[6]に準拠しており，これを基準として静脈血栓塞栓症の付加的な危険因子の強度を推定（表1），リスクを階層化し，必要に応じた予防法を実施することが推奨される（表2）．また，各手術領域におけるリスクの階層化も考慮して総合的なリスクレベルを判断する必要がある（表3）．

❷ 周術期における抗血栓薬の休薬期間について

- 一般的な抗血栓薬の休薬期間は表4のとおりである[4,7,8]．
- 経口抗凝固薬は長らくワルファリンだけであったが，2000年代に入りいくつかの抗凝固薬が臨床応用されるようになった．これらの薬剤はその特徴からNOACs（new oral anticoagulants）とよばれている（図2）．これらの推奨休薬期間はEuropean Heart Rhythm Association Practical Guide[8]で提唱されているが（表5），日本のガイドライン上ではふれられていない[★1]．

★1
抗血栓療法を受けている患者に対する局所麻酔の適応に関しては，アメリカ局所麻酔学会（American Society of Regional Anesthesia：ASRA）が2010年にガイドラインを発表している．興味があれば一読をおすすめしたい[9]．

表4　代表的な経口抗血栓薬とその休薬期間

種類	一般名	代表的な商品名	休薬期間	備考
抗血小板薬	アスピリン	バイアスピリン	7〜14日	COX-1阻害によるTXA2の合成阻害により血小板凝集抑制を示す
	アスピリン・ダイアルミネート配合剤	バファリン	7〜14日	同上
	チクロピジン塩酸塩	パナルジン	7〜14日	ADP受容体を抑制してACを活性化，血小板cAMPを増加させる
	クロピドグレル硫酸塩	プラビックス	7〜14日	ADP受容体を抑制してACを活性化，血小板cAMPを増加させる
	シロスタゾール	プレタール	2〜3日	PDE3阻害によりcAMP代謝を抑制
	イコサペント酸エチル	エパデール	7〜10日	TXA2の代わりにTXA3を生成．休薬はリスクに応じて判断
	ベラプロストナトリウム	ドルナー	1日	経口可能なPGI2製剤．AC活性化によりcAMPを増加させる．休薬はリスクに応じて判断
	サルポグレラート塩酸塩	アンプラーグ	1〜2日	5-HT2受容体を阻害し，血小板血栓の生成を抑制．休薬はリスクに応じて判断
	ジピリダモール	ペルサンチン	1〜2日	PGI2製剤．AC活性化によりcAMPを増加させる．休薬はリスクに応じて判断
	リマプロストアルファデクス	オパルモン	1日	経口可能なPGE1製剤．AC活性化によりcAMPを増加させる．休薬はリスクに応じて判断
	トラピジル	ロコルナール	2〜3日	TXA2合成阻害．休薬はリスクに応じて判断
抗凝固薬	ワルファリンカリウム	ワーファリン	3〜5日	凝固因子II, VII, IX, Xを阻害する．APTT, INR測定を併用しヘパリンに置換．ヘパリン投与は手術6時間前に中止する
	ダビガトランエテキシラート	プラザキサ		EHRA practical guide[8]による休薬ガイドラインを参照（表5）
	アピキサバン	エリキュース		
	エドキサバン	リクシアナ		
	リバーロキサバン	イグザレルト		

COX-1：cytochrome oxidase subunit I, TXA：thromboxane A, ADP：adenosine diphosphate, AC：adenylate cyclase, cAMP：cyclic adenosine monophosphate, PDE：phosphodiesterase, PGI$_2$：prostaglandin I$_2$, 5-HT$_2$：5-HT$_2$ serotonin receptor, PGE：prostaglandin E, APTT：activated partial thromboplastin time, INR：international normalized ratio of prothrombin time, EHRA：European Heart Rhythm Association.

年代	投与経路	薬剤種類	代表薬
1930年代	静注	未分画ヘパリン XaとIIa（活性型トロンビン）を1:1で阻害	ヘパリン
1940年代	経口	Vit.K阻害薬 多くの凝固因子を阻害（II, VII, IX, X）	ワルファリン
1980年代	静注	低分子ヘパリン AT依存性XaとIIaを2:1〜4:1で阻害	低分子ヘパリン ダナパロイド
1990年代	静注	直接型トロンビン阻害薬	アルガトロバン
2000年代	静注	間接型Xa阻害薬	フォンダパリヌクス
	経口	直接型IIa阻害薬	ダビガトラン ┐
2008年〜	経口	直接型Xa阻害薬	アピキサバン エドキサバン ├ NOACs リバーロキサバン ┘

図2 抗凝固薬開発の歴史と代表薬
AT：アンチトロンビン，NOACs：new oral anticoagulants.

表5 腎機能とNOACsの術前休薬期間

	ダビガトラン		アピキサバン		エドキサバン[a]		リバーロキサバン	
	重要な出血リスクがない，かつ/または適切な止血が可能な場合： トラフ値で実施（最終投与から≧12もしくは24時間後）							
	低リスク	高リスク	低リスク	高リスク	低リスク	高リスク	低リスク	高リスク
CrCl ≧ 80 mL/分	≧ 24時間	≧ 48時間	≧ 24時間	≧ 48時間	データなし	データなし	≧ 24時間	≧ 48時間
CrCl 50〜80 mL/分	**≧ 36時間**	**≧ 72時間**	≧ 24時間	≧ 48時間	データなし	データなし	≧ 24時間	≧ 48時間
CrCl 30〜50 mL/分[b]	**≧ 48時間**	**≧ 96時間**	≧ 24時間	≧ 48時間	データなし	データなし	≧ 24時間	≧ 48時間
CrCl 15〜30 mL/分[b]	適応なし	適応なし	**≧ 36時間**	≧ 48時間	データなし	データなし	**≧ 36時間**	≧ 48時間
CrCl < 15 mL/分	承認されていない							

太字は通常の休薬期間（低リスク：≧ 24時間，高リスク：≧ 48時間）から逸脱している．
[a] 欧州ではまだ認可されておらず，添付文書確定後に更新する必要がある．[b] これらの薬剤の多くが，低用量のダビガトラン，アピキサバンを服用している可能性，もしくは低用量のリバーロキサバンを内服する可能性がある．
低リスク：出血リスクの低い手術，高リスク：出血リスクの高い手術．

(Heidbuchel H, et al. Europace 2013; 15: 625-51[8]より)

表6 抗血小板薬・抗凝固薬の休薬・減量；多剤併用の場合

	アスピリン	チエノピリジン	チエノピリジン以外の抗血小板薬	ワルファリン ダビガトラン
2剤併用	○/CLZ置換	5〜7日休薬		
	○/CLZ置換		1日休薬	
	○/CLZ置換			ヘパリン置換
		ASA置換/CLZ置換	1日休薬	
		ASA置換/CLZ置換		ヘパリン置換
			CLZ継続/1日休薬	ヘパリン置換
3剤併用	○/CLZ置換	5〜7日休薬		ヘパリン置換
	○/CLZ置換		1日休薬	ヘパリン置換
		ASA置換/CLZ置換	1日休薬	ヘパリン置換

○：休薬不要，/：または，ASA：アスピリン，CLZ：シロスタゾール．
(日本消化器内視鏡学会，ほか編．日本消化器内視鏡学会雑誌 2012; 54: 2073-102[7]より)

- 抗血栓薬の休薬により周術期PTEの発生頻度は増加する[1,2,4]．したがって，周術期では出血性合併症とのバランスを考慮することが重要である[2]．消化器内視鏡診療ガイドライン[7]では複数の抗血栓薬を内服していた場合の減量・休薬プロトコルが示されている（表6）[★2]．

（斉藤仁志，森本裕二）

★2
表6で示された休薬に関するガイドラインは，消化器内視鏡診療のガイドラインから引用されたものである点に注意．今後は複数の抗血栓薬を内服している患者でのリスクベネフィットを考慮したエビデンスの蓄積が望まれる．

文献

1) 肺血栓塞栓症／深部静脈血栓症（静脈血栓塞栓症）予防ガイドライン作成委員会．肺血栓塞栓症／深部静脈血栓症（静脈血栓塞栓症）予防ガイドライン・ダイジェスト版 第2版．東京：メディカルフロントインターナショナル；2004．
2) 黒岩政之．周術期静脈血栓塞栓症における薬物予防—麻酔科医の立場から＜日本麻酔科学会周術期肺塞栓症調査結果より＞．日臨麻会誌 2010; 30: 996-1001．
3) 日本有病者歯科医療学会，ほか編．抗血栓療法ガイドライン推進選定部会委員会．科学的根拠に基づく抗血栓療法患者の抜歯に関するガイドライン 2010年版．東京：学術社；2010．
4) 日本循環器学会，ほか．循環器疾患における抗凝固・抗血小板療法に関するガイドライン（2009年改訂版）．http://www.j-circ.or.jp/guideline/pdf/JCS2009_hori_h.pdf
5) 日本循環器学会，ほか．肺血栓塞栓症および深部静脈血栓症の診断，治療，予防に関するガイドライン（2009年改訂版）．http://www.j-circ.or.jp/guideline/pdf/JCS2009_andoh_h.pdf
6) Hirsh J, et al. The sixth (2000) ACCP guidelines for antithrombotic therapy for prevention and treatment of thrombosis. American College of Chest Physicians. Chest 2001; 119(1 suppl): 1S-2S.
7) 日本消化器内視鏡学会，ほか編．抗血栓薬服用者に対する消化器内視鏡診療ガイドライン．日本消化器内視鏡学会雑誌 2012; 54: 2073-102．
8) Heidbuchel H, et.al. European Heart Rhythm Association Practical Guide on the use of new oral anticoagulants in patients with non-valvular atrial fibrillation. Europace 2013; 15: 625-51.
9) Horlocker, TT, et al. Regional anesthesia in the patient receiving antithrombotic or thrombolytic therapy: American Society of Regional Anesthesia and Pain Medicine Evidence-Based Guidelines (Third Edition). Reg Anesth Pain Med 2010; 35: 64-101.

2

麻酔薬，麻酔関連薬

2-1 オピオイド

周術期におけるオピオイドの使い方

- オピオイドとは，アヘンに関係する物質のことであり，オピオイド受容体に作用するオピオイド鎮痛薬およびその拮抗薬を含む（**図1**）．
- オピオイドは強力な鎮痛薬であり，麻酔管理，術後鎮痛，がん性疼痛の緩和などで必須の薬物である．オピオイド関連鎮痛薬の鎮痛効力比を**表1**に示す[1]．
- オピオイドは静注，筋注，経口投与，硬膜外投与，くも膜下投与，貼付など，さまざまな経路から投与される．

a. 鎮痛作用のメカニズム

- オピオイドの鎮痛効果は，主に脊髄後角に始まる疼痛情報の上位中枢への伝達を抑制することと，中脳に始まり吻側腹内側延髄を経て脊髄後角まで下行するアドレナリン作動性あるいはセロトニン作動性疼痛抑制回路を活性化することによりもたらされる[2]．脊髄では，オピオイド受容体は脊髄膠様質に多く発現し，前シナプス，後シナプスのいずれにも作用して，一次感覚神経からのサブスタンスPの放出がオピオイドによって抑制される．
- 7回膜貫通構造を有するオピオイド受容体にはμ，δ，κ受容体の3種類があり，臨床的に有用なオピオイドの鎮痛作用は主にμ受容体を介する（**図2**）[3]．

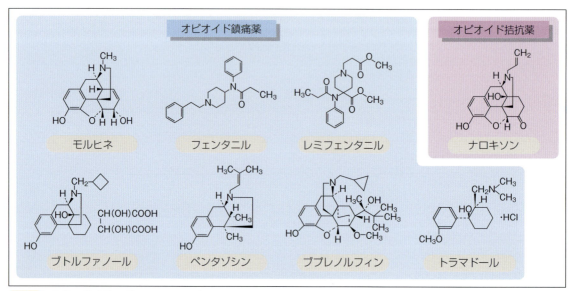

図1 日本で臨床的に使用されるオピオイド関連薬物の構造

b. 薬理作用

- オピオイドには鎮痛作用以外にも多くの薬理作用があり，有用な効果となることもあるが，副作用の原因となる場合もある．
- 鎮静作用があり，吸入麻酔薬と併用すると吸入麻酔薬の必要量を減少させる効果があるが，単独では大量に投与しても完全な意識消失は起こりにくい．

表1 オピオイド関連鎮痛薬の鎮痛作用効力比

一般名	モルヒネを1とした効力比
モルヒネ	1
フェンタニル	100
レミフェンタニル	100
ブトルファノール	5〜8
ペンタゾシン	0.25〜0.5
ブプレノルフィン	20〜30
トラマドール	0.1

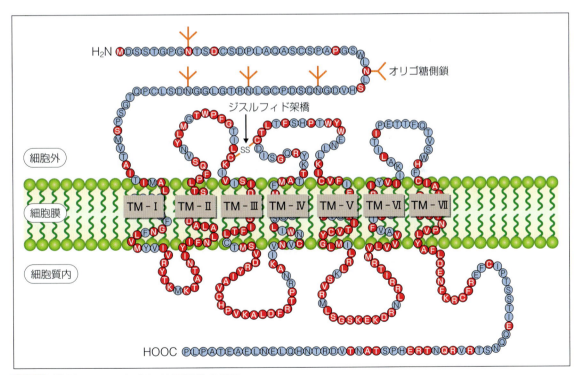

図2 推測されるμオピオイド受容体の構造

白文字（赤丸）はμ受容体とδ受容体で共通のアミノ酸残基を示す．TM-IからTM-VIIは疎水性アミノ酸残基から成る推定膜貫通領域を示す．

(Fukuda K. Miller's Anesthesia. 7th ed. Elsevier, Churchill Livingstone; 2009. p. 769-824[3]より)

- 延髄の chemoreceptor trigger zone に作用して，悪心・嘔吐を引き起こす．
- 動眼神経 Edinger-Westphal 核に対する大脳皮質からの抑制が解除されて，縮瞳を起こす．
- 長期使用によって耐性，依存性，習慣性を生じることがある．
- 生体に手術侵襲のような強力なストレスが加わると，交感神経系の活性化による高血圧，頻脈とともに，下垂体前葉から副腎皮質刺激ホルモン，成長ホルモン，下垂体後葉からバソプレシン，副腎皮質からコルチゾールが分泌され，血糖の上昇を生じる[4]．オピオイドは手術侵襲によって引き起こされるストレス反応を抑制する．
- 上気道，気管，下部気道における反射を抑制する．鎮咳作用もあり，気管挿管時の反射，咳嗽を抑制することができる．
- 脳幹に存在する呼吸中枢に作用して，用量依存性に呼吸抑制を起こし，二酸化炭素あるいは低酸素による換気促進作用を減弱させる．
- 骨格筋の強直を起こす．呼吸筋の強直を生じると換気不全を起こして調節呼吸を要する場合もある．オピオイドは神経筋接合部には作用しないので，筋弛緩薬を投与するとオピオイドによる骨格筋の強直は生じない．
- 消化管の蠕動運動を抑制し，下部食道括約筋を弛緩させる．胃内容の腸への移動を遷延させる．Oddi 括約筋を収縮させて，胆道内圧の上昇を引き起こす．膀胱括約筋の収縮により尿閉を起こす．
- 脳幹の迷走神経核を刺激することにより徐脈を起こすことがあるが，アトロピン投与によって拮抗できる．循環抑制作用は弱い．
- かゆみを生じる．オピオイド拮抗薬はオピオイドによるかゆみを軽減する．オンダンセトロン，非ステロイド性抗炎症薬も有効である可能性がある．
- モルヒネは肥満細胞からのヒスタミン遊離を引き起こし，ヒスタミンの血管拡張作用による低血圧を生じる．

c. 麻酔に関連するオピオイドの使用法

monitored anesthesia care, 区域麻酔との併用

- オピオイドはしばしば monitored anesthesia care で使用され，区域麻酔で行われる手術でも併用される．フェンタニル（1～3 µg/kg）の静脈内1回投与やフェンタニルで 0.01～0.05 µg/kg/分，レミフェンタニルで 0.025～0.1 µg/kg/分程度の持続投与を行う．

バランス麻酔

単一薬剤で全身麻酔を行うよりも複数の薬物のバランスによる全身麻酔が適切

- 異なる麻酔要素（鎮痛，健忘，筋弛緩，恒常性維持と自律神経反射の消失）を単一薬剤による全身麻酔で達成するためには極端な循環抑制を生じる用量を必要とする可能性があるので，複数の薬物のバランスによる全身麻酔が適切と考えられる．バランス麻酔の要素としてフェンタニルやレミフェンタニルを用いると，術前の疼痛と不安を緩和する効果，侵害刺激による体性反射と自律神経反射を減少させる効果，血行動態の安定性を改善する効果，吸入麻酔薬の必要量を減らす効果，術直後の鎮痛効果などが期待される．

■ 全静脈麻酔（total intravenous anesthesia：TIVA）

- TIVA を行うために，オピオイドを催眠と健忘を起こす他の薬剤と組み合わせることが一般的である．たとえば，レミフェンタニルとプロポフォールの組み合わせを用いると優れた TIVA を行うことができる．レミフェンタニルは侵害刺激に対する反応を抑制し，鎮痛と安定した血行動態をもたらし，プロポフォールは催眠と健忘を生じるとともに制吐作用も期待できる．

■ 術後鎮痛

- 全身麻酔手術後の術後鎮痛の目的で，フェンタニルやモルヒネを静注，硬膜外注入などの方法で投与する．patient-controlled analgesia（PCA）装置を用いて投与されることもある．

d. 薬物動態

- オピオイドは弱塩基である．溶解するとオピオイドはプロトン添加型と塩基型に分かれるが，両者の比率は pH と pKa に依存し，塩基型はプロトン添加型よりも脂溶性が高い．脂溶性が高いと作用部位へのオピオイドの輸送が促進されるので，脂溶性の高いオピオイドのほうが作用の発現が早い．すべてのオピオイドは血中においてアルブミン，α1 酸性糖タンパクを含む血漿タンパクと結合している．

- オピオイドの薬物動態は 3 コンパートメントモデルで表現される[5]．オピオイドは中枢コンパートメントに投与されると，中枢コンパートメントから排泄あるいは代謝により消失するか，2 種類の末梢コンパートメントに移動する．オピオイドは脂溶性が高いので全身組織に広く分布する．薬物動態のうえでは，定常状態における見かけ上の分布容積が大きいことを意味する．

- モルヒネは主に肝臓で抱合により代謝されるが，腎臓もモルヒネの肝臓外代謝で重要な役割を果たしている．モルヒネ-3-グルクロニド（M3G）はモルヒネの主な代謝産物であるが，ほとんど鎮痛作用がない．モルヒネ-6-グルクロニド（M6G）は，モルヒネ代謝産物の約 10% を占め，モルヒネよりも強力な μ 受容体アゴニストである．M6G の排泄は腎臓に依存するので，腎不全患者では M6G 濃度が非常に高いレベルに達して，生命に危険を及ぼすような呼吸抑制を起こす可能性がある．

- フェンタニルは N-脱アルキル化と水酸化により肝臓で代謝される．代謝産物は投与後 1.5 分から血漿中に現れ始める．ヒトでは，主要な代謝産物であるノルフェンタニルはフェンタニル静脈内投与後 48 時間まで尿中に検出される．

- レミフェンタニルは血中あるいは組織中の非特異的エステラーゼによる加水分解を受けるので代謝が速い．代謝産物には鎮痛活性がないので，鎮痛作用の消失も速い．レミフェンタニルの薬物動態は，腎不全や肝不全にはほとんど影響されない．レミフェンタニルはグリシンとともに製剤されているが，グリシンをくも膜下投与すると抑制性神経伝達物質として作用して可逆性の筋力低下をきたすことが動物実験で示されているので，臨床的にもレミフェンタニルのくも膜下投与や硬膜外投与は認められていない．

> レミフェンタニルとプロポフォールの組み合わせで優れた TIVA を実施できる

- オピオイドの薬物動態は年齢に影響される．新生児では，ほぼすべてのオピオイドの排泄速度が遅い．高齢者でオピオイドの必要量が減少するのは，薬物動態の変化よりもむしろ薬力学的な変化による．
- 多くのオピオイドの薬物動態の指標，とくにクリアランスは除脂肪体重（lean body mass）とよく相関する．肥満患者で，全体重に基づいて投与量を決定すると，除脂肪体重に基づく場合よりもレミフェンタニルの効果部位濃度がかなり高くなる．
- 肝疾患では，代謝能力の低下以外に肝血流量，肝細胞量，血漿タンパク結合率も低下する可能性がある．進行肝疾患における全身水分量の増加と浮腫は，薬物分布様式を変化させる可能性がある．肝臓はオピオイドの代謝を主に担う臓器であるが，肝移植患者は例外として，周術期患者で普通認められる程度の肝機能不全は，大部分のオピオイドの薬物動態に大きな影響を及ぼさない．
- 人工心肺は，プライミングによる分布容積の変動，酸塩基平衡，臓器血流，血漿タンパク濃度，体温の変化，回路への薬物吸着によって大部分のオピオイドの薬物動態に影響を及ぼす．
- 出血性ショックではクリアランスと分布容積が有意に減少するので，投与量によらずフェンタニル濃度は高くなり，context-sensitive half-time（CSHT）は延長する．出血性ショックはレミフェンタニルの薬物動態も変化させ，一定の血漿濃度を維持するために必要なレミフェンタニル量は少なくなるが，レミフェンタニルの代謝は速いので，CSHT の変化は小さい．

（福田和彦）

文献

1) Bailey PL, et al. Intravenous opioid anesthetics. In: Miller RD, ed. Anesthesia. 5th ed. New York: Elsevier, Churchill Livingstone; 2000. p. 273-376.
2) Fields HL, et al. Neurotransmitters in nociceptive modulatory circuits. Annu Rev Neurosci 1991; 14: 219-45.
3) Fukuda K. Opioids. In: Miller RD, ed. Miller's Anesthesia. 7th ed. New York: Elsevier, Churchill Livingstone, 2009. p. 769-824.
4) Weissman C. The metabolic response to stress: An overview and update. Anesthesiology 1990; 73: 308-27.
5) Shafer SL, Schwinn AA. Basic principles of pharmacology related to anesthesia. In: Miller RD, ed. Miller's Anesthesia. 6th ed. New York: Elsevier, Churchill Livingstone; 2005. p. 67-104.

❶ レミフェンタニル

remifentanil

- レミフェンタニル（アルチバ®）は1990年代から臨床使用されている超短時間作用型の麻薬性鎮痛薬である（図1）.
- 術中の鎮痛薬として静脈内持続投与される．術後鎮痛への保険適用はない．
- 製剤内のグリシンには神経障害の可能性があるため，硬膜外腔およびくも膜下腔には投与しない．
- レミフェンタニルはμオピオイド受容体への作用で鎮痛効果を発現する．
- 重篤な副作用として呼吸抑制，筋強直による換気困難，頻度の高い副作用として血圧低下，徐脈，悪心・嘔吐，悪寒がある．無呼吸が1分以上続くような重篤な呼吸抑制状態でも，呼びかけへの反応や会話ができることは珍しくない．

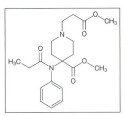

図1 レミフェンタニルの構造式

▶レミフェンタニル：
methyl 1- (3-methoxy-3-oxopropyl) -4- (N-phenylpropanamido) piperidine-4-carboxylate, $C_{20}H_{28}N_2O_5$

a. 薬物動態と薬力

- 超短時間作用性であるが，静脈内に一定速度で持続投与を開始した場合，効果部位濃度[★1]がおよそ一定になるまでには30分以上必要である（図2）.
- 濃度をすみやかに上昇させたいときには，持続投与に先だってボーラス投与を行うか（図2），target-controlled infusion[★2]を利用する．
- レミフェンタニルは血液内に存在する非特異性エステラーゼにより代謝される．投与中止後の効果部位濃度は，約5分で1/2に，約10分で1/4に，約20分で1/10になる．蓄積性がないため，濃度減少速度は総投与量にほとんど影響されない．
- 挿管刺激による循環反応を50％，95％の患者（平均54歳）で抑制する効果部位濃度はそれぞれ4.6，6.0 ng/mLである[1]．
- レミフェンタニルの効果を脳波で評価した場合，高齢者ほど同一濃度での効果が高い．同じ効果を得るための濃度は，40歳での100％に対し，80歳では55％である（図3）[2]．
- レミフェンタニルを同一投与速度で投与した場合，定常状態[★3]におけるレミフェンタニル濃度は高齢であるほど高い．同一効果を得るための投与速度は，40歳での100％に対し，80歳では41％である（図3）[2]．

★1 効果部位濃度

その薬物が効果を発現する部位の濃度である．麻酔薬理においては，薬物を持続投与し定常状態（本項「②フェンタニル」★1参照）に達したときの血中濃度と効果部位濃度は同一であると仮定される．

★2 target-controlled infusion

薬物動態モデルにより計算された薬物濃度を一定に維持する投与方法である．投与速度はコンピュータが計算する．必要時にはボーラス投与や投与の一時停止が行われる．

★3

本項「②フェンタニル」★1参照．

b. 適応

- 術中の侵害入力を抑制する目的で静脈内投与される．

c. 投与方法とその注意点

- レミフェンタニル効果部位濃度を挿管時に4.6 ng/mLに到達させるには，挿管の6分前から0.3 μg/kg/分で投与する，挿管の4分前に0.5 μg/kgボーラス投与後0.3 μg/kg/分で投与する，挿管の3分前から0.5 μg/kg/分で投与する，などの方法がある．
- 日本での一般的なレミフェンタニル溶解液の濃度は100 μg/mLと濃い．

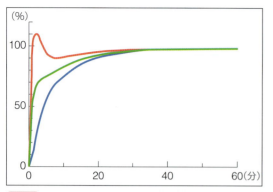

図2 レミフェンタニル効果部位濃度の変化

160 cm，60 kg の 40 歳女性にレミフェンタニルを一定速度 X μg/時で持続投与（青線），X/20 μg ボーラス投与後 X μg/時で持続投与（緑線），もしくは X/10 μg ボーラス投与後 X μg/時で持続投与（赤線）した場合の効果部位濃度の変化を表している．100％は定常状態のときの効果部位濃度．たとえば，30 μg ボーラス投与後に 0.2 μg/kg/分で投与すると緑線の濃度変化となり，100％の濃度は 5 ng/mL となる．

★4
定常状態の効果部位濃度は，投与速度[μg/kg/分]×体重[kg]÷クリアランス[2.6−0.0162×(年齢−40)+0.0191×(LBM−55), L/分]で計算できる．LBMは男性の場合 1.1×体重−128×(体重÷身長)^2，女性の場合 1.07×体重−148×(体重÷身長)^2 である．年齢，身長，体重の単位はそれぞれ年，cm，kg．

60 kg の患者の 0.5 μg/kg/分は 0.3 mL/分であるので，シリンジポンプへのシリンジの装着が悪いと，最初の1分程度レミフェンタニルが投与されないこともありうる．

- 定常状態でのレミフェンタニル効果部位濃度（ng/mL）は，投与速度（μg/kg/分）×係数で計算される[★4]．係数は日本人の一般的な体格で 40 歳では 20〜30，80 歳では 25〜40 である．

d. 全身麻酔薬との相互作用に関する注意点

- 呼びかけに対する反応消失を生じる薬物濃度を調べると，レミフェンタニルなどのオピオイドとプロポフォールやセボフルランなどの全身麻酔薬とのあいだには相乗作用がある．しかし，オピオイドには意識や記憶に対する効果がほとんどない．
- プロポフォールとオピオイドを併用したとき，心拍出量の低下によりプロポフォールの濃度が少し上昇すると考えられる．
- 全身麻酔薬の投与量が不十分であっても BIS 値が 40〜60 であることもあるので，レミフェンタニルと全身麻酔薬による血圧低下時に，BIS 値のみを参考にしながら血圧が正常になるまで全身麻酔薬の投与濃度を低下させると，術中覚醒の危険が高まることもある．
- レミフェンタニル，全身麻酔薬とも必要濃度を投与して，なおかつ血圧が低

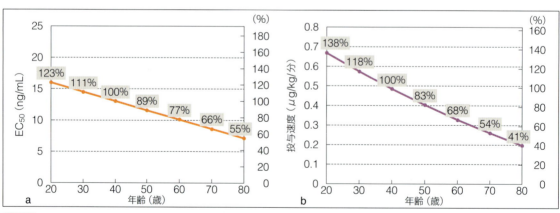

図3 EC_{50} と年齢の関係（a），定常状態の濃度が EC_{50} となる投与速度と年齢の関係（b）

a：レミフェンタニルの効果を脳波で評価した場合，高齢であるほど低い濃度で効果が得られる．40 歳の EC_{50} を 100％とすると 80 歳の EC_{50} は 55％である．
b：定常状態の濃度が EC_{50} となる投与速度も高齢であるほど低くなる．同一の効果を得るための投与速度は，40 歳で 100％とすると 80 歳では 41％である．

(Minto CF, et al. Anesthesiology 1997; 86: 10–23[2]）より）

いときには昇圧薬を用いるか補液（もしくは輸血）をするべきである．

e．レミフェンタニルとフェンタニルの相互作用

- 作用部位が同一なので，基本的に相加作用と考えられる．
- 力価はこれまでの研究によると，おおむね同程度である．
- 術後鎮痛のためにフェンタニルを投与している場合，手術終了時にはレミフェンタニルの濃度を十分に下げないと呼吸が再開しないこともある．

f．副作用

- 筋強直による換気困難は対処が遅れると重篤である．麻酔導入時にレミフェンタニルを先に投与し後から全身麻酔薬を投与して自発呼吸を消失したときに生じたり，ラリンジアルマスクを用いた全身麻酔時に，不十分な鎮痛下で侵害刺激が加わると生じたりする．
- 筋強直は少量の筋弛緩薬などで対処できる．
- 全身麻酔からの覚醒時，意識が戻ってもしばらく自発呼吸が再開しないことがある．自発呼吸の再開は高濃度酸素投与により助長されることがある[3]．
- レミフェンタニルの過量投与は，術後に術創の慢性疼痛を増やす可能性がある[4]．

（増井健一）

文献

1) Albertin A, et al. The effect-site concentration of remifentanil blunting cardiovascular responses to tracheal intubation and skin incision during bispectral index-guided propofol anesthesia. Anesth Analg 2005; 101: 125-30.
2) Minto CF, et al. Influence of age and gender on the pharmacokinetics and pharmacodynamics of remifentanil. I. Model development. Anesthesiology 1997; 86: 10-23.
3) Niesters M, et al. High-inspired oxygen concentration further impairs opioid-induced respiratory depression. Br J Anaesth 2013; 110: 837-41.
4) van Gulik L, et al. Remifentanil during cardiac surgery is associated with chronic thoracic pain 1 yr after sternotomy. Br J Anaesth 2012; 109: 616-22.

❷ フェンタニル

fentanyl

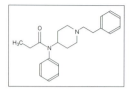

図1 フェンタニルの構造式

▶フェンタニル：
N-phenyl-N-[1 (2-phenylethyl) piperidin-4-yl] propanamide, $C_{22}H_{28}N_2O$

- フェンタニル（商品名：フェンタニルなど）は1950〜60年代に合成され1970年代から臨床使用されている中時間作用型の麻薬性鎮痛薬である（図1）[1]．
- 成人から新生児まで幅広く用いられ，術中術後の鎮痛薬として静脈内，硬膜外腔，くも膜下腔に投与される．
- フェンタニルはμオピオイド受容体への作用で鎮痛効果を発現する．
- 重篤な副作用として呼吸抑制，筋強直による換気困難，頻度の高い副作用として悪心・嘔吐がある．無呼吸が1分以上続くような重篤な呼吸抑制状態でも，呼びかけへの反応や会話ができることは珍しくない．

a. 作用機序

- μオピオイド受容体への親和性がモルヒネより高く，κおよびδオピオイド受容体への親和性は低い．
- 作用部位は脊髄上位，脊髄，末梢と多様であるが，主な作用部位は脊髄上位もしくは脊髄と考えられている．
- 硬膜外腔への投与時の効果部位は，ボーラス投与では脊髄が，持続投与時では脊髄より上位が主であると考えられている[2]．
- フェンタニルはモルヒネに比べて呼吸抑制や腸蠕動抑制，Oddi括約筋収縮などの副作用は弱い．これはμ_2オピオイド受容体よりもμ_1オピオイド受容体への作用が強いためと考えられているが，この機序には矛盾があるという説もある．

b. 薬物動態と薬力

- フェンタニルは脂溶性が高いため，中枢移行性に優れ，蓄積性が高い．主に肝臓で，主にシトクロムP450 3A4（CYP3A4）により，活性のないノルフェンタニルに代謝される．
- 静脈内にボーラス投与したフェンタニルは投与後数分で最大効果を発揮する．濃度減少時間は投与終了までの投与履歴によって大きく異なる（図2）．総投与量が多くなると，濃度の減少速度が緩徐になりやすい．
- 定常状態[★1]でのフェンタニル効果部位濃度（ng/mL）は，投与速度（ng/分）÷クリアランス（8.38×体重［kg］，mL/分），もしくは投与速度（ng/時）÷クリアランス（502.8×体重［kg］，mL/時）で計算できる[★2]．
- フェンタニルの効果を脳波で評価した場合，同一濃度でのフェンタニルの効果は高齢であるほど高く，同じ効果を得るための濃度は，40歳での100%に対し，80歳では69%である[4]．

c. 適応

- 術中・術後の侵害入力を抑制する目的で静脈内投与される．
- 侵害入力抑制のため硬膜外腔およびくも膜下腔にも投与されるが，使用方法

★1
一定速度での持続投与時に血中濃度が一定となっている状態．投与履歴により定常状態になるまでの時間は異なる．フェンタニル5 μg/kg ボーラス投与し，4 μg/kg/時で持続投与した場合は，投与開始後3時間ほどで定常状態となる．

★2
たとえば，60 kgの患者に1日0.6 mgのフェンタニルを持続投与する場合，持続投与速度は25,000 ng/時，クリアランス30,168 mL/時なので，定常状態の効果部位濃度は25,000÷30,168から0.83 ng/mLと計算される．

に熟達していない場合は投与を控える.
- 硬膜外ブロックや末梢神経ブロックなどの局所麻酔や消炎鎮痛薬の投与では術後痛に対する鎮痛が不十分な場合に良い適応となる.

d. 投与方法

- 術中の鎮痛をフェンタニルのみで行う場合,強い痛み刺激がある場合には3 ng/mL以上の濃度が必要になることもある.
- 術中の鎮痛をオピオイドのみで行う場合,スムーズに術後鎮痛に移行できるようにフェンタニルを投与しておき,フェンタニル濃度が術中の鎮痛に不十分な場合はレミフェンタニルを投与するようにすると,オピオイドの投与をシンプルに考えることができる.
- 術後鎮痛に必要なフェンタニルの濃度は,中等度以上の痛みがあって他の鎮痛薬を使用していない場合では,一般的に0.8 ng/mL以上である.手術終了前にフェンタニル1〜2 μg/kg程度を静脈内ボーラス投与しても,効果部位濃度はごく短時間で0.5 ng/mL以下に減少してしまい術後鎮痛には不十分である.
- IV-PCAを用いた術後の鎮痛へスムーズに移行するためには,術中に適量のフェンタニルを投与し体内にフェンタニルを蓄積させ,手術終了直後にフェンタニル濃度が下がりすぎないようにする必要がある[5].
- 帝王切開時の脊髄くも膜下麻酔で局所麻酔薬にフェンタニル10〜25 μgを添加すると,術中と術後数時間の疼痛を効果的に抑制できる[6].

e. 副作用と注意点

- 急性期の重篤な副作用は呼吸抑制,筋強直による換気困難である.
- 麻酔からの覚醒時に,全身麻酔薬の効果が消失して指示動作に応じて深呼吸ができても自発呼吸がまったくなく5〜10分程度待っても自発呼吸が再開しない場合もある.抜管後に直接病棟に移動するのであれば,抜管後の呼吸状態を十分に観察し,患者に声をかける,深呼吸を促すなどの刺激がない状態でも十分な自発呼吸が回復していることを確認した後に病棟へ移動するよう,細心の注意が必要である.
- 有意な呼吸抑制をきたす濃度は2 ng/mLとされている[1].ただし,効きやすさや痛みの強度による個体差が大きく1 ng/mLで呼吸抑制をきたすこともある.
- 過量投与による術直後の呼吸抑制の可能性を減らすには,薬物動態シミュレーションにより濃度の変化を観察するとよい.
- 術後のオピオイド使用は術後の悪心・嘔吐の明らかなリスクファクター[7]であるため,使用時には悪心・嘔吐への予防が必要である.

(増井健一)

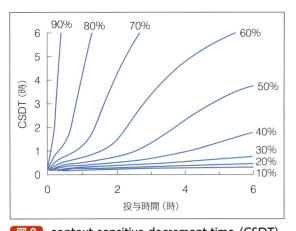

図2 context-sensitive decrement-time (CSDT)

CSDT[3]は,ある薬剤を一定の濃度で持続投与していて,投与を中止してからある濃度まで薬剤濃度が減少する時間のことをいう.この図では,フェンタニルの投与中止後に,フェンタニルの濃度が,投与中止前の濃度から10〜90%減少するまでの時間を示している.たとえば,投与時間が3時間のとき,10%の濃度減少に要する時間は16分だが,30%では28分,50%では79分必要となる.

▶IV-PCA:
intravenous patient-controlled analgesia

文献

1) Peng PW, Sandler AN. A review of the use of fentanyl analgesia in the management of acute pain in adults. Anesthesiology 1999; 90: 576–99.
2) Ginosar Y, et al. The site of action of epidural fentanyl in humans: The difference between infusion and bolus administration. Anesth Analg 2003; 97: 1428–38.
3) Schnider TW, Minto CF. Predictors of onset and offset of drug effect. Eur J Anaesthesiol Suppl 2001; 23: 26–31.
4) Scott JC, Stanski DR. Decreased fentanyl and alfentanil dose requirements with age. A simultaneous pharmacokinetic and pharmacodynamic evaluation. J Pharmacol Exp Ther 1987; 240: 159–66.
5) 林 和子，ほか．シミュレーションに基づいた IV-PCA メニューの設定と応用．日本臨床麻酔学会誌 2012; 32: 814-20.
6) Tsen LC. Anesthesia for cesarean delivery. In: Chestnut DH, et al, eds. Chestnut's Obstetric Anesthesia: Principles and Practice. 5th ed. Philadelphia: Elsevier, Saunders; 2014. p. 545–603.
7) Apfel CC, et al. Evidence-based analysis of risk factors for postoperative nausea and vomiting. Br J Anaesth 2012; 109: 742–53.

❸ モルヒネ morphine

- モルヒネ（商品名：モルヒネ塩酸塩注射液など）は，アヘンから抽出精製して得られる天然アルカロイド[★1]で，鎮痛物質としては紀元前から使用してきた長い歴史がある．
- 合成オピオイド鎮痛薬と比較して，麻薬特有の多幸感，陶酔感を生じやすい[★2]．
- 他のオピオイドと比較して剤形が豊富で，投与経路もさまざまであり，周術期疼痛管理をはじめ，がん性疼痛に対して中心的な役割を果たしている．

a. 作用機序

- モルヒネの鎮痛作用は，中枢のオピオイド受容体を介して発現する．
- μオピオイド受容体への親和性が，δおよびκオピオイド受容体に比べて20～90倍高く，μオピオイド受容体に対する選択性は高い[1]．
- μオピオイド受容体を介した鎮痛作用には，脊髄後角および大脳皮質・視床での痛覚伝達抑制（上行性痛覚伝達系の抑制）と，中脳水道周囲灰白質や延髄網様体に存在する神経核を介した下行性ノルアドレナリン神経およびセロトニン神経の賦活化（下行性痛覚伝達抑制系の賦活）がある（図1）．

b. 薬物動態

- モルヒネのタンパク結合率は20～40％[★3]であるが，酸解離定数は8.0と高く，効果発現に重要な血液中の非イオン化率は10～20％程度である．
- 主要な代謝経路は，肝臓でのグルクロン酸抱合により行われ，投与経路にかかわらず，約50％がモルヒネ-3-グルクロニド（M3G）に，約10％はモル

[★1] 1804年，ドイツの薬剤師Sertürnerにより単一のアルカロイドとして初めて単離された．

[★2] γ-アミノ酪酸神経系を抑制し，中脳辺縁ドパミン神経系の投射先である側坐核でドパミンの遊離を促進することにより生じると考えられている．

[★3] 主にアルブミンと結合する．

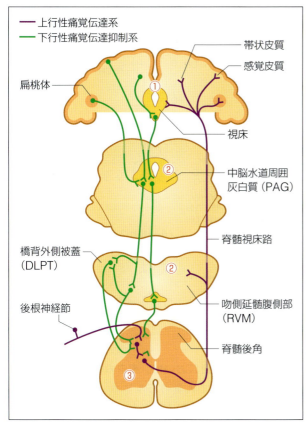

図1 モルヒネによる鎮痛作用の効果部位
モルヒネの鎮痛効果部位は，大脳皮質から中脳・延髄，そして脊髄まで広く分布する．
①大脳レベル
大脳皮質，視床に作用して上位中枢での痛覚伝導を抑制する．中脳・延髄レベルと合わせて全身投与時の主な鎮痛機序となる
②中脳・延髄レベル
下行性抑制系（ノルアドレナリン・セロトニン神経）を賦活して，脊髄後角での痛覚伝導を抑制する
③脊髄レベル
脊髄後角において，シナプス前後に作用して痛覚伝導を抑制する．くも膜あるいは硬膜外投与時の主な鎮痛機序となる

ヒネ-6-グルクロニド（M6G）に変換される．また，4%はノルモルヒネに変換され，10%程度は未変化体として尿中排泄される．（図2）

- M3G は，オピオイド受容体への親和性は非常に低く，鎮痛作用はなく非活性代謝産物と考えられている．
- 一方，M6G は，活性代謝産物であり，呼吸抑制などモルヒネの副作用にも関連する[★4]．また，M6G はモルヒネよりも作用時間が長い．
- モルヒネ代謝産物は，ほとんど腎臓から排泄される．このため，腎機能障害患者にモルヒネを使用すると代謝産物が蓄積する危険性がある．
- モルヒネの血漿消失半減期は，1.3〜6.7 時間である（図3）．また，代謝産物の半減期は，モルヒネ自体よりも長く，M3G が 2.4〜3.8 時間，M6G が 2.5〜4.5 時間である[2)]．
- 鎮痛効果と血漿中モルヒネ濃度との関係には個体差が大きいが，鎮痛有効濃度は 10〜100 ng/mL と推定されている．

C. 適応と効果

- 手術麻酔中の鎮痛薬として使用する場合は，モルヒネの効果持続時間と手術時間を考慮（過量投与に注意）しながら通常 0.1〜0.4 mg/kg の単回投与を行う．

★4
鎮痛効果はモルヒネよりも強い．

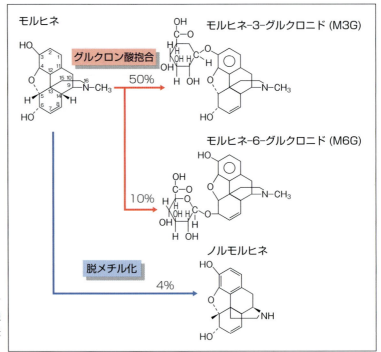

図2 モルヒネの代謝
主に肝臓で代謝され，多くはグルクロン酸抱合体になる．したがって，肝障害患者へモルヒネを投与する場合には，消失半減期が延長する危険性がある．

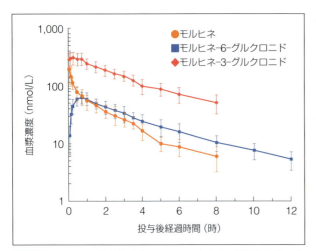

図3 モルヒネ静脈投与後のモルヒネおよび代謝産物の血漿濃度変化
健康成人ボランティアにモルヒネ（10 mg/70 kg）の静脈投与を行い，その後定時的に血液のサンプリングを行った．モルヒネ濃度は，投与後 4.8 分で最大となり，最高濃度（C_{max}）は 283 ± 74 nmol/L であった．一方，活性代謝産物であるモルヒネ-6-グルクロニドは，投与後 37.8 分で最大となり，C_{max} は 66.7 ± 14.8 nmol/L であった．
(Stuart-Harris R, et al. Br J Clin Pharmacol 2000; 49: 207-14[2]より)

- 心臓手術において，術中の循環動態の安定を期待して大量のモルヒネ（1〜3 mg/kg）を投与する麻酔方法がかつて広く行われていたが[★5]，術後早期回復を目指す現在の麻酔管理には不向きである．
- モルヒネの硬膜外投与は，静脈投与に比較して 1/10 程度の投与量で，優れた鎮痛が得られることから，術後痛管理によく使用される（Column 参照）．とくに，モルヒネは水溶性で脂肪組織に吸収されにくく，鎮痛効果の持続は長い[★6]．
- 硬膜外投与されたモルヒネは，緩徐にくも膜下に移行して鎮痛効果を発揮することから，効果発現時間は投与 60 分後とされる．
- くも膜下に移行したモルヒネは上行性に広がることから硬膜外の穿刺部位から離れた分節にも鎮痛効果が得られる．
- モルヒネのくも膜下投与は，少量（硬膜外投与の 1/10 程度の投与量；0.2 mg）で長時間の優れた術後鎮痛が得られる．
- モルヒネの静脈内投与による術後鎮痛は，患者自己調節鎮痛法（PCA）により行われる（Column 参照）．

モルヒネを用いた硬膜外鎮痛法の例（成人患者）

単回投与：モルヒネ2 mgを生理食塩水5〜10 mLに溶解して単回投与する.
持続投与：モルヒネ（24時間総投与量4〜8 mg；10 mgを超えない）を0.2%ロピバカインに混合して3〜5 mL/時の速度で投与する.

 モルヒネIV-PCAによる術後鎮痛法の例（成人患者）

回復室でのローディング：ペインスコア（VAS：4/10）までモルヒネ2 mgを10分ごとに単回投与する. この際，呼吸回数の変化にも注意する.
開始プロトコール：ボーラス量；モルヒネ1 mg, ロックアウトタイム；10分, 持続投与量；なし.

d. 副作用と注意点

■ 血圧低下

- モルヒネは，直接的に好塩基球および肥満細胞に作用してヒスタミンの脱顆粒を誘発する. ヒスタミンは，末梢血管を拡張させ低血圧を引き起こす★7. 低血圧を予防する方法として，補液およびモルヒネの静脈投与を緩徐に行うことがあげられる.

■ 呼吸抑制

- モルヒネは，鎮痛用量を超えた場合，呼吸中枢に直接的に作用して呼吸抑制を引き起こす. モルヒネの呼吸抑制の危険性が最大となるのは，静脈投与の5分後，皮下・筋肉内投与の30〜90分後，硬膜外投与の4〜12時間後である.
- 高齢者ではモルヒネに対する感受性が高く，呼吸抑制が生じやすい. 呼吸数6回/分以下でモルヒネの中止およびナロキソンの投与を考慮する. ナロキソンの作用時間は短いため，反復あるいは持続投与が必要となる場合が多い.

■ 悪心・嘔吐

- 嘔吐中枢への直接作用による. 疼痛下では鎮痛用量を超えたときに生じやすいことが動物実験で報告されている[3]. 少量のドロペリドール（0.5〜1.25 mg）が予防および治療として有効である★8.

■ 瘙痒感

- くも膜下および硬膜外投与時に生じやすい. 通常は顔面に限局するが，重度な場合は全身性に生じる. 抗ヒスタミン薬が無効の場合は，中枢性の機序が考えられ，モルヒネの減量・中止や少量のナロキソンによる治療を考慮する.

（河野 崇，横山正尚）

★5
低血圧がほぼ必発で，鎮痛効果にも個人差があり必ずしも循環動態が安定するとはいえない.

★6
単回投与（2〜4 mg）で鎮痛効果が約8〜12時間持続する.

▶PCA：
patient-controlled analgesia

★7
ヒスタミンは，気管支平滑筋を収縮させる作用も有することから，モルヒネは喘息患者に原則として禁忌と考えられている.

★8
QT延長症候群やtorsades de pointesの危険性があるとして，アメリカ食品医薬品局（FDA）によって2001年に警告が発せられている.

文献

1) Mignat C, et al. Affinity profiles of morphine, codeine, dihydrocodeine and their glucuronides at opioid receptor subtypes. Life Sci 1995; 56: 793-9.
2) Stuart-Harris R, et al. The pharmacokinetics of morphine and morphine glucuronide metabolites after subcutaneous bolus injection and subcutaneous infusion of morphine. Br J Clin Pharmacol 2000; 49: 207-14.
3) Kawano T, Yokoyama M. Relationship between analgesic dose of morphine and vomiting in rat model of postoperative acute pain. PAIN RESEARCH 2012; 27: 227-31.

❹ ブプレノルフィン

buprenorphine

- ブプレノルフィン（BUP，レペタン®）はBentleyらが1966年に開発したテバイン誘導体の合成オピオイド鎮痛薬である[1]（図1）．
- 注射剤や坐剤は術後鎮痛やがん痛の緩和，貼付剤は非がん性慢性痛の緩和に用いられる．注射剤は麻酔の補助にも用いられる．

a. 作用機序

> ブプレノルフィンはμ受容体部分作動性の合成オピオイド鎮痛薬である

- BUPはμ_1，μ_2受容体部分作動性とκ受容体部分拮抗性を示し，μ受容体への作用によって強力な鎮痛作用を示す[2]．
- BUPはヒト組換えμ受容体に対してKi = 0.16 nM，κ受容体に対してKi = 0.06 nMの親和性を示す．また，μ受容体に対してEC_{50} = 0.76 nM，κ受容体に対してEC_{50} > 20,000 nMの効力を示す[2]．
- モルヒネの40倍の鎮痛効果を示すが，μ受容体を介する作用はモルヒネに比して低い．
- BUPのμ受容体からの離脱が比較的緩徐であるため，退薬症状はほとんどみられず，天井効果も有するために，依存発生の危険が少なく，耐性がつきにくい．そのため，乱用や耽溺の危険性が少ないオピオイドとして認識されている[3]．

> 喘息患者や腎機能障害患者にも使用が可能である

- モルヒネと異なり気管支痙攣作用がないことから，喘息患者にも使用が可能である．
- 他のオピオイドと異なり，腎機能障害患者に対しても腎機能正常患者と同等量の使用が可能である[4]（表1）．

b. 薬物動態

- BUPを静注または筋注した場合の血中濃度推移はほぼ同等であり，効果は6～9時間持続する[5]．
- 単回投与後の消失半減期は2～3時間であり，肝臓でグルクロン酸抱合を受けて胆汁を介して糞中に排泄される．未変化体尿中排泄率（腎排泄率）は約1％である．

▶BBB：
blood brain barrier

- その他はCYP3A4によってN-脱アルキル化され，活性代謝物であるノルブプレノルフィンに変化する（図2）．ノルブプレノルフィンはBUPよりもμ，δ，κ受容体と高い親和性を示すが，血液脳関門（BBB）を通過しないために鎮痛効果は弱い[6]．

> 注射剤，坐剤とも術後痛緩和に用いられる．注射剤は麻酔補助にも用いられる

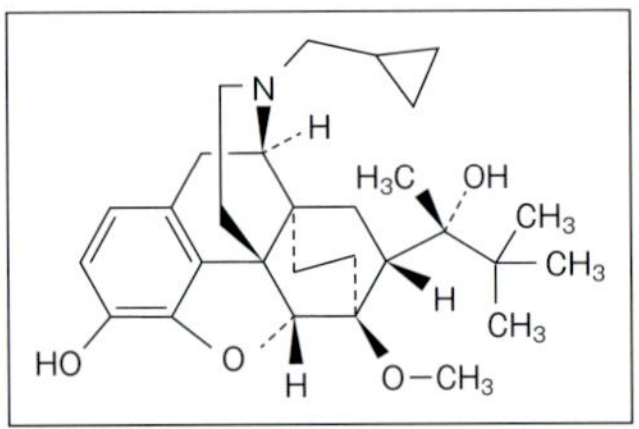

c. 適応と効果

- 注射剤（レペタン®注）は術後，各種癌，心筋梗塞の鎮痛や麻酔補助に用いられる．坐剤（レペタン®坐剤）は術後痛，各種癌の鎮痛に用いられる（表2）．
- 4 μg/kg，6 μg/kg，8 μg/kgを静注した場合の麻酔補助における有効率は，各々50.0％，83.3％，83.9％と報告されている．

図1 ブプレノルフィンの構造式

表1 腎障害患者に対するブプレノルフィン（BUP）の投与量

	薬剤名		CCr（mL/分）			HD
	一般名	商品名	＞50	10〜50	＜10	（透析）
麻薬	オキシコドン	オキシコンチン	1日 10〜80 mg　2回に分割	腎機能正常者と同量を慎重投与		
		オキノーム	1日 10〜80 mg　4回に分割			
	コデインリン酸塩	コデインリン酸塩	1日 60 mg　3回に分割	1日 45 mg	1日 30 mg　3回に分割	
	フェンタニル	デュロテップMTパッチ	1回 2.1〜50.4 mg まで 72時間ごと	腎機能正常者と同量を慎重投与		
		フェントステープ	1回 1〜24 mg まで　24時間ごと			
	モルヒネ	アンペック坐剤	1日 20〜120 mg　2〜4回に分割	75%に減量	50%に減量し適宜調整	
		オプソ	1日 30〜120 mg　6回に分割			
		パシーフ	30〜120 mg　24時間ごと			
		MSコンチン	1日 20〜120 mg　2回に分割			
		カディアン	20〜120 mg　24時間ごと			
		ピーガード	1日 20〜120 mg　1日1回食間			
非麻薬性鎮痛薬	トラマドール塩酸塩	トラマール	1回 25〜100 mg　1日4回まで	腎機能正常者の50%	腎機能正常者の最大量の25%まで	
	トラマドール塩酸塩/アセトアミノフェン	トラムセット	非がん性慢性疼痛：1回 1〜2錠　1日4回	腎機能正常者の50%まで	腎機能正常者の最大量の25%まで	
	ブプレノルフィン	レペタン注	1回 0.2〜0.3 mg　6〜8時間ごと	腎機能正常者と同じ		
		レペタン坐薬	1回 0.2〜0.4 mg　8〜12時間ごと			
		ノルスパンテープ	初回貼付量 5 mg　7日ごと，20 mgまで			
	ペンタゾシン	ソセゴン注/ペンタジン注	1回 15 mg　3〜4時間ごと			
		ソセゴン錠/ペンタジン錠	1回 25〜50 mg　3〜5時間ごと			

（平田純生, ほか. 付表：腎機能低下時の薬剤投与量. 日本腎臓学会, 編. CKD 診療ガイド 2012. 東京医学社, 2012. p.106-7[4]）より）

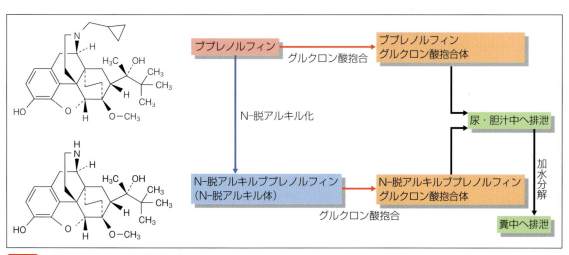

図2　ブプレノルフィンの薬物動態

表2　BUP製剤の使用法とPCAにおける投与量

a. 周術期に用いるBUP製剤の使用法

	初回投与量	追加投与量	反復投与間隔
レペタン®注 (術後痛, がん痛)	0.2〜0.3 mg (4〜6 μg/kg)	同量	6〜8時間
レペタン®注 (麻酔補助)	0.2〜0.4 mg (4〜8 μg/kg)		
レペタン®坐剤 (術後痛)	0.4 mg	0.2〜0.4 mg	8〜12時間
レペタン®坐剤 (がん痛)	0.2〜0.4 mg	同量	8〜12時間

b. 静脈内PCA（IV-PCA）の投与量の例

持続注入	追加投与量	追加投与間隔
<15 μg/時	10〜200 μg	8〜20分

c. 硬膜外PCA（PCEA）の投与量の例

持続注入	追加投与量	最低追加投与間隔
8〜25 μg/時	20〜100 μg	15〜60分

▶IV-PCA：intravenous patient-controlled analgesia

▶PCEA：patient-controlled epidural analgesia

便秘, 悪心・嘔吐が高率にみられるため, 制吐薬や緩下薬の併用が必要となる

- 静脈内PCA, 硬膜外PCA時の投与量の目安を**表2**に示す.
- レミフェンタニルを用いた麻酔後にBUPを投与した術後痛管理の有用性が, 近年報告されている.

d. 副作用と注意点

- 副作用として, 便秘, 悪心・嘔吐が高率にみられるため, 制吐薬や緩下薬の併用が必要となる. ただし, 便秘の発生頻度はモルヒネに比して低い.
- P糖タンパク阻害薬を内服中の患者では, 代謝産物であるノルブプレノルフィンがBBBを通過しやすくなるために鎮痛効果が増強する可能性がある. たとえば, P糖タンパク阻害作用を有するベラパミル, アミオダロン, キニジン, 免疫抑制薬, HIV治療薬などを内服している患者では鎮痛効果が増強する可能性がある[7].
- 呼吸抑制, 呼吸困難は0.1〜5%でみられ, 呼吸停止例も報告されている. ナロキソンなどの麻薬拮抗薬の効果は不確実であり, ドキサプラムの投与や人工呼吸が必要となる.
- 安全指数（抗侵害受容性のオッズ比／呼吸抑制のオッズ比）はBUPで13.54, フェンタニルで1.20となり, BUPはフェンタニルに比して安全域は広いという報告もある[8].

（濱口眞輔）

文献

1) Bentley KW, et al. Novel analgesics and molecular rearrangements in the morphine-thebaine group. II. Alcohols derived from 6,14-endo-etheno- and 6,14-endo-ethano-tetrahydrothebaine. J Am Chem Soc 1967; 89: 3273-80.
2) Pick CG, et al. Pharmacological characterization of buprenorphine: A mixed agonist-antagonist with κ3 analgesia. Brain Res 1997; 744: 41-6.
3) Heel RC, et al. Buprenorphine: A review of its pharmacological properties and therapeutic efficacy. Drugs 1979; 17: 81-110.
4) 平田純生, ほか. 付表：腎機能低下時の薬剤投与量. 日本腎臓学会, 編. CKD診療ガイド2012. 東京：東京医学社；2012. p. 106-7.
5) Bullingham RES, et al. Buprenorphine kinetics. Clin Pharmacol Ther 1980; 28: 667-72.
6) Huang P, et al. Comparison of pharmacological activities of buprenorphine and norbuprenorphine: Norbuprenorphine is a potent opioid agonist. J Pharmacol Exp Ther 2001; 297: 688-95.
7) Brown SM, et al. P-Glycoprotein is a major determinant of norbuprenorphine brain exposure and antinociception. J Pharmacol Exp Ther 2012; 343: 53-61.
8) Yassen A, et al. Pharmacokinetic-pharmacodynamic modeling of the effectiveness and safety of buprenorphine and fentanyl in rats. Pharm Res 2008; 25: 183-93.

❺ ペチジン

pethidine

- ペチジンは，1939年にドイツで開発された合成オピオイドで，μおよびκ受容体作動薬である[1]（図1）．
- 一般的には激しい疼痛における鎮痛および鎮静・鎮痙に用いられ，麻酔前投薬，麻酔の補助，無痛分娩などにも使用される．
- 最近では術後のシバリング治療薬として使用されることもある．
- 日本ではオピスタン®，ペチジン塩酸塩の2剤が使用可能である．

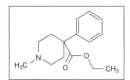

図1 ペチジンの構造式

a. 作用機序（表1）

- μ受容体に作用し，モルヒネ様の中枢性鎮痛作用を示す．鎮痛作用はモルヒネの1/5〜1/10，作用時間は2〜4時間でありモルヒネよりも短い[2]．
- アトロピンと構造が類似しており（図1，2），副交感神経末端に対するアトロピン様作用により鎮痙作用を示す[2]．
- 脊髄くも膜下腔および脊髄硬膜外腔においてNa^+チャネルを遮断し，局所麻酔薬作用を示すという報告もある[2]．
- 抗シバリング作用は，κ受容体およびα_2アドレナリン受容体に対する作用と考えられている[1]．

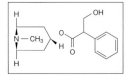

図2 アトロピンの構造式

表1 ペチジンの主な作用機序

- μ受容体刺激作用
- κ受容体刺激作用
- アトロピン様作用
- 局所麻酔作用
- α_2アドレナリン受容体刺激作用

b. 薬物動態

- 鎮痛作用の発現時間は，経口投与で10〜15分，皮下・筋肉内投与で10分以内，静注で5分以内である．鎮痛作用の最大効果は，経口投与後2時間，皮下・筋肉内投与後30〜60分，静注後5〜20分である[3]．
- ペチジンは主に肝臓で代謝され，N-脱メチル化および加水分解を受ける．その過程において代謝産物であるノルペチジンが産生される．ノルペチジンは中枢神経興奮作用および痙攣誘発作用を有する．半減期はペチジン3時間，ノルペチジン15〜20時間であり，肝硬変患者ではさらに延長する．腎不全患者ではノルペチジンが体内に蓄積され，振戦，筋攣縮，痙攣を引き起こす可能性がある[1,3]．
- ペチジンの約60％が血漿タンパクと結合している．このため，高齢者ではタンパク結合率が低下し，ペチジンに対する感受性が増大する[2,3]．

c. 抗シバリング作用およびシバリング対策（表2）

- 全身麻酔を行うと，体温の調節中枢が抑制され，体内各部位間での温度の再分布が始まり，重要臓器の温度，いわゆる中枢温が低下する．シバリングは麻酔覚醒時の患者の中枢温がシバリング閾値としての中枢温を下回ることによって生じる．
- ペチジンのシバリング抑制効果は，主にκ受容体に対する作用に基づくものと考えられている．これまで麻酔薬のシバリング閾値に及ぼす影響がさかんに研究されてきた．多くの麻酔薬は末梢血管収縮の閾値とシバリングの閾値

表2 シバリング対策

1. ジアゼパムなどの麻酔前投薬で熱の再分布を抑制する
2. 入室前から手術室の温度を高くしておく
3. 麻酔導入前から患者の体を温めて体温低下を防ぐ
4. フェニレフリンなどの血管収縮薬を使用し，熱の再分布を抑制する
5. 輸液は保温庫に保存しておき，使用時は輸液加温システムを使用する
6. アミノ酸輸液およびMg含有輸液の使用を考慮する
7. NSAIDsを使用し，体温のセットポイント上昇を抑制する
8. 痛みはシバリングを誘発するため，鎮痛は十分に行う
9. シバリングが起こったら抗シバリング作用のある薬物（ペチジン，デクスメデトミジン，硫酸Mg，ケタミンなど）を投与しながら患者を加温する

★1
薬物療法でシバリングが治まると熱産生が減少し体温上昇が緩徐となる．薬物効果が減弱したときに，体温が十分に上昇していなければシバリングが再発する．たとえシバリングが消失したとしても温風加温システムなどによる皮膚表面の加温は継続する必要がある．

★2
それぞれのランダム化比較試験におけるペチジンの投与量は，静注で0.12〜0.85 mg/kgあるいは20〜50 mg，筋肉内投与で0.5 mg/kg，硬膜外投与で0.2 mg/kgなどと報告されている．

▶MAO：
monoamine oxidase

ペチジンはセロトニン症候群の発生に関与する

をほぼ平行に低下させるが，ペチジンは末梢血管収縮の閾値低下の割合に比べて，シバリングの閾値低下の割合が2倍ほど大きく，ペチジンが他の麻酔薬に比べてより強い抗シバリング作用を示す一因であると考えられている[1,4]★1．

- また近年，ペチジンはα_2アドレナリン受容体に対する作動薬活性をもつことが示され，抗シバリング作用の機序の一つである可能性が示唆された[1]．α_2アドレナリン受容体が刺激されると体温調節にかかわるニューロンの発火が抑制され，抗シバリング作用が発現すると考えられている．
- 2012年に周術期のシバリング治療に関するメタ解析が報告された[5]．ペチジンは他のオピオイドと比べて，シバリング治療に関しては最も効果的であり，シバリング予防に関してはネホパム（日本では未承認），トラマドール，ケタミンに次いで効果的であった★2．

d. 副作用と注意点

- ペチジンの副作用の種類および出現頻度は，モルヒネとよく似ている．鎮静，呼吸抑制，悪心・嘔吐はモルヒネと同程度，便秘，尿閉はモルヒネよりも頻度は少ない．その他，ヒスタミン遊離作用，陰性変力作用，頻脈，多幸感，散瞳などがある[1-3]．
- ペチジンとMAO阻害薬を併用すると，致死的な反応を起こす場合がある．興奮性の相互作用としては，せん妄，頭痛，血圧変動，高熱，筋硬直，痙攣，昏睡がある．これはセロトニン症候群とよばれ，ペチジンがニューロンへのセロトニン再取り込みを阻害することにより，中枢の過剰なセロトニン活動が生じるために引き起こされる．抑制性の相互作用としては，MAO阻害薬による肝ミクロソーム酵素の阻害およびペチジンの蓄積によって引き起こされる呼吸抑制，低血圧，昏睡がある[1]．
- ペチジンは幽門〜十二指腸の運動性を低下させるが，1〜2時間後には回復する[1]．
- ペチジンは胎盤通過性があり，母体に筋肉内投与した場合，胎児血中濃度は投与後2〜3時間でピークとなり，出生時点で母体血中濃度より高値を示す可能性がある．適切な鎮痛作用量であっても新生児の呼吸抑制の発現率を増加させ，人工呼吸が必要となる新生児の発生率を有意に増加させる．ペチジンによる呼吸抑制は，母児ともにナロキソンで拮抗可能であるが，妊婦への投与には十分注意が必要である[2,3]．
- 一方，ペチジンは母乳に移行し，母乳：血漿比＝2〜3：1と濃縮されるが，新生児昏睡の発生は有意ではないとされている[1]．

（巻野将平，溝渕知司）

文献

1) Fukuda K. Opioids. In: Miller RD, ed. Miller's Anesthesia. 7th ed. Philadelphia: Elsevier, Churchill Livingstone; 2009. p. 769–824.
2) Stoelting RK. Opioid agonists and antagonists. Stoelting RK, Hiller SC, eds. Pharmacology and Physiology in Anesthetic Practice. 4th ed. Philadelphia: Lippincott Williams & Wilkins; 2005. p. 87–126.
3) Yaksh TL, Wallace MS. Opioids, analgesia, and pain management. Brunton L, et al, eds. Goodman and Gilman's The Pharmacological Basis of Therapeutics. 12th ed. New York: McGraw-Hill Professional; 2010. p. 481–525.
4) Kurz A, et al. Meperidine decreases the shivering threshold twice as much as the vasoconstriction threshold. Anesthesiology 1997; 86: 1046–54.
5) Park SM, et al. Efficacy spectrum of antishivering medications: Meta-analysis of randomized controlled trials. Crit Care Med 2012; 40: 3070–82.

6 ペンタゾシン

pentazocine

- ペンタゾシン（ソセゴン®, ペンタジン®, トスパリール）は，モルヒネよりも作用が弱く，依存性が少ない拮抗性鎮痛薬として1960年代後半に開発され，日本では1970年より広く用いられている（図1）[1].
- 非麻薬性鎮痛薬であるため使用しやすく，術後鎮痛をはじめ，広く臨床に用いられている．
- 弱オピオイドとして分類されるが，κ受容体作用をもち，μ受容体へは作用が弱い．このため鎮痛作用ならびに呼吸抑制作用ともに天井効果を有する．重篤な副作用は少ないが，大量連用により依存性が形成されることに注意が必要である．

a. 作用機序

- ペンタゾシンがオピオイド受容体に作用することは明らかであるが，その詳細な機序については定まっていない．
- 以前はμ受容体に対しては，弱い拮抗性作用または部分作動薬などと考えられていた[2]．しかしながら，臨床上モルヒネに対しての明らかな拮抗作用はなく[3]，また一般の臨床使用量ではモルヒネとの相乗効果を示すこと[4]からμ受容体に作動薬として作用すると考えられている．そして最近の基礎研究

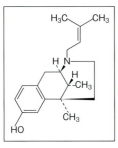

図1 ペンタゾシンの構造式
化学名：1,2,3,4,5,6-hexahydro-6,11-dimethyl-3（3-methyl-2-butenyl）-2,6-methano-3-benzazocin-8-ol
分子式：$C_{19}H_{27}NO$
分子量：285.42

- 結果もそれを支持している[5]．
- またκ受容体には作動薬として作用する．このため，脊髄での鎮痛作用，下行性疼痛抑制系の賦活化，縮瞳に関与する[6]．また大量投与ではκ作用が増強して，μ作動に拮抗して鎮痛において天井効果を有する[7]．またδ受容体への作動効果による鎮痛作用をもつ．

b. 薬物動態

- 注射時の血中濃度の推移を**表1**に示した[3]．作用発現は迅速であり，静脈内投与では2〜3分，皮下・筋肉内投与では15〜20分である．効果は3〜4時間持続する．
- 若年者に比べ，高齢者では排泄率が1/2に低下し，消失半減期が1.6倍に延長するという．代謝は肝臓で酸化，グルクロン酸抱合される．その代謝物は鎮痛作用をもたない．投与されたペンタゾシンの約60%が24時間以内に尿中に排泄される[1]．
- 経口投与の場合は，肝臓でのファーストパスで代謝を受ける．そして約20%が全身循環へ移行する[2,8]．

c. 適応と効果

- 剤形には注射剤と錠剤がある．錠剤はがん性痛に対してのみ適応がある．周術期には注射剤のみが用いられる．ペンタゾシンはWHOで麻薬指定されていないこと，日本では麻薬処方の煩わしさがないため麻酔科医以外に好まれている．
- 非経口投与時はモルヒネ10 mgとペンタゾシン30 mgがほぼ同様の鎮痛効果を有する．術中の全身麻酔時の鎮痛，区域麻酔時の補助鎮痛として15 mg〜60 mgを静脈内投与する．
- 術後鎮痛薬としては，1回15 mgを筋肉内投与する．静脈内PCA（IV-PCA）として使用することもある[9]．

d. 副作用と注意点

■ 気分不快，精神異常

- 臨床使用量では，眠気，めまい，発汗，悪心などが生じる．大量投与では精神症状（不安感，幻覚など）が現れる．

表1 注射時の血中濃度の薬理学的パラメーター

投与経路	用量 (mg/kg)	C_{max}* (μg/mL)	T_{max} (分)	$T1/2$* (分)	AUC* (μg時/mL)
筋肉内投与	0.5	0.15 ± 0.04	約10	76.8 ± 42.8	0.23 ± 0.13
筋肉内投与	1.0	0.28 ± 0.09	30	121.3 ± 31	0.87 ± 0.47
静脈内投与	0.5	2.07 ± 1.20	投与直後	43.8 ± 36	0.28 ± 0.16

* 平均値± SE

（井出康雄．ペインクリニック 2012; 33: S459-64[3]より）

■ 呼吸抑制

- 他のオピオイドと同様に呼吸抑制作用を有する．とくに高齢者や他の鎮静薬，鎮痛薬を使用している場合には注意が必要である．この呼吸抑制作用には天井効果がある．またナロキソンによって拮抗される．

■ 頻脈や高血圧

- 鎮痛効果の発現によって徐脈，低血圧が起こるが，ペンタゾシンは血圧上昇，頻脈，末梢血管抵抗上昇ひいては心仕事量の増大をきたす．このため，冠動脈疾患患者では選択すべきではない[10]（表2）．

■ 依存性

- モルヒネに比べ依存性が少ないと考えられていた．しかしμ作動薬であるため，長期の大量投与によっては薬物依存が生じる．尿路結石や慢性膵炎などに対する連用によって依存発生が多くみられた．このため慢性痛や連用が必要な症例には使用を避ける．
- また長期投与患者では離脱症状（振戦，興奮，不安など）が生じることがあるので，急な中止はせずに，徐々に減量する．

（土井克史）

表2 アゴニスト／アンタゴニストの循環への影響

	心仕事量	血圧	心拍数	肺動脈圧
モルヒネ	↓	↓	=↓	=↓
ブプレノルフィン	↓	↓	↓	?
ブトルファノール	↑	=↑	=	↑
ナルブフィン	↓	=	=↓	=
ペンタゾシン	↑	↑	↑	↑

(Fukuda K. Miller's Anesthesia. 7th ed. Elsevier, Churchill Livingstone; 2010. p. 769-824[10]より)

文献

1) 佐伯 茂．ペンタゾシン．ペインクリニック 2005; 26: S179–86.
2) Gutstein HB, Akil H. Opioid analgesics. In: Hardman JG, Limbird LE, eds. Goodman & Gillman's The Pharmacological Basis of Therapeutics. 10th ed. New York: MacGraw-Hill Professional; 2001. p. 569–619.
3) 井出康雄．ペンタゾシン．ペインクリニック 2012; 33 : S459–64.
4) Levine JD, Gordon NC. Synergism between the analgesic actions of morphine and pentazocine. Pain 1988; 33: 369–72.
5) Shu H, et al. Pentazocine-induced antinociception is mediated mainly by μ-opioid receptors and compromised by κ-opioid receptors in mice. J Pharmacol Exp Ther 2011; 338: 579–87.
6) Preston KL, Bigelow GE. Differential naltrexone antagonism of hydromorphone and pentazocine effects in human volunteers. J Pharmacol Exp Ther 1993; 264: 813–23.
7) Pan ZZ. μ-Opposing actions of the κ-opioid receptor. Trends Pharmacol Sci 1998; 19: 95–8.
8) 木村信康，ほか．ペンタゾシン錠（ソセゴン，ペンタジン，ペルタゾン）．ペインクリニック 2008; 29: S603–7.
9) 大塚みき子．ペンタゾシンを用いたIV PCA. 日本臨床麻酔学会誌 2010; 30: 29–35.
10) Fukuda K. Opioid. In: Miller RD, ed. Miller's Anesthesia. 7th ed. Philadelphia: Elsevier, Churchill Livingstone; 2010. p. 769–824.

7 ナロキソン

naloxone

- ナロキソン塩酸塩（商品名：ナロキソン塩酸塩）は1963年にオキシモルフィンのN-アリル体として合成され[★1]，1985年に麻薬拮抗薬として発売された（図1）．
- オピオイドアゴニスト作用を有さないほぼ純粋な拮抗薬である．
- 効果の発現が早く，作用時間が比較的短いので，調節性に優れる．

a. 作用機序（表1）

- オピオイド受容体（μ，δ，κ）においてオピオイドの作用を競合的に拮抗することにより，これらの薬剤に起因する呼吸抑制などを改善する．
- μ受容体に対して高い親和性をもつ．
- 呼吸抑制に対する拮抗の強さは，鎮痛作用に対する拮抗の2〜3倍強力であり，臨床上オピオイドの鎮痛作用を減弱させることなく，呼吸抑制を寛解しうる[3]．

b. 薬物動態

- 肝臓でグルクロン酸抱合を受けN-脱アルキル化反応および6-N基の還元反応によって不活化される．そのほとんどは初回通過で代謝される．
- 作用発現は3分以内で，作用持続時間は30分程度．
- 血漿半減期：30〜90分．
- 排泄：6時間以内に静注量の25〜40％が尿中に排泄される．
- 投与経路：静脈内，筋肉内，皮内，気管内投与が可能である[4]．

c. 適応と効果

■ オピオイド（オピオイドアゴニストやアゴニスト/アンタゴニスト）による呼吸抑制ならびに覚醒遅延の改善

- 成人1回0.04〜0.08 mgを静脈内投与する．効果不十分の場合さらに2〜3分間隔で追加投与する．段階的に2 mgまで投与可能．
- 小児1回1〜10 μg/kgを静脈内投与する．2〜3分ごとに反復投与可能．0.1 mg/kgまで．
- 持続静注：初回投与量の2/3を1時間量として投与する（2〜10 μg/kg/時）．
- 硬膜外モルヒネ投与による呼吸抑制：5 μg/kg/時の持続静注で，鎮痛作用を保ちながら呼吸抑制は拮抗する[★2]．
- 少量のナロキソンは，モルヒネの鎮痛作用を減弱させることなく，悪心・嘔吐を抑え，耐性と依存性を軽減できる可能性が報告されている．

■ 急性オピオイド過量投与や薬物依存が疑われる場合の診断

- 成人0.4〜2 mgを緩徐に静脈内投与する．必要に応じて2〜3分間隔で反復投与する．

[★1] 麻薬性鎮痛薬の化学構造式においてNのメチル基（CH₃⁻）をアリル基（−CH₂CH=CH₂）で置換すると麻薬拮抗薬としての特性を現す[1,2]．

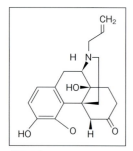

図1 ナロキソンの構造式

[★2] 呼吸抑制
フェンタニルとモルヒネのいずれの例でも1回換気量と分時換気量の有意な増加を認めるが，ブプレノルフィンによる呼吸抑制は完全には拮抗されない可能性がある[5]．

- 10 mgで改善がみられない場合は，ナロキソンに反応しない別の薬剤を原因として疑う．

d. 副作用と注意点★3

- 心拍数の増加と血圧の上昇，肺水腫の報告がある．
- 疼痛，すみやかな覚醒，交感神経の賦活化により酸素消費量のアンバランスが生じる可能性が指摘されている[6]．
- 作用時間がナロキソンより長いオピオイドの場合，呼吸抑制の再燃の可能性がある．
- 呼吸抑制への拮抗作用が鎮痛作用への拮抗作用よりも強いとされるが，過量投与時には疼痛が出現する可能性がある．
- 急性退薬効果．
- 虚血性，外傷性神経障害による神経学的機能障害を悪化させる可能性．

（大久保潤一，垣花　学）

表1 オピオイド受容体と作用

受容体 作用	μ μ1	 μ2	δ	κ
鎮痛	◎	○	○	◎
鎮静	×	○	○	◎
呼吸抑制	×	○	×	×
多幸感	○	×	×（不快感）	×
便秘	×	◎	○	○
尿閉	○	×	×	×
徐脈	○	×	×（頻脈）	×
縮瞳	○	×	×（散瞳）	×
身体依存	○	×	×	○

★3
短時間作用性のオピオイドであるレミフェンタニルや，早期覚醒が得られるデスフルランの登場，麻酔深度モニターや筋弛緩モニター・拮抗薬の進歩により術後の呼吸抑制や覚醒遅延を経験する頻度は低くなっていると思われるが，緊急時の使用法について十分に習熟しておく必要がある．

文献

1) Miller RD, ed. Anesthesia. 6th ed. Philadeiphia: Elsevier, Churchill Livingstone; 2005. p. 420-1.
2) 瀬戸口大典，ほか．ナロキソン．麻酔 2013; 62: 5-9.
3) McGilliard KL, Takemori AE. Antagonism by naloxone of narcotic-induced respiratory depression and analgesia. J Pharmacol Exp Ther 1978; 207: 494-503.
4) Wermeling DP. A Response to the Opioid Overdose Epidemic: Naloxone Nasal Spray. Drug Deliv Transl Res 2013; 3: 63-74.
5) 日本麻酔科学会．II 鎮痛薬・拮抗薬．麻酔薬および麻酔関連薬使用ガイドライン 第3版．2009. p. 56-8. http://www.anesth.or.jp/guide/pdf/publication4-2_20121106.pdf
6) Just B et al. Oxygen uptake during recovery following naloxone. Relationship with intraoperative heat loss. Anesthesiology 1992; 76: 60-4.

❽ ドキサプラム
doxapram

- ドキサプラム塩酸塩水和物（ドプラム®）は1962年に2-ピロリジノン誘導体として合成された．1965年より末梢性の呼吸促進薬として臨床使用され，日本では1976年から販売となっている（図1）．
- 効果発現がすみやかで作用が一過性のため調節性に富み，単回・持続静注のいずれにも適する．
- 麻酔後の呼吸抑制ならびに覚醒遅延，中枢神経抑制作用薬による中毒および慢性無呼吸の鑑別，高二酸化炭素血症を伴う慢性肺疾患に使用される．

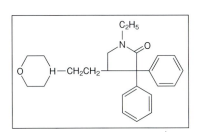

図1 ドキサプラムの構造式

図2 ドキサプラムの作用機序

延髄にある背側呼吸ニューロン群と腹側呼吸ニューロン群が呼吸リズムを作り出す中枢と考えられている．上位中枢からの入力と頚動脈小体，大動脈小体などの末梢性化学受容器や迷走神経からの入力を受ける．

O_2センサー：末梢性化学受容器は$PaO_2 < 55$ mmHgの低酸素血症やアシドーシスの刺激で活性化する．頚動脈小体は舌咽神経を介して延髄の孤束核（背側呼吸ニューロン群）に求心性の情報を送る．一方，大動脈小体は迷走神経を介して孤束核に情報を送る．

CO_2センサー：中枢性化学受容野（Pre-Bötzinger complex）は脳脊髄液のpH<7.3や急激な$PaCO_2$の上昇により活性化し，延髄腹側の呼吸ニューロン群へ求心性の情報を送る．延髄腹外側野にCO_2感受性細胞が分布しているため，高濃度CO_2での換気刺激に対する反応性が大きい[2]．

Hering-Breuer反射：肺気道平滑筋には伸展受容器が存在し，肺の膨張が刺激となり迷走神経を介して背側呼吸ニューロン群へ刺激を送る．

(Yost CS, et al. CNS Durg Reviews. 2006; 12: 236-9[2])を元に作成)

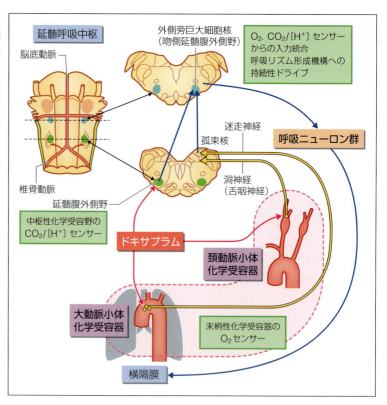

a. 作用機序（図2）

- 頚動脈小体や大動脈小体などの末梢性化学受容器を介する脳幹呼吸中枢の間接刺激，あるいは脳幹呼吸中枢への直接刺激により，用量依存性の呼吸促進作用を有する．末梢，中枢のいずれが主な作用であるかは不明とされるが，一般に低用量では末梢性化学受容器を，高用量では直接的な呼吸中枢刺激作用があると考えられている[1]．

b. 薬物動態

- 投与経路：静脈内投与．
- 成人に1.0 mg/kgを単回静注した場合，血中濃度は投与直後に最高値（10 μg/mL）に到達．
- 血漿半減期は約4分．
- 単回投与の作用持続時間は5～12分程度．
- 350 mg/時で持続静注した場合，開始直後から血中濃度は上昇するが，終了とともに，すみやかに低下する．
- 排泄：24時間での尿中排泄率は15%程度．動物実験では糞中排泄，胆汁排泄を認めている．

c. 適応と効果

■麻酔時
- 単回投与：0.5〜1.0 mg/kg を静注する．5分間隔で追加投与．総投与量は 2.0 mg/kg．
- 持続投与：5.0 mg/分程度で開始し，症状により適宜漸減する[3]．

■中枢神経系抑制薬による中毒
- 0.5〜2.0 mg/kg を徐々に静注する．
- 初回投与に反応があれば維持量として，1.0〜3.0 mg/kg/時で点滴静注する．

■遷延性無呼吸の鑑別
- 1.0〜2.0 mg/kg を静注する．

■急性高二酸化炭素血症を伴う慢性閉塞性肺疾患
- 1.0〜2.0 mg/kg/時の速度で点滴静注する．

d. 作用と副作用

作用
- 呼吸促進作用：1回換気量の増加と呼吸回数の増加[★1, ★2]．
- オピオイドによる呼吸抑制の改善作用：鎮痛作用に影響を与えず，分時換気量の低下を抑制する．
- 覚醒促進作用：チオペンタールやジアゼパム，吸入麻酔薬投与後の覚醒時間を短縮する[4, 5]．

副作用
- アドレナリン放出が増加する．血圧上昇．呼吸仕事量の増加．過換気による脳血管収縮と血流減少．興奮状態，振戦，熱感・ほてり[★3]．
- 投与量依存性のラットの心臓の伝導障害が報告されているが，低用量ではラットおよびヒト新生児の房室伝導や心筋再分極過程を抑制しない．

（大久保潤一，垣花　学）

文献
1) Mitchell RA, Herbert DA. Potencies of doxapram and hypoxia in stimulating carotid-body chemoreceptors and ventilation in anesthetized cats. Anesthesiology 1975; 42: 559-66.
2) Yost CS. A new look at the respiratory stimulant doxapram. CNS Drug Rev 2006; 12: 236-49.
3) 日本麻酔科学会．XII その他．8. 呼吸中枢刺激薬．麻酔薬および麻酔関連薬使用ガイドライン 第3版．2012. p. 711-2. http://www.anesth.or.jp/guide/pdf/publication4-12_20121106.pdf
4) Gupta PK, et al. Hastening of arousal after general anaesthesia with doxapram hydrochloride. Br J Anaesth 1973; 45: 493-6.
5) Robertson GS, et al. Evaluation of doxapram for arousal from general anaesthesia in outpatients. Br J Anaesth 1977; 49: 133-40.
6) Komatsu R, et al. Doxapram only slightly reduces the shivering threshold in healthy volunteers. Anesth Analg 2005; 101: 1368-73.
7) Prins SA, et al. Doxapram use for apnoea of prematurity in neonatal intensive care. Int J Pediatr 2013; 2013: 251047. Epub 2013 Nov 26.

★1 抗シバリング効果

ドキサプラムの投与でシバリング閾値を 0.5℃ 程度変化させるが，そのシバリング改善効果はわずかである．一方，1回換気量と呼吸回数の増加効果はよく知られており，結果 SpO_2 の増加と $PaCO_2$ の低下を認める[6]．

★2

早産児は延髄の呼吸中枢の発達が不十分であることが知られている．新生児睡眠時無呼吸に対する治療としてドキサプラムを用いることで，無呼吸発作に伴う人工呼吸器使用の頻度を低下させることができると報告されている[7]．

★3

臨床薬理試験において5例に 1.0 mg/kg を静注し，全例で全身の熱感の訴えを認めた．（医薬品インタビューフォーム 2011年11月〈改定第3版〉より）

2-2 静脈麻酔薬

静脈麻酔薬,鎮痛薬の使い方

- 本項では,周術期に使用される静脈麻酔薬として,プロポフォール,バルビツレート(チオペンタール,チアミラール),ベンゾジアゼピン(主にミダゾラム),ケタミン,デクスメデトミジン,ドロペリドールを取り上げ,各々の作用機序や効果,禁忌事項などについて概説する.
- 静脈麻酔薬(種類,用量)の誤投与は時に重大な事故につながりうる.Jensenらは薬物誤投与回避のための5つの指針をあげている[1](**表1**).

表1 薬物誤投与回避のための5つの指針

1. 薬剤開封時および投与前のラベル確認
2. 薬物記載ラベルの標準化
3. シリンジに必ず薬剤名を記載
4. 薬剤を規定の引き出しや作業台上で取り扱う
5. 薬剤開封時および投与前のダブルチェック

(Jensen LS, et al. Anaesthesia 2004; 59: 493-504[1] より)

a. 各静脈麻酔薬の作用機序

■ プロポフォール
- 広く中枢神経に抑制的に働く.$GABA_A$受容体を賦活化,NMDA受容体を抑制し,Ca^{2+}チャネルのCa流入を修飾することが知られている.
- $GABA_A$受容体はαサブユニット2つとβサブユニット2つ,γサブユニット1つの5量体で構成され,GABAの結合部位はα_1とβ_2サブユニットにまたがって存在し,プロポフォールは同部位に作用してCl流入を促進することで抑制性後シナプス電位を生じさせ,催眠作用を発現する.

■ バルビツレート
- $GABA_A$受容体と結合しGABA作用の増強,または単独でCl^-チャネルを開口させ,催眠鎮静作用を発現する.グルタミン酸,アセチルコリンなどの興奮性神経伝達物質の放出抑制を介したシナプス伝達抑制も報告されている.

■ ベンゾジアゼピン
- 中枢神経系における抑制系神経伝達物質であるγアミノ酪酸(GABA)の受容体を賦活化することにより,鎮静・筋弛緩・抗不安・抗痙攣・健忘作用を発揮する.
- GABAは,神経終末から放出され受容体に結合すると,イオンチャネルを介してCl^-が細胞内に流入し,神経細胞の興奮性が低下する.GABA機構はGABA受容体,ベンゾジアゼピン受容体ならびにCl^-チャネルが複合体を形成しており,本薬はベンゾジアゼピン受容体に働き間接的にGABAの作用を増強する.

■ ケタミン
- NMDA受容体のCa^{2+}チャネルを遮断して,直接的にNMDA受容体拮抗薬として作用する.
- また,前頭前野のNMDA受容体を遮断することによってグルタミン酸放出を促進し,間接的にシナプス後AMPA受容体を刺激して興奮性神経伝達を

▶GABA:gamma-aminobutyric acid

▶NMDA:N-methyl-D-aspartate(N-メチル-D-アスパラギン酸)

▶AMPA:α-amino-3-hydroxy-5-methyl-4-isoxazolepropionic acid(α-アミノ-3-ヒドロキシ-5-メチル-4-イソキサゾールプロピオン酸)

促進するため，近年精神科領域において抗うつ作用が注目されている．鎮痛作用については，主な作用部位は脊髄後角のNMDA受容体である．

■ デクスメデトミジン
- 中枢性α_2受容体の選択的アゴニスト★1である．
- 青斑核に存在する中枢性α_{2A}受容体を介して鎮静作用を発現し，また脊髄α_{2A}受容体を刺激して鎮痛作用をもたらす．孤束核などに分布する中枢性α_{2A}受容体を刺激して交感神経系の反応を抑制し，血圧・心拍数の低下をもたらす．末梢血管ではα_{2B}受容体を刺激することにより血管を収縮させる．

■ ドロペリドール
- ブチロフェノン系向精神薬に属する．GABA受容体に作用すると考えられており，またドパミン，ノルアドレナリン，セロトニンの作用を修飾して情報伝達を抑制すると考えられている．延髄の化学受容体トリガーゾーン（CTZ）内部のGABA受容体に結合することにより制吐作用をもたらす．

b. 各静脈麻酔薬の効果（表2）と臨床使用

- ベンゾジアゼピンは筋弛緩作用を有し，舌根沈下をきたしやすい．先天性および後天性筋疾患患者においては禁忌となりうる．
- ケタミンは，気管支平滑筋弛緩作用や中枢性の交感神経刺激作用をもつため，喘息患者やショック状態の患者の麻酔導入において使用されることがある．局所麻酔作用を有する．
- プロポフォールは，ミダゾラム，チオペンタールと比較してcontext-sensitive half-time（CSHT，図1）が投与時間による影響を受けにくいことから，持続鎮静に適していると考えられるが，著明な覚醒遅延をきたした報告もある[2]．
- プロポフォールは，抗痙攣作用を有していることから，抵抗性の痙攣重積発作に対して持続投与で使用される．また，制吐作用をもつ．

★1 $\alpha2/\alpha1$選択性の比は1,300：1で，クロニジンの約6倍．

▶CTZ：chemoreceptor trigger zone

ベンゾジアゼピンは先天性および後天性筋疾患患者では禁忌となりうる

表2 各静脈麻酔薬の効果

	鎮静・催眠	鎮痛	抗痙攣	筋弛緩作用
ベンゾジアゼピン	＋	－	＋	＋
バルビツレート	＋	－	＋	－
ケタミン	＋	＋*1	－	－
ドロペリドール	＋	－	－	－
プロポフォール	＋	－	＋	－
デクスメデトミジン	＋	＋*2	－	－

*1 日本においてケタミンは，2007年1月から麻薬指定を受け規制が強化された．ケタミンは身体離脱感や臨死体験といった精神症状を起こし，欧米においてはケタミン乱用および依存症が社会問題化している．長期乱用により中枢神経系や循環系のみでなく，下部尿路異常や間質性膀胱炎などが起こる[3]．

*2 単独での鎮痛作用は弱いが，オピオイドなどの鎮痛薬の使用量を減少させることができる．

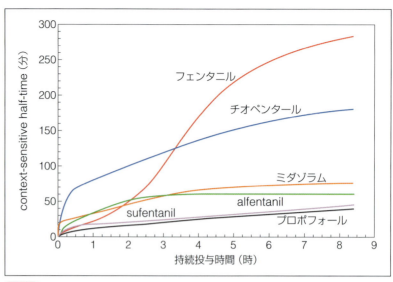

図1 麻酔薬の context-sensitive half-time

持続静注の中止後, 血中薬物濃度が50%となるまでの時間をさす.
"context"とは"持続投与時間(infusion duration)"を示す.
(Hughes MA, et al. Context-sensitive half-time in multicompartment pharmacokinetic models for intravenous anesthetic drugs. Anesthesiology 1992; 76: 334-41 より)

- デクスメデトミジンは「局所麻酔下における非挿管での手術および処置時の鎮静」目的での使用が承認されたが, 全身麻酔に移行する意識下気管支鏡下挿管に対する適応はない(2014年6月現在). シバリングや血管収縮をきたす体温閾値を低下させ, 反応を抑制する.

c. 呼吸／循環への影響

■ プロポフォール
- 心収縮力低下と末梢血管拡張作用により血圧は低下する. 麻薬性鎮痛薬との併用で血圧低下は増強される. 呼吸抑制は顕著であり, 咽喉頭反射を抑制し気管支平滑筋拡張作用をもつ. 頚動脈小体の化学受容体呼吸応答については, 低酸素血症および高二酸化炭素血症のいずれも抑制する.

■ バルビツレート
- 前負荷減少, 心収縮力低下, 末梢血管抵抗低下により血圧は低下し, 代償性に心拍数は上昇する. 心係数は軽度低下か維持される. 呼吸を抑制し, 用量依存性にヒスタミンを遊離する.

■ ミダゾラム（ベンゾジアゼピン）
- プロポフォールなどと比べると循環抑制作用は弱いが, 個体差が大きく, 著しい血圧低下や心停止をきたすことがある. 心疾患患者において心室性不整脈を惹起しうる. 筋弛緩作用をもち舌根沈下が起こりやすいため, 気道確保の準備をしておくことが望ましい.

■ ケタミン
- 血圧および心拍数の一過性上昇作用をもつ. 呼吸抑制作用は弱いが, 急速静

注時に一過性に呼吸抑制・呼吸停止を生じる場合がある．気道分泌物を増加させるため，喉頭痙攣，声門閉鎖などに注意が必要である．

◼ デクスメデトミジン
- 血圧低下，心拍数減少は，とくに心疾患者や循環血液量の減少した患者において顕著である．末梢血管の$α_{2B}$受容体刺激作用による血管収縮で，初期負荷時に血圧上昇が起こることがある．他の麻酔薬や麻薬性鎮痛薬と併用した場合，呼吸抑制や呼吸停止が起こりうる．

> デクスメデトミジンは自発呼吸の維持が最大の利点の一つ

◼ ドロペリドール
- 交感神経節後線維の$α$受容体遮断作用により，交感神経作動性アミンに対する反応性を低下させる．末梢血管拡張作用と相まって，血圧は低下する．肺血管抵抗も低下する．

d. 脳代謝／脳血流への影響

◼ プロポフォール
- 用量依存性に脳代謝を抑制する．脳代謝の抑制（50％減少）および脳血管収縮作用により脳血流量は減少するため（40％減少），頭蓋内圧は低下する．脳血管の二酸化炭素応答性および自己調節能は維持される．

◼ バルビツレート
- 用量依存性に脳代謝を抑制する．脳代謝の減少（正常の約50％に減少すると平坦脳波を呈する）に伴い，脳血流量（最大約70％減少）と頭蓋内圧は低下する．脳灌流圧は維持される．

◼ ミダゾラム（ベンゾジアゼピン）
- 脳代謝，脳血流ともに減少させる．

◼ ケタミン
- 脳代謝は維持され，脳血流の増加により頭蓋内圧は上昇する．頭蓋内圧亢進状態の患者に対しては使用禁忌である．脳血管の二酸化炭素応答性および自己調節能は維持される．

◼ デクスメデトミジン
- 脳代謝，脳血流ともに減少させる．

e. 各麻酔薬の禁忌

- 以下の患者においては使用禁忌となっている．

◼ プロポフォール
- 大豆油，卵黄レシチン過敏症．小児での人工呼吸中の鎮静目的での使用（Column「プロポフォール注入症候群（PRIS）」参照）．

◼ バルビツレート
- 急性間欠性ポルフィリン症，重症気管支喘息（Column「バルビツレートの使用禁忌：重症気管支喘息」参照），Addison病．

◼ ミダゾラム（ベンゾジアゼピン）
- 急性狭隅角緑内障，重症筋無力症，抗HIV治療薬投与中の患者[★2]．

> ★2
> シトクロムP450に対する競合的阻害作用により過度の鎮静作用や呼吸抑制が生じる．

プロポフォール注入症候群（PRIS）

　プロポフォール注入症候群（propofol infusion syndrome: PRIS）は横紋筋融解症，急性腎不全，高カリウム血症，代謝性アシドーシス，肝腫大，不整脈，心停止を合併する症候群であるが，小児へのプロポフォール長期使用中に発症した症例が報告されたことから存在が明らかとなった．高用量プロポフォールの長期使用（5 mg/kg/時で48時間以上の持続投与）により発症し[6]，カテコラミンやステロイドの併用により発症率は上昇するとされる．ミトコンドリアにおける脂質代謝障害に基づく機序が示唆されているが，ミトコンドリア病を有する患者においてもボーラス投与と短時間持続投与では本症候群が惹起されないと報告されている[7]．なお，プロポフォールによる高トリグリセリド血症などの副作用についても概して用量と時間に依存して発症することが明らかとなっている．

バルビツレートの使用禁忌：重症気管支喘息

　気道防御反射の抑制が少なく，かつヒスタミン遊離作用をもつため，喉頭展開や気管挿管などの刺激により喉頭・気管支痙攣や気管支喘息発作を起こしやすいというのが根拠となっている．チオペンタールを用いて導入した喘息患者では，プロポフォールによる導入に比し，挿管後に喘鳴を聴取する割合が多いと報告されている[4]．一方で，入眠後に吸入麻酔薬などで十分な麻酔深度を得れば，喘息患者にも安全に使用できるとの見方もある．

ドロペリドールの使用禁忌：QT延長症候群

　アメリカ食品医薬品局（FDA）は2001年12月，ドロペリドールがQT延長およびtorsade de pointesを引き起こす可能性があることから，2.5 mg以上のドロペリドール使用への警告を発した（Black Box Warning）．この中で術前および術後の心電図確認を怠らないことを強調している．また，2.5 mg以下のドロペリドールの使用については「適応外使用」の立場をとり，使用の可否を明らかにしていない．ヨーロッパではドロペリドールは術後悪心・嘔吐（PONV）の予防と治療のために広く使用されており，低用量ドロペリドールは安全とする報告もある[5]．

■ ケタミン
- てんかんおよび痙攣性疾患患者，脳血管障害，高血圧，頭蓋内圧亢進，緑内障．

■ デクスメデトミジン
- 過敏症の既往歴．

■ ドロペリドール
- 痙攣発作の既往，QT延長症候群（Column「ドロペリドールの使用禁忌：QT延長症候群」参照），2歳以下の乳児・幼児．

f. 各麻酔薬のその他の注意事項（薬物動態，併用注意など）

■ プロポフォール
- プロポフォール注マルイシは防腐剤を含まず，ディプリバン®は防腐剤としてEDTAを含むが，細菌増殖抑制効果は否定的である．三方活栓の細菌汚染は，プロポフォールの使用によって増強される．

■ バルビツレート
- チオペンタール2.5%製剤はアルカリ性でpHは10.5である．組織刺激性が非常に強く，動脈内や組織内に誤注入された場合には皮膚色調変化，浮腫，壊死などを起こす．
- ロクロニウム，ベクロニウム，ミダゾラム，レミフェンタニルなどの酸性薬剤との混合で混濁・沈殿する．

■ ミダゾラム
- CYP3A4で代謝されるベラパミルやジルチアゼムと併用すると，酵素の競合的阻害により血中濃度が上昇し鎮静作用が増強する．代謝産物の1-ヒドロキシミダゾラムはミダゾラムの1/5〜1/3の活性をもつ．
- 時にせん妄，不随意運動，運動亢進，攻撃的などの症状が出現することがある．
- 連用で薬物依存を生じる．退薬症状が出現しうる．

■ ケタミン
- 近年，動物実験の結果を元にGABA受容体作動薬やNMDA受容体拮抗作用をもつ麻酔薬が発達期の脳に対する神経毒性を有

し，中枢神経系の正常な発達を阻害する可能性が指摘されている．とくに小児においては必要以上の麻酔薬の投与は避けるべきである．また，脊髄くも膜下腔および硬膜外腔への投与は避けるのが望ましい．
- 代謝は主に肝臓で行われ，代謝産物の一つであるノルケタミンはケタミンの1/5～1/3の活性をもつ．

■ デクスメデトミジン
- 肝臓で代謝された後，主に腎臓から排泄を受ける．代謝産物に薬理活性はないとされる．
- 血中濃度半減期は140分程度であるが，肝障害を有する患者では効果が遷延する．腎機能障害患者での薬物動態は検討されていない．

■ ドロペリドール
- 錐体外路症状が出現することがある．
- 排泄半減期は成人で134 ± 13分であるが，軽度の意識レベルの変化は12時間程度持続することがある．術後の継続的な観察が必要である．

(渡部恭大，小板橋俊哉)

▶EDTA：ethylenediaminetetraacetic acid

日本のケタミン製剤には神経毒性を有するベンゼトニウム塩化物が含まれる

文献

1) Jensen LS, et al. Evidence-based strategies for preventing drug administration errors during anaesthesia. Anaesthesia 2004; 59: 493-504.
2) 川口陽子，ほか．プロポフォール投与中止4.5時間後血漿濃度が4.4 μg・ml(-1)と高濃度であった覚醒遅延の1症例．麻酔 2010; 59: 1510-13.
3) Winstock AR, et al. The prevalence and natural history of urinary symptoms among recreational ketamine users. BJU Int 2012; 110: 1762-66.
4) Pizov R, et al. Wheezing during induction of general anesthesia in patients with and without asthma. A randomized, blinded trial. Anesthesiology 1995; 82: 1111-16.
5) Nuttall GA, et al. Does low-dose droperidol increase the risk of polymorphic ventricular tachycardia or death in the surgical patient? Anesthesiology 2013; 118: 382-86.
6) Vasile B, et al. The pathophysiology of propofol infusion syndrome: A simple name for a complex syndrome. Intensive Care Med 2003; 29: 1417-25.
7) Footitt EJ, et al. Mitochondrial disorders and general anaesthesia: A case series and review. Br J Anaesth 2008; 100: 436-41.

① プロポフォール

propofol

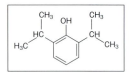

図1 プロポフォールの構造式

▶GABA：gamma-aminobutyric acid

★1
プロポフォールには制吐作用が認められており，術後悪心・嘔吐の頻度が少ないことが報告されている．

- プロポフォール（ディプリバン®）は，化学式では2,6-ジイソプロピルフェノールで表されるようにフェノール骨格を有しているため脂溶性が高く，水に溶けにくいことから，脂肪乳剤の懸濁液として供給されている（図1）．

a. 作用機序

- プロポフォールはγアミノ酪酸（GABA）抑制性シナプスにおいて作用を増強することにより，鎮静・就眠作用を発揮するが，揮発性麻酔薬のように鎮痛作用や筋弛緩増強作用は有していない[★1]．
- プロポフォールは用量依存的に脳波を徐波化する．少量では β activation とよばれる速波活動の亢進が生じる．中等量では δ，θ 波（徐波）の割合が増え，至適麻酔レベルでは睡眠紡錘波が出現する．さらに深くなると burst suppression から平坦脳波に至る．

b. 薬物動態

- プロポフォールを単回静注後，就眠するまでの時間は10～30秒くらいとすみやかである．これは血中から効果部位へのプロポフォールの移行がすみやかであるためである．
- プロポフォールの代謝は肝臓における水酸化反応と，グルクロン酸・硫酸抱合の2段階である．これらの反応は肝機能に依存しないことから，肝機能障害患者においても覚醒遅延は生じにくい．代謝産物には薬理活性はなく，消失半減期は280分である．
- プロポフォールの context-sensitive half-time は持続静注時間にかかわらずほぼ一定である[1]．具体的には，2時間の持続静注後にプロポフォールの投与を中止しても6時間の持続静注後に投与を中止しても，血中濃度が半減するまでの時間はそれぞれ20分，30分程度と大きな差はみられない．

c. 使用法

- 薬物を持続静注する際には，効果を得るために必要な目標効果部位濃度，血中濃度の設定をしなければならない．target controlled infusion（TCI）とは，目標濃度が維持されるために必要な持続静注量を薬物動態パラメーターを基にコンピュータ制御する手法である．
- 現在，日本においては，プロポフォールのTCIシステムを組み込んだシリンジポンプが市販されている[★2]．
- 麻酔導入に用いる用量は，1～2.5 mg/kg の単回静注または TCI による目標血中濃度1～3 μg/mL であるが，いずれも併用する鎮痛薬や鎮静薬，個人差などにより大きく異なるため，患者が就眠するまで厳格な監視が必要となる．
- 術中麻酔維持のためには2～5 μg/mL 程度の濃度が必要となるが，鎮痛手段や手術侵襲の大きさなどにより必要量は変化する．TCIを用いない場合に

★2
年齢と体重，目標血中濃度を入力すると，自動的に単回静注量とそれに続く持続注入量が計算され実行されることから，シリンジポンプの持続静注速度を微調整する必要がなく便利である．しかし，商用のTCIポンプに年齢は入力しなければならないものの，組み込まれている薬物動態パラメーターには年齢が含まれていないことから，体重が同じであれば若年者でも老年者でも同量のプロポフォールが注入される点に注意が必要である．

は，1〜2.5 mg/kg の単回静注に引き続き，4〜10 mg/kg/時で持続静注する．
- 集中治療室などで人工呼吸療法を受ける患者の鎮静目的で，プロポフォールは用いられる．その場合には麻酔目的の用量よりも少量の 3 mg/kg/時以下で維持されることが多い．しかし，術後患者などではプロポフォール単独の 3 mg/kg/時では鎮静効果が不十分なことがあるため，鎮痛薬の併用が必要である．

d. 年齢が薬効に与える影響

- 揮発性麻酔薬の最小肺胞内濃度が年齢によって影響を受けるように，静脈麻酔薬においても年齢が薬効に影響を与えることが報告されている[2]．
- プロポフォールによる就眠確率は，以下で表される．

$$C^{4.29}/[C^{4.29}+(2.9-0.022\times 年齢)^{4.29}]$$

ここで C はプロポフォール濃度である．就眠確率を 0.5 とすると，そのときの C は 50％の患者が意識消失するプロポフォール濃度（Cp_{50}）となる[★3]．

e. 副作用と注意点

- プロポフォールの注入時には 50〜70％の頻度で血管痛を生じる[3][★4]．これにはリドカインなどの局所麻酔薬やフェンタニルなどの鎮痛薬の前投与が有用であるが，完全に血管痛を予防できるわけではない．また，手背静脈などの細い血管よりも太い血管から投与すると血管痛は減少するといわれている．このため，中心静脈ラインが留置されている場合にはそこから注入するとよい．ただし，プロポフォールがフィルターを通過しないように注意する．
- 他の麻酔薬同様，プロポフォールは呼吸・循環抑制作用を有している．呼吸器系では用量依存的に呼吸回数と 1 回換気量は減少し，高二酸化炭素血症時の換気応答は減弱する．
- propofol infusion syndrome（PRIS）とよばれる，まれな致死的合併症が報告されている．これは，集中治療領域などで比較的高用量（4 mg/kg/時以上）で長時間（48 時間以上）のプロポフォールを投与した際に生じる可能性のある合併症である．症状は，ほかに説明のできない強度の代謝性アシドーシス，治療抵抗性の突然の徐脈，高脂血症，肝肥大または脂肪肝，横紋筋融解症やミオグロビン尿症といった筋肉症状などを主徴とする．多臓器不全が進行し，徐脈性不整脈や心不全から心停止に至る原因不明の合併症であり，プロポフォールを長期にわたり漫然と投与しないことが肝要である．

（小板橋俊哉）

★3
年齢として 20，80 歳を代入すると Cp_{50} はそれぞれ 2.46，1.14 μg/mL となり，高齢者では約半分のプロポフォール濃度を必要としていることがわかる．

★4
血管痛の機序は，プロポフォールの水相中の遊離プロポフォール分子が血管内皮細胞間隙を通って血管基底膜を刺激するためと考えられているが，投与開始時のみでそれ以降は生じないことから詳細は不明である．

文献

1) Hughes MA, et al. Context-sensitive half-time in multicompartment pharmacokinetic models for intravenous anesthetic drugs. Anesthesiology 1992; 76: 334-41.
2) Schnider TW, et al. The influence of age on propofol pharmacodynamics. Anesthesiology 1999; 90: 1502-16.
3) 小板橋俊哉，ほか．プロポフォールによる注入時血管痛の発現頻度および強度に与える年齢の影響．臨床麻酔 2004; 28: 1657-61.

❷ チオペンタール / チアミラール

thiopental / thiamilal

チオペンタール

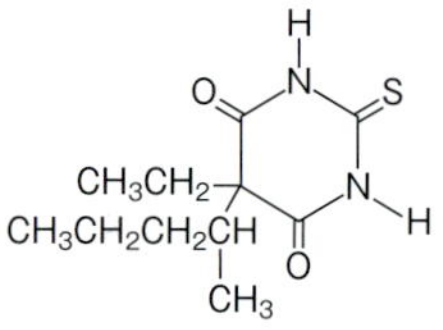

チアミラール

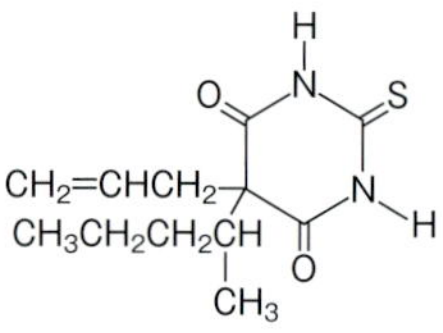

図1 チオペンタール / チアミラールの構造式

▶GABA：
gamma-aminobutyric acid

▶NMDA：
N-methyl-D-aspartate

- チオペンタール（ラボナール®）/ チアミラール（イソゾール®，チトゾール®）は，それぞれ1935年，1948年に合成されたバルビツール酸誘導体であり，ピリミジン環の2位にイオウが結合した，チオバルビツレートである（図1）．
- 日本では1950年代に承認され，近代麻酔の発展に貢献した最も重要な麻酔薬の一つとされる．
- 淡黄色の粉末（ナトリウム塩）の状態で保管される．特異な臭いがあり，溶解後は徐々に分解されるが，冷蔵すれば24時間以上安定である．
- 日本麻酔科学会の「麻酔薬および麻酔関連薬使用ガイドライン 第3版」では，両薬剤の作用はほぼ同等とされ，バルビツール酸としてまとめられている．チアミラールのほうがやや持続時間が長く，作用発現も早い．

a. 作用機序

- 抑制性の神経伝達物質であるγアミノ酪酸（GABA）の受容体のうち，$GABA_A$受容体を介して脳幹の上行性網様体賦活系を抑制する機序が最も重視されている．活性化した$GABA_A$受容体はCl^-チャネルを開口し，細胞膜過分極によるシナプス後抑制を起こす．その他の機序はほとんど不明であるが，*N*-メチル-D-アスパラギン酸（NMDA）受容体の関与も解明されつつある[1]．
- ラット，マウスの研究では，NMDA受容体がGABA受容体による機序とは独立して，バルビツレートによる麻酔作用にかかわっていることが知られている．バルビツレートが細胞外のグルタミン酸の濃度を低下させたり，NMDA受容体の活性を低下させたりすることで，興奮性の神経活動を抑制している．

b. 薬物動態

- 肝代謝であり，未変化体の腎排泄は投与量の1%未満である．しかし，分布容積が比較的大きいためか，肝硬変の進んだ患者においても，血漿からのクリアランスの速度に影響はない．ただし，血漿中のタンパク量が減少しているとフリーのチオペンタールの割合が増えるため，ボーラス投与直後の反応は大きくなる可能性がある．
- チオペンタールの主たる代謝経路は酸化であり，容易に尿中排泄されるカルボン酸などの物質へと変化する．それらの代謝産物はグルクロン酸抱合され，胆汁中へも排泄される．その他の代謝経路には，脱イオウ化，バルビツール酸骨格の開環があるが，酸化に比べ関与する割合はわずかである．
- コンパートメントモデルでの薬物動態モデルがよく合致する（表1）．
- 脂肪との親和性が高いので，女性，妊娠中の患者，肥満患者に繰り返しの投与をした際は，除去半減期が延長する可能性がある．

表1 チオペンタール / チアミラールの血漿中濃度の半減期

	$t_{1/2\alpha}$	$t_{1/2\beta}$	$t_{1/2\gamma}$
チオペンタール	2.8 分	48.7 分	5.7 時間
チアミラール	3.9 分	71.4 分	—

チオペンタールは三相性,チアミラールは二相性に減少する.

表2 チオペンタール / チアミラールの実際の使用法

適応	投与量 / 投与法 / 備考
全身麻酔の導入	・通常 3〜5 mg/kg（6〜10 mL）*を静注
短時間全身麻酔の維持	・3〜4 mg/kg（6〜8 mL）で導入し状態を確認しながら 50〜100 mg（2〜4 mL）を適宜追加 ・呼吸,循環への影響はプロポフォールよりも少ない
電気痙攣療法の麻酔	・標準ではメトヘキシタールを使用する.1.5〜2.5 mg/kg（3〜5 mL）を使用する
痙攣重積症に対する治療	・標準薬剤抵抗性の重積患者への投与が推奨される ・5〜7 mg/kg（10〜14 mL）をまず静注し,burst suppression が起こるまで ・50 mg（2 mL）ずつ 2〜3 分おきに投与する.さらに 3〜5 mg/kg/時（6〜10 mL/時）での持続静注を 24〜48 時間継続する

*カッコ内は 50 kg の患者での投与量.通常静注では 2.5％水溶液として使用する.
　添付文書上,直腸内注入は 10％水溶液 0.2〜0.4 mL/kg を使用し,筋肉内注射は 2％水溶液 1 mL/kg を 5 分おきに分割投与とあるが,一般的には行われていない.

C. 適応,効能,使用法

- 両薬剤で効能・効果は共通している（表2）.チオペンタールにはさらに「精神神経科における診断（麻酔インタビュー）」の適応がある[★1].
- 静脈麻酔薬として歴史が古く,また妊産婦投与への禁忌記載がないため,全身麻酔での帝王切開術の麻酔導入など妊産婦の鎮静に使用されるケースが多い.帝王切開術に関しては,児の Apgar score[2]や血圧低下の観点から,重症の気管支喘息既往などがありチオバルビツレートを使用できない患者以外では,プロポフォールを使う利点は今のところ少ない.
- バルビツレートはニューロンの信号伝達にかかわる代謝活性を低下させ,脳の酸素消費量を用量依存性に低下させるため[★2],開心術における人工心肺中の使用により,術後の脳神経障害のリスクが低下したとの報告[3]がある.また,頭蓋内圧低下作用を用いて,重症外傷性脳損傷の治療に用いられることもある.しかし,双方ともに神経学的予後改善において臨床的な有用性を強力に示す文献的証拠は少なく,ルーチンでの使用は通常行われていない.
- 各々の使用法に必要な投与量にはかなりの個体差がある.循環血漿量の減少する状態（出血性ショック,脱水,イレウスなど）や除脂肪体重が少ない患者,女性,高齢者,肥満者など）は各コンパートメントの分布容量が減少し

★1 麻酔インタビュー (drug-assisted/amo-barbital interview)

現在臨床的にはほとんど行われておらず,また,この目的には主にアモバルビタールが使われていた.

★2

脳の神経細胞の基礎代謝には影響せず,酸素消費量の低下は最大で 50％である.

ているため，バルビツレートの必要量は少なくなる．

d. 副作用，問題点

- 静脈拡張による前負荷の減少，心筋細胞のCa利用阻害による収縮力低下により血圧は低下する．圧受容体反応により心拍数は増加する．心拍数の増加が心筋酸素需要を高めるため，冠動脈疾患の患者には注意が必要である．循環血液量が減少している患者への投与も，重篤な血行動態の破綻を招くおそれがある．
- 中枢性呼吸抑制に加え，挿管後の喘鳴発生率と気道抵抗を増加させるため，気管支喘息や慢性肺疾患の患者への投与は避けるべきである．麻酔導入量のチオペンタールで，20％程度に呼吸停止が発生するが，持続時間は短く，分時換気量の低下も15分程度で認められなくなる．
- 添付文書上は筋肉内注射の使用法があるが，2.5％水溶液はpHが10.5程度の強いアルカリ性で，血管外漏出や動脈誤注入で組織壊死の危険がある．局所麻酔，ステロイドの注入などの治療法が有効とされているが，確立した対処法はなく十分な注意が必要である．ほかに直腸内注入の使用法もあるが，一般的ではない．
- Addison病の患者では催眠作用の増強・遷延が起こるため，また高カリウム血症が増悪するために禁忌となっているが，近年ではAddison病と両薬剤に関して言及している文献は少ない．バルビツレートはδ-アミノレブリン酸シンターゼを誘導しポルフィリン産生を増加させるため，急性間欠性ポルフィリン症の患者では禁忌となっている．診断前の急性ポルフィリン症と思われる小児患者にバルツレートを用い，症状が出たり死亡したりしたという症例報告は2000年代にも存在する[4]．

〈三井裕介，肥川義雄〉

文献

1) Liu H, et al. Effect of thiopental sodium on N-methyl-d-aspartate-gated currents. Can J Anaesth 2006; 53: 442-8.
2) Celleno D, et al. Neurobehavioural effects of propofol on the neonate following elective caesarean section. Br J Anaesth 1989; 62: 649-54.
3) Nussmeier NA, et al. Neuropsychiatric complications after cardiopulmonary bypass: Cerebral protection by a barbiturate. Anesthesiology 1986; 64: 165-70.
4) Mseddi MA, et al. Fatal postoperative crisis in acute hereditary porphyria. Tunis Med 2002; 80: 288-91.

❸ ミダゾラム / 他のベンゾジアゼピン
midazolam / benzodiazepine

- ベンゾジアゼピン系薬物は，催眠，鎮静，抗不安，健忘，抗痙攣，筋弛緩作用をもつ．
- ミダゾラム（ドミカム®，図1）は1976年に合成された最初の水溶性ベンゾジアゼピン系薬物であり，手術麻酔や集中治療領域で広く用いられている．
- 麻酔科領域で主に使用されているベンゾジアゼピンであるミダゾラムの使用方法について解説をした後に，現在開発中の短時間作用型の新たなベンゾジアゼピン系薬物であるレミマゾラムについて紹介する．

a. 作用機序（図2）

- ベンゾジアゼピンは，中枢神経における主要な抑制性神経伝達物質である γ アミノ酪酸（GABA）の受容体である $GABA_A$ 受容体に存在するベンゾジアゼピン受容体を占有することで，その作用を発揮する．
- $GABA_A$ 受容体はベンゾジアゼピン受容体と複合体を形成し，Cl^- チャネルを内蔵する．
- $GABA_A$ 受容体複合体は α，β，γ の3種類のサブユニットから成る五量体糖タンパク複合体であり，GABA は α サブユニットと β サブユニット，ベンゾジアゼピンは α サブユニットと γ サブユニットとの裂隙部にそれぞれ結合する[1]．
- ベンゾジアゼピン受容体が占有されることにより GABA と $GABA_A$ 受容体との親和性が増強する．シナプス下膜上の $GABA_A$ 受容体が活性化することにより，Cl^- が細胞内に流入して細胞は過分極となり，興奮に対して抑制的になる．

b. 薬物動態

- ミダゾラムは肝臓でCYP3A4により代謝を受け，ミダゾラムの30%程度の薬効をもつ1-ヒドロキシミダゾラムとなる．
- 1-ヒドロキシミダゾラムは腎臓から排泄される．
- 肝や腎機能に障害がある患者では，作用が遷延する可能性がある．

c. 適応

- 周術期におけるミダゾラムの主な適応は表1のとおりである．

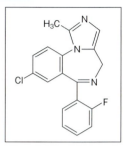

図1 ミダゾラムの構造式

▶GABA：gamma-aminobutyric acid

▶CYP3A4：シトクロム P450 3A4

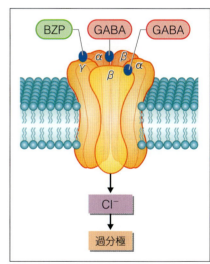

図2 $GABA_A$ 受容体-ベンゾジアゼピン受容体-Cl^- チャネル複合体
GABA：γアミノ酪酸，BZP：ベンゾジアゼピン

d. 実際の使用方法

■ 麻酔前投薬

- 成人には 0.08〜0.10 mg/kg を手術前 30 分〜1 時間に筋注する．近年では術後早期回復の観点から，成人に前投薬を用いる症例は減少している．
- 小児に対しては安全で平穏な麻酔導入のために依然として有用性があり，0.5 mg/kg を手術前 30 分〜1 時間に注腸あるいは経口投与する．Fallot 四徴症などの先天性心疾患や喉頭軟化症など，強い啼泣によりチアノーゼや上気道閉塞が重症化する場合などでは，前投薬はとくに有用である．

■ 全身麻酔の導入および維持

- 全身麻酔導入には，0.15〜0.30 mg/kg を静注する．ただし，患者の年齢や状態によって投与量は適宜調節する．プロポフォールと比べミダゾラムは血圧低下作用が少ないため，心臓血管外科症例など心機能低下症例に対しても比較的安全に使用できる．ただし，ミダゾラム単剤では気管挿管に伴う侵害刺激を抑えきれないため，適宜フェンタニルなどのオピオイドを併用する必要があるが，それによりミダゾラムの血圧低下作用は単剤投与時に比べて増加するので注意が必要である．
- 多くのベンゾジアゼピン系薬物は，反復投与や持続投与により体内に蓄積し，覚醒時間が延長する．ミダゾラムは比較的半減期が短いが，それでも反復投与や持続投与により覚醒時間の延長が問題となる．麻酔維持を静脈麻酔で行う場合，現在ではプロポフォールが主流となっており，ミダゾラムの使用機会は多くない．

■ 集中治療における人工呼吸中の鎮静

- 初回量として，0.03〜0.06 mg/kg を静注し，維持としては 0.03〜0.18 mg/kg/時で適宜調整して持続静注する．
- ミダゾラムは人工呼吸中の鎮静薬として最も頻用されてきた薬剤であった．しかし近年，ミダゾラムはプロポフォールやデクスメデトミジンなど他の鎮静薬と比較して，ICU 患者の人工呼吸時間の延長や，せん妄の増加につながるとの研究が報告されている[2,3]．2013 年に American College of Critical Care Medicine（ACCM）より発表された「成人 ICU 患者における鎮痛，鎮静，せん妄予防に対するガイドライン」[4]★1 では，人工呼吸患者にはまずフェンタニルなどのオピオイドにより十分鎮痛を行ったうえで，鎮静薬としては第一にプロポフォールやデクスメデトミジンなどの非ベンゾジアゼピン系薬物の使用を推奨している．
- 小児では，プロポフォールはプロポフォール注入症候群（PRIS）★2 の危険性より使用しづらく，デクスメデトミジンも小児での使用が広まってきてはいるものの，まだその小児領域でのエビデンスは乏しいため，ミダゾラムは現在でも小児人工呼吸管理中の鎮静薬の主軸となっている．
- ミダゾラムはその鎮痙作用から，難治性てんかん児の痙攣コントロールのために持続投与されることがあるが，小児施設などで気道確保をせずに持続投与され，時に呼吸抑制や上気道閉塞を引き起こす症例を経験する．ミダゾラ

表1 ミダゾラムの適応

- 麻酔前投薬
- 全身麻酔の導入および維持
- 集中治療における人工呼吸中の鎮静
- 局所麻酔時鎮静

★1 PAD guideline[4]
PAD とは，Pain（P），Agitation（A），Delirium（D）を意味しており，PAD のマネージメントの質を上げることで患者の臨床的アウトカムを向上させることを目的に，2013 年に ACCM よりガイドラインが発表された．

★2 プロポフォール注入症候群（propofol infusion syndrome：PRIS）
長期間プロポフォールを投与された際に起きるまれな致死的合併症であり，とくに乳幼児に多く，代謝性アシドーシスや多臓器不全により重症例では心停止に至る．原因としてはミトコンドリアによる脂質の代謝障害などが考えられている．長時間投与が問題となることが多いが，手術麻酔程度の比較的短時間投与による PRIS も報告されている．

ムの持続静注下に一般病棟などで比較的意識清明で生活している児がいることも事実であるが，基本的には投与中は厳格な気道管理，モニタリングを怠るべきではない．
- ミダゾラムは長期投与による耐性が問題となり，とくに14日以上の長期投与で必要量が増加すると報告されている[5]．

■ 局所麻酔時鎮静
- 0.02～0.03 mg/kgを緩徐に静注する．必要に応じて投与量を調節のうえで追加投与する．
- 鎮静中は呼吸抑制に留意する必要があり，低換気や無呼吸，舌根沈下による上気道閉塞を注意深く監視する．

e. 副作用と注意点
- 過敏症の既往がある患者，急性狭隅角緑内障，重症筋無力症，HIVプロテアーゼ阻害薬およびHIV逆転写酵素阻害薬を投与中の患者，重度のショック患者などでは基本的には禁忌とされている．

f. 新たなベンゾジアゼピン：レミマゾラム
- レミマゾラムは現在開発中である新たな短時間作用性のベンゾジアゼピン系薬物で，血中の非特異的コリンエステラーゼにより代謝を受け，すみやかな作用の発現と消失が期待される薬物である[6]．ミダゾラムのような覚醒遅延や，代謝に関する他の薬剤との相互作用などは，あまり問題にならないと考えられている．
- レミマゾラムの臨床使用がより質の高い静脈麻酔管理につながる可能性が期待されている．

（吉川裕介，山蔭道明）

文献
1) Richter L, et al. Diazepam-bound GABAA receptor models identify new benzodiazepine binding-site ligands. Nat Chem Biol 2012; 8: 455-64.
2) Riker RR, et al. Dexmedetomidine vs midazolam for sedation of critically ill patients: A randomized trial. JAMA 2009; 301: 489-99.
3) Fraser GL, et al. Benzodiazepine versus nonbenzodiazepine-based sedation for mechanically ventilated, critically ill adults: A systematic review and meta-analysis of randomized trials. Crit Care Med 2013; 41: S30-8.
4) Barr J, et al. Clinical practice guidelines for the management of pain, agitation, and delirium in adult patients in the intensive care unit. Crit Care Med 2013; 41: 263-306.
5) Morita T, et al. Correlation of the dose of midazolam for symptom control with administration periods: The possibility of tolerance. J Pain Symptom Manage 2003; 25: 369-75.
6) Kilpatrick GJ, et al. CNS 7056: A novel ultra-short-acting Benzodiazepine. Anesthesiology 2007; 107: 60-6.

❹ フルマゼニル

flumazenil

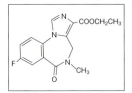

図1 フルマゼニルの構造式

- フルマゼニル（アネキセート®）[1,2]は，1979年に，エフ・ホフマン・ラ・ロシュ社で開発された世界初の中枢性ベンゾジアゼピン受容体の競合的拮抗薬である（図1）．
- 日本では1992年に，ベンゾジアゼピン系薬剤による鎮静の解除および呼吸抑制の改善を適応として承認された．

a. 作用機序

- フルマゼニルは，ベンゾジアゼピン骨格をもち，ミダゾラムやトリアゾラムとよく似た構造をもつため，弱いアゴニストとしての作用がある．
- 動物実験における行動薬理学，電気生理学，神経科学実験の結果から，フルマゼニルは，γアミノ酪酸（GABA）$_A$受容体複合体のベンゾジアゼピン受容体に高い親和性を有し，競合的な拮抗作用を示す（図2）．
- フルマゼニルは，ジアゼパム，フルニトラゼパム，アルプラゾラム，ロラゼパムなどのベンゾジアゼピン系薬物による不安軽減，抗葛藤，抗痙攣，注意力低下，健忘，鎮静，筋弛緩，睡眠状態などの中枢神経抑制作用に拮抗する．

▶GABA：gamma-aminobutyric acid

b. 薬物動態

- フルマゼニルは，体内分布容量が大きく，静脈内投与後5〜8分で，脳内の後中脳皮質，前脳皮質，視床，黒質に分布する．
- フルマゼニルを静脈内投与したときの血漿中未変化体の消失半減期は，約49〜52分である[3]．フルマゼニル投与量に比例して，血漿中濃度曲線下面積は増加するが，分布容積および血漿クリアランスは一定である．
- フルマゼニル投与後5分で，肝臓，次いで腎臓で最高濃度に達し，以後，組織内濃度は血漿中濃度の低下に伴ってすみやかに消失する[4]．
- 代謝産物は薬理学的活性をもたない．

c. 効果

- フルマゼニルの拮抗効果は迅速である．フルマゼニル静注後1〜2分で，ベンゾジアゼピン系薬物の拮抗作用が現れる．鎮静効果だけでなく，呼吸抑制，1回換気量，動脈血二酸化炭素分圧（$PaCO_2$），動脈血酸素分圧（PaO_2），二酸化炭素換気応答，上気道閉塞，循環抑制が改善される．

d. 適応

- フルマゼニルは，手術，処置，歯科治療，集中治療[5]，内視鏡[6]など諸検査において，鎮静，苦痛軽減を目的に使用されるベンゾジアゼピン系薬物による鎮静の解除，覚醒遅延の改善，呼吸抑制の改善に用いられる．
- フルマゼニルは，ベンゾジアゼピン中毒患者の診断と治療[7,8]，原因不明の

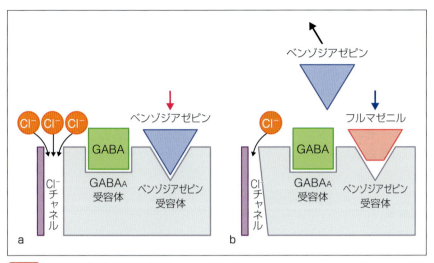

図2 フルマゼニルの作用機序
a：ベンゾジアゼピン結合，b：フルマゼニル結合．

意識障害の鑑別に用いられる．

e. 副作用と注意点

- フルマゼニルの最大の副作用は，痙攣である[9]．長期間，クロナゼパムやクロバザムなどのベンゾジアゼピン系抗てんかん薬投与中の患者では，痙攣を生ずることがある．また，三環系や四環系抗うつ薬，選択的セロトニン再取り込み阻害薬（SSRI）投与中の患者では，自律神経系症状などの抗うつ薬の中毒症状が顕在化し[9]，痙攣を生じ，死亡することもある[10]．
- ベンゾジアゼピン系薬物の半減期は，フルマゼニルより長いものが多い．そこで，フルマゼニル投与後に一時的に覚醒しても，時間とともにベンゾジアゼピン系薬物の作用が再出現することによる再鎮静を認めることがある．このフルマゼニルによる作用は拮抗であり，原因薬物の中和，除去ではない．したがって，フルマゼニル投与後も患者を監視下におく必要がある．外来患者に使用する場合は，介護者を付けて帰宅させ，当日は危険な機械の操作や，精神的緊張を必要とする仕事への従事，自動車の運転をさせないようにする．
- ベンゾジアゼピン系薬物の長期間高用量投与患者に対するフルマゼニルの投与により，ベンゾジアゼピン系薬物による頭痛，めまい，悪心，不安感，胸部不快感，過換気，不穏，興奮などの一過性の離脱症状が出現することがある．
- 高血圧患者に対するフルマゼニルの投与により，覚醒時の血圧上昇，頻脈が起こることがある．
- 重症頭部外傷または頭蓋内コンプライアンスの低下患者に対するフルマゼニルの投与により，頭蓋内圧亢進が起こることがある[11]．
- 侵襲の大きい手術を受けた患者，精神的不安の程度が高い患者，冠動脈疾

▶SSRI：
selective serotonin reuptake inhibitor

を有する患者に対しては，早期に覚醒させるより，ある程度鎮静状態を維持するほうが望ましい場合がある．覚醒させる場合もフルマゼニルの投与は少量から開始し，徐々に必要量になるように投与する．
- 肝機能障害患者では，フルマゼニルの代謝は遅延し[12]，肝移植患者では，半減期が延長する[13]．
- 腎機能障害患者では，半減期は変わらない．
- フルマゼニルとベンゾジアゼピン系薬物に過敏症の既往歴のある患者への投与は禁忌である．

（水野　樹）

文献

1) 水野　樹．フルマゼニル．麻酔 2013; 62: 10-8.
2) Hoffman EJ, Warren EW. Flumazenil: A benzodiazepine antagonist. Clin Pharm 1993; 12: 641-56.
3) 関野久之，ほか．YM684（Flumazenil）の臨床第Ⅰ相試験．医学と薬学 1990; 23: 777-96.
4) 今崎　一，ほか．^{14}C-YM684 をラットに静脈内投与した時の体内動態．基礎と臨床 1990; 24: 4425-35.
5) Bodenham A, Park GR. Reversal of prolonged sedation using flumazenil in critically ill patients. Anaesthesia 1989; 44: 603-5.
6) 水野　樹，ほか．上部消化管内視鏡検査におけるミダゾラム静注鎮静後フルマゼニル拮抗法．日本農村医学会雑誌 2004; 52: 823-30.
7) Höjer J, et al. Diagnostic utility of flumazenil in coma with suspected poisoning: A double blind, randomised controlled study. BMJ 1990; 301: 1308-11.
8) Weinbroum A, et al. Use of flumazenil in the treatment of drug overdose: A double-blind and open clinical study in 110 patients. Crit Care Med 1996; 24: 199-206.
9) Spivey WH. Flumazenil and seizures: Analysis of 43 cases. Clin Ther 1992; 14: 292-305.
10) Burr W, et al. Death after flumazenil. BMJ 1989; 298: 1713.
11) Chiolero RL, et al. The effects of midazolam reversal by RO 15-1788 on cerebral perfusion pressure in patients with severe head injury. Intensive Care Med 1988; 14: 196-200.
12) Nishiyama T, et al. Continuous sedation with midazolam and reversal by flumazenil in patients with cirrhotic or non-cirrhotic liver damage. Anesth Resus 2002; 38: 237-42.
13) Park GR, Podkowik BI. Plasma concentrations of flumazenil during liver transplantation. Anaesthesia 1992; 47: 887-9.

❺ ケタミン

ketamine

a. 概要 [1,2]

- 分子量 238 kDa で，弱酸性（pH 3.5～5.5）溶液に調剤（**図1**）．
- 1963 年に合成され，1964 年から臨床使用．
- S(＋) と R(－) の光学異性体があり，日本で臨床使用されているケタミン（ケタラール®）はこの 2 つの異性体が等分に入ったラセミ体．
- S(＋) ケタミンは，R(－) ケタミンに比べて麻酔作用，鎮痛作用は 2～3 倍強い．

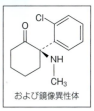

図1 ケタミンの構造式

および鏡像異性体

b. 作用機序 [1,3,4]

- 大脳皮質や視床を抑制する一方で，大脳辺縁系・網様体賦活系は活性化する（解離麻酔）．
- 作用部位として NMDA 受容体があり，鎮痛・催眠機序を説明するうえで重要とされている．しかしながら，鎮痛機序に関しては NMDA 受容体拮抗で説明はつくものの，催眠機序に関しては，ケタミンよりさらに NMDA 受容体への親和性が強い拮抗薬である MK801 には催眠作用がないため，ケタミンの催眠機序を NMDA 受容体拮抗のみで説明することは難しい．
- 催眠機序のその他の候補として，ニコチン性アセチルコリン受容体，過分極賦活型（HCN）チャネルなどがあげられる．

▶ NMDA：
N-methyl-ᴅ-aspartate（*N*-メチル-ᴅ-アスパラギン酸）

▶ HCN：
hyperpolarization-activated cyclic nucleotide-gated

c. 薬物動態 [1,3,5]

- 静脈内，筋肉内，経口，直腸に投与（小児）した場合，最高血漿濃度に到達する時間は，各々 1 分以内，5～15 分，30 分，45 分．
- 脂溶性が高く，タンパク結合率は約 12% と低い．
- 静脈内投与中止後の薬物動態は 2 コンパートメントモデルで示される．
- 分布半減期が 11～16 分，排泄半減期が 2～3 時間，分布容量は約 3 L/kg，クリアランスは 890～1,227 mL/分．
- 肝臓でシトクロム P450 によりノルケタミン，デヒドロケタミンなどの代謝産物に分解されるが，ノルケタミンはケタミンの 1/5～1/3 程度の薬理活性を有する．

d. 適応と効果

薬理作用 [1,3,5]（図2）

中枢神経系

- 麻酔作用より少ない投与量で鎮痛を得ることができる．
- 目を開いたまま多くの反射（角膜，咳，嚥下反射など）が保たれるが，痛みを訴えない状態が得られる．
- 瞳孔は中等度に拡大し，眼振，複視が生じ，流涙，唾液分泌過多，筋緊張，

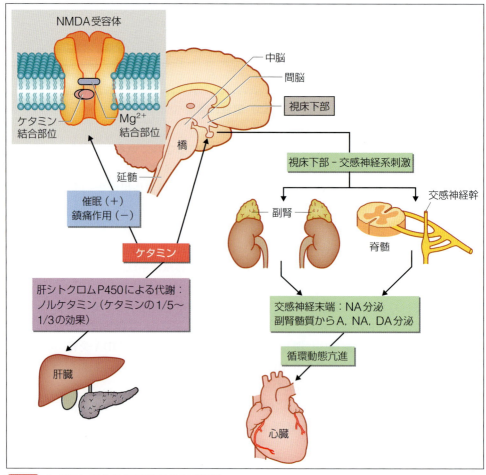

図2 ケタミンの主な作用機序および代謝
NA：ノルアドレナリン，A：アドレナリン，DA：ドパミン．

不随運動などが生じる．
- 夢（多くは不快）をみるが，ドロペリドールやジアゼパムの併用で減少．
- 脳代謝（酸素消費量），脳血流量，脳圧や眼圧が上昇．
- 脳波はα波が消失し，θ波が優位となる．
- 痙攣を誘発することがあるが，逆にてんかん発作の際に用いると抗痙攣作用を生じる．

呼吸器系
- 高用量静脈内投与で一過性に無呼吸となるが，単独で用いた場合には呼吸抑制は少ない．
- 二酸化炭素への応答も保たれる．
- 咽喉頭反射は意識喪失中でも正常かやや抑制程度．
- 気道平滑筋弛緩作用が強く，気道過敏患者に用いることができ，また喘息重積発作の治療にも有用．

> **Column** ケタミンはオピオイド？

ケタミンは，日本の法律上麻薬に分類される．「麻薬及び向精神薬の不正取引の防止に関する国際連合条約」における付表Iに該当する薬物つまりLSDをはじめとした幻覚剤，大麻成分などの条約上向精神薬に定義されている薬物を，日本では法律上の麻薬として規制している．このため，ケタミンが法律上の麻薬であっても薬理学的にオピオイドを意味するものではない．一方，Millerの教科書などに，ケタミンはμ-オピオイド受容体活性があり，鎮痛効果の一部がこれで説明できるかのように書かれている．しかし，われわれが臨床でケタミンを用いるとき，鎮痛作用は意識消失作用より早く出現し，意識消失が生じた時点でも呼吸抑制は少なく，明らかにオピオイドとは異なる．

筆者は，以前にチャイニーズハムスター卵巣（CHO）由来の細胞株に，μ，κ，δ-オピオイド受容体をそれぞれ発現させたCHO-μ，CHO-κ，CHO-δ細胞を用いて，ケタミンのオピオイド受容体への作用を検討した[6]．その結果，ケタミンはμ，κ-オピオイド受容体と臨床濃度で有意な作用があるものの，作動薬としてではなく拮抗薬つまりナロキソン様の作用であることを明らかにした．

われわれは，以前にケタミンを主体としてドロペリドール，フェンタニルによる全静脈麻酔を行っていた．後期高齢者の開腹手術で，麻酔導入にケタミン1 mg/kg，ドロペリドール0.25 mg/kg，フェンタニル5 μg/kgを用い，維持はケタミン2 mg/kg/時，フェンタニルをたいてい20～30 μg/kgを使用したが，術後に覚醒遅延はあっても呼吸抑制をきたすことはなかった．これは，ケタミンがオピオイド受容体拮抗作用を有し，またドロペリドールは非選択的セロトニン受容体拮抗薬であるため，オピオイドおよびケタミンが賦活するセロトニン系下行性抑制系を抑制することで，互いの麻酔薬が喧嘩（拮抗）し合う結果，どの薬剤も比較的大量に使用することになってしまったうえに，呼吸抑制が出づらかったと推察される．

循環器系
- 心拍数は増加し血圧は上昇．
- 循環動態亢進作用は，カテコラミン分泌促進を伴う交感神経刺激作用による．
- 交感神経刺激作用は，バルビツレート，ベンゾジアゼピン，ドロペリドールなどの鎮静薬の併用で遮断可能．
- 摘出心筋標本では，心筋抑制効果を認める．
- ケタミン投与により現状以上の交感神経刺激が起こらない状況（深麻酔，ショック）では，循環抑制が生じる．

■ 使用法 [1, 3, 5, 7]

全身麻酔（手術，検査，処置時）
- 麻酔導入：0.5～2 mg/kgの静脈内投与または4～6 mg/kg筋注．
- 麻酔維持：亜酸化窒素50％以上を併用する場合は15～45 μg/kg/分，併用しない場合は30～90 μg/kg/分で持続静注．持続静注をしない場合は0.5～1 mg/kgを必要に応じて繰り返し投与．
- 通常手術麻酔では，フェンタニルやレミフェンタニルなどの麻薬ならびにベンゾジアゼピンやドロペリドールなどの鎮静薬を併用．

集中治療室の鎮静
- 全身麻酔時と同様の投与量で行うが，持続静注を基本とし，ベンゾジアゼピンやドロペリドールなどの鎮静薬を併用する．また必要に応じてモルヒネ，

フェンタニルなどの麻薬も併用.
- 人工呼吸管理を必要とする熱傷患者,喘息重積患者などでは有用.
- 循環動態の安定やカテコラミンの使用量を減らせる効果がある.

e. 副作用と注意点[1,3]

副作用
- 口腔内分泌物:分泌が著しく亢進.鎮静薬やアトロピンを併用で抑制可能.
- 筋緊張:ミオクローヌス様運動が,とくに刺激を受けた際に出現.筋緊張は高まりやすい.
- 覚醒時反応:悪夢,幻覚,興奮,錯乱.鎮静薬で予防および治療可能.

禁忌
- ベンゾジアゼピン,プロポフォール,ドロペリドールなどの鎮静薬と組み合わせれば,とくに禁忌となるものはないが単独で使用する場合は,以下の患者では避けるべきであろう.
  - 脳圧亢進患者:脳圧亢進の悪化
  - 緑内障や眼外傷患者:眼圧上昇
  - てんかん患者で発作を起こしていない状況:痙攣誘発
  - 虚血性心疾患患者:心筋酸素消費量増加
  - 高血圧症患者:高血圧の悪化
  - 統合失調症などの精神疾患患者
  - 急性・慢性アルコール中毒患者

(廣田和美)

文献

1) Reves JG, et al. Intravenous nonopioid anesthetics. In: Miller RD, ed. Miller's Anesthesia. 6th ed. philadelphia: Elsevier, Churchill Livingstone; 2005. 武田純三,監修.稲田英一,ほか監訳.非オピオイド静脈麻酔薬.ミラー麻酔科学.原著第6版.東京:メディカル・サイエンス・インターナショナル;2007. p. 251-300.
2) Corssen G. Historical aspect of ketamine: First clinical experiences. In: Domino EF, ed. Status of Ketamine in Anesthesiology. NPP Books; 1990. p. 1-6.
3) 日本麻酔科学会麻酔薬および麻酔関連薬使用ガイドライン第3版責任者小委員会.III 静脈麻酔薬.麻酔薬および麻酔関連薬使用ガイドライン 第3版. 2009. p. 83-96. http://www.anesth.or.jp/guide/pdf/publication4-3_20121106.pdf.
4) Petrenko AB, et al. Defining the role of NMDA receptors in anesthesia: Are we there yet? Eur J Pharmacol 2014; 723: 29-37.
5) Haas DA, Harper DG. Ketamine: A review of its pharmacologic properties and use in ambulatory anesthesia. Anesth Prog 1992; 39: 61-8.
6) Hirota K, et al. Stereoselective interaction of ketamine with recombinant mu, kappa, and delta opioid receptors expressed in Chinese hamster ovary cells. Anesthesiology 1999; 90: 174-82.
7) Ostermann ME, et al. Sedation in the intensive care unit: A systematic review. JAMA 2000; 283: 451-9.

⑥ デクスメデトミジン

dexmedetomidine

- デクスメデトミジン（プレセデックス®）はイミダゾール骨格を有するメデトミジンの活性右旋体であり（図1），きわめて選択性の高い中枢性α_2アドレナリン受容体作動薬である．
- 鎮静作用に加え，鎮痛作用や抗不安作用，交感神経抑制作用による循環動態の安定化作用など，広範な薬理作用をもつ．
- 呼吸抑制作用は少なく，気道確保がされていない状態でも投与可能な鎮静薬である．

図1 デクスメデトミジンの構造式

a. 作用機序（図2）

- デクスメデトミジンは従来のGABA受容体作動性鎮静薬とはまったく異なり，α_{2A}受容体を賦活化することで，その鎮静・鎮痛作用や交感神経抑制作用を発揮する．また，末梢血管平滑筋のα_{2B}受容体刺激作用ももつ．

▶ GABA：gamma-aminobutyric acid（γアミノ酪酸）

■ α_{2A}受容体刺激

- **鎮静作用**：脳橋の背外側部にある青斑核に存在する中枢性α_{2A}受容体を介して，鎮静作用を示すと考えられている[1]．
- **鎮痛作用**：脊髄後角のα_{2A}受容体を介して，痛みの刺激伝達を抑制すると考えられている[2]が，青斑核を作用点とする鎮痛作用[3]も報告されている．
- **交感神経抑制作用**：延髄網様体の腹外側部のα_{2A}受容体を介する神経循環調節中枢の間接的な抑制と交感神経終末のα_{2A}受容体を介するノルアドレナリン放出抑制により，交感神経系を抑制し，心拍数低下作用や血管拡張作用を示す．

■ α_{2B}受容体刺激

- 末梢血管の平滑筋に存在するα_{2B}受容体を介した血管収縮作用を示す．

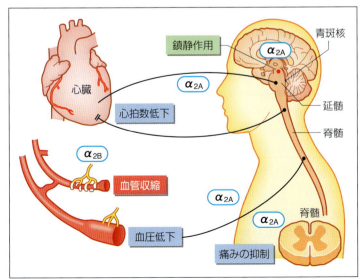

図2 デクスメデトミジンの作用機序

b. 薬物動態

- デクスメデトミジンは肝臓で代謝され，代謝物は主に尿中に排泄される．
- 消失半減期は 2〜3 時間程度であり，プロポフォールと比較すると代謝・排泄は決して早くはない[4]．
- 主要代謝物には活性はないため，腎機能障害患者への投与は比較的安全であるが，肝機能障害患者では，代謝が遷延し，消失半減期が延長する危険性があることに注意する．

c. 作用と特徴

■ 鎮静作用

- デクスメデトミジンによる鎮静状態は自然睡眠時のノンレム睡眠に類似している[5]とされており，持続投与中であっても，呼びかけによる刺激で，容易に覚醒し，意識レベルを回復させることが可能である★1．
- 術後せん妄の発生を軽減するとの報告[6]もあるが，強い不穏状態やせん妄状態に陥った症例に対しては，プロポフォールやハロペリドールなどの併用が必要となる場合もある．

■ 鎮痛作用

- デクスメデトミジンは鎮痛効果を併せ持つ鎮静薬であり，術後の補助鎮痛薬の使用量が減少することが報告[7,8]されているが，オピオイドに比較すると鎮痛効果は弱いため，侵襲が大きい場合はデクスメデトミジンのみでは不十分となることもある．

■ 循環動態への作用

- 心拍数：交感神経抑制作用により，心拍数は低下し，徐脈傾向となる．
- 血圧：デクスメデトミジン投与時には血圧は 2 相性であり，血圧低下・血圧上昇どちらも起こしうる．これには中枢性の α_{2A} 受容体刺激による血管拡張作用と末梢性の α_{2B} 受容体刺激による血管収縮作用のバランスが影響する★2．

■ 呼吸への影響

- デクスメデトミジンは呼吸抑制がほとんどなく[9]，舌根沈下による上気道閉塞や咽頭・喉頭反射などの防御反射を抑制しないため，人工呼吸中の患者の鎮静のみならず，人工呼吸器からの離脱時〜離脱後の鎮静薬としても有用である．

d. 用法・用量

- デクスメデトミジンの投与量は通常，実測の体重をもとに決定する．通常，維持投与量は 0.2〜0.7 μg/kg/時であるが，維持量からの開始では至適鎮静濃度まで血中濃度が上昇するには数時間を要する．そのため，添付文書では 6 μg/kg/時の投与速度で 10 分間の初期負荷投与を推奨しているが，至適鎮静濃度をすみやかに得られる反面，血中濃度の急激な上昇により，一過性に血圧上昇や徐脈，血圧低下をきたすことがある．

★1 プロポフォールと比べると半減期は明らかに長いため，高次機能モニタリングを行う覚醒手術では，投与を終了しても完全覚醒を得るまでには時間を要する場合があることに注意する．

★2 多くの場合，添付文書にある初期負荷投与中に，一過性に高血圧となるが，これは中枢神経系よりも血中の濃度が早く上昇し，末梢血管平滑筋の直接刺激による血管収縮が先に優位になるためであると考えられる．

- デクスメデトミジンは循環動態・呼吸状態について継続的な監視体制が整った状況での投与が義務づけられており，ICU もしくは手術室以外での使用は慎むべきである．

e．適応と効果

- 日本でのデクスメデトミジンの適応としては，現在，①集中治療における人工呼吸中および離脱後の鎮静と，②局所麻酔下における非挿管での手術および処置時の鎮静，が認められている．
- 日本では適応外使用ではあるが，アメリカでは気管支ファイバーによる覚醒下気管挿管時の使用が認可されており，近年，覚醒下開頭術でのその有用性を示した報告[10]も散見される．

f．副作用と注意点

- 国内におけるブリッジング試験において 36％に副作用がみられており，その主なものは低血圧，高血圧，悪心，徐脈，口腔内乾燥であった．
- デクスメデトミジンの投与時に初期負荷を行う場合は低血圧，高血圧，徐脈にとくに注意する必要がある★3．
- デクスメデトミジンは主に肝代謝であり，肝障害の重症度に相関して消失半減期が延長するため，肝機能障害患者への使用には注意が必要である．

（原田浩輝，垣花泰之）

★3
もともと徐脈のある患者や房室ブロックのある患者には慎重に適応を吟味すべきであり，重度の徐脈に対してはアトロピンやドブタミン，ペースメーカの使用で対応する．また，循環動態への影響を軽減するために，初期負荷を行わずに，維持量から開始することも考慮する．

文献

1) Lakhlani PP, et al. Substitution of a mutant a_{2a}-adrenergic receptor via "hit and run" gene targeting reveals the role of this subtype in sedative, analgesic, and anesthetic-sparing responses in vivo. Proc Natl Acad Sci USA 1997; 94: 9950–5.
2) Klimscha W, et al. Intrathecal a_2-adrenergic agonists stimulate acetylcholine and norepinephrine release from the spinal cord dorsal horn in sleep. An in vivo microdialysis study. Anesthesiology 1997; 87: 110–6.
3) Guo TZ, et al. Dexmedetomidine injection into the locus ceruleus produces antinociception. Anesthesiology 1996; 84: 873–81.
4) 国沢卓之．デクスメデトミジンの薬物動態と薬力学．日本臨床麻酔学会誌 2010; 30: 181–9.
5) Nelson LE, et al. The $a2$-adrenoceptor agonist dexmedetomidine converges on an endogenous sleep-promoting pathway to exert its sedative effects. Anethesiology 2003; 98: 428–36.
6) Pandhayipande PP, et al. Effect of sedation with dexmedetomidine vs lorazepam on acute brain dysfunction in mechanically ventilated patients: the MENDS randomized controlled trial. JAMA 2007; 298: 2644–53.
7) Arain SR, et al. The efficacy of dexmedetomidine versus morphine for postoperative analgesia after major inpatient surgery. Anesth Analg 2004; 98: 153–8.
8) 原 直樹．デクスメデトミジンの急性期・周術期使用．日本臨床麻酔学会誌 2010; 30: 216–23.
9) Bradley C. Dexmedetomidine–a novel sedative for postoperative sedation. Intensive Crit Care Nurs 2000; 16 : 328–9.
10) Bekker AY, et al. The use of dexmedetomidine infusion for awake craniotomy. Anesth Analg 2001; 92: 1251–3.

❼ ドロペリドール

droperidol

> 現在では主に制吐薬として使用

- ニューロレプト麻酔はほとんど行われなくなっており，現在では主に制吐薬として使用されている（図1）[1]．QT延長による重篤な不整脈の報告があり，心疾患患者への投与には注意が必要である．

a. 薬理作用

■ 作用機序[2]

- ドロペリドール（ドロレプタン®）はブチロフェノン系薬物で，フェノチアジンのフッ化誘導体である（図2）．
- 中枢神経系でGABA$_A$受容体を不完全に阻害し，ドパミン，ノルアドレナリン，セロトニンの作用を修飾し，またα$_2$アセチルコリン受容体を完全に阻害することにより，正常の情報伝達を抑制すると考えられている．
- 制吐作用は，嘔吐中枢である第四脳室底の最後野に存在する化学受容器引金帯（chemoreceptor trigger zone：CTZ）で，GABA受容体を占有するためと考えられている（図3）．

▶GABA：gamma-aminobutyric acid（γアミノ酪酸）

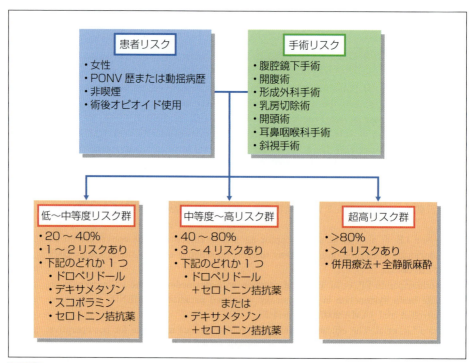

図1 術後悪心・嘔吐（PONV）のリスクからみたPONV予測発生頻度（%）と予防的治療指針

リスクがいくつか重なるとPONVの予測発生頻度が上昇する．
PONV：postoperative nausea and vomiting.

（槇田浩史，ほか．麻酔科診療プラクティス14．麻酔偶発症・合併症．文光堂；2004．p.125[1]より）

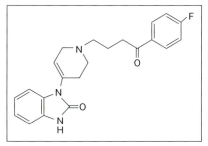

図2 ドロペリドールの構造式

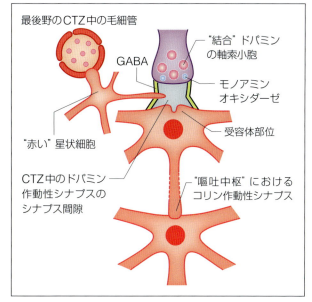

図3 ドロペリドールの効果部位
制吐作用は化学受容器引金帯（CTZ）を介する．
GABA：γアミノ酪酸．
（武田純三，監修．稲田英一，ほか監訳．ミラー麻酔科学．メディカル・サイエンス・インターナショナル；2007. p. 285[2]）より）

■薬効
- 神経遮断薬であり，鎮静作用と制吐作用を有する．
- 交感神経節後線維の$α_1$受容体遮断による血管拡張により血圧低下を引き起こす．
- 脳血管収縮により脳血流を低下させるが，脳酸素代謝率は変化しない．
- 呼吸系への作用は少ない．

■薬物動態
- 血液脳関門を通過し，脳脊髄液にも分布する．胎盤も通過するとされる．乳汁中への分布は不明である．
- 排泄半減期は103〜134分とされるが，静脈内投与されたドロペリドールの制吐作用時間は6時間程度[3]で，中枢神経系受容体を比較的長時間占有するためと考えられている[4]．

b．適応

- 周術期の悪心・嘔吐に対して，他の代替薬が無効の場合，あるいは副作用のため代替薬が使えない場合に限り使用する[5]．
- 硬膜外微量オピオイド注入時の悪心・嘔吐の予防的投与．
- フェンタニルクエン酸塩との併用によるニューロレプト麻酔．
- 麻酔前投薬．
- 検査および処置時の全身麻酔ならびに局所麻酔の補助．

c．使用法

- 制吐薬として，成人には通常 0.625 mg または 1.25 mg（最大 2.5 mg）を静注する．術後悪心・嘔吐の予防には0.01〜0.02 mg/kgを静注する．
- 硬膜外オピオイド持続投与に起因する悪心・嘔吐や瘙痒感の予防として，2.5 mg/日を硬膜外腔に併用投与する．ただしアメリカでは，硬膜外投与の安全性が十分に検討されていないとされ，この経路での投与は認可されていない．

薬剤誘発性 QT 延長症候群

　薬剤誘発性 QT 延長症候群は，薬剤投与により QT 延長をきたし，torsades de pointes などの重篤な不整脈を引き起こす．抗不整脈薬だけでなく，非循環器薬投与時でも認めることがある．表 1 の薬の投与量が多い，あるいは併用されている場合，心疾患や肝疾患を合併している場合，電解質異常（低カリウム血症，低カルシウム血症，低マグネシウム血症）がある場合には QT 延長が生じやすい[5]．

表 1　QT 延長をきたしうる薬剤

クラス Ia 抗不整脈薬	プロカインアミド，キニジン，ジソピラミド
クラス IIIa 抗不整脈薬	ソタロール，ドフェチリド，イブチリド，アミオダロン
抗菌薬	エリスロマイシン，トリメトプリム−スルファメトキサゾール合剤，スパルフロキサシン，シプロフロキサシン
抗真菌薬	ケトコナゾール，イトラコナゾール
抗ヒスタミン薬	アステミゾール，テルフェナジン
向精神薬	三環系抗うつ薬，ハロペリドール，ドロペリドール

d. 副作用と注意点

用量依存性に QT 延長による重篤な不整脈を引き起こす可能性がある

- 2001 年にアメリカ食品医薬品局から，ドロペリドールが QT 延長と torsades de pointes に関連していると警告が出されたが，ドロペリドールは用量依存性に QT 延長による重篤な不整脈を引き起こす可能性がある．投与前に QT 部分が正常であることの確認と，その後 2〜3 時間の持続的心電図モニターが勧められる．アメリカの薬品添付文書では，ドロペリドールの適応を悪心・嘔吐の治療に限定している．
- 錐体外路症状の出現[6]やパーキンソン病の症状悪化をきたす可能性がある．
- 褐色細胞腫の患者では異常高血圧を生じることがある．

（平木照之，牛島一男）

文献

1) 横田浩史，山下哲秀．悪心・嘔吐．岩崎 寛，編．麻酔科診療プラクティス 14．麻酔偶発症・合併症．文光堂；2004. p. 125.
2) Miller, RD ed. Miller's Anesthesia, 6th ed. Philadelphia: Elsevier, Churchill Livingstone; 2005. 武田純三，監修．稲田英一，ほか監訳．ミラー麻酔科学．原著第 6 版．東京：メディカル・サイエンス・インターナショナル；2007. p. 285.
3) 小山伸一，ほか．ドロペリドール 1.25 mg 術前静脈内投与はくも膜下モルヒネによる術後悪心・嘔吐を減少させる．麻酔 2011; 60: 173-9.
4) Fischler M, et al. The pharmacokinetics of droperidol in anesthetized patients. Anesthesiology 1986; 64: 486-9.
5) 日本麻酔科学会．麻酔薬および麻酔関連薬使用ガイドライン　第 3 版．III 静脈麻酔薬．2009. p. 82-96. http://www.anesth.or.jp/guide/pdf/publication4-3_20121106.pdf
6) 小川彩絵，ほか．ドロペリドールの静脈内持続投与中に急性ジストニアをきたした 1 症例．臨床麻酔 2012; 36: 1797-8.

8 エトミデート etomidate

a. 概要 [1,2]

- 1964年に開発され，1972年に臨床導入された．日本では未認可．
- イミダゾール誘導体で，分子量は342.36 kDa，アメリカでは35％プロピレングリコール溶液（pH 6.5）だが，脂質エマルジョン製剤もある（図1）．
- ラセミ体として使用されているが，R(+)体のみ麻酔薬としての活性を有する．

b. 作用機序 [3]

- 催眠作用機序は完全には解明されていないが，主に$GABA_A$受容体を介した反応であると考えられる．
- $GABA_A$受容体の$\beta 2$，$\beta 3$サブユニットが重要であり，$\beta 1$サブユニットはあまり感受性が高くない．同様にγサブユニットは重要と思われるがαサブユニットはそうでもないようである．

c. 薬物動態 [1-3]

- 薬物動態は3コンパートメントモデルで説明できる．
- 初期分布半減期が2.7分，再分布半減期が29分，排泄半減期が2.9～5.3時間，分布容量が2.3～4.5 L/kg．
- タンパク（大部分アルブミン）結合率が75％．
- 肝臓で主に代謝され，肝ミクロゾームおよび血漿中のエステラーゼによるエステル加水分解またはN-脱アルキル化を受ける．代謝産物に活性はない．未変化体としての排泄は2％，腎臓より85％，胆汁より13％代謝産物として排泄される．

d. 適応と効果 [1,2]

■ 薬理作用

中枢神経系

- 麻酔導入量を投与すると1回の腕-脳循環時間（5～15秒）で意識消失を生じさせる．麻酔導入量で脳酸素消費量，脳血流量はそれぞれ34％，45％減少する．脳血管の二酸化炭素に対する反応は維持されている．
- 頭蓋内圧，眼圧を低下させる．
- 脳波変化はバルビツレート同様で，初期にはβ波群発を伴うα波振幅増大が生じ，続いてδ-θ波の混在となり，次第にδ波優位となる．
- てんかん焦点において脳波活動を増大させる．
- 聴性誘発電位への影響は，吸入麻酔薬に類似し，潜時が用量依存的に延長，陽性波のPaと陰性波のNbともに振幅が減少する．
- 脳幹誘発反応に影響しない．
- 鎮痛作用はない．

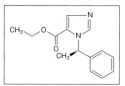

図1 エトミデートの構造式

▶GABA：
gamma-aminobutyric acid（γアミノ酪酸）

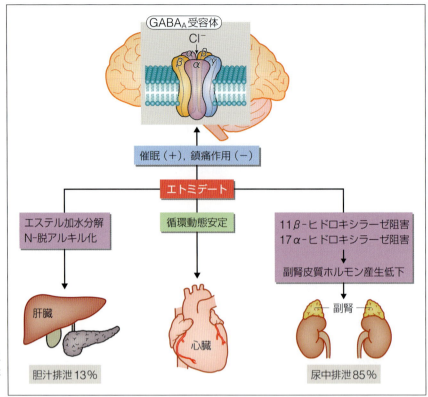

図2 エトミデートの主な作用機序および代謝・排泄

呼吸器系
- 気道収縮はなく，気道過敏患者にでも問題ない．
- 二酸化炭素に対する換気応答を抑制する．
- 一過性の過換気が起こり一過性の無呼吸がみられることがある．
- 吃逆，発声や咳が生じることがある．

循環器系
- 循環動態[★1]にほとんど影響を与えない．
- 心筋血流量と酸素消費量は50％減少し，冠静脈洞血酸素飽和度は20〜30％増加し，心筋酸素供給-需要比はよく保たれる．

内分泌系
- 副腎皮質抑制効果がある．この効果は，用量依存的に11β-ヒドロキシラーゼを主体に，17α-ヒドロキシラーゼも阻害されるためである．

使用法

- 心血管系，呼吸系，頭蓋内圧亢進患者など種々の合併症のある患者でも，比較的安全に使用でき，安定した血行動態を得ることができる．
- 電気痙攣療法に用いると，他の鎮静薬より長い痙攣を誘発できる．
- 静脈内投与では，0.3 mg/kg（0.2〜0.6 mg/kg）が麻酔導入量の目安である．
- 維持は，全静脈麻酔で行うとすると 10 μg/kg/分（5〜20 μg/kg/分）．
- 小児では血管痛のある麻酔薬なので導入に使いづらい[★2]．
- 帝王切開術の全身麻酔導入薬としても使用できる．
- ICUでの鎮静には，副腎皮質機能抑制があるため，避けるべきである．

★1
心拍数，血圧，心拍出量，体血管抵抗，中心静脈圧，肺動脈圧，肺動脈楔入圧，肺血管抵抗．

★2
10歳以上の小児では，大人の投与量を目安に投与可能である．また6か月〜6歳の小児においては，6.5 mg/kgの直腸内投与でも麻酔導入が可能との報告がある．

敗血症患者におけるエトミデートの使用

重症患者での気管挿管に，循環動態の安定が得られるエトミデートが使用されることが海外では多いが，副腎皮質ホルモン産生抑制の観点から使用の是非に関して議論があり，いくつかの臨床検討が行われてきた．

2012年にCritical Care Medicine[4]に，敗血症患者におけるエトミデートの気管挿管時の単回使用と死亡率および副腎皮質機能低下との関連のメタ解析が報告された．死亡率に関しては，5つの研究の計865名の患者で解析した結果，相対危険度1.20（95％信頼区間：1.02–1.42）とエトミデート使用で有意に死亡率が高くなるとの結果であった．また，副腎皮質機能低下に関しては，7つの研究の計1,303名の患者で解析した結果，相対危険度1.33（95％信頼区間：1.22–1.46）で，やはりエトミデート使用で有意に副腎機能低下が生じるとの結果となった．

この論文に関して，出版後いくつもの科学的根拠をもとに異議が出されており，この結果をそのまま受け入れる必要はないが，注意を要することには間違いない．2009年のLancet[5]では，665名の敗血症患者の気管挿管時にエトミデート0.3 mg/kg（$n=328$）とケタミン2 mg/kg（$n=327$）で予後を比較し，副腎皮質機能低下を起こす頻度は，エトミデート群でケタミン群に比較して有意に高かったとしており（オッズ比：6.7, 95％信頼区間：3.5–12.7），あえてエトミデートを使う必要はないと思われる．

e. 副作用と注意点[1-3]

- ミオクローヌス：ベンゾジアゼピン，オピオイド併用で軽減できる．
- 悪心・嘔吐：30〜40％と多い．
- 静脈炎：静注の48〜72時間後に表在性血栓性静脈炎を起こすことがある．脂質エマルジョン製剤では，発生頻度が下がる．
- 血管痛：リドカイン20〜40 mgの先行投与や脂質エマルジョン製剤で軽減できる．
- 非脱分極型筋弛緩薬の効果を増強する．
- 副腎機能抑制：副腎皮質ホルモンの合成を抑制することがある．持続投与時には注意が必要である．
- エトミデートの担体であるプロピレングリコールによる副作用：軽度溶血および高用量長期投与でプロピレングリコール中毒を起こすことがある．

（廣田和美）

文献

1) Reves JG, et al. Intravenous nonopioid anesthetics. In: Miller RD, ed. Miller's Anesthesia. 6th ed. Philadelphia: Elsevier, Churchill Livingstone; 2005. 武田純三, 監修. 稲田英一, ほか監訳. 非オピオイド静脈麻酔薬. ミラー麻酔科学. 原著第6版. 東京：メディカル・サイエンス・インターナショナル; 2007. p. 251–300.
2) Bergen JM, Smith DC. A review of etomidate for rapid sequence intubation in the emergency department. J Emerg Med 1997; 15: 221–30.
3) Forman SA. Clinical and molecular pharmacology of etomidate. Anesthesiology 2011; 114: 695–707.
4) Chan CM, et al. Etomidate is associated with mortality and adrenal insufficiency in sepsis: A meta-analysis. Crit Care Med 2012; 40: 2945–53.
5) Jabre P, et al. Etomidate versus ketamine for rapid sequence intubation in acutely ill patients: A multicentre randomised controlled trial. Lancet 2009; 374: 293–300.

2-3 筋弛緩薬と関連薬

2章 麻酔薬，麻酔関連薬

筋弛緩薬と拮抗薬の使い方

- 筋弛緩薬は，気管挿管時の声門開大，術中の確実な不動化には，必要不可欠な薬物である．
- 特異的筋弛緩回復薬であるスガマデクスの登場により，ロクロニウムは理想の筋弛緩薬[★1]に近づいたと思われる．

a. 筋弛緩薬の作用発現を速める投与方法

- 麻酔導入時，短時間で筋弛緩作用を得て，早期に気管挿管を完了させることは，低酸素血症の危険性，誤嚥に遭遇する可能性を減少させるため，患者の安全に寄与する．

■ **ボーラス法**
- 挿管時の筋弛緩薬の量は ED_{95} の2倍量が必要．
- ロクロニウムの ED_{95} は 0.3 mg/kg[1]だが，これは母指内転筋を用いて測定したもの．
- 挿管時に筋弛緩が必要な筋は咬筋，喉頭筋，横隔膜であり，とくに横隔膜は筋弛緩薬に抵抗性を示す．横隔膜の ED_{95} は 0.5 mg/kg[2]であり，挿管量1 mg/kg を投与すれば，迅速かつ安全な挿管が可能である．

■ **タイミングプリンシプル**[3]
- 麻酔導入により胃内容物の逆流が危惧される場合には，静脈麻酔薬投与から気管挿管までの時間をできる限り短縮する必要性がある．

方法
① 頭部高位をとり酸素化．
② ロクロニウムの血管痛予防のため，リドカイン 1 mg/kg を緩徐に静脈内投与（フェンタニル 1 mg/kg またはレミフェンタニル 1 μg/kg/分を投与）．
③ 30～60秒後にロクロニウム 1 mg/kg を静脈内投与（投与の際に瞼が重い感じや呼吸苦を感じられるかもと，声かけすること）．
④ ロクロニウム投与後5～15秒ほどでプロポフォール 2 mg/kg を投与．
⑤ 意識消失後，最短30秒ほどで完全遮断が得られ，気管挿管（図1）．

■ **プライミングプリンシプル**
- 非脱分極性筋弛緩薬の ED_{95} の1/10量（安全域[★2]：筋弛緩作用が発現しない量）を先行投与し，その後鎮静薬投与により就眠確認後，残りの挿管量の筋弛緩薬を投与する方法．
- 同量のロクロニウムを投与した場合，高齢者では若年者と比較すると，作用発現時間は遅く，持続時間は延長する．
- 作用発現の遅さは心拍出量の減少との関連が推測される．

★1 理想の筋弛緩薬とは
- 非脱分極性筋弛緩薬である．
- 作用発現が早い．
- 作用持続時間が短い．
- 蓄積作用がない．
- 副作用（循環器系，自律神経系，アレルギーなど）がない．
- 肝，腎の影響を受けない．
- 薬理学的に拮抗できる．
- 安価である．

▶ED：effective dose（有効量）

麻酔導入時に早期に気管挿管を完了させることが患者の安全に寄与する

プライミングプリンシプルは作用発現の遅い高齢者では有用性がある

★2 安全域
アセチルコリン受容体が75％以上占拠されて初めて，神経筋伝達が抑制される．この現象を筋弛緩の安全域とよぶ．裏をかえせば，自然回復で筋弛緩作用が確認されなくても，75％の受容体が占拠されている可能性がある．

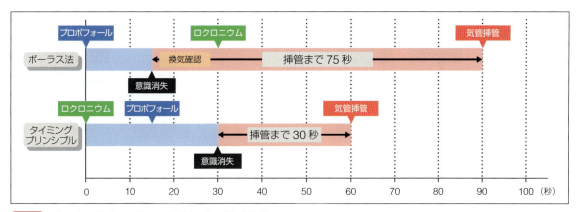

図1 ボーラス法とタイミングプリンシプルの比較

意識消失から気管挿管までの時間は，ボーラス法：75秒，タイミングプリンシプル：30秒である．
- ロクロニウム1 mg/kg投与で最大遮断までの時間を1分とする．
- プロポフォール投与時間は15秒とする．
- 意識消失後のマスク換気確認は15秒以内とする．

- 高齢者でのロクロニウム1 mg/kgのボーラス投与では，平均作用発現時間は107秒．
- 高齢者でのロクロニウム0.03 mg/kg＋0.97 mg/kgのプライミングプリンシプルでは79秒（図2）．

方法

①プライミング量としてロクロニウム0.03 mg/kgを先行静脈内投与する（Column参照）[4]．

②60秒後にプロポフォール1〜2 mg/kgを静脈内投与し，就眠確認後ロクロニウム0.97 mg/kgを投与する（図3）．

b. 筋弛緩モニタリング

- 現在，臨床ではTOFウォッチ®が，使用が簡便なため用いられることが多い．
- 適切な挿管，抜管や維持期の筋弛緩薬追加投与のタイミングの把握に必要．
- 一般的には尺骨神経を刺激し，母指内転筋反応を観察する．
- 筋種により筋弛緩薬への感受性は異なる★3（図4）．
- 横隔膜と喉頭筋は母指内転筋と比較すると，筋弛緩薬に抵抗性を示す[6]．
- 逆に嚥下に関係する咽頭筋，外舌筋などは母指内転筋よりも感受性が高い．そのため，母指内転筋が完全回復した後でも，嚥下機能障害は起こりうる．

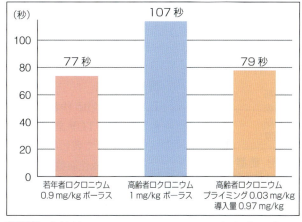

図2 高齢者でのロクロニウム1 mg/kg投与時のプライミングプリンシプルとボーラス法と若年者でのロクロニウム0.9 mg/kgにおける最大遮断までの比較（母指内転筋反応）

> **Column　プライミング量は0.03 mg/kg**
>
> 至適プライミング量は筋弛緩作用が発現しない量でなくてはならない．一般的には導入量の1/10量（ロクロニウムでは0.06 mg/kg）が用いられてきたが，この量では軽度の筋弛緩状態が起こることが報告されており[5]，この状態でも上部食道括約筋圧は減少するため，誤嚥を生じる可能性がある．

★3 筋弛緩薬に対する感受性は患者個々によっても異なり，とくに特殊患者（肥満，高齢者，肝腎機能障害，神経筋疾患，妊婦）では，健常成人より作用は延長する．

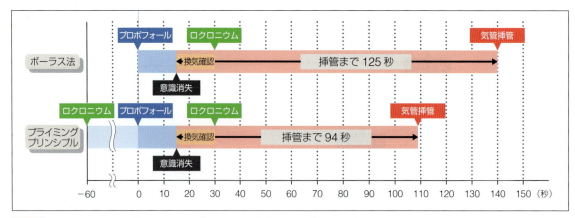

図3　高齢者におけるボーラス法とプライミングプリンシプルの比較
意識消失から気管挿管までの時間は、ボーラス法：125秒，プライミングプリンシプル：94秒である．

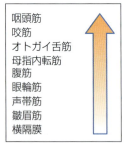

図4　筋群の筋弛緩薬に対する特異的感受性

横隔膜が最も低感受性．咽頭筋が最も高感受性を示す．
(Fuchs-Buder T. 鈴木孝浩, 訳. 臨床麻酔と研究における筋弛緩モニタリング. 2013. p.30[7]より)

★4
スキサメトニウムによる脱分極性遮断中のTOF比はほぼ1を示す．

- 非脱分極性筋弛緩薬の浅い筋弛緩状態の程度を観察するには，四連（train-of-four：TOF）刺激が，深い筋弛緩状態ではポスト・テタニック・カウント（post-tetanic count：PTC）が用いられる．

■ 刺激方法

TOF刺激[8]：0.5秒おきに4回連続刺激する方法．
- TOF比：TOF刺激したとき，第1反応（T1）と第4反応（T4）の比（T4/T1）で表したもの．
  - 非脱分極性筋弛緩薬が作用してないときはTOF比はほぼ1である．
  - 非脱分極性筋弛緩薬が軽度作用しているほどTOF比は小さくなる．
  - 深い筋弛緩状態では，TOF比は0となる★4．
- TOFカウント[9]：TOF刺激したときの反応数．

PTC刺激（図5）：通常，TOF反応がまったく認められない深い筋弛緩状態で使用する．
- PTCによりTOF反応のT1が出現するまでの時間を推測できる．
- PTC 1，PTC 3およびPTC 6ではそれぞれ10，5，1分後にT1が再出現すると推測される．
- 母指内転筋でPTC 1～2に維持すれば筋弛緩薬に抵抗性を示す横隔膜や，喉頭筋の反応を確実に予防するのに役立つ（図6）．

c. スガマデクスによる確実な筋弛緩状態からの回復

■ 残存筋弛緩とその評価方法

- 軽度の残存筋弛緩でも術後の低酸素血症，上気道閉塞，誤嚥や呼吸器合併症を増加させる[10]．
- 筋弛緩からの回復評価には，主観的方法と客観的方法が存在する．
- 主観的方法とは，簡易的末梢神経刺激装置を用いて，筋運動を評価者の視覚や触覚で感知したり，5秒間頭部挙上，握手，舌突出などの臨床症状を評価するものである．

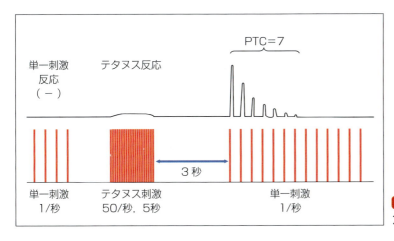

図5 ポスト・テタニック・カウント (post-tetanic count : PTC)

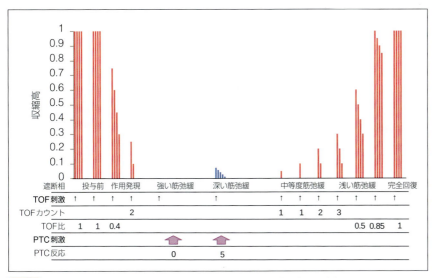

図6 筋弛緩モニターにおけるTOFとPTCの筋弛緩深度の関係

- 客観的評価方法は筋弛緩モニターなどの測定器具を用いるものである.
- 残存筋弛緩は主観的方法では判断することが難しく,客観的筋弛緩モニターによるTOF比計測を要する[11].現在臨床では加速度感知型筋弛緩モニター(TOFウォッチ® など)を用いた場合,TOF比1以上を確認することが推奨されている[12].
- スガマデクスを投与しても,筋弛緩モニタリングをしていないと残存筋弛緩を完全に予防できないことが日本における多施設共同試験[13]で明らかになっている.
- スガマデクスの投与量が少ないといったん神経筋機能が回復しても,再クラーレ化[14](再筋弛緩状態)が起こることが示唆されている.
- 過小量のスガマデクスの投与でも一時的に至適回復が認められても,その後約20分経過して再クラーレ化が起こることがある.
- 筋弛緩モニタリングとスガマデクスを組み合わせることにより患者の安全を

> スガマデクスの至適投与量を決定するには，筋弛緩モニタリングが推奨される

保つことができる（図7）．
- 患者個人のスガマデクスの至適投与量を決定するには，筋弛緩モニタリングの使用が推奨される．盲目的なスガマデクスの投与は，再クラーレ化や残存筋弛緩といった非常に危険な有害事象を招く可能性がある．また再クラーレ化を考慮すると，スガマデクス投与後20分程度は患者の注意深い観察が必要であると思われる．

ネオスチグミンとの回復過程の違い

- ネオスチグミン投与後の回復過程（図8）では，T1の回復が先行して起こ

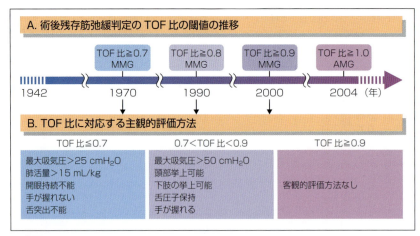

図7 残存筋弛緩の判定に用いられるTOF比と主観的方法の変遷
MMG：力感知式筋弛緩モニター，AMG：加速度感知型筋弛緩モニター．
(Plaud B, et al. Anesthesiology 2010; 112: 1013-22[11])を参考に作成)

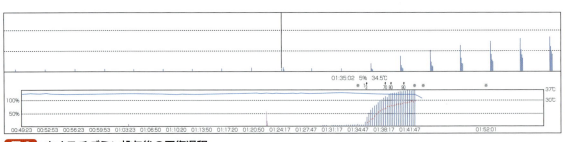

図8 ネオスチグミン投与後の回復過程
T1の回復が先行して起こり，その後TOF比が回復する．

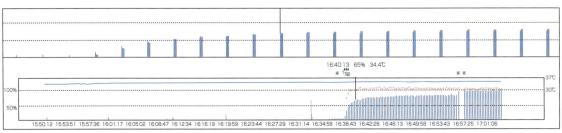

図9 スガマデクス投与後の回復
T1とTOF比が同時に回復し始め，T1がコントロール値に回復する前にTOF比0.9以上となることが多い．

- スガマデクス投与後の回復（図9）は，T1 と TOF 比が同時に回復しはじめ，T1 がコントロール値に回復する前に TOF 比 0.9 以上となることが多い[15]．そのため筋弛緩状態からの至適回復を示す TOF 比＞0.9 という指標は，スガマデクスを用いた回復時には適応できない可能性が示されている．
- TOF 比と同時に T1 も測定していれば，至適回復の判定も容易であるが，麻酔導入時の筋弛緩薬投与前にコントロール値を記録しなければならないため，臨床応用しづらい．
- T1 値以外により簡便で確実な指標が必要であり，新たな評価方法の開発が今後の課題である．

（北島　治，鈴木孝浩）

文献

1) Foldes FF, et al. The neuromuscular effects of ORG9426 in patients receiving balanced anesthesia. Anesthesiology 1991; 75: 191-6.
2) Cantineau JP, et al. Neuromuscular effects of rocuronium on the diaphragm and adductor pollicis muscles in anesthetized patients. Anesthesiology 1994; 81: 585-90.
3) Suzuki T, et al. Effectiveness of the timing principle with high-dose rocuronium during rapid sequence induction with lidocaine, remifentanil and propofol. J Anesth 2010; 24: 177-81.
4) 北島　治，ほか．高齢者におけるロクロニウムを用いたプライミングプリンシプルは有効か？ 麻酔 2013; 62: 148.
5) Fukano N, et al. A randomized trial to identify optimal precurarizing dose of rocuronium to avoid precurarization-induced neuromuscular block. J Anesth 2011; 25: 200-4.
6) Donati F, et al. Vecuronium neuromuscular blockade at the diaphragm, the orbicularis oculi, and adductor pollicis muscles. Anesthesiology 1990; 73: 870-5.
7) Fuchs-Buder T. 鈴木孝浩，訳．臨床麻酔と研究における筋弛緩モニタリング．東京：真興交易医書出版部：2013. p. 30.
8) Ali HH, et al. Stimulus frequency in the detection of neuromuscular block in humans. Br J Anaesth 1970; 42: 967-78.
9) Viby-Mogensen J, et al. Posttetanic count (PTC): A new method of evaluating an intense nondepolarizing neuromuscular blockade. Anesthesiology 1981; 55: 458-61.
10) Murphy GS, et al. Intraoperative acceleromyographic monitoring reduces the risk of residual neuromuscular blockade and adverse respiratory events in the postanesthesia care unit. Anesthesiology 2008; 109: 389-98.
11) Plaud B, et al. Residual paralysis after emergence from anesthesia. Anesthesiology 2010; 112: 1013-22.
12) Capron F, et al. Can acceleromyography detect low levels of residual paralysis? A probability approach to detect a mechanomyographic train-of-four ratio of 0.9. Anesthesiology 2004; 100: 1119-24.
13) Kotake Y, et al. Reversal with sugammadex in the absence of monitoring did not preclude residual neuromuscular block. Anesth Analg 2013; 117: 345-51.
14) Eleveld J, et al. A temporary decrease in twitch response during reversal of rocuronium-induced muscle relaxation with a small dose of sugammadex. Anesth Analg 2007; 104: 582-4.
15) Suzuki T. A train-of-four ratio of 0.9 may not certify adequate recovery after sugammadex. Acta Anaesthesiol Scand 2011; 55: 368-9.

1 ロクロニウム

rocuronium

- ロクロニウム（エスラックス®）は2007年より臨床利用が開始されたステロイド性非脱分極性筋弛緩薬である．
- ベクロニウムに比べ効果発現が速い．
- 約75%が肝臓を介して胆汁中に排泄され，それ以外は尿中などに排泄される[1]．
- 体内でほとんど代謝されないため蓄積性がなく，持続投与が可能である．
- 筋弛緩回復薬であるスガマデクス（ブリディオン®）との親和性が最も高い．

a. 筋弛緩モニタリング

- ロクロニウム投与前，投与中は筋弛緩モニターの使用が推奨される．加速度モニター（TOFウォッチ®SX）が用いられることが多い．
- 一般的には，尺骨神経刺激による母指内転筋の反応や顔面神経刺激による皺眉筋の反応を観察する．
- 皺眉筋は喉頭筋や横隔膜と筋弛緩効果の推移が近似し，母指内転筋よりも回復が早い[2]（図1）．
- 深い筋弛緩状態の維持は，皺眉筋の反応や母指内転筋のpost-tetanic count（PTC）を参考に行うとよい．
- 筋弛緩効果の回復は，横隔膜よりロクロニウムの感受性が高い母指内転筋で評価するのがよい．

b. 気管挿管

- 挿管用量であるロクロニウム0.6 mg/kgを投与した場合の作用発現時間は平均1.3分である[3]．
- ロクロニウム0.6 mg/kg投与後の作用持続時間（T1 25%までの回復時間）は，1.5 MACのセボフルランで麻酔維持した場合には約45分，プロポフォールで麻酔維持した場合には約35分であり[4]，一般的に静脈麻酔に比べ吸入麻酔で麻酔維持したほうがロクロニウムの作用持続時間は長くなる．

c. rapid sequence intubation（RSI）

- ロクロニウム0.9 mg/kg，1.2 mg/kg[★1]投与した場合の作用発現時間はそれぞれ75秒，55秒と，スキサメトニウム1 mg/kgの作用発現時間50秒と大差がない[5]．RSIにロクロニウムを選択した場合，スキサメトニウムに比べ作用持続時間は長くなる点は注意が必要である．

d. 術中維持

- 術中の筋弛緩維持に必要なロクロニウムの量は，患者の年齢・麻酔維持に用いている麻酔薬の種類・維持したい筋弛緩の深度により異なる．筋弛緩モニターを用いて投与量や投与頻度・速度を調節する必要がある．

▶MAC：minimum alveolar concentration

★1 日本での添付文書における挿管用量の上限は0.9 mg/kgである．

- 母指内転筋の TOF（train-of-four；四連反応）カウントを 2 以下に維持することにより有効な腹筋の弛緩を維持することができる[6]．より厳密に体動や咳反射を防ぎたい場合は，TOF が出現しない PTC での維持が好ましい．

■ 単回投与
- 必要に応じて 0.1〜0.2 mg/kg 追加投与する．

■ 持続投与
- 添付文書では 7 μg/kg/分持続投与開始量として記載がある．そのほかにも target controlled infusion（TCI）での投与法もある．いずれの場合も，最初からの持続投与では血中濃度の上昇が緩徐であり，気管挿管可能な筋弛緩状態を得るには時間を要してしまうため，初回単回投与後の持続投与に用いる．
- 初回単回投与後であっても同様に血中濃度の上昇が緩徐であるので，維持したい筋弛緩レベルより少し早めに持続投与を開始すべきである．

e. 使用に際し注意すべき病態，薬剤

■ 肝機能障害
- ロクロニウム 0.6 mg/kg 投与後の作用持続時間は，健常患者では 47 ± 12（平均±標準偏差）分であったのに対し，肝機能障害のある患者では 73 ± 43 分と有意に延長する[7]．これは分布容積が増大することにより排泄が遅延するためである．そのため，追加投与のタイミングや量には注意が必要である．

■ 腎機能障害
- ロクロニウムの排泄は肝臓が主であるため，肝機能不全に比べると影響は少ない．しかし，腎機能障害を有する患者では作用持続時間にばらつきがあり[8]，注意して使用することが推奨される．

■ 相互作用する薬剤
- 薬剤の中には，ロクロニウムと相互作用をして効果を増強もしくは減弱させるものがある．患者がそのような薬剤を使用している場合は注意が必要である（表1）．

（岩崎　肇，岩崎　寛）

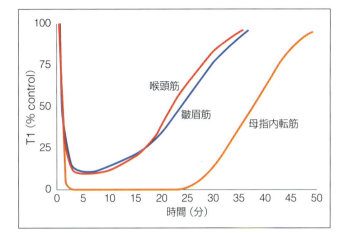

図1 ロクロニウム 0.5 mg/kg 投与後の T1 収縮高の推移
(Khuenl-Brady K, et al. Anesthesiology 1990; 72: 669–74[1]より)

表1 ロクロニウムと相互作用する薬剤

ロクロニウムの効果増強	ロクロニウムの効果減弱
・吸入麻酔薬 ・抗菌薬（アミノグリコシド系，ポリペプチド系など） ・抗不整脈薬（リドカインなど） ・ダントロレン ・マグネシウム ・Ca 拮抗薬	・脱分極性筋弛緩薬 ・抗てんかん薬（フェニトイン，カルバマゼピン，フェノバルビタールなど） ・抗コリンエステラーゼ薬

文献

1) Khuenl-Brady K, et al. The neuromuscular blocking effects and pharmacokinetics of ORG 9426 and ORG 9616 in the cat. Anesthesiology 1990; 72: 669–74.

2) Plaud B, et al. The corrugator supercilii, not the orbicularis oculi, reflects rocuronium neuromuscular blockade at the laryngeal adductor muscles. Anesthesiology 2001; 95: 96-101.
3) Schultz P, et al. Onset and duration of action of rocuronium--from tracheal intubation, through intense block to complete recovery. Acta Anaesthesiol Scand 2001; 45: 612-7.
4) Lowry DW, et al. Neuromuscular effects of rocuronium during sevoflurane, isoflurane, and intravenous anesthesia. Anesth Analg 1998; 87: 936-40.
5) Magorian T, et al. Comparison of rocuronium, succinylcholine, and vecuronium for rapid-sequence induction of anesthesia in adult patients. Anesthesiology 1993; 79: 913-8.
6) Gibson FM, at al. Quantification of train-of-four responses during recovery of block from non-depolarising muscle relaxants. Acta Anaesthesiol Scand 1987; 31: 655-7.
7) Magorian T, et al. The pharmacokinetics and neuromuscular effects of rocuronium bromide in patients with liver disease. Anesth Analg 1995; 80: 754-9.
8) Robertson EN, et al. Pharmacodynamics of rocuronium 0.3 mg kg(-1) in adult patients with and without renal failure. Eur J Anaesthesiol 2005; 22: 929-32.

❷ ベクロニウム（vecuronium）

- ベクロニウム臭化物（vecuronium bromide，開発コード＝ORG NC45，以下ベクロニウム）は非脱分極性筋弛緩薬であり，日本では1988年から臨床使用が可能になっている．分子構造（図1）はステロイド構造をもつがステロイド作用はない．
- パンクロニウム（ミオブロック®，1973～2012）の販売が終了したため，非脱分極性筋弛緩薬としては2015年2月現在，ベクロニウム（マスキュラックス®ほか），ロクロニウム（エスラックス®，2007～）の2種類である．

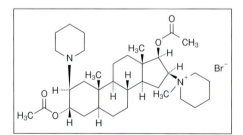

図1 ベクロニウム臭化物の構造式

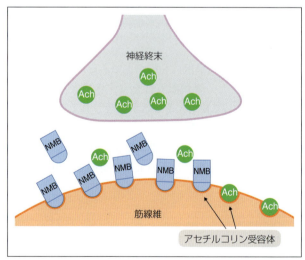

図2 神経筋接合部でのアセチルコリン（Ach）と筋弛緩薬（NMB）がアセチルコリン受容体で競合する様子

- 近年では，新しいロクロニウムが多用されるようになったため，ベクロニウムの使用は大幅に減少している．

a．作用機序

- 骨格筋の神経筋接合部において，神経終末から放出されたアセチルコリンがアセチルコリン受容体に結合して，筋収縮が起こる．ベクロニウムはこのアセチルコリンと競合して受容体を占拠し筋収縮を阻害する（図2）．この作用機序は最も古典的な非脱分極性筋弛緩薬である d-ツボクラリンなどと同様である．

b．薬効と薬物動態

- ベクロニウム製剤（マスキュラックス®，マスキュレート®）はバイアル（10 mg）またはアンプル（4 mg）に封入された乾燥白色粉末で供給されるので，使用時に注射用蒸留水に溶解する★1．通常1〜4 mg/mLの注射液（透明）として使用される．
- 日本へのベクロニウム導入時の臨床治験データでは，気管挿管における ED_{50}，ED_{90} はそれぞれ，0.016，0.029 mg/kgと報告されている[1]．
- ベクロニウムの排泄半減期は約30分と比較的短い．体内での代謝分解は肝臓で3α-脱アセチル体などになるが，この代謝産物はなおもベクロニウムの約80％の筋弛緩作用をもっており，しかも腎排泄で排泄時間は長い．したがって腎不全患者では筋弛緩作用が遷延する可能性がある．

■作用用量比較

- 表1にベクロニウムとロクロニウムの使用量，作用時間などの比較を示す[2]．

■ベクロニウムの作用に影響を及ぼす薬物など

- 吸入麻酔薬：作用増強．
- 抗菌薬：セフェム系以外は増強する可能性がある．とくにアミノグリコシド系．
- マグネシウム製剤：作用増強．
- カルバマゼピン，フェニトイン：作用減弱．
- 低体温：作用増強．

★1
4 mgアンプル製剤の場合1 mL蒸留水が同梱されている．

▶ED：
effective dose（有効量）

表1 ベクロニウム，ロクロニウム静脈内投与の用量，作用時間の比較

	気管挿管時 (mg/kg)	気管挿管可能までの時間（秒）	追加投与量 (mg/kg)	追加投与間隔 (分ごと)	持続投与の場合 (μg/kg/分)
ベクロニウム	0.08〜0.1	150〜180	0.02〜0.04	15〜20	1
ロクロニウム	0.6〜0.9	77〜84	0.1〜0.2	21〜34	7

c. 適応と用法

■ 全身麻酔
- 全身麻酔の導入気管挿管および維持における筋弛緩を得ることである．
- 気管挿管時には静脈麻酔薬などで入眠後，0.08～0.1 mg/kg を静脈内投与する．通常，2分半程度で気管挿管操作可能な筋弛緩効果が得られる．
- 術中の筋弛緩作用を得る場合は，引き続き追加投与が必要になる．追加投与は20～30分後に0.02～0.04 mg/kg の静脈内投与が行われ，その後も30分前後での等量の追加投与が必要である．
- なお術中筋弛緩効果をベクロニウムの持続投与で得る場合は，1 μg/kg/分（0.001 mg/kg/分）で投与する．

■ 産科麻酔
- 添付文書上は妊婦に対する投与は安全性が未確立という理由で禁忌になっている．しかし臨床では帝王切開手術などで使用されてきた[3]．
- 気管挿管時 0.08～0.1 mg/kg を静脈内投与する．追加投与は20～30分後に 0.02～0.04 mg/kg である．
- 胎盤通過性に関してはパンクロニウムよりも低く，新生児に対しても問題はない[4]とされており，帝王切開手術の麻酔導入において安全に使用できるとされている[3]．
- 子癇発作予防で硫酸マグネシウムが投与されていることがある．マグネシウムは筋弛緩作用を増強するので，ベクロニウムの投与量を減量する必要がある[5]．

■ 小児麻酔
- 小児（1～10歳）での初期投与量は 0.1 mg/kg であるが，新生児・乳児では 0.07 mg/kg である[6,7]．
- 追加投与は初期量の1/3量で，20～30分間隔である．
- 新生児・乳児では小児よりも作用時間が長く回復に時間を要する[7]．
- 筋ジストロフィーなどでは筋弛緩薬は不要な場合も多い．
- フェニトインを投与していると，ベクロニウム作用が遷延する場合，短縮する場合があるので，筋弛緩モニターの使用が推奨される[7]．

■ ICU領域
- ICU・救急領域では気管挿管において，筋弛緩薬を投与せず自発呼吸を残しながら気管挿管を実施することも多い．しかし筋弛緩薬投与下に気管挿管することもあり，この場合は麻酔導入，気管挿管のときと同様である．ただし，筋弛緩が効いて自発呼吸が止まるとマスク換気が困難になったり，酸素化が悪化することもあり，十分な注意が必要である．
- 長期人工呼吸管理では筋弛緩薬を投与することはまれであるが，ARDSの初期管理などでは筋弛緩薬の投与も考慮される．この場合，ベクロニウムまたはロクロニウムが選択される．ベクロニウムの場合，適切な鎮静薬投与下に，0.05～0.08 mg/kg/時で持続投与が行われる．
- 重症患者では薬物の代謝，排泄が遅いことも多く，過量投与に注意が必要で

▶ ARDS：
acute respiratory distress syndrome（急性呼吸促迫症候群）

ある．とくに投与が長期にわたると，代謝産物も蓄積し，筋弛緩効果が遷延することがある．したがって，適量投与を避けるため，train-of-four（TOF）などの筋弛緩モニター下に使用することが望ましい．また，一時的に中断したり，間欠的投与とすることも推奨されている[8]．
- 筋弛緩薬投与下での意識レベルの評価は困難である．そのため補助的にbispectral index（BIS）モニターなど客観的指標を用いることも考慮される．

d. 筋弛緩効果のリバース

- アセチルコリンエステラーゼ阻害薬であるネオスチグミン（アトロピンを併用），またベクロニウム（またはロクロニウム）と複合体をつくるスガマデクス（ブリディオン®）が用いられる．
- スガマデクスのほうがネオスチグミンよりも速くリバースすることができる[9]．またベクロニウム，ロクロニウムとも，同程度のスガマデクスの用量（2〜4 mg/kg）で筋弛緩効果をリバースすることができる[10]．

e. 注意点など

- 筋弛緩薬に共通する事項で，投与1分以内に呼吸抑制，呼吸停止を起こすので，麻酔器・バッグバルブマスクなどでの用手マスク換気，人工呼吸管理ができる体制で使用する．
- 筋弛緩薬は麻酔導入時，人工呼吸管理下など，意識消失後または意識消失下に投与する．
- チオペンタール，チアミラールと混合すると白濁沈殿を生じるので，混合を避ける．
- メチルプレドニゾロンと同じ静脈ルートから投与しない（粒子長4〜8 μmの結合物が生成され白濁する）[11]．
- 麻薬との併用で，徐脈になりやすい．
- ICU領域での長期投与においては，遷延性の筋麻痺，筋萎縮などがみられることがある．とくに2日間以上の長期投与，ステロイド大量投与，腎不全患者などで弛緩効果の遷延が起こりやすいとされる[12]．とくにAPACHEスコアが高い重症例ほど筋萎縮などの頻度が上昇する[13]．
- 心肺停止後の脳保護低体温療法でベクロニウムを使う場合，持続投与よりもボーラス投与のほうが目標TOFに早く到達し，維持においても1日あたりの薬剤使用量（51.7 vs 76.9 mg/日）も少なくすんだ．しかしベクロニウム中止から抜管までは持続投与のほうが短時間であった（29.5 vs 89.5時間）[14]．

（磨田　裕）

▶ APACHE：acute physiology and chronic health evaluation

文献

1) 鈴木　太, ほか. ベクロニウムブロマイドの臨床使用—各施設における協同研究の成績. 麻酔 1986, 35: 100-13.

2) 日本麻酔科学会. VI 筋弛緩薬・拮抗薬. 麻酔薬および麻酔関連薬使用ガイドライン 第3版. 2012. http://www.anesth.or.jp/guide/pdf/publication4-6_20121106.pdf
3) 日本麻酔科学会. IX 産科麻酔薬. 麻酔薬および麻酔関連薬使用ガイドライン 第3版. 2012. http://www.anesth.or.jp/guide/pdf/publication4-9_20121106.pdf
4) Hawkins JL, et al. Vecuronium for rapid-sequence intubation for cesarean section. Anesth Analg 1990; 71: 185–90.
5) Yoshida A, et al. Prolonged relaxant effects of vecuronium in patients with deliberate hypermagnesemia: Time for caution in cesarean section. J Anesth 2006; 20: 33–5.
6) Fisher DM, Miller RD. Neuromuscular effects of vecuronium (ORG NC45) in infants and children during N_2O, halothane anesthesia. Anesthesiology 1983; 58: 519–23.
7) 日本麻酔科学会. X 小児麻酔薬. 麻酔薬および麻酔関連薬使用ガイドライン 第3版. 2012. http://www.anesth.or.jp/guide/pdf/publication4-10_20121106.pdf
8) 妙中信之, ほか. 人工呼吸中の鎮静のためのガイドライン. 人工呼吸 2007; 24: 146–67.
9) Khuenl-Brady KS, et al. Sugammadex provides faster reversal of vecuronium-induced neuromuscular blockade compared with neostigmine: A multicenter, randomized, controlled trial. Anesth Analg 2010; 110: 64–73.
10) Pühringer FK et al. Sugammadex rapidly reverses moderate rocuronium- or vecuronium-induced neuromuscular block during sevoflurane anaesthesia: A dose-response relationship. Br J Anaesth 2010; 105: 610–9.
11) Prabhakar H, et al. Vecuronium bromide and methylprednisolone succinate are physically incompatible! J Neurosurg Anesthesiol 2008; 20: 153–4.
12) Segredo V, et al. Persistent paralysis in critically ill patients after long-term administration of vecuronium. N Engl J Med 1992: 327: 524–8.
13) de Letter MA, et al. Risk factors for the development of polyneuropathy and myopathy in critically ill patients. Crit Care Med 2001; 29: 2281–6.
14) Jurado LV, Gulbis BE. Continuous infusion versus intermittent bolus dosing of vecuronium in patients receiving therapeutic hypothermia after sudden cardiac arrest. Pharmacotherapy 2011; 31: 1250–6.

❸ スキサメトニウム

suxamethonium

- スキサメトニウム（サクシニルコリン）（商品名：スキサメトニウム，レラキシン®）は日本で臨床使用される唯一の脱分極性筋弛緩薬である．
- 救急現場の気管挿管にも多く使われてきた古典的な筋弛緩薬である．
- 新しい非脱分極性筋弛緩薬ロクロニウムと拮抗薬スガマデクスの発売により，スキサメトニウムが役割を終える日が近づいている．

a．作用機序

- スキサメトニウムの化学構造は2つのACh が結合したジアセチルコリンに相当する（図1）．骨格筋神経筋接合部の終板にあるニコチン性アセチルコリン受容体に結合する．スキサメトニウムはアセチルコリンエステラーゼ（AChE）で分解されないため結合したままになり，ACh 受容体の持続的な脱分極を起こす．はじめは筋収縮を起こすが，続いて筋弛緩の状態になる．脱分極が持続しているあいだは ACh 受容体が ACh に反応できないためとされる．
- スキサメトニウム投与により骨格筋はすみやかな線維束性攣縮を起こし，それに続いて，筋弛緩作用が発現する[★1]．筋弛緩作用の消失は比較的すみやかであるが用量依存性であり，1 mg/kg の静脈内投与後，完全回復に 5〜7分以上を要することがあり，自発呼吸が回復する前に酸素飽和度が下がる可能性が示唆されている[1]．
- スキサメトニウムには ACh と同様に，副交感神経刺激作用があるため，洞性徐脈，心室性期外収縮や不整脈を生じることがある．とくに小児で発症頻度が高く注意を要する[2]．

b．薬物動態

- スキサメトニウムは血漿コリンエステラーゼ（ChE）で分解されるため，血中からの消失が急速であることが示唆される．スキサメトニウムの作用消失には，終板から細胞外液への拡散も関与するが，その詳細な機序は不明である[3]．

c．適応と効果

- 作用発現がすみやかであるため，気管挿管時の筋弛緩薬として従来，広く用いられてきた．
- 種々の副作用が考えられるので，個々の症例に応じた適応を考慮しながら投与する．
- 基本的には短時間作用性ではあるが筋弛緩作用の完全消失には時間がかかる場合がある．気管挿管困難が予測される症例では，特異的拮抗薬の存在するロクロニウムの投与を考慮する．

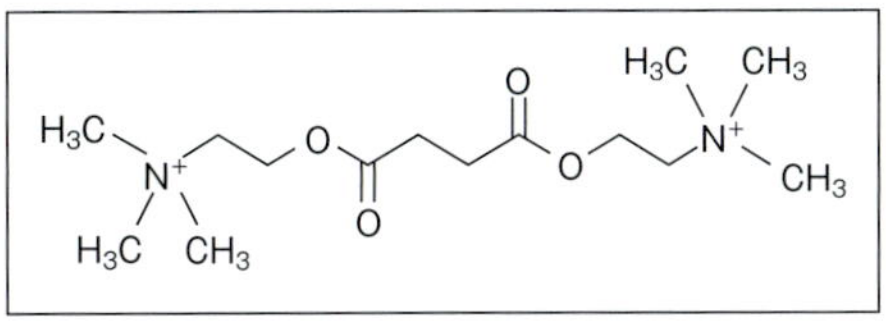

★1 もともとスキサメトニウムはコリン系薬物として，心拍数を減少させる作用が1906年に初めて報告された．当時の動物実験では，クラーレが投与されていたため，約半世紀後の1949年まで，スキサメトニウムの筋弛緩作用が報告されることはなかった．

図1 スキサメトニウムの構造式

d. 副作用と注意点

- 投与時の線維束性攣縮により，とくに若年者の小手術後24〜48時間くらいに筋肉痛を生じることがある[4]．時にミオグロビン尿を伴うことがある．少量の非脱分極性筋弛緩薬の前投与により線維束性攣縮は予防可能で筋肉痛は減弱するが[5]，気管挿管には，1.5〜2 mg/kgの高用量スキサメトニウム投与が必要になる．
- 他の筋弛緩薬と同様に，アナフィラキシーの原因になることがある．ただし，最近では気管挿管のための筋弛緩薬として非脱分極性筋弛緩薬の投与が増えているため，今後の発症頻度は減少していくと考えられる[6]．
- スキサメトニウムは，腹筋の線維束性攣縮により胃内圧を上昇させるが，これも少量の非脱分極性筋弛緩薬の前投与により予防可能である．
- 投与後に眼圧が5〜15 mmHg上昇する★2．眼圧上昇の予防には非脱分極性筋弛緩薬の前投与は無効とされる．
- 頭蓋内圧（脳圧）を増加させることがある．非脱分極性筋弛緩薬の前投与が有効である可能性が示唆されている．ただし，不十分な麻酔による気管挿管やバッキング（咳）のほうが，より脳圧を上昇させることを念頭におく．
- スキサメトニウム投与後，終板イオンチャネルの脱分極に伴う細胞内Kの細胞外，血中への移動の結果，血漿K値が0.1〜0.5 mEq/L上昇することがある．時には高カリウム血症による心停止を起こすこともあり，注意を要する[7]．慢性腎機能障害など術前から高カリウム血症が予測される症例では投与を避ける[8]★3．非脱分極性筋弛緩薬の前投与は高カリウム血症を抑制できないとされる．
- スキサメトニウム投与後に，咬筋硬直を生じることがある．成人に限らず小児でも起きることがあり，とくに揮発性吸入麻酔薬との併用で悪性高熱症の発症率が増加するとされる（Column参照）．
- スキサメトニウムの気管挿管に要する投与量1 mg/kgを静脈内投与後，筋弛緩作用が消失する前に，実際には低酸素症が生じることが報告されている．今後，挿管困難が予測される症例には，日本で使用可能なロクロニウムの必要量投与および筋弛緩の緊急リバースには特異的拮抗薬スガマデクス16 mg/kg投与が推奨される．
- 気管挿管のための第一選択とされてきたスキサメトニウムが，急性期医療の表舞台からその姿を消す日が近づいている．

（加藤正人）

★2
詳細な機序は不明であり，外眼筋は関与せずに眼球内部の機序により眼圧が増加することも示唆されている．

★3
広範囲熱傷の受傷後約10〜60日間や多発外傷に伴うcrash症候群，対麻痺発症後約6か月以内，代謝疾患などで高カリウム血症の発症が考えられる場合も同様である．

Column　悪性高熱症を誘発するリスク

自験例で2度，悪性高熱症を強く疑う症例に遭遇した．

1例目は2〜3歳の男児で筋拘縮解除術のため，小児整形外科病院への出張麻酔だった．既往にチアノーゼ心疾患があり，すみやかな気道確保を目指してスキサメトニウムを投与して吸入麻酔で維持した．手術後半に突然の高二酸化炭素血症，心室性不整脈と急速な体温上昇を生じ，ポートワイン尿，高CK値を伴った．

2例目は60歳台男性の胃亜全摘術で，仙台市内の総合病院（常勤麻酔科医ゼロ）への出張だった．当時は東北大麻酔科でルーチンだったスキサメトニウム投与により気管挿管して吸入麻酔で維持した．消化管の吻合に入ったあたりで突然の頻脈と原因不明の低酸素症，体温上昇を生じた．いずれも出張麻酔先でありながらダントロレンが常備されており，クーリングその他の標準的治療により救命できたが，麻酔科医としては決して忘れえない2症例である．

文献

1) Benumof JL, et al. Critical hemoglobin desaturation will occur before return to an unparalyzed state following 1 mg/kg intravenous succinylcholine. Anesthesiology 1997; 87: 979-82.
2) Lerman J, Chinyanga HM. The heart rate response to succinylcholine in children: A comparison of atropine and glycopyrrolate. Can Anaesth Soc J 1983; 30: 377-81.
3) Kato M, et al. Comparison between in vivo and in vitro pharmacokinetics of succinylcholine in humans. J Anesth 1999; 13: 189-92.
4) Wong SF, Chung F. Succinylcholine-associated postoperative myalgia. Anaesthesia 2000; 55: 144-52.
5) Schreiber JU, et al. Prevention of succinylcholine-induced fasciculation and myalgia: A meta-analysis of randomized trials. Anesthesiology 2005; 103: 877-84.
6) Mertes PM, et al; Groupe d'Etudes des Réactions Anaphylactoïdes Peranesthésiques. Anaphylactic and anaphylactoid reactions occurring during anesthesia in France in 1999-2000. Anesthesiology 2003; 99: 536-45.
7) Gronert GA. Cardiac arrest after succinylcholine: Mortality greater with rhabdomyolysis than receptor upregulation. Anesthesiology 2001; 94: 523-9.
8) Thapa S, Brull SJ. Succinylcholine-induced hyperkalemia in patients with renal failure: An old question revisited. Anesth Analg 2000; 91: 237-41.

❹ ネオスチグミン neostigmine

a. 薬理作用

- 筋弛緩拮抗作用：ネオスチグミン（ワゴスチグミン®）は抗コリンエステラーゼ薬であり（図1），非脱分極性筋弛緩薬の筋弛緩効果からの回復を促進する．
- 重症筋無力症患者の筋力低下に対して，対症療法として使用し，筋力を回復する（次頁の Column 参照）．
- その他，手術後や分娩後の腸管運動麻痺や排尿困難にも用いられ，症状を改善する．

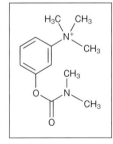

図1 ネオスチグミンの構造式

b. 作用機序

- 神経筋接合部では，神経終末から放出されるアセチルコリン（ACh）がシナプス後膜に存在する ACh 受容体に結合することによって筋収縮が起こる．非脱分極性筋弛緩薬は，ACh と競合してシナプス後膜の ACh 受容体に結合し，筋弛緩作用を引き起こす．
- ネオスチグミン投与によってコリンエステラーゼが抑制されれば，コリンエステラーゼによる ACh の加水分解が減少するため，ACh が筋弛緩薬に対して数的優位になり，ACh 受容体に結合できる ACh が増え，筋力が回復する．
- ネオスチグミンの抗コリンエステラーゼ作用によって増加した ACh は神経

> **Column 重症筋無力症におけるネオスチグミン**
>
> 　重症筋無力症患者では，術前から抗コリンエステラーゼ薬が使用されていることが多く，また術後は抗コリンエステラーゼ薬に対する感受性が変化している可能性があり，コリン作動性クリーゼのリスクが高いため，通常は抗コリンエステラーゼ薬によるリバースは行わない．スガマデクスが使用できるようになった現在では，スガマデクスにより安全かつ確実に筋弛緩を拮抗できるようになったが，最近スガマデクス投与後にも残存していた筋弛緩を，ネオスチグミン投与によって拮抗しえたとの報告がなされた[1]．これはおそらく投与した筋弛緩薬の効果自体はスガマデクスで完全に拮抗されたはずであるが，術中のストレスなどによって重症筋無力症の症状が増悪したためであろう．重症筋無力症の症状改善効果はネオスチグミンにはあるがスガマデクスにはまったくない．スガマデクスよりもネオスチグミンのほうが優れている面もあり，十分量のスガマデクスを投与しても残存筋弛緩がみられるときには，ネオスチグミン投与を考慮してもよいのかもしれない．

筋接合部以外のニコチン受容体やムスカリン受容体に結合し，腸管蠕動運動亢進，排尿困難の改善がみられる．

c. 臨床使用量と投与法

■ 非脱分極性筋弛緩薬の効果拮抗

- ネオスチグミンは，筋弛緩モニターで四連反応（train-of-four：TOF）比が4であれば通常 0.04 mg/kg 投与する．最大投与量は 0.07 mg/kg でそれ以上増量しても効果は変わらない[2]．
- 増加した ACh のムスカリン様作用の副作用を軽減するため，ネオスチグミンの半量のアトロピンを併用するとよい[3]．
- アトロピンはおよそ1分で作用発現して30〜60分間効果が持続するので，ネオスチグミンとアトロピンを同時に急速投与すると，最初に一時的に頻脈になり，10〜20分後に徐脈となる[3]．ネオスチグミン・アトロピン混合液を3分間かけて静注するのが，最も心拍数の変動が少ないと報告されている[4]．
- 2010年4月から日本でも新しい筋弛緩回復薬であるスガマデクス（ブリディオン®）が市販されており，ネオスチグミンの使用機会は激減していると思われる．
- スガマデクスが使用可能となっている現在においては，ネオスチグミンの使用は Plaud ら[5]が推奨するように，ごく浅い筋弛緩の効果を拮抗する場合にのみ医療費削減の観点から考慮されるべきである（図2）．

■ 重症筋無力症の症状緩和

- 通常1回 0.25〜1.0 mg を皮下または筋肉内に注射する．患者の症状に応じて適宜増減する．

■ 腸管運動麻痺，尿閉の緩和

- 通常1回 0.25〜1.0 mg を皮下または筋肉内に注射する．患者の症状に応じて適宜増減する．

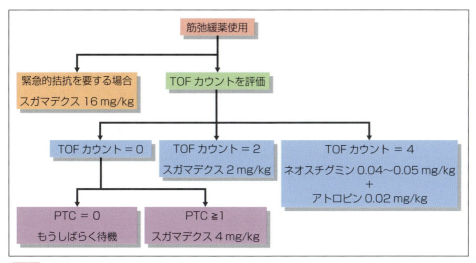

図2 筋弛緩拮抗法選択のアルゴリズム

TOF 刺激に対する反応による，筋弛緩拮抗法の選択アルゴリズムを示す．
緊急的拮抗を要する場合には，TOF カウントに関係なくスガマデクス 16 mg/kg を投与する．TOF カウント 0 のときには PTC（ポストテタニックカウント）を評価し，PTC が 1 以上みられれば，スガマデクス 4 mg/kg を投与する．TOF カウントが 2 のときにはスガマデクス 2 mg/kg を投与する．TOF カウントが 4 であれば，ネオスチグミンを 0.04〜0.05 mg/kg ＋アトロピン 0.02 mg/kg を投与する．

(Plaud B, et al. Anesthesiology 2010; 112: 1020[5]）を元に作成)

d. 問題点

■ 副作用

- ネオスチグミンの副作用としては，徐脈や低血圧・房室ブロックなどの心血管作用，気管支収縮，分泌物増加，悪心・嘔吐，腸管蠕動亢進などのムスカリン様作用が問題となる．
- ムスカリン様作用の抑制には，アトロピンを併用する．
- 気管支収縮を起こす可能性があるので，喘息患者には使用しにくい．

■ 天井効果

- ネオスチグミンの筋弛緩拮抗作用は内因性の ACh を介しているので，その効果には天井効果がある．その最大用量は 0.04〜0.07 mg/kg であり，これ以上投与しても効果は変わらない．
- 天井効果のため，ネオスチグミンは深い筋弛緩の拮抗には適していない．深い筋弛緩状態のときには，ある程度筋弛緩状態から回復するまで待つか，スガマデク

 Column　ネオスチグミンの鎮痛作用

適応外ではあるが，ネオスチグミンを脊髄くも膜下麻酔のときに局所麻酔薬に添加することで，鎮痛効果が増強することが報告されている[6,7]．その作用機序はまだ明らかになっていないが，くも膜下腔に投与されたネオスチグミンが局所でのコリンエステラーゼ活性を抑制することで局所での内因性の ACh が増加し，それがムスカリン受容体を介してグルタミン作動性求心線維を抑制するのではないか，あるいは脊髄での一酸化窒素の遊離を介して鎮痛作用を増強するのではないか，と考えられている．添加量が多くなると悪心・嘔吐の副作用が出てしまうのが問題である．

スを使用すべきである[5].

■ コリン作動性ブロック
- 非脱分極性筋弛緩薬濃度がすでに低下している状態でネオスチグミンを大量に投与すると，分解が抑制されることによりAChが多量となり，終板を持続的に脱分極して電気的に不活性化し，あたかもスキサメトニウムのような神経筋接合部のブロックが引き起こされる[8,9]．これをコリン作動性ブロックという．
- ムスカリン受容体の作用が強く現れると，腹痛，下痢，分泌亢進，縮瞳などの副交感神経の過興奮による諸症状を示す．これをコリン作動性クリーゼという．

e. 慎重投与が推奨される症例

■ 気管支喘息の患者
- 気管支喘息発作を誘発することがある．

■ 高齢者
- 高齢者では循環器系疾患を合併していることが多く，心拍数の変動をきたすため，より緩徐に投与すべきである．

（前島亨一郎，中塚秀輝）

文献

1) Sugi Y, et al. Restoration of train-of-four ratio with neostigmine after insufficient recovery with sugammadex in a patient with myasthenia gravis. A&A Case Reports 2013; 1: 43–5.
2) Magorian TT, et al. Can early administration of neostigmine, in single or repeated doses, alter the course of neuromuscular recovery from a vecuronium-induced neuromuscular blockade? Anesthesiology 1990; 73: 410–4.
3) Bevan DR, et al. Reversal of neuromuscular blockade. Anesthesiology 1992; 77: 785–805.
4) el Hakim M. Reversal of neuromuscular blockade--effects of administration of atropine and neostigmine at different rates in man. Anaesthesiol Reanim 1987; 12: 299–303.
5) Plaud B, et al. Residual paralysis after emergence from anesthesia. Anesthesiology 2010; 112: 1013–22.
6) Lauretti GR, et al. A multi-center study of intrathecal neostigmine for analgesia following vaginal hysterectomy. Anesthesiology 1998; 89: 913–8.
7) Jain A, et al. Analgesic efficacy of low-dose intrathecal neostigmine in combination with fentanyl and bupivacaine for total knee replacement surgery. J Anaesthesiol Clin Pharmacol 2012; 28: 486–90.
8) Payne JP, et al. Neuromuscular blockade by neostigmine in anaesthetized man. Br J Anaesth 1980; 52: 69–76.
9) Goldhill DR, et al. Neostigmine after spontaneous recovery from neuromuscular blockade. Effect on depth of blockade monitored with train-of-four and tetanic stimuli. Anaesthesia 1989; 44: 293–9.

❺ ネオスチグミン/アトロピン合薬
neostigmine-atropine mixture

a. 薬理作用

- ネオスチグミン/アトロピン合薬（アトワゴリバース®）は，抗コリンエステラーゼ薬とムスカリン性アセチルコリン受容体遮断薬との合薬である．
- ネオスチグミンの抗コリンエステラーゼ作用によって，非脱分極性筋弛緩薬の筋弛緩効果からの回復を促進する．
- ネオスチグミン単独で投与すると，徐脈や低血圧・房室ブロックなどの心血管作用，気管支収縮，分泌物増加，悪心・嘔吐，腸管蠕動亢進などのムスカリン様作用が問題となる．筋弛緩拮抗時，これらに対しては通常アトロピンを併用する[1]ので，それをあらかじめ混合した製剤である．

b. 作用機序

- 本項④ネオスチグミン（p.109）を参照．

c. 適応

- 非脱分極性筋弛緩薬の作用の拮抗．

d. 臨床使用量と投与量

- ネオスチグミンによる非脱分極性筋弛緩薬の作用拮抗に関しては，「ネオスチグミン」の項で詳述した．端的に言うと，筋弛緩モニターでTOFカウントが4であれば，ネオスチグミン/アトロピン合薬を0.12 mL/kg（体重50 kgの患者でアトワゴリバース® 6 mL）投与する．
- 3分間かけて投与するのが，最も心拍数に及ぼす影響が少ない[2]．

e. 副作用

- 抗コリンエステラーゼ薬の副作用（徐脈や低血圧・房室ブロックなどの心血管作用，気管支収縮，分泌物増加，悪心・嘔吐，腸管蠕動亢進など）に加え，アトロピンの副作用（頻脈，口渇，視調節障害，尿閉，中枢神経系興奮作用など）も問題となる（**表1**）．

Column ネオスチグミン/アトロピン合薬誕生の背景

　日本麻酔科学会が作成した『麻酔薬および麻酔関連薬使用ガイドライン』などの国内外のガイドラインでは，ネオスチグミンとアトロピンを2：1の割合で混和して使用するのが，患者の脈拍数の変動が最も少ない投与方法であるとして推奨されている．しかし，この2剤を混和調整する際には内容量1 mLの小さいアンプル数本を混合する必要があり，薬液調整中に菌や異物が混入したり，混合ミスを起こすリスクがあることなどが指摘されていた．日本麻酔科学会は2005年に「医療過誤を防止する観点からネオスチグミンとアトロピンをあらかじめ混合した製剤が必要」とする要望書を厚生労働省に提出し，これを受けてメーカーが製作，承認申請を行い，発売に至った．その際，混合製剤の承認申請は「医学・薬学上の公知」として行われ，厚生労働省も混合製剤の有用性や安全性については，すでにコンセンサスが得られかつ必要なものであるとして，新たな臨床試験は行われることなく，承認に至った．

表1 ネオスチグミン/アトロピン合薬の副作用

ネオスチグミンの副作用
- 徐脈・低血圧・房室ブロック
- 気管支収縮
- 分泌物増加
- 悪心・嘔吐
- 腸管蠕動運動亢進

アトロピンの副作用
- 頻脈
- 口渇
- 視調節障害
- 尿閉
- 中枢神経系興奮

f. 慎重投与が推奨される症例

■ 気管支喘息の患者
- 気管支喘息発作を誘発することがある.

■ 高齢者
- 高齢者では循環器系疾患を合併していることが多く,心拍数の変動をきたすため,より緩徐に投与すべきである.

(前島亨一郎,中塚秀輝)

文献
1) Bevan DR, et al. Reversal of neuromuscular blockade. Anesthesiology 1992; 77: 785-805.
2) el Hakim M. Reversal of neuromuscular blockade--effects of administration of atropine and neostigmine at different rates in man. Anaesthesiol Reanim 1987; 12: 299-303.

6 エドロホニウム　edrophonium

- エドロホニウム(アンチレクス®)は非脱分極性筋弛緩薬に対する拮抗薬として使用される抗コリンエステラーゼ薬である.
- エドロホニウムは作用発現が早く,アトロピン必要量が少ないために好まれた時期もあるが,ネオスチグミンより持続時間が短く,さらにスガマデクスの登場後は筋弛緩拮抗薬としての臨床使用の機会は減少している★1.
- 筋弛緩薬投与後の遷延性呼吸抑制の作用機序の鑑別診断や重症筋無力症(MG)の診断薬として使用される.

a. 作用機序

- 抗コリンエステラーゼ薬はアセチルコリンエステラーゼ(AChE)を阻害することでシナプス間隙のACh濃度を高め,非脱分極性筋弛緩薬の拮抗作用を発揮する.
- AChEの活性表面には陰イオン部と,加水分解過程に関与するエステル部がある.
- エドロホニウムはAChEの陰イオン部とは静電力で結合し,エステル部とは水素結合で結合する(図1).エステル部でカルバモイルエステル結合を形成して安定化するネオスチグミンと異なり,エドロホニウムはエステル部で酵素と共有結合を形成しないため,短時間(2~10分)でAChEから離れて拡散する[2].
- 抗コリンエステラーゼ薬は,シナプス前神経のK$^+$チャネルを遮断して神経終末からのACh放出を増大させることで神経筋作用を回復させる作用機序ももっている[3].

★1
中等度の筋弛緩状態での残存筋弛緩効果に対する拮抗速度が速く,またムスカリン作用に対するアトロピン必要量が少ないため,1980年代には拮抗薬として最も多く使用された[1].

▶ MG:
myasthenia gravis

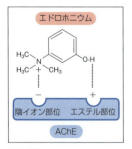

図1 エドロホニウムとAChE複合体

- エドロホニウムはこのシナプス前作用によるACh放出を促進する作用が強い[4].

b. 薬物動態★2

- 筋弛緩薬残存の程度が強いほど筋弛緩状態からの回復に時間を要する．ロクロニウム投与後，単収縮反応で25％程度まで回復した時点でのエドロホニウムの拮抗作用発現までの時間は約2分で，ネオスチグミン（約5分）よりも早い[5].
- エドロホニウム（0.5～1.0 mg/kg）の排泄半減期は110分で，ネオスチグミンより長い．分布容積は1.1 L/kg，血漿クリアランスは9.6 mL/kg/分である[6].
- 排泄は70％が腎臓であり，腎不全患者では半減期が延長する．

c. 適応と使用法

■ 非脱分極性筋弛緩薬の拮抗

- Bevanらにより，抗コリンエステラーゼ薬の使用指針が示されている（表1）[6].
- TOF刺激で4回反応を認める場合にエドロホニウム0.5 mg/kgを投与する．TOFカウントがそれより少ない場合は大量（1 mg/kg）を投与する．
- TOF刺激の反応を認めない場合は再クラーレ化の可能性があるため投与を行わず，TOFの反応がみられるまで待つ．
- 抗コリンエステラーゼ薬は大量投与するほど，より早く拮抗し，少量の場合より完全に拮抗できるが，最大有効量を超えると天井効果を認めるため，それ以上の拮抗は難しい[7]．エドロホニウム1.5 mgを投与しても筋弛緩回復が十分でない場合はそれ以上投与せず，自然回復を待つ．
- 母指内転筋群のTOF比が0.7以上に回復すれば呼吸器合併症のリスクは軽減する[8]．しかし，筋力回復は筋群によって異なり，咽頭や顔面筋の回復は遅い．そのためTOF比0.7では嚥下困難や誤嚥のリスクが残る．
- TOF比0.9以上を抜管の基準とすることが推奨される．しかしTOF比0.9以上を確実に知る方法はなく，神経筋モニターによる評価が望ましい[7].

■ 重症筋無力症（MG）の診断

- MGは神経筋接合部のアセチルコリン受容体（AChR）に対する自己免疫疾患である．
- MGの診断には，①血清中のAChR抗体の検出，②電気生理学的な神経筋伝達障害の証明，③エドロホニウム静注による一過性の筋無力症状の改善，の3点を確認する．
- 生理食塩水を対照として，エドロホニウム2 mgを15～30秒かけて静注し，45秒後に外眼筋麻痺や眼瞼下垂などの症状が明らかに改善することを確認する．症状改善が明らかでない場合は，さらに8 mgまで慎重に投与する[9].

表1 拮抗薬投与の臨床的指針

TOFカウント	減衰	拮抗薬	投与量 (mg/kg)
0		*	
1～2	++++	ネオスチグミン	0.07
3～4	+++	ネオスチグミン	0.04
4	++	エドロホニウム	0.5
4	±	エドロホニウム	0.25

＊反応がみられるまで投与しない．
(Bevan DR, et al. Anesthesiology 1992; 77: 785-805[6]より)

★2 エドロホニウムはAChEに対する結合が可逆的であるため作用持続時間が短い．そのため非脱分極性筋弛緩薬の拮抗薬としては臨床使用に適さないと考えられていた．しかし大量投与（1.0 mg/kg）することでネオスチグミンと同等の持続時間を得ることができる．

▶TOF：train-of-four

■ **筋弛緩薬投与後の遷延性呼吸抑制の作用機序の鑑別診断**
- 筋弛緩薬投与後の遷延性呼吸抑制の作用機序の鑑別診断として，エドロホニウム 5～10 mg を 30 秒かけて静注する．筋弛緩状態が改善されれば非脱分極性ブロック，筋弛緩状態が増強されれば脱分極性ブロックと診断する[10]．

d．副作用と注意点

- 抗コリンエステラーゼ薬は，深い筋弛緩状態では拮抗できない．ある程度自然回復の徴候がみられてから投与する．
- 抗コリンエステラーゼ薬は，ムスカリン様作用として徐脈，低血圧，気管支収縮，分泌増加，悪心・嘔吐，腸管蠕動亢進などの副作用が問題となる．
- 徐脈に備え，エドロホニウム 0.5～1.0 mg/kg に対してアトロピン 7～10 μg/kg を先行して，あるいは同時に投与する．ただし乳児や小児ではアトロピンを先行投与することが推奨されている[7]．
- 抗コリンエステラーゼ薬は，気管支攣縮を起こす可能性があるため，原則として喘息患者に使用しない．
- 急速投与では冠動脈スパズムを引き起こす可能性があるため，冠動脈疾患患者では注意が必要である．

（佐藤哲文）

文献

1) Cronnelly R, et al. Edrophonium: Duration of action and atropine requirement in humans during halothane anesthesia. Anesthesiology 1982; 57: 261–6.
2) 中塚秀輝，佐藤健治．筋弛緩薬に対する拮抗の作用機序．岩崎 寛，編．筋弛緩薬．東京：克誠堂出版；2010. p. 180–93.
3) Aracava Y, et al. The molecular basis of anticholinesterase actions on nicotinic and glutamatergic synapses. Ann N Y Acad Sci 1987; 505: 226–55.
4) Donati F, et al. Twitch depression and train-of-four ratio after antagonism of pancuronium with edrophonium, neostigmine, or pyridostigmine. Anesth Analg 1983; 62: 314–6.
5) McCoy EP, et al. Administration of rocuronium（Org9426）by continuous infusion and its reversibility with anticholinesterases. Anaesthesia 1994; 49: 940–5.
6) Bevan DR, et al. Reversal of neuromuscular blockade. Anesthesiology 1992; 77: 785–805.
7) 中塚秀輝，佐藤健治．筋弛緩薬拮抗の至適時期とその方法．岩崎 寛，編．筋弛緩薬．東京：克誠堂出版；2010. p. 269–78.
8) Berg H, et al. Residual neuromuscular block is a risk for postoperative pulmonary complications. A prospective, randomized, and blinded study of postoperative pulmonary complications after atracurium, vecuronium and pancuronium. Acta Anaesthesiol Scand 1997; 41: 1095–103.
9) 吉川弘明．重症筋無力症の診断　新たな診断方法．脳 21 2008; 11: 238–42.
10) 日本医薬品集フォーラム，監修．エドロホニウム塩化物．日本医薬品集 医療薬 2015 年版．東京：株式会社じほう；2014. p. 653.

❼ スガマデクス

sugammadex

- スガマデクス（ブリディオン®）は，ロクロニウム（アミノステロイド系筋弛緩薬）を選択的に直接包接[★1]して，筋弛緩作用を不活化する唯一の薬剤である（図1）．ネオスチグミンにあるような，天井効果，ムスカリン作用がない．

[★1] 内部の空洞内に取込むこと．

a. 構造の特徴

- スガマデクスの骨格の基礎はγ-シクロデキストリンである．γ-シクロデキストリンのままではその空洞は浅く，筋弛緩薬のステロイド構造のA，B，C環までしか空洞に入らないため包接力が弱い．このため，スガマデクスでは親水性の側鎖を追加して空洞を深くし，D環まで入るようにした．
- γ-シクロデキストリンの外側は親水性，内側は疎水性であり，ステロイド構造と疎水結合と Van der Waals 力で包接される．また，側鎖に陰性荷電を負荷することにより，D環の4級アミンの窒素原子の陽性荷電部分との間に静電結合が起こる．こうして，スガマデクスはロクロニウムに特異的に包接し安定した包接体となる（図2）．
- 他のアミノステロイド系筋弛緩薬も程度は弱いが包接作用がある（図3）．

b. 作用機序

- スガマデクスとアミノステロイド系筋弛緩薬は1：1の割合で包接する．包接によって血中の遊離ロクロニウム濃度が低下すると筋弛緩薬の濃度勾配によって神経筋接合部および他のコンパートメントから血中へ遊離ロクロニウムが移動する．
- そして，神経筋接合部のロクロニウムが減少し，アセチルコリン受容体が開放され神経筋伝達機能が回復する．

c. 薬物動態

- スガマデクスは体内で代謝されない．投与されたスガマデクスの95％以上は未変化体で尿中排泄される（表1）．スガマデクスは尿細管で再吸収も分泌もされずに尿中に排泄されるため，血漿クリアランスは糸球体濾過率に近似する．
- 排泄半減期は約100分である．

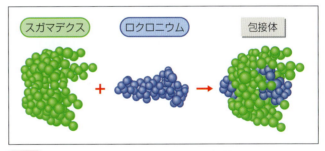

図1 スガマデクス，ロクロニウム，包接体
(Baldo BA, et al. Clin Exp Allergy 2011; 41: 1663-78[1]より)

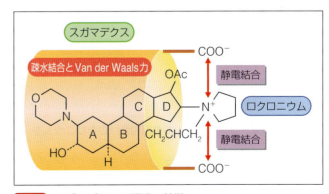

図2 スガマデクスの構造の特徴
(鈴木孝浩．麻酔 2006; 55: 834-40[2]より)

★2
筋弛緩モニターにおいて四連（TOF）刺激に対する収縮反応が2回（T2）の再出現状態.

▶ TOF：
train-of-four

★3
筋弛緩モニターにおいてポストテタニックカウント（PTC）刺激による1〜2回の単収縮反応（PTC1〜2）状態.

▶ PTC：
post-tetanic count

d. 適応と効果

ロクロニウム，ベクロニウム

- 浅い筋弛緩状態[★2]では，2 mg/kg を静脈内投与する（表2）．投与開始から TOF 比（T4/T1 の比）0.9 に回復するまでの時間（平均値±標準偏差）は 2.2 ± 1.2 分（ロクロニウム）である．
- 深い筋弛緩状態[★3]では，4 mg/kg を投与する（表2）．投与開始から TOF 比（T4/T1 の比）0.9 に回復するまでの時間は 1.6 ± 0.9 分（ロクロニウム）である．

ロクロニウムのみ

- 非常に深い筋弛緩状態（挿管用量のロクロニウム投与直後）から緊急回復を必要とする場合には，16 mg/kg を静脈内投与する（表2）．ロクロニウムを投与した3分後にスガマデクス 16.0 mg/kg を静脈内投与したときロクロニウム投与後から T1 が90%に回復するまでの時間は 6.2 ± 1.8 分である[3]．

e. 副作用と注意点

アナフィラキシー

- 10万人に対して2.8人の発症の報告があり，その90%が10分以内にアナフィラキシー症状が出現している．このため，スガマデクス投与後10分間は観察を怠ってはいけない．

再クラーレ

- スガマデクスの過少投与では一時的に TOF 比は回復を示すが，その後に再クラーレ（17〜71分後）を起こすことがある．いつ起こるか予測は不可能なため，規定量のスガマデクスの投与が必要である[4]．

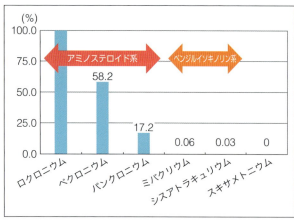

図3 スガマデクスと筋弛緩薬の親和性（ロクロニウムを100%とした場合）
等温マイクロカロリメトリー法による．

表1 ロクロニウム，スガマデクス，包接体の排泄経路

	排泄臓器	
	肝臓	腎臓
ロクロニウム	約40%	約50%
スガマデクス	なし	95%以上
包接体	なし	95%以上

表2 筋弛緩状態とスガマデクスの投与量

筋弛緩状態	筋弛緩モニターに対する反応	スガマデクス投与量（mg/kg）
浅い	TOF カウント2以上	2
深い	PTC1〜2以上	4
非常に深い	反応しない	16

■ スガマデクス投与後の再挿管

- スガマデクスを投与した後に再挿管のために再筋弛緩状態が必要になった場合の筋弛緩薬の投与法は2つである．
  ① スキサメトニウムを使用する．
  スガマデクスはスキサメトニウムを包接しないので通常量で筋弛緩状態が得られる．
  ② アミノステロイド系筋弛緩薬を投与する．
  スガマデクスが包接できるアミノステロイド系筋弛緩薬の分子量は等量であるため，スガマデクスの分子量を超えるロクロニウムなどアミノステロイド系筋弛緩薬を投与する（Column 参照）．

■ 腎機能障害

- 重症腎機能障害でも用量の変更の必要はないが，排泄が遅延する可能性がある．また，血液透析では high-flux 膜による平均6時間の透析により血漿中濃度は約70％減少する．

■ 高齢者

- 回復時間が3倍かかるため，筋弛緩モニターで回復を確認してから抜管することが望ましい[5]．

 Column 分子量からみるスガマデクスの包接力

スガマデクスの分子量は2,178，ロクロニウムの分子量は610であるため，スガマデクス200 mg が包接できるロクロニウム量は56 mg（約60 mg）である．スガマデクス200 mg 投与直後にロクロニウム100 mg を投与すると，60 mg 超えた量である薬40 mg が筋弛緩作用をきたす．

（高木俊一）

文献

1) Baldo BA, et al. Drug-specific cyclodextrins with emphasis on sugammadex, the neuromuscular blocker rocuronium and perioperative anaphylaxis: implications for drug allergy. Clin Exp Allergy 2011; 41: 1663–78.
2) 鈴木孝浩．スガマデクス（sugammadex: Org25969, modified γ-cyclodextrin）─新しい非脱分極性筋弛緩拮抗薬．麻酔 2006; 55: 834–40.
3) Lee C, et al. Reversal of profound neuromuscular block by sugammadex administered three minutes after rocuronium: a comparison with spontaneous recovery from succinylcholine. Anesthesiology 2009; 110: 1020–5.
4) Duvaldestin P, et al. A randomized, dose-response study of sugammadex given for the reversal of deep rocuronium- or vecuronium-induced neuromuscular blockade under sevoflurane anesthesia. Anesth Analg 2010; 110: 74–82.
5) Suzuki T, et al. Reversibility of rocuronium-induced profound neuromuscular block with sugammadex in younger and older patients. Br J Anaesth 2011; 106: 823–6.

8 ダントロレン

dantrolene

- ダントロレン（図1）は内服薬と注射剤がある．手術中および術後の使用のほとんどは注射剤であるため注射剤について本項では述べる．
- 1975年に南アフリカのHarrisonらによりダントロレンが悪性高熱症の特効薬であると初めて発表された[1]．1979年6月カナダHPB（Health Protection Branch）が，同年9月アメリカFDA（Food and Drug Administration）が認可した．日本では1985年に希少疾病用医薬品として認可された．
- 悪性高熱症には唯一といってよい特効薬であり，認可を受けた年以降死亡率が減少した．
- 本剤は末梢筋弛緩薬であり，内服薬は注射剤に先駆け痙性麻痺および全身こむら返り病に対し認可を受けた．

a. 作用機序

- 通常の骨格筋の収縮機構では筋細胞膜での脱分極がT管に伝わると膜電位検出タンパク（dihydropyridine-sensitive L-type Ca channel）が感知し，隣接しているCa放出チャネル（1型リアノジン受容体：RYR-1）に伝える．伝達を受けたRYR-1は開口し，筋小胞体からCaを放出させる．放出されたCaはトロポニンと結合し，アクチンとトロポミオシンの分子間距離を短縮させる．

▶RYR：
ryanodine receptor

- 筋小胞体にCaを加えると，筋小胞体内にも取り込まれるが，そのほかにCa自体が筋小胞体のCaチャネルを開きやすくする性質をもっている．この放出現象をCa誘発性Ca遊離（CICR）機構と呼んでいる．この機構は生理的刺激で発動するが，筋小胞体へのCaポンプの働きで，細胞内Ca濃度は直ちに低下し，CICR機構は停止してしまう[2,3]．

▶CICR：
calcium-induced calcium release

- 悪性高熱症患者は遺伝的にCICRが起こりやすい素因をもっていて，そのうえにこれら促進因子に曝露されたとき，細胞内Caの筋小胞体からの放出速度（量）が取り込み速度（量）を上回り，細胞内Caの濃度が異常に高くなる．そしてこの機構を止めることができなくなる．すなわち，CICR機構抑制不能状態となる[4]．

ダントロレンの半減期は約6時間と長い．投与後の呼吸抑制，筋力低下に注意が必要で，とくに筋疾患患者では筋力低下が増強する

- ダントロレンはRYR-1のN末端ドメインに結合し，N末端ドメインとセントラルドメイン間の連関障害を是正することにより，RYR-1からのCa漏出を抑制することがわかった[5,6]．

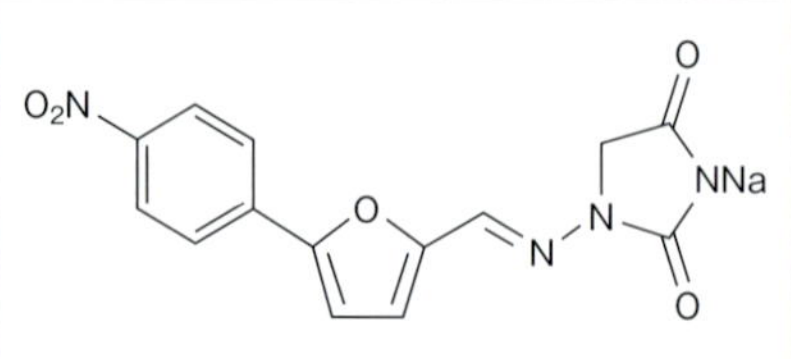

b. 薬物動態

- 健康成人に本剤25 mgを静脈内投与したとき，血漿中の濃度は投与15分で約0.77 μg/mLとなった後，漸減し半減期は6.08時間と長い．
- 主な代謝は肝臓で，水酸化により5-ヒドロキシダントロレン（これ自身も筋弛緩作用がある），アミノダントロレンな

図1 ダントロレンナトリウムの構造式

どとなり，大部分は尿中，胆汁に排出される．

c. 適応と効果

◼ 悪性高熱症の治療
- 初回量 1～2 mg/kg を 10～15 分かけて静注する．以後心拍数低下，筋緊張が低下し，体温が低下するまで随時追加投与が必要である．総投与量は日本では 7 mg/kg とされているが，それにこだわることなく症状改善まで投与してよい．もし症状が再発し，悪化傾向がみられたら症状改善まで追加投与を開始する．

◼ 悪性症候群の治療[7]
- 0.25～2 mg/kg を 6～12 時間おきに静注する．1 日あたり 3～5 mg，最大 10 mg とする．

d. 副作用と注意点

- 末梢筋弛緩作用による筋力低下，呼吸抑制には注意を要する．とくに筋疾患，心筋疾患患者では作用が増強する可能性が高い．
- 肝疾患患者では本剤投与により肝障害を増悪させることがある．
- 1 バイアル（ダントロレンナトリウム〈ダントリウム®〉20 mg）を溶解するためには蒸留水 60 mL が必要である[★1]．蒸留水のみに溶解される（図2）．また難溶解性である[★2]．必要量を完全に溶解させるためには時間と人手が必要である．また本薬剤は強アルカリ性であるため，単独投与が原則である．
- Ca 拮抗薬の併用により高カリウム血症に伴う心筋抑制の可能性があり，避けるべきである．

（市原靖子，菊地博達）

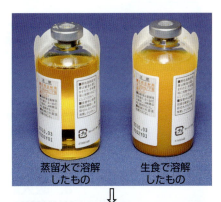
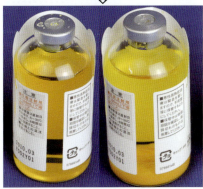

図2 ダントロレンに蒸留水（左），ダントロレンに生理食塩水（右）を加え振盪したもの

蒸留水のほうは透き通ったオレンジ色となるが，生理食塩水で振盪したものは混濁し，しかも溶解したようにみえるが時間が経つと薬剤が沈殿し，溶解していない．

★1
かつては患者への投与の際，バイアル内で溶解させたあと大きめの注射器に吸引して投与していた．最近はバイアルに添付のラベルに吊り具機能のある「ハンガーラベル」となり投与しやすくなった．

★2
ダントロレンは難水性であり，D-マンニトールを含有することにより溶解するようになった．とはいえ難溶性で時に暖めた蒸留水を用いると溶けやすくなると報告されている[8]．

文献

1) Harrison GG. Control of the malignant hyperpyrexic syndrome in MHS swine by dantrolene sodium. Br J Anaesth 1975; 47: 62-5.
2) Endo M, et al. Changes in the Ca-induced Ca release mechanism in the sarcoplasmic reticulum of the muscle from a patient with malignant hyperthermia. Biomed Res 1983; 4: 83-92.
3) Endo M, et al. Calcium induced release of calcium from the sarcoplasmic reticulum of skinned skeletal muscle fibres. Nature 1970; 228: 34-6.
4) 菊地博達．悪性高熱症の発症機序・検査法と治療．日本醫事新報．1997; 3812 : 11-6.
5) Paul-Pletzer K, et al. Identification of a dantrolene-binding sequence on the skeletal muscle ryanodine receptor. J Biol Chem 2002; 277: 34918-23.
6) Kobayashi S, et al. Dantrolene, a therapeutic agent for malignant hyperthermia, markedly improves the function of failing cardiomyocytes by stabilizing interdomain interactions within the ryanodine receptor. J Am Coll Cardiol 2009; 53: 1993-2005.
7) 市原靖子．VI. 治療　治療法．菊地博達，編．悪性高熱症．東京：克誠堂出版；2006. p. 155-8.
8) Mitchell LW, Leighton BL. Warmed diluent speeds dantrolene reconstitution. Can J Anaesth 2003; 50: 127-30

2-4 吸入麻酔薬

吸入麻酔薬の使い方

a. 吸入麻酔薬とは（鎮静薬としての吸入麻酔薬）

近年，吸入麻酔薬は臨床的には鎮静薬としてとらえられている

- 吸入麻酔薬は全身麻酔の導入・維持に用いられる麻酔薬で，経気道的に投与（吸入）し，肺から吸収され血液を介し主として脳を標的とする麻酔薬である．揮発性麻酔薬は，高濃度で使用することにより，単独使用においても鎮静・鎮痛・無動化という全身麻酔の主たる3要素を賄うことができる（鎮痛に関しては議論が分かれる）と考えられていたが，近年では，鎮痛薬や筋弛緩薬，硬膜外麻酔に代表される神経ブロックと併用される（バランス麻酔）場合がほとんどであり，臨床的には鎮静薬としてとらえられている．

b. 各吸入麻酔薬の時代的趨勢

■ 消えていった吸入麻酔薬

- 吸入麻酔薬で全身麻酔を行う場合，静脈麻酔薬投与によって意識を消失させ，筋弛緩薬投与の後に気管挿管を行い，気管チューブを介し吸入麻酔薬を投与することが多い．この方法が確立されたのは1950年ごろであるが，当時使用されていたフロロキセン，メトキシフルランは，その急性肝毒性や代謝産物である無機フッ素の腎障害により，1970年代にその使用は激減した．
- 一方，時を前後して登場したハロタンは30年以上の長きにわたり臨床使用され続けたが，重篤な肝障害（ハロタン肝炎）を引き起こすことがあり，現在では小児麻酔や喘息治療以外ではほとんど用いられていない．また，1960年代に登場したエンフルランは，ハロタンよりも代謝率やアドレナリンによる心筋感受性が低い優れた吸入麻酔薬であったが，喉頭展開時の体動や，高濃度・過換気吸入により痙攣を惹起するという問題点があり，光学異性体であるイソフルランの登場以降はほとんど臨床使用されなくなった．
- このように，過去数種類の吸入麻酔薬が臨床使用されながらも姿を消していった．臨床使用するうえで求められる吸入麻酔薬の特徴として，①不燃性であること，②化学的に安定で，代謝産物に毒性がないこと，③麻酔作用が強く，麻酔深度の調節が容易であること，などがあげられ，さらには，より導入・覚醒が早い吸入麻酔薬を求め，開発が行われることとなった．

■ イソフルラン〜セボフルラン〜デスフルラン

イソフルランの登場

- エンフルランの異性体であるイソフルランは，非可燃性で化学的にも安定しており，代謝率が低いため安全に使用できると考えられた．また，過去の吸入麻酔薬と比べて，導入・覚醒がすみやかで，臨床使用にあたって大きな問

題点を認めなかったことから，1980年代の麻酔の主流をなし，現在でも世界中で広く用いられている[★1]．

セボフルランの登場

- 麻酔科医の立場からみた使いやすい吸入麻酔薬とは，すみやかに導入できる麻酔薬であり，術中の必要麻酔深度変化への対応が容易で，すみやかに覚醒できる吸入麻酔薬であろう．セボフルランは，イソフルランに比べてもさらに導入・覚醒の早い吸入麻酔薬であり，術中の麻酔深度維持が容易となった．

- 患者に与える影響としては，多少の覚醒時間の差よりも生体への安全性や臓器保護効果の差のほうがより大きな意味をもつ．その点において，かつてのセボフルラン黎明期においては，その代謝率の高さや，ソーダライムとの反応によるcompound Aの生成から，肝・腎機能の低下した患者への使用は敬遠され，イソフルランが使用されることが多かった．また，イソフルランは頭蓋内圧への影響が少ないことから，脳外科領域では好んで使われてきた．

- しかし，セボフルランの安全性が臨床的に確認され，脳血流をほぼ変化させないため脳外科手術にも使用しやすいと認識された近年においては，セボフルランではなく，あえてイソフルランを使用するメリットは小さく，イソフルランの使用実績は激減し，セボフルランがその主役の座を取って代わることとなった．安全性に差がないのであれば，その麻酔調節性の良さ，覚醒の速さは麻酔科医にとって非常に魅力的であり，日本では2011年のデスフルラン発売までの長きにわたり，セボフルランが揮発性麻酔薬の世界を席巻することとなった．

デスフルランの登場

- 新しい吸入麻酔薬として約20年ぶりに登場したデスフルランは，その代謝率の低さ，血液/ガス分配係数の低さの点では非常に都合の良い吸入麻酔薬であり，組織蓄積性の低さもあって長時間使用後においてもすみやかに覚醒することから，驚きをもって麻酔科医に迎えられた．

- しかし現状では，デスフルランはセボフルランの牙城に食い込んではいるが，シェアを完全に奪うほどではない．これには①新たに特殊な気化器を用意する必要があるため病院としてコストがかかる，②麻酔科医がセボフルラン使用に不満を感じていない，③緩徐導入に適さない，といった理由がある．

- いずれにしても，現在日本で使用されている主な吸入麻酔薬は，揮発性麻酔薬としてはイソフルラン，セボフルラン，デスフルランの3種と，窒素酸化物である亜酸化窒素を加えた4種類である．それらの特徴を把握すれば臨床現場では事足りるのではないだろうか．

★1
日本で開発されたセボフルランを避けているためなのか，コストを削減する目的からなのか，アメリカではイソフルランの使用量が思いのほか多いようである．基礎・臨床を問わず論文中に用いられる吸入麻酔薬も，いまだにイソフルランが多く登場するのも，そのせいであろうか？

c. 日本で使用されている代表的な吸入麻酔薬とその特徴

■ イソフルラン
- 代謝率は約 0.2% と低く，臓器障害を起こすリスクが少ない．最小肺胞内濃度（MAC）は約 1.1% と非常に強力な吸入麻酔薬である．血液／ガス分配係数は約 1.4 と，現行で使用されている吸入麻酔薬の中では比較的高く，麻酔の導入・覚醒には若干の時間を要する．MACawake は約 0.43%．刺激臭と若干の気道刺激性があるため，緩徐導入には適さない．

▶MAC：
minimum alveolar concentration

■ セボフルラン
- 代謝率は約 3% とイソフルラン，デスフルランに比べて高いものの，肝・腎障害の報告はほとんどなく，安全性が確立されている．その血液／ガス分配係数（約 0.6）の低さから，すみやかな麻酔の導入と覚醒が可能であり，気道刺激性が少ないため緩徐導入にも好んで用いられる．MAC は約 1.7% で，MACawake は約 0.63%．

■ デスフルラン
- 代謝率は約 0.02%，血液／ガス分配係数は 0.42 とセボフルランに勝る特徴をもち，長時間の麻酔維持後もきわめてすみやかな覚醒が望める．しかし，気道刺激性が強いため緩徐導入には適さない．MAC は約 6%，MACawake は約 2.5% と高いため，長時間手術ではその使用量が多くなり，気化器への追加注入が必要となることが多い．
- 追加注入を怠った場合や追加注入に手間取った場合，その特徴が仇となり，患者が容易に覚醒してしまうため注意が必要である．沸点が常温に近いため，気化器を加温して使用する必要がある．

■ 亜酸化窒素（笑気）
- 生体内ではほぼ代謝されず，血液／ガス分配係数は 0.47．強力な鎮痛作用を有するが，MAC は約 105%，MACawake は約 71% であるため，単独での全身麻酔は不可能であり補助的な麻酔薬として用いられてきた．セボフルラン等の麻酔薬に併用することにより，セボフルラン等を単独吸入した場合より麻酔導入がすみやかになる（二次ガス効果）ため，緩徐導入の際には好んで用いられることが多い．
- 亜酸化窒素はそれ自体が環境汚染ガス（二酸化炭素の約 300 倍の温室効果ガスである）であることや，体内閉鎖腔を膨張させる，術後の悪心・嘔吐を増加させる等の欠点があるため，近年では敬遠される傾向にある．

d. 麻酔法の選択（吸入麻酔 vs 静脈麻酔）

- バランス麻酔全盛の現代においては吸入麻酔単独での麻酔はほぼ皆無であり，麻薬や神経ブロックを主体とした鎮痛と，吸入麻酔薬や静脈麻酔薬を用いた鎮静，必要に応じた筋弛緩薬の投与により麻酔維持を行うことが多い．そこで，鎮静薬としてどの吸入麻酔薬を用いるかという選択以前に，鎮静法として吸入麻酔と静脈麻酔のどちらを選択するかについて考える必要がある．

鎮静法として吸入麻酔と静脈麻酔のどちらを選択するかを考える必要がある

- 吸入麻酔の特徴を，プロポフォールを主体とした静脈麻酔を念頭におきながら列挙する．
- 利点：①必要麻酔濃度の個人間格差が小さい，②静脈路未確保の状態でも麻酔導入が可能（例：小児に対する緩徐導入），③薬剤性プレコンディショニング作用を有する，④抗炎症作用が強い，⑤無動化作用が強い，⑥気管拡張作用があり，喘息発作の治療にも有効，⑦代謝率が低く呼気中に排泄されるため，覚醒時間は肝機能に依存しないなど．
- 欠点：①悪性高熱症のトリガーとなる，②術後の悪心・嘔吐（PONV）リスクを高める，③覚醒時に興奮期を認める（とくに小児において），④低酸素性肺血管収縮（HPV）反応を抑制する，⑤周術期生体免疫能を抑制するなど．
- 具体的には，①悪性高熱素因を有する患者，②PONVハイリスク患者，③一側肺換気（OLV）を要する手術（肺・食道手術）★2，④担癌患者，⑤小児に対する麻酔維持などにおいては不利であるが，①脳波モニターのない（麻酔深度を観察できない）環境，②脳・心臓に虚血を認める病態，③炎症性疾患（腹膜炎等），④声門上デバイス等を用いた自発呼吸を温存した管理，⑤喘息患者，⑥肝機能不全患者などにおいては有利な麻酔法となるかもしれない．

▶PONV：
postoperative nausea and vomiting

▶HPV：
hypoxic pulmonary vasoconstriction

▶OLV：
one lung ventilation

★2
静脈麻酔と吸入麻酔でHPVに及ぼす作用に差がないという報告もある．また，セボフルランはプロポフォールに比し，OLV後の肺胞内炎症性サイトカイン増加を有意に抑制し，かつ重大な合併症も減少させるという報告があり[1]，むしろ吸入麻酔のほうが有利に働く可能性があり，今後の検証が待たれる．

e. 各揮発性麻酔薬の選択法

- 全身麻酔における鎮静法として吸入麻酔を選択した場合，どの揮発性麻酔薬を用いるのかという問題がある．麻酔方法，麻酔薬の選択は，実際のところ，担当する麻酔科医の好みの問題によるところが大きい．つまり，その管理において何をいちばん重要視するかによって，選択される麻酔薬が異なってくるということである．
- セボフルランではなく，イソフルランを選択するメリットはほとんど実感されないため，臨床的にはセボフルランとデスフルランを使い分けることになる．ここでは，絶対的に正しい選択法ではなく，あくまで一つの意見としての選択法をあげることとする．

■ イソフルランを選択する場合
ペナンブラ領域の存在する脳外科手術（くも膜下出血など）

- 揮発性麻酔薬は中枢神経系のプレコンディショニング作用を有するとの研究が，多数報告されている．近年，外傷性くも膜下出血モデルのマウスにおいて，イソフルランの後投与が神経保護効果を示した（ポストコンディショニング作用を有する）との報告がなされた[2]．
- くも膜下出血に対する手術の場合，麻酔を実施するのは出血後であるため，プレコンディショニング作用をもつこと自体に大きな意味はないが，ポストコンディショニング作用を有することは非常に有利となる．脳外科手術に用いる吸入麻酔薬としては，現時点ではイソフルランが最も利点があることになる★3．

イソフルランのポストコンディショニング作用が脳外科手術に最も利点がある

★3
吸入麻酔薬の中枢神経系へのポストコンディショニング作用は，各揮発性麻酔薬間で比較検討されたわけではない．今後，セボフルラン，デスフルランでも同程度の結果が得られたならば，あえてイソフルランを使用するメリットのある症例はなくなるかもしれない．

> セボフルランは気道刺激性が少なく，緩徐導入で臨床上問題になることは少ない

■ セボフルランを選択する場合

緩徐導入をする場合

- イソフルラン，デスフルランはともに強い刺激臭や気道刺激性を有するため，緩徐導入には適さない．セボフルランにも臭いはあるものの，臨床上問題になることは少なく，消去法として選択されることが多い．

心臓手術

- イソフルラン，セボフルラン，デスフルランともに心筋保護作用を有するとの報告が多数ある．イソフルランは心拍数を増加させる傾向があり，デスフルランも 1〜1.5 MAC 程度の吸入で交感神経賦活を介した心拍数増加を認めるため，セボフルランが最も使用しやすいと思われる．

小児患者

- 緩徐導入後そのまま使用できるというメリットがある．また，全身麻酔薬自体の毒性として成長期幼弱脳に対する毒性の問題があるが，デスフルランはセボフルランに比し，幼弱脳に対してより強くアポトーシスを誘導するという動物実験の報告がある³⁾．吸入麻酔薬を使用するならばセボフルランを用いたほうが良いかもしれない．

喘息患者・喫煙患者

- 1.5 MAC のイソフルラン，セボフルランは気道抵抗を変化させないが，デスフルランは気道抵抗を増大させるとの臨床研究報告がある⁴⁾．喘息患者や喫煙患者ではデスフルランよりもセボフルランのほうが有利かもしれない．

■ デスフルランを使用する場合

長時間手術・日帰り手術

> 早期覚醒を望むような長時間手術や日帰り手術ではデスフルランが好まれる

- セボフルランとデスフルランを比較した場合，手術時間（吸入時間）が長くなればなるほど，覚醒にかかる時間の差は大きくなる．早期覚醒を望むような長時間手術や日帰り手術では，デスフルランのほうが好まれるであろう★4．

★4
日帰り手術においてセボフルランとデスフルランを比較した RCT が発表された⁵⁾．同程度の麻酔深度に維持されたセボフルランとデスフルラン麻酔において，覚醒時間はデスフルランで有意に短かった．しかしながら，帰宅できるまでに要した時間や，日常生活に復帰するまでに要した時間は両群に差はなかった．このことから，病院の立場からは，麻酔時間を短縮することにより総手術件数を増やすことはできるかもしれないが，各患者個人の立場からはデスフルランのメリットはないのかもしれない．

肥満患者

- 吸入麻酔薬は，脂肪/血液分配係数に従って脂肪組織に蓄積される．すなわち，投与終了後に呼気から排泄される吸入麻酔薬は，脂肪組織から血液中へ，血液中から呼気中へと排泄されることになる．セボフルランはその脂肪蓄積性の高さから，投与中止から覚醒までの時間が遷延することが多いため，デスフルランのメリットは大きい．

f. 亜酸化窒素を使用するか否か

> 亜酸化窒素は鎮痛作用をもちながら呼吸抑制がなく，自発呼吸を温存した麻酔管理に利便性が高い

- 亜酸化窒素はそれ単独では全身麻酔を維持することはできないため，現実的には揮発性麻酔薬と併用することになる．近年では，レミフェンタニルに代表される短時間作用型のオピオイドの登場もあり，気管挿管下に人工呼吸管理する際には，鎮痛作用を有するという特徴はあまり意味をなさない．また，前述のような欠点があることから，使用頻度は減少してきている．しかし，比較的強い鎮痛作用をもちながら，オピオイドのような呼吸抑制作用がないことから，声門上器具を用い自発呼吸を温存した麻酔管理の際には利便性が高い．

- 2013年，亜酸化窒素の使用は術後30日以内の死亡率を改善し，近年の亜酸化窒素排除の傾向は支持しないとの論文が発表された[6]．また，揮発性麻酔薬自体が温室効果ガスであり，デスフルラン単独よりも亜酸化窒素併用麻酔のほうが地球温暖化効果は弱いとの試算もあり[7]，その使用の是非についての根拠は揺らぎつつある．
- 亜酸化窒素は多彩な作用機序と，強い鎮痛・鎮静効果を併せ持つという複合的な吸入麻酔薬である．一方，現在主流のバランス麻酔は，鎮静・鎮痛・筋弛緩を別々の薬剤・方法で賄う麻酔であるため，亜酸化窒素の使用は時代の流れに逆行している感は否めない．しかし，複合的な麻酔薬であるという稀有な特徴は，その使用目的いかんによっては非常に魅力的であり，今後も使用がなくなることはないであろう．

g. おわりに

- 患者は，生命予後・機能予後を改善する目的で手術を受けるのであり，麻酔をかけられることを目的に手術を受けるのではない．それならば，麻酔法・麻酔薬の選択は，生命予後・機能予後を改善することをエンドポイントとして行われるべきであろうが，残念ながら，麻酔法・麻酔薬の選択により生命予後・機能予後が左右されるという確たる研究報告はない．
- 今後研究が進み，病態ごとの標準麻酔法が規定される時代が来るかもしれないが，それまでの間は，麻酔のエンドポイントを麻酔科医個人が個々の症例において設定し，麻酔法・麻酔薬を選択せざるをえない．

(高橋哲也)

文献

1) De Conno E, et al. Anesthetic-induced improvement of the inflammatory response to one-lung ventilation. Anesthesiology 2009; 110: 1316-26.
2) Altay O, et al. Isoflurane delays the development of early brain injury after subarachnoid hemorrhage through sphingosine-related pathway activation in mice. Crit Care Med 2012; 40: 1908-13.
3) Kodama M, et al. Neonatal desflurane exposure induces more robust neuroapoptosis than do isoflurane and sevoflurane and impairs working memory. Anesthesiology 2011; 115: 979-91.
4) Nyktari V, et al. Respiratory resistance during anaesthesia with isoflurane, sevoflurane, and desflurane: A randomized clinical trial. Br J Anaesth 2011; 107: 454-61.
5) White PF, et al. Desflurane versus sevoflurane for maintenance of outpatient anesthesia: The effect on early versus late recovery and perioperative coughing. Anesth Analg 2009; 109: 387-93.
6) Turan A, et al. The association between nitrous oxide and postoperative mortality and morbidity after noncardiac surgery. Anesth Analg 2013; 116: 1026-33.
7) Ryan SM, et al. Global warming potential of inhaled anesthetics: Application to clinical use. Anesth Analg 2010; 111: 92-8.

1 亜酸化窒素

nitrous oxide

- 亜酸化窒素は無色・無臭のガスでありガス性吸入麻酔薬に分類される.
- 1844年ColtonがWellsの抜歯の際に使用して以来160年以上にわたり臨床で使用されてきた.
- ①麻酔の導入,覚醒がすみやかであること,②化学的に安定しており他の物質と反応して有害物質を生じないこと,③生体内代謝率が低いこと,④呼吸抑制作用,循環抑制作用がないこと,⑤肝障害・腎障害などを引き起こさないなど,長期間の使用により安全性が確立しているのが特徴である.
- 温室効果ガスの一つとして指定されたことと,レミフェンタニルの登場により臨床麻酔での使用頻度は減少している.

a. 作用機序

- 脳幹の内因性オピオイドの放出を促進し,その結果,下行性疼痛抑制系のノルアドレナリン作動性ニューロンを活性化し脊髄での抑制性伝達を増強する.
- 脳幹でのグルタミン酸 N-methyl-D-aspartate（NMDA）受容体[★1]への拮抗作用,およびオピオイド,ドパミン,ベンゾジアゼピンなどの受容体への作用も報告されている.
- 脊髄への直接的な鎮痛作用により脊髄後角での興奮性伝達を抑制する[1)].

★1 NMDA受容体
グルタミン酸は,脊髄痛覚系の興奮性神経伝達物質である.グルタミン酸の受容体にはNMDA受容体と非NMDA受容体がある.NMDA受容体は通常は不活性であるが,侵害受容器への刺激が続くと受容体が活性化されることから痛覚過敏と関連していると考えられている.

▶MAC：
minimum alveolar concentration

b. 薬物動態

- 血液／ガス分配係数が0.47と小さく肺胞からすみやかに血液中に移行するため,作用発現がすみやかである.
- 生体内代謝率は0.002％と微量である.

c. 適応と効果

- 亜酸化窒素の最小肺胞濃度（MAC）は104％と高く,実際の麻酔で単独で用いられることはない.主として用いられる吸入麻酔薬のMACを減少させる効果を期待して,他の揮発性麻酔薬と併用される.
- 歯科麻酔などでは鎮痛作用を期待して単独で30％以下の低濃度で使用される.

d. 副作用と注意点

- 亜酸化窒素の血液溶解度が窒素よりも高いため体内の閉鎖腔の容積を増加させる.イレウス,気胸患者などでは使用しない.中耳内圧の上昇を引き起こす可能性があり,鼓室形成術では使用しないほうがよい.同様に気管チューブやラリンジアルマスクのカフ内圧を上

> **Topics** 亜酸化窒素はもう必要ないか？
>
> より調節性に優れたレミフェンタニルの登場で亜酸化窒素が臨床麻酔で使用される頻度は非常に少なくなってきた.もはや亜酸化窒素は必要ないのだろうか？術後痛には創部からの痛覚刺激によるNMDA受容体の活性化が重要な役割を果たしている.レミフェンタニルなどのオピオイドはNMDA受容体活性化作用があり,術後痛を増強する可能性がある.亜酸化窒素にはNMDA受容体拮抗作用があることから周術期に使用する利点は理論的には存在する[2)].

表1 吸入麻酔薬の大気中での残存期間（lifetime）と地球温暖化係数（GWP）

麻酔薬	lifetime（年）	GWP20
二酸化炭素		1
セボフルラン	1.2	349
イソフルラン	3.6	1,401
デスフルラン	10	3,714
亜酸化窒素	114	289

GWP20：20年間の地球温暖化係数

(Ryan SM, et al. Anesth Analg 2010; 111: 92-8[6]）より)

昇させる．
- 眼科の網膜硝子体手術で眼内にガス（SF_6，C_3F_8）を注入させる場合は，眼圧上昇から視力低下や失明に至るため使用しない．ガス注入前15分以上は亜酸化窒素の吸入を停止することが推奨されている[3]．
- ビタミンB_{12}を不活性化し葉酸やメチオニンの代謝に影響を及ぼす．とくにビタミンB_{12}欠乏症患者では注意が必要である．メチオニン合成酵素の抑制により，血中のホモシステイン濃度が上昇する．高ホモシステイン血症は凝固能亢進を誘発し，周術期の心筋虚血，脳血管障害のリスクを高める[4]．
- 麻酔中高濃度で使用されることや拡散性が高いことから，麻酔覚醒時に吸入を中止すると肺胞内の亜酸化窒素濃度が上昇し，酸素分圧が低下する危険がある（拡散性低酸素症）．投与終了時には高濃度酸素を投与する．
- 術後の悪心・嘔吐の発生率を上昇させる．全身麻酔における亜酸化窒素の必要性を検討したENIGMA trialでは亜酸化窒素を用いた群では術後の嘔吐，創感染，気胸や無気肺，肺炎の発生率が有意に高かった[5]．
- 亜酸化窒素は二酸化炭素の300倍もの温室効果をもつ温室効果ガスの一つである（表1）[6]．いちど大気に放出されると長期間分解されない．

（森本康裕）

文献

1) 河野達郎．脊髄後角への興奮性伝達に対する亜酸化窒素の作用．PAIN RESEARCH 2008; 23: 1-9.
2) Echevarria G, et al. Nitrous oxide (N_2O) reduces postoperative opioid-induced hyperalgesia after remifentanil-propofol anaesthesia in humans. Br J Anaesth 2011; 107: 959-65.
3) 大路正人，ほか．眼内長期滞留ガス（SF_6，C_3F_8）使用ガイドライン．日眼会誌 2010; 114: 110-5.
4) 萬家俊博．亜酸化窒素の生き残る道．日臨麻会誌 2013; 33: 730-5.
5) Myles PS, et al. Avoidance of nitrous oxide for patients undergoing major surgery: A randomized controlled trial. Anesthesiology 2007; 107: 221-31.
6) Ryan SM, Nielsen CJ. Global warming potential of inhaled anesthetics: Application to clinical use. Anesth Analg 2010; 111: 92-8.

❷ セボフルラン　sevoflurane

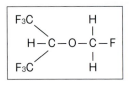

図1 セボフルランの構造式

▶GABA：
γ-aminobutyric acid

- セボフルラン（セボフレン®）は米国トラベノール社（現在の米国 Baxter international Inc.）によって1968年に合成されたハロゲン化麻酔薬である（図1）.
- 米国での開発は中止されたが，日本では丸石製薬によって臨床試験が進められ，1990年に世界に先駆けて臨床使用が開始された.
- 現在，最も多く使用されている揮発性麻酔薬である.
- セボフルランの物理化学的性状と臨床的指標を表1と表2[1,2]に示す.

a. 作用機序

- セボフルランを含む揮発性麻酔薬の作用機序は完全には解明されていない[3]. 現在では $GABA_A$ 受容体をはじめ複数の受容体やチャネルに作用してその効果を発揮すると考えられている.

b. 薬物動態と代謝産物による臓器障害

- 1.6〜4.9%のセボフルランが体内で代謝され[4,5]，残りは呼気中に排泄される.
- 肝臓でシトクロムP450 2E1による分解を受け，ヘキサフルオロイソプロパノール（HFIP）と無機フッ素（F^-）が生成される. HFIPは肝臓でグルクロン酸抱合され，主に腎臓から尿中に排泄される. セボフルランはハロタンのように代謝過程でトリフルオロ酢酸が生成されないため，トリフルオロ酢

表1 セボフルランの物理化学的性状

性状	無色澄明の流動しやすい液である. エタノール（99.5）と混和する. 水にきわめて溶けにくい. 揮発性で引火性はない
分子式	$C_4H_3F_7O$
分子量	200.6
沸点（℃）	58.5
比重（25℃）	1.52
蒸気圧	15℃：124 mmHg 20℃：156.9 mmHg 25℃：197.0 mmHg 30℃：245.5 mmHg 36℃：316.6 mmHg
分配係数	血液／ガス　　0.63 植物油／ガス　53.7 脂肪／ガス　　47.7 水／ガス　　　0.36

表2 セボフルランの臨床的指標

MAC（%）[*1]	1.71（成人：平均年齢 47.5 歳）
MAC awake（%）[*2]	0.62（成人：平均年齢 42.9 歳）[†]
MAC-BAR（%）[*3]	2.81（小児） 4.15（成人：平均年齢 41.6 歳）[‡]

MAC：minimum alveolar concentration, MAC-BAR：MAC blocking of adrenergic responses, セボフルランのMACは他の吸入麻酔薬と比べ年齢による変化が大きい.

[*1] 皮膚切開の刺激を加えた際に50%のヒトで体動が認められないときの肺胞濃度（1気圧下）.
[*2] 50%のヒトが言葉による簡単な指示命令に応答できるときの肺胞濃度.
[*3] 皮膚切開の刺激に対して50%のヒトで交感神経反応がみられないときの肺胞濃度.

([†] Katoh T, et al. Anesth Analg 1993; 76: 348–52[1] / [‡] Katoh T, et al. Anesthesiology 1999; 90: 398–405[2] より)

酸がタンパクと結合することによって発症する免疫反応性肝障害はきわめてまれである．無機フッ素は腎臓から尿中に排泄される．高い血中無機フッ素濃度が持続すると腎障害が生じるが，臨床ではセボフルラン麻酔後の無機フッ素による腎障害の報告はない．

c．適応と効果

- 血液／ガス分配係数が低い（0.63）ため導入覚醒が速く，麻酔の調節性に優れる．
- 臨床的な鎮痛作用（抗侵害作用）は弱いため，ごく低侵襲の手術を除いてセボフルラン単独による麻酔維持は行われない．
- 現在の全身麻酔は，オピオイドや硬膜外麻酔（末梢神経ブロック）等の鎮痛法を併用した「バランス麻酔」である．
- バランス麻酔においてセボフルランは鎮静（無意識）の役割を担う．MAC（最小肺胞濃度）を指標とした麻酔より投与濃度が低くなったため，MAC awake も重要な指標となった．
- オピオイド（フェンタニル，レミフェンタニル）を併用したバランス麻酔では，オピオイド血中濃度の上昇に伴って MAC および MAC-BAR（交感神経反応遮断最小肺胞濃度）が大きく減少する一方，MAC awake はわずかな直線的低下にとどまり，中等度以上のオピオイド濃度では3者がきわめて近接する[2]（図2）．すなわち，体動がなく血圧・心拍数が安定していても，セボフルラン濃度によっては術中覚醒の危険性があることを示唆している．術中覚醒を避けるためには終末呼気濃度で 1～1.2％ を担保することが望ましい．
- 気道刺激性が低く臭いも許容できるため，小児から高齢者までマスクによる導入が円滑にできることがセボフルランの大きな特長である．成人では，導入前の静脈路確保が困難な患者（針恐怖症を含む），静脈麻酔薬にアレルギーがある患者などでは有用である．
- セボフルランは心筋保護効果（プレコンディショニング効果）を有する[6-8]が，高齢者と糖尿病患者ではその効果が減弱する．
- セボフルランは気道抵抗を下げるため[9]，喘息患者には有利である．
- セボフルランによるマスク導入法は，静脈麻酔薬と比べて意識消失後も自発呼吸が残りやすいことから[10]，挿管困難が予想される症例に応用されている★1．

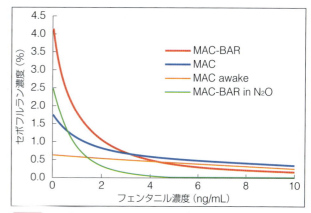

図2 セボフルランの各 MAC に対するフェンタニルの影響

縦軸にセボフルラン濃度，横軸にフェンタニル血中濃度を示す．中等度以上のフェンタニル濃度では MAC-BAR が MAC と MAC awake より低いことに注意．体動がなく血圧・心拍数に変化がないからといってセボフルラン濃度を下げすぎると覚醒する可能性があることを示唆している．

(Katoh T, et al. Anesthesiology 1999; 90: 398-405[2] より)

★1
自発呼吸が維持されやすいことは困難気道対策上の利点であるが，麻酔が深くなるにつれて咽頭筋群が弛緩し，上気道が閉塞する可能性もある．気道が閉塞すると麻酔深度の調節が難しくなることに注意．

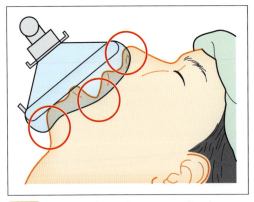

図3 吸入導入時の工夫：マスクの当て方
マスクのカフ量を調節できる製品では少しカフを抜いておく．とくに ○ の部分の隙間に注意．

d. マスクによる吸入導入法

■ 小児における吸入導入法

①漸増法
- セボフルランの臭いに慣れさせながら次第に濃度を上げていく方法．急速導入法より導入時間が長く，興奮期が出現することが多い．

②高濃度法
- 最初から高濃度（5〜8％）を投与する方法（ただし添付文書上は5％までが上限であることに注意）．漸増法より有意に導入時間が短く，咳や息こらえ，喉頭痙攣などの発生率も増えない[11]．5％では亜酸化窒素を併用したほうがスムーズな導入が可能である．

■ 成人における吸入導入法

- いずれの方法も最初から高濃度セボフルランを投与する．
  - ①一回深呼吸法：息を最大に吐いた後に最大限吸入して息こらえさせる方法．
  - ②反復深呼吸法：単純に深呼吸を繰り返してもらう方法．患者にも理解されやすい．
  - ③通常呼吸法：通常の呼吸で吸入させる方法．患者の理解が得られない（高齢者など）場合に適応．
- 上記の導入法の詳細は他誌に譲る[12]が，円滑に導入するコツとして，
  - 麻酔回路を5％（〜8％）セボフルラン，酸素（必要に応じて亜酸化窒素を併用）で満たしておく．
  - 高流量を用いる（6〜10L/分）．
  - 小児でも成人でもマスクの上下を逆にして鼻孔を塞ぐように当てると，自然に口呼吸となり，臭いも低減できる（図3）．マスクと顔面に隙間がないように注意する（とくに歯がなく頬がこけた高齢者など）
  - 顎関節の弛緩が得られたらラリンジアルマスクを挿入できる[12]．

e. 副作用と注意点

- 用量依存性に循環・呼吸が抑制される．
- 水酸化ナトリウムや水酸化カリウムを含む二酸化炭素吸収剤との化学反応によって生成された compound A（ビニルエーテル）による腎障害が懸念されたが，臨床的な腎障害の報告はない．しかし compound A は低流量麻酔で回路内濃度が増加するため，総ガス流量1L/分未満の低流量麻酔は推奨されていない（米国FDAによる使用基準）．
- 他の揮発性麻酔薬と同様，セボフルランは悪性高熱発症のトリガーとなる．患者の既往歴・家族歴に注意するべきである．
- 小児のセボフルラン高濃度導入時，とくに過換気状態において異常脳波や異常運動がみられたとの報告がある★2．

★2 痙攣脳波誘発の予防について

以下の対応が推奨されている[13]．
- 痙攣の既往がある患者にはできるだけ用いない．
- ベンゾジアゼピンによる前投薬．
- 亜酸化窒素の併用．
- フェンタニルなどのオピオイドの使用．
- 過換気を避ける．
- 維持濃度は 1.5 MAC までとする．

ただしいずれも明確な根拠はない．

Column　セボフルラン導入のシミュレーション

　セボフルランのように血液/ガス分配係数が小さい（血液に溶けにくい）麻酔薬は肺胞内と血液の麻酔薬分圧が早く平衡に達するので，肺胞の麻酔薬濃度はすみやかに吸入気の麻酔薬濃度に近づく．血液に溶解した麻酔薬は脳に到達し，脳内麻酔薬分圧が血液と平衡に達するまで取り込まれる．
　図4 はセボフルラン導入のシミュレーションの一例である．回路内に5%セボフルランを充填後，新鮮ガス流量6L/分（酸素100%），セボフルラン5%で導入を開始した．肺胞内と脳内濃度の推移の違いに注意（回路内濃度は麻酔薬の取り込みによって吸入開始から一時的に低下している．また，ここでは導入開始時の深呼吸による換気量増加は反映されていない）．
　吸入開始直後は吸入気が機能的残気量空間の既存ガスで希釈されるため，機能的残気量が増加している患者（肺気腫症）では肺胞内麻酔薬濃度の上昇が遅れることが予想される．また，高齢者などでは急激な循環抑制を避けるため，患者入眠後は適宜投与濃度を下げるなどの処置が勧められる．

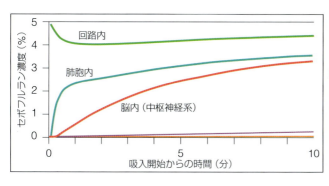

図4　セボフルラン導入による体内濃度の推移
吸入麻酔薬の薬物動態シミュレーションソフトであるGas Man（Ver.3.1.9）によるセボフルラン導入のシミュレーションの一例．条件は体重60 kg，肺胞換気量4 L/分，心拍出量5 L/分で一定とした．

- 小児ではセボフルラン麻酔後の覚醒時興奮（agitation）が多いといわれている[14]．★3
- セボフルランは他の揮発性麻酔薬同様QT間隔を延長するため，先天性および後天性QT延長症候群の患者では注意が必要である．
- プロポフォールを用いた全静脈麻酔と比べて術後悪心・嘔吐の発生率が高い．

（金澤正浩，鈴木利保）

★3　覚醒時興奮への対策
手術終了時にフェンタニル1 μg/kg，またはプロポフォール1 mg/kgを投与する[15]．覚醒時に適切な鎮痛を図る（鎮痛薬，区域麻酔，浸潤麻酔など）．
覚醒時の刺激を避けることも覚醒時興奮の低減に有用である．可能なら深麻酔で抜管し，マスクで覚醒させる（マスク保持が痛み刺激にならないように）．さらに，状況が許せば覚醒前にマンシェット，心電図モニターの電極をはずしてパルスオキシメータだけとする．術衣も覚醒前に着せておく．それでも覚醒時興奮が出現したら早めに親と面会させる．

文献

1) Katoh T, et al. Influence of age on awakening concentrations of sevoflurane and isoflurane. Anesth Analg 1993; 76: 348–52.
2) Katoh T, et al. The effect of fentanyl on sevoflurane requirements for somatic and sympathetic responses to surgical incision. Anesthesiology 1999; 90: 398–405.
3) Campagna JA, et al. Mechanisms of actions of inhaled anesthetics. N Engl J Med 2003; 348: 2110–24.
4) Kharasch ED, et al. Clinical sevoflurane metabolism and disposition. I. Sevoflurane and metabolite pharmacokinetics. Anesthesiology 1995; 82: 1369–78.
5) Holaday DA, Smith FR. Clinical characteristics and biotransformation of sevoflurane in healthy human volunteers. Anesthesiology 1981; 54: 100–6.

6) De Hert SG, et al. Sevoflurane but not propofol preserves myocardial function in coronary surgery patients. Anesthesiology 2002; 97: 42-9.
7) De Hert S, et al. A comparison of volatile and non volatile agents for cardioprotection during on-pump coronary surgery. Anaesthesia 2009; 64: 953-60.
8) Julier K, et al. Preconditioning by sevoflurane decreases biochemical markers for myocardial and renal dysfunction in coronary artery bypass graft surgery: A double-blinded, placebo-controlled, multicenter study. Anesthesiology 2003; 98: 1315-27.
9) Rooke GA, et al. The effect of isoflurane, halothane, sevoflurane, and thiopental/nitrous oxide on respiratory system resistance after tracheal intubation. Anesthesiology 1997; 86: 1294-9.
10) Ti LK, et al. Comparison of sevoflurane with propofol for laryngeal mask airway insertion in adults. Anesth Analg 1999; 88: 908-12.
11) Epstein RH, et al. Lessin JB. High concentration versus incremental induction of anesthesia with sevoflurane in children: a comparison of induction times, vital signs, and complications. J Clin Anesth 1998; 10: 41-5.
12) 鈴木昭広. セボフルラン吸入法（VIMA）の各種方法とその特徴. 並木昭義, ほか編. 今日から実践できる VIMA. 真興交易（株）医書出版部; 2003. p. 34-57.
13) Constant I, et al. Sevoflurane and epileptiform EEG changes. Paediatr Anaesth 2005; 15: 266-74.
14) Cravero J, et al. Emergence agitation in paediatric patients after sevoflurane anaesthesia and no surgery: A comparison with halothane. Paediatr Anaesth 2000; 10: 419-24.
15) Kim MS, et al. Comparison of propofol and fentanyl administered at the end of anaesthesia for prevention of emergence agitation after sevoflurane anaesthesia in children. Br J Anaesth 2013; 110: 274-80.

❸ イソフルラン isoflurane

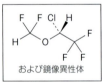

図1 イソフルランの構造式 および鏡像異性体

▶GABA：
γ-aminobutyric acid

- イソフルラン（フォーレン®）はエンフルランの異性体である. 1965年に合成され, 1975年から臨床使用されている.
- 分子式は $CF_3CHClOCF_2H$ である.
- 近年, デスフルランが日本でも発売されるに至った. エチル基のα炭素原子に結合しているハロゲン原子がイソフルランでは塩素であるのに対して, デスフルランではフッ素に変わっている（図1）.

a. 作用機序

- 作用機序はいまだ十分に解明されていない. 抑制系シナプスの $GABA_A$ 受容体 Cl^- チャネル複合体に対する作用が考えられている.

b. 薬効

■ 麻酔作用

- 血液/ガス分配係数は, 1.55（セボフルランは0.63, デスフルランは0.425）.
- 最小肺胞濃度（MAC）は1～6か月児の1.87%を最高に, 年齢を経るに従って減少し, 20歳代で1.28%, 60歳代では1.05%まで減少する（表1）[1].

中枢神経への作用
- 一般的に吸入麻酔薬においては 1 MAC 以下の吸入濃度では脳血流量はやや低下するか，維持される．一方，1 MAC を超えると脳血流量は増加する．この血流量増加はハロタン＞デスフルラン≒イソフルラン＞セボフルランの順となる．また，吸入麻酔薬は脳代謝を抑制させることが報告されている．
- ラット脳虚血モデルでは，無麻酔や亜酸化窒素／麻薬などと比較して，脳保護作用があると報告されている．ただし，局所脳虚血などの脳保護作用は一過性で，プロポフォール，セボフルランなどの他の麻酔薬の作用と同等であり，麻酔薬の選択理由にはならないと報告されている[2]．

循環器系への作用
- 吸入麻酔薬は心収縮力を抑制する．順としては，ハロタン＝エンフルラン＞イソフルラン＝セボフルラン＝デスフルラン．エンフルラン・イソフルラン・デスフルランは濃度の上昇に伴い，頻脈をもたらす．ハロタン・セボフルランは心拍数上昇を生じない．イソフルラン・セボフルラン・デスフルランは心収縮力を比較的保つため，血圧低下の程度は低い．しかし，濃度依存性に血管抵抗を下げるため，高濃度にすればどの吸入麻酔薬でも血圧は低下する[3]．
- 虚血心筋保護作用が報告されている．心筋梗塞モデルにおいて虚血の前処置（preconditioning）により，心筋梗塞範囲が有意に減少することが報告されている．この効果はセボフルラン・デスフルランでも認められる[4]．

呼吸器系への作用
- 特有の刺激臭があるため，気道を刺激することがある．
- 気道抵抗を下げる．健常者に対し，挿管刺激で上昇した気道抵抗を 75% まで下げた，とする報告がある（呼気終末濃度を 1.1 MAC としたとき）[5]．

神経筋接合部への作用
- 筋弛緩作用は弱いが，非脱分極性筋弛緩薬と併用すると，筋弛緩作用は増強する．

表1 イソフルランの年齢別 MAC

年齢	MAC
0〜1 か月	1.60
1〜6 か月	1.87
6〜12 か月	1.80
1〜3 歳	1.60
3〜5 歳	1.60
26±4 歳	1.28
44±7 歳	1.15
64±5 歳	1.05

c. 薬物動態
- 手術患者をイソフルラン 1.2% で 1〜2 時間麻酔したとき，平均 92.3% が未変化体のまま呼気中より排泄された．平均 0.43% が有機および無機フッ素として尿中に排泄され，代謝率は低い．

d. 副作用
①悪性高熱症
②呼吸：呼吸抑制が起こる．気道刺激性があり，高濃度で咳・喉頭痙攣などが起こりやすい．
③循環：用量依存性に血圧低下が起きる．
④肝障害：さまざまな程度で肝障害が発生するが，発生頻度はまれである．

e. 併用注意薬物

①アドレナリン：吸入麻酔薬はアドレナリンとの相互作用により心室性不整脈を誘発する．イソフルラン・セボフルラン・デスフルラン使用下における心室性不整脈を誘発するのに必要なアドレナリン量はハロタンよりも多くなっている[3]．

②非脱分極性筋弛緩薬：イソフルランは非脱分極性筋弛緩薬の作用を増強するため，減量を考慮する．

f. 適応

①全身麻酔時の導入および維持
②喘息重積発作
③痙攣重積発作

g. 使用法

①導入：睡眠量の静脈麻酔薬を投与し，イソフルランと酸素もしくは酸素・亜酸化窒素混合ガスとで維持する．また，緩徐導入をすることも可能だが，気道刺激性が強いため，向いているとは言い難い．

②喘息重積発作：通常の薬物療法に反応しない難治性の喘息重積発作に吸入麻酔薬が有効とされる報告がなされている．他の吸入麻酔薬（ハロタン・セボフルラン）でも同様に気管支拡張作用が報告されている[5]．

③痙攣重積発作：他の抗痙攣療法が不十分な場合，人工呼吸管理の下，低濃度で開始し，痙攣が止まるまで濃度を上げていく．通常1%以下の濃度で脳波の抑制がみられ，数分でburst and suppressionとなる．痙攣が止まったらその濃度を維持し，徐々に脳波が抑制される最小濃度に調節する．

〈川口昌彦，新城武明〉

文献

1) Cameron CB, et al. The minimum anesthetic concentration of isoflurane in children. Anesth Analg 1984; 63: 418-20.
2) Koerner IP, Brambrink AM. Brain protection by anesthetic agents. Curr Opin Anaesthesiol 2006; 19: 481-6.
3) Miller RD, ed. Miller's Anesthesia. 6th ed. Philadelphia: Elsevier, Churchill Livingstone; 2005. Pagel PS, et al. 心血管系への薬理作用．武田純三，監修，稲田英一，ほか監訳．ミラー麻酔科学．原著第6版．東京：メディカル・サイエンス・インターナショナル；2007. p. 153-62.
4) Van Rompaey N, Barvais L. Clinical application of the cardioprotective effects of volatile anaesthetics: CON--total intravenous anaesthesia or not total intravenous anaesthesia to anaesthetize a cardiac patient? Eur J Anaesthesiol 2011; 28: 623-7.
5) 大山晃弘．気管支喘息重積発作に対する揮発性麻酔薬の比較．ICU&CCU 1998; 22: 101-6.

❹ デスフルラン

desflurane

a. 物理化学的性質

- デスフルラン（スープレン®）は、水素原子の一部をフッ素原子に置換したエチルメチルエーテル（$CF_3CHFOCHF_2$）である（図1）。塩素原子をもたないため成層圏オゾン層を破壊する原因となる一酸化塩素（ClO）は生成しないが、温暖化作用を有する。
- 化学的にきわめて安定な物質であるため、環境に長時間残留する。
- 温室効果気体の強さを表す地球温暖化係数はCO_2の約3,700倍である[1]。
- 他の揮発性麻酔薬よりも蒸気圧が高く（20℃で684 mmHg）、標準沸点は23.5℃である。
- 温度変化に対する蒸気圧変化（$\Delta SVP/\Delta T$）が大きいため、バイメタルを用いた従来の温度補償型気化器では正確な投与は困難である（図2）。
- 専用気化器（TEC-6 Plus® 〈GE Healthcare〉、D-Vapor® 〈Dräger〉）は、気化室内を39℃に電気的に加熱保温し、蒸気圧を約2気圧に維持する（図3）。
- $Ba(OH)_2$を含む乾燥したCO_2吸収剤（barium hydroxide lime 〈Baralyme®〉）とデスフルランが反応して一酸化炭素（CO）中毒が起きた事例がある[2]。強アルカリ（NaOH、KOH）を含まない吸収剤を使用し、その乾燥に注意すればCO中毒の懸念は低い。

b. 臨床的特徴

- 血液／ガス分配係数（$\lambda_{B/G}$）が低い（0.42）。
- 生体内代謝率がきわめて低い（0.02％）。
- 上記2つの特徴により、麻酔導入、覚醒がすみやかで内臓（肝・腎）毒性が低い。
- 最小肺胞濃度（MAC）が高い。100％酸素投与下、成人（45歳）のMAC平均値は6.0％である。小児、若年者ではMACはより高く（8〜10％）、高齢者ではより低くなる。
- 高濃度（18％＝3 MAC）で投与可能な気化器が存在する。
- 1時間あたりのデスフルラン（液体）消費量＝2.86 × FGF（L/分）×濃度（％）
- 地球環境への配慮と経済性から、低流量麻酔（FGF ≦ 1 L/分）が強く推奨される[3,4]。

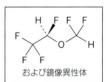

図1 デスフルランの構造式

▶MAC：
minimum alveolar concentration

▶FGF：
fresh gas flow（新鮮ガス流量）

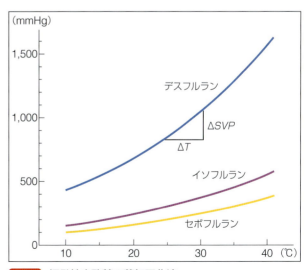

図2 揮発性麻酔薬の蒸気圧曲線

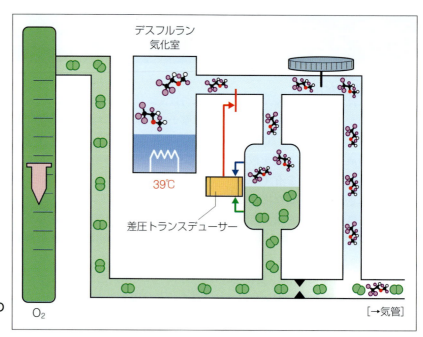

図3 デスフルラン気化器の構造

c. 薬理作用

- 他の揮発性麻酔薬と同様，呼吸抑制作用を有し，動脈血二酸化炭素分圧（$PaCO_2$）に対する換気応答を抑制する．
- とくに6%以上の高濃度で投与すると咳，息こらえ，喉頭痙攣を起こす可能性が高まる．
- 末梢血管を拡張する．高濃度では心拍数は増加するが，併用するオピオイド，β遮断薬などによって循環系の反応は修飾される．
- 心筋をカテコラミンに感作する作用はセボフルランと同程度で，6 μg/kg 以下のアドレナリン投与量では心室性不整脈の発生頻度が高まることはない．
- 脳血管拡張作用があり，頭蓋内コンプライアンスの低下している患者では頭蓋内圧を亢進させる．
- 非脱分極性筋弛緩薬の効果を増強し，悪性高熱症のトリガーになりうる点は他の揮発性麻酔薬と同等である．

d. デスフルラン麻酔の準備

- 麻酔回路の微小な漏れの有無をチェックする．FGF を 0.5 L/分程度まで減らす場合は，麻酔ガスモニターに吸引される量（約 0.2 L/分）が無視できないので，測定後に回路内に戻す構造の麻酔器もある[5]．
- 低流量麻酔では CO_2 吸収剤の消耗が速い．カプノグラムの観察（吸気時，基線の値が 0 mmHg でない）が吸収剤消耗のサインとして最も重要であるが，始業点検時に吸収剤の色を目視で確認しておく．
- 週末など，麻酔器使用後に酸素の流量計を閉め忘れて長時間流れたままで放置されると，CO_2 吸収剤が乾燥する．始業点検を始める前に，流量（酸素・

空気・亜酸化窒素）がゼロになっていることを確認する．

e. 麻酔導入

- デスフルラン吸入による麻酔導入は不可能ではないが，上気道への刺激性が強い本薬をあえて導入に用いる必要がある状況は考えにくい．
- 高流量（5～6 L/分）酸素投与下，静脈麻酔薬あるいはセボフルランで導入して，気道確保（気管挿管あるいは声門上器具）後にデスフルラン吸入濃度を 3％程度から漸増させる方法が簡便である．
- デスフルラン濃度を急激に 1 MAC 以上に高めると交感神経刺激作用が顕著になるが，オピオイドの併用により，その作用は減弱される．

f. 麻酔維持

- オピオイド，区域麻酔，末梢神経ブロックなどで十分な鎮痛を図ることが重要なのは，他の麻酔薬による維持と同様である．
- デスフルラン投与開始後，最初の 10～15 分は FGF＝4 L/分程度の中～高流量麻酔で維持する．この間，吸気酸素濃度（FiO$_2$）は 30～40％で十分である．
- 呼気終末デスフルラン濃度（etDes）に注目して気化器の濃度設定を調節する．etDes が目標値に近づいたら，FGF を 0.5～1 L/分に減らし，低流量麻酔に移行する．
- 低流量麻酔に移行する時点で FiO$_2$ を 50～60％に増やし，酸素供給量を酸素消費量 V̇o$_2$ 以上に維持する（300～600 mL/分あるいは 5 mL/kg/分程度）．
- FGF＝4.4 L/分で投与開始 10 分後に 1.0 L/分に減らしても気化器の設定を変更する必要なく etDes を一定に保つことができる．一方，4.4 L/分の高流量で開始 15 分後に 0.5 L/分に減らす場合は維持濃度を安定させるため，気化器設定を目標値よりも 1～2％高くする必要がある[6]．
- etDes を急速に上昇させたい場合は，気化器の設定濃度を目標濃度の 1.5～2 倍程度に上げる．
- 低流量麻酔は気化器濃度設定を増減するだけでは etDes の時間的追随は遅い．同時に FGF を増やし，etDes が新たな目標濃度に接近したことを確認後，再度 FGF を減らす．

g. デスフルラン低流量麻酔維持中のモニター

■ 吸気・呼気酸素濃度：FiO$_2$，etO$_2$

- 低流量麻酔における酸素濃度は，麻酔器側の値と実際に患者が吸入する濃度に大きな乖離が生じる．10％以上の差を認めることもまれではない．酸素飽和度や動脈血液ガス所見（PaO$_2$）に応じて適宜，麻酔器の設定を変更する．

■ 吸気・呼気麻酔薬濃度：FiDes，etDes

- 時間あたりのデスフルラン消費量は節約できるが，気化器が空になったことに気付かないと術中覚醒を生じる危険がある．術中覚醒予防のため呼気濃度の下限アラーム設定を習慣づける[7]．維持濃度×（0.7～0.8）程度に設定する

▶etDes：
end-tidal Desflurane

のが実際的である．

■ カプノグラム：FiCO$_2$，etCO$_2$

- CO$_2$ 吸収剤の消耗が速いので，カプノグラム吸気相が 0 mmHg であることを確認する．わずかな FiCO$_2$ の上昇では波形変化に気づきにくい．必ず FiCO$_2$ の上限アラームを 1 mmHg 程度に設定しておく．

■ 呼吸回路内部の観察

- 気道が十分に加湿されるため，呼吸回路内に結露した水分が溜まることがある．定期的に回路内を観察して，余剰な水分を捨てる．

h. 麻酔からの覚醒

- 血液／ガス分配係数（0.42），脂肪／ガス分配係数（18.7）が小さいため，デスフルラン濃度を漸減しなくても覚醒はすみやかである．
- 適切な術後鎮痛を得ておく（オピオイド，フルルビプロフェン〈NSAIDs〉，アセトアミノフェン，区域麻酔，末梢神経ブロック）．
- バイトブロックを挿入[*1]．
- 気管内・口腔内の吸引が必要な場合は，吸入麻酔による鎮静と筋弛緩が十分深い状態で行う．
- 筋弛緩を拮抗し，TOF ratio ＞ 0.9 を確認する．
- デスフルラン気化器濃度を 0％にする．
- FGF を 10～15 L/分に増やす．
- etDes の値に注目し，0.5％（約 0.1 MAC 相当）を下回るまで無用な刺激を与えず自然に覚醒するのを待つ．
- 小さな声の呼びかけに応じて，あるいは自然に患者が開眼したら手術が終了していることを説明し，十分な自発呼吸を確認のうえ，気管チューブ・声門上器具を抜去する．

（木山秀哉）

▶NSAIDs：non-steroidal anti-inflammatory drugs

★1 急に覚醒した患者が気管チューブを噛むことによる陰圧性肺水腫の予防．

▶TOF ratio：train-of-four ratio

文献

1) Ishizawa Y. Special article: General anesthetic gases and the global environment. Anesth Analg 2011; 112: 213-7.
2) Berry PD, et al. Severe carbon monoxide poisoning during desflurane anesthesia. Anesthesiology 1999; 90: 613-6.
3) Ryan S, Sherman J. Sustainable anesthesia. Anesth Analg 2012; 114: 921-3.
4) Feldman JM. Managing fresh gas flow to reduce environmental contamination. Anesth Analg 2012; 114: 1093-101.
5) 木山秀哉．EtC—スムーズで安全な吸入麻酔を提供する新テクノロジー．日本臨床麻酔学会誌 2013; 33: 563-71.
6) Baum J, et al. Niedrigflußnarkosen mit Desfluran. [Low-flow anesthesia with desflurane]. Der Anaesthesist 1997; 46: 287-93.
7) Avidan MS, et al. Prevention of intraoperative awareness in a high-risk surgical population. N Engl J Med 2011; 365: 591-600.
8) 木山秀哉．徹底分析シリーズ　デスフルラン 1　デスフルランの物理化学．LiSA 2013; 20: 22-8.
9) 木山秀哉．デスフルランの物理化学．臨床麻酔 2013; 37: 460-8.

2-5 局所麻酔薬

周術期における局所麻酔薬の使い方

- 局所麻酔薬を用いた麻酔を行う際は，手術内容と患者の状態および，麻酔科医の技量なども考慮し，麻酔法を選ぶことから始まる．術中はしっかり侵害刺激を遮断し，術後は十分な鎮痛を得ながらも副作用は最少であるのが理想である．局所麻酔薬の適切な選択と使用のために知っておきたい項目について概説する．

a. 局所麻酔薬の作用機序 [1,2] (図1[3])

- 局所麻酔薬は，Na$^+$チャネルを介して神経細胞の活動電位の発生を抑制する．局所に投与された麻酔薬は，組織のpHと独自の解離定数（pKa）[★1]に従って，イオン型（BH$^+$）と非イオン型（B）に解離する．脂溶性である非イオン型が神経細胞膜を通過し，今度は細胞内のpHに従って再び解離する．細胞内で解離したイオン型が細胞膜上のNa$^+$チャネルのサブユニットタンパクに結合して効果を発揮する．

b. 局所麻酔薬の種類と特徴 (図2[3])

- 局所麻酔薬の分子は，脂溶性の芳香族残基と水溶性のアミノ基を中間鎖が結合する形で構成される．中間鎖の様式からエステル型とアミド型に分けられる．エステル型は血漿コリンエステラーゼ（s-ChE）により加水分解され，アミド型は肝臓でシトクロムP450に加水分解される．エステル型は作用時間が短く，アミド型は長い．アミド型はエステル型に比べ，薬剤の安定性に

> **★1 pKa**
> 局所麻酔薬はイオン型（BH$^+$）と非イオン型（B）が体内で共存している．Henderson-Hasselbalchの式（pH = pKa+log([B]/[BH$^+$])）から，イオン型と非イオン型が50％ずつ存在するpHを解離定数（pKa）とよぶ．pKaが小さいと非イオン型の濃度が高くなり，細胞膜通過が促進される．pKaは，脂溶性やタンパク結合率とならんで局所麻酔薬を理解するための3大特性の一つである．

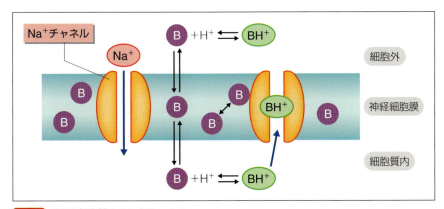

図1 局所麻酔薬とNa$^+$チャネル
B：非イオン型局所麻酔薬，BH$^+$：イオン型局所麻酔薬．
(紫藤明美．周術期 超音波ガイド下 神経ブロック．真興交易医書出版部；2011. p. 108-34[3])より)

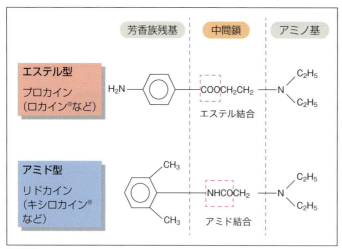

図2 代表的なエステル型とアミド型の局所麻酔薬

(紫藤明美. 周術期 超音波ガイド下 神経ブロック. 真興交易医書出版部；2011. p. 108-34[3])より)

> アミド型はエステル型に比べ，安定性に優れアレルギー反応も起こしにくい

優れアレルギー反応も起こしにくい．大部分の局所麻酔薬は弱塩基で水に溶解しにくく，塩酸塩の形で製品化されているので弱酸性を示す．

- 主な局所麻酔薬と物理化学的特性を表1[1,2,4,5]に示す．リドカインは光学異性体（左旋性：S体；右旋性：R体）をもたないが，メピバカインとブピバカインは両体が混在した製品である．レボブピバカインとロピバカインはS体単独の製品である．一般にS体はR体に比べ心毒性が弱いが，麻酔の効力は両体ほぼ等しい．日本では，アミド型局所麻酔薬が頻用されている．主な局所麻酔法と適応麻酔薬を表2に示す．

C. 局所麻酔薬の作用に影響する因子[1,2)]

局所麻酔薬における因子（表1）

解離定数（pKa）

- 小さいほど麻酔の効きと回復が早くなる．
- pKaが小さい麻酔薬は，非イオン型の濃度が高く細胞膜を通過しやすい．

表1 主な局所麻酔薬と物理化学的特性

	一般名（商品名）	分子量	解離定数	脂溶性	タンパク結合率（％）	相対的力価	最大用量（mg/kg）
エステル型	プロカイン（ロカインなど）	236	8.9	100	6	1	7
	テトラカイン（テトカイン）	264	8.5	5,822	94	8	100 mg
アミド型	リドカイン（キシロカインなど）	234	7.9	366	64（新生児25）	2	5
	メピバカイン（カルボカイン）	246	7.6	130	77（新生児36）	1.5	7
	ブピバカイン（マーカイン）	288	8.1	3,420	95（乳児50〜70）	8	2
	レボブピバカイン（ポプスカイン）	288	8.1	3,420	95（乳児50〜70）	8	3
	ロピバカイン（アナペイン）	262	8.1	775	94（乳児94）	4.8	3

脂溶性：オクタノール緩衝剤分配係数，相対的力価：神経遮断の力価．

表2 主な局所麻酔法と保険適応上の局所麻酔薬

一般名	表面麻酔	浸潤麻酔	伝達麻酔	脊髄くも膜下麻酔	硬膜外麻酔
プロカイン		○	○		○
テトラカイン	○	○	○	○	○
リドカイン	○	○	○		○
メピバカイン		○	○		○
ブピバカイン			○	○（「脊麻用 0.5%」製剤のみ）	○
レボブピバカイン			○		○
ロピバカイン			○		○

炎症や阻血などで組織 pH が低下すると作用発現は遅くなる．

脂溶性
- 高いほど強く長く効く．
- 脂溶性が高い麻酔薬は，神経細胞膜を速く通過し細胞膜内に長くとどまる．逆に全身毒性の可能性は高くなる．

タンパク結合力
- 高いほど長く効く．
- Na^+ チャネルはタンパクであるため，タンパク結合率の高い局所麻酔薬は長く効く．

分子量
- 小さいほど拡散が速い．

局所麻酔薬の用量
- 用量（mg）が多いほど，早く強く長く作用する．

■ 投与部位における因子

投与部位（麻酔法）
- 同じ麻酔薬でも投与部位が異なると，作用発現時間や持続時間も異なる（表3[6]）．

神経の種類
- 一般に，太い線維より細い線維のほうが，また，同程度の太さであれば無髄神経より有髄神経のほうが，早く麻酔薬で遮断されるといわれる．臨床的にも，Aδ，B，C 線維がつかさどる知覚神経（痛覚・冷覚・温覚）と自律神経が先に遮断され，Aα，Aβ，Aγ 線維がつかさどる運動神経と知覚神経（触覚・深部知覚）は後に遮断される．

知覚神経は一般に，痛覚・冷覚・温覚が先に，触覚・深部知覚は後に遮断される

> **Column 濃度の使い分け**
>
> 術中は高濃度の局所麻酔薬で侵害刺激をしっかり遮断するのが良いが，術後は運動機能はできるだけ温存し鎮痛だけが得られるのが理想である．局所麻酔薬を適切な濃度で用いると，痛覚と温覚（Aδ，C）のみを遮断し運動線維（Aα）の遮断を最小限にすることができる（分離遮断）．ブピバカイン，レボブピバカイン，ロピバカインは分離遮断に優れた麻酔薬である．

表3 各麻酔法に局所麻酔薬を使用した場合の作用時間

麻酔法（使用量）	局所麻酔薬	通常使用濃度（%）	効果発現（分）	持続時間（分）	アドレナリン添加時持続時間延長（%）
腕神経叢ブロック（40 mL）	リドカイン	1.0	14	195	+50
	メピバカイン	1.0	15	245	−
	ブピバカイン	0.25〜0.5	10〜25	575	−
硬膜外麻酔（20 mL）	リドカイン	2.0	15	100	+50
	メピバカイン	2.0	15	115	+50
	ブピバカイン	0.5	17	195	+0〜30
	レボブピバカイン	0.5	20	180〜240	−
	ロピバカイン	0.5〜0.75	20	120〜180	−
浸潤麻酔	リドカイン	0.5	迅速	75	+200
	メピバカイン	0.5	迅速	108	+120
	ブピバカイン	0.25	迅速	200	+115

使用量は，通常体格の欧米成人の場合を示す．年齢や体格により調整する必要がある．
(Carpenter RL, et al. In: Clinical Anesthesia. 2nd ed. Lippincott Williams & Wilkins; 1992. p. 509-41[6])より，各麻酔法の etidocaine を省略，硬膜外麻酔にレボブピバカインとロピバカインを加え，その効果発現および持続時間については，高崎眞弓．硬膜外鎮痛と麻酔―理論から手技の実際まで．文光堂：2009. p. 25-33[7])を参考に追加)

神経の配置
- 混合性の末梢神経や神経幹に麻酔薬を投与すると，麻酔薬の拡散の影響で近位支配の神経が遠位支配の神経より早く遮断される[6]．

使用（頻度）依存性（use〈frequency〉-dependence）
- 刺激を受けている神経では，Na^+チャネルが開きやすいため局所麻酔薬が結合しやすい．結果，遮断効果は深くなる．この特徴は，抗不整脈作用（Ia型）にも役立っている．

患者における因子
- 肝機能障害，心機能低下，糖尿病などでは麻酔薬の代謝が遅れるため作用が遷延する．高齢者や新生児では麻酔薬の半減期が延長する．

d. 局所麻酔薬の作用の調整・修飾 [1,2)]

- 作用発現時間の短縮，持続時間の延長，毒性の軽減などを目的に，以下のような工夫を施すことがある．

添加物による調整
重炭酸ナトリウム
- 重炭酸 Na を添加（0.05〜0.1 mEq/mL 程度）すると，非イオン型が増え 30〜50%の作用発現時間短縮が期待できる．

血管収縮薬
- 使用直前の 20〜60 万倍量のアドレナリン添加は，血中濃度の上昇を 10〜30%減少させる．

- 麻酔の強さと持続時間も 30～50％延長する．脂溶性の低い短時間作用性の麻酔薬に，より有効である．末梢組織の壊死を避けるため，終末動脈領域には使用しない．

オピオイド
- 脊髄くも膜下麻酔および硬膜外麻酔でオピオイドを加えると，局所麻酔薬の作用の増強と延長が認められる．

その他
- クロニジンやデキサメタゾンの添加が作用時間を延長するとの報告がある．

異なる局所麻酔薬の混合
- 作用発現時間の短い局所麻酔薬と持続時間の長い麻酔薬を混合して使用することがあるが，得られる効果は期待どおりではない．麻酔薬の毒性は少なくとも相加的である．

> **局所麻酔薬の薬物動態と2つの注目部位**
>
> 局所に投与された局所麻酔薬は，一部は周辺組織に吸着し血行性に除去される．残った局所麻酔薬が神経に作用する（本来〈第1〉の注目部位）．血行性に移動した麻酔薬は，組織の血流や独自の脂溶性・タンパク結合率などに影響を受けながら，全身の組織に分布する．大部分の局所麻酔薬は血中や組織のタンパク（アルブミン，$α_1$酸糖タンパク）に結合した状態にあるが，タンパクに結合しない遊離型が麻酔作用を発揮する．分布先での麻酔作用で最も注意を払いたい組織が中枢神経系と心血管系である（第2の注目部位）．
> 全身に移行した麻酔薬はやがて，s-ChE（エステル型）または肝臓（アミド型）で代謝・排泄される．

e. 局所麻酔薬の副作用 [1,2]

局所麻酔薬中毒
- 総量が増え血中濃度が上昇すると毒性症状が現れる．中枢神経毒性症状が心毒性症状に先行することが多い．しかし，局所麻酔薬が血管内に誤投与されると，両者はほぼ同時（60秒以内）に現れることもある（即時型中毒）．中枢神経症状を起こすのに必要な局所麻酔薬の量と循環抑制を生じるのに必要な量の差はリドカインでは大きい（7.1倍）が，ブピバカインでは小さい（2倍）[1]．ブピバカインで生じた循環虚脱は蘇生が難しい．

> ブピバカインで生じた循環虚脱は蘇生が難しい

局所麻酔薬の血中濃度に影響を与える因子

①麻酔薬の量
- 総量が多いほど血中濃度は高くなる．

②ブロックの種類
- 血管の豊富な組織ほど，麻酔薬は血中に吸収されやすい．一般に肋間神経＞硬膜外＞腕神経叢〜坐骨・大腿神経のブロックの順に血中濃度は低くなる．血中濃度が最高になる時間は 15～50 分とばらつきがあるが，肋間神経ブロックが最も早い[6]．
- 超音波ガイド下腹横筋膜面ブロックでは，麻酔薬投与後約 30 分で血中濃度が最高に達すると報告されている[8,9]．

③麻酔薬の特性
- 脂溶性とタンパク結合率が高い麻酔薬は血中に吸収されにくい．しかし，全身毒性は高くなる．

④アシドーシス，低タンパク血症（低栄養，肝硬変，妊婦，新生児）
- 遊離型が血中に増加し，中毒症状が発現しやすくなる．

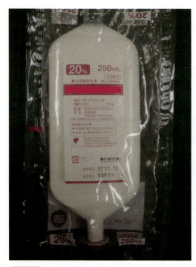

図3 20%脂肪乳剤

▶BLS：
basic life support

▶ACLS：
advanced cardiac life support

20%脂肪乳剤の静脈内投与は有望な蘇生法である

⑤肝機能低下
- 高齢者や新生児では半減期が延長する．

中毒の予防
- 局所麻酔薬の投与量は最小限にする．多量に用いる場合は毒性の低い麻酔薬を選択する．注入は少量ずつ分割しながら行う．各注入前に十分な吸引確認を行う．注入後最低30分間は患者の観察を行う．

中毒の治療[10]
- 局所麻酔薬中毒の治療は，他の心停止の治療と多くの点で異なる．まず，中毒症状を悪化させないために呼吸を維持する．痙攣治療のためのプロポフォールは禁忌である．継続する痙攣には，スキサメトニウム（サクシニルコリン）などの筋弛緩薬投与も考慮する．
- 必要時には一次救命処置（BLS）および二次救命処置（ACLS）を行う．局所麻酔薬自体は心筋を障害しない．局所麻酔薬が不活化されるまで2次的な心筋虚血・心筋障害を起こさないよう冠血流の維持に努める．バソプレシン，β遮断薬，Ca拮抗薬，Ia型抗不整脈薬などは循環動態の悪化を招く可能性があるので禁忌である．アドレナリンの使用も不整脈を誘発させないよう1µg/kgまでにとどめる．
- 20%脂肪乳剤（イントラリポス®，図3）の静脈内投与は，有望な蘇生法である．中枢神経症状のみの中毒初期に投与しても有用と報告されている[11]．アメリカ区域麻酔学会が提唱した局所麻酔薬中毒の治療チェックリスト[12]を

表4 局所麻酔薬中毒治療のチェックリスト

局所麻酔薬中毒の薬物治療は他の心停止時とは異なる
1. 助けを呼ぶ
2. 初期治療
・気道確保：100%酸素で換気（低酸素・低換気は病態を悪化させる）
・痙攣防止：ベンゾジアゼピン投与（循環不安定時はプロポフォール禁忌）
・人工心肺が可能な施設に連絡
3. 高度不整脈が発生したら
・BLS/ACLSを行う
・禁忌薬剤：バソプレシン，β遮断薬，Ca拮抗薬，Ia型抗不整脈薬（リドカインなど）
・アドレナリンは1回あたり1µg/kg未満に抑える
4. 20%脂肪乳剤の静脈内投与*
・1.5 mL/kg（75 mL）を1分以上かけて静注
・0.25 mL/kg/分（12.5 mL/分≒4滴/秒）で持続静注
・改善がなければ1.5 mg/kg（75 mL）を1～2回追加
・さらに持続静注速度を倍にする．0.5 mL/kg/分（25 mL/分≒8滴/秒）に増量
・安定してからも最低10分間は持続静注を継続
・推奨上限量：最初の30分で約10 mL/kg（500 mL）

*（）内は患者体重50 kgで20滴が1 mLの輸液ライン使用時の滴下数．
BLS/ACLS：basic and advanced cardiac life support（一次/二次救命処置）

(Neal JM, et al. Reg Anesth Pain Med 2012; 37: 16-8[12]に基づいて作成)

表4 に示す.

■ アレルギー
- まれではあるが，エステル型でⅠ型またはⅣ型のアレルギー反応を起こすことがある．代謝産物であるパラアミノ安息香酸が原因である．

■ 神経障害
- すべての局所麻酔薬は，濃度が濃くなると神経障害を起こしうる．高濃度かつ長期投与は控える．

f. 局所麻酔薬を使用する前に

- 実際の麻酔時には以上のことを参考にしながら，必要時間の最低1.5倍は持続するような麻酔法と麻酔薬を選んで組み合わせる．局所麻酔薬を使用する場合は，どんなときでもアレルギーや中毒症状が発現する可能性がある．いつでも心肺蘇生に対応できるような環境（救急薬品，脂肪乳剤，酸素供給源など）が整った場所も選ばなくてはならない．

（紫藤明美，齊藤洋司）

> 局所麻酔薬の高濃度かつ長期投与は控える．中毒と神経障害の予防に役立つ

文献

1) Liu SS, Joseph RS. Local anesthetics. In: Barash PG, et al, eds. Clinical Anesthesia. 5th ed. Philadelphia: Lippincott Williams & Wilkins; 2006. p. 453-71.
2) Berde CB, Strichartz GR. Local anesthetics. In: Miller RD, ed. Miller's Anesthesia. 7th ed. Philadelphia: Churchill Livingstone; 2010. p. 913-39.
3) 紫藤明美．局所麻酔薬の選択．佐倉伸一，編．周術期 超音波ガイド下 神経ブロック．東京：真興交易医書出版部；2011. p. 108-34.
4) Polly LS, et al. Relative analgesic potencies of ropivacaine and bupivacaine for epidural analgesia in labor: Implications for therapeutic indexes. Anesthesiology 1999; 90: 944-50.
5) Dalens BJ. Regional anesthesia in children. Miller RD, ed. Miller's Anesthesia. 7th ed. Philadelphia: Churchill Livingstone; 2010. p. 2519-57.
6) Carpenter RL, Mackey DC. Local anesthetics. In: Barash PG, et al, eds. Clinical Anesthesia. 2nd ed. Philadelphia: Lippincott Williams & Wilkins; 1992. p. 509-41.
7) 高崎眞弓．薬液の選択．硬膜外鎮痛と麻酔—理論から手技の実際まで．東京：文光堂；2009. p. 25-33.
8) Kato N, et al. Serum concentration of lidocaine after transversus abdominis plane block. J Anesth 2009; 23: 298-300.
9) Griffiths JD, et al. Plasma ropivacaine concentrations after ultrasound-guided transversus abdominis plane block. Br J Anaesth 2010; 105: 853-6.
10) Neal JM, et al. ASRA practice advisory on local anesthetic systemic toxicity. Reg Anesth Pain Med 2010; 35: 152-61.
11) Lange DB, et al. Use of intravenous lipid emulsion to reverse central nervous system toxicity of an iatrogenic local anesthetic overdose in a patient on peritoneal dialysis. Ann Pharmacother 2012; 46: e37.
12) Neal JM, et al. American Society of Regional Anesthesia and Pain Medicine checklist for managing local anesthetic systemic toxicity: 2012 version. Reg Anesth Pain Med 2012; 37: 16-8.

1 リドカイン

lidocaine

- リドカイン（キシロカイン®）は最も広く用いられている局所麻酔薬で、優れた鎮痛効果を有する．作用時間はブピバカインやロピバカインに比べて短いが、毒性が低く、血中濃度の安全域が比較的広い．
- 静注が可能な点が大きな特徴で、抗不整脈薬として使用される．神経障害性疼痛の治療にも応用されている．

a. 作用機序

- 非イオン型の分子が細胞膜を通過して細胞内に入った後にNa^+チャネルのαサブユニットと結合し、Na^+の流入を抑制し、神経伝達を遮断する．
- タンパク結合率は64％、解離定数（pKa）は7.9である．pH7.4では70％が陽イオン型、残りの30％が非イオン型として存在する．
- 心筋細胞においてNa^+チャネルの遮断により活動電位を抑制し、抗不整脈作用を発現する．

b. 薬物動態

- 単回静注後の半減期は約2時間で、血中濃度は2コンパートメントモデルで解析される．
- 初期分布容量は約0.5 L/kgで、1 mg/kgを静注後の血中濃度は2 μg/mL程度となり、耳鳴りや舌の違和感などの中枢神経毒性を生ずる閾値に相当する．
- 投与部位により吸収の速さや度合いが異なるため、同量を神経ブロックに用いた場合でも投与後の血中濃度は異なる．硬膜外ブロックや星状神経節ブロックに用いた場合は血中濃度が上昇しやすい[1]（図1）．
- アドレナリンの添加により投与部位近傍の血管が収縮し、血管内への吸収が

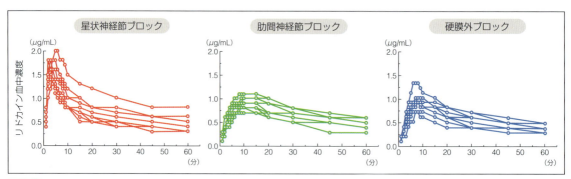

図1　神経ブロック後のリドカインの血中濃度
1％リドカイン6 mLを用いた神経ブロック後の血中濃度の変化．星状神経節ブロック後は肋間神経節ブロックおよび硬膜外ブロック後に比べて血中濃度の最高値が高く、最高値に達するまでの時間が短い．

(Yokoyama M, et al. Anesth Analg 1998; 87: 112–5[1]より)

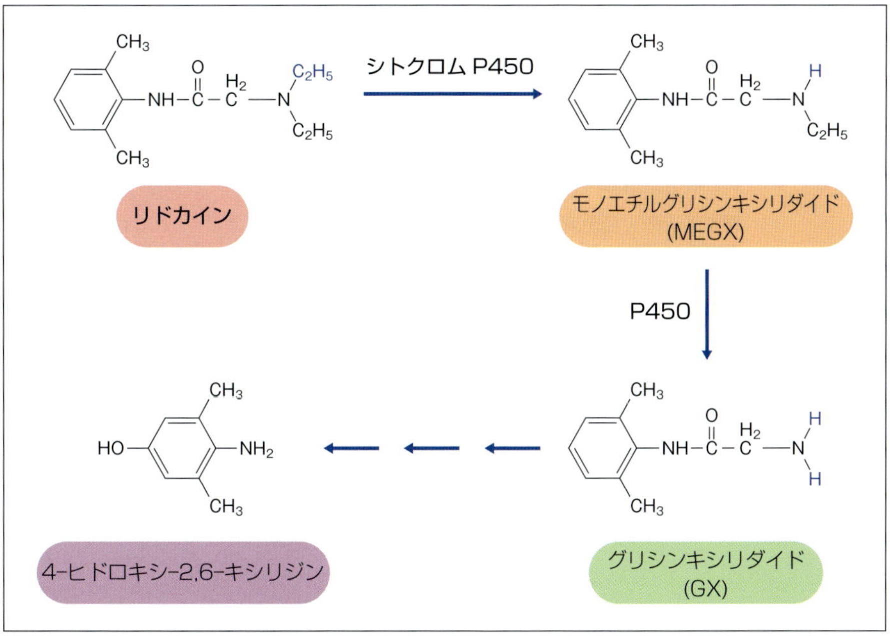

図2 リドカインの代謝経路

リドカインは肝臓に存在するシトクロム P450 によって N 末端の脱エチル化を受け，モノエチルグリシンキシリダイド（MEGX），さらにグリシンキシリダイド（GX）を生ずる．最終代謝産物はアミド結合の外れた 4-ヒドロキシ-2,6-キシリジン（4-ヒドロキシ-ジメチルアニリン）である．

低下した結果，局所の濃度が高く保たれ[2]，効果が延長する．
- 光学異性体は存在しない．代謝は他のアミド型局所麻酔薬同様，肝臓の膜タンパク質であるシトクロム P450 によって生じ，主な代謝産物としてモノエチルグリシンキシリダイド（MEGX）★1 を生ずる（図2）．
- 肝臓を一回通過する際に代謝される割合（肝抽出率）が高いため経口投与では効果を得にくい（生体内利用率が低い）．また血中からの消失は代謝酵素活性よりも主に肝血流量に依存するため，血中濃度の個体差は他の局所麻酔薬に比べて小さいと考えられる．

C. 適応と効果（表1）

- リドカインをくも膜下に投与した場合，ブピバカインなどに比べて神経障害を生じやすいため[4]，脊髄くも膜下麻酔には用いられない．
- 力価はプロカインの約4倍で，メピバカインとほぼ等しく，ブピバカイン，ロピバカインの約 1/4．
- 腕神経叢ブロック目的で 1～2％のリドカインを投与した場合，作用発現までは 10～20 分，作用の持続時間は 2～4 時間程度．
- 硬膜外腔に投与された場合，作用発現までは 5～10 分，作用の持続時間は 30～90 分程度．

▶MEGX：
monoethylglycinexylidide

★1
MEGX が抗不整脈作用を有することは以前から知られていたが，最近はリドカイン静注時の鎮痛効果の発現にも関与していることが示唆されている[3]．また，投与されたリドカインの 70％は最終代謝産物である 4-ヒドロキシ-2,6-キシリジン（4-ヒドロキシ-ジメチルアニリン）（図2）として尿中に排泄される．

▶4-ヒドロキシ-2,6-キシリジン：
4-hydroxy-2,6-xylidine

表1　リドカイン（アドレナリン非添加）の適応および最大投与量

濃度	適応	最大投与量
筋注用0.5%	抗生物質製剤の筋注時の疼痛緩和	15 mg
0.5%	硬膜外麻酔 伝達麻酔・浸潤麻酔	150 mg 200 mg
1%	硬膜外麻酔・伝達麻酔・浸潤麻酔 表面麻酔	200 mg −
2%	硬膜外麻酔・伝達麻酔・浸潤麻酔 表面麻酔	200 mg −
4%	表面麻酔	200 mg
静注用2%	期外収縮，発作性頻拍（心室性・上室性） 急性心筋梗塞および手術に伴う心室性不整脈の予防	100 mg/回，300 mg/時

アドレナリン含有製剤の適応は上記と同じであるが，一部は最大投与量が上記に比べて多い．
−：数値の規定なし．

d. 副作用と注意点

- リドカインは血中濃度の上昇に伴い中枢神経毒性や心毒性を生ずるが，低酸素血症やアシドーシスを合併すると毒性が増強する．また，タンパク非結合分画が毒性の発現に直接関与するため，急速に投与された場合や短時間で血管内への吸収が生じた場合はタンパク結合率が低下し，中毒を生じやすくなる．腕神経叢ブロックなどの際には，周囲の組織が多いため血管内への吸収が緩徐になり，投与後しばらくしてから血中濃度が上昇し，中毒症状を生ずる場合があるので，様子をみながら投与する必要がある．
- 製剤として，ガラスアンプル，ポリエチレンアンプル，バイアル入りが販売されているが，バイアル入りは保存薬であるメチルパラベンを含んでおり，アナフィラキシーの原因になりうる．静注する際にはガラスアンプル入りの製剤を用いるべきである．

（小田　裕）

文献

1) Yokoyama M, et al. Comparison of plasma lidocaine concentrations after injection of a fixed small volume in the stellate ganglion, the lumbar epidural space, or a single intercostal nerve. Anesth Analg 1998; 87: 112–5.
2) Bernards CM, Kopacz DJ. Effect of epinephrine on lidocaine clearance in vivo: A microdialysis study in humans. Anesthesiology 1999; 91: 962–8.
3) Werdehausen R, et al. Lidocaine metabolites inhibit glycine transporter 1: A novel mechanism for the analgesic action of systemic lidocaine? Anesthesiology 2012; 116: 147–58.
4) Eberhart LH, et al. Transient neurologic symptoms after spinal anesthesia. A quantitative systematic overview (meta-analysis) of randomized controlled studies. Anaesthesist 2002; 51: 539–46.

❷ メピバカイン

mepivacaine

- メピバカイン（カルボカイン®）は1956年，リドカインより13年遅れて，スウェーデンのEkenstamによって合成された，中時間作用型局所麻酔薬である（図1）．
- アミド型局所麻酔薬であり，アミド型として他にリドカイン，ロピバカイン，レボブピバカインなどがあり，エステル型に比べアレルギー反応の発生頻度はきわめて低い．
- 効力，効果発現時間はリドカインとほぼ同じ．ただし，持続時間はリドカインより約20%長い．
- 浸潤麻酔，伝達麻酔，硬膜外麻酔に使用する．

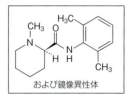

図1 塩酸メピバカインの構造式

および鏡像異性体

a. 薬理学 [1-3]（表1）

- 細胞膜に存在するNa$^+$チャネルの内側前座部に結合して，膜電位に影響を及ぼすことなく，活動電位の発生と伝導を可逆的に抑制する．
- メピバカイン，リドカインの解離係数（pKa）は7.7前後であり，8.1のブピバカイン，ロピバカインより作用発現が早くなる．
- タンパク結合率が78%であり，ブピバカイン，ロピバカインに比べ作用時間は短い．
- 血管拡張性が高いほど局所麻酔薬の吸収が促進され，作用持続時間が短くなる．リドカインは強い血管拡張作用を有するが，メピバカインは濃度によって収縮作用か，弱い拡張作用があるとされる．
- 代謝はほとんどが肝臓のシトクロムP450で分解され，ごく少量（1%）がそのまま尿中に排泄される．

b. 適応と効果 [4]

- すべてのタイプの局所麻酔に利用可能[★1]ではあるが，表面麻酔にはリドカインより効果が悪く，実際には使用されない．
- 浸潤麻酔：0.5～2%．麻酔作用の発現はただちにみられる．効果持続は150分程度．
- 伝達麻酔：0.5～2%．効果持続は70分程度．
- 硬膜外麻酔：交感神経遮断には0.5%，知覚神経遮断には1%，運動神経遮断には2%を用いる．効果持続は50～150分程度．

c. 副作用と注意点

- 高齢者，全身状態が不良な患者では麻酔に対する忍容性が低下していることがあるため慎重に投与する必要がある．
- 肝障害や肝血流の低下があると分解が遅れ，中毒症状が発現しやすくなるため使用量に注意すること．
- 胎盤通過性がリドカインより大きく，胎児中毒の可能性がある．繰り返しの

★1
末梢神経ブロック（とくに坐骨神経ブロック）の効果発現には比較的長い時間を要する．これに対し，効果発現時間の異なる2種類の局所麻酔薬（たとえばメピバカインとロピバカイン）を組み合わせて投与することにより，早い効果発現，および長い持続時間を得ることが期待される [5,6]．

表1 局所麻酔薬の物理化学的性質

	pKa	脂溶性	タンパク結合率(%)
プロカイン	8.9	100	6
リドカイン	7.8	366	64
メピバカイン	7.7	130	78
ブピバカイン	8.1	3,420	95
レボブピバカイン	8.1	3,420	95
ロピバカイン	8.1	775	94

(Strichartz GR, et al. Miller's Anesthesia. 6th ed. Churchill Livingstone; 2005. p. 573-603[3]より)

投与で著明な蓄積をきたし，胎児血液濃度が非常に高くなる．妊婦または妊娠している可能性のある婦人には，治療上の有益性が危険を上回ると判断される場合にのみ投与すること．

- 通常，成人の最大安全量はリドカインと同程度（7 mg/kg）．ただし，蓄積作用の問題もあるため，12時間以内に1 gを超えて使用しないこと．3歳以下の小児においては1.5%以下の濃度で使用し，5～6 mg/kgを超えない範囲で使用する．

（冨田由紀子，平川奈緒美）

文献

1) 藤原祥裕. 局所麻酔薬の基礎と臨床―末梢神経ブロックを中心として. Anesthesia 21 Century 2012; 14: 68-71.
2) 横山正尚. 局所麻酔薬. レジデント 2013; 6: 44-51.
3) Strichartz GR, Berde CB. Local anesthetics. In: Miller RD, ed. Miller's Anesthesia. 6th ed. Philadelphia: Churchill Livingstone; 2005. p. 573-603.
4) 日本麻酔科学会安全委員会医薬品適正評価対策 ワーキンググループ, 編. 局所麻酔薬, 麻酔薬および麻酔関連薬使用ガイドライン 第3版. 2009. p. 129-30.
5) Laur JJ, et al. Triple-blind randomized clinical trial of time until sensory change using 1.5% mepivacaine with epinephrine, 0.5% bupivacaine, or an equal mixture of both for infraclavicular block. Reg Anesth Pain Med 2012; 37: 28-33.
6) Cuvillon P, et al. A comparison of the pharmacodynamics and pharmacokinetics of bupivacaine, ropivacaine（with epinephrine）and their equal volume mixtures with lidocaine used for femoral and sciatic nerve blocks: A double-blind randomized study. Anesth Analg 2009; 108: 641-9.

3 ロピバカイン (ropivacaine)

- ロピバカイン（アナペイン®）は，アミド型の局所麻酔薬である（図1）．
- 作用持続時間が長く，硬膜外麻酔や末梢神経ブロックなどの術後鎮痛に広く利用されている．
- 大量の使用や血管内誤注入などにより中毒症状を起こすことがあり，常に気を配る必要がある．

a. 作用機序

- ニューロンの電位依存性のNa^+チャネルに細胞質側から作用し，活動電位の発生，伝搬を抑制することで，麻酔作用を発現する（図2）．
- 毒性の低いとされるS(−)-エナンチオマーのみで構成されており，神経膜のNa^+チャネルへの作用選択性が高く，心筋のNa^+チャネルへの作用が低いとされている．

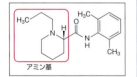

図1 ロピバカインの構造式
ロピバカインはブピバカインやレボブピバカインと構造が類似している．アミン基の側鎖にプロピル基（C_3H_7）が付着する．

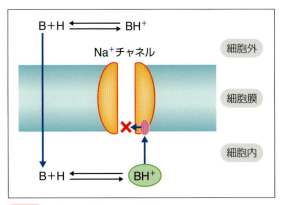

図2 局所麻酔薬の作用機序

電離していない塩基型（B）の状態で神経膜を通過し，細胞質側でイオン型（BH⁺）に変化し，電位依存性 Na⁺ チャネルに作用して活動電位の発生と伝搬を抑制することで，作用を発揮する．

表1 局所麻酔薬（アミド型）の物理化学的性状

薬剤名	pKa	分配係数	タンパク結合率(%)
メピバカイン	7.8	21	77
ブピバカイン	8.2	346	95.5
レボブピバカイン	8.2	346	93.4
ロピバカイン	8.2	115	94

- シトクロム P450 の CYP1A2 および 3A4 によって肝臓で代謝される．また，代謝産物は主に尿中より排泄される．
- 同じアミド型局所麻酔薬であるメピバカインと比較して解離定数（pKa）が大きく，タンパク結合率が高い．そのため，作用発現時間は長く，効果持続時間が長い．また，ブピバカインやレボブピバカインと比較すると分配係数が低く，効力では劣る（**表1**）．

b. 薬効

- ロピバカインを硬膜外投与および腕神経叢に単回投与した際の血中濃度は約 20 分〜1 時間後に最高濃度に達し，半減期は約 4〜5 時間である[1,2]．
- ブピバカインと比較して，知覚神経遮断作用はほぼ同等で，運動神経遮断作用は有意に低かったという動物実験での報告がある[3]．また，心血管への毒性についてもブピバカインやレボブピバカインより低いことが，動物実験で確認されている[4]．

c. 適応，使用法

- 硬膜外への単回投与および持続投与によって術中，術後の鎮痛を得られる．術後硬膜外鎮痛において，痛覚遮断域の狭小化が緩やかであること（**表2**，**図3**）[5]や，他の局所麻酔薬に比べて分離神経遮断作用を発揮しやすいことで，早期の離床やリハビリが可能となる．
- 胎盤への通過性が低いため，妊産婦への投与や硬膜外無痛分娩でも使用される．
- 伝達麻酔に使用する際は，手術部位が広範囲や複数部位にわたることがあり，1回あたりの投与量が増えるため，濃度などを考慮する必要がある．ロピバカインの極量は 3〜4 mg/kg とする見解が一般的である．
- 硬膜外麻酔に持続注入時は，下肢の運動障害などを十分に観察し，効果の増

表2 ロピバカイン，ブピバカインを硬膜外投与時の作用持続時間の推移

皮膚分節	投与群	症例数	平均±標準偏差	最小値	最大値	差（ロピバカイン群－ブピバカイン群）の90%信頼区間	t検定
Th_{10}	ロピバカイン群	56	251.1 ± 88.2	30.0	425.0	7.3〜69.7	$p=0.0431$*
	ブピバカイン群	44	212.6 ± 99.4	0	447.5		
L_1	ロピバカイン群	57	336.4 ± 76.7	128.3	530.0	2.7〜59.2	$p=0.0773$
	ブピバカイン群	50	305.5 ± 99.0	0	475.0		
S_3	ロピバカイン群	55	302.6 ± 110.1	0	620.0	6.1〜86.7	$p=0.0589$
	ブピバカイン群	43	256.2 ± 130.0	30.0	530.0		

*：$p < 0.05$

L_{3-4} 椎間より硬膜外カテーテルを留置し，0.75%ロピバカイン20 mL と 0.5%ブピバカイン20 mL 投与時における Th_{10}，L_1，S_3 における痛覚遮断時間を計測した．Th_{10} における痛覚遮断時間に関して有意差を認め，その他の分節でもロピバカイン群が長い傾向にあった．

（大澤正巳，ほか．臨床医薬 1999; 15: 1205-28[5]より）

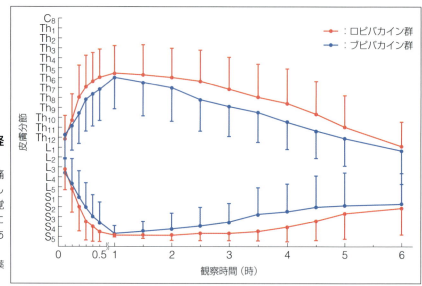

図3 痛覚神経遮断の経時変化

表2と同条件下における痛覚遮断領域の変化を観察した．投与10分後以降の痛覚遮断領域はロピバカイン群において広がりやすい傾向にあった．
（大澤正巳，ほか．臨床医薬 1999; 15: 1205-28[5]より）

強遷延を認める場合は，使用の中止も検討する．また，伝達麻酔時は，麻酔を施行した神経や施行時間を認識し，どの部位にどれくらい作用するかを考慮しながら術後の評価を行う必要がある．

d. 注意点，副作用

- 肝障害を認める患者や高齢者では，麻酔作用が増強，遷延するおそれがあるため投与量を調節する．
- 副作用として，主に血圧低下，徐脈，悪心などの報告がある．
- 血管内への誤投与や大量の使用により血中濃度が上昇すると，局所麻酔薬中毒が起きるおそれがある．一般的には，中枢神経症状が先行し，やや遅れて

Topics　ロピバカインの投与量，本当に安全？

　超音波ガイド下の末梢神経ブロックによる鎮痛法が普及し，局所麻酔薬を使用する機会が以前より増加している．なかでも作用持続時間が長く，中毒における心毒性が少ないとされるロピバカインは術後鎮痛のための局所麻酔薬として広く用いられている．ロピバカインの極量は3〜4 mg/kgといわれているが，体幹部のブロックや複数の末梢神経ブロックを施行することで容易にその量に達することも多いと思われる．

　Knudsenらは，20〜30代前半の健常者にロピバカインを投与し，中枢神経症状（めまい，耳鳴り，口周囲の違和感など）が発現した際の血中濃度は平均で2.2 μg/mLであったと報告している[6]．一方で中毒症状は認められなかったが，ロピバカインを3 mg/kg，あるいはそれ以下の使用量で腹横筋膜面ブロックや肋間神経ブロックを施行した際，血中濃度が2.2 μg/mLを超えていたという報告もある[7,8]．

　ロピバカインの血中濃度は1時間程度は高値で持続するため，覚醒時や手術終了直前の末梢神経ブロックには一定期間の十分な観察が必要と思われる．

心血管症状が出現する[*1]．
- 局所麻酔薬中毒を発症した場合，ただちに助けを呼ぶ，100％酸素を投与する，二次救命処置（ACLS）の準備または施行，脂肪乳剤の投与などを必要に応じて行うことが推奨されている[9]．
- 光学異性体の構造上，ロピバカインは心血管への毒性が低いとされているが，心停止に至った報告も散見されており，伝達麻酔などで大量のロピバカインを使用する際は，十分な準備と観察が必要である．

（大西　毅，馬場　洋）

[*1] 中枢神経症状では，口周囲の違和感，めまい，耳鳴りなどがまず発現し，進行すると痙攣や呼吸抑制などを生じる．心血管症状では頻脈や血圧の上昇を初期には認め，血中濃度の上昇に伴い不整脈や直接的な心筋抑制に伴う循環虚脱を発症する．

▶ACLS：advanced cardiovascular life support

文献

1) 大澤正巳，ほか．長時間作用性局所麻酔薬　塩酸ロピバカイン（NA-001）10 mg/ml 注射液による硬膜外麻酔の検討．臨床医薬 1999; 15: 1175-89.
2) 山本　健，ほか．長時間作用性局所麻酔薬　塩酸ロピバカイン（NA-001）による腕神経叢ブロックの至適投与量の検討—第Ⅱ相試験．臨床医薬 1999; 15: 1137-54.
3) Bader AM, et al. Comparison of bupivacaine-and ropivacaine-induced conduction blockade in the isolated rabbit vagus nerve. Anesth Analg 1989; 68: 724-7.
4) Ohmura S, et al. Systemic toxicity and resuscitation in bupivacaine-, levobupivacaine-, or ropivacaine-infused rats. Anesth Analg 2001; 93: 743-8.
5) 大澤正巳，ほか．長時間作用性局所麻酔薬　塩酸ロピバカイン（NA-001）7.5 mg/ml 注射液による硬膜外麻酔の臨床的検討—塩酸ブピバカインを対照薬とした二重盲検群間比較試験．臨床医薬 1999; 15: 1205-28.
6) Knudsen K, et al. Central nervous and cardiovascular effects of i.v.infusions of ropivacaine, bupivacaine and placebo in volunteers. Br J Anaesth 1997; 78: 507-14.
7) Griffiths JD, et al. Plasma ropivacaine concentrations after ultrasound-guided transversus abdominis plane block. Br J Anesth 2010; 105: 853-6.
8) Behnke H, et al. Plasma concentration of ropivacaine after intercostal blocks for video-assisted thoracic surgery. Br J Anaesth 2002; 89: 251-3.
9) Neal M, et al. ASRA practice advisory on local anesthetic systemic toxicity. Reg Anesth Pain Med 2010; 35: 152-61.

4 ブピバカイン

bupivacaine

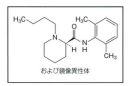

図1 ブピバカインの構造式

- ブピバカイン（マーカイン®）は1957年に合成された長時間作用性の局所麻酔薬（局麻薬）であり（図1），低濃度で運動機能をある程度保ったまま知覚神経遮断が得られる（分離神経遮断：differential nerve block）ため，硬膜外麻酔による術後鎮痛，無痛分娩で用いられてきた．
- 急速・大量投与や血管内誤投与により難治性の心血管虚脱をきたすことがあり[1]，近年，硬膜外麻酔での使用は減少している．
- 最近，マイクロカプセルに封入した徐放型長時間作用性のリポゾーム・ブピバカインがアメリカで発売された．

a. 作用機序

- ブピバカインの効果や持続時間，毒性は以下の物理化学的特性に強く影響される．

■ 脂溶性

- プロカインの脂溶性を100とした場合のリドカインの脂溶性は366であるが，ブピバカインの脂溶性は3,420と高く[2]，神経によく浸透するため，長時間の強い神経遮断効果が得られる．

■ タンパク結合率

- ブピバカインのタンパク結合率は96％と他の局麻薬（リドカイン64％）より高く[2]，細胞膜のNa$^+$チャネルに長くとどまるため長時間作用性である．しかし，このNa$^+$チャネルとの結合の強さがブピバカインによる心血管虚脱が蘇生に抵抗する原因と考えられている[3]．

■ pKa（解離定数）

- pKaはイオン型と非イオン型の局麻薬が1：1になるときのpHと定義される．局麻薬は投与部位のpHに応じてイオン型と非イオン型に解離するが，細胞膜を通過して細胞内部からNa$^+$チャネルに作用して効果を発揮するのは非イオン型である．ブピバカイン（pKa：8.1）[2]のpH 7.4では非イオン型の比率は15％とリドカイン（pKa：7.8）[2]の30％より低いため，ブピバカインの作用発現時間はリドカインより遅い．

b. 薬物動態

- 0.5％ブピバカイン20 mLを硬膜外投与した場合の最高血中濃度（Cmax）は0.73 μg/mL，最高血中濃度に達する時間（Tmax）は19分である[4]．

■ 吸収

- 局所投与された局麻薬は，ほぼすべてが血管内に吸収されるため，作用時間は血管内吸収速度によっても影響を受ける．血管からの吸収を低下させる目的で添加するアドレナリンは，腕神経叢ブロックの局麻薬血管内吸収速度を低下させるが，硬膜外ブピバカインではほぼ効果がない[5]．

◾ 代謝
- ブピバカインを含むアミド型局麻薬は，主に肝代謝によって除去されるので，肝血流量，肝機能に左右される．

c. 適応と効果
- ブピバカインは，0.125％以下の低濃度では知覚神経ブロックが得られても運動神経機能が比較的保たれる（分離神経遮断）ため，術後鎮痛や分娩時の努責力を残しつつ鎮痛が必要な硬膜外無痛分娩に用いられてきた．
- 手術時の投与について**表1**に記す[3]．
- 術後鎮痛，硬膜外無痛分娩での投与を**表2**に記す[3]．

d. 局所麻酔薬による全身毒性
- 局麻薬中毒により中枢症状が発生するブピバカインの血中濃度は約2〜3 μg/mLである[6]．
- リドカインでは中枢症状が発生する3〜4倍以上の血中濃度で心血管虚脱が発生するが[6]，ブピバカインではこの差は小さく，約2倍の濃度で心血管虚脱が発生する[6]．臨床例ではブピバカインの血管内誤投与後，痙攣とほぼ同時に心血管虚脱が発生すると報告されている[1]．
- 局麻薬による全身毒性症状は低酸素血症やアシドーシスが引き金になることが多いが，ブピバカインによる毒性はこれらの症状がみられなくても発生することがある[1]．
- 心血管虚脱の主な症状は，心筋収縮力の低下，刺激伝導系の抑制，血圧低下，徐脈，房室ブロック，心室細動，難治性の心室性不整脈である[3]．
- ブピバカインによる心血管虚脱は難治性であり，蘇生に抵抗する[1,3,6]．
- 心血管虚脱が発生すれば，蘇生しながら脂肪乳剤をただちに投与することが推奨されている[7]．
- 日本では，心毒性の危険性から，ブピバカインは次第にロピバカインやレボ

表1 手術時の投与

使用目的	濃度（％）	通常用量（mL）	投与量（mg）	平均作用時間（分）
浸潤麻酔	0.25〜0.5	5〜20	12.5〜100	120〜240
マイナーな神経ブロック	0.25	5〜20	12.5〜50	240〜480
メジャーな神経ブロック	0.25〜0.5	30〜50	75〜225	360〜720
硬膜外麻酔	0.25〜0.5	15〜30	37.5〜225	180〜300

表2 術後鎮痛・無痛分娩での投与

使用目的	濃度（％）	フェンタニル濃度（μg/mL）	投与速度（mL）
術後鎮痛	0.0625〜0.125	4〜5	4〜6
無痛分娩	0.0625〜0.125	2〜4	10〜15

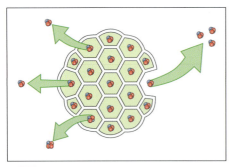

図2 リポゾーム・ブピバカイン (EXPAREL®)

(Pacira Pharmaceuticals, Inc. Web site. http://www.exparel.com/how-to-use/about-depofoam.shtml[9]より)

ブピバカインに置き換わりつつある.

e. 新たなブピバカイン製剤

- 2011年，リポゾームとよばれる直径10〜30 μmのマイクロカプセルにブピバカインを封入したリポゾーム・ブピバカイン（図2）がアメリカ食品医薬品局（FDA）に認可され，現在，創部への浸潤麻酔用としてアメリカで販売されている．この製品は徐放製剤であるため，作用時間は従来のブピバカインの約3〜4倍長く，1回の浸潤麻酔で72時間鎮痛効果が持続する[8]．さらに，投与後の血中濃度の上昇も低く，高価（1.3%製剤20 mLで285ドル）である点を除けば，今後，有望な術後鎮痛用局所麻酔薬になると考えられる．

（上山博史）

文献

1) Albright GA. Cardiac arrest following regional anesthesia with etidocaine or bupivacaine. Anesthesiology 1979; 51: 285-7.
2) Santos AC, et al. Local anesthetics and opioids. In: Chestnut DH, et al, ed. Obstetric Anesthesia: Principles and Practice. 4th ed. Philadelphia: Mosby Elsevier; 2008: p. 247-75.
3) Strichartz GR, et al. Local anesthesia. In: Miller RD, ed. Miller's Anesthesia. 6th ed. Philadelphia: Churchill Livingstone; 2005. 武田純三，監修．稲田英一，ほか監訳．局所麻酔薬．ミラー麻酔科学．原著第6版．東京：メディカル・サイエンス・インターナショナル；2007. p. 453-76.
4) Burm AG, et al. Epidural anesthesia with lidocaine and bupivacaine: Effects of epinephrine on the plasma concentration profiles. Anesth Analg 1986; 65: 1281-4.
5) Sinclair CJ, Scott DB. Comparison of bupivacaine and etidocaine in extradural blockade. Br J Anaesth 1984; 56: 147-53.
6) Dillane D, Finucane BT. Local anesthetic systemic toxicity. Can J Anaesth 2010; 57: 368-80.
7) Rosenblatt MA, et al. Successful use of a 20% lipid emulsion to resuscitate a patient after a presumed bupivacaine-related cardiac arrest. Anesthesiology 2006; 105: 217-8.
8) Portillo J, et al. Safety of liposome extended-release bupivacaine for postoperative pain control. Front Pharmacol 2014; 5: 90. 1-6.
9) Pacira Pharmaceuticals, Inc. Web site. http://www.exparel.com/how-to-use/about-depofoam.shtml

❺ レボブピバカイン

levobupivacaine

- レボブピバカイン（ポプスカイン®0.25％注，0.5％注，0.75％注）は，アミド型[★1]の長時間作用型局所麻酔薬であり，既存のラセミ体[★2]であるブピバカインのS(−)体のみを製品化したものである（図1）.
- 神経遮断効果はブピバカインとほぼ同等であるのに対し，中枢神経毒性および心毒性はブピバカインよりも少ない．
- 現在，硬膜外麻酔，伝達麻酔，術後鎮痛に臨床使用が可能である．

a. 作用機序

- レボブピバカインは，電位依存性 Na^+ チャネルに結合することによって，Na^+ の細胞内流入を抑制する．これによって，感覚神経が侵害刺激や触刺激に曝露されても脱分極せず，刺激は中枢神経に伝達されないので，痛みや触覚が減弱する．
- 電位依存性 Na^+ チャネルは，感覚神経だけでなく，運動神経や中枢神経，心臓にも存在する．そのため，他の局所麻酔薬と同様にレボブピバカインでも運動麻痺を生じ，中枢神経毒性や心毒性を有する．

b. 薬物動態

- 0.5％ 15 mLの硬膜外単回投与では，20分後に最高血中濃度（C_{max}）0.87 μg/mLとなり，半減期は11時間である．
- 0.25％ 20 mLの腋窩投与による腕神経叢ブロックでは，20分後に C_{max} 0.56 μg/mLとなり，半減期は15時間である．
- レボブピバカインは，主として肝CYP3A4およびCYP1A2によって脱ブチル化，ヒドロキシル化され，約70％が尿排泄，24％が便排泄される．3-ヒ

[★1] 局所麻酔薬は，脂溶性の芳香環，中間鎖，親水性の第3級アミンから構成される．中間鎖はエステル結合またはアミド結合をもち，それぞれをエステル型，アミド型局所麻酔薬とよぶ．

[★2] S体とR体（Column参照）が等モル量混在する状態をラセミ体という．ブピバカインは，S(−)体のレボブピバカインとR(+)体のデクスブピバカインで構成される（図1）．

▶CYP3A4：
シトクロムP450 3A4

▶CYP1A2：
シトクロムP450 1A2

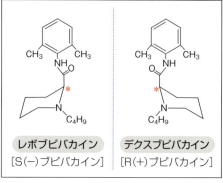

図1 レボブピバカインおよびデクスブピバカインの構造式
両分子は，鏡像異性体である．＊は不斉炭素原子を示す．

> **Column　S体とR体**
>
> レボブピバカインの第3級アミンの炭素は，異なる4つの官能基が結合する炭素（不斉炭素）である．不斉炭素をもつ分子には，組成式が同一で原子間の結合関係が異なる構造異性体が存在する．構造異性体のうち，3次元空間内ではどのように移動しても重ね合わせることができない関係を立体異性体といい，そのうち鏡像関係にあるものを鏡像異性体という．鏡像異性体は，不斉炭素原子に結合している官能基の配列違いにより，S体とR体に分類する．また，鏡像異性体の不斉炭素原子は，平面偏光を回転させる光学活性をもつ．偏光が右回転するものを右旋性（＋と表記する），左回転するものを左旋性（−）とよぶ．

表1 硬膜外麻酔：レボブピバカインの効果発現時間，持続時間

濃度（%）	投与量（mL）	感覚の遮断		運動の遮断	
		発現時間（分）	持続時間（時）	発現時間（分）	持続時間（時）
0.5	15	8〜30	3〜6	25	2〜3
0.75	15〜20	6〜13	8〜9	30	4〜6

(布施谷仁志，ほか．臨床麻酔 2012; 36: 345-52[1]より)

表2 硬膜外持続投与による術後鎮痛：レボブピバカインの濃度，投与量

手術の種類	濃度（%）	投与量（mL/時）	投与後の調節
上腹部手術	0.25	4	4 mL 単回投与＋2 mL/時増量
下腹部手術	0.5	3	なし
股・膝関節手術	0.125〜0.25	4〜6	2 mL 単回投与

(Crews JC, et al. Anesth Analg 1999; 89: 1504-9[2]/Dernedde M, et al. Anesth Analg 2003; 96: 796-801[3]/Kopacz DJ, et al. Anesth Analg 1999; 89: 1497-503[4]/Murdock JA, et al. Anesth Analg 2002; 94: 438-44[5]より)

ドロキシル体の局所麻酔作用は，レボブピバカインの約1/3である．健常成人における尿中の未変化体，デスブチル体，3-ヒドロキシル体，4-ヒドロキシル体の排泄率はそれぞれ0.18%，3.0%，5.2%，0.3%である．

c. 適応と効果 （表1，2）[1-5]

- レボブピバカインは，脂溶性およびタンパク結合能が高いので，力価が大きく，作用持続時間が長い．したがって，単回投与でも長時間優れた鎮痛効果が得られる．
- 下腹部手術や上下肢手術のための硬膜外麻酔および伝達麻酔，ならびに術後硬膜外鎮痛に最適の薬剤である．
- 各アプローチによる腕神経叢ブロックでは，0.25〜0.5%レボブピバカインを30〜40 mL使用する．この場合，感覚の遮断効果は6〜14分で発現し，持続時間は11〜18時間で，運動の遮断効果の持続時間は8〜17時間である[1]．
- 坐骨神経ブロックでは，0.5〜0.75%レボブピバカインを20 mL使用する．この場合，感覚の遮断効果は5〜30分で発現し，持続時間は16〜18時間で，運動の遮断効果の持続時間は13時間である[1]．
- レボブピバカインは，ブピバカインに比べて中枢神経毒性や心毒性が少ない．レボブピバカインは，ブピバカインと比べて不活化状態の心筋Na^+チャネルやK^+チャネルの遮断効果が弱い[6,7]．このためレボブピバカインは，房室伝導障害や，静止膜電位の上昇による早期後脱分極からの心室性不整脈をきたしにくい．さらに，レボブピバカインは，ブピバカインのR(+)体であるデクスブピバカイン★3よりも血漿中の$α_1$糖タンパクと結合している割合が多く，遊離型が少ない[8]．したがって，レボブピバカインはブピバカインよりも安全性が高く，レボブピバカインによる痙攣誘発時の血中濃度や心原性致死量は，いずれもブピバカインの2倍である[9]．

★3
側注★2，Column「S体とR体」参照．

d. 副作用と注意点

- レボブピバカインの安全性が高いとはいえ，局所麻酔薬中毒の危険性はある．
- 健常成人では，レボブピバカイン血中濃度が平均 2.62 μg/mL を超えると中枢神経症状が出現する[10]．
- レボブピバカイン 142.5 mg（1.9 mg/kg）の硬膜外投与および 125 mg（1.8 mg/kg）による腕神経叢ブロックで中枢神経毒性（興奮，痙攣）の発生が報告されている[11, 12]．
- レボブピバカイン 125 mg（1.6 mg/kg）を 20 分かけて静脈内投与した際に循環虚脱の報告がある[13]．
- 添付文書では，硬膜外単回投与は 150 mg，硬膜外持続投与は 20 mg/時，単回投与による伝達麻酔は 100 mg を上限としている．

（布施谷仁志，川真田樹人）

文献

1) 布施谷仁志，川真田樹人．レボブピバカイン．臨床麻酔 2012; 36: 345-52.
2) Crews JC, et al. A comparison of the analgesic efficacy of 0.25% levobupivacaine combined with 0.005% morphine, 0.25% levobupivacaine alone, or 0.005% morphine alone for the management of postoperative pain in patients undergoing major abdominal surgery. Anesth Analg 1999; 89: 1504-9.
3) Dernedde M, et al. Continuous epidural infusion of large concentration/small volume versus small concentration/large volume of levobupivacaine for postoperative analgesia. Anesth Analg 2003; 96: 796-801.
4) Kopacz DJ, et al. A comparison levobupivacaine 0.125%, fentanyl 4 microg/mL, or their combination for the patient-controlled epidural analgesia after major orthopedic surgery. Anesth Analg 1999; 89: 1497-503.
5) Murdock JA, et al. The efficacy and safety of three concentrations of levobupivacaine administered as a continuous epidural infusion in patients undergoing orthopedic surgery. Anesth Analg 2002; 94: 438-44.
6) Valenzuela C, et al. Stereoselective block of cardiac sodium channels by bupivacaine in guinea pig ventricular myocytes. Circulation 1995; 92: 3014-24.
7) Valenzuela C, et al. Stereoselective block of a human cardiac potassium channel (Kv1.5) by bupivacaine enantiomers. Biophys J 1995; 69: 418-27.
8) Burlacu CL, Buggy DJ. Update local anesthetics: Focus on levobupivacaine. Ther Clin Risk Manag 2008; 4: 381-92.
9) Chang DH, et al. Tolerability of large-dose intravenous levobupivacaine in sheep. Anesth Analg 2000; 91: 671-9.
10) Bardsley H, et al. A comparison of the cardiovascular effects of levobupivacaine and rac-bupivacaine following intravenous administration to healthy volunteers. Br J Clin Pharmacol 1998; 46: 245-9.
11) Kopacz DJ, Allen HW. Accidental intravenous levobupivacaine. Anesth Analg 1999; 89: 1027-9.
12) Pirotta D, Sprigge J. Convulsions following axillary brachial plexus blockade with levobupivacaine. Anaesthesia 2002; 57: 1187-9.
13) Salomäki TE, et al. Successful resuscitation after cardiovascular collapse following accidental intravenous infusion of levobupivacaine during general anesthesia. Anesthesiology 2005; 103: 1095-6.

⑥ 脊髄くも膜下麻酔用局所麻酔薬 テトラカイン，ブピバカイン
tetracaine, bupivacaine

a. 作用機序

- ブピバカインとテトラカインは，ともに脊髄くも膜下麻酔をはじめとする区域麻酔に使用される局所麻酔薬である．
- 局所麻酔薬は，神経線維に作用してNa^+チャネルを阻害し，Na^+の細胞内への流入を抑制し，活動電位の発生を抑えることによって，インパルスの発生・伝導を遮断する．
- 現在われわれが使用している局所麻酔薬は，神経細胞膜を通過して細胞内に移動した後，細胞内よりNa^+チャネルを阻害するといわれている．

b. テトラカイン

■ 特長

- テトラカインはエステル型[*1]の長時間作用型局所麻酔薬である．
- アナフィラキシー発生の可能性がアミド型の局所麻酔薬よりも高いと考えられる．
- テトラカインは，1928年 Eisleb により，プロカインのベンゼン核 NH_2 にアルキル基を添加することによって合成された[1]（図2）．
- 日本におけるテトラカイン（テトカイン®）は用時溶解して用いる凍結乾燥注射剤として調製されている．添付文書上の効能は脊髄くも膜下麻酔のみならず，硬膜外麻酔，伝達麻酔，浸潤麻酔，表面麻酔となっている．

■ 物理化学的性質

- テトラカインのタンパク結合率は約76％であり同じエステル型の局所麻酔薬であるプロカインの6％に比べてはるかに高い[2]（表1）．
- 解離定数（pKa）は8.4とリドカイン，ブピバカインより若干高くなっている．
- 脂溶性はブピバカインよりも高い．
- これらのいずれの指標からも，作用発現時間，作用持続時間はプロカインよりも長く，他の長時間作用型局所麻酔薬であるブピバカイン，レボブピバカイン，ロピバカインとほぼ同等であることがわかる．

■ 薬物の代謝

- テトラカインはプロカイン同様，血中のプロカインエステラーゼによって加水分解され，p-butylaminobenzoic acid と dimethylaminoethanol を生じる．
- 代謝産物は腎から排泄される．

■ 麻酔作用

- テトラカインをくも膜下腔に投与した場合，麻酔作用発

★1
局所麻酔薬は親水性のアミノ基が疎水性のベンゼン環に中間鎖で結合した構造をしている．中間鎖がエステル結合のものをエステル型，アミド結合のものをアミド型局所麻酔薬とよんでいる（図1）．

▶p-butylaminobenzoic acid：
$C_4H_9NHC_6H_4COOH$

▶dimethylaminoethanol：
$HOCH_2CH_2N(CH_3)_2$

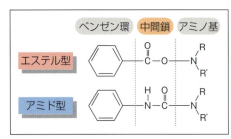

図1 局所麻酔薬の基本構造

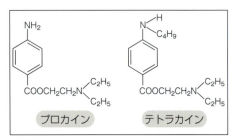

図2 プロカインとテトラカインの構造式

現には 5〜10 分を要し，2〜3 時間持続する．
- テトラカインの特長は，粉末を溶解する溶解液を変えることによって，低比重液，高比重液，等比重液の麻酔薬を調製することができる点にある．
- ヒトの髄液の比重は 37℃ で 1.0070 ± 0.0003 である．テトラカイン 20 mg を注射用蒸留水 4 mL に溶解すると比重は 37℃ で 1.0006 となり髄液よりも比重は低くなる．一方，10%ブドウ糖液 4 mL で溶解すると 1.0382 となり比重は髄液より高くなる．さらに，生理食塩水 4 mL で溶解すると 1.0070 となり髄液と同じ比重になる[1]（表 2）．
- とくに低比重液を調整できる点は他の局所麻酔薬にはない特長である．低比重液は，たとえば整形外科の大腿骨骨折の手術の際に患側を上にしたままの体位で麻酔と手術を行うことができるうえ，患側のみに麻酔を行うことができるので健側の知覚・運動麻痺あるいは交感神経遮断が起こらないというメリットがあるといわれてきた．しかし，髄液の比重と低比重液の比重の差はごくわずかである．さらに，髄液の比重にはある程度個人差があることがわかっている．
- テトラカインは 1928 年に発売された古い麻酔薬であるが，残念ながらその麻酔効果の詳細について客観的に調べた報告は数少ない．その中で，最近 Kim らは低比重液の 0.2%テトラカイン 10〜14 mg を側臥位で投与した後の麻酔効果の広がりと強さを健側（下側）と患側（上側）で比較した[3]．いずれの場合も麻酔域は患側でより広がっていたが，その差は 1〜3 脊髄分節とわずかであった．麻酔効果発現までの時間は両側で有意な差を認めなかった．一方，運動麻痺の程度は患側肢で有意に強かった．
- テトラカインも他の局所麻酔薬同様，神経毒性を有する．過去の動物実験などから，テトラカインの神経毒性はリドカインとほぼ同じで，ブピバカイン，ロピバカインよ

表 1 各局所麻酔薬の物理化学的性質

	分子量	pKa	脂溶性 オクタノール	タンパク 結合率
リドカイン	234	7.9	366	64.3
メピバカイン	246	7.7	130	77.5
ロピバカイン	262	8.1	775	94.0
テトラカイン	264	8.4	5,822	75.6
ブピバカイン	288	8.1	3,420	95.6

表 2 テトラカイン（テトカイン®）の溶媒と比重の関係

	密度		比重		baricity	
	20℃	37℃	20℃	37℃	20℃	37℃
蒸留水	0.9982	0.9932	1.0000	1.0000	0.9979	0.9930
0.4%テトラカイン蒸留水溶媒	0.9990	0.9945	1.0006	1.0005	0.9987	0.9942
0.5%テトラカイン蒸留水溶媒	0.9991	0.9946	1.0007	1.0006	0.9988	0.9943
0.5%テトラカイン生理食塩水溶媒	1.0056	1.0006	1.0072	1.0070	1.0053	1.0003
0.5%テトラカイン 5%ブドウ糖溶媒	1.0183	1.0131	1.0198	1.0195	1.0180	1.0127
0.5%テトラカイン 10%ブドウ糖溶媒	1.0373	1.0318	1.0389	1.0382	1.0370	1.0315
ヒト髄液	−	1.0003 ± 0.0003	−	1.0070 ± 0.0003		1.0000

（医薬品インタビューフォーム．局所麻酔剤テトカイン® 注用 20mg「杏林」．2014 年 3 月改訂〈第 9 版〉．杏林製薬株式会社[1]より）

りは高いことがわかっている[4]．2000年に神経毒性のより低いブピバカインの脊髄くも膜下麻酔用の溶液が発売されて以来，テトラカインの使用頻度は年々減ってきているようだ．

c. ブピバカイン

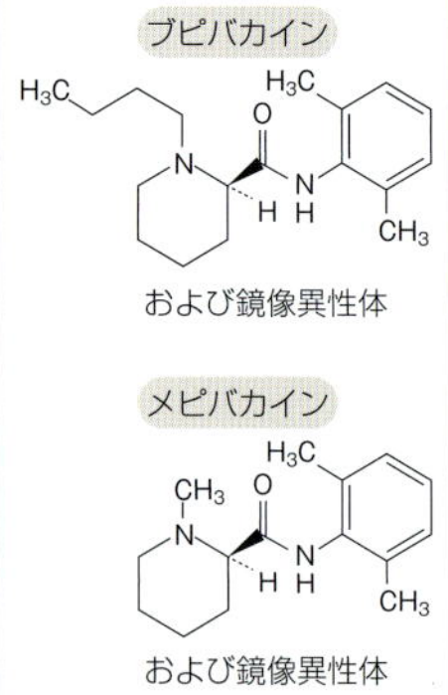

■ 特長

- ブピバカインはメピバカインを基に開発された．メピバカインのピペリジン環にあるメチル基をブチル基で置換したものである（図3）．
- ブピバカインはアミド型の局所麻酔薬であり，テトラカインに比べてアレルギーを起こす可能性は低いと考えられる．
- 日本で市販されている脊髄くも膜下麻酔用ブピバカインは，硬膜外麻酔・伝達麻酔用に調製されているバイアル製剤と異なり，メチルパラベン・プロピルパラベンなどの防腐剤を含んでいない．
- 日本では等比重液と高比重の二種類が使用可能である（表3）．等比重液は厳密にいえば髄液に比して比重は若干低い．

■ 代謝

- アミド型の局所麻酔薬であるブピバカインは肝でCYP3A4によって代謝される．
- 肝機能障害のある患者では反復大量投与後に血中濃度が過度に上昇する可能性があるが，脊髄くも膜下麻酔では投与量は多くないのでそれほど大きな問題にはならないと考えられる．

■ 物理化学的性質

- ブピバカインのpKaは8.1，タンパク結合率は95.6％，分配係数は346である（表1）．
- テトラカインと同様，現在使用されている局所麻酔薬の中では最も作用時間の長いものの一つである．

■ 麻酔作用

- 日本で市販されているブピバカイン（マーカイン®）には等比重液と高比重液がある．

図3 ブピバカインとメピバカインの構造式

▶CYP3A4：
シトクロムP450 3A4

表3 日本で市販されている脊髄くも膜下麻酔用ブピバカイン（マーカイン® 注脊麻用）の組成・性状

	マーカイン注脊麻用 0.5％等比重	マーカイン注脊麻用 0.5％高比重
成分・含量（1管4mL中）	ブピバカイン塩酸塩水和物（無水物として）5mg	ブピバカイン塩酸塩水和物（無水物として）5mg
添加物（1管4mL中）	塩化ナトリウム 32mg pH調整剤 適量	ブドウ糖 290.8mg pH調整剤 適量
pH	5.0〜6.5	4.0〜6.0
浸透圧比 （生理食塩液に対する比）	0.9〜1.1	1.5〜1.8
比重（20℃）	1.002〜1.007	1.025〜1.031

（アストラゼネカ株式会社社内資料〈ブピバカインの脊髄クモ膜下腔投与後の静脈血液中濃度，2000〉[7]より）

表4 ブピバカインの投与量と麻酔域の広がり・作用持続時間の関係

		2.0 mL	3.0 mL	4.0 mL
投与30分以内の最高痛覚遮断域	等比重	Th9.0 ± 3.6	Th8.2 ± 3.9	Th6.8 ± 3.1
	高比重	Th7.2 ± 3.0	Th5.8 ± 2.8	Th3.9 ± 3.9
L2の痛覚遮断持続時間（分）	等比重	225.5 ± 56.3	262.7 ± 84.1	313.3 ± 78.4
	高比重	199.7 ± 71.2	194.3 ± 52.5	226.0 ± 82.0
完全運動神経遮断の持続時間（分）	等比重	143.8 ± 65.5	225.5 ± 72.3	265.2 ± 100.8
	高比重	86.7 ± 63.5	138.7 ± 43.3	137.7 ± 83.9

（鈴木 太，ほか．麻酔 1998; 47: 447–65[5]）より）

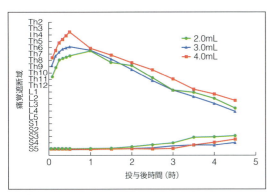

図4 高比重ブピバカイン投与後の麻酔域の推移
（鈴木 太，ほか．麻酔 1998; 47: 447–65[5]）より）

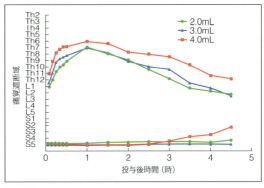

図5 等比重ブピバカイン投与後の麻酔域の推移
（鈴木 太，ほか．麻酔 1998; 47: 447–65[5]）より）

- 等比重液は麻酔域の広がる速度が遅いかわりに，作用時間も長い．高比重液は作用発現時間が早く，作用時間も短い[5]（表4，図4，5）．等比重液による脊髄くも膜下麻酔後の血圧低下は高比重液に比べ穏やかな傾向がある[6]．
- 高比重液は重力に従って広がるので，患者の体位を調節することによって，麻酔域をある程度コントロールすることができる．
- 局所麻酔薬の血中濃度が過度に上昇すると中枢神経症状と心毒性を中心とする，いわゆる局所麻酔薬中毒を引き起こす．とくにブピバカインの心毒性は強いといわれている．脊髄くも膜下麻酔としてブピバカインを用いる場合，最大でも投与量は20 mgであるが，その際，最高血中濃度は約50 ng/mLでありそれに達するまでの時間は約100〜130分程度である．等比重液と高

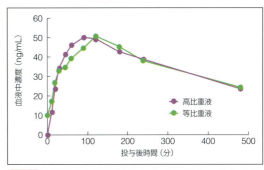

図6 脊髄くも膜下腔投与後の血液中未変化体濃度（平均値±標準偏差）
（アストラゼネカ株式会社社内資料〈ブピバカインの脊髄クモ膜下腔投与後の静脈血液中濃度，2000〉[7]）より）

表5 血液中動態パラメータ

投与液濃度，比重および投与液量	n	t_{max}（時）	C_{max}（ng/mL）	$t_{1/2}$（時）	$AUC_{0\sim8時}$（μg・分/mL）
0.5%，等比重，4mL	11	2.2 ± 0.5	52.8 ± 11.6	6.1 ± 2.4	17.0 ± 4.5
0.5%，高比重，4mL	11	1.6 ± 0.9	56.2 ± 15.4	6.6 ± 3.3	17.3 ± 2.0

（平均値±標準偏差）
（アストラゼネカ株式会社社内資料〈ブピバカインの脊髄クモ膜下腔投与後の静脈血液中濃度，2000〉[7]）より）

帝王切開術に対する低用量ブピバカイン脊髄くも膜下麻酔

　帝王切開術に対する麻酔法として脊髄くも膜下麻酔が広く用いられている．全身麻酔に比べ，誤嚥の可能性が低い，妊婦の意識を保つことができる，などの利点があげられるが，低血圧の発生頻度が高いことが問題となる．一般的に，非妊婦に比して妊婦では脊髄くも膜下麻酔の麻酔域がよく広がるといわれている．通常，脊髄くも膜下麻酔に用いられるブピバカインの投与量は12～15 mgとされてきたが，オピオイドなどを併用して局所麻酔薬の量をできる限り減らすことによって，十分な麻酔効果を維持しつつ，低血圧の発生を抑えようとする試みがされてきた．

　Arzola[8]らは麻酔効果，副作用の発生などの観点から低用量（＜8 mg）と通常用量（＞8 mg）を比較するメタアナリシスを行った．ちなみに，低用量群ではほとんどの場合，フェンタニルあるいはモルヒネが添加されている．解析の結果，低用量群では低血圧，悪心・嘔吐などの発生が低く抑えられた一方，鎮痛薬のレスキュー投与の頻度は高かった．少なくとも硬膜外カテーテルが同時に留置されていない限り，ブピバカイン投与量を8 mg以下に減ずるのは賢明ではないようだ．

比重液でブピバカイン血中濃度の薬物動態に大きな違いはない[7]（図6，表5）．ブピバカインが中毒症状を生じさせる血中濃度は4 μg/mL以上といわれており，脊髄くも膜下麻酔後に中毒症状を生じる可能性はきわめて低いと考えられる．

- また，ブピバカインの神経毒性は低く，脊髄くも膜下麻酔に最も適した局所麻酔薬の一つと考えられる．

〔藤原祥裕〕

文献

1) 医薬品インタビューフォーム．局所麻酔剤テトカイン®注用20 mg「杏林」．2014年3月改訂（第9版）．杏林製薬株式会社．
2) Strichartz GR, et al. Fundamental properties of local anesthetics. II. Measured octanol: Buffer partition coefficients and pKa values of clinically used drugs. Anesth Analg 1990; 71: 158-70.
3) Kim JA, Ahn HJ. Hypobaric spinal anesthesia with 0.2% tetracaine for total joint hip arthroplasty. Can J Anesth 2005; 52: 958-62.
4) Ready LB, et al. Neurotoxicity of intrathecal local anesthetics in rabbits. Anesthesiology 1985; 63: 364-70.
5) 鈴木　太，ほか．脊椎麻酔におけるAJ-007（塩酸ブピバカイン）の臨床試験—等比重および高比重製剤の臨床用量の検討．麻酔 1998; 47: 447-65.
6) Solakovic N. Comparison of hemodynamic effects of hyperbaric and isobaric bupivacaine in spinal anesthesia. Med Arh 2010; 64: 11-4.
7) アストラゼネカ株式会社社内資料（ブピバカインの脊髄クモ膜下腔投与後の静脈血液中濃度，2000）．
8) Arzola C, Wieczorek PM. Efficacy of low-dose bupivacaine in spinal anaesthesia for Caesarean delivery: Systematic review and meta-analysis. Br J Anaesth 2011; 107: 308-18.

2-6 消炎鎮痛薬，その他の鎮痛薬

NSAIDs，その他の鎮痛薬使用の考え方

a. 非オピオイド系鎮痛薬，鎮痛補助薬と multimodal analgesia

- 不十分な術後鎮痛は患者に苦痛を与えるだけでなく，呼吸，循環，神経など多様な生理学的影響を及ぼし予後にかかわる．
- 術後合併症を減少させ早期回復を目指すには，適切な術後鎮痛が不可欠である．単一薬剤による術後鎮痛法では，適切な鎮痛を得るにはかなりの高用量を用いなければならず，副作用なしに十分な鎮痛を得るのは困難である．たとえばオピオイドのみの鎮痛では，悪心・嘔吐，消化管運動低下，呼吸抑制，傾眠といったオピオイド関連副作用が生じるために術後の早期離床，早期回復が妨げられる．
- 近年では，作用機序の異なる複数の薬剤を組み合わせることで鎮痛効果の向上と副作用軽減を目指す「multimodal analgesia（多様式鎮痛法）」が術後鎮痛の主流となってきている．
- 術後痛の機序や伝達経路が解明されつつあり（図1），本章にあげられるNSAIDs/COX-2阻害薬，アセトアミノフェン，Ca^{2+} チャネル$\alpha 2\delta$サブユニットブロッカー，さらに$\alpha 2$受容体作動薬，NMDA受容体拮抗薬などがmultimodal analgesiaとしてオピオイド全身投与や局所・区域麻酔法による鎮痛に併用され，有効な結果を得ている．

b. NSAIDs・COX-2阻害薬

- NSAIDsはシクロオキシゲナーゼ（COX）-1・COX-2阻害作用を有し，プロスタグランジン（PG）の生成を抑制することで鎮痛作用，抗炎症作用，解熱作用などを発揮する．
- PGは組織損傷部位で産生され疼痛閾値を低下させるといわれており，損傷した末梢組織がNSAIDsの主な鎮痛作用部位と考えられていた．しかし近年では，脊髄におけるPG産生が痛み刺激の伝達に関与しているとの報告もあり，中枢での鎮痛作用も示唆されている．
- NSAIDsは術後のオピオイド総使用量を減じ，オピオイド関連副作用を減らすと報告されている．
- アメリカ麻酔科学会の周術期急性痛管理ガイドライン[1]では，後述のアセトアミノフェンと同様に，適応外でない限り，NSAIDs/COX-2阻害薬を術後定期投与（around-the-clock regimen）すべきとしている．
- COX-1/COX-2非選択的阻害作用を有するNSAIDsは，腎機能低下症例や消化管出血の既往のある者には副作用の点から使用しづらい．

---

multimodal analgesia（多様式鎮痛法）が術後鎮痛の主流となってきている

▶COX：cyclooxygenase（シクロオキシゲナーゼ）

▶NMDA：N-methyl-D-aspartate（N−メチル−D−アスパラギン酸）

▶NSAIDs：non-steroidal anti-inflammatory drugs（非ステロイド性抗炎症薬）

▶PG：prostaglandin

NSAIDsは術後のオピオイド総使用量を減じ，オピオイド関連副作用を減らす

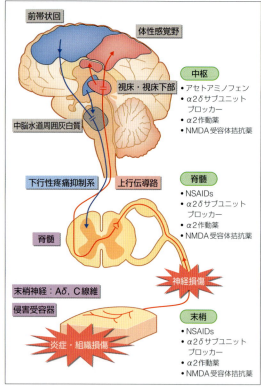

図1 主な術後痛経路と鎮痛薬の作用部位

表1 術後に使用される代表的なNSAIDs

	薬剤名（商品名）	特徴
静注薬	フルルビプロフェンアキセチル（ロピオン）	・プロピオン酸系 ・ターゲット製剤（炎症部位に集積） ・強い鎮痛作用，COX-1選択性高い
筋注薬	ケトプロフェン（カピステン）	・プロピオン酸系，COX-1選択性高い
坐薬	ジクロフェナク（ボルタレン）	・アリール酢酸系 ・強い鎮痛・解熱作用，即効性 ・COX-2選択性高い（高用量では選択性ない） ・高齢者，重症患者，幼少児で体温低下や低血圧に注意
経口薬	ロキソプロフェン（ロキソニン）	・プロピオン酸系 ・プロドラッグ設計のため，胃腸障害リスクがやや低い ・血中濃度の上昇がすみやか
	セレコキシブ（セレコックス）	・コキシブ系 ・COX-2選択的阻害薬 ・海外で心血管系の血栓塞栓↑の報告

★1
静注薬であるフルルビプロフェンアキセチルは，脂肪粒子封入リポ化製剤であり，脂肪粒子が炎症部位に集積されることを利用したターゲット製剤である．よって炎症が強く関与している術後の急性期疼痛に有効といえる．

- 日本ではCOX-2阻害の選択性や剤形の違った薬剤が多種存在しており，使用目的によって選択可能である★1（表1）．
- フルルビプロフェンアキセチルはさらに，術後鎮痛だけでなく術中の腸間膜牽引症候群の予防や治療にも使用して良好な結果を得ている（Column参照）．ただし，適応外の使用となる．
- COX-2選択的阻害薬は現在のところ経口薬のみ日本で使用できる．消化管障害などの副作用はCOX-2非選択性のNSAIDsよりも少ない．Cochrane reviewによると，セレコキシブは術後鎮痛に有効性があり，セレコキシブ400 mgがイブプロフェン400 mgと同等の作用を有したと報告している[2]．

c. アセトアミノフェン

- アセトアミノフェンは主に中枢神経系に作用し解熱作用，鎮痛作用をもつが，末梢組織における抗炎症作用は弱いとされている．

アセトアミノフェンは術後の抗炎症作用は劣るが副作用は少ない

- それゆえ，NSAIDsに比べると術後の鎮痛作用は劣るが，消化管障害，腎機能障害，血小板機能低下といった副作用は少ない．
- 軽度〜中等度の痛みに対して有効である．
- 安全性が高いため，小児の術後鎮痛や解熱目的で使用されることが多い．
- NSAIDs/COX-2阻害薬と鎮痛作用機序が異なると考えられているため，両

Column　フルルビプロフェンアキセチルの効果

　フルルビプロフェンアキセチルの静注が開腹術における腸間膜牽引症候群（mesenteric traction syndrome：MTS）を予防する．さらにMTS発症後の投与でも循環動態変化を安定化させる[3]．

　開腹術開始から1時間，FloTrac®センサーを用いてSVRI（systemic vascular resistance index）を連続的に測定した．コントロール群（n=20）では手術開始後に著明にSVRIが低下し，全例で臨床的にもMTS発症がみられたが，麻酔導入後にフルルビプロフェンアキセチル50 mgを静注した群（n=19）ではMTS発症は4例のみで，有意にSVRIの低下が少なかった（図2a）．さらに興味深いことに，MTS発症後にフルルビプロフェンを投与しても（n=18），投与しなかった群（n=19）に比べてSVRI低下の回復がすみやかであった（図2b）．

　これらの結果から，循環動態の安定化が必要となるような症例では，開腹術前にフルルビプロフェンの予防投与が有用かもしれない．

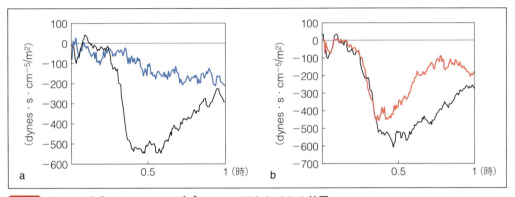

図2　SVRIの変化でみるフルルビプロフェンアキセチルの効果
a：麻酔導入後にフルルビプロフェンアキセチル50 mgを投与した群（青）とコントロール群（黒）．
b：MTS発症後にフルルビプロフェンを投与した群（赤）とコントロール群（黒）．

者を併用することにより，それぞれ単独で用いるよりもオピオイド使用量を減らすことができるとの報告がある[★2]．
- 術後4〜6時間ごとのaround-the-clock投与法がアメリカでは推奨されている[1]．
- 1日最大用量が定められており（成人：4,000 mgまで，50 kg以下の成人または小児：60 mg/kg，2歳未満：30 mg/kg），それを超えて大量投与すると重篤な肝不全，中毒を呈するため注意が必要である．肝機能低下症例では投与量を減じる．
- これまで日本では経口薬（カロナール®）と主に小児用の坐薬（アンヒバ®）しか利用できなかったが[★3]，2013年11月に静注薬（アセリオ®）が販売開始となった．静注薬は15分かけて静注すると投与終了直後に最大血中濃度に達し，半減期は約2.5時間である．これにより，術直後で経口摂取困難な症例にも使用可能となり，今後の周術期疼痛管理の一助となるであろう．

d．鎮痛補助薬

- 鎮痛補助薬とは，それ自体は鎮痛薬として定義されないが，鎮痛薬に併用す

★2
アセトアミノフェンとNSAIDsの併用により，アセトアミノフェン単独に比べ疼痛強度を約35％，オピオイドのレスキュー使用を39％減らし，NSAIDs単独投与に比べて疼痛強度を約35％，オピオイドレスキューを31％減らすとの報告がある[4]．

★3
アセトアミノフェン経口薬の最高血中濃度到達時間は30〜60分，坐薬では2〜4時間といわれている．経直腸投与では生体利用率が低く個人差も大きいため，投与量が少ないと有効濃度に達しない可能性がある．

ることで鎮痛効果の増強が期待される薬である.
- 本章にあげる Ca^{2+} チャネル$α2δ$サブユニットブロッカー（プレガバリン，ガバペンチン）のほか，$α2$ 受容体作動薬，NMDA 受容体拮抗薬といった薬剤が鎮痛補助薬として臨床使用されつつある.

◼ Ca^{2+} チャネル$α2δ$サブユニットブロッカー（プレガバリン，ガバペンチン）

- 元来，抗痙攣薬として使用されている.
- 電位依存性 Ca^{2+} チャネルの$α2δ$サブユニットに結合する.
- 皮質神経細胞ではグルタミン酸などの神経伝達物質の分泌を低下させる.
- 脊髄後角では神経ペプチド分泌抑制により神経の過興奮を抑え，中枢性感作や急性痛に対して効果を示すと考えられている. ノルアドレナリン作動性の下行性疼痛抑制系に作用し，鎮痛効果を発揮する可能性も示唆されている.
- これまでガバペンチンの術後鎮痛効果について 100 を超える臨床研究が報告され，プレガバリンについての研究も徐々に増えている. 総じて，術後早期の鎮痛に有効でオピオイド使用量を減らすという報告が多く，術後痛への有効性が期待される薬物である[5].
- プレガバリンとガバペンチンは構造が似ているが，生体利用率に大きな違いがある. プレガバリンは 90％以上の生体利用率で用量対効果も直線的であるのに対し，ガバペンチンは 30〜60％である.
- 適正な投与量はまだ確立されていない. 高用量の投与が推奨されているが過鎮静，ふらつきなどの副作用が問題となる.
- 脳脊髄液レベルで最高濃度に達するまでの時間はプレガバリンで 8 時間，ガバペンチンでは 4〜6 時間要すると考えられており，術前からの投与が有効であるといわれているが，適正な投与時期もまだ確立されていない★4.
- 慢性的なオピオイド使用など術後の急性痛が重症になりうる症例や遷延性術後痛となる可能性が高い術式などの症例に使用してみるとよいかもしれない.

◼ $α2$ アドレナリン受容体作動薬（クロニジン，デクスメデトミジン）

- $α2$ 受容体作動薬は末梢性，中枢性ともに作用すると考えられている.
- 末梢神経では K^+ チャネルを介して細胞膜を過分極させ，C 線維の伝導を抑制するとされる.
- A1 アデノシン受容体や $μ$ 受容体といった G タンパク共役受容体との相互作用が示唆されている. オピオイドと $α2$ 作動薬を併用すると相乗効果を示すのはこのためと考えられている.
- クロニジンとデクスメデトミジンの周術期全身投与におけるメタアナリシス（全身麻酔による手術症例）では，両者で術後 24 時間の疼痛強度の低下と，モルヒネ消費量と悪心頻度の減少が認められた[6].
- デクスメデトミジンは$α2$ 選択性が高い.
- クロニジンは日本では経口薬のみ使用できる.
- Cochrane review によるとクロニジンの小児麻酔前投薬★5（4 $μg/kg$）は，プラセボに比して術後鎮痛薬の使用を減少させた. 副作用も少ないとされている[7].

★4
術後慢性痛への移行を予防する可能性が報告されているが，十分なエビデンスはなく，さらなる大規模臨床研究が必要である.

▶詳細は「2-2 静脈麻酔薬」⑥デクスメデトミジン（p.85）参照

★5
われわれの施設では小児の麻酔前投薬として 3〜4 $μg/kg$ のクロニジンを経口投与している. 錠剤が飲めない場合でも水で溶解できるため，ほとんどの子どもが無理なく服用できている. トリクロホスナトリウムのシロップ剤（トリクロール®シロップ）よりも子どもの受け入れがよい印象である.

■ NMDA 受容体拮抗薬（ケタミンなど）

- ケタミン[★6] はこれまで主に静脈麻酔薬として位置づけられ使用されてきたが，NMDA 受容体が侵害刺激の伝達や中枢性感作に関連していることが明らかになり，ケタミンの術後鎮痛補助や痛覚過敏予防としての役割に関心がもたれるようになった．
- ケタミンは抗炎症作用も有すると考えられている．
- Cochrane review によるとケタミンは，術後 24 時間のモルヒネ使用量と術後の悪心・嘔吐を減少させる[8]．
- 上腹部開腹手術，開胸手術といった疼痛レベルの強い手術や，高用量のオピオイドを要するような症例に対する鎮痛に有用かもしれない．
- 副作用として，幻覚，悪夢，過鎮静などが知られているが，低用量の使用方法（sub-anesthetic dose）では副作用は少なく，軽度である．

e．おわりに

- 術後鎮痛には作用機序の異なる鎮痛薬や鎮痛補助薬を複数併用する multimodal analgesia によって鎮痛効果の向上と副作用の減少を目指す．
- それぞれの薬の副作用をよく理解して使用すべきである．
- 術式の違い，炎症の強さ，神経損傷の有無など個々の症例によって術後痛の強度や性質が異なる．患者によって術後の回復状況も異なるため，症例ごとに鎮痛法・鎮痛薬の選択や投与量の調節を行うのが理想である．

（杉山陽子，飯田宏樹）

[★6] ケタミンは NMDA 拮抗薬であるが，日本では 2007 年から麻薬指定されている．

文献

1) American Society of Anesthesiologists Task Force on Acute Pain Management. Practice guidelines for acute pain management in the perioperative setting: An updated report by the American Society of Anesthesiologists Task Force on Acute Pain Management. Anesthesiology 2012; 116: 248-73.
2) Derry S, Moore RA. Single dose oral celecoxib for acute postoperative pain in adults. Cochrane Database Syst Rev 2013 Oct 22; 10: CD004233.
3) Takada M, et al. Intravenous flurbiprofen axetil can stabilize the hemodynamic instability due to mesenteric traction syndrome-- Evaluation with continuous measurement of the systemic vascular resistance index using a FloTrac® sensor. J Cardiothorac Vasc Anesth 2013; 27: 696-702.
4) Ong CKS, et al. Combining paracetamol (acetaminophen) with nonsteroidal anti-inflammatory drugs: A qualitative systematic review of analgesic efficacy for acute postoperative pain. Anesth Analg 2010; 110: 1170-9.
5) Schmidt PC, et al. Perioperative gabapentinoids: Choice of agent, dose, timing, and effects on chronic postsurgical pain. Anesthesiology 2013; 119: 1215-21.
6) Blaudszun G, et al. Effect of perioperative systemic $\alpha2$ agonists on postoperative morphine consumption and pain intensity: Systematic review and meta-analysis of randomized controlled trials. Anesthesiology 2012; 116: 1312-22.
7) Lambert P, et al. Clonidine premedication for postoperative analgesia in children. Cochrane Database Syst Rev 2014 Jan 28; 1: CD009633.
8) Bell RF, et al. Perioperative ketamine for acute postoperative pain. Cochrane Database Syst Rev 2006 Jan 25; (1): CD004603.

❶ COX-1 阻害薬

COX-1 inhibitor

▶COX：
cyclooxygenase

▶NSAIDs：
non-steroidal anti-inflammatory drugs

- シクロオキシゲナーゼ（COX）は，最も使用頻度の高い鎮痛薬である非ステロイド性抗炎症薬（NSAIDs）の標的酵素である．
- ほとんどの NSAIDs は COX-1，COX-2 非選択的阻害薬に分類される．
- COX-1 は常に細胞に発現しており，生体の安定性を維持するための「house keeping」酵素である．
- 以下，NSAIDs（COX 非選択的阻害薬）のもつ COX-1 阻害作用を中心に述べる．

a. 作用機序

- COX には COX-1，COX-2 の 2 種類のアイソフォームが存在する（表1）．ともにアラキドン酸カスケード★1 の律速酵素であり，炎症性メディエーターであるプロスタノイド（プロスタグランジン，トロンボキサン）の産生にかかわっている（図1）[1]．
- COX-1 はほとんどすべての細胞で常に発現しており，組織の恒常性の維持に関与している．たとえば胃細胞保護作用，血小板凝集，腎血流自己調節などがあり，NSAIDs の副作用発現と深くかかわっている．
- NSAIDs は COX を阻害することによって炎症性メディエーターの産生を抑制し，鎮痛作用，解熱作用，抗炎症作用を発揮する．
- COX-1，COX-2 を阻害する程度は各 NSAIDs によってさまざまである（図2）[2,3]．
- インドメタシン，フルルビプロフェンは COX-1 選択性が高く★2，エトドラク（ハイペン®），メロキシカム（モービック®）は COX-2 選択性が高い．

b. 薬物動態

- NSAIDs はタンパク結合性の高い分布特性を示し，肝臓で酸化的代謝，さらに抱合反応を受けて排泄される．
- 主な酸化的代謝にはシトクロム P450 の分子種 CYP2C9 が関与する．
- CYP2C9 に対する親和性を反映し，オキシカム系薬剤★3（モービック® など）は半減期の長いものが多い．
- CYP2C9 は遺伝子多型が確認されており，代謝能力の低い患者が存在するため注意が必要である．
- プロドラッグ型の NSAIDs は CYP2C9 以外の代謝酵素で活性型に変換される．たとえば，ロキソプロフェン（ロキソニン®）の代謝酵素はカルボニ

★1
エイコサノイドの生合成経路をアラキドン酸カスケードという．体内のアラキドン酸は細胞の構成成分として細胞膜リン脂質に蓄えられているが，免疫応答によって活性化されたホスホリパーゼ A_2 によって遊離し，シクロオキシゲナーゼ（COX）あるいはリポキシゲナーゼなどの酵素により触媒され，エイコサノイドであるプロスタノイドおよびロイコトリエンに生合成される．

★2
従来の NSAIDs のなかには，COX-1 選択性が非常に高いものが存在するが，開発の経緯から一般的に COX-1 選択的阻害薬とはよばない．

表1 COX のアイソフォーム比較

	COX-1	COX-2
遺伝子サイズ	22 kb	8.3 kb
構成アミノ酸数	576	603〜604
タンパク質の性質	構成タンパク質	誘導タンパク質
発現細胞	ほとんどすべての細胞	刺激後の炎症関連細胞
生理的役割	胃粘膜保護，血管調節，腎血流自己調節，血小板凝集	炎症反応
グルココルチコイドによる影響	影響を受けない	遺伝子発現が抑制

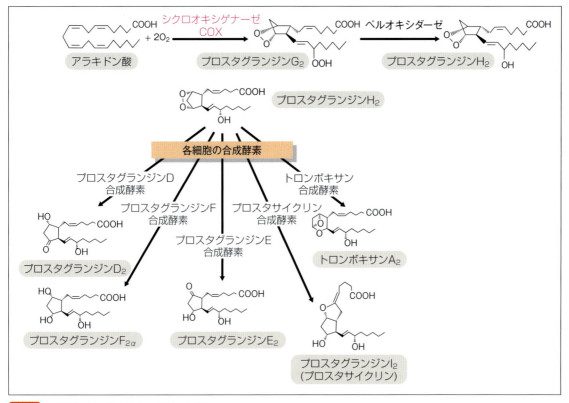

図1 アラキドン酸カスケードとCOX
(Chandrasekharan NV, et al. Genome Biol 2004; 5: 241[1]より抜粋)

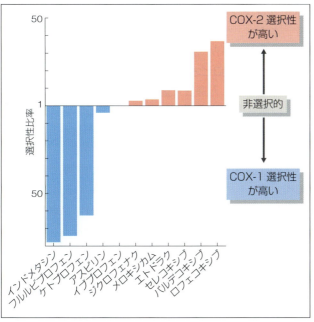

図2 NSAIDsのCOX阻害選択性

COX-1,COX-2に対する選択性を示すために,各薬物がCOX-1,COX-2を阻害するために必要な濃度(IC50 in Blood)の比を計算し選択性比率とした.

IC50 in Blood：血中のCOXを50%阻害するために必要な薬物濃度.

バルデコキシブ,ロフェコキシブ：心血管系の副作用のため販売中止.

IC50：half maximal (50%) inhibitory concentration.

(Rao P, et al. J Pharm Pharm Sci 2008; 11: 81s-110s[2]/Cryer B, et al. Am J Med 1998; 104: 413-21[3]のデータを元に作成)

★3
NSAIDsは構造上，酸性系と塩基性に分類される．塩基性NSAIDsは副作用が少ない代わりに効果が弱く，臨床ではもっぱら酸性NSAIDsが用いられる．酸性NSAIDsは分子構造の特徴からサリチル酸，アリール酸，プロピオン酸，フェナム酸，オキシカム，コキシブに分類される．

★4
末梢組織における抗炎症作用と鎮痛作用は，主にCOX-2阻害によると考えられている．

還元酵素である．

c. 効果と適応

- NSAIDsの主な薬理作用★4は，COX阻害によってプロスタノイド合成を抑制することで得られる．
  ① 鎮痛作用：COX阻害によりプロスタグランジンの産生を抑制することで鎮痛作用を発現する．プロスタグランジン自身は痛みを誘発しないが，強い発痛物質であるブラジキニンやセロトニンによる痛みの感受性を増強する．
  ② 解熱作用：プロスタグランジン E_2 の産生を抑制することで解熱作用を発現する．プロスタグランジン E_2 は視床下部に存在する体温調節中枢に作用して，発熱を誘導する．
  ③ 抗炎症作用：プロスタグランジン E_2 とプロスタグランジン I_2 による血管拡張を抑制し，間接的に炎症性浮腫を軽減する．炎症細胞の集積を抑制しない．
- NSAIDsの適応症はきわめて広い．リウマチ性疾患，術後および外傷後痛，頭痛，がん性痛などの痛み疾患，感染症，悪性腫瘍，膠原病などの発熱性疾患に対して有効性が確認されている．

d. 代表的薬剤（COX非選択的阻害薬）

- ロキソプロフェン（ロキソニン®）：経口剤は，最高血漿中濃度に到達する時間が約30分と速効性に優れており，抜歯などの小手術後の疼痛発症患者に適している．
- ジクロフェナク（ボルタレン®）：効果の強いアリール酸系に属し強力な鎮痛・解熱効果を示す．さらに，坐薬製剤は最高血漿中濃度の到達時間が約30分と速効性に優れていることから，強い術後痛によい適応である．
- フルルビプロフェンアキセチル（ロピオン®）：フルルビプロフェンをアキセチル化することによって脂溶化した静注可能な唯一のNSAIDsである．静注製剤であるので，最高血漿中濃度への到達時間は6.7分と非常に速効性に優れている．動物実験において，急速静注により血圧，心拍数が上昇したことから，最低1分以上かけて投与するよう注意勧告されている．
- アスピリン（バイアスピリン®）：代表的なCOX非選択的阻害薬であるサリチル酸に属する．臨床適応としては主にトロンボキサン A_2 の産生抑制による抗血小板作用を目的として使用される．周術期においては，出血リスクを回避するために手術の7日前に休薬することが推奨されている．

e. 副作用

■ 上部消化管障害

- NSAIDsにおいて頻度の高い副作用である．上腹部の不快感，消化不良，下痢，悪心・嘔吐，重症例では出血や潰瘍がある[4]．COX-1は胃酸分泌の抑制や，胃粘膜を保護するプロスタグランジン産生に関係し，NSAIDsによる上

部消化管障害は COX-1 阻害作用に起因している．

■ 腎機能障害
- COX-1 阻害は，健常者の腎機能にほとんど影響を及ぼさない．しかし，糸球体で合成が誘導されるプロスタグランジン E_2 やプロスタグランジン I_2 が，腎血流を保っていることから[5]，腎血流がプロスタグランジンに依存している状態では急性腎不全となる可能性がある．

■ 皮膚反応
- メフェナム酸（ポンタール®）やスリンダク（クリノリル®）は発疹の発症頻度が 5〜15% と高い．紅斑，蕁麻疹，光線過敏症，致命的となりうる Stevens-Johnson 症候群などがある．

■ その他の副作用
- 頻度は低いが，中枢神経作用，骨髄障害，肝障害，出血傾向を引き起こす可能性がある．

f. 薬物相互作用

- ワルファリンやスルホニルウレア（SU）剤などのタンパク結合性が高い薬剤の作用を増強させる可能性がある．
- メトトレキサートの尿細管分泌を抑制し，血中濃度を上昇させる可能性がある．
- リチウムの再吸収を促進して血中濃度を上昇させる．
- ループ利尿薬やサイアザイド系利尿薬では尿細管腔への排泄を阻害して利尿効果を減弱する．
- ニューキノロン系抗菌薬（シプロフロキサシン〈シプロキサン®〉など）は NSAIDs との併用による痙攣誘発作用が報告されている．

（伊東久勝，山崎光章）

 Column アスピリン喘息

　アスピリン喘息は，アスピリンだけではなく NSAIDs で誘発される．症状の程度は，軽度の発作から致死的な重責発作までさまざまである．成人の喘息の約 4〜10% を占める．アスピリン喘息は内服後 2 時間以内に発症することが多い．発症した場合はアドレナリン 0.1〜0.3 mg の筋注が有効である．アスピリン喘息患者において，コハク酸エステル型製剤（ヒドロコルチゾンコハク酸エステルナトリウム〈サクシゾン®，ソル・コーテフ®〉）の急速静注は喘息発作を誘発させる．ステロイド静注を行う場合はリン酸エステル型（デキサメタゾン〈デカドロン®〉，ベタメタゾン〈リンデロン®〉）を 1〜2 時間かけて緩徐に投与することが望ましい．アスピリン喘息の発生機序としては COX 阻害作用によりプロスタグランジンの産生が抑制される一方で，リポキシゲナーゼによるロイコトリエンの産生が高まることが指摘されている．

文献

1) Chandrasekharan NV, Simmons DL. The cyclooxygenases. Genome Biol 2004; 5: 241.
2) Rao P, Knaus EE. Evolution of nonsteroidal anti-inflammatory drugs (NSAIDs): Cyclooxygenase (COX) inhibition and beyond. J Pharm Pharm Sci 2008; 11: 81s-110s.
3) Cryer B, Feldman M. Cyclooxygenase-1 and cyclooxygenase-2 selectivity of widely used nonsteroidal anti-inflammatory drugs. Am J Med 1998; 104: 413-21.
4) Fries JF. Measuring the quality of life in relation to arthritis therapy. Postgrad Med 1983; Spec No: 49-56.
5) Cuzzolin L, et al. NSAID-induced nephrotoxicity from the fetus to the child. Drug Saf 2001; 24: 9-18.

❷ COX-2 阻害薬

COX-2 inhibitor

▶COX：
cyclooxygenase

- COX-2 は，炎症性サイトカインなどの刺激により遺伝子発現が誘導される誘導型酵素である．
- 脳，脊髄，腎臓には生理的条件下においても常に存在している．
- NSAIDs の副作用（とくに上部消化管障害）は COX-1 の阻害作用に由来していることから，COX-2 を特異的に阻害する COX-2 選択的阻害薬は，副作用を大幅に軽減させることが期待された．しかし，COX-2 選択的阻害薬は，心血管系血栓，塞栓症の危険性を増加させることが問題となっている．

▶NSAIDs：
non-steroidal anti-inflammatory drugs（非ステロイド性抗炎症薬）

a. 作用機序

▶AP-1：
activator protein 1

- COX-2 遺伝子の発現誘導には，IL-1β や TNF-α などの炎症性サイトカインや，AP-1 と NF-κB の 2 つの転写因子が中心的な役割を果たす[1]．
- COX-2 阻害により，強い鎮痛作用とともに副作用を生じにくいことが期待された．コキシブ系薬物に代表される COX-2 選択的阻害薬は，構造上の理由から COX-2 のみを選択的に阻害する．
- COX-2 選択的阻害薬は共通して突出したスルホニル基を有した構造をしている（図1）．このため広いサイドポケット様の結合部位をもつ COX-2 と反応しやすく，狭い結合部位しかもたない COX-1 とは反応しにくい[2]．

▶NF-κB：
nuclear factor-κB

b. 薬物動態

★1
セレコキシブ，valdecoxib, rofecoxib．

- COX-2 選択的阻害薬として開発されたコキシブ系薬剤[★1] のなかで，日本で認可されているのはセレコキシブ（セレコックス®）のみである．
- セレコキシブは消化管で非常に良く吸収され，1〜3 時間以内で最大血漿濃

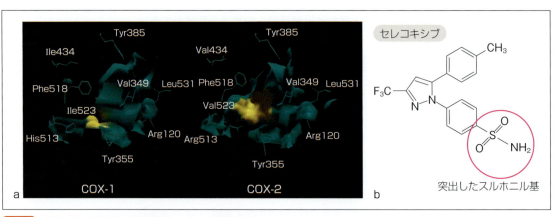

図1 COX と NSAIDs 結合部位（a）と構造図（b）
COX-1 と COX-2 の 2 つのアイソフォームにおける NSAIDs 結合部位を示す（黄色部分）．COX-2 は広いサイドポケット様の結合部位をもっている．一方で COX-1 は狭い結合部位しかもたない．COX-2 選択的阻害薬は共通して突出した残基を有する構造をもっており，結合部位の広い COX-2 と選択的に反応する．

(a：Simmons DL, et al. Pharmacol Rev 2004; 56: 387-437[2] より)

度に達する.
- 血漿タンパク結合率は90％以上であり，主に肝臓において薬物代謝酵素シトクロムP450 2C9によって99％以上が代謝される.

c. 効果と適応

- COX非選択的阻害薬であるNSAIDsと同様に鎮痛作用，解熱作用，抗炎症作用がある.
- 適応は，関節リウマチ，変形性関節症，腰痛症，肩関節周囲炎，頸肩腕症候群，腱・腱鞘炎の消炎・鎮痛と手術後，外傷後ならびに抜歯後の消炎・鎮痛[★2]である.
- セレコキシブの経口内服薬は日帰り手術の術後痛に対してイブプロフェンと同等の鎮痛効果が得られることが報告されている[4].

d. 副作用（図2[7]）

■ 血栓症
- アメリカで発売されていたコキシブ系の一つであるrofecoxibは，深刻な心血管系の血栓・塞栓症の危険性が増加する可能性があるとして，2004年に販売中止となった.
- セレコキシブも添付文書に使用上の注意勧告が記載され，"冠動脈バイパス再建術の周術期患者への投与は禁忌"となっている[★3].

■ 上部消化管障害
- NSAIDs最大の副作用である上部消化管障害のリスクは，COX-2選択的阻害薬では大幅に軽減する．このことから，上部消化管障害の可能性が高い患者にはコキシブ系の使用が推奨されている.
- しかし，COX-2の阻害が潰瘍病変からの回復を遅延させる可能性がある[9]ため，すでに消化管潰瘍が存在する患者への投与は避けるべきである.

■ その他の副作用
- 頭痛，めまい，皮疹や体液貯留による末梢浮腫などがある.

e. 薬物相互作用

- ACE阻害薬：ACE阻害薬の降圧効果を減弱させることがある.
- リチウム：血中濃度を上昇させリチウム中毒を起こす可能性がある.
- ワルファリン：CYP2C9を介する代謝の競合阻害により，プロトロンビン時間が延長するおそれがある.
- アスピリン：消化性潰瘍等の発生率が高くなることがある.

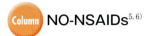

Column NO-NSAIDs[5,6]

　COX-2選択的阻害薬の登場によって，NSAIDsによる重篤な副作用が克服されたかにみえたが，有害な心血管系副作用の発現が報告された．新たな解決方法として，一酸化窒素供与型COX阻害薬（NO-NSAIDs）の開発が進められている．この薬物はエステル結合している一酸化窒素（NO）供与基をもち，血漿や組織液で加水分解されNOを放出する能力があるため，粘膜傷害性の少ない抗炎症薬として期待される．粘膜傷害性が軽減される機序としてプロスタグランジンの減少に伴う微小循環，粘液分泌，アルカリ分泌の抑制，細胞遊走の障害に対してNOが代償性に働くことやNSAIDs投与に伴うICAM-1（intercellular adhesion molecule-1）発現を阻害し，好中球の血管内皮への接着を抑制することが想定されている.

[★2]
メタアナリシス解析により歯科口腔外科領域の術後痛に対し，COX-2選択的阻害薬は従来のNSAIDsと同等かそれ以上の効果が認められている[3].

[★3]
従来のNSAIDsの心血管系有害事象発生率に対し，セレコキシブの相対的危険率は1.06倍とほぼ同程度である[8]ことを指摘する報告もある.

▶ACE：
angiotensin converting enzyme（アンジオテンシン変換酵素）

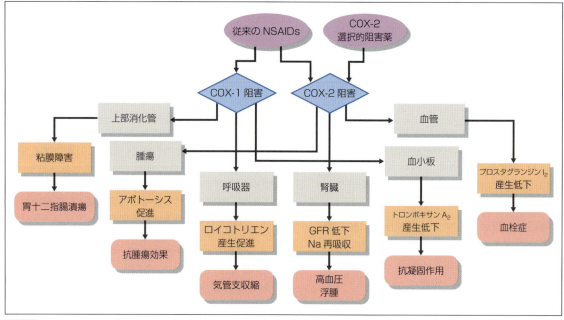

図2 COX-1 および COX-2 阻害が副作用を引き起こす薬理学的機序の相違
(Warner TD, et al. FASEB J 2004; 18: 790-804[7]より)

- パロキセチン：セレコキシブの血漿中濃度が低下し，パロキセチンの血漿中濃度が上昇する．
- フルバスタチン：セレコキシブとフルバスタチンの血漿中濃度が上昇する．

（伊東久勝，山崎光章）

文献

1) Narita M, et al. Role of interleukin-1β and tumor necrosis factor-α-dependent expression of cyclooxygenase-2 mRNA in thermal hyperalgesia induced by chronic inflammation in mice. Neuroscience 2008; 152: 477–86.
2) Simmons DL, et al. Cyclooxygenase isozymes: the biology of prostaglandin synthesis and inhibition. Pharmacol Rev 2004; 56: 387–437.
3) Chen LC, et al. Systematic review of the analgesic efficacy and tolerability of COX-2 inhibitors in post-operative pain control. J Clin Pharm Ther 2004; 29: 215–29.
4) White PF, et al. The effects of oral ibuprofen and celecoxib in preventing pain, improving recovery outcomes and patient satisfaction after ambulatory surgery. Anesth Analg 2011; 112: 323–9.
5) Wallace JL, et al. Cyclooxygenase-inhibiting nitric oxide donators for osteoarthritis. Trends Pharmacol Sci 2009; 30: 112–7.
6) Borhade N, et al. NO-NSAIDs. Part 3: Nitric oxide-releasing prodrugs of non-steroidal anti-inflammatory drugs. Chem Pharm Bull（Tokyo）2012; 60: 465–81.
7) Warner TD, Mitchell JA. Cyclooxygenases: New forms, new inhibitors, and lessons from the clinic. FASEB J 2004; 18: 790–804.
8) McGettigan P, Henry D. Cardiovascular risk and inhibition of cyclooxygenase: A systematic review of the observational studies of selective and nonselective inhibitors of cyclooxygenase 2. JAMA 2006; 296: 1633–44.
9) Boers M. NSAIDS and selective COX-2 inhibitors: Competition between gastroprotection and cardioprotection. Lancet 2001; 357: 1222–3.

❸ アセトアミノフェン

acetaminophen

- アセトアミノフェン（パラセタモール）（カロナール®）は1852年に合成され1950年代より臨床使用され，現在，世界中で最も使用されている安全な鎮痛薬である（図1）.
- 小児の術後鎮痛に必須の薬物である.
- 主に中枢性機序により鎮痛作用を発現し，末梢組織における消炎鎮痛作用は弱いとされる[1]．

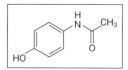

図1 アセトアミノフェンの構造式

★1
アセトアミノフェンが肝臓で脱アセチル化された代謝物であるp-アミノフェノールは，血液・脳/脊髄関門を容易に通過し，脂肪酸アミドヒドロラーゼ（FAAH）依存性にアラキドン酸に結合し，N-アシルフェノールアミン（N-acylphenolamine；AM404）へと代謝される．

▶COX：
シクロオキシゲナーゼ（cyclo-oxygenase）

▶CYP：
シトクロム P450

a. 作用機序（図2）

- 中枢神経系においてAM404[★1]は，COX-1,-2に対する抑制作用を示すが，末梢においてはこれらの抑制作用はないため抗炎症作用は少ない[2]．
- COX-3が報告され[3]，アセトアミノフェンの鎮痛作用はCOX-3阻害作用によると考えられた．しかしCOX-3はCOX-1の変異型でヒトには発現量が少なく，詳細なアセトアミノフェンの作用機序は現在でも不明である．
- アセトアミノフェンの上記以外の作用機序としては，①中枢神経系における一酸化窒素合成酵素（NOS）の阻害，②AM404の間接的な内因性カンナビノイド受容体（CB）-1の活性化，③間接的なセロトニン作動性下行性疼痛抑制系の賦活，④中枢神経系のTRPV$_1$の活性化による鎮痛作用，などが考えられているが，今後の検証が必要である[3]．

b. 薬物動態

- アセトアミノフェンは経口でほとんど吸収され，20 mg/kgの経口投与で30～60分後に血中最高濃度（Cmax）20 μg/mLとなり，半減期は2時間である．
- アセトアミノフェンの多くは肝臓でグルクロン酸や硫酸抱合され尿排泄される．一部がCYP2E1依存性に水酸化され，N-アセチル-p-ベンゾキノンイミン（NAPQI）を生成する．NAPQIはグルタチオン抱合を受けてメルカプツール酸やシステインとして排泄される．
- アセトアミノフェンを大量に摂取すると，CYPの代謝産物NAPQIが増加し，肝細胞内のグルタチオンが抱合により完全に消費される．NAPQIは肝細胞内のタンパク質や核酸と結合し，肝臓の小葉中心性の壊死に起因する肝不全で死亡する．腎臓もNAPQIにより急性腎尿細管壊死が起こる．

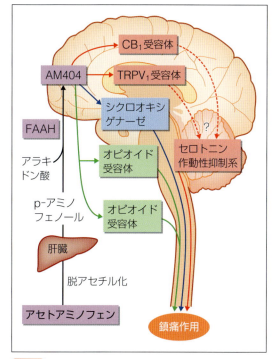

図2 アセトアミノフェンの代表的な作用機序

表1 アセトアミノフェンの適応疼痛と効力

疾患/病態	NNT	他剤との比較した鎮痛作用	文献
(小)手術後痛	4.0	= NSAIDs	4
抜歯	—	=ジクロフェナク	5
筋緊張性頭痛	—	>ナプロキセン	6
片頭痛	5.0	=トリプタン	7
関節リウマチ	4-16	< NSAIDs	8
腰痛	—	< NSAIDs	9
変形性関節症	—	= NSAIDs	10
筋肉痛,打撲痛,捻挫痛	—	= NSAIDs	11
がん痛	—	—	12

—:データなし

NNT:number needed to treat
(Toms L, et al. Cochrane Database Syst Rev 2008; (4): CD004602[4]/ Moore RA, et al. Pain 2011; 152: 982-9[5]/ Prior MJ, et al. Cephalalgia 2002; 22: 740-8[6]/Derry S, et al. Cochrane Database Syst Rev 2013; 4: CD008040[7]/ Wienecke T, et al. Cochrane Database Syst Rev 2004; (1): CD003789[8]/Casazza BA. Am Fm Physician 2012; 85: 343-50[9]/ Dagenais S, et al. Spine J 2010; 10: 514-29[10]/Beebe FA, et al. Am J Ther 2005; 12: 151-71[11]/ McNicol E, et al. Cochrane Database Syst Rev 2005; (1): CD005180[12]より)

表2 アセトアミノフェンの他の適応疾患

疾患/病態
・急性上気道炎
・小児における鎮痛
・小児における解熱

▶TRPV$_1$:
transient receptor potential vanilloid type 1

▶NSAIDs:
non-steroidal anti-inflammatory drugs

アセトアミノフェン中毒には,大量摂取しなくても注意する

c. 適応と効果 (表1, 2)[4-12]

- 抗炎症作用は弱いが副作用が少なく安全性が高いため,軽度～中等度の侵害受容性疼痛や炎症性疼痛に有効である.
- 小児の術後痛や周術期の発熱に最適の薬剤である.
- 変形性関節症,がん疼痛,急性・慢性腰痛の第一選択薬であるが,関節リウマチでは非ステロイド性抗炎症薬(NSAIDs)のほうが鎮痛効果は高く,腰痛においてもアセトアミノフェンの効果はNSAIDsに劣る[9].
- 最近,日本でも発売されたトラムセット®はトラマドール塩酸塩37.5 mgにアセトアミノフェン325 mgを配合させた薬物で,相互作用により鎮痛効果が増強する.
- トラムセット®は,がん性・非がん性慢性疼痛に適応があるため,今後,術前服用している手術患者が増えると思われる.

d. 副作用と注意点

- アセトアミノフェンは末梢におけるCOX阻害作用が弱いので,消化性潰瘍・出血,腎機能障害,血小板凝固抑制作用や心血管系障害は,通常使用量では起こりにくい.
- 10 g以上内服すると中毒になり,15 g以上摂取すると死亡する場合がある.
- 大量摂取しなくとも,肝機能の低下や常習の飲酒者やフェノバルビタールの使用,低栄養でCYPの活性の上昇や,肝細胞内のグルタチオンが欠乏しているとアセトアミノフェン中毒を起こす.

(川真田樹人)

文献

1) Toussaint K, et al. What do we (not) know about how paracetamol (acetaminophen) works? J Clin Pharm Ther. 2010; 35: 617-38.

2) 伊吹京秀．アセトアミノフェン．山本達郎，編．痛みの薬物治療．東京：文光堂；2013, p. 177-80.
3) Chandrasekharan NV, et al. COX-3, a cyclooxygenase-1 variant inhibited by acetaminophen and other analgesic/antipyretic drugs: Cloning, structure, and expression. Proc Natl Acad Sci U S A 2002; 99: 13926-31.
4) Toms L, et al. Single dose oral paracetamol (acetaminophen) for postoperative pain in adults. Cochrane Database Syst Rev. 2008; (4): CD004602.
5) Moore RA, et al. Minimum efficacy criteria for comparisons between treatments using individual patient meta-analysis of acute pain trials: examples of etoricoxib, paracetamol, ibuprofen, and ibuprofen/paracetamol combinations after third molar extraction. Pain 2011; 152: 982-9.
6) Prior MJ, et al. Efficacy and safety of acetaminophen and naproxen in the treatment of tension-type headache. A randomized, double-blind, placebo-controlled trial. Cephalalgia 2002; 22: 740-8.
7) Derry S, Moore RA. Paracetamol (acetaminophen) with or without an antiemetic for acute migraine headaches in adults. Cochrane Database Syst Rev 2013 30; 4: CD008040
8) Wienecke T, Gøtzsche PC. Paracetamol versus nonsteroidal anti-inflammatory drugs for rheumatoid arthritis. Cochrane Database Syst Rev 2004; (1): CD003789.
9) Casazza BA.Diagnosis and treatment of acute low back pain. Am Fam Physician 2012; 85: 343-50.
10) Dagenais S, et al. Synthesis of recommendations for the assessment and management of low back pain from recent clinical practice guidelines. Spine J 2010; 10: 514-29.
11) Beebe FA, et al. A clinical and pharmacologic review of skeletal muscle relaxants for musculoskeletal conditions. Am J Ther 2005; 12: 151-71.
12) McNicol E, et al. NSAIDS or paracetamol, alone or combined with opioids, for cancer pain. Cochrane Database Syst Rev 2005; (1): CD005180.

❹ α2δサブユニットブロッカー   α2δsubunit blocker

- α2δサブユニットブロッカー（ガバペンチン〈ガバペン®〉，プレガバリン〈リリカ®〉）は神経シナプス前の電位依存性Ca^{2+}チャネルα2δサブユニットへ結合し，細胞内へのCa^{2+}流入を抑制することによりグルタミン酸などの興奮性伝達物質の放出を抑制する．
- 各国のガイドラインで神経障害性疼痛の治療薬として推奨されている．
- プレガバリンはガバペンチンと比較して生物学的利用率が高く，用量対効果も直線的である．
- 多様性鎮痛の一つとしてプレガバリンの周術期投与が術後急性〜亜急性期の痛みを緩和することが示されており，近年，遷延性術後痛の対策の一つのオプションとして検討されている．

a．構造および作用機序

- α2δサブユニットブロッカーの構造は，γアミノ酪酸（GABA）に類似している（図1）．GABA受容体やベンゾジアゼピン受容体には結合せず，中枢および末梢神経系の神経シナプス終末に広く分布している電位依存性Ca^{2+}チャネルのα2δサブユニットに高親和性に結合するのが特徴である．

▶GABA：gamma-aminobutyric acid

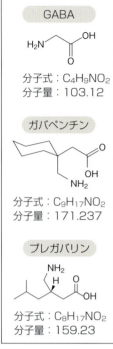

図1 化学構造式

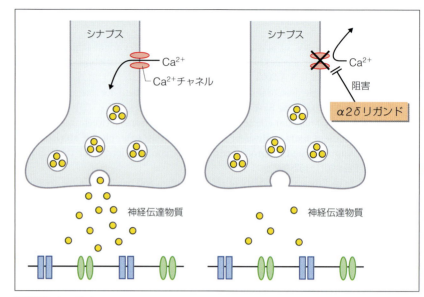

図2 作用機序

- Ca^{2+}チャネルはグルタミン酸やサブスタンスPなどの興奮性神経伝達物質の分泌を制御しており，α2δサブユニットブロッカーはCa^{2+}チャネルを抑制し，神経終末からの興奮性神経伝達物質の放出を抑制することによって鎮痛効果を発揮すると考えられている（図2）．
- また，ガバペンチンはGABAトランスポータ（GAT1）の細胞内プールから細胞膜への移動を促進することで，GABAの取込みが促進されるが，プレガバリンはGABAの分解に影響せず，脳神経細胞へのGABAの再取り込みに対して急性的な影響を及ぼさない．

b. 薬物動態

- ガバペンチンとプレガバリンの薬物動態は異なっている[1,2]．ガバペンチンはL-アミノ酸輸送体によって吸収されるが，プレガバリンはどの輸送体によっても吸収される．したがって，ガバペンチンは高用量になると生物学的利用率が低下し，血中濃度の予測が難しくなるが，プレガバリンは生物学的利用率が90％以上で用量依存性の薬物動態を示す（図3）．
- また，ガバペンチンが服用後約3時間で血中濃度のピークに達するのに比べて，プレガバリンは約1時間でピークに達するため，すみやかに効果が得られる．さらに，プレガバリンは血漿タンパクと結合せず，肝臓での代謝を受けないため，薬物相互作用を引き起こしにくいのが特徴であり，オピオイドをはじめ，他の鎮痛薬と併用しやすい．

c. 周術期使用の有用性

■ 術後急性期〜亜急性期の鎮痛効果

- α2δサブユニットブロッカーによって，脊髄後角神経細胞の過剰興奮を抑制

することで術後痛を軽減できる可能性が示唆されている[3]）．
- α2δサブユニットブロッカーの術後急性期における効果を示した統計学的レビューでは，各種手術における術後急性期の痛みを軽減し，術後のオピオイド消費量を減少させることが報告されている[4]）．
- しかしながら，いまだにその投与量や効果に関しては定まっていない．Cochrane レビューによれば，α2δサブユニットブロッカー単独での使用は推奨されておらず，多様式鎮痛[★1]の一つとして，アセトアミノフェンやCOX-2 選択的阻害薬などとの併用によって優れた鎮痛効果をもたらす可能性がある[5]）．

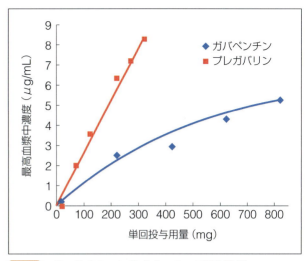

図3 プレガバリンとガバペンチンの薬物動態
プレガバリンは線形の薬物動態を示すが，ガバペンチンは非線形で高用量になると飽和状態に近くなる．

遷延性術後痛への移行に対する予防効果

- 遷延性術後痛[★2]の発生には脊髄後角神経細胞の感作が関与している．α2δサブユニットブロッカーによって，その脊髄後角神経細胞の過剰興奮を抑制することで術後痛を軽減できる可能性が示唆されている[3]）．
- α2δサブユニットブロッカーの周術期投与による予防効果を示した統計学的レビューによれば，遷延性術後痛に対してガバペンチンは中等度発生率を低下させ，プレガバリンは著しく発生率を低下させた[7]）．
- しかしながら，Cochrane レビューでは，NMDA 受容体拮抗薬やNSAIDs などの鎮痛薬とともに遷延性術後痛に対する予防効果に関しては認められていない[8]）．

実際の使用に際して

- 強度の術後急性痛は遷延性術後痛の危険因子になる（**表1**）ことから，急性期の適切な術後痛管理は遷延性術後痛を予防する手段となりうる．α2δサブユニットブロッカーの周術期投与に際しては，より生物学的利用率が高いプレガバリンを遷延性術後痛への移行しやすい症例に対して，術後早期～亜急性期に投与することが現実的であると考える[★3]．
- 今後も，周術期鎮痛薬の1つとして，α2δサブユニットブロッカーは重要な役割を占める可能性がある．

d. 副作用と注意点

- α2δサブユニットブロッカーの副作用として，眠気，めまい，ふらつきなどがあげられる．とくに術後急性期の使用や高齢者に対する投与には十分に注意が必要である．
- また，プレガバリンの排泄はクレアチニンクリアランスに比例し，腎機能低下患者に投与する場合には血漿中薬物濃度が上昇する危険性がある．したが

★1 多様式鎮痛（multi-modal analgesia）

現在，術後鎮痛法の主流であり，作用機序が異なる複数の鎮痛様式を組み合わせて，鎮痛効果の向上および副作用を低減化することを主眼としている．術後痛管理においては，副作用や患者満足度の点からオピオイド節減戦略（opioid-sparing strategy）が非常に重要となるため，非オピオイド鎮痛薬について熟知する必要がある．

★2 遷延性術後痛の定義[6]）

①外科的操作後に出現する．
②術後少なくとも2か月以上続く．
③腫瘍の残存，慢性感染などほかの原因による痛みを除外する．
④術前から存在した痛みを精査のうえ除外する．

▶NMDA：
N-methyl-D-aspartate（N－メチル-D-アスパラギン酸）

▶NSAIDs：
non-steroidal anti-inflammatory drugs（非ステロイド性抗炎症薬）

表1 遷延性術後痛の危険因子

demographic factor	・若年者，女性
psychosocial factor	・術前の不安，破局的思考
genetic factor	・痛みに対する高い感受性
preoperative factor	・術前から存在する痛み
postoperative factor	・術後早期の激しい痛み
surgical factor	・冠動脈バイパス術／開胸術／乳腺手術／四肢切断術／鼡径ヘルニア修復術 ・高侵襲手術／長時間手術／術後併用療法（化学療法，放射線療法）

★3
われわれの施設では，開胸術を受けた患者を対象に，硬膜外鎮痛後に中等度以上の痛みを訴える患者に対してアセトアミノフェンとオピオイドに加えて，プレガバリン150mg/日を追加することで，急性〜亜急性期（術後2週間）の痛みを有意に低下させ，3か月後の神経障害性疼痛の出現を有意に低下させることを経験している。

って，患者のクレアチニンクリアランスに応じて減量することを考慮しなければいけない．

（吉村文貴，飯田宏樹）

文献

1) Stewart BH, et al. A saturable transport mechanism in the intestinal absorption of gabapentin is the underlying cause of the lack of proportionality between increasing dose and drug levels in plasma. Pharm Res 1993; 10: 276–81.
2) Su TZ, et al. Mediation of highly concentrative uptake of pregabalin by L-type amino acid transport in Chinese hamster ovary and Caco-2 cells. J Pharmacol Exp Ther 2005; 313: 1406–15.
3) Dahl JB, et al. 'Protective premedication': An option with gabapentin and related drugs? A review of gabapentin and pregabalin in in the treatment of postoperative pain. Acta Anaesthesiol Scand 2004; 48: 1130–6.
4) Dauri M, et al. Gabapentin and pregabalin for the acute post-operative pain management. A systematic-narrative review of the recent clinical evidences. Curr Drug Targets 2009; 10: 716–33.
5) Straube S, et al. Single dose oral gabapentin for established acute postoperative pain in adults. Cochrane Database Syst Rev 2010 May 12; (5): CD008183.
6) Macrae WA, Davies HTO. Chronic postsurgical pain. In: Crombie IK, et al, eds. Epidemiology of Pain. Seattle: IASP Press; 1999. p. 125–42.
7) Clarke H, et al. The prevention of chronic postsurgical pain using gabapentin and pregabalin: A combined systematic review and meta-analysis. Anesth Analg 2012; 115: 428–42.
8) Chaparro LE, et al. Pharmacotherapy for the prevention of chronic pain after surgery in adults. Cochrane Database Syst Rev 2013 Jul 24; 7: CD008307.

3

全身管理薬

3-1 循環作動薬

周術期における循環作動薬の使い方

- さまざまな循環作動薬が急性心不全やショック状態を改善する目的で周術期に使用される．循環作動薬を使用する際には，心筋虚血や不整脈の発生にも注意が必要である．
- 本項では主にカテコラミンを中心に，周術期に使用する循環作動薬の選択について解説する．

a. 循環作動薬と受容体

■ アドレナリン受容体のサブタイプと作用

- 循環作動薬を使用する際は，まず薬物が作用する受容体についての理解が不可欠である．アドレナリン受容体は大きく α 受容体と β 受容体に分けられ，さらに5つのサブタイプ（α_1, α_2, β_1, β_2, β_3）に分けられる[1]．それぞれの受容体の分布とその主な作用を**表1**に示す．
- このなかで α_1 受容体の血管収縮作用と β_1 受容体の陽性変時作用・陽性変力作用，および β_2 受容体の気管支拡張作用，血管拡張作用が重要である．
- 心筋の β 受容体の比率は $\beta_1 : \beta_2 = 5 : 1$ 程度であるが，β_1 受容体も β_2 受容体も Gs タンパクと共役しており，アデニル酸シクラーゼの活性化を介して細胞内 cAMP 濃度を上昇させるため，基本的には両受容体とも心機能を促進させる方向に働くと考えられる．しかし，β_2 受容体は陰性変力作用をもたらすとする報告もある．β_3 受容体は主に脂肪細胞に発現して脂肪分解に関与しているが，心臓への受容体分布がほとんどないため，周術期への関与は少ない．

▶cAMP：
cyclic AMP

▶PDE：
phosphodiesterase

■ ドパミン受容体

- ドパミン受容体には D_1 受容体と D_2 受容体があるが，周術期には D_1 受容体刺激にともなう腎血流増加作用と利尿作用がとくに重要である．

■ アドレナリン受容体を介さない循環作動薬

- アドレナリン受容体を介さない循環作動薬としては，ホスホジエステラーゼ III（PDE III）阻害薬や，バソプレシンがあげられる．

表1 アドレナリン・ドパミン受容体の分布と主な作用

受容体	主な発現組織	作用	アゴニスト
α_1	血管，脳，前立腺	血管収縮，前立腺収縮	フェニレフリン
α_2	脳，腎臓，脾臓，血管	交感神経抑制，血管収縮	デクスメデトミジン
β_1	心臓，腎臓	陽性変時／変力作用	イソプレナリン ドブタミン
β_2	平滑筋，肺	気管支／血管拡張	
β_3	脂肪組織	脂肪分解	
D_1	腎動脈，副腎	腎血流増加，利尿	ドパミン

- ミルリノンやオルプリノンといったPDE III阻害薬は，アドレナリン受容体を介さずに細胞内のcAMPを蓄積させる．この結果，心筋細胞では細胞内Ca^{2+}濃度が上昇することで強心作用を示し，血管平滑筋細胞では逆にCa^{2+}濃度が低下することで血管拡張作用を示す．すなわち，PDE III阻害薬は前負荷と後負荷の軽減をもたらす．
- バソプレシンはバソプレシンV_1受容体を介して血管平滑筋収縮と血圧上昇をもたらし，V_2受容体を介して水を再吸収する．日本では発売されていないが，levosimendanはCaの感受性を増強することで心筋酸素消費量を増加させることなく心収縮力を増強させるのみならず，ATP感受性K^+チャネル開口作用による血管拡張，末梢循環の改善が見込める．さらに，高用量ではPDE IIIの阻害作用も有するため，期待の高い薬物である[2]．

■ 循環作動薬の受容体への作用と臨床効果

- 循環作動薬が各受容体に及ぼす影響を表2にまとめた．
- これらの薬物は複数の受容体に作用するため，最終的な臨床効果はそれぞれの受容体への作用の総和として現れる（表3）．たとえば，ドブタミンの$β_2$受容体刺激にともなう末梢血管拡張作用は$α_1$受容体刺激による血管収縮作用によってある程度打ち消されるし，ノルアドレナリンの$β_1$受容体刺激による心拍数増加作用は，後負荷の増大（$α_1$受容体刺激作用）にともなう動脈圧反射により，ある程度打ち消される．

b. 循環作動薬の初期選択に関する考え方（表4）

- 周術期に生じるショックに際して用いられる循環作動薬は，ショックの病因に基づいて用いられるべきである．また絶対的あるいは相対的な循環血液量の不足はその補正が優先されることが望ましい．
- 周術期に生じる心原性ショックの最大の原因は心筋虚血である．心筋梗塞に伴うポンプ不全に際しては，心収縮力の改善（$β_1$受容体刺激作用）を狙ったドブタミン投与が有効である．ドブタミンは心拍出量を増大させるが，心拍数の増加はそれほど大きくなく，また$β_2$受容体刺激作用による末梢血管

表2 アドレナリン・ドパミン受容体サブタイプに対する循環作動薬の影響

		$α_1$作用	$β_1$作用	$β_2$作用	D_1作用
ドパミン	低用量	−	+	−	++
	高用量	++	++	−	++
ドブタミン		+	+++	+	−
アドレナリン		+++	+++	++	−
ノルアドレナリン		+++	+	−	−
イソプレナリン		−	+++	++	−
フェニレフリン		++	−	−	−
エフェドリン		+	++	++	−

表3 循環作動薬と血行動態

		心拍数	平均血圧	心拍出量	末梢血管抵抗
ドパミン	低用量	↑	⇔	↑	⇔
	高用量	↑	↑↑	↑	↑↑
ドブタミン		↑	⇔	↑↑	↓
アドレナリン		↑↑	↑	↑↑	⇔
ノルアドレナリン		⇔	↑↑	⇔	↑↑
イソプレナリン		↑↑	↓	↑↑	↓↓
フェニレフリン		↓	↑	↓	↑
エフェドリン		↑	↑	↑	↑

(Bocchi EA, et al. Arg Bras Cardiol 2005; 85: 49-94; 1-48[3]/Fares WH. Heart Lung 2008; 37: 173-8[4])を参考にして作成）

表4 ショックの種類と循環作動薬の選択

ショックの種類	循環作動薬
心原性ショック	ドブタミン＋ノルアドレナリン（ドパミン）
敗血症性ショック	ノルアドレナリン（バソプレシン）
アナフィラキシーショック	アドレナリン（ノルアドレナリン）

拡張作用から後負荷が減少するため，心筋酸素消費量の増大はドパミンよりも起こりにくい．しかし，ドブタミン単独では血圧の上昇が期待しにくいため，ノルアドレナリンやドパミンとの併用が必要となることが多い[5]．

- 敗血症性ショックは体血管抵抗の減少が主因であるので，体血管抵抗を増加させる薬物，すなわちノルアドレナリンやフェニレフリンを使用することになる．日本版敗血症診療ガイドラインにも，warm shock に際しては，「血管作動薬としてノルアドレナリンを第一選択とする」と明記されている[6]．

周術期のショックに際しては，ショックの病因に基づいて循環作動薬を選択

- 高用量のドパミンも強力なα受容体刺激作用による体血管抵抗の上昇が認められるが，そもそも D_1 受容体を介した血管拡張作用を有するほか，不整脈の発生頻度が増加するとされており，第一選択薬とはならない．アナフィラキシーショックも体血管抵抗の減少が本態であるが，肥満細胞の $β_2$ 受容体を介した脱顆粒の抑制と，気道閉塞に対する $β_2$ 受容体刺激作用を狙って，アドレナリンが第一選択となる．
- アナフィラキシーショックの最中に，アドレナリン受容体の脱感作にともないアドレナリンへの反応性が著しく低下していることがある．このようなときには，アドレナリン受容体を介さない（V_1 受容体を介する）バソプレシンが有効である可能性が指摘されている．
- ショックの原因が不明な場合でも，低血圧の原因が体血管抵抗の減少なのか，ポンプ失調なのかをモニターや診察から鑑別することができれば，循環作動薬の選択を大きく間違うことはない．しかし，大量出血とアナフィラキシーショックが合併した場合などには，その鑑別は著しく困難である．はじめに選択した薬物の増量によっても血圧が反応しないときには，すみやかに他の治療を模索することをためらってはならない．

c. 急性心不全に対する循環管理

心不全は，Forrester 分類に基づいた治療を行う

▶CI：
cardiac index

▶PCWP：
pulmonary capillary wedge pressure

▶IABP：
intra-aortic balloon pumping

▶PCPS：
percutaneous cardiopulmonary support

- 図1に Forrester の分類を示す．4つのサブセットは心係数（CI）2.2 L/分/m^2 と肺動脈楔入圧（PCWP）18 mmHg の境界線によって分類されるが，サブセットⅢとサブセットⅣでカテコラミンの適応があるとされている．とくにサブセットⅣは心収縮力の悪化から低血圧となり，末梢循環不全と肺うっ血をきたしている状態であり，カテコラミンなどの強心薬や，場合によっては IABP（大動脈内バルーンパンピング）や PCPS（経皮的心肺補助）などの補助が必要となる．
- 肺うっ血が強い場合にはドブタミンが第一選択となるが，尿量増加を期待してドパミンもしばしば使用される．心不全が重症の場合は PDE Ⅲ 阻害薬を，血圧が維持できない場合にはノルアドレナリンを使用する[7]．
- ノルアドレナリンは主に末梢血管の収縮によって血圧を上昇させるが，後負荷を増加させることにより心原性ショックに陥った心臓にさらに負荷をかけてしまう可能性を考えながら使用しなければならない．

- 強心薬は心筋リモデリングや重症不整脈の発生を介して死亡率を増加させ，長期の使用によって心筋β受容体をダウンレギュレーションさせる可能性があるため，必要最小限，最小期間の投与にとどめなければならない[8]．

d. 循環作動薬の使い分けに関して

◼ ドブタミンとイソプレナリン

- イソプレナリンもドブタミンもβ受容体に対する強力な直接的刺激作用を有する．イソプレナリンはα受容体刺激作用を有しないが，ドブタミンは弱いα受容体刺激作用を有する．よって，イソプレナリンでは体血管抵抗はβ_2受容体刺激作用により著明に減少するが，ドブタミンでは減少の程度は少ない．

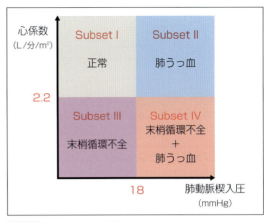

図1 Forrester 分類

- すなわち，イソプレナリンのほうが血圧は下がりやすく，脈拍数は増加しやすい．イソプレナリンは低血圧や頻脈発作が生じやすいため，「徐脈を原因とする心不全」のみに適応を限定したほうが安全である．一方ドブタミンは，心拍数が上がりにくい代わりに，心収縮力が増強しやすいため適応の幅は広い．

> イソプレナリンは「徐脈を原因とする心不全」のみに適応を限定したほうが安全

◼ ドブタミンと PDE III 阻害薬

- ドブタミンも PDE III 阻害薬もともに細胞内 cAMP 濃度を上昇させることで心収縮力を増強し，血管平滑筋を弛緩させる作用を有する点で一致している．
- 心拍出量の増加は，心収縮力の増強と末梢血管拡張による後負荷の減少の双方によるものである．心拍数の増加や心筋酸素消費量の増加はドブタミンのほうが生じやすい．
- ドブタミンがアドレナリン受容体を介して cAMP を直接的に増加させるのに対して，PDE III 阻害薬は cAMP を分解する酵素である PDE III を抑制することで間接的に cAMP を増加させる．重症心不全やβ刺激薬の長期使用によって心筋β受容体のダウンレギュレーションが生じ，カテコラミンに対する感受性が低下している場合，β受容体を介さずに作用する PDE III 阻害薬が良い適応となる．

> カテコラミンへの感受性が低下している場合は，PDE III 阻害薬が良い適応となる

- β遮断薬内服中の患者に対する効果も PDE III 阻害薬のほうが安定しやすい．また，PDE III 阻害薬はドブタミンよりも肺血管抵抗を減少させるため，右心不全にも有効であるが，同時に体血管抵抗の減少の程度も大きいため，血圧は下がりやすい．
- 表5にドブタミンとミルリノンがそれぞれ血行動態に与える影響を示した．PDE III 阻害薬の持続静注は効果発現までにかなりの時間を要するため，短期的な血行動態の調節には向かない．PDE III 阻害薬の目的血中濃度にすみやかに到達するために初期投与量を急速に静注する方法もあるが，血圧低下や重症不整脈のリスクを鑑みれば，人工心肺中を除き，熟練者以外は行わな

表5 ドブタミンとミルリノンが血行動態に及ぼす影響

	血圧	心係数	体血管抵抗	肺血管抵抗	心筋酸素需要
ドブタミン	↓/↑	↑	↓	↓	↑
ミルリノン	↓	↑	↓↓	↓↓	⇔

(Petersen JW, et al. Crit Care Med 2008; 36 (1 Suppl): S106-11[9])を参考にして作成)

表6 エフェドリンとフェニレフリンの違い

	心拍数	作用時間	半減期	気管支拡張作用	タキフィラキシー
エフェドリン	↑	15〜30分	3時間	+	+
フェニレフリン	↓	5〜10分	4時間	−	−

いほうが無難であろう．

■ エフェドリンとフェニレフリン

- エフェドリンとフェニレフリンはともに周術期の低血圧に対して一時的な昇圧効果を得たいときに用いる薬物であり，カテコラミンよりも作用時間・半減期が長いため，1 mLの原液を10倍に希釈して，1〜2 mLずつボーラスして用いることが多い．両者に明確な使い分けは存在しないが，表6のような違いを理解して使用する．
- エフェドリンはβ受容体刺激作用があるため心拍数が上がりやすいのに対し，フェニレフリンはほぼ純粋なα受容体刺激薬であり，反射により心拍数は下がる．エフェドリンの気管支拡張作用を期待して使用する場合もある．エフェドリンは頻回の投与によって効果が減弱する可能性がある（タキフィラキシー）．
- 従来，帝王切開術を受ける妊婦の脊髄くも膜下麻酔にともなう低血圧に対する昇圧薬の第一選択は子宮胎盤血流を保ちやすいエフェドリンであったが，近年，フェニレフリンを使用したほうが胎児pHは低くなりにくいという証拠が出揃いつつあり[10]，現在ではフェニレフリンを選択する施設が増加している．ただし，フェニレフリンの予防的投与に関しては，低血圧や悪心の予防に対しては効果的だが，胎児の状態には大きく影響しないと報告されている[11]．

> 帝王切開術の低血圧に対しては，フェニレフリンの方が胎児pHが低くなりにくい

e. 人工心肺離脱時

- 人工心肺からの離脱時には，さまざまな循環作動薬を使用する．適切な前負荷（経食道心エコーや肺動脈楔入圧で評価），電解質バランス，体温が保たれていることを確認した後に，体血管抵抗と心収縮力を評価しながら循環作動薬の選択を行う．
- 心係数（CI）が 2.2 L/分/m² 未満ではβ受容体アゴニストが用いられる．強心作用をもつ薬物の中では，ドパミンやアドレナリンよりもドブタミンやPDE III 阻害薬のほうが副作用は少ない．β遮断薬投与中の患者ではPDE III 阻害薬が好んで用いられる．
- 体血管抵抗係数（SVRI）が正常値（1,600〜2,400 dyne×sec×m²/cm⁵）を大幅に下回るが，心拍出量が保たれているような症例（vasoplegic syndrome）ではノルアドレナリンやフェニレフリン，もしくはバソプレシンを使用する[12]．
- 心肺離脱時の状況は，離脱のスピード，体液量，Ca 補正のやり方から，体温，人工心肺時間の長短による心機能低下の割合まで施設によってまちまちであり，循環作動薬の投与方法に絶対的なものはないともいえる．α受容体

▶ SVRI：
systemic vascular resistance index

とβ受容体を効率よく刺激できるドパミンを第一選択として使用する施設も多い．
- しかし，どのような方法を用いても全身の酸素需給バランスを適正に保つのが最終的な目標であり，心肺機能の相対的な低下状態である混合静脈血酸素飽和度（S$\bar{\text{v}}$O$_2$）が65％以下ならば，循環作動薬の増量・変更や体液バランスの再評価が必要である可能性が高い．
- S$\bar{\text{v}}$O$_2$ は全身の酸素供給量と需要量のバランスをみることができる最も重要なモニターの一つであるといえる．S$\bar{\text{v}}$O$_2$ が50％以下になると酸素需給バランスが逆転し，乳酸アシドーシスが発生する．生命にとって危険な状態が近づいていることを意味しており，緊急に対策を立てる必要がある[7]．

（外　須美夫，宮崎良平）

人工心肺離脱時は，全身の酸素需給バランスを適正に保つのが最終的な目標

文献

1) Brodde OE, Michel MC. Adrenergic and muscarinic receptors in the human heart. Pharmacol Rev 1999; 51: 651–90.
2) Thomas SS, Nohria A. Hemodynamic classifications of acute heart failure and their clinical application: – An update –. Circ J 2012; 76: 278–86.
3) Bocchi EA, et al. I Latin American Guidelines for the Assessment and Management of Decompensated Heart Failure. Arq Bras Cardiol 2005; 85（Suppl 3）: 49–94; 1–48.
4) Fares WH. Management of acute decompensated heart failure in an evidence-based era: What is the evidence behind the current standard of care? Heart Lung 2008; 37: 173–8.
5) 日本循環器学会，ほか．急性心不全治療ガイドライン（2011年改訂版）．http://www.j-circ.or.jp/guideline/pdf/JCS2011_izumi_h.pdf
6) 日本集中治療医学会 Sepsis Registry 委員会，編．日本版敗血症診療ガイドライン．2012. http://www.jsicm.org/pdf/SepsisJapan2012.pdf
7) 外　須美夫．麻酔・集中治療のための呼吸・循環のダイナミズム．東京：真興交易医書出版部；2011.
8) Majure DT, Teerlink JR. Update on the Management of Acute Decompensated Heart Failure. Curr Treat Options Cardiovasc Med 2011; 13: 570–85.
9) Peterson JW, Felker GM. Inotropes in the management of acute heart failure. Crit Care Med 2008; 36（1 Suppl）: S106–11.
10) Veeser M, et al. Vasopressors for the management of hypotension after spinal anesthesia for elective caesarean section. Systematic review and cumulative meta-analysis. Acta Anaesthesiol Scand 2012; 56: 810–6.
11) Heesen M, et al. Prophylactic phenylephrine for caesarean section under spinal anaesthesia: Systematic review and meta-analysis. Anaesthesia 2014; 69: 143–65.
12) Licker M, et al. Clinical review: Management of weaning from cardiopulmonary bypass after cardiac surgery. Ann Card Anaesth 2012; 15: 206–23.

① エフェドリン

ephedrine

★1
エフェドリンには2個の不斉炭素があり，4個の立体異性体（*d*-および*l*-エフェドリン，*d*-および*l*-プソイドエフェドリン）が存在する．*l*-エフェドリンの塩酸塩が昇圧薬として現在使用されている．

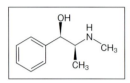

図1 エフェドリンの構造式

- エフェドリン塩酸塩★1（エフェドリン「ナガヰ」注射液など）は，ベンゼン環に isopropanolmethylamine が結合した構造をもち，麻酔時の血圧低下に対して最もよく用いられる薬物の一つである（図1）．日本では1920年代に気管支喘息の治療薬として発売されたが，2007年に術中血圧低下に対する静脈内注射に対する適応が承認されている．
- α および β アドレナリン受容体を直接的，間接的に活性化する薬物である．
- 麻酔時の血圧低下に対して最もよく用いられる薬物の一つである．

a. 作用機序

- エフェドリンはアドレナリン受容体を直接的に活性化させるだけではなく，交感神経節後終末からノルアドレナリンを放出させることによって交感神経を刺激する間接作用をもつことが知られている．すなわち，エフェドリンの投与によって心拍数の増加，心収縮力の増強，血圧の増加が生じる．交感神経終末の神経伝達の分子メカニズムを図2に示した[1]．
- エフェドリンの昇圧作用は，主にノルアドレナリン遊離を介した血管平滑筋 α_1 受容体刺激に由来すると考えられている[2]．血管の収縮は小動脈において強く，毛細血管では弱いとされている．
- β_2 刺激作用による気管支拡張作用を有する．エフェドリン5 mgの静脈内投与によってフェンタニルによる咳嗽を抑制するという報告がある[3]．
- 血液脳関門を通過し，呼吸中枢を含めた中枢神経に対して興奮作用をもつ．

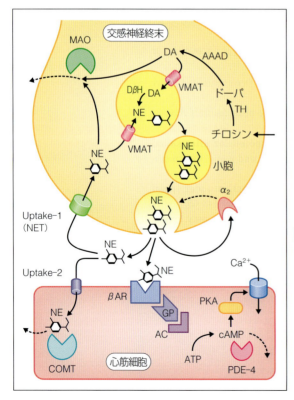

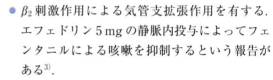

図2 交感神経終末の神経伝達の分子メカニズム

MAO：モノアミン酸化酵素，AAAD：芳香族L-アミノ酸脱炭酸酵素，DβH：ドパミンβ水酸化酵素，DA：ドパミン，VMAT：小胞モノアミントランスポーター，NE：ノルアドレナリン，TH：チロシン水酸化酵素，NET：ノルアドレナリントランスポーター，βAR：βアドレナリン受容体，GP：P-糖タンパク，AC：アデニル酸シクラーゼ，cAMP：環状アデノシン一リン酸，PKA：プロテインキナーゼA，PDE-4：ホスホジエステラーゼ-4，COMT：カテコール-O-メチル基転移酵素，ATP：アデノシン三リン酸．

(Bengel FM. J Nucl Med 2011; 52: 1167-70[1]より)

b. 薬物動態

- 主に未変化体のエフェドリンとして 24 時間以内に尿中に排泄されるが，一部は肝臓において脱メチル化され，ノルエフェドリンとして排泄される．
- エフェドリンの排出は尿 pH に依存しており，尿が酸性のほうが排出されやすい[4]★2．

c. 適応と効果（表 1）

- 日本麻酔科学会の「麻酔薬および麻酔関連薬使用ガイドライン第 3 版．VIII 循環作動薬」では，麻酔時の血圧低下に際して「1 アンプル（40 mg/1 mL）を生食 9 mL に希釈して，4 mg/1 mL の溶液として適宜 1〜2 mL 静注する」と明記されている[5]．
- カテコラミンと比較すると，血圧上昇作用が弱く（アドレナリンの 1/100 程度），作用持続時間は 15 分程度とかなり長いため，通常はボーラス投与で用いられる薬剤である[6]．
- 添付文書上，25〜40 mg の皮下注射は認められているが，筋肉内注射は現在では認められていない．

d. 副作用と注意点

- エフェドリンの昇圧作用は主にノルアドレナリン遊離を介した血管平滑筋 $α_1$ 受容体刺激（間接作用）に由来すると考えられる．このため，短時間の頻回投与によって交感神経終末のノルアドレナリンが枯渇すると，効果が発揮されなくなる（タキフィラキシー）．
- カテコラミン（アドレナリン，イソプレナリン，ドパミンなど）との併用は，交感神経刺激作用の増強に伴い重症不整脈を惹起し，心停止に至る可能性があるため禁忌である．
- エフェドリンの薬剤添付文書には，原則禁忌の項目として「心室細動，心室頻拍，冠攣縮又はその既往のある患者」があげられている．重症不整脈は $β_1$ 受容体刺激による反応が，冠攣縮は $α_1$ 受容体を介した血管収縮反応がそれぞれ高度に出現した場合に生じると考えられる．実際，区域麻酔中の冠攣縮に関する報告では，エフェドリンが使用されているケースが多い[7,8]．
- エフェドリンが子宮胎盤血流を良好に保つことから，胎児酸素供給量の増加が期待され，従来は帝王切開時の昇圧薬としては第一選択であった．しかし，エフェドリンは胎盤の通過性が高いため，胎児の酸素需要を増加させることで胎児アシドーシスを起こす可能性が指摘されるようになった[9]．胎児の酸素需要供給バランスを考えると，今後は帝王切開時の昇圧薬の第一選択薬はフェニレフリンとなっていく可能性が高い．少なくとも現時点では低血圧に対するエフェドリンの予防投与は勧められない．
- $β_2$ 受容体刺激によって低カリウム血症を生じる可能性がある．

（外　須美夫，宮崎良平）

★2
エフェドリンの腎臓からの排出半減期は報告によって異なるが，おおむね 2〜6 時間．塩化アンモニウムの投与により高 Cl 性アシドーシス状態を作れば排泄半減期が短くなる．

表 1　エフェドリンの術中血圧低下以外の適応疾患

疾患 / 病態	作用機序
気管支喘息・気管支炎などに伴う咳嗽	気管支拡張作用
鼻粘膜の充血・腫脹	鼻粘膜血管収縮作用

文献

1) Bengel FM. Imaging targets of the sympathetic nervous system of the heart: Translational considerations. J Nucl Med 2011; 52: 1167-70.
2) Kobayashi S, et al. The sympathomimetic actions of l-ephedrine and d-pseudo-ephedrine: Direct receptor activation or norepinephrine release? Anesth Analg 2003; 97: 1239-45.
3) Lin CS, et al. Intravenous lidocaine and ephedrine, but not propofol, suppress fentanyl-induced cough. Can J Anaesth 2004; 51: 654-9.
4) Wilkimson GR, Beckett AH. Absorption metabolism and excretion of the ephedrines in man. I. The influence of urinary pH and urine volume output. J Pharmacol Exp Ther 1968; 162: 139-47.
5) 麻酔薬および麻酔関連薬使用ガイドライン第3版 VIII 循環作動薬．日本麻酔科学会．http://www.anesth.or.jp/guide/pdf/publication4-8_20121106.pdf
6) 貫 文三郎，吉利 和，ほか編．臨床薬理学大系 第6巻 アレルギー治療薬—呼吸系に作用する薬物．東京：中山書店；1969. p. 331.
7) Wahl A, et al. Coronary artery spasm and non-Q-wave myocardial infarction following intravenous ephedrine in two healthy women under spinal anaesthesia. Br J Anaesth 2002; 89: 519-23.
8) Hirabayashi Y, et al. Coronary artery spasm after ephedrine in a patient with high spinal anesthesia. Anesthesiology 1996; 84: 221-4.
9) Veeser M, et al. Vasopressors for the management of hypotension after spinal anesthesia for elective caesarean section. Systematic review and cumulative meta-analysis. Acta Anaesthesiol Scand 2012; 56: 810-6.

❷ フェニレフリン

phenylephrine

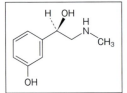

図1 フェニレフリンの構造式

★1
体内での動態はアドレナリンに類似するが，作用的にはノルアドレナリンのほうに類似している．

▶ MAO：monoamine oxidase

▶ COMT：catechol-O-methyltransferase

★2
年齢，症状により適宜増減するが，その範囲は0.1～0.5 mgとする．

a. 主な作用

- フェニレフリン（ネオシネジン®）(図1)はα_1受容体を選択的に活性化することにより末梢血管収縮を起こし，血圧を上昇させる．一方で，心臓・気管・末梢血管のβ受容体にはほとんど作用しない[★1].

- フェニレフリンはアドレナリンα_1受容体に対する選択性が高いので，頻脈をほとんど起こすことなく体血管抵抗を増大させ，心臓に対して後負荷をかけて血圧を上昇させると同時に冠血流量を増やす．とくに麻酔中においては，頻脈や不整脈を起こしやすい人に対して血圧を上げるのに，フェニレフリンは有用である．

- フェニレフリンはモノアミン酸化酵素（MAO）によって代謝され，カテコール-O-メチル基転移酵素（COMT）による代謝を受けないので作用時間はアドレナリンよりも長く，静注した場合作用時間は5～10分程度である．

b. 投与方法

- フェニレフリン塩酸塩として，通常は10 mLまたは20 mLの生理食塩液，リンゲル液もしくは5%ブドウ糖液等に混入して静脈内注射する[★2].

- 点滴静脈内投与としては50～100 mLの生理食塩水，または5%ブドウ糖液

に溶解し持続投与する．局所麻酔薬の作用延長の効果を期待するには通常，20 mL の局所麻酔薬に対してフェニレフリン塩酸塩として 1 mg の割合で混入して使用する．
- 耳，指趾または陰茎に投与しないとされているが，一般的には局所麻酔薬の止血目的ではアドレナリンが使われている．

c. 慎重投与，禁忌

- MAO 阻害薬で治療中または治療後 3 週間以内の患者では，血圧の異常上昇を起こすおそれがあるので，慎重投与が必要である．三環系抗うつ薬はカテコラミン類の神経細胞内への再取り込みを阻害し，受容体部分での交感神経興奮アミンの濃度を増加するため，作用を増強すると考えられる．
- 薬剤添付情報としては心室性頻拍のある患者には原則禁忌とされている．

d. 麻酔中の使用方法

- 麻酔導入時の低血圧や術中の一過性の昇圧薬としては第一選択として使われている．通常は，希釈した 0.05〜0.1 mg を静注して適宜増減する．
- 全身麻酔を行う際に，レミフェンタニルを鎮痛薬として吸入や静脈から投与する方法が一般的になってきた．このような背景のなか，血行動態の抑制が比較的強いレミフェンタニルにおいては，フェニレフリンは血圧を維持する大きな役割を果たしている．硬膜外麻酔や脊髄麻酔においても同様である．

> **Column triple index**
>
> Sessler ら[1] triple index という概念で，平均動脈圧，BIS，MAC などの三者が基準値以上（平均動脈圧は 87 mmHg）であると非心臓手術後の入院日数の増加や 1 か月後の致死率が高まるという報告を行った[1]．その後異論も唱えられているが，低血圧が長時間になることは臓器血流障害につながるので，一過性の低血圧に対するフェニレフリンは，β作用もなく頻脈や不整脈の危険性も少なく麻酔科医にとって使用しやすい薬剤である．
>
> ただし，薬理学的にはα受容体を介して末梢血管収縮による，循環血液量の centralization を起こすだけである．むやみに頻回投与するより，原因となる輸液や輸血製剤の使用，心不全状態，麻酔薬の過量などの原因究明を行うことが重要である．

▶BIS：
Bispectral Index

▶MAC：
minimum alveolar concentration

表 1 代表的な強心薬・昇圧薬の心・血管への作用

	ドブタミン	ノルアドレナリン	アドレナリン	イソプロテレノール	ミルリノン
心拍数・心収縮性	増加	通常は不変．高用量で軽度増加	通常は不変．高用量で軽度増加	増加	通常は不変．高用量で軽度増加
心拍出量	増加	体血管抵抗の変化により変動	増加	増加	増加
血圧	通常は上昇するが不変のこともある	上昇	上昇	さまざま	さまざま
体・肺血管抵抗	低下	増大（体血管抵抗は著増）	上昇	低下（体血管抵抗は著減：全血管床拡張，用量依存性）	低下
前負荷	減少	減少ないし不変	減少ないし不変	減少	減少
心筋酵素消費量	増加	増加	増加	増加	多くの場合，変化なし

- フェニレフリンはβ刺激作用をもたないので、脈拍数の増加はなく、むしろ反射性の徐脈を生じることがある。フェニレフリン投与により、血圧維持は可能となるが、高度の徐脈を生じる場合には、アトロピン硫酸塩の投与が必要となる。血圧低下が頻回で、繰り返し投与が必要な場合には、エフェドリンなどのβ刺激を有した薬剤の投与に切り換える。

- ノルアドレナリンの項に詳説するが (p.203 参照)、OPCAB 手術のときに脈拍数を増加させないフェニレフリンは一過性の低血圧に対して第一選択となる。ただし、繰り返し投与を行うと効果が減弱してくる。

▶OPCAB：
off-pump coronary artery bypass

- フェニレフリンはβ作用がなく心拍数を増加させない点でほかの昇圧薬よりも利点が多く（表1参照）、1回静注だけではなく持続静注を行うこともできる。ただし、その昇圧作用はノルアドレナリンより弱いため、十分な血圧を維持できない場合にはノルアドレナリンに変更する。

- 帝王切開時の麻酔方法は、胎児仮死などの緊急の用件がなければ脊髄くも膜下麻酔が第一選択となる[2]。妊婦は低用量の局所麻酔薬で重篤な血圧低下が起こることがあり、従来はエフェドリンが第一選択とされてきた。しかし、エフェドリンが胎児のアシドーシスを引き起こす可能性が示唆されている[3]★3。

★3
エフェドリンは、α刺激薬と比較し子宮胎盤循環を担う血管をあまり収縮させないことが動物および in vitro 実験で示されているが、昇圧薬が胎児に与える直接作用の報告はあまりない。エフェドリンそのものが胎盤を通過し胎児のβ受容体を刺激し、胎児の代謝が亢進するためではないかという議論もあるがはっきりとしたエビデンスはない。

- エフェドリンよりもフェニレフリンがよいかどうかは明らかではないが、帝王切開における血圧低下時の昇圧としてフェニレフリンを使用することは可能である。

e. 注意点

- このようにフェニレフリンは麻酔中の一過性の低血圧の治療薬として反復使用を行うと、効果減弱だけではなく、末梢循環不全による臓器血流不全や循環血液量の減少などでアシドーシスを生じ、生理学的によい生体環境になっているとはいえない。

- 麻酔中は出血、心機能抑制、麻酔薬の過量投与、物理的な圧迫などさまざまな低血圧の要因がある。尿量や心拍出量をモニターしながらフェニレフリンがもつα受容体刺激作用を有効に活用しながらの麻酔・循環管理が重要である。

（野村　実）

文献

1) Sessler DI, et al. Hospital stay and mortality are increased in patients having a "triple low" of low blood pressure, low bispectral index, and low minimum alveolar concentration of volatile anesthesia. Anesthesiology 2012; 116: 1195–203.
2) Heesen M, et al. Prophylactic phenylephrine for caesarean section under spinal anaesthesia: systematic review and meta-analysis. Anaesthesia 2014; 69: 143–65.
3) Habib AS. A review of the impact of phenylephrine administration on maternal hemodynamics and maternal and neonatal outcomes in women undergoing cesarean delivery under spinal anesthesia. Anesth Analg 2012; 114: 377–90.

❸ ドパミン

dopamine

- ドパミン（イノバン®）は内因性カテコラミンの一種で，アドレナリンおよびノルアドレナリンの前駆物質である（図1）．
- ドパミンは，ドパミン受容体，$α_1$アドレナリン受容体，$β_1$アドレナリン受容体を刺激し，用量に応じて多様な作用を発現する．
- ドパミン受容体の大部分は中枢神経系に分布しているが，経静脈投与されたドパミンは血液脳関門を通過できず，末梢作用のみを示す．
- ドパミン受容体にはD_1受容体とD_2受容体が存在し，D_1受容体にはD_1，D_5のサブタイプ，D_2受容体にはD_2，D_3，D_4のサブタイプが存在する．

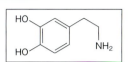

図1 ドパミンの構造式

a. 作用機序（表1）

- 低用量（3 μg/kg/分以下）では主にD_1受容体を刺激し，アデニル酸シクラーゼ活性化を介し cAMP を増加させ血管拡張を引き起こす．中枢神経系以外では，D_1受容体は腎，腸間膜，および冠血管平滑筋に存在する．腎血管拡張による糸球体濾過量の増加，および腎尿細管のD_1受容体刺激を介したNa^+排泄促進により利尿作用を示す．
- 中用量（3〜10 μg/kg/分）では主に$β_1$受容体刺激と交感神経終末からノルアドレナリンを遊離させることにより，心収縮力増強および心拍数増加を示す．
- 高用量（10 μg/kg/分以上）では主に$α_1$受容体刺激作用により血管収縮作用を示す．$α_1$受容体刺激作用により血管収縮が強くなると，D_1受容体刺激による腎血管拡張作用は打ち消される．
- $β_2$受容体刺激による血管拡張はほとんどない．

▶cAMP：
cyclic adenosine monophosphate

b. 薬物動態

- ドパミンは，モノアミンオキシダーゼ（MAO）やカテコラミン-O-メチルトランスフェラーゼ（COMT）の作用を受けて大半が代謝される．
- 半減期は1〜2分で，投与5〜30分後に一定の血中濃度に到達する．

▶MAO：
monoamine oxide

▶COMT：
catechol-O-methyltransferase

c. 適応と効果

- ドパミンは，急性心不全および低血圧の治療，人工心肺離脱を含めた心大血管手術周術期の循環補助として汎用される．ドパミンに対する個々の反応性は異なるので，緊急性がなければ低用量（2〜3 μg/kg/分）から開始し，循環動態や尿量を指標に適宜増減する．最大20 μg/kg/分まで投与可能であるが，7〜8 μg/kg/分以上の高用量となる場合には他の薬剤の併用を考慮する．
- ショック症例1,679例に対するドパミンとノルアドレナリンの効果を比較した最近のRCTの結果において，死亡率に有意差は認めないが，不整脈発生率がドパミンで有意に高いと報告されたことから[1]，Surviving Sepsis

表1 ドパミン，ドブタミンの効果

	受容体				主な作用
	α_1	β_1	β_2	D_1	
ドパミン					
低用量 ＜3 μg/kg/分	0	＋	0	＋＋	腎血流量↑　尿量↑
中用量 3〜10 μg/kg/分	＋	＋＋	0	＋＋	心拍出量↑　体血管抵抗↑
高用量 ＞10 μg/kg/分	＋＋	＋＋	0	＋＋	体血管抵抗↑↑
ドブタミン	0/＋	＋＋＋	＋	0	心拍出量↑↑

＋＋＋：強い作用，＋＋：中程度の作用，＋：弱い作用，0：効果なし．

　Campaign 2012年版では，敗血症性ショックの第一選択薬としてノルアドレナリンが推奨され，ドパミンは不整脈発生リスクの低い症例が適応となる．またサブグループ解析において，心原性ショック症例280例では，ドパミン使用群はノルアドレナリン使用群より有意に死亡率が高い[1]．
- 腎血流低下や急性腎不全症例に対して，腎血流改善や利尿目的にドパミンの低用量投与が広く用いられてきたが，その腎保護効果は否定的な報告が多い[2]．

d. 副作用と注意点

- 投与量増加に伴い頻脈，不整脈の発生頻度が増加する．不整脈が発生した場合は抗不整脈薬の投与や休薬または他の薬剤への変更を考慮する．
- 心不全症例においては，体血管抵抗および肺血管抵抗の増加が血行動態悪化を引き起こす可能性がある．
- 腹部症状として嘔吐や腹部膨満を引き起こすことがある．
- プロラクチン分泌抑制を介する細胞免疫抑制の可能性が報告されている．

（上村裕一，松永　明）

文献

1) De Backer D, et al. Comparison of dopamine and norepinephrine in the treatment of shock. N Engl J Med 2010; 362: 779–89.
2) Kellum JA, M Decker J. Use of dopamine in acute renal failure: A meta-analysis. Crit Care Med 2001; 29: 1526–31.

❹ ドブタミン

dobutamine

- ドブタミン（ドブトレックス®）はドパミンと類似した構造をもつ合成カテコラミンで，2つの光学異性体から成るラセミ体である（図1）．
- D-異性体はβ_1，β_2アドレナリン受容体刺激作用を示し，L-異性体はβ_1，α_1受容体刺激作用を示すが，β_1受容体刺激作用が強い（前項③ドパミンの表1を参照）．

a. 作用機序

- β_1受容体に直接作用し，共役しているGsタンパクを介してアデニル酸シクラーゼを活性化し細胞内cAMP濃度を上昇させる．cAMPはプロテインキナーゼAを活性化し，L型Ca^{2+}チャネル，リアノジン受容体，ホスホランバン，トロポニンIなどの機能調節タンパクをリン酸化することで，心筋の陽性変力作用や弛緩促進作用を発現する（図2）．
- 陽性変時作用より陽性変力作用が強いが，心機能に対する効果は報告によりさまざまで，心拍出量増加（12〜61％），1回拍出量増加（23〜58％），心拍数増加（9〜23％）と報告されている[1]．
- β_2受容体刺激作用は弱く若干のα_1受容体刺激作用も示すため，体血管抵抗および肺血管抵抗は不変か軽度低下する．

▶cAMP：
cyclic adenosine monophosphate

b. 薬物動態

- ドブタミンはカテコラミン-O-メチルトランスフェラーゼ（COMT）によりメチル化された後，肝でグルクロン酸抱合を受け，尿や胆汁中に排泄される．
- 半減期は2分で，投与10分後に一定の血中濃度に到達する．

▶COMT：
catechol-O-methyltransferase

c. 適応と効果

- ドブタミンは著明な低血圧を伴わない低心拍出量状態に有効である．血管収縮作用はほとんどなく，低用量投与では弱い血管拡張作用を示す可能性もあるので，末梢循環不全を伴ううっ血性心不全が良い適応となる．
- 最大20 µg/kg/分まで投与可能であるが，緊急性がなければ低用量（2〜3 µg/kg/分）から投与を開始し，循環動態を指標に適宜増減する．
- 高用量投与が必要となる場合は，他の薬剤への変更や併用を考慮する．PDE III阻害薬との併用は各々の単独投与より心収縮力増強作用が強い．
- ドブタミン投与で低血圧が改善しない症例は，血管収縮作用をもつドパミンまたはノルアドレナリンの併用を考慮する．

▶PDE：
phosphodiesterase（ホスホジエステラーゼ）

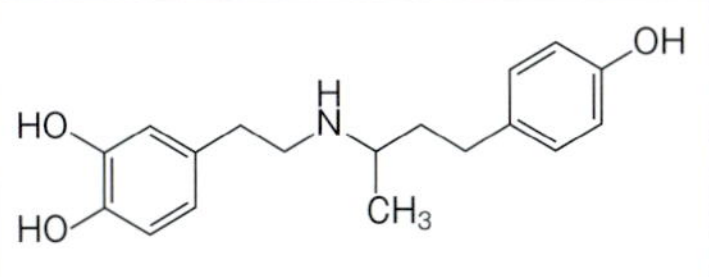

d. 副作用と注意点

- ドブタミンの陽性変時作用は強くはないが，心拍数増加に伴い

および鏡像異性体

図1 ドブタミンの構造式

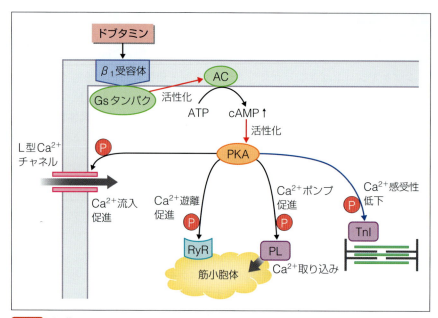

図2 心臓におけるβ受容体の作用機序
AC：アデニル酸シクラーゼ，PKA：プロテインキナーゼA，RyR：リアノジン受容体，PL：ホスホランバン，TnI：トロポニンI，P：リン酸化．

心筋酸素需要を増加させ心筋虚血を悪化させる可能性がある．そのため，急性心筋梗塞や冠動脈疾患症例は注意が必要である．
- 心房細動や前負荷の低下した症例では心拍数が増加しやすい．
- 用量依存性に不整脈の発生頻度が増加する．不整脈が発生した場合は抗不整脈薬の投与や休薬または他の薬剤への変更を考慮する．
- 人工心肺離脱を含めた心大血管手術周術期の循環補助として汎用されるが，人工心肺離脱後48時間以内にカテコラミン（90%がドブタミン）が投与された症例は，術後の心合併症が増加すると報告された．ドブタミン投与の89%の症例は，低用量（4.8 μg/kg/分）のドブタミンがアルゴリズムや心拍出量モニタリングなしに臨床的判断のみで投与されていたことから，有益性がリスクを上回る場合においてドブタミンは投与すべきである[2]．
- β遮断薬投与症例，カテコラミン長期投与によるβ受容体のダウンレギュレーションが疑われる症例ではPDE III阻害薬を考慮する．

（上村裕一，松永　明）

文献

1) Lupei MI, Mann HJ. Vasoactive drug use in the intensive care unit: A pressing clinical decision. TMJ 2007; 57: 6–15.
2) Fellahi JL, et al. Perioperative use of dobutamine in cardiac surgery and adverse cardiac outcome: Propensity-adjusted analyses. Anesthesiology 2008; 108: 979–87.

❺ アドレナリン

adrenaline

a. 主な作用

- アドレナリンは，副腎髄質より分泌されるホルモンであり，また，神経節や脳神経系における神経伝達物質でもある．化学式は $C_9H_{13}NO_3$（図1）．商品としてボスミン®，エピペン® がある．
- ストレス反応の中心的役割を果たし，血中に放出されると心拍数や血圧を上げ，瞳孔を開きブドウ糖の血中濃度（血糖値）を上げる作用などがある．アドレナリンはカテコラミン（アドレナリン，ノルアドレナリンおよびドパミン）の一つである．L-チロシンからレボドパを経て順にドパミン，ノルアドレナリン（ノルエピネフリン），アドレナリン（エピネフリン）と生合成される．
- 薬理学的には，心筋収縮力の上昇，心・肝・骨格筋の血管拡張，皮膚・粘膜の血管収縮，消化管運動低下，気管支平滑筋弛緩など，各種臓器にさまざまな作用をもたらす．

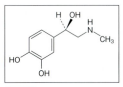

図1 アドレナリンの構造式

b. 適応と効果

- アドレナリンは心停止時，アナフィラキシーショックや敗血症に対する血管収縮薬，気管支喘息発作時の気管支拡張薬として第一選択薬として用いられる．有害反応には，動悸，心悸亢進，不安，頭痛，振戦，高血圧などがある．
- 投与ルートは静注が基本であるが，骨髄，気管内ルートからも可能である．気管内投与する際の一般的な投与量は静脈内投与の2〜2.5倍である．原液ではなく5〜10 mLの精製水，または生理食塩水で希釈して投与する．
- アドレナリンは α および β-アドレナリン作用を兼ねており，α-アドレナリン作用は冠動脈の拡張期圧を上昇させ，その結果，胸骨圧迫の間の心筋血流を増加させる．また，アドレナリンは除細動の成功率も上昇させる．一方で β-アドレナリン作用は，頻脈を起こし，心筋酸素消費量を上昇させ，心室頻拍や心室細動などの重篤な不整脈の誘因となる．心腔内注射は，気胸，冠動脈破裂，心タンポナーデを起こしうるので推奨されない．
- 心室細動，無脈性心室頻拍，心静止，無脈性電気活動のいずれに対してもアドレナリンは第一選択として長く使用されてきたが，近年ではバソプレシンが救命率を上昇させ，第一選択の座を譲りつつある．

c. 麻酔中の使用方法

- 心停止に対するアドレナリン投与量は1回1 mgとし，3〜5分間隔で追加投与を行う[★1]．
- 麻酔中の代表的な心停止の原因として薬剤性のアナフィラキシーがある．日本での全身麻酔中のアナフィラキシーの頻度は0.01%で死亡率は4.76%とい

★1
小児へのアドレナリンの投与量は確立されてはいないが，心停止時には0.01 mg/kgを20分ごとに静注する．初回の静注，骨髄内投与は0.01 mg/kg，気管内投与は0.1 mg/kgが勧められる．新生児の静注量は0.01〜0.03 mg/kgで，必要であれば3〜5分ごとに繰り返す．

- われ，90%は麻酔導入中にみられる．また，筋弛緩薬，ラテックス，抗菌薬の3者で90%以上といわれる．
- アナフィラキシーショックの治療はアドレナリン投与，酸素，補液であり，アドレナリン投与で血圧回復が十分でない場合はドパミン $2～20\,\mu g/kg/$ 分，ノルアドレナリン $0.02～0.03\,\mu g/kg/$ 分を，また難治性の場合はグルカゴンやバソプレシン，4%メチレンブルーなどを投与する．
- アドレナリンの投与量に制限はないが，大量投与した場合には，心室性不整脈，肺水腫などに注意して検査を進める．
- 気管支痙攣では $0.01\,mg/kg$（1,000倍希釈，$1\,mg/mL$）を3回に分け，20分間隔で皮下投与する．
- 重篤な低血圧に使用する場合には，ノルアドレナリンと同様に $10\,mL$ または $20\,mL$ の生理食塩液，もしくは5%ブドウ糖液などに希釈して，$0.05～0.1\,mg$ を投与する．作用時間は $5～10$ 分なので，必要なら $0.01\,\mu g/kg/$ 分を繰り返し投与する．
- ただし，アドレナリンは最も強い昇圧作用をもっている薬剤なので，低血圧への第一選択薬としては，フェニレフリン，エフェドリンなどを選択する．とくに，アドレナリン投与過剰による肺水腫や心室頻拍，心室細動などを引き起こすので，投与量は必要最低限で行う．
- 人工心肺後の離脱時の強心作用を目的として，アドレナリン持続投与を第一選択としている施設もある．投与量が増加すると，α 作用による末梢血管収縮や β 刺激による高度の頻脈が生じるので，注意が必要である．ノルアドレナリンと同様に長期投与は望ましくない．
- 褐色細胞腫の腫瘍摘出後の重篤な低血圧，とくにアドレナリン型では術前より β 遮断薬が投与されていることが多く，アドレナリンを持続投与する．

d. 併用禁忌，注意点

- カフェインは相互に作用を増強させ，心臓に負荷をかける．突然死の原因につながることもある．喫煙も相互に作用を増強，精神活動を賦活，錯乱を招くおそれがある．なお，添付文書上ではブチロフェノン系・フェノチアジン系などの抗精神病薬，α 遮断薬，イソプロテレノール（イソプレナリン®）などのカテコラミン製剤，緊急蘇生以外のアドレナリン作動薬投与中の患者および狭隅角や眼圧上昇の素因のある患者では禁忌である．また，動脈硬化症の患者，甲状腺機能亢進症，糖尿病の患者などは原則禁忌とされているので，投与に注意が必要である．しかし臨床においては，重篤な出血や心臓手術などの低血圧において，アドレナリンを使用する頻度は少なくなく，またその臨床的有効性はほかの薬剤では得られない．しかし，添付文書の記載があることは知っておくべきである．
- 揮発性麻酔薬は心筋のカテコラミン感受性を増強させ，アドレナリン併用により心室性不整脈，心室細動を起こす危険性が増大する．
- ハロタンは心筋のカテコラミンへの感受性を最も亢進させるが，セボフルラン，イソフルランではその感受性は高くない．しかし，不整脈誘発の可能性

はあり全身麻酔中のアドレナリンの使用は慎重にすべきであり，虚血性心疾患や肥大型心筋症合併患者では，フェニレフリンなどへの変更や静脈麻酔薬などを考慮する．

（野村　実）

文献

1) 光畑裕正．全身麻酔中のアナフィラキシー．日臨麻会誌 2012; 32: 479-87.
2) 日本麻酔科学会．麻酔薬および麻酔関連薬使用ガイドライン第3版（第2訂）VIII 循環作動薬 アドレナリン．2012. p. 188.

❻ ノルアドレナリン

noradrenaline

a. 主な作用

- ノルアドレナリン（NA）は，化学式 $C_8H_{11}NO_3$ のカテコラミンにしてフェネチルアミンである（図1）．シナプス伝達のあいだにノルアドレナリン作動性ニューロンから放出される神経伝達物質や，副腎から血液に放出されるホルモンとして機能する．アドレナリンとともに，心拍数を直接増加させるように交感神経系を刺激する．
- $α$ と $β$ 両方のアドレナリン受容体に影響するノルアドレナリンは，アミノ酸チロシンから一連の酵素反応を経て合成される．最初のジヒドロキシフェニルアラニン（レボドパ）への酸化の後，神経伝達物質ドパミンへの脱炭酸が続き，ノルアドレナリンへと最終的に $β$ 酸化する．さらにノルアドレナリンはアドレナリンへメチル化できる．
- またノルアドレナリンは神経伝達物質として，睡眠〜覚醒，自律神経活動，鎮静[*1]，鎮痛など麻酔にかかわる機能を有している．

b. 適応と効果

- 麻酔中における低血圧に関しては，一般的にフェニレフリンやエフェドリンが使用されるので，ノルアドレナリンを第一選択にすることは少ない．これは急激な血圧上昇を生じるためである．第一選択として使用されるのは心臓外科手術と褐色細胞腫の摘出後などが対象であるが，持続静注が望ましい．
- ノルアドレナリンの血圧上昇作用は強力なため，持続投与をする場合が多い．初期投与は $0.01\ μg/kg/分$ から始め，血圧を観察しながら徐々に投与量を上げる．この用量では $α$ 作用が強く出て，末梢血管収縮作用による血圧上昇が観察される．投与量が多くなると，$β$ 作用が加わり脈拍数の増加がみられる．大量出血による急激な血圧低下に対しては，10 mL または 20 mL の生理食塩液，もしくは5％ブドウ糖液などに希釈して 0.05〜0.1 mg を投与するが，さらに希釈してもよい．徐脈を伴うときや心停止などにはアドレナリ

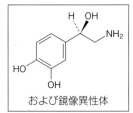

図1 ノルアドレナリンの構造式

および鏡像異性体

[*1]

鎮静の面では，動物実験では $α_2$ アゴニストのクロニジン塩酸塩を投与するとプロポフォールの麻酔時間が延長し，一方 $α_2$ アンタゴニストを投与したラットでは大脳皮質からのノルアドレナリン放出が促進されプロポフォールの麻酔時間が短縮した[1]．この結果は GABA 型の麻酔薬の麻酔時間はノルアドレナリン活性と相関することを示唆している[2]．

▶GABA：gamma-aminobutyric acid（γアミノ酪酸）

■ 心臓外科手術

人工心肺使用時

- 心臓外科手術では，出血や心臓の物理的圧迫，および人工心肺離脱後の血圧低下時にノルアドレナリンが選択される．低血圧の原因別によってカテコラミンが使用されるが，心臓外科手術中は心拍出量低下や徐脈が伴うときが多く，第一選択としてはドパミンやドブタミンなどが選択されることが多い．
- 人工心肺離脱後でも同様で，ノルアドレナリンは，心拍出量低下や末梢血管収縮を起こすため，術後の循環血液量の十分な維持には適切ではない[★2]．
- ノルアドレナリンやアドレナリンをある程度投与しても血圧の上昇が得られない場合には，補助循環の継続により心機能の維持を図るとともに，経食道心エコーで弁逆流や心筋虚血などの病態診断を行うことが重要で，カテコラミンの安易な増量は危険である．

人工心肺非使用下の冠動脈再建術（OPCAB）時

- 心臓外科手術においてむしろ積極的に使用されるのは，人工心肺を使用しない冠動脈再建術（OPCAB）の循環管理である．OPCAB時には，拍動下に冠動脈吻合を行うために，頻脈にすると心筋虚血が誘発される．
- 冠灌流圧と冠血流量の維持のために，体血圧を維持することが重要であるが，十分な輸液療法とともにノルアドレナリンの投与が効果的である．血圧の低下は，心機能とともに，心臓を脱転する位置や左室肥大などによって大きく異なり，左回旋枝の吻合時の血圧低下は著しい．術者と十分な連絡を取りながら，血圧低下が起こる数分前にノルアドレナリンの投与量を増量することが血行動態維持に重要である．
- 重篤な低血圧は，心筋虚血により心室頻拍や心室細動などの重篤な不整脈を引き起こす．このようなときには，ノルアドレナリンの投与量の増加で対処できない場合も多く，IABPやPCPSなどの循環補助手段を考慮し，安易なノルアドレナリンの増量はさける．

■ 褐色細胞腫の腫瘍摘出後

- 褐色細胞腫の腫瘍摘出後はカテコラミン枯渇による重篤な低血圧が起こる．ノルアドレナリンを持続投与する．
- 褐色細胞腫のクロム親和性細胞には，アドレナリンとノルアドレナリンの2つの型があるが，心拍数をみながら投与する．アドレナリン投与は極端な頻拍を生じることがあり，ノルアドレナリンから投与するほうが心拍数のコントロールがしやすい．

C. 注意点

- このようにノルアドレナリンは，強力な血圧上昇作用をもつ薬剤であり，麻酔や手術中におけるさまざまな低血圧に対しての確実な昇圧効果をもつ．ただし，α収縮作用により，臓器血流不全や末梢循環不全を起こすため，長期使用は望ましくない．ノルアドレナリン投与は，持続静注でも過度の昇圧反応を起こすことがあり，過量投与は大きな危険を伴う．急性肺水腫，不整

[★2]
人工心肺離脱後にアドレナリンとノルアドレナリンを併用して，まずは血圧の安定を維持しながら，離脱を試みている施設もある．とくに，上記のカテコラミンなどで頻脈になっている場合には，ノルアドレナリンを併用することは一つの選択である．この際には血圧を最低維持できる程度にノルアドレナリンを併用投与するのがよい．

▶OPCAB：
off-pump coronary artery bypass

▶IABP：
intraaortic balloon pumping（大動脈内バルーンパンピング）

▶PCPS：
percutaneous cardiopulmonary support（経皮的心肺補助）

脈，心停止などの低血圧が持続するなら，尿量や心拍出量をみながらβ刺激作用をもつドパミンなどのほかの薬剤への移行を考慮する★3.

- 両者ともβ作用をもつが，血圧を維持できる投与量では，ドパミンのほうがより頻脈になり不整脈を誘発したと考えられ，敗血症の患者においてもノルアドレナリンの投与による致死率の改善が報告されている[2,3]．しかし，患者背景などを十分にランダマイズすることは難しく，個々の患者においても適応やモニタリングが必要である．

- 添付文書上，ハロゲン含有吸入麻酔薬投与中および他のカテコラミン製剤投与中の患者は禁忌とされている[4]．また，コカインは中枢作用，交感神経刺激作用を有するので，コカイン中毒の患者では症状が悪化するおそれがある．心室頻拍のある患者では，心拍出量・脳血流等が減少するため，原則禁忌である．

（野村　実）

★3
ドパミンとノルアドレナリンをショック患者で比較検討した報告では，28日死亡率はドパミン群52.5％，ノルアドレナリン群で48.5％と差がなかったが，不整脈は24.1％，12.4％とドパミン群に多く，不整脈の種類は心房細動であった．

文献

1) Mason ST, et al. Brain noradrenaline and anaesthesia: Behavioural and electrophysiological evidence. Neuroscience 1983; 10: 177–85.
2) De Backer D, et al. Comparison of dopamine and norepinephrine in the treatment of shock. N Engl J Med 2010; 362: 779–89.
3) Claude M, et al. Effect of norepinephrine on the outcome of septic shock. Crit Care Med 2000; 28: 2758–65.
4) Sakr Y, et al. Does dopamine administration in shock influence outcome? Results of the Sepsis Occurrence in Acutely Ill Patients (SOAP) Study. Crit Care Med 2006; 34: 589–97.

❼ イソプレナリン

isoprenaline

- イソプレナリン（プロタノール®）は，徐脈性不整脈や喘息などの治療薬として用いられる非選択的アドレナリンβ受容体作動薬である．
- 1940年に人工的に合成されたカテコラミンの一種である[*1]．その後，光学異性体に分割され，l体がd体およびdl体に比べ作用が強いことが明らかになっている．現在，注射剤として臨床使用されているのはl-イソプレナリンである．アドレナリンの化学構造におけるN-メチル基がN-イソプロピル基に置換されている（図1）．

[*1] イソプレナリンは，世界保健機関（WHO）が認定した国際一般名である．日本においては，イソプロテレノール（isoproterenol）とよばれてきたが，これはアメリカ一般名である．近年，厚生労働省発行の日本薬局方の記載に基づき，薬剤添付文書等での一般名として，イソプレナリンと表記されるようになった．

▶cAMP：
cyclic adenosine monophosphate

▶PKA：
protein kinase A

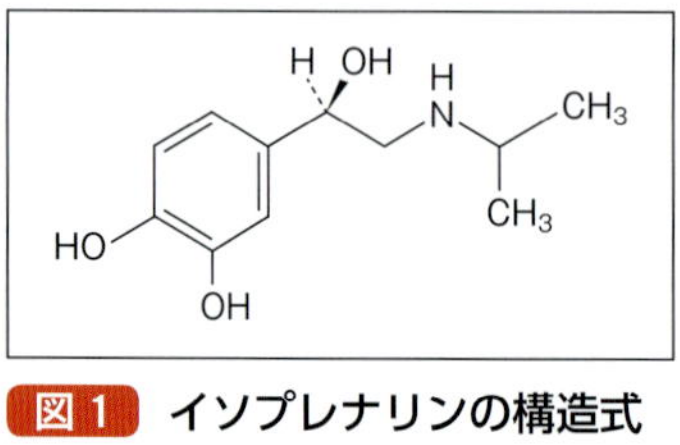

a. 作用機序 [1, 2]

- イソプレナリンはアドレナリン作動性β_1受容体（洞房結節，心筋）およびβ_2受容体（気管支平滑筋，血管平滑筋，消化器）に非選択的に結合し作用する（表1）．
- 循環系に対しては，β_1作用によりGタンパクに関連した細胞内情報伝達機構を介して，環状アデノシン一リン酸（cAMP）濃度が上昇し，プロテインキナーゼA（PKA）を活性化させ，細胞内Ca^{2+}濃度が上昇し，細胞の脱分極を促進する．この結果，細胞の興奮性が高まり，心拍数の上昇，心収縮力の増強が生じる．一方，β_2作用により骨格筋や内臓の血管が拡張し，拡張期血圧は低下し平均血圧も低下する．
- 陽性変時効果，陽性変力効果および体血管抵抗の減少によって，心拍出量は増加する（表2）．
- 気管支平滑筋に対しては，β_2作用により平滑筋の弛緩を生じさせ，気管内腔を拡張させる．
- β受容体に対する親和性はアドレナリンよりも強いが，α受容体に対する作用はほとんどない（表3）．

図1 イソプレナリンの構造式

カテコラミンの基本構造は類似しており，イソプレナリンにおけるイソプロピル基（右端のCH(CH$_3$)$_2$）が，アドレナリンではメチル基（CH$_3$），ノルアドレナリンでは水素（H）のみとなっている．カテコラミンの構造類似性に反して，特異的受容体への親和性や生理的反応については顕著な差を認める．

表1 イソプレナリンの作用

効果器	生理的反応
心臓	心拍数上昇（陽性変時効果），心収縮力増強（陽性変力効果），拡張期血圧の低下，平均血圧の低下，収縮期血圧は不変
血管	腎臓，脾臓，腸管，骨格筋における末梢血管拡張
気管	気管平滑筋の弛緩，ヒスタミンなどによる気管収縮の解除
消化管	腸管蠕動運動の抑制
骨格筋	骨格筋細胞の肥大

(Westfall TC. et al. Goodman and Gilman's the Pharmacological Basis of Therapeutics 12th ed. McGraw-Hill; 2011. p. 277–333[1]/Stowe DF, et al. Anesthetic Pharmacology. 2nd ed. Cambridge University Press; 2011. p. 648–65[2]を参考に作成)

表2 カテコラミンとホスホジエステラーゼ（PDE）III阻害薬の血行動態への影響

	心拍出量	心筋収縮力	心拍数	体血管抵抗	肺血管抵抗	肺動脈楔入圧	心筋酸素消費量
ドブタミン	↑↑↑	↑	↑↑	↓	↓	↓または⇔	↑
ドパミン 0～3 μg/kg/分	↑	↑	↑	↓	↓	↑	↑
3～8 μg/kg/分	↑↑	↑	↑	↓	↓	↑	↑
＞8 μg/kg/分	↑↑	↑	↑↑	↑	⇔（↑）	↑または⇔	↑↑
イソプレナリン	↑↑	↑↑	↑↑	↓↓	↓	↓	↑↑
アドレナリン	↑↑	↑	↑	↑（↓）	（↑）	↑または⇔	↑↑
ノルアドレナリン	↑	↑	⇔（↑↓）	↑↑	⇔	⇔	↑
PDE III 阻害薬	↑↑	↑	↑	↓↓	↓↓	↓↓	↓

(Shanewise JS, et al. Kaplan's Cardiac Anesthesia: The Echo Era. 6th ed. Elsevier Saunders; 2011. p. 992-1008[3]より)

b. 薬物動態 [1, 2)]

- 経静脈的あるいは吸入投与により，すみやかに吸収される．作用発現は投与直後で，静注後の消失半減期は1～3分である．
- 肝，肺，その他臓器においてカテコール-O-メチルトランスフェラーゼ（COMT）により代謝され，代謝物は硫酸抱合体となり不活化する．
- 他のカテコラミンに比較して，モノアミンオキシダーゼ（MAO）では代謝を受けにくいため，神経細胞における再吸収率は低い．そのためアドレナリンに比べると作用時間が長い．

c. 適応と効果 [1-3)]

- 徐脈性不整脈（洞性徐脈，房室ブロックなど）の治療に用いられる．
- 成人ではプロタノール®L注1 mg/5 mLを等張溶液45 mLに溶解し，0.01～0.2 μg/kg/分で持続静注する．
- 重度の徐脈に対して，ペースメーカを挿入するまでの一時的な心拍維持として用いられていたが，近年は経皮的ペーシング装置の普及によってイソプレナリンの使用は減少している．
- 右心不全や弁疾患，心奇形に起因した肺高血圧の治療に用いられていたが，強力な肺血管拡張作用を有する一酸化窒素吸入療法の開発により，現在ではイソプレナリンが投与されることはあまりない．
- 心臓移植術後の除神経に起因した徐脈に対して，イソプレナリンが投与されている．
- 薬剤誘発性QT延長症候群に伴うtorsades de pointesの抑制に，イソプレナリンが投与される場合がある．

表3 強心薬の作用部位

	α受容体	β受容体
ノルアドレナリン	＋＋＋＋	＋＋＋
アドレナリン	＋＋＋	＋＋＋
ドパミン	＋＋	＋＋＋
ドブタミン	＋	＋＋＋＋
イソプレナリン		＋＋＋＋

(Shanewise JS, et al. Kaplan's Cardiac Anesthesia: The Echo Era. 6th ed. Elsevier Saunders; 2011. p. 992-1008[3]より)

▶COMT：catechol-O-methyl-transferase

▶MAO：monoamine oxide

d. 副作用と注意点[1-3]

- 比較的頻度の高い副作用として，動悸，上室性および心室性頻脈，頭痛，顔面紅潮などを認める．
- 頻脈によって拡張期充満時間が短縮され冠動脈血流が減少するため，冠動脈疾患の有病者では，心虚血や不整脈が生じる可能性が高くなる．
- 以上のような副作用のため，イソプレナリンが心血管作動薬として用いられる機会は減少しており，より新しい合成カテコラミンで$β$受容体作動薬であるドブタミンの利用が増加している．
- 気管支拡張薬としての利用に関しても，近年の選択的$β_2$受容体作動薬の開発に伴い，副作用の存在からイソプレナリン以外の薬が選択されるようになっており，ほとんど使用されない．

（谷口正彦，矢野武志，恒吉勇男）

文献

1) Westfall TC, Westfall DP. Adrenergic agonists and antagonists. In: Brunton LL, ed. Goodman and Gilman's the Pharmacological Basis of Therapeutics. 12th ed. New York: McGraw-Hill; 2011. p. 277-333.
2) Stowe DF, Ebert TJ. Sympathomimetic and sympatholytic drugs. In: Evers AS, et al, eds. Anesthetic Pharmacology. 2nd ed. Cambridge: Cambridge University Press; 2011. p. 648-65.
3) Shanewise JS, Kaplan JA. Discontinuing Cardiopulmonary Bypass. In: Kaplan JA, et al, eds. Kaplan's Cardiac Anesthesia: The Echo Era. 6th ed. Missouri: Elsevier Saunders; 2011. p. 992-1008.

8 ミルリノン milrinone

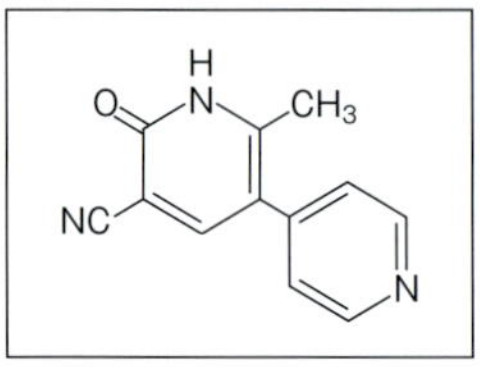

図1 ミルリノンの構造式

▶PDE：phosphodiesterase

★1 日本で発売されている PDE III 阻害薬はミルリノンとオルプリノンで，アムリノンは 2006 年に販売中止となっている．

- ミルリノン（ミルリーラ®）はアムリノンの後継薬として 1981 年に合成されたビピリジン誘導体で，日本では 1996 年から臨床使用されている心不全治療薬である（図1）．強心作用はアムリノンより 20 倍強化され，半減期は短くなっている[1]．
- アドレナリン$β$受容体を介さずに，ホスホジエステラーゼ III（PDE III）を選択的に阻害することで，強心作用と血管拡張作用を発揮する "inodilator（強心性血管拡張薬）" と呼ばれる薬物である★1．
- カテコラミンと比べ，投与量を増加しても心筋酸素消費量や心拍数の増加が軽度で，適応・投与法を適切に選択すれば周術期の循環管理に非常に有用である．

a. 作用機序（図2）

- PDE は細胞内セカンドメッセンジャーである環状ヌクレオチド（cAMP および cGMP）を分解し，プロテインキナーゼ A（PKA）とプロテインキナ

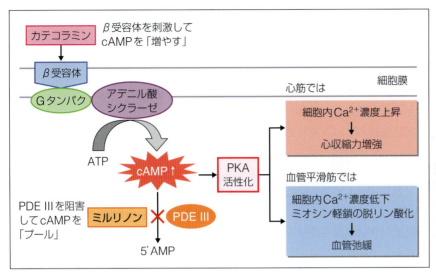

図2 ミルリノンの作用機序

cAMP：環状アデノシンーリン酸，ATP：アデノシン三リン酸，PKA：プロテインキナーゼA，PDE III：ホスホジエステラーゼ III.

ーゼ G（PKG）の活性を制御している[★2]．

- PDE III は高い親和性で cAMP と cGMP を加水分解する．その解離定数はそれぞれ $Km\ cAMP = 0.2\ \mu M$，$Km\ cGMP = 0.1\ \mu M$ と大差ないが，cAMP の分解速度は cGMP に対して約 10 倍速い[2]．このため，ミルリノンをはじめとした PDE III 阻害薬の主な作用は cAMP の蓄積にある．
- 心臓では，増加した cAMP が PKA を活性化し，収縮期において電位依存性 Ca^{2+} チャネルからの Ca^{2+} 流入促進と，筋小胞体のリアノジン受容体からの Ca^{2+} 放出を起こすことにより，急激に細胞内 Ca^{2+} 濃度を上昇させ強心作用を発揮する．一方，拡張期には PKA がホスホランバンをリン酸化することで，筋小胞体の Ca^{2+}-ATPase による Ca^{2+} の取り込みを促進し，弛緩作用を発揮する．
- 血管平滑筋では，PDE III 阻害薬により細胞内 cAMP が上昇すると，細胞膜や筋小胞体の Ca^{2+} ポンプが活性化され，Ca^{2+} の細胞外への汲みだしと筋小胞体への取り込みが行われ，細胞内 Ca^{2+} 濃度は低下する．さらに，PKA はミオシン軽鎖キナーゼを不活化させるため，血管平滑筋の弛緩が起きる．

b. 薬物動態

- ミルリノンの投与終了後の血漿中からの消失はすみやかで，消失相の半減期は健常成人で約 50 分，心不全患者で 1～3 時間である．心不全患者では，個々の腎機能低下の程度に応じて血漿中濃度が増加する傾向がある．
- 代謝はほとんど受けず，投与後 24 時間までに投与量の 93% 以上が未変化体のまま，約 5% が代謝物のグルクロン酸抱合体として尿中に排泄される．
- 治療上有効な血中濃度は 100～200 ng/mL で，血漿タンパク結合率は 77～96% である．

c. 適応[2,3]

- 周術期には以下のような状態で，他の薬物では効果が十分に得られない場合

▶cAMP：
cyclic adenosine monophosphate

▶cGMP：
cyclic guanosine monophosphate

[★2]
哺乳類では 11 種類のファミリーを形成しており，その 1 つである PDE III は PDE III A と PDE III B のサブタイプに分類され，PDE III A は心臓，血管平滑筋，血小板に高濃度で存在し，PDE III B は肝臓，脂肪組織，膵臓に分布している．

に適応がある．
① 拡張障害や後負荷の上昇を伴う重症心不全（うっ血性心不全，肺高血圧症例）
② 開心術における人工心肺離脱時の循環補助
③ 開心術後の低心拍出量症候群
④ 肺高血圧を呈している小児先天性心疾患の手術
⑤ カテコラミン無効時 ★3
⑥ 冠動脈バイパス術における動・静脈グラフトの拡張作用とスパズム予防

d. 用法・用量

- 初期負荷として 50 μg/kg を 10 分間かけて静脈内投与し，引き続き 0.375～0.75 μg/kg/分で持続静注を行うことが推奨されているが[1]，血圧低下や不整脈発生の副作用を避けるため，初期負荷を行わずに最初から持続投与で開始することが多い ★4．
- 初期負荷時の最大効果発現時間は 10 分後であるが，初期負荷をせずに持続投与のみの場合は血中濃度の定常化に 1～2 時間かかる．
- 麻酔科医が開心術で使用する場合は，人工心肺回路からの送血で前負荷の調節が可能な時期に血中濃度を高めておく必要がある．3 コンパートメントモデルを用いたシミュレーションでは，2.5 μg/kg/分で 20 分間の急速持続投与を行った後に，0.5 μg/kg/分の持続投与を開始すれば，ピーク濃度を抑えながらより速い効果発現が期待できる[4]．

e. 副作用と注意点

- 血管拡張作用は用量依存性に増加するので，循環血液量が少なく収縮期血圧が 90 mmHg に達していない患者では，まず適切な前負荷を行い，カテコラミンとの併用も考慮する ★5．
- 重篤な頻脈性不整脈のある患者では，不整脈をさらに悪化させることがある．初期負荷投与量を半減させるか，最初から持続投与で開始する．
- 肥大型閉塞性心筋症のある患者では，陽性変力作用により流出路の閉塞を悪化させる可能性があるため禁忌である．
- 腎排泄型の薬剤なので，腎機能の低下している患者は血中濃度が高くなることがある．タンパク結合率が高いので透析や CHDF で除去されない．血清クレアチニン値が 3.0 mg/dL を超える患者では投与量の減量が必要で，維持透析患者では使用を避ける．
- ミルリノンは OPTIME-CHF study において，慢性心不全の急性増悪患者の生命予後を改善させないばかりか，低血圧や新規の心房性不整脈の発生頻度を増やしたと報告されている[5] ★6．
- PDE III 阻害薬による抗サイトカイン作用や心筋プレコンディショニング作用が報告されており，細胞保護効果も期待される．

（谷口正彦，恒吉勇男）

★3 長期にわたるカテコラミン投与で β 受容体のダウンレギュレーションが生じている症例や，β 遮断薬投与中の患者でも有効である．

★4 アメリカの心不全ガイドライン（HFSA 2010）では，低用量の 0.1 μg/kg/分で開始し，0.2～0.3 μg/kg/分の維持投与で症状の改善が得られるとされる．

▶HFSA：
Heart Failure Society of America

★5 日本循環器学会の急性心不全治療ガイドライン（2011 年改訂版）では，高度の低心拍出量の両心不全に対して，ともに低用量の PDE III 阻害薬とドブタミンを併用することで相乗的な強心効果が得られるとされる．

▶CHDF：
continuous hemodiafiltration

▶OPTIME-CHF：
Outcomes of a Prospective Trial of Intravenous Milrinone for Exacerbations of Chronic Heart Failure

★6 同 study のサブ解析によると，非虚血性心不全では予後を改善し，虚血性心不全では予後を悪化させることが示されている．別の解析では，入院後 β 遮断薬を中止した症例で，ミルリノンにより死亡＋再入院の頻度が増加したが，β 遮断薬継続例では，基礎疾患にかかわらずミルリノンにより死亡＋再入院の頻度は減少傾向にあった．

文献

1) Levy JH, et al. Postoperative cardiovascular management. In: Kaplan JA, et al. eds. Kaplan's Cardiac Anesthesia: The Echo Era. 6th ed. Missouri: Elsevier Saunders; 2011. p. 1025–45.
2) 垣花泰之. ホスホジエステラーゼ III（PDE III）阻害薬. Anesthesia 21 Century 2008; 10: 32–40.
3) 趙成三. ホスホジエステラーゼ III 阻害薬. 心血管作動薬の使用法—薬力学と薬物動態を踏まえて. 土田英昭, 編. 心血管作動薬. 東京：克誠堂；2013. p. 204–19.
4) 坪川恒久. 心血管作動薬ホスホジエステラーゼ III 阻害薬. 薬物動態から見た心血管作動薬—最適な投与法とは. 土田英昭, 編. 心血管作動薬. 東京：克誠堂；2013. p. 314–26.
5) Cuffe MS, et al. Short-term intravenous milrinone for acute exacerbation of chronic heart failure: A randomized controlled trial. JAMA 2002; 287: 1541–7.

❾ オルプリノン
olprinone

- オルプリノン塩酸塩水和物（コアテック®）は日本で開発され，1996 年より生産販売されているホスホジエステラーゼ（PDE）III 阻害薬である．
- 心収縮力効果よりも血管拡張作用がより強力である．また，冠動脈拡張作用も持ち合わせている．

▶PDE：phosphodiesterase

a. 作用機序

- PDE III 阻害薬は心筋小胞体膜に局在する PDE III を選択的に阻害して，cAMP 分解を阻害する．そのため，心筋内 cAMP が増加して間接的に心筋収縮力が増強する（陽性変力作用）ことになる．cAMP は末梢血管に対しては拡張作用が強いため，後負荷軽減に威力を発揮することになる．
- 直接アドレナリン β 受容体に作用するわけではないので，カテコラミンと比較すると，同じ効果での酸素需要や ATP の消費は少ないとされている．また，β 遮断薬が投与されている症例でも効果が期待できることになる．
- オルプリノンは分子量 304.73 の塩酸塩水和物である（図1）．
- 同じ PDE III 阻害薬であるオルプリノンとミルリノンとを比較すると，陽性変力作用はミルリノンのほうが強く，血管拡張作用はオルプリノンのほうが強い．血管拡張効果が強いことから，オルプリノンは肝血流をはじめとして内臓血流をより増加させるとされている．
- PDE III 阻害薬は末梢血流増加作用があるため，抗炎症作用や細胞保護作用があるとされている．

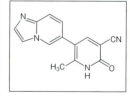

図1 オルプリノンの構造式

b. 薬物動態

- 基本的に持続投与で使用される．維持量は 0.1〜0.3 μg/kg/分であり，平衡状態に達するのに 60〜120 分を要する．人工心肺中などに 10〜20 分程度と通常よりも速く効果発現を必要とするときには，10 μg/kg を 5 分程度かけ

て静注した後に維持量に移行する．最大で 0.4 μg/kg/分まで投与できる．
- 48 時間で 80% 程度が尿中に排泄される．したがって投与を中止してもその効果が長時間残存することに留意する必要がある．

c. 適応と効果

- 心臓手術を含めた急性心不全症例，とくに僧帽弁逆流や大動脈弁逆流が増悪している症例で後負荷を軽減したいときに適応となる．弁逆流症例や拡張型心筋症などがよい適応である．左室補助装置装着手術，心臓移植など収縮力低下による心不全でもよく使用される．
- β遮断薬が投与されている症例でも効果が期待できるためよい適応となる．また，受容体ダウンレギュレーションを起こす可能性が低いため，長期間β受容体刺激薬が投与されている症例もよい適応となる．
- 冠動脈疾患症例でも収縮力が低下した心不全は，よい適応となるが冠灌流低下と頻脈に留意する必要がある．血圧低下時にはノルアドレナリン持続静注を併用して対応する．

d. 副作用と注意点

- 循環容量が不足している症例では，急激な血圧低下が起こる可能性がある．血圧低下から腎機能障害や消化器症状，めまいなどが発症する．頻脈や上室性期外収縮などもよくみられる．
- 心室性期外収縮から心室頻拍がみられるときには投与を中止する．
- 肥大型心筋症，重症大動脈弁狭窄症など心室内狭窄症状がある症例および妊婦では原則禁忌となる．
- 拡張能が低下した心不全，左室容量が少ない症例，右心不全症例では急激な血圧低下が生じることがあるので慎重投与する．
- 高齢者は腎機能が低下していることが多いので慎重に投与する．小児では安全性は確立されていないため慎重投与が必要である．

（大西佳彦）

3-2 降圧薬／冠拡張薬

周術期における降圧薬の使い方

a. 使用目的

- 周術期に患者へ加えられたストレスは，さまざまな受容体を介して視床下部へ伝達され，これが交感神経系-副腎髄質系を中心とする自律神経系のみならず，下垂体-副腎皮質系を中心とする内分泌系の反応を引き起こす．これらの神経・内分泌系反応により，患者の血圧と心拍数とが上昇する．
- 血圧の上昇は心血管系に負荷をかけ，結果的に心筋虚血や不整脈，心不全，血管の破綻による（術後）出血や動脈解離などを引き起こす．
- 周術期患者の血圧を調節するため最初に行うべき対処法は，患者の受けているストレスの軽減であり，降圧薬の投与ではない．しかし，周術期に患者が受けるストレスをゼロにすることは困難であるばかりか，緊急を要する場合（下記）もあり，降圧薬の使用を考慮せざるをえない場面がしばしば発生する．
- 周術期によく使用される非ステロイド性抗炎症薬（NSAIDs）は一酸化窒素合成酵素（NOS）を阻害し，一酸化窒素（NO）の産生を減少させるため，これが高血圧の一因となっている可能性も指摘されている．
- このほかにも，血圧の上昇が術前の患者の状態を悪化させる疾患（動脈瘤切迫破裂，解離性大動脈瘤，子癇など）では，まず降圧薬を用いて血圧を調整する．また，手術中は出血量を減少させる目的で低血圧麻酔を行うことがあり，その際にも降圧薬（血管拡張薬）が用いられる．
- 病態に適した降圧薬を用いることで，全身状態を改善することが可能となる．その一方で，不適切な降圧薬の使用により脳梗塞や心筋梗塞など，重要臓器の虚血をもたらすこともあるため注意が必要となる．
- 周術期における虚血性心疾患発生予防では，血圧や心拍数，心筋酸素需給バランスの調節が最も重要であり，漫然と冠拡張薬の投与を行うべきではない．
- 周術期に用いられる主な降圧薬を**表1**に示す．

b. 各種降圧薬の作用部位（表2）

- 降圧薬は抵抗血管（小動脈と細動脈），容量血管（静脈），肺血管などのほか，心筋にも作用し，薬剤により効果部位や効果の程度がさまざまである．循環血液量の半分以上が容量血管である静脈内に存在し，抵抗血管である細い動脈には9％ほどしか存在しない★1．
- 一般的に，容量血管（静脈）が拡張すると前負荷が減少するため心拍出量は減少し，抵抗血管（動脈）が拡張すると後負荷が減少するため心拍出量は増加する．実際には，拡張作用の強弱や心臓への影響により，心拍出量や臓

▶ 周術期の血圧調節のために最初に行うべき対処法は，患者のストレスの軽減であり，降圧薬の投与ではない

▶ NSAIDs：non-steroidal anti-inflammatory drugs

★1 循環血液量の分布は，静脈54％，大動脈2％，小動脈と細動脈9％，肺血管18％，毛細血管5％，心臓（拡張期）12％である．

表1　周術期に用いられる主な降圧薬

製剤	一般名	商品名
Ca^{2+} チャネル拮抗薬（Ca拮抗薬[★2]）	ニカルジピン	ペルジピン
	ジルチアゼム	ヘルベッサー
NO供与体	ニトログリセリン	ニトログリセリン、ミリスロール
	ニトロプルシド	ニトプロ
K^+ チャネル開口薬	ニコランジル	シグマート
プロスタグランジン製剤	アルプロスタジル	プロスタンディン
交感神経α受容体遮断薬（α遮断薬）	フェントラミン	レギチーン
交感神経β受容体遮断薬（β遮断薬）	ランジオロール	オノアクト
	エスモロール	ブレビブロック
ドパミン受容体拮抗薬	クロルプロマジン	コントミン
	ドロペリドール	ドロレプタン
その他	アデノシン三リン酸	アデホス

表2　降圧薬の作用部位と心拍出量の変化

	降圧作用	抵抗血管（動脈）	容量血管（静脈）	肺動脈	心拍出量	冠動脈
ニカルジピン	++++	+++	++	++	↑	○
ジルチアゼム	+++	+++	++	+	↓	○
ニトログリセリン	++	++	++++	+++	↓	○
ニトロプルシド	++++	+++	+++	+++	↓	○ 盗血現象
アルプロスタジル	+++	+++	++	++	↑	○
フェントラミン	++++	+++	++	+++	心拍数・収縮力↑ 静脈還流↓	−
NO吸入	−	±	±	+++		−

[★2] Ca拮抗薬には，血管拡張作用の強いジヒドロピリジン（dihydropyridine：DHP）系（ニカルジピン）と，刺激伝導系への作用が強い非DHP系（ジルチアゼム，ベラパミル）とがある．非DHP薬剤で周術期に降圧薬として用いられるのは，ジルチアゼムである．

血流量は複雑に変化する．
- すべての静脈投与薬剤は，肺血管抵抗減少作用よりも体血管抵抗減少作用が強いことから，過度の血圧低下に注意が必要である．
- 肺血管抵抗減少作用が優位な薬剤はNO吸入で，体血圧に対する影響は小さい．

c. 降圧薬の適応

■ 周術期の異常高血圧
- ほぼすべての降圧薬が適応となるが，既往歴や併存症により，使用する薬剤の選択が必要となる．

- ニカルジピンは強い降圧作用を有するため，さまざまな異常高血圧に使用できる1)★3.

虚血性心疾患合併

- ジルチアゼムには冠動脈拡張作用と心拍数減少作用とがあるため，第一選択となる．

①ジルチアゼム
- 刺激伝導系（洞房結節や房室結節）や心筋収縮力の抑制作用があることから，心拍数を減少させ，虚血性心疾患患者の降圧薬として比較的安全に使用できる．

②ニトログリセリン
- 静脈系の血管拡張作用が強く，その心筋虚血解除作用は心臓の前負荷軽減作用が主であると考えられている．血圧低下に伴って反射性に心拍数が増加するため，心筋の酸素需給バランスを悪化させる可能性がある．頻脈が起きた際には，短時間作用性β_1遮断薬の投与を考慮すべきである．

③ニカルジピン
- 動脈系の血管拡張が主体であるが，血圧低下に伴い，反射性交感神経賦活による頻脈が心筋酸素需要を増加させる．このため，虚血性心疾患患者や左室肥大を合併する高血圧患者では，第一選択薬とならない．

④ニトロプルシド
- 冠動脈拡張作用を有するが，冠動脈盗血現象を起こす可能性があるため，適当ではない．

急性期の脳出血・くも膜下出血

- 脳神経外科領域ではニカルジピン，ジルチアゼム，ニトログリセリンなどの血管拡張薬がよく選択されている2)が，ニカルジピンが第一選択となる★4．
- 脳は頭蓋骨に囲まれた閉鎖腔であるため，脳灌流圧は平均血圧と頭蓋内圧（中心静脈圧のほうが高い場合には中心静脈圧）との差と規定される．

$$脳血流量 = （平均血圧 - 頭蓋内圧）/ 脳血管抵抗$$

- 通常，頭蓋内でそれぞれの因子が占める体積の割合は，脳実質（85％），脳脊髄液（10％），頭蓋内血液量（5％）である．
- 抵抗血管（動脈）拡張作用の強い薬剤では，脳血流量は増加するが脳血液量は軽度の増加にとどまるため，頭蓋内圧の亢進は軽度である．
- 容量血管（静脈）拡張作用の強い薬剤では，頭蓋内血液量が増加する．結果として，頭蓋内コンプライアンスの低下した患者に投与すると，頭蓋内圧を大きく亢進させる可能性がある（表3）．

①ジルチアゼム
- 抵抗血管（動脈）拡張作用が強いため，比較的安全に使用可能である．しかし，ニカルジピンより降圧作用が弱いため，第一選択とはならないことが多い．

②ニトログリセリン
- 容量血管（静脈）拡張作用が強く，頭蓋内コンプライアンスの低下した患者では，頭蓋内圧を亢進させる可能性がある．

★3
ニカルジピンによる降圧時，反射性交感神経活動亢進により頻脈をきたすため，心筋酸素需要量が増加し，心筋虚血を起こすことがある．また，交感神経活動が亢進することで，十分な降圧作用が得られないこともある．さらに，心拍出量が増加するため，解離性大動脈瘤患者では解離を悪化させることもある．このような場合，β遮断薬を併用することで，有効な降圧作用が得られる．

虚血性心疾患合併ではジルチアゼムが第一選択となる

急性期の脳出血・くも膜下出血ではニカルジピンが第一選択となる

★4
ニカルジピンは2011年6月に添付文書が改訂された結果，頭蓋内出血で止血が完成していない場合や，頭蓋内圧が亢進している場合にも使用可能となった．これにより，急性期の脳出血・くも膜下出血患者，頭蓋内出血を起こしやすい重症妊娠高血圧や子癇発作時の降圧薬として選択しやすくなった．

表3 血管拡張作用が脳血流量と頭蓋内圧へ及ぼす影響

	脳血流量	頭蓋内圧
抵抗血管（動脈）	→	→〜↑
容量血管（静脈）	↓	↑↑

→：変化なし，↑：増加・上昇，↓：減少．

> **Column 脳出血時の降圧目標**
>
> - 脳卒中治療ガイドライン 2009：収縮期血圧 180 mmHg 未満[3]
> - ASA/AHA ガイドライン：収縮期血圧 140 mmHg 未満[4]
> - European Stroke Initiative：160/100 mmHg[5]
>
> SAMURAI-ICH Study では，発症 3 時間以内のテント上脳出血患者を入院後 24 時間，収縮期血圧で 120〜160 mmHg にコントロールしたところ，24 時間での血腫拡大率 17.1%，神経症候増悪率 8.1% となり，ニカルジピンによる降圧療法の有効性が示唆されている[6]．

- 頭蓋内圧亢進作用はニトロプルシドよりも強く，持続静脈内投与よりも単回投与のほうが強い．

③ニトロプルシド
- 抵抗血管（動脈），容量血管（静脈）ともに拡張させるため，頭蓋内圧が亢進する可能性はあるが，脳血液量への影響は軽度である．
- 降圧作用が非常に強いため，過度に血圧が低下した場合，脳血流量も減少する可能性がある．

④アルプロスタジル
- 抵抗血管拡張作用が強く，頭蓋内圧への影響は軽微で，脳血流も維持されるが，降圧作用は弱い．
- 血小板凝集抑制作用があるため，活動性の出血がある場合は，注意が必要である．

重症妊娠高血圧，子癇発作
- ニカルジピンが第一選択となる．
- 重症胎児アシドーシスや胎児死亡など，動物実験で指摘された Ca 拮抗薬の副作用は，ヒトでは認められていない[7]．
- 胎盤を介する胎児への影響も軽微で，母乳を介した影響もほとんど認めない．2011 年 6 月のニカルジピンの添付文書の改訂により，重症例や子癇発作時にも選択しやすくなった．

褐色細胞腫
- フェントラミン，ニトロプルシド，アルプロスタジルが第一選択となる．
- 反射性の頻脈に対して β 遮断薬（ランジオロール，エスモロール）が使用されるが，β 遮断薬の単独使用は禁忌とされている．

①フェントラミン
- 交感神経活性が亢進している褐色細胞腫の降圧薬として理に適っている．反射性の頻脈が必発するので，β 遮断薬の準備を忘れない．

②ニトロプルシド
- 降圧作用が強く，麻酔科医は低血圧麻酔などで使用に習熟していることから，選択されることが多い．
- 大量・長時間投与では，シアン中毒，メトヘモグロビン血症に注意が必要である．

術後高血圧
- 術後回復室で高血圧の起こる頻度は 1% 程度とされている．高血圧の原因はさまざまで，疼痛，低酸素血症，高二酸化炭素血症，循環血液量の増加などがある．第一にすべきことは原因の検索とその対処である．

①循環血液量増加
- 原因として，麻酔により拡張していた容量血管（静脈）が収縮することで前負荷が増加することと，術中の過剰輸液・輸血とがある．
- 手術終了後 30 分以内に血圧が上昇し始め，心筋酸素需要量を急激に増加させるため，結果として左心不全，心筋虚血，不整脈の原因となる．

▶SAMURAI-ICH：
Stroke Acute Management With Urgent Risk-Factor Assessment and Improvement-Intracerebral Hemorrhage

重症妊娠高血圧，子癇発作ではニカルジピンが第一選択となる

褐色細胞腫ではフェントラミン，ニトロプルシド，アルプロスタジルが第一選択

術後高血圧で第一にすべきことは，原因の検索とその対処である

- 心臓の後負荷増加により肺血管圧が上昇すると肺水腫が生じ，低酸素血症となることで心負荷はさらに増悪し，臓器障害の原因ともなる．
- 大部分の肺水腫は，先行する高血圧を契機として手術終了後30分以内に発症し，そのほとんどが手術終了後60分以内に顕在化する．
- 左室収縮能障害に加え，拡張能障害も術後肺水腫が起こる原因となるため，術前診察時に注意が必要である．
- 治療法として，輸液制限，利尿薬の投与や透析などがある．
- 降圧薬による血管拡張も重要な治療法であり，容量血管を拡張させて前負荷を軽減するために，ニトログリセリンを持続投与する．
- ②疼痛，低酸素血症，高二酸化炭素血症など
- それぞれ，原因に応じた治療を優先するが，必要に応じて降圧薬の使用も検討する．

低血圧麻酔

- 第一選択はニトロプルシド，ニトログリセリン，第二選択はアルプロスタジルである．
- 容量血管（静脈）拡張作用よりも抵抗血管（動脈）拡張作用が強い降圧薬は，術中出血量を減少させる[8]．
- アルプロスタジルは術前からの高血圧，腎機能障害，肝機能障害，軽度の虚血性心疾患を有する場合にのみ適応となる．

> 低血圧麻酔ではニトロプルシド，ニトログリセリンが第一選択となる

冠動脈疾患の予防と治療

ニトログリセリン

- 心筋虚血発作時の治療薬としてニトログリセリンは有効であり，前負荷が増加している際の第一選択となる．
  ①静脈血管拡張により前負荷が軽減され，心筋酸素需給バランスを改善．
  ②冠動脈（とくに虚血心筋への側副血行路）の拡張作用により，虚血心筋への酸素供給を増加．
  ③薬理学的プレコンディショニング作用により，虚血耐性を増加．
- 麻酔中に冠動脈が拡張するほどの高用量を投与すると，全身血管も拡張するため，高度の低血圧と頻脈が起こり，逆に心筋虚血を悪化させる場合もあるので注意が必要である．
- 揮発性吸入麻酔薬にも共通する作用があるため，全身麻酔中の効果を不明確なものにしている．
- 周術期の心筋虚血発作予防に対するニトログリセリンの効果にはエビデンスがない★5．

> ニトログリセリンは心筋虚血発作の治療薬として有効だが，予防効果のエビデンスはない

ランジオロール，エスモロール

- 交感神経が緊張し，心筋酸素需給バランスが破綻した際の第一選択となる．
  ①心拍数と心収縮力とが減少し，心筋酸素需要量を減少するとともに，冠動脈プラークの破裂を防止．
  ②心拡張期時間が延長することで冠血流量が増加し，心筋酸素供給を増加．
- 冠動脈疾患患者の周術期には心筋酸素需要を増やさないような管理が重要であり，患者のストレスの軽減を図るとともに，必要に応じてβ遮断薬の投与

> ★5
> 全身麻酔中に，ニトログリセリン1μg/kg/分の投与で心筋虚血予防効果があるとするものもあるが，このような高用量の使用は血圧低下や頻脈を招く．血圧を保つために浅麻酔となるようでは，虚血心筋にとって逆効果ですらある．なお，低用量投与の予防的効果は否定されており，貼付剤についても同様に効果はない．

を考慮する．

ジルチアゼム
- 冠動脈拡張作用，心筋収縮力抑制作用，頻脈抑制効果があることから，冠動脈疾患患者の周術期管理に用いられる．

ニコランジル
- IONA trial や JCAD study では虚血性心疾患患者の"慢性期内科的治療"に有用であったとしているが，J-WIND trial では急性心筋梗塞の再灌流治療後にニコランジルを投与しても有用ではなかったと結論づけている．
- 周術期のニコランジル投与の有用性は，症例報告や小規模な研究が散見されるのみである．
- 慢性期虚血性心疾患患者の内科的治療には有用であっても，周術期における発作予防や心筋梗塞の治療効果については，ニトログリセリンと同様に疑問が残る．
- 冠動脈選択性はニトログリセリンよりも高いが，全身の血管に対する拡張作用も併せ持っているため，麻酔中の血圧低下には注意が必要である．

▶IONA：impact of nicorandil in angina

▶JCAD：Japanese Coronary Artery Disease

▶J-WIND：Japan-Working Groups of Acute Myocardial Infarction for the Reduction of Necrotic Damage

■ その他

アデノシン三リン酸
- 急速投与することで短時間の房室ブロックと高度の血圧低下が得られるため，大動脈ステント留置術で使用されることがある．

クロルプロマジン
- 心臓大血管手術時に人工心肺中の血管拡張薬として使用されることがある．

（木田紘昌，土田英昭）

文献

1) Wallin JD, et al. Intravenous nicardipine for the treatment of severe hypertension. A double-blind, placebo-controlled multicenter trial. Arch Intern Med 1989; 149: 2662-9.
2) Koga M, et al. Nationwide survey of antihypertensive treatment for acute intracerebral hemorrhage in Japan. Hypertens Res 2009; 32: 759-64.
3) Shinohara Y, et al. III. Intracerebral Hemorrhage. J Stroke Cerebrovasc Dis 2011; 20: S74-99.
4) Morgenstern LB, et al. Guidelines for the management of spontaneous intracerebral hemorrhage: A guideline for healthcare professionals from the American Heart Association/American Stroke Association. Stroke 2010; 41: 2108-29.
5) Steiner T, et al. Recommendations for the management of intracranial haemorrhage - part I: Spontaneous intracerebral haemorrhage. Cerebrovasc Dis 2006; 22: 294-316.
6) Koga M, et al. Systolic blood pressure lowering to 160 mmHg or less using nicardipine in acute intracerebral hemorrhage: A prospective, multicenter, observational study (the Stroke Acute Management with Urgent Risk-factor Assessment and Improvement-Intracerebral Hemorrhage study). J Hypertens 2012; 30: 2357-64.
7) Holbrook RH Jr, et al. Ovine fetal cardiorespiratory response to nicardipine. Am J Obstet Gynecol 1989; 161: 718-21.
8) Hersey SL, et al. Nicardipine versus nitroprusside for controlled hypotension during spinal surgery in adolescents. Anesth Analg 1997; 84: 1239-44.

❶ ニカルジピン

nicardipine

- ニカルジピン（ペルジピン®）は1972年に日本で見いだされ，1982年から内服薬が，1989年から注射液が臨床使用されている降圧薬である（図1）．
- ジヒドロピリジン系Ca拮抗薬に属する．
- すみやかな降圧作用を有し，手術中の異常高血圧に対して頻用されている．

a. 作用機序

- 血管平滑筋細胞の細胞膜上に存在するL型Ca^{2+}の$α_1$サブユニットに結合し，細胞内へのCa^{2+}の流入を阻害することにより，血管平滑筋の収縮を抑制する（図2）．
- 血管平滑筋において心筋の3万倍強いCa^{2+}拮抗作用を示し，心筋の抑制作用は小さい[1]．

b. 薬物動態

- 健常成人に0.01〜0.02 mg/kg静脈内投与したときの半減期は50〜63分であり，全身麻酔下患者に0.01〜0.03 mg/kg静脈内投与したときの半減期は22〜45分である．
- 静脈内投与時には，肝臓での初回通過効果を受けないため，経口投与時に比べ高い血漿中未変化体濃度を示すが，半減期に大きな差はない．
- 急性心不全患者にニカルジピン注射液を持続静脈内投与したときの半減期は130分であり，健常成人と比較して大きな差はない．
- ニカルジピンは，CYP3A4を介して，①側鎖の脱ベンジル化，②ジヒドロピリジン環のピリジン環への酸化，③ニトロ基のアミノ基への還元，④ N-ベンジル-N-メチルアミノエチルエステル基の加水分解，⑤2位メチル基の水酸化，⑥ N-ベンジル-N-メチルアミノ基の酸化的脱離を経て，肝臓でグルクロン酸抱合あるいは硫酸抱合され尿排泄される．

▶CYP：
cytochrome P450（シトクロム P450）

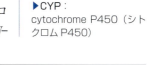

および鏡像異性体

図1 ニカルジピンの構造式

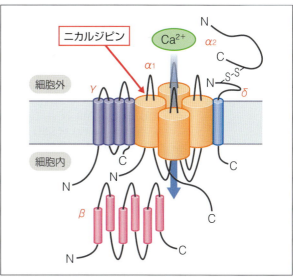

図2 Ca^{2+}チャネルの構造とニカルジピンの作用部位

Column　ニカルジピンは腎臓に良い？

「CKD診療ガイド2013」においては，内服投与では，ニカルジピンのようなL型のCa²⁺チャネルのみに作用するCa拮抗薬は腎輸入細動脈を拡張させ腎輸出細動脈は変化させないため，糸球体内圧を上昇させることが報告されている．それに対しT型，N型のCa²⁺チャネルにも作用し，腎輸出細動脈も拡張させるベニジピンやシルニジピンは尿タンパク減少作用が報告されており，それらと比較すると，L型Ca²⁺チャネルのみに作用するCa拮抗薬は，長期内服による腎保護効果が劣ることが示唆されている．

c. 適応と効果

- 周術期異常高血圧および術後高血圧に対し有用である．
- 小児の周術期異常高血圧および術後高血圧にも有用である．
- 胎盤通過性は少ないため周産期の高血圧（妊娠高血圧症候群）にも使用できるが，高度の低血圧による子宮胎盤血流の低下に注意を要する．
- 手術中におけるニカルジピンの少量持続投与は，気腹を要する手術において腎血流を保ち，周術期において腎保護作用を有する可能性が示唆されている[2,3]★1．
- 後負荷を軽減するため急性心不全にも適応があるが，血圧低下作用があるため厳重な全身管理のもとで使用するべきである．

d. 副作用と注意点

- 血管拡張作用および抗血小板作用が示唆されていることから，日本では従来，脳出血急性期および脳卒中急性期で頭蓋内圧が亢進している患者への投与は禁忌であった．しかし，欧米のガイドラインや臨床現場での実情にそぐわず，2011年6月の添付文書改訂で慎重投与となった．脳卒中治療ガイドラインは現在2009年版が最新であり，脳出血急性期のニカルジピン使用については今後慎重に検討する必要があるとされているが，添付文書改訂により，現在進められている2015年版（仮）では内容が更新されるかもしれない．
- 比較的配合変化を起こしやすい薬剤であるため，他薬剤と同経路で投与する際には配合変化を起こさないか確認すべきである．

（西和田　忠，川口昌彦）

★1
ネフロンの虚血再灌流によるアポトーシスやネクローシスには細胞内のCa²⁺濃度の上昇が関与していることが示唆されている．ニカルジピンを含むL型Ca拮抗薬は，細胞内へのCa²⁺流入阻害によって細胞内Ca²⁺濃度上昇を抑制し，気腹に伴う腎血流の低下に対する保護作用を示すとも考えられている[3,4]．

文献

1) Bristow MR, et al. Tissue response selectivity of calcium antagonists is not due to heterogeneity of [3H]-nitrendipine binding sites. Br J Pharmacol 1984; 82: 309-20.
2) Cho JE, et al. Effect of nicardipine on renal function after robot-assisted laparoscopic radical prostatectomy. Urology 2009; 73: 1056-60.
3) Huh H, et al. Effect of nicardipine on renal function following robot-assisted laparoscopic radical prostatectomy in patients with pre-existing renal insufficiency. J Int Med Res 2014; 42: 427-35.
4) Tanaka T, et al. Blockade of calcium influx through L-type calcium channels attenuates mitochondrial injury and apoptosis in hypoxic renal tubular cells. J Am Soc Nephrol 2004; 15: 2320-33.

❷ ジルチアゼム

diltiazem

- ジルチアゼム（ヘルベッサー®）は，化学構造上ベンゾジアゼピン系に分類されるCa拮抗薬である（図1）．主に上室性頻脈性不整脈および不安定狭心症に対して使用される．血管拡張作用は弱く，心拍数を減少させる．Vaughan Williams分類でベプリジル・ベラパミルとともに4群とされている．また，Sicilian Gambitが提唱する分類でも，ベプリジル・ベラパミルとともに洞調律を抑制し心外性作用は低いCa拮抗薬としてあげられているが，他の2剤よりCa^{2+}チャネルに対する遮断作用は弱い（表1）．

a. 作用機序[1]

- Ca^{2+}チャネルには，細胞膜内外の電位差で調節される電位依存性チャネル★1と神経伝達物質により調節されるリガンド依存性チャネルがある．
- また，各種Ca拮抗薬はL型チャネルの$α_1$サブユニットに固有の結合部位を有しており，これにより薬理学的特性に差が認められる．
- Ca拮抗薬は血管壁にある血管平滑筋細胞のCa^{2+}チャネルを阻害してCa^{2+}の流入を抑えることにより，血管を拡張させる．ジルチアゼムによる血管拡張作用は，全身の血管より冠動脈に対する作用のほうが強い．
- 心臓の刺激生成・伝導系でのCa^{2+}流入抑制による洞結節での刺激抑制および房室結節でのリエントリー抑制作用が強いため，心拍数減少・抗不整脈作用を発現する．心拍数減少により心筋酸素消費量の抑制効果をもたらす．

b. 薬物動態

- 主として肝臓で代謝酵素CYP3A4により代謝される．代謝産物には約40％の効力をもつものがある．胆汁・尿・母乳中に排泄される．単回静注時の半減期は約1.9時間，持続静注した場合5～6時間で定常状態になる．

c. 適応

- 錠剤：狭心症・異型狭心症，本態性高血圧症．
- 注射薬：上室性頻脈性不整脈，手術時の異常高血圧，高血圧性緊急症，不安定狭心症．

d. 投与方法

- 上室性頻脈性不整脈・手術時の異常高血圧には1回10 mgを緩徐に静注．
- 不安定狭心症では1～5 μg/kg/分で持続静注．
- 手術時の異常高血圧の救急処置および高血圧性緊急症では5～15 μg/kg/分で持続静注．
- 持続投与する際には血中濃度が定常量になるまで時間がかかるため，開始前に2～5 mg程度の単回投与を要する．

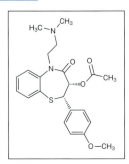

図1 ジルチアゼムの化学構造式

表1 Sicilian Gambitが示す臨床効果

左室機能	抑制
洞調律	減少
心外性作用	低
PR間隔	延長

★1
電位依存性Ca^{2+}チャネルはL型・N型・P/Q型・R型・T型に分類され，Ca拮抗薬はL型チャネルに結合して薬理作用を発現する．

ジルチアゼムによる血管拡張作用は，全身の血管より冠動脈に対する作用のほうが強い

▶CYP：
cytochrome P450（シトクロムP450）

持続投与する際には血中濃度が定常量になるまで時間がかかるため，開始前に2～5 mg程度の単回投与を要する

e. 禁忌

- 心不全，2度以上の房室ブロック，洞不全症候群，妊婦．

f. 注意点

- β遮断薬の投与を受けている患者では，徐脈・心伝導抑制作用が過度に現れる可能性がある．
- 重篤な肝・腎機能障害のある患者，とくに肝機能障害患者では薬物の代謝，排泄が遅延し，作用が増強する可能性がある．
- WPW・LGL症候群患者での発作性上室性頻脈や心房細動への使用では，心室細動に移行させる可能性がある．
- 頭蓋内圧亢進・高二酸化炭素血症など，副交感神経優位な患者への投与は房室解離を生じる可能性がある．
- 母乳中にも排泄されるため，授乳中の母親への投与は避けるか授乳を中止する．

g. その他 [2-5]

- 冠動脈バイパス術におけるグラフト血管の攣縮予防としては，攣縮抑制作用が確実で血圧低下が軽度の薬剤が適している★2．
- ジルチアゼムは血管攣縮の抑制効果や比較的細い血管に対する拡張作用も認められている．さらに血圧低下が軽度であるため周術期には使いやすい．
- 気腹中，2 μg/kg/分の少量投与は循環動態への影響なく周術期合併症を低下させるなど，非心臓手術においてもジルチアゼムの周術期投与は，心筋虚血や上室性頻拍の発生を明らかに減少させ，周術期死亡や他の重篤なeventを減少させる．
- 虚血再潅流後の腎障害を予防する効果があるため，腎移植時のグラフト保存用液への添加が有効とされる．また，免疫抑制薬や造影色素など腎毒性のある薬剤に対する腎保護作用もあるため，腎移植レシピエントの周術期投与が有用視されている．
- 臨床上TdPを起こしやすいとされる薬剤（キニジン，ハロペリドール，ドンペリドンなど）と異なり，ジルチアゼムはTdPを起こす危険性が少ないとされる．これは心臓電気生理学的所見からも明らかとされている．

（鈴木健二）

WPW・LGL症候群患者での発作性上室性頻脈や心房細動への使用では，心室細動に移行させる可能性がある

▶WPW：
Wolff-Parkinson-White

▶LGL：
Lown-Ganong-Levine

★2
冠動脈疾患は基礎疾患に糖尿病を有する例が多く，末梢血管が脆弱化・狭小化しているため，微小循環に対しても十分に血管拡張作用を発揮する薬剤が望ましい．

▶TdP：
torsade de pointes

文献

1) 柳澤輝行，ほか．電位依存性 Ca^{2+} チャネルの分子薬理学とCa拮抗薬の差異化．齋藤宗靖，編．循環病の薬物療法．東京：メジカルビュー社；2006. p. 188-99.
2) Wijeysundera DN, Beattie WS. Calcium channel blockers for reducing cardiac morbidity after noncardiac surgery: A meta-analysis. Anesth Analg 2003; 97: 634-41.
3) Matsumoto K, et al. Effects of ultrasonic skeletonization on internal thoracic and gastroepiploic arteries for coronary artery bypass grafting. Eur J Cardiothorac Surg 2006; 30: 592-6.
4) Kim JY, et al. Effect of diltiazem on kidney function during laparoscopic surgery. Surg Endosc 2009; 23: 1785-90.
5) Guns PJ, et al. The electro-mechanical window in anaesthetized guinea pigs: A new marker in screening for Torsade de Pointes risk. Br J Pharmacol 2012; 166: 689-701.

❸ ニトログリセリン

nitroglycerin

- ニトログリセリンは，18世紀後半から不安定狭心症，急性心筋梗塞，急性心不全など急性期の治療を中心に広く使用されている[★1]．
- 効果の個体差や耐性化の問題があるため，慢性的かつ持続的な投与には向かない．1990年代以降に，長期投与により予後改善効果がないとする報告[1,2]やむしろ予後を悪化させるとの報告[3,4]が相次いだ．現在一般的には24時間を超える投与にメリットはないと考えられている．

[★1] ニトログリセリンはダイナマイトの原料であるが，その血管拡張作用が発見されたのは，火薬工場で働く作業員たちが頭痛や動悸を訴えたためといわれる．

a．作用機序

- ニトログリセリンはプロドラッグであり，体内で脱ニトロ化され一酸化窒素（nitric oxide：NO）を遊離することで効果を発揮する．NOは血管平滑筋細胞内でグアニル酸シクラーゼ（GC）を活性化してcGMP濃度を増加させる．cGMPはプロテインキナーゼを介してCa^{2+}の細胞内流入を妨げるとともに，筋小胞体のCa^{2+}ATPポンプを活性化してCa^{2+}の細胞内濃度を減少させることで血管平滑筋の弛緩を起こす（図1）．
- ニトログリセリンの心血管作用機序としては，①末梢静脈拡張による前負荷の軽減，②高用量では細動脈拡張作用による後負荷の軽減，③前負荷・後負荷の軽減による心筋酸素消費量の減少，④比較的太い冠動脈拡張作用による心筋虚血部位への酸素供給の増加，などが考えられている．

▶cGMP：
cyclic guanosine monophosphate

▶ATP：
adenosine triphosphate

▶TCA：
tricarboxylic acid

b．薬物動態

- ニトログリセリンは初回通過効果を受けやすく，消化管からの吸収では肝臓でほとんどが分解される．そのため，舌下錠（ニトロペン®），舌下噴霧剤（ミオコール®），貼付剤（ニトロダーム®），静注薬（ミリスロール®）が用いられる．
- ニトログリセリンは主に肝臓で脱ニトロ化され，ジニトログリセリン（GDN）を経てモノニトログリセリン（GMN）やグリセロールとして尿中に排泄され，一部はグルクロン酸抱合体として尿中に排泄される．また，グリセロールの一部はTCAサイク

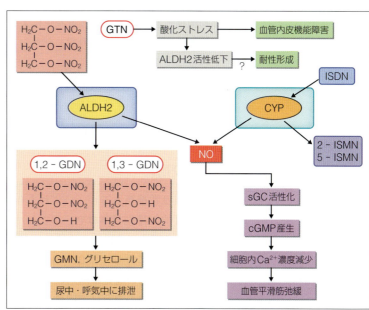

図1 ニトログリセリンの代謝と作用機序，耐性形成メカニズム

ニトログリセリン（GTN）は，脱ニトロ化されジニトログリセリン（GDN）となる過程で一酸化窒素（NO）を遊離し，血管平滑筋弛緩を起こす．GTNは2型アルデヒド脱水素酵素（ALDH2）に，二硝酸イソソルビド（ISDN）はシトクロムP450（CYP）により代謝されるとされている．GTNにより生じる酸化ストレスは，耐性形成や血管内皮機能障害の原因になると考えられている．

▶ ALDH：
aldehyde dehydrogenase

★2
ALDH2 はエタノールの代謝産物アセトアルデヒドを代謝する酵素である．ALDH2 は一塩基多型（Glu504Lys）により活性を失うため，この多型は飲酒の可否を決定する因子として有名である．白人や黒人では遺伝子変異はほとんどないが，日本人を含む東アジアでは多型頻度が非常に高い．

★3
4 μg/kg 静注時，半減期はα相0.4分，β相5分，100分持続投与後の半減期は4.6分である．

▶ ACC/AHA：
American College of Cardiology / American Heart Association

★4
子宮筋弛緩を目的とした使用はこれまで保険適用外であったが，分娩時の緊急子宮筋弛緩として1回60〜90 μg，最大 100 μg を緩徐に静脈内投与するという使用方法が平成26年2月に保険適用となった[9,10]．

ルを経て二酸化炭素として呼気中に排泄される．ニトログリセリンを脱ニトロ化する酵素は長く不明であったが，2002年に2型アルデヒド脱水素酵素（ALDH2）が代謝にかかわることが報告されて以来，その関与が注目されている[5]（図1）★2．

- 静注薬では投与後数分で効果が発現するが，持続時間は一過性である★3．舌下投与剤はニトログリセリン 0.3 mg を含み，3〜5分程度で最高血中濃度（1.3〜3 ng/mL 程度）に達する．貼付剤は1枚 25〜27 mg のニトログリセリンを含み，貼付後1〜2時間で 0.3 ng/mL 前後の血中濃度に達する．

c. 適応と効果

- 急性冠症候群，術中異常高血圧症，急性心不全や慢性心不全急性増悪などが適応となる．
- 「非 ST 上昇型急性冠症候群の診療に関するガイドライン（2012年改訂版）」[6]では，狭心症発症時の硝酸薬の舌下または噴霧投与，およびそれでも改善がみられない患者への24時間以内での静脈内投与は Class I，エビデンスレベル B として推奨されている．
- 一方「ACC/AHA 2007 非心臓手術における周術期心血管系の評価とケアのガイドライン」[7]では，予防的な術中のニトログリセリン投与については Class IIb，エビデンスレベル C とされ，高リスク患者，とくに狭心症コントロールのために硝酸薬を必要としている患者に，心筋虚血や心合併症を予防する目的でのニトログリセリン投与の効果は不明確であるとされている．
- 肺動脈拡張作用，静脈還流量減少により肺動脈圧が低下する．一方，低酸素性肺血管収縮を抑制するので，シャント血流が増加して血液の酸素化が障害されることがある．
- 脳血管拡張作用により脳血流を増加させ，頭蓋内血流量が増加する．頭蓋内圧亢進状態には適さない．
- 子宮筋弛緩作用があり，帝王切開中の児娩出困難，子宮内反整復術，胎盤用手剥離術，過強陣痛などで使用できる[8]．

d. 使用方法

- 静注薬には数種類あるが，いずれも 0.5 mg/mL の製剤である．冠血管拡張や降圧目的の持続投与は 0.1〜0.2 μg/kg/分で開始し，血行動態や症状をみながら5分ごとに 0.1〜0.2 μg/kg/分ずつ増量する．
- 急性冠症候群に対しては 0.3〜0.6 mg（1〜2錠）を舌下投与する．数分間で効果がみられない場合には，1〜2回追加投与を行う．
- 子宮筋弛緩目的の場合は初回量 0.1 mg を静注する．投与後約40秒で効果が得られるが，効果不十分の場合はさらに 0.05 mg を追加投与する．ハロゲン化吸入麻酔薬を併用する場合は，初回量を 0.05 mg に減量する[8]★4．

e. 副作用と注意点

- 循環血液量の不足した状態では，静脈還流量減少により過度の血圧低下を招

- くことがある．
- cGMP の分解抑制作用をもつ薬剤（PDE5 阻害薬のクエン酸シルデナフィル〈バイアグラ®〉，塩酸バルデナフィル〈レビトラ®〉など）との併用は，過度の血圧低下を招くため禁忌である．
- 副作用として，頭痛や頭重感がしばしばみられる．
- 眼圧を上昇させるため，閉塞隅角緑内障のある患者への投与は禁忌である．
- 使用開始後 12〜24 時間で耐性ができ効果が減弱する．長期間使用する場合は，毎日 8〜12 時間投与を中止する必要がある[★5]．
- ニトログリセリンは ALDH2 により代謝されるため，活性の弱い遺伝子多型をヘテロやホモでもつ人（≒お酒に弱い人）では，その効果が減弱する可能性が報告されている[12][★6]．
- 塩化ビニル製の輸液容器および輸液セットに吸着するので，ガラス製かポリエチレン製，あるいはポリプロピレン製の器具を使用する．

（小畑友里江，吉原達也，重見研司）

▶PDE：phosphodiesterase（ホスホジエステラーゼ）

★5
ニトログリセリンは前述の ALDH2 により脱ニトロ化されるため，ニトログリセリン投与により生じる活性酸素種（ROS）が ALDH2 を不活性化させることが耐性形成のメカニズムの一つとされている（図1）．また，ニトログリセリンによる ROS の発生は，血管内皮機能を障害するとされる[11]．

★6
ALDH2 はその抗酸化作用やアルデヒド除去作用のため虚血時心筋保護作用をもつ[13]とされており，この遺伝子多型によりニトログリセリンの耐性形成，有害事象の発生などに個人差が生じる可能性があるが，今後の検討が必要である．

文献

1) GISSI-3: Effects of lisinopril and transdermal glyceryl trinitrate singly and together on 6-week mortality and ventricular function after acute myocardial infarction. Gruppo Italiano per lo Studio della Sopravvivenza nell'infarto Miocardico. Lancet 1994; 343: 1115-22.
2) ISIS-4: A randomised factorial trial assessing early oral captopril, oral mononitrate, and intravenous magnesium sulphate in 58,050 patients with suspected acute myocardial infarction. ISIS-4（Fourth International Study of Infarct Survival）Collaborative Group. Lancet 1995; 345: 669-85.
3) Ishikawa K, et al. Long-term nitrate treatment increases cardiac events in patients with healed myocardial infarction. Secondary Prevention Group. Jpn Circ J 1996; 60: 779-88.
4) Kanamasa K, et al. Chronic use of continuous dosing of long-term nitrates does not prevent cardiac events in patients with severe acute myocardial infarction. Cardiology 2000; 94: 139-45.
5) Chen Z, et al. Identification of the enzymatic mechanism of nitroglycerin bioactivation. Proc Natl Acad Sci U S A 2002; 99: 8306-11.
6) 木村　剛，ほか．非 ST 上昇型急性冠症候群の診療に関するガイドライン（2012 年改訂版）．http://www.j-circ.or.jp/guideline/pdf/JCS2012_kimura_h.pdf
7) Fleisher LA, et al. ACC/AHA 2007 Guidelines on Perioperative Cardiovascular Evaluation and Care for Noncardiac Surgery : A Report of the American College of Cardiology / American Heart Association Task Force on Practice Guidelines（Writing Committee to Revise the 2002 Guidelines on Perioperative Cardiovascular Evaluation for Noncardiac Surgery）. Circulation 2007; 116: e418-500.
8) 日本麻酔科学会．麻酔薬および麻酔関連薬使用ガイドライン第 3 版．2012. p. 324-7.
9) 社会保険診療報酬支払基金．審査情報提供事例について．平成 23 年 9 月．http://www.ssk.or.jp/shinsajoho/teikyojirei/files/jirei290.pdf
10) 日本産科婦人科学会，日本産婦人科医会．産婦人科診療ガイドライン―産科編 2011. p. 188-90. http://www.jsog.or.jp/activity/pdf/gl_sanka_2011.pdf
11) Münzel T, et al. More answers to the still unresolved question of nitrate tolerance. Eur Heart J 2013; 34: 2666-73.
12) Mackenzie IS, et al. Aldehyde dehydrogenase 2 plays a role in the bioactivation of nitroglycerin in humans. Arterioscler Thromb Vasc Biol 2005; 25: 1891-5.
13) Chen CH, et al. Activation of aldehyde dehydrogenase-2 reduces ischemic damage to the heart. Science 2008 12; 321: 1493-5.

❹ ニトロプルシド

nitroprusside

- ニトロプルシドは，構造式に一酸化窒素をもつニトロ系血管拡張薬（図1)[1]で，古くから使用されている[★1]．
- 即効性と短時間作用性および強力な降圧作用から周術期の降圧薬として使用される．
- 主な副作用としてシアン中毒があり，投与方法や投与量には注意が必要である．

[★1] 1850年に見いだされ，1928年に血圧降下作用が報告された[2]．その後，1955年に初めて治療に用いられ[3]，1962年に初めて手術中の低血圧目的で使用された[4]．1974年にアメリカFDAに認可．

▶NO：nitric oxide

▶cGMP：cyclic guanosine monophosphate

▶ATP：adenosine triphosphate

a. 作用機序（図2)[5]

- ニトロプルシドは血中のオキシヘモグロビンと結合して，メトヘモグロビンを産生し，シアンと一酸化窒素（NO）を放出する．
- NOは血管平滑筋細胞内でグアニル酸シクラーゼ（GC）を活性化してcGMPの細胞内濃度を増加させる．cGMPはCa^{2+}の細胞内流入を妨げるとともに，筋小胞体のCa^{2+} ATPポンプを活性化してCa^{2+}の細胞内濃度を減少させることで血管平滑筋の弛緩を起こし，血管が拡張する．

b. 薬物動態

- ニトロプルシドが分解されて生じるシアンは主に肝臓でチオ硫酸塩と結合し，ミトコンドリアの酵素であるロダナーゼに触媒されてチオシアン酸塩となり尿中に排泄されるが，体内に存在するチオ硫酸塩には限りがあるため，代謝できるニトロプルシドに上限がある．また，シアンは，ごく一部がメトヘモグロビンと反応して毒性の低いシアノメトヘモグロビンとなる（図

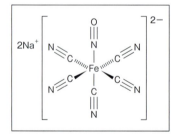

図1 ニトロプルシドナトリウムの構造式
（安部和夫. Anesthesia 21 Century 2008; 10: 41-4[1]より）

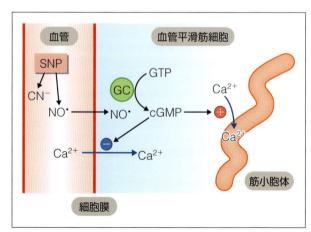

図2 ニトロプルシドの作用機序
SNP：ニトロプルシドナトリウム，CN^-：シアン化物イオン，NO：一酸化窒素，GC：グアニル酸シクラーゼ，GTP：グアノシン三リン酸，cGMP：サイクリックGMP．
（Friederich JA, et al. Anesth Analg 1995; 81: 152-62[5]より）

3)[5]．8 μg/kg/分以上の投与あるいは総投与量が 500 μg/kg を超えた場合はシアン中毒を起こす可能性が高い．

- ニトロプルシドの除去半減期は 3〜4 分と短い．30〜40 秒で効果が発現し，1〜4 分で最大効果となり，1〜10 分間持続する．

c. 適応と効果

- 術中の異常高血圧症や後負荷の異常な上昇によるうっ血性心不全などが適応となるが，保険適用としては術中使用に限られる．効果の即効性と強力な降圧作用から，褐色細胞腫の血圧コントロールにも適する．

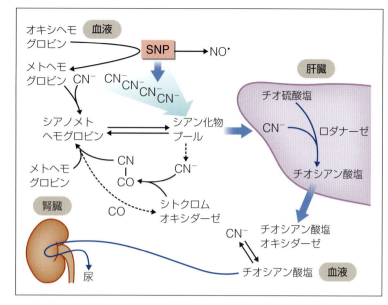

図3 ニトロプルシドの代謝
SNP：ニトロプルシドナトリウム，NO：一酸化窒素，CN⁻：シアン化物イオン．
(Friederich JA, et al. Anesth Analg 1995; 81: 152–62[5]より)

体血管
- 細動脈および静脈を拡張させることで，血圧低下や体血管抵抗減少，静脈還流量減少を起こす．とくに血流量が減少している場合は著明な低血圧を起こすので輸液が必要となる．

心臓
- 冠動脈拡張作用により冠血流量を増加させるが，心筋虚血時には冠動脈盗血現象により虚血部位の拡大を起こす可能性があるため適さない．体血管抵抗減少は圧受容体反射を介して，心拍数を増加させる．

肺
- 肺動脈拡張作用により肺動脈圧が低下する．また，低酸素性肺血管収縮を阻害するので，シャント血流が増加して血液の酸素化を障害することがある．

脳血管
- 脳血管拡張作用により脳血流すなわち頭蓋内血流量を増加させるので，頭蓋内圧亢進状態には適さない．

血液
- 血小板凝集を抑制し，出血時間が延長するが，臨床使用量では問題にならない．

d. 使用方法

- 代謝分解を避けるため，遮光して保存・使用する．シアン中毒の予防のため前もってチオ硫酸ナトリウム（デトキソール®）と混合して投与するとよい．

- 通常 0.25〜0.5 μg/kg/分で持続投与を開始し，0.5〜2.5 μg/kg/分で維持するが，血圧変化に応じて投与量を調節する．シアン中毒の危険があるため，最大投与速度は 3 μg/kg/分，腎不全患者では 1 μg/kg/分以下とする．

実際の使用例

- ニトロプルシド（ニトプロ®）30 mg/10 mL/A を 1 A（30 mg/10 mL）とチオ硫酸ナトリウム（デトキソール®）2 g/20 mL/A を 0.125 A（250 mg/2.5 mL）を生理食塩液 17.5 mL で希釈して合計 30 mL（ニトロプルシドは 1 mg/mL）とし，これを 1 mL/時で開始すると体重 50 kg の場合 0.3 μg/kg/分で投与できる[6]．

e. 副作用と注意点

- 過度の低血圧に注意し，高齢者や心血管疾患のある患者ではより少量から投与を開始する．
- 投与中止によりすみやかに効果は消失するが，投与前よりも血圧が上昇するリバウンド現象をきたすことがある．
- シアン中毒の予防のため投与量に注意する．とくに肝不全や腎不全，低栄養状態では中毒になりやすい．投与中に代謝性アシドーシスや乳酸値の上昇，混合静脈血酸素飽和度の上昇などを認めた場合はすぐに投与を中止し，亜硝酸アミルの吸入やチオ硫酸ナトリウム 150〜200 mg/kg の静注を行う．
- cGMP の分解抑制作用をもつ薬剤（PDE5 阻害薬のクエン酸シルデナフィル〈バイアグラ®〉，塩酸バルデナフィル〈レビトラ®〉など）との併用は，過度の血圧低下を招くため禁忌である．
- Leber 視神経萎縮症患者やたばこ弱視患者では，ロダナーゼが欠損していることがあるため禁忌である．ビタミン B_{12} 欠乏症も解毒処理能力が低下しているおそれがあるため禁忌である．甲状腺機能不全の症例も代謝産物により甲状腺機能が抑制される場合があるので禁忌である．重篤な肝不全や腎不全では，肝循環・腎循環が抑制されるおそれがあるので禁忌である．

（小畑友里江，重見研司）

▶PDE：phosphodiesterase（ホスホジエステラーゼ）

文献

1) 安部和夫．ニトロプルシドナトリウム．Anesthesia 21 Century 2008; 10: 41-4.
2) Johnson CC. Mechanisms of actions and toxicity of nitroprusside. Proc Soc Exp Biol Med. 1928; 26: 102-3.
3) Page IH, et al. Cardiovascular actions of sodium nitroprusside in animals and hypertensive patients. Circulation 1955; 11: 188-98.
4) Moraca PP, et al. Clinical evaluation of sodium nitroprusside as a hypotensive agent. Anesthesiology. 1962; 23: 193-9.
5) Friederich JA, Butterworth IV JF. Sodium nitroprusside: Twenty years and counting. Anesth Analg 1995; 81: 152-62.
6) 大野博司．ICU / CCU の薬の考え方，使い方．東京：中外医学社；2011. p. 283-5.

❺ ニコランジル

nicorandil

- ニコランジル（シグマート®）は日本で開発された血管拡張薬である．
- 狭心症治療薬として，経口薬は1984年から，注射薬は1993年から発売されている．2007年に急性心不全の適応が追加された．
- 硝酸エステルのニコチン酸誘導体であり（図1），脱ニトロ化反応によりNOを供給するとともに，ATP感受性K^+チャネル開口作用をもつハイブリッド薬である．

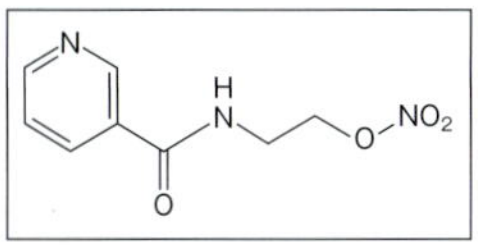

図1 ニコランジルの構造式

a. 作用機序

- ニコランジルの代謝により生成したNOはグアニル酸シクラーゼを活性化し，GTPからcGMPが産生される．cGMPはプロテインキナーゼGを活性化し，結果として細胞内Ca^{2+}濃度が低下し，血管拡張が起こる（図2）．
- 血管平滑筋細胞のATP感受性K^+チャネルを開口させ，細胞内のK^+が細胞外に流出して細胞膜の過分極が起こる．それによって電位依存性Ca^{2+}チャネルが抑制され，細胞内Ca^{2+}濃度の低下によって血管拡張が起こる（図3）．
- 心筋細胞のミトコンドリア内膜に存在するATP感受性K^+チャネルに作用することにより，薬理学的プレコンディショニング効果[★1]が期待できる．
- 生成されたNOによって太い冠動脈を拡張させるとともに，ATP依存性K^+チャネル開口作用によって細い冠動脈も拡張させる．

b. 薬物動態

- 主に肝臓で代謝され，尿中に排泄される．
- 投与されたニコランジルのほとんどはN-(2-ヒドロキシエチル)ニコチンアミドへ脱ニトロ化される．この代謝物は，持続静脈内投与開始後0.25〜0.5時間から血漿中に認められ，3〜9時間後にかけてほぼ一定のレベルで推移する．
- 2〜6 mg/時を6時間持続投与した場合の除去半減期は，1.3〜2.0時間である．

c. 適応と効果

- 冠動脈拡張作用により，不安定狭心症の発作を抑制する．2 mg/時で投与を開始し，2〜6 mg/時の範囲で

★1
先行する短時間の虚血により，その後の長時間の虚血に対する耐性を獲得する現象を虚血プレコンディショニングといい，心筋細胞のミトコンドリア内膜のATP感受性K^+チャネルの活性化が関与する．同チャネルの開口薬は先行虚血なしにプレコンディショニング効果を発揮し，これを薬理学的プレコンディショニングという．

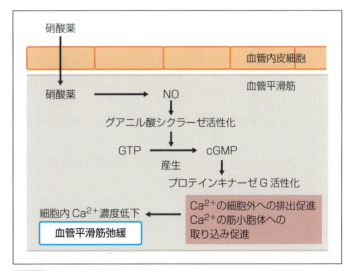

図2 硝酸化合物の作用機序

NOはグアニル酸シクラーゼを活性化し，cGMPの増加，プロテインキナーゼGの活性化に続いて細胞内Ca^{2+}濃度の低下が起こる．
NO：一酸化窒素，GTP：グアノシン三リン酸，cGMP：サイクリックGMP．

（田村貴彦，ほか．LiSA 2013; 20: 755[1]）より）

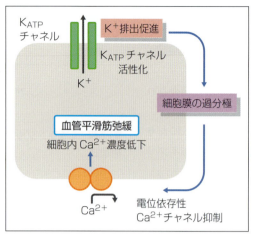

図3 ニコランジルのATP感受性K⁺チャネルへの作用
ATP感受性K⁺チャネルの活性化による細胞膜の過分極により電位依存性Ca^{2+}チャネルが抑制され，細胞内Ca^{2+}濃度の低下が起こる．
（田村貴彦，ほか．LiSA 2013; 20: 756[1]）より）

調整する．
- 冠攣縮の予防・治療に用いる．
- 前負荷，後負荷を軽減するため，急性心不全治療薬として用いる．0.2 mg/kgを5分間かけて静脈内投与し，引き続き0.2 mg/kg/時で投与を開始する．投与量は0.05〜0.2 mg/kg/時の範囲で調整する．
- 冠動脈に選択的な血管拡張作用があり，血圧低下は軽度である．
- 硝酸薬と比べて，塩化ビニルラインへの吸着がほとんどなく，耐性を生じにくいことが利点である．

d．副作用と注意点

- 投与中は血圧の低下に注意する．
- 重大な副作用には，肝機能障害，血小板減少がある．

（石垣麻衣子，田中　誠）

文献

1) 田村貴彦，ほか．冠攣縮の急性期薬物治療—冠拡張薬はすみやかに，そして十分に！LiSA 2013; 20: 754-9.

⑥ アルプロスタジルアルファデクス
alprostadil alfadex

- アルプロスタジルアルファデクス（プロスタンディン®）はプロスタグランジンの一種で，術中異常高血圧に対する救急処置，低血圧麻酔を目的に1987年に発売された（図1）．
- アルプロスタジルアルファデクスは，ジホモ-γ-リノレン酸から産生されるプロスタグランジンE_1（PGE_1）で，アルファデクス（α-シクロデキストリン）によって包接され安定化が得られた（図2）．

▶PGE_1：
prostaglandin E_1

▶cAMP：
cyclic AMP（サイクリックアデノシン3',5'-一リン酸）

a．作用機序と薬物動態

- アルプロスタジルアルファデクスは，血管平滑筋のプロスタノイドEP受容体に結合し，細胞内cAMPを上昇させる．その結果，細胞内Ca^{2+}濃度が上昇し，血管平滑筋が弛緩して血管拡張作用が得られる．
- 投与中血小板凝集抑制作用を認めるが，投与終了後にはすみやかに回復する．

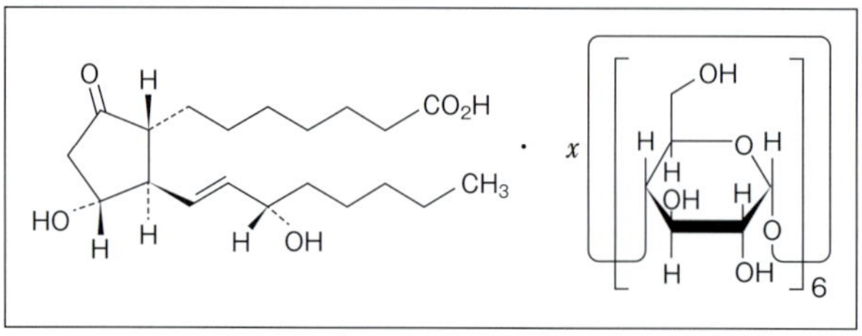

図1　アルプロスタジルアルファデクスの構造式

- 作用発現はすみやかで，持続静注開始後2.5〜5分で血中濃度は一定となり，5〜10分後には体血管抵抗が減少して血圧が低下する[1]．
- 静脈内に投与されたPGE$_1$は肺で67.8％が代謝され，残りのおよそ1/3が全身を循環し，最終的に尿中に排泄される．

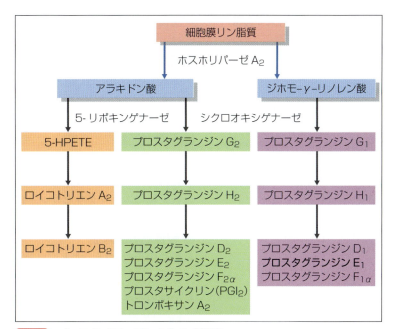

図2 プロスタグランジンの生合成経路

アルプロスタジルアルファデクス（PGE$_1$）は，細胞膜リン脂質からアラキドン酸より側鎖二重結合の1つ多いジホモ−γ−リノレン酸からシクロオキシゲナーゼにより産生される．

(土田英昭，編．心血管作動薬．克誠堂出版；2013. p. 197 より)

b. 各臓器への影響（表1）

- 腎動脈血流，とくに腎皮質血流量を増加させ，尿量やNa排泄量を増加させる．また，腎血管拡張作用，尿細管でのNa再吸収抑制作用，レニン分泌刺激を介したK排泄促進作用がある★1．
- 脳血流を増加させず頭蓋内圧も変化しないため，頭蓋内圧亢進がみられる症例でも用いることができる．
- 冠動脈拡張作用によって冠血流が増加し，心筋酸素需給バランスを改善する．
- 肝臓に対しても血流を維持する作用があるほか，熱ショックタンパクの誘導や肝切除後の肝再生促進作用，虚血再灌流傷害の軽減などが報告されている[3]．
- 子宮平滑筋を収縮させるため，妊婦への投与は禁忌である．
- 新生児・乳児において動脈管を選択的に拡張させる．

c. 適応疾患

■ 異常高血圧に対する救急処置
- 50〜200 ng/kg/分で静脈内持続投与を行う．

■ 低血圧麻酔
- 100〜200 ng/kg/分で静脈内投与を開始し，血圧の低下がみられてからは50〜200 ng/kg/分で維持する．
- 前述の特徴から，頭蓋内圧亢進，虚血性心疾患，腎機能低下を合併する患者に対する低血圧麻酔では第一選択となる．

■ 動脈管依存性先天性心疾患における動脈管の開存
- 50〜100 ng/kg/分で静脈内投与を開始し，症状に応じて有効最小量で持続投与する．

★1
術前腎機能障害のある患者にPGE$_1$を造影剤投与1時間前から投与し，6時間後まで持続投与すると，クレアチニンの上昇を抑制できる[2]．

表1 臓器血流に与える影響

脳	脳血流量 脳圧 自己調節能, 炭酸ガス反応	→ → or ↓ 影響しない
心臓	冠血流量 心仕事量	↑↑ ↓（後負荷軽減による）
肝臓	門脈血流 肝動脈血流	↑↑ →
腎臓	腎血漿流量	↑↑

プロスタグランジン E_1 が脳・心臓・肝臓・腎臓の臓器血流に与える影響を示す.
↑：増加，↑↑：著増，→：不変，↓：減少.
（土田英昭，編．心血管作動薬．克誠堂出版；2013 より）

▶PDE：
phosphodiesterase（ホスホジエステラーゼ）

- 生後 60 日までは動脈管の血流を維持することができ，2 週間までは一度閉鎖した動脈管の再開通が可能である．

血行再建術後の血流維持
- 成人 1 回量 40〜60 μg を 1 日 1〜2 回，5〜10 ng/kg/分で静脈内投与する．
- 遊離筋皮弁や遊離空腸による再建術などの後に用いる．

肺高血圧症
- 10〜100 ng/kg/分で持続静注を行う．
- 肺高血圧症患者の周術期管理のほか，肺全摘術後や心臓移植，肺移植術後にニトログリセリン，PDE III 阻害薬，一酸化窒素吸入を併用して用いる．

慢性動脈閉塞症
- 動脈内投与では，成人 1 日量 10〜15 μg を 0.1〜0.15 ng/kg/分で投与する．
- 静脈内投与では，成人 1 回量 40〜60 μg を 1 日 1〜2 回，5〜10 ng/kg/分で静脈内投与する．

重要臓器血流維持
- 低用量（10〜30 ng/kg/分）でも重要臓器の血流維持や虚血再灌流傷害を軽減する作用がある．しかし現在は保険適用外となっている．

d. 使用上の注意点

- 静脈内投与で血管痛を誘発することがある．濃度を薄くする，流量が多いルートから投与する，中心静脈から投与するなどの工夫が必要である．

（大瀧　恵，川前金幸）

文献

1) 吉嶺孝和, ほか. Prostaglandin E_1 の低血圧麻酔への応用. 麻酔 1981; 30: 664-71.
2) Koch JA, et al. Prostaglandin E1：A new agent for the prevention of renal dysfunction in high risk patients caused by radiocontrast media? PGE1 Study Group. Nephrol Dial Transplant 2000; 15: 43-9.
3) 嶋田　紘（監修）. PGE1 の肝保護作用―最新の知見. 東京：診断と治療社；2004.

3-3 抗不整脈薬

周術期における不整脈と抗不整脈薬の使い方

a. 周術期における不整脈

- 周術期における不整脈や伝導障害は，とくに高齢者で頻度が高い[1]．手術侵襲に伴い，ホメオスタシスが崩れ，不整脈が発生しやすくなる．不整脈は，それ単独で存在するとは限らないため，不整脈の原因となっている病態，心疾患の検索が必要となる．
- 不整脈の影響は，主に①不整脈持続時間，②不整脈出現時の心室応答頻度，③心機能，により左右されるため，これら3つの要素を念頭におき，血行動態が維持されるよう治療を行う．
- 表1[2]に示した不整脈の誘因となる病態がある場合には，その是正を行う．頻脈性不整脈では，血圧の著明な低下が生じれば，電気的除細動を行わなければならない．また，徐脈性不整脈では，ペーシングが必要である．
- 周術期不整脈治療の目的は，第一に血行動態を改善させ，心室応答を安定化させることである．次に検討することは，洞調律へ復帰させることである．洞調律への復帰が困難な場合は，合併症の予防を考慮して対処することが重要である．

b. 術前にみられる不整脈とその対処

- 2009年に改訂されたAHA/ACC周術期心血管評価および非心臓手術管理のガイドラインでは，非心臓手術の術前にとくに評価，治療が必要な病態がactive cardiac conditionとしてあげられている[1]．そのなかであげられている，不整脈に関する項目を表2に示す．
- 術前に表2に示した病態が認められる場合，緊急手術でなければ，手術を延期し，精査をするべきである．12誘導心電図，胸部X線写真はもちろん，経胸壁心臓超音波検査，ホルター心電図は必須である．さらに，心筋虚血が疑われれば運動負荷試験，運動が困難であればドブタミン負荷心臓超音波検査，薬剤負荷心筋シンチグラフィにて評価する必要がある．
- 表2に示したMorbitz II型以上の房室ブロック，症候性徐脈では，心筋虚血を考慮し，症状との因果関係が明らかであれば，術前のペースメーカ植え込みが必要となる．一過性であれば，電気生理学的検査を行い，ペースメーカ植え込みの適応を検討する★1．

表1 周術期不整脈の誘因

- 心機能低下
- 呼吸機能低下
- 心筋虚血
- 酸塩基平衡障害
- 低酸素血症
- 高二酸化炭素血症
- 電解質異常（K, Ca, Mg）
- 貧血
- 輸液過少，輸液過剰
- 低体温
- 薬剤の副作用
- 神経性（迷走神経刺激など）

(JCS Joint Working Group. Circ J 2011; 75: 1006[2])を参考に作成)

▶AHA / ACC：American Heart Association / American College of Cardiology

★1
ペースメーカに依存している患者で術中に電気メスを使用する場合は，術中はペーシングモードをVOOもしくはDOOに切り替える必要がある．

表2 非心臓手術前に評価・治療が必要な不整脈

- 高度房室ブロック
- Morbitz II型房室ブロック
- III度房室ブロック
- 症候性心室不整脈
- 心拍応答のコントロールがされていない（安静時心拍数＞100/分）上室性不整脈（心房細動を含む）
- 症候性徐脈
- 新たに出現した心室頻拍

(Fleisher LA, et al. Circulation 2009; 120: e176[1]より)

- 心房細動など上室性不整脈では，精査のうえ，治療可能な原疾患がなければ，β遮断薬を開始し，心拍数のコントロールを行う．安静時心拍数は60〜80回/分が目標である．
- 症候性心室性不整脈，新たに出現した心室頻拍の患者では，心筋虚血などの基礎心疾患，心不全の精査が必須である[2]．アブレーションの適応，除細動器植え込みの適応となる場合もある[★2]．

c. 術中，術後にみられる不整脈とその対処

- 手術中に現れる不整脈の発生には，術前から存在する不整脈や背景にある心疾患の関与がきわめて大きいが，術中心筋虚血，心臓への負荷，低カリウム血症，低マグネシウム血症などでも不整脈が起こりやすくなる．
- 麻酔そのもの，手術操作，出血のコントロールなども大きく影響する．
- 腸管虚血や下肢虚血に対する治療では，再灌流時に心停止をきたすことがあり，再灌流を行う前に静脈血の瀉血が必要である[2]．

■ 上室性不整脈

心房細動

- 心房細動は，心臓手術では高頻度に起こり，冠動脈バイパス術後では40%[3]，弁置換術後では60%[4]とされる．また，非心臓手術では4.1%，なかでも肺切除術，食道手術後では12.5〜33%[5]と報告されている．
- 心房が同期的収縮をしなくなり，痙攣した状態となるので，心室応答は不整となり，通常は頻脈となる．心拍数上昇により，心筋酸素需要が増加し，冠動脈疾患患者では，心筋虚血が生じる可能性がある．また，拡張期心室流入時間が短縮するため，1回拍出量，心拍出量が減少する．
- 術後2〜3日が心房細動発症のピークであるが，心室応答頻度を低下させるレートコントロールを行っても，抗不整脈薬を用いたリズムコントロールを行っても，約85%が入院中に洞調律に復している[5]．
- 心臓手術後では，術後の心房細動により，入院期間延長，費用増大が生じるだけでなく，心房細動は脳梗塞の有意な予測因子であり，心房細動持続例では脳梗塞の危険性が有意に高くなること[4]が知られている．48時間を超え持続する可能性の高い場合には，脳梗塞を予防するため，出血のコントロールがついていれば，早急に抗凝固療法を開始する必要がある．
- 手術により惹起される心房，自律神経線維への直接的もしくは間接的障害，炎症が，とくに線維化の進んだ高齢者の心房に不整脈を起こしやすいと考えられている．術後のカテコラミンによる侵襲の影響を考慮すると，β遮断薬の使用は理にかなっており，とくに虚血性心疾患では有用と考えられる．
- なかでも，$β_1$受容体選択性が高く，半減期の短いランジオロールは，周術期の頻脈性不整脈に使用しやすい．少量から持続投与にすることで低血圧を防ぐことができる．
- Ca拮抗薬のジルチアゼム持続投与により心房細動のレートコントロールを行うことができるが，血圧低下には十分注意する必要がある[★3]．
- 心機能が低下している症例で，心房細動が持続し血行動態が維持できない場

★2
除細動器植え込み後の患者では，術中電気メスでの誤作動を防ぐため，頻拍感知機能をoffにしなければならない．

★3
ジギタリスは心不全症例で用いられることがあるが，カテコラミンが過剰になっている状態では効果に乏しい．

合には，QRS波同期の電気的除細動を行うべきである．洞調律に戻る際，高度徐脈となる場合があるので，十分注意する必要がある．また，すぐに再発することも多く治療に難渋することがある．
- アミオダロン持続投与は，血行動態を大きく変化させず，レートコントロールができるとされ，洞調律化も期待できるが保険適用外である．また，ニフェカラントは電気的除細動に抵抗性の心房細動に有効な場合があるが，保険適用外である．

心房頻拍
- 心房頻拍は自動能亢進による場合，リエントリーによる場合がある．自動能亢進による場合は，P波周期が変動することが多く，P波の形態が3種類以上ある心房頻拍は，全身状態が不良な患者，高齢者，肺疾患患者に多い[6]とされる．
- 周術期に認められた場合は，表1の誘因となる病態の確認，是正が必要となる．血行動態が保たれていれば，β遮断薬によるレートコントロールが有用であり，心室応答抑制にもつながる．
- 心室応答抑制には，Ca拮抗薬も有効であるが，心機能抑制，血圧低下が生じることがあり，十分な注意が必要である．

発作性上室性頻拍
- 発作性上室性頻拍はWPW症候群，房室結節リエントリー性頻拍によるものがある．房室結節を回路に含むため，頸動脈マッサージにより停止することがあるが，無効の場合にはβ遮断薬，ベラパミルの投与により停止できる．半減期の短いATPのボーラス静注が最も簡便であるが，保険適用外である★4．

■ 心室性不整脈
- 非心臓手術における非持続性心室性不整脈の頻度は36％とされ，基礎心疾患があり，術前に2連発以上の心室期外収縮が認められた非心臓手術患者でも，術中術後に持続性心室頻拍，心室細動は認められなかった[7]と報告されている．
- 心室期外収縮，非持続性心室頻拍は，頻発して血行動態の異常を伴わなければ治療の必要性はない．表1の誘因となる病態の確認を行い，是正をする必要はある．血行動態が維持できない場合は，電気的除細動を行い，停止しない場合には胸骨圧迫，アドレナリン1mgの投与を行う．リドカインは頻拍停止率が低く，心機能が良好であればプロカインアミド，心機能が低下していればアミオダロンの投与を行う．アミオダロンの投与では，頻拍停止率は高い．ニフェカラントも心機能低下例で有効であるが，QTcが0.55秒以上ではtorsades de pointesを起こしやすくなるため，注意が必要である．
- 停止させることが重要であり，再発する場合には，アミオダロンあるいはニフェカラント持続静注を行い，予防する．また，QTc延長によるtorsades de pointesを起こす症例にはQT延長を起こす薬剤の中止，血清K 4.5 mEq/mLの維持，硫酸Mgの投与を行い，コントロールできない症例ではすみやかに経皮的心肺補助装置（PCPS）を導入する．

▶WPW：
Wolff-Parkinson-White

▶ATP：
アデノシン三リン酸ニナトリウム

★4
なお，WPW症候群の発作性心房細動には，Ca拮抗薬，ジギタリスの投与により正常伝導路を抑制することになるため，禁忌である．

▶PCPS：
percutaneous cardiopulmonary support

■ 徐脈性不整脈

- 脊髄くも膜下麻酔，硬膜外麻酔，喉頭鏡による喉頭展開時，眼球圧迫，腸管牽引などでは，迷走神経刺激により徐脈となる場合がある．徐脈が一過性であり，血行動態が維持できる場合は治療の必要性はない．持続する場合は，アトロピンなどの抗ムスカリン薬，エフェドリン，プロプラノロールなどのβ刺激薬の投与を行う．
- 非常にまれではあるが，経皮ペーシング[★5]，経静脈的ペーシング[★6]，もしくは経食道ペーシングなどが必要となる場合もある．
- 房室ブロックで最も多い原因は刺激伝導系の線維化によるものであり，高齢者で認められる．術前の心電図にて右脚ブロック，左脚ブロックなど房室伝導障害のある場合，既往に高度房室ブロック，Adams-Stokes発作がなければ周術期に完全房室ブロックとなることはまれとされている．
- 心筋梗塞では，一過性の房室ブロックが生じることがしばしばあり，房室ブロックが出現した場合，心筋虚血の可能性を考慮しなければならない．

（中里桂子，古市結富子，坂本篤裕）

[★5] 経胸壁パッド電極にて体外からペーシングを行う．

[★6] 内頸静脈から経静脈リードを挿入し心室ペーシングをする．

文献

1) Fleisher LA, et al. 2009 ACCF/AHA focused update on perioperative beta blockade incorporated into the ACC/AHA 2007 guidelines on perioperative cardiovascular evaluation and care for noncardiac surgery: A report of the American college of cardiology foundation/American heart association task force on practice guidelines. Circulation 2009; 120: e169-276.
2) JCS Joint Working Group. Guidelines for perioperative cardiovascular evaluation and management for noncardiac surgery (JCS 2008) --digest version. Circ J 2011; 75: 989-1009.
3) Lauer MS, et al. Atrial fibrillation following coronary artery bypass surgery. Prog Cardiovasc Dis 1989; 31: 367-78.
4) Amar D. Perioperative atrial tachyarrhythmias. Anesthesiology 2002; 97: 1618-23.
5) Polanczyk CA, et al. Supraventricular arrhythmia in patients having noncardiac surgery: Clinical correlates and effect on length of stay. Ann Intern Med 1998; 129: 279-85.
6) McCord J, Borzak S. Multifocal atrial tachycardia. Chest 1998; 113: 203-9.
7) O'Kelly B, et al. Ventricular arrhythmias in patients undergoing noncardiac surgery. The Study of Perioperative Ischemia Research Group. JAMA 1992; 268: 217-21.

❶ アトロピン

atropine

- アトロピンは1831年にベラドンナ根から単離されたアルカロイド[★1]である（図1）．
- 抗ムスカリン作用として，散瞳，鎮痙，分泌抑制，心拍数増加を示し，徐脈，分泌抑制，錐体外路系疾患の治療に用いられる．

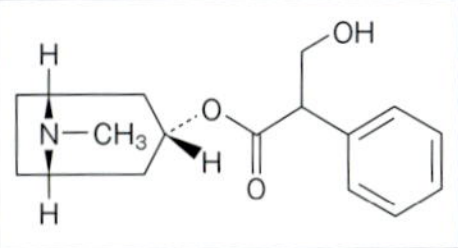

a. 作用機序[2)]

- アトロピンは，副交感神経節後線維の効果器細胞でムスカリン作動性アセチルコリン受容体（ムスカリン作動性受容体）に結合し，アセチルコリンに競合的拮抗作用を有する（表1，図2，3）．ニコチン作動性受容体には高用量を用いても制限的にしか拮抗しない（表2）．抗ムスカリン作用として多彩な効果を発揮する（表3）．
- 静脈投与されたアトロピンは血中からはすみやかに消失し全身に分布する．
- 臨床使用量で中枢神経作用を及ぼすことはまれだが，中等量で刺激症状，大量では抑制し昏睡をきたす．

b. 薬物動態

- アトロピンは点眼，内服，静脈投与で効果を発揮する．
- 静注後45〜60秒で効果発現，2分で最大効果を発揮する．
- 作用時間は1〜2時間．
- 肝臓で代謝され，トロパ酸，トロピン，トロパ酸のエステルやグルクロン酸抱合体となる．
- 24時間以内に腎臓からおよそ90％が排泄される．
- 脳脊髄関門を通過する．
- 胎盤関門を容易に通過し，胎児循環に入る．

図1 硫酸アトロピンの構造式

[★1] **ベラドンナアルカロイド**[1)]

ラテン語で「美しい婦人」を意味する．ベラドンナの草の汁を少量点眼すると散瞳し，瞳が輝いて見えることから由来するといわれる．学術名 *Atropa belladonna* の *Atropa* はギリシャ神話の3人の女神のうち運命の糸を断ち切る女神のことである．

表1 ムスカリン作動性受容体とアトロピン

アセチルコリン作動性受容体		作動薬	遮断薬	存在部位	作用
ムスカリン作動性受容体	M1	オキソトレモリン	ピレンゼピン	自律神経節	節後細胞脱分極
		ムスカリン	アトロピン		
	M2	ムスカリン	トリピトラミン	心臓	心拍数減少，伝導速度遅延，心房収縮力低下
			アトロピン		
	M3	ムスカリン	ダリフェナシン	平滑筋	収縮
			アトロピン	分泌腺	分泌促進

（黒澤美枝子．標準生理学．第7版．医学書院；2009. p. 400-22[3)]より抜粋）

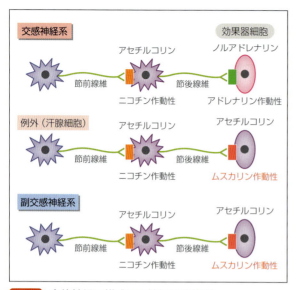

図2 自律神経の模式図と神経伝達物質

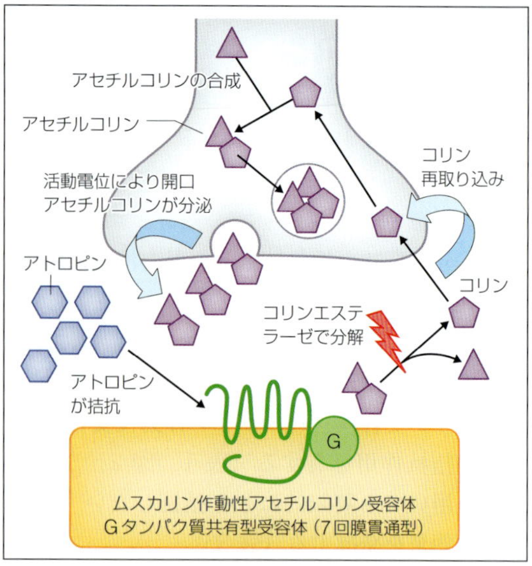

図3 ムスカリン作動性受容体とアトロピン

表2 アトロピン投与量と効果

投与量	効果
0.5 mg	軽度の徐拍化，口渇，発汗抑制
1.0 mg	明確な口渇，心拍数の増加，散瞳
2 mg	頻拍，動悸，著明な口渇，散瞳，調節麻痺
5 mg	上記症状が強く起きる：構音障害，嚥下障害，焦燥感，疲労，頭痛，皮膚の乾燥，発熱，排尿障害，蠕動抑制
10 mg 以上	さらに症状が増強：頻脈，血圧低下，著明な散瞳，ぼやけ，皮膚の発赤，熱感，紅潮，興奮，幻覚，せん妄，昏睡

(Brown JH, et al. Goodman & Gilman's The Pharmacological Basis of Therapeutics. 11th ed. McGraw-Hill; 2006. p. 183-200[2]) より)

表3 抗ムスカリン作用

- 散瞳することで眼圧を上昇させる
- 洞結節，房室結節に作用し心拍数を増加させる
- 唾液腺や気管支，胃の分泌を減少させる
- 気管支平滑筋を弛緩させる
- 消化管の緊張や運動を低下させる
- 下部食道括約筋を弛緩させる
- 発汗を抑制し体温を上昇させる

c. 適応と効果

■ 主な適応

麻酔前投薬

- 全身麻酔時の前投薬としてアトロピンの筋注などが用いられたことがあったが現在ではほとんど使用されない．

徐脈の治療：迷走神経性徐脈，および迷走神経性伝導障害，その他の徐脈，房室伝導障害

- 徐脈治療の第一選択薬で，成人では 0.5 mg を静脈内投与する[4]．効果が不十分なら反復して投与し，最大 3 mg まで投与可能である★2．
- 心拍数の減少にコリン作動性が大きくかかわっていると脈拍の上昇が大きい．急性心筋梗塞がある場合は慎重に投与する．2 度ブロックⅡ型，3 度房

★2
アトロピンが無効な場合はドパミン，アドレナリンなどのカテコラミン，経皮ペーシングを考慮する．

> **Tips** advanced life care support とアトロピン[4]
>
> すべての徐脈性不整脈の初期投与薬として成人では 0.5 mg を小児では 0.02 mg/kg を推奨している．成人の極量は 3 mg でアトロピンの効果が不十分である場合はカテコラミン（ドパミンやアドレナリン），経皮ペーシングが推奨される．2010 年のガイドラインからは徐脈性の無脈性電気活動や心静止への適応薬から除かれている．
>
> また，経気管的に投与可能な蘇生治療薬として，アトロピンをあげている．ナロキソン（N），アトロピン（A），バソプレシン（V），アドレナリン（E），リドカイン（L）で，NAVEL（へそ）と覚える（日本語なら「あ り え な いってば」と覚える）．投与量は静注推奨量の 2〜2.5 倍を生理食塩液，または注射用蒸留水で 5〜10 mL として投与する．アトロピンなら 1〜1.5 mg．

室ブロックの症例や新しく出現した広い QRS 幅がある 3 度房室ブロックの患者でブロック部位が非結節組織（His 束やさらに遠位の伝導系）以遠の場合は効果が乏しい．
- 移植された心臓では，迷走神経の支配がないため，アトロピンは無効なことが多く，逆説的な心拍数の減少と高度の房室ブロックが認められることがある．

その他
- 胃・十二指腸潰瘍における分泌ならびに運動亢進，胃腸の痙性疼痛，胆管・尿管の疝痛，痙攣性便秘に適応がある．
- 筋弛緩薬の拮抗にネオスチグミンを使用する場合に抗ムスカリン作用目的に併用する★3．

特殊な状況での使用
- 電気痙攣療法（ECT）の前投与：ECT 施行前に迷走神経反射を抑制するために 0.5 mg 使用する．
- 麻酔導入・維持中の徐脈：レミフェンタニルの投与により徐脈が過度になった場合，レスキューとして成人では 0.5 mg を静脈内投与する．
- 眼科手術，頸動脈内膜剝離術：操作をやめることで徐脈は回復することが多いが，持続する場合には，眼球心臓反射，頸動脈小体の刺激による徐脈を予防する目的で 0.5 mg 投与する．
- 有機リン系殺虫剤・副交感神経興奮剤の中毒[5]：有機リンはアセチルコリンエステラーゼを阻害しアセチルコリン過剰状態を形成する．アトロピンは，末梢のムスカリン作動性受容体を遮断し気管支収縮を防止する．2 mg を 15〜30 分ごとに静注する．散瞳，頻脈，皮膚・口腔粘膜の乾燥が現れるのを目安にする★4．ニコチン作動性受容体への作用はないため筋麻痺を改善することはできない．

d. 副作用と注意点
- 緑内障，前立腺肥大による排尿障害，麻痺性イレウスに対しては禁忌．
- 発汗を停止するのでうつ熱になりやすい．

★3
ネオスチグミン 2〜2.5 mg に対してアトロピン 1 mg 程度使用．

▶ ECT：electroconvulsive therapy

★4
直接目に入った場合は，散瞳を目安にするとアトロピン量が多くなるので注意する．アトロピンが脳脊髄関門を通過するものの，中枢神経系のムスカリン作動性受容体の拮抗には効果が上がりにくいためである．

- 臨床使用量 0.5 mg より少量を静脈投与すると，かえって心拍数が低下する．副交感神経節後線維のムスカリン作動性受容体 M1 のみが遮断され，アセチルコリンの遊離抑制が遮断されるためで，通常量以上では洞房結節のムスカリン作動性受容体 M2 が遮断され頻脈が起きる．

(髙橋伸二)

文献

1) 内藤裕史．アトロピン，ベラドンナアルカロイド．内藤裕史．中毒百科—事例・病態・治療．第 2 版．東京：南江堂；2001. p. 521-3.
2) Brown JH, Taylor P. Muscarinic receptor agonists and antagonists, , In Brunton LL, ed. Goodman & Gilman's The Pharmacological Basis of Therapeutics. 11th ed. New York; McGraw-Hill; 2006. p. 183-200.
3) 黒澤美枝子．自律神経系．小澤瀞司，福田康一郎，総編．標準生理学．第 7 版．東京：医学書院；2009. p. 400-22.
4) Neumar RW, et al. Part 8: adult advanced cardiovascular life support: 2010 American Heart Association Guidelines for Cardiopulmonary Resuscitation and Emergency Cardiovascular Care. Circulation 2010; 122(18 Suppl 3): S729-67.
5) 内藤裕史．有機リン系殺虫剤．内藤裕史．中毒百科—事例・病態・治療．第 2 版．東京：南江堂；2001. p. 230-48.

❷ ランジオロール

landiolol

▶AHA / ACC：
American Heart Association / American College of Cardiology

- β 遮断薬は AHA/ACC 周術期心血管評価および非心臓手術管理のガイドラインでは，術前から投与されている患者では継続することが推奨されている[1]．
- ランジオロール（オノアクト®）は静注の短時間作用性 β_1 遮断薬であり，1987 年から開発が進められ，2002 年 7 月から臨床使用が可能となった．適応は，手術時の頻脈性不整脈，術後の頻脈性不整脈，心機能低下例における頻脈性不整脈にまで広がり，その有効性のエビデンスが蓄積されてきている．

a．作用機序，薬物動態

- ランジオロールは，日本で開発された短時間作用性 β_1 遮断薬で，β_1 選択性（β_1/β_2）が 250 倍と高い．β_2 遮断作用を介する気道，末梢血管系への影響が少ないこと，構造中にエステル結合を有し（図1），血中および肝臓中のエラスターゼによりすみやかに不活性体に代謝されるため，ヒトでの血中半減期が約 4 分と非常に短いことが特徴である．
- 代謝産物は水溶性で，ほとんどが腎臓からすみやかに排泄されるため，長時間の持続投与をしても，代謝・排泄半減期にほとんど影響がないとされている[2]．

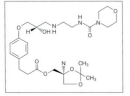

図1 ランジオロールの構造式

b. 適応

■ 手術時の頻脈性不整脈（心房細動，心房粗動，洞性頻脈）

- 1分間 125 μg/kg/分の速度で静脈内持続投与した後，40 μg/kg/分の速度で静脈内持続投与し，投与中は心拍数，血圧を測定し 10〜40 μg/kg/分の用量で調節する．

■ 手術後の循環動態監視下における頻脈性不整脈（心房細動，心房粗動，洞性頻脈）

- 1分間 60 μg/kg/分の速度で静脈内持続投与した後，20 μg/kg/分の速度で静脈内持続投与を開始する．5〜10分を目安に目標とする徐拍作用が得られない場合は，1分間 125 μg/kg/分の速度で静脈内持続投与した後，40 μg/kg/分の速度で静脈内持続投与し，10〜40 μg/kg/分の用量で調節する．

■ 心機能低下例における頻脈性不整脈（心房細動，心房粗動）

- 1 μg/kg/分の速度で静脈内持続投与を開始し，1〜10 μg/kg/分の用量で調節する．

c. 効果

■ 発作性心房細動での心拍数減少，発作性上室性頻拍の停止

- 開発段階の研究で各種頻脈性不整脈に対する効果を検討した研究では，ランジオロール 5〜80 μg/kg/分で，血圧低下を生じることなく，発作性心房細動では 30% 以上の心拍数減少効果，発作性上室性頻拍では 8 例中 3 例の停止効果[3]が報告されている．

■ 冠動脈バイパス術（CABG）後心房細動での心拍数減少，洞調律復帰

- JL-KNIGHT study[4]では，CABG 後に心房細動を認めた 71 例を対象とし，ランジオロール群，ジルチアゼム群に分け検討している．ランジオロール群は，0.5〜2 μg/kg/分で開始し，最大 40 μg/kg/分まで，ジルチアゼム群は，0.25 mg/kg 静注後，3 μg/kg/分で開始し，最大 15 μg/kg/分まで，心拍数 90 回 / 分未満を目標に調節した．
- ランジオロール群では，8 時間以内に 54.3% で洞調律に復帰し，ジルチアゼム群の 30.6% と比較し，有意に高率であった（表1）．さらに，ランジオロール群では，低血圧，徐脈の出現率が有意に低率であった[4]．

■ 心臓手術後の心房細動抑制

- 心臓手術において，6つのランダム化比較試験の 560 例をメタ解析した研究では，ランジオロールを投与した群で，術後の心房細動はオッズ比 0.26（95%信頼区間〈95% CI〉0.17-0.40）と有意に少なかった（図2）．また，使

表1 ランジオロール群で 8 時間以内に洞調律復帰率が有意に高かった

	ランジオロール群 (n=35)	ジルチアゼム群 (n=36)
洞調律化		
8 時間以内	19 (54.3%)*	11 (30.6%)
16 時間以内	21 (60.0%)	17 (47.2%)
24 時間以内	26 (74.3%)	22 (61.1%)
心拍数制御		
8 時間以内	22 (62.9%)	18 (50.0%)
24 時間以内	29 (82.9%)	27 (75.0%)
72 時間以内	34 (97.1%)*	28 (77.8%)
心房細動再発	3/26 (11.5%)	6/22 (27.2%)

*$p < 0.05$ vs ジルチアゼム群．

(Sakamoto A, et al. Circ J 2012; 76: 1099[4] より)

▶JL-KNIGHT study：
Japan Landiolol - Kicking off the novel investigation for gold standard heart study

▶CABG：
coronary bypass grafting

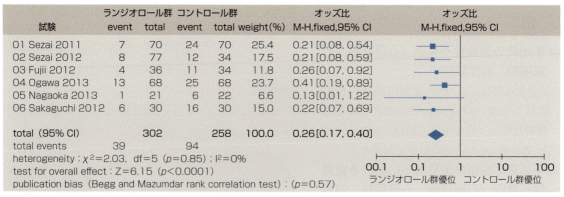

図2 心臓手術後の6つのランダム化比較試験のメタ解析
ランジオロール投与群で術後の心房細動が有意に少なかった.
(Sakamoto A, et al. Adv Ther 2014; 31: 447[5]より)

用されたランジオロールは0.5〜10 μg/kg/分と低用量であり，使用するタイミングとしては，CABGで中枢側吻合後に開始したもの，集中治療室入室後に開始したものと，どのタイミングでも有効である結果が報告されている．さらに，副作用が生じたのは302例中2例（低血圧1例，気管支喘息1例）であり，安全性が高いことも示されている[5]．

■急性大動脈解離術後の心房細動抑制

● 急性大動脈解離の術後では，術後24時間以降にランジオロール5 μg/kg/分を120時間投与することにより，周術期の心房細動発生率が16%であり，非投与群の48%と比較して有意に低率であった[6]．

■肺切除術での心房細動予防

● 非心臓手術である肺切除術でも，麻酔導入後からランジオロール5 μg/kg/分で開始し，48時間持続投与し，心房細動を含む頻脈性不整脈を認めなかった[7]とする報告がある．

■低心機能症例での心房細動，心房粗動抑制

● J-Land studyでは，心房細動，心房粗動時の左室駆出率が25〜50%で，かつ心拍数120回/分以上が10分以上持続した200例を，ランジオロール1 μg/kg/分で開始し，最大10 μg/kg/分まで，最大72時間投与する群，ジゴキシン0.25 mgを初回投与し，72時間以内に追加投与する群に分けて検討した．1時間後，2時間後の心拍数はランジオロール群のほうが有意に低い結果となったが，洞調律への復帰は両群とも約2%で有意差はなかった[8]．

■まとめ

● いずれの研究でも，添付文書に記載されている使用量よりも低用量のランジオロールの持続投与にて心房細動のレートコントロール，洞調律化，もしくは心房細動発生の予防ができている．

d. 副作用

● 手術時，手術後の頻脈性不整脈の適応での製造販売後の特定使用成績調査に

おいて，低血圧4〜6％，徐脈0.7〜0.8％，AST上昇，ALT上昇，肝機能異常が認められた．
- また，心機能低下例における頻脈性不整脈の適応での承認時臨床試験において，低血圧4.3％，呼吸音異常1.1％，喘息1.1％，ALT増加，AST増加，発熱，C反応性タンパク増加が認められた．

e. おわりに

- ランジオロールの周術期の頻脈性不整脈，心機能低下時の頻脈性不整脈のレートコントロール，洞調律化だけでなく，今後は，術後の心房細動予防，心筋保護効果，炎症抑制効果など，さらなるエビデンスの蓄積が期待される．

（中里桂子，古市結富子，坂本篤裕）

文献

1) Fleisher LA, et al. 2009 ACCF/AHA focused update on perioperative beta blockade incorporated into the ACC/AHA 2007 guidelines on perioperative cardiovascular evaluation and care for noncardiac surgery: A report of the American college of cardiology foundation/American heart association task force on practice guidelines. Circulation 2009; 120: e169-276.
2) 小野善平，谷口興一．塩酸ランジオロール．循環制御 2003; 24: 84-6.
3) 新 博次，ほか．超短時間作用型β1遮断薬 塩酸ランジオロール（ONO-1101）の各種頻脈性不整脈に対する効果ならびに薬物動態．臨床医薬 1997; 13: 4851-72.
4) Sakamoto A, et al. Landiolol, an ultra-short-acting beta(1)-blocker, more effectively terminates atrial fibrillation than diltiazem after open heart surgery: Prospective, multicenter, randomized, open-label study（JL-KNIGHT study）. Circ J 2012; 76: 1097-101.
5) Sakamoto A, et al. Perioperative landiolol administration reduces atrial fibrillation after cardiac surgery: A meta-analysis of randomized controlled trials. Adv The 2014; 31: 440-50.
6) 森嶌淳友，ほか．急性大動脈解離術後における塩酸ランジオロールの心房細動抑制効果についての検討．日血外会誌 2009; 18: 481-5.
7) Shikada Y, et al. The effect of landiolol on prevention for supraventricular arrhythmia after thoracic surgery. 循環制御 2010; 31: 36-8.
8) Nagai R, et al. Urgent management of rapid heart rate in patients with atrial fibrillation/flutter and left ventricular dysfunction: Comparison of the ultra-short-acting beta1-selective blocker landiolol with digoxin（J-Land Study）. Circ J 2013; 77: 908-16.

❸ ベラパミル

verapamil

- ベラパミル（ワソラン®）は，1962年Hassらによりパパベリン合成中に発見され，最初は狭心症の薬として，その後に不整脈の薬として研究された（図1）．
- ベラパミルはphenylalkylamineに属して，細胞膜のL型Ca^{2+}チャネルのa_1サブユニットに結合してCa^{2+}の流入を低下させるCa^{2+}チャネルブロッカー（Ca拮抗薬）である[1,2]．
- 抗不整脈としてVaughan-Williams分類のIV群に属する．周術期に用いるベラパミルの静注薬は頻脈性不整脈に適応がある．発作性上室性頻拍症に著効し，また発作性心房細動，発作性心房粗動の心拍数を低下させる．
- 心筋収縮力を低下させ，血管拡張作用も有するので，血圧低下に注意が必要である．

a. 作用機序

- ベラパミルは電位依存性のCa^{2+}チャネル（L型Ca^{2+}チャネル，スローチャネル）のブロッカーで，主にペースメーカ細胞の洞房結節と房室結節に作用する[1-3]（図2）．
- 洞房結節の静止膜電位は−60mVで，Ca^{2+}の細胞内への内向き流入によるゆっくりした脱分極で電位が−40mVに達すると，速い脱分極の相となる[3]．ベラパミルは洞房結節と房室結節のCa^{2+}チャネルのブロックにより，遅い脱分極の発火の頻度を低下させ，また活動電位の持続時間を短縮する[2]．

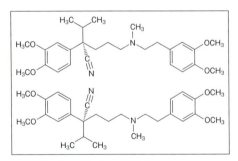

図1 ベラパミルの構造式
(RS)-2-(3,4-dimethoxyphenyl)-5-{[2-(3,4-dimethoxyphenyl)ethyl]-(methyl)amino}-2-prop-2-ylpentanenitrile（IUPAC命名法）

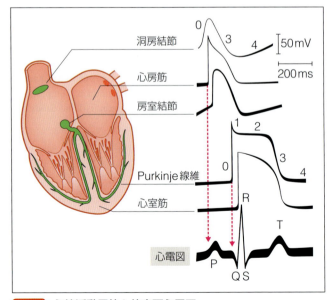

図2 心筋活動電位と体表面心電図
（中谷晴昭. Intensivist 2009; 1: 681-9[4]より）

表1 Ca拮抗薬の心血管系への影響

	血管拡張 (冠動脈)	心筋収縮力 抑制	自動能抑制 (洞結節)	伝導抑制 (房室結節)
ニカルジピン	5	0	1	0
ジルチアゼム	3	2	5	4
ベラパミル	4	4	5	5

(Brunton LL. Goodman & Gilman's The Pharmachological Basis of Therapeutics. 11th ed. McGraw-Hill ; 2006. p. 832-8[2])より)

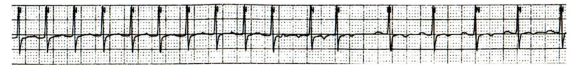

図3 ベラパミル静注による発作性上室性頻拍症から洞調律への心電図

- ベラパミルは洞房結節の自動能，興奮頻度を抑制，また房室結節の伝導を抑制，不応期を延長させ，上室性不整脈に有効である[2]．
- ベラパミルは，心筋のCa拮抗薬として心筋の興奮収縮連関を抑制することにより，負の変力作用をももつ．
- 血管平滑筋の電位依存性のCa^{2+}チャネルにも作用して，末梢の動脈拡張，冠動脈の拡張作用をももつ．

b．薬物動態

- α相の半減期は3～5分，β相の半減期は1.3時間から64時間と非常に範囲が広く，また肝疾患で延長する[2]．
- 静注されると15分以内に最大効果を発現する．70～98％がタンパク結合され，80％が肝臓で代謝されたあと65～70％が腎臓から排出される[2]．3～4％は無変化のまま腎臓から排出される．ベラパミルの代謝産物のnorvrapamilも弱い生物学的活性をもち，半減期が約10時間である．
- 心電図のRR間隔はベラパミルの血中濃度に比例する．血中濃度に応じてHIS束心電図のAH時間が延長してPR間隔を延長，洞レートを低下させるが，QRS間隔，QT間隔には作用しない．

c．適応と効果

- 1アンプル5 mgを5分以上かけて静注すると，1～2分で効果が発現する．
- 頻脈性不整脈の発作性上室性頻拍症の第一選択として用いられる（表1）．約90％に有効で洞調律に復帰して，血圧増加，心筋の酸素の需要と供給のバランスの改善など著明な血行動態の改善がみられる．
- 図3は，脈拍数150/分の発作性上室性頻拍症にベラパミル5 mgの静注により，すみやかに脈拍数100/分の洞調律に復帰した例を示す．
- 心房細動，心房粗動において，ジギタリスで頻脈のコントロールが困難な場

発作性上室性頻拍症に著効する．発作性心房細動と発作性心房粗動の心拍数の低下はきたすが，洞調律に復帰することは少ない	合，心拍数の低下に有効である．ベラパミルにより心房細動が洞調律に復帰することは少ないが，房室結節の伝導速度を遅くすることにより心拍数は確実に低下する．しかし，心機能の低下患者における心房細動，心房粗動に対しては，ベラパミルにより心拍数は低下するが洞調律に復帰することが少ないため，遷延する血圧低下の危険性があるので慎重に使用する★1．

★1
静注されたベラパミルは最大効果15分前後で効果が6時間まで持続するためである[1]．

- 心室性頻拍症には効果がない．
- なお，ベラパミルの内服薬は抗不整脈薬として上室性頻拍症あるいは心房細動の頻脈の急性治療や長期予防のほか，他のCa拮抗薬と同様に冠動脈攣縮の予防に用いられる．

d. 副作用と注意点

副作用は血圧低下と徐脈である．とくに左心機能低下時の血圧低下に注意する

- 副作用は薬理学的作用に関連する血圧低下と伝導障害による徐脈である．
- 血圧低下は主に心筋収縮力の直接の低下による．この作用は4〜6時間続くので，左心機能が低下している患者への使用はカテコラミンや塩化カルシウムの投与が必要なこともある．ベラパミルの排出半減期は一般的に3〜7時間前後と長いため，短時間の繰り返し投与は遷延する血圧低下を招く．
- 伝導障害を起こす可能性があるので，ジギタリスとの併用に注意する．
- β遮断薬との併用は，房室伝導低下から房室ブロックや陰性変力作用による心筋収縮の低下を招くことがあるので，禁忌とされる．同様に，ジソピラミド（リスモダン®）との併用は，心筋収縮力の抑制から著しい低血圧を招く危険性がある．
- 洞不全症候群と房室ブロックにベラパミルの使用を避ける．心不全患者において，心不全の原因が上室性頻拍症である場合を除いてベラパミルを使用しない．

（時岡宏明）

文献

1) Royster RL, et al. Cardiovascular pharmacology. In: Kaplan JA, et al, eds. Kaplan's Cardiac Anesthesia. 5th ed. Philadelphia: Saunders; 2006. p. 213-80.
2) Brunton LL. Treatment of myocardial ischemia. In: Brunton LL, ed. Goodman & Gilman's The Pharmachological Basis of Therapeutics. 11th ed. New York: McGraw-Hill ; 2006. p. 832-8.
3) Covino BG. Perioperative management of arrhythmias. In: Kaplan JA. Cardiac Anesthesia, vol 2. Cardiovascular Pharmacology. New York: Grune & Stratton; 1983. p. 395-412.
4) 中谷晴昭．不整脈診療の基本「心筋とイオンチャネル」．Intensivist 2009; 1: 681-9.
5) 外　須美夫．循環生理．花岡一雄，編．麻酔生理学．東京：真興交易医書出版部；2001. p. 88-118.

❹ プロプラノロール

propranolol

- プロプラノロール（インデラル®）は1964年に開発され，初めて臨床応用された交感神経β受容体遮断薬（β遮断薬）である（**図1**）．数多くの研究報告がなされ，最も長い臨床経験を有するβ遮断薬である．幅広い不整脈治療薬であり，周術期の交感神経関与およびカテコラミンが関与する病態では有用な薬剤である．

a. 作用機序

- 心拍数の増加を抑制し[*1]，心仕事量を減少させ，交感神経β受容体遮断作用を示す．
- β_1，β_2アドレナリン受容体に同程度の親和性（β_1/β_2選択性 = 0.6）を有する非選択的β遮断薬である．
- 高用量では膜安定化作用を有する．
- 内因性交感神経刺激作用を有しない．

b. 薬物動態

- 静脈内に投与されてから，1〜2分後には作用が発現する．
- 肝臓でCYP2D6，CYP1A2，CYP2C19の代謝酵素によって主に代謝され，代謝体はほとんどが尿中に排泄される．
- 血中では血漿タンパクに約90%結合しており，血中半減期は約4時間である．
- 脂溶性が高く，血液脳関門を容易に通過して中枢神経系に入る．

c. 適応と効果 （表1, 2）

■ 注射液の不整脈への保険適用

- 通常成人には1回2〜10 mg，麻酔時には1〜5 mgを緩徐に

★1 β遮断薬による症状のマスク

β遮断薬は心拍数低下作用によって，頻脈や動悸などの症状をマスクしてしまう可能性がある．下記の病態には注意が必要である．
①甲状腺機能亢進症
②低血糖発作

▶CYP：
cytochrome P450
（シトクロム P450）

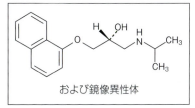

および鏡像異性体

図1 プロプラノロールの構造式

表1 β遮断薬を不整脈治療に使用する場合の適否

好ましい臨床状況
・手術後
・心筋虚血
・心筋梗塞
・甲状腺機能亢進
・妊娠時
適さない臨床状況
・喘息
・COPD

表2 プロプラノロールの適応

不整脈の保険適用	不整脈以外の保険適用	保険外適用	有用性が認められている病態
・期外収縮 ・発作性上室頻拍 ・心室頻拍 ・頻脈性心房細動 ・麻酔に伴う不整脈 ・新鮮心房細動 ・洞性頻脈	・狭心症 ・褐色細胞腫手術時 ・本態性高血圧症（経口薬） ・片頭痛発作の発症抑制（経口薬）	・左室流出路狭窄	・心肺蘇生後の予後改善[*1] ・頭部外傷時の二次障害予防（予後改善）[*2]

(*1 de Oliveira FC, et al. Resuscitation 2012; 83: 674-83[1]/*2 Schroeppel TJ, et al. J Trauma Acute Care Surg 2014; 76: 504-9[2]より)

（毎分1mg以下）静脈内に投与する．

期外収縮（上室性，心室性）
- 器質的心疾患がなく，正常に近い心機能をもつ患者に対する期外収縮の薬物治療は，リスクが低く，利益を得られる可能性が高い．
- 心房期外収縮は通常，Ic薬またはIb薬のアプリンジン（アスペノン®）が勧められる．β遮断薬が勧められるのは，カテコラミンまたは交感神経依存性の場合である．
- 心室性期外収縮（PVC）は通常，Ib薬が勧められるが，心拍数が上昇することで頻度が増すPVCであれば，β遮断薬にて心拍数を低下させることで，PVCの出現を抑えることができる．ただし，逆のこともあるので注意が必要．

▶PVC：premature ventricular contraction

発作性上室頻拍（PSVT）
- PSVTには4つのタイプがあり，房室結節リエントリー頻拍（AVNRT），房室回帰性頻拍（AVRT）で90％を占める．
- メカニズムにかかわらず，房室結節伝導を抑制することによって，PSVTを停止できる．ベラパミル（ワソラン®）がよく使用されるが，β遮断薬も房室結節伝導を抑制するので有用である．

▶PSVT：paroxysmal supraventricular tachycardia

▶AVNRT：atrioventricular nodal reentrant tachycardia

▶AVRT：atrioventricular reciprocating tachycardia

心室性発作性頻拍
- 心室頻拍（VT）には，心筋梗塞領域や拡張型心筋症の瘢痕組織を介したリエントリー回路によるものが多い．
- VTの10％程度に器質的異常のない心臓で特発性VTと称される病態があり，それには3種のsubgroupがある．
- 特発性VTの80％は右室起源で右室流出路起源が多い．
- この特発性VTの鑑別ができれば有効な薬剤が同定されるため，治療の助けとなる（表3）．

頻拍性心房細動（徐脈効果）
- 心房細動で頻脈発作が生じた場合のレートコントロールに用いられる．
- 130 bpm以上の心拍数が持続すると，左室拡張不全が生じ，うっ血性心不全を惹起する．
- 目標心拍数は安静時110 bpm未満を目指す緩やかなコントロールでも，60〜80 bpmに厳格なコントロールでも有害事象や心不全の重症度は同等であることがRACE II Trialで示された[5]．
- 短時間のうちに心拍数を減少させたいときには，静脈内投与が選択される．
- 具体的な薬剤の選択は副伝導路の有無，心不全の有無に基づいて行う（図2）．

▶RACE II：Rate Control Efficacy in Permanent Atrial Fibrillation: a Comparison between Lenient versus Strict Rate Control II

新鮮心房細動
- 発作性心房細動では120〜150 bpm以上となることがしばしばあり，レートコントロールの適応となる．

Column　薬価による経済的効果は？

プロプラノロール（インデラル®）注射薬2 mgは1A 95円で，短時間作用性β遮断薬注射薬であるエスモロール（ブレビブロック®）100 mgの1V 4,130円，ランジオロール（オノアクト®）50 mgの1V 6,633円，ランジオロール（コアベータ®）12.5 mgの1V 2,709円と比較して，きわめて経済的である（薬価は2015年1月9日現在）．

表3 特発性心室頻拍

	アデノシン感受性	ベラパミル感受性	プロプラノロール感受性
心電図特徴	LBBB, inferior axis RBBB, inferior axis	RBBB, right or left superior axis RBBB, right inferior axis	LBBB RBBB polymorphic
起源	RVOT, LVOT	left posterior fascicle left anterior fascicle	RV LV
メカニズム	cAMP依存性 triggered activity	リエントリー	自動能亢進
治療選択			
ベラパミル	○	◎	−
プロプラノロール	○	+/−	○
アデノシン	○	−	△

LBBB: left bundle branch block, RBBB: right bundle branch block, RVOT: right ventricular outflow tract, LVOT: left ventricular outflow tract, LV: left ventricle, RV: right ventricle.
(Lerman BB, et al. J Cardiovasc Electrophysiol 1997; 8: 71-83[3]/Iwai S, et al. Curr Cardiol Rep 2000; 2: 515-21[4]より)

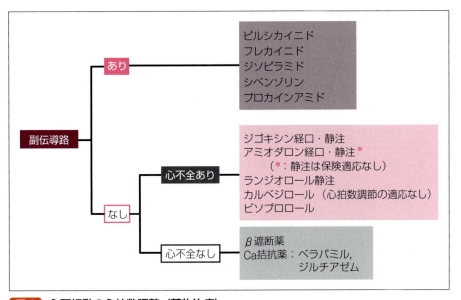

図2 心房細動の心拍数調整（薬物治療）
(日本循環器学会, ほか. 心房細動治療〈薬物〉ガイドライン〈2013年改訂版〉. http://www.j-circ.or.jp/guideline/pdf/JCS2013_inoue_h.pdf, p. 35[6]より〈2014年10月閲覧〉)

洞性頻脈

- 洞性頻脈はその原因が何であるかを探索する.
- 同時に洞性頻脈が心臓の病態に悪影響をもたらしているかを考慮する. 虚血性心疾患や拡張機能の低下した左室肥大が適応となる.

褐色細胞腫手術時

- 本剤を投与することにより急激に血圧が上昇することがあるので, α遮断薬で初期治療を行った後に併用することが注意喚起されている.

d. 副作用と注意点

■ 基本的注意点
- 注射薬の使用は緊急治療を要する場合に適応を考慮する．
- 使用時には心電図による監視，血圧の測定をしながら慎重に行う．
- 麻酔時は，反射性頻脈が減弱し，低血圧のリスクが増加するので投与量および投与速度を少なくする．
- 血圧の低下が生じる可能性があるので，緩徐に静脈内に投与する★2．

■ 副作用と対策
- 血圧下降：副作用報告では最も頻度が高い．慎重な投与が重要である．
- うっ血性心不全（またはその悪化）：代償機序の破綻により心不全が生じることがある．ジギタリス製剤の併用も一つの選択肢であるが，相互作用による房室結節伝導時間の延長には注意が必要である．
- 徐脈：過度の徐脈が生じた場合には，アトロピン（1～2 mg）を静注して，さらに必要に応じてβ_1刺激薬であるドブタミン（2.5～10 μg/kg/分）を静注する．
- 房室ブロック：Ⅰ度の房室ブロック患者に投与すると，房室伝導時間がさらに延長するおそれがある．Ⅱ度，Ⅲ度ブロックがある場合には禁忌．
- 気管支痙攣：喘息の既往のある患者では症状の誘発および症状を悪化させることがある．発作時には高用量のβ_2刺激薬を使用，アミノフィリン（静注），イプラトロピウム（吸入）の使用を考慮する．

e. 短時間作用性β遮断薬との使い分け

- 心機能の低下した心不全患者において，低用量のβ遮断薬（とくにカルベジロール）が効果的であることから，プロプラノロールの使用も投与量や投与速度に留意すれば投与可能である．
- 選択性短時間作用性β遮断薬が望ましい状況
  ①心機能や循環動態が不明な状況かつ迅速な適応（例；体外循環離脱時に繰り返す心室細動）
  ②ショック状態または低心拍出量症候群かつ迅速な適応（例；出血性ショックと発作性心房細動を伴う低血圧患者）
  ③β_1/β_2選択性が高い薬剤が望ましい病態（例；COPD，喘息患者）

（小出康弘）

★2
われわれの施設では，心臓手術でも適応を考慮して慎重に投与すれば安全に使用できると考えている．2 mg/20 mL生理食塩水に希釈して，30分以上かけてきわめて緩徐に投与している（迅速な効果が必要な状況では短時間作用性β遮断薬を使用）．

▶COPD：
chronic obstructive pulmonary disease（慢性閉塞性肺疾患）

文献

1) de Oliveira FC, et al. Use of beta-blockers for the treatment of cardiac arrest due to ventricular fibrillation/pulseless ventricular tachycardia: A systematic review. Resuscitation 2012; 83: 674–83.
2) Schroeppel TJ, et al. Traumatic brain injury and β-blockers: Not all drugs are created equal. J Trauma Acute Care Surg 2014; 76: 504–9.
3) Lerman BB, et al. Mechanisms of idiopathic left ventricular tachycardia. J Cardiovasc Electrophysiol 1997; 8: 71–83.

4) Iwai S, Lerman BB. Management of ventricular tachycardia in patients with clinically normal hearts. Curr Cardiol Rep 2000; 2: 515–21.
5) Van Gelder IC, et al; RACE II Investigators. Lenient versus strict rate control in patients with atrial fibrillation. N Engl J Med 2010; 362: 1363–73.
6) 日本循環器学会，ほか（班長：井上　博）．心房細動治療（薬物）ガイドライン（2013年改訂版）．p. 1-60. http://www.j-circ.or.jp/guideline/pdf/JCS2013_inoue_h.pdf

❺ ジソピラミド
disopyramide

- ジソピラミド（リスモダン®）（図1）は，手術中と術後（ICUを含む）の上室性・心室性不整脈の治療薬として使用される．
- 頻脈性不整脈に対する有効性について，わが国からは上室性不整脈に関する報告が，海外からは心室性不整脈に関する報告が多い．わが国では実際，上室性不整脈に多く使用されている．
- 短時間作用性β遮断薬やCa拮抗薬の登場により，ジソピラミドの使用機会は減少している．

a. 作用機序

- 抗不整脈薬のVaughan-Williams分類でクラスIaに分類される．
- Na^+チャネルの遮断によって作用を発現する．Na^+チャネルが開いた状態（活性化状態）で親和性が高い活性化チャネル遮断薬である．
- 心房・心室・房室結節およびPurkinje線維の刺激伝導速度を抑制し，不応期を用量依存的に延長する．細胞内活動電位についてphase 0の立ち上がり速度ならびにphase 4の脱分極勾配に対して抑制作用を示す．活動電位持続時間を延長させる．Na^+チャネルに対する結合・解離の速度は遅い．心筋抑制作用が強い．
- 中等度のK^+チャネル遮断作用があり，QT時間が延長する．
- ムスカリン受容体（M2）遮断作用があり，抗コリン作用が発現する．

b. 薬物動態・薬力学

- 健常成人男子にジソピラミド50 mgを単回静脈内投与した場合，拡散半減期は3.78 ± 2.31分，消失半減期は4.35 ± 1.15時間であった．
- 有効血中濃度は2〜4 μg/mLである[1]．
- 肝ミクロソームCYP3A4により脱イソプロピル化され，主な代謝物モノイソプロピルジソピラミド（MIP）が生じる．
- 主な排泄経路は腎で，健常成人男子にジソピラミド50 mgを静脈内投与した場合，投与量の約50％が6時間，約90％が24時間で尿中に排泄された[2]．

c. 適応と効果

- 注射薬は期外収縮（上室性，心室性），発作性上室性頻拍，発作性心室性頻拍，発作性心房細動・粗動に使用されるが，必ずしも第一選択薬ではない．
- 手術中と術後（ICUを含む）に抗不整脈薬を使用する場合，麻酔深度，鎮静レベル，術後鎮痛などが適切であるかどうか評価する必要がある．
- 心筋虚血が不整脈の原因と疑われる場合は，優先的に心筋虚血を改善させる．
- 電解質異常（とくにK^+）があれば，不整脈の原因となるので補正する．
- 発作性上室性頻拍の治療を図2に示す[3]．ジソピラミドは抗不整脈薬の中で，ATP（保険適用外），β遮断薬，Ca拮抗薬の次に位置づけられている．
- WPW症候群に伴う心房細動のレートコントロールでは，ジソピラミドを含むNa^+チャネル遮断薬が第一選択薬となる[4]（図3）．徐拍化のみならず徐細動効果も期待できる．
- 孤立性の発作性心房細動では第一選択薬（表1）に含まれている★1．
- 電気的徐細動後の洞調律維持での有効性が報告されている[5]．

d. 副作用と注意点

- 副作用の多くは口渇，排尿障害など抗コリン作用に基づくものであり，緑内障では禁忌となる．
- 副作用として，心機能の低下，心電図上QRS幅延長，QT延長なども報告

▶ATP：
adenosine triphosphate

▶WPW：
Wolff-Parkinson-White

★1
心機能が良好で器質的心疾患を有さない症例（平均58歳）を対象として，ジソピラミドの心房細動停止効果を50〜150 mg/5〜10分の1回静注において検討した結果では，静注後30〜120分までに70%程度の患者で洞調律が回復している[6]．

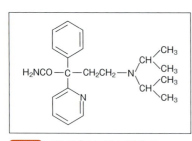

図1　ジソピラミドの構造式

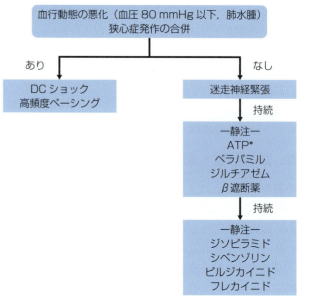

図2　発作性上室頻拍の停止
＊保険適用外
（抗不整脈薬ガイドライン委員会，編．抗不整脈薬ガイドライン―CD-ROM版 ガイドラインの解説とシシリアンガンビットの概念．ライフメディコム；2000[3]の内容を元に作成）

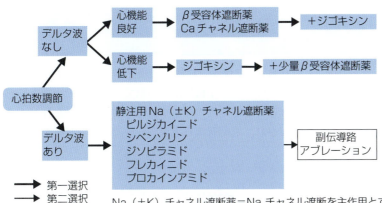

図3 心房細動心拍数調節のための治療選択肢
(日本循環器学会，ほか．不整脈薬物治療に関するガイドライン〈2009年改訂版〉．http://www.j-circ.or.jp/guideline/pdf/JCS2009_kodama_h.pdf〈2015年2月閲覧〉[4]より)

されている．
- 高度の房室・洞房ブロックやうっ血性心不全では禁忌となる．
- アミオダロンとの併用によって，QT延長作用が増強し，torsades de pointesが起きることがある．
- インスリン分泌を促進し，血糖低下を引き起こすことがある．糖尿病薬を投与されている患者で注意が必要となる．

（長崎　剛，西川俊昭）

文献

1) Karim A, et al. Clinical pharmacokinetics of disopyramide. J Pharmacokinet Biopharm 1982; 10: 465-94.
2) 藤井諄一，ほか．健常人におけるDisopyramide Phosphate 50mg静注後の血中濃度ならびにその心機能および諸臨床検査値に対する影響．薬理と治療 1981; 9(Suppl 1): 55-63.
3) 抗不整脈薬ガイドライン委員会，編．抗不整脈薬ガイドライン―CD-ROM版　ガイドラインの解説とシシリアンガンビットの概念．東京：ライフメディコム；2000.
4) 日本循環器学会，ほか．不整脈薬物治療に関するガイドライン（2009年改訂版）．http://www.j-circ.or.jp/guideline/pdf/JCS2009_kodama_h.pdf
5) Lafuente-Lafuente C, et al. Antiarrhythmics for maintaining sinus rhythm after cardioversion of atrial fibrillation. Cochrane Database Syst Rev 2012; 5: CD005049.
6) 齋藤寛和，ほか．Disopyramide phosphate静注による発作性心房細動の停止．循環器科 1994; 35: 406-9.

⑥ リドカイン

lidocaine

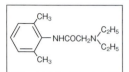

図1 リドカインの構造式

- リドカイン（図1）は1943年に合成され臨床使用され，現在，心室性不整脈，とくに心室性頻拍の治療および予防に用いられている．
- 心筋梗塞の患者に投与すると心室細動の発生率は低下するが，救命率はかえって低下することが報告され，冠動脈疾患患者にルーチンに投与することは勧められていない[1]．

a. 作用機序[1]

- リドカインはNa^+チャネルを抑制するが，主に不活性期のNa^+チャネルを抑制する．
- 不活性期のNa^+チャネルが抑制されると活動電位4相の勾配がなだらかになり，電位依存性のNa^+チャネルの不活性状態からの回復が遅れ（図2a），脱分極の閾値が上昇し（図2b）不応期が延長する．
- これらにより自動能が低下し，心室性頻拍に効果を発揮する．
- 0相の抑制は弱く活動電位の立ち上がりの角度，高さへの影響は少ない．
- 3相においてK^+チャネルの開口を促進しK^+の細胞外への流出が促進され，活動電位は短縮する[2]．
- 作用時間は100 msecと短いので高頻度で刺激された組織，虚血の加わった組織でのみ作用が認められる．
- 心房の活動電位の持続時間が短いので，心房性不整脈には無効である．
- PR，QRS間隔に作用せず，QTは変化しないかわずかに短縮する．

b. 薬物動態[1]

- 分布半減期は8分，排泄半減期は100〜120分．
- 主に肝ミクロゾームのシトクロムP450で分解されモノエチルグリシンザイリダイド（MEGX）さらにグリシンザイリダイド（GX）に代謝される．MEGX，GXにはともに弱いNa^+チャネル抑制作用がある．
- GXはリドカインと競合するので，長期投与によりリドカインの効果が減弱する可能性がある．
- $\alpha1$アシドグリコプロテインと結合するが，急性心筋梗塞で増加するので，時にリドカインの抗不整脈作用を維持するために正常値以上のリドカインが必要になる．

c. 適応と効果

- 心室性頻拍，心室細動．
- 初回1〜1.5 mg/kg投与後5〜10分で合計3 mg/kgを投与し[3]，血中濃度を1.5〜5 µg/mLとなるように1〜4 mg/分で投与す

心筋活動電位におけるNa^+チャネルの役割[2]

心臓の活動電位には急速反応活動電位と緩徐反応活動電位がある．His-Purkinje系，心房，心室は前者であり，洞房結節，房室結節は後者である．

洞房結節，房室結節では脱分極がCa^{2+}の流入によって生じ，Na^+チャネルが関与しないので，活動電位の立ち上がりが緩徐となり，Na^+チャネル遮断薬が効果を発揮しない．

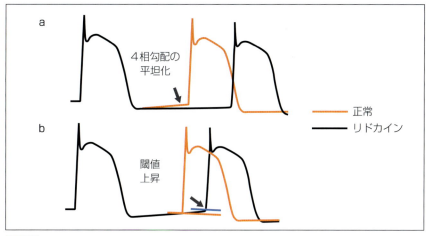

図2 リドカインの活動電位への影響
(Sampson KJ, et al. Goodman and Gilman's The Pharmacological Basis of Therapeutic. 12th ed. McGrow-Hill; 2011. p. 815-48[1]より)

る[1].
- AHAのガイドライン[4]では心停止時の抗不整脈薬の第一選択はアミオダロンとされており，リドカインはアミオダロンが手に入らないときに用いてもよいとされている．

▶AHA：
American Heart Association

d. 副作用と注意点[1]

- 大量投与で痙攣，持続投与で血中濃度が治療域を超えると，眼振，振戦，見当識障害を起こす可能性がある．
- 血行動態にほとんど影響しないが，左心機能が極端に低下している場合には，まれに心不全状態の悪化が報告されている．
- 心不全患者では中央コンパートメントが減少している可能性があるので投与量を減らさなければならない．

（宮部雅幸）

文献

1) Sampson KJ, Kass RS. Anti-arrhythmic drugs. In: Brunton LL, ed. Goodman and Gilman's The Pharmacological Basis of Therapeutics. 12th ed. New York: McGraw-Hill; 2011. p. 815-48.
2) Klabunde RE. Sodium channel blockers. In: Klabunde RE. Cardiovascular Pharmacology Concepts. Philadelphia: Lippincott Williams & Wilkins; 2011.
3) Sun LS, Schwarzenberger J. Cellular cardiac physiology. In: Miller RD, ed. Miller's Anesthesia. 6th ed. New York: Elsevier, Churchill Livingstone; 2005. 心臓細胞生理学．武田純三，監修．稲田英一，ほか監訳．ミラー麻酔科学．原著第6版．メディカル・サイエンス・インターナショナル；2007. p.571-6.
4) American Heart Association. ショックと抗不整脈薬．ACLSプロバイダーマニュアル AHAガイドライン2010準拠．東京：シナジー；2012. p. 65-6.

7 ジギタリス

digitalis

- ジギタリス（別名：キツネノテブクロ，学名：*Digitalis purpurea* L.）は，西〜南ヨーロッパ原産の植物である．日本には江戸時代に渡来し，鑑賞用に栽培され，一部は野生化している．
- ジギタリスはこの植物由来の強心配糖体（図1）の総称である．初期には乾燥葉末あるいは抽出物として用いられてきたが，20世紀半ばに至って，構造と作用機序が明らかにされた．
- ジギタリス中毒という問題があるにもかかわらず，現在でも臨床的に使用されている．
- 現在用いられているジギタリス製剤はジゴキシン（ジゴシン®注）である．ジギトキシンは現在日本では製造中止となっている．構造の違いは12位の水酸基の有無であり，ジギトキシンはこれを欠くのでジゴキシンより水溶性が低い．

a. 作用機序

- ジギタリスの作用機序は，生体に普遍的な酵素である $Na^+・K^+ATPase$ の抑制である．
- 実際に生体で観察されるジギタリスの作用は主に心臓と神経系である．
- $Na^+・K^+ATPase$ の抑制により，細胞内 Na^+ の濃度が上昇し，引き続いて $Na^+・Ca^{2+}$ 交換機能が亢進する．その結果，細胞内 Ca^{2+} 濃度が上昇し，心筋収縮力が高まる．
- 治療域（血清中濃度0.5〜2.0 ng/mL）のジギタリスは交感神経系を抑制する．また圧受容体反射の感受性を高め，徐脈をもたらす．さらに治療域のジギタリスは迷走神経刺激作用を有する．この作用は間接的に刺激伝導系の不応期の延長，および伝導速度の延長，すなわち陰性変時効果をもたらす．
- 中毒域（血清中濃度2.5 ng/mL以上）になると交感神経活性を亢進させ，ジギタリス中毒時の不整脈発生要因となる．

b. 薬物動態

- 静注では15〜30分で作用発現し，最大効果は1〜2時間後となる．主に腎臓から排泄されるが，約20％が肝臓で代謝され，分子構造の糖質部分が脱落していく．消失半減期は平均1.6日で腎機能に大きく依存している．
- 静注されたジゴキシンは，投与後約1週間で約80％が尿中に排泄され，約17％が糞便中に排泄される．尿中排泄されるジゴキシンの90％以上は未変化体である．

c. 適応と効果（表1）

- 心房細動・粗動による頻脈のレートコントロール：心機

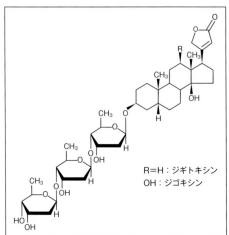

R=H：ジギトキシン
OH：ジゴキシン

図1 ジギタリスの構造式

能の低下した症例で，心房細動・粗動による頻脈のレートコントロールを行う場合，WPW症候群でないことを確認し，ジゴキシンの静注を行う[1]（「⑤ジソピラミド」図3〈p. 251〉参照）．心機能の良好な例ではβ遮断薬やCa拮抗薬を優先させる．

- 作用発現に時間がかかるため，発作性上室性頻拍の治療に使用される機会は少なくなっている．
- 慢性心不全患者では術前にジギタリスを内服していることがある[2]．このような患者では，周術期において体液シフトによる循環血液量増大と心収縮力低下により，心不全が助長されやすい．周術期の心不全治療では，作用発現の速効性と優れた調節性という観点から，カテコラミンのほうが使用しやすい．ジギタリスは調節性に欠けているため，必ずしも使用しやすい薬物ではない．
- ジゴキシンが心不全の治療に投与されている場合は，術前24時間前に中止する．心房細動のレートコントロールのために用いられている場合には，手術当日まで継続する[★1]．

d. 副作用と注意点

- ジギタリス中毒は心性症状と心外性症状に分けられる．
- 過量投与による中毒症状として消化器症状（食欲不振，嘔吐，下痢），眼症状（視覚異常，黄視，緑視，複視），精神神経症状（めまい，頭痛，失見当識，錯乱，せん妄）が現れる．
- 心性症状で周術期に問題となるのは不整脈であり，自動能亢進やリエントリーによる頻脈性不整脈，および伝導抑制による徐脈性不整脈など，さまざまな種類の不整脈が出現する．さらに房室ブロック，心室性頻拍，心室細動など重篤な不整脈に移行することもある．
- 高齢者ではジギタリス中毒が現れやすいので，少量から開始し，観察を十分に行う．
- 周術期には，ジギタリス中毒を起こしやすくする因子（低カリウム血症，高カルシウム血症，低マグネシウム血症，低酸素血症）を回避する．
- β遮断薬との併用では薬力学的相互作用により徐脈が誘発されることがある．Ca拮抗薬との併用によりジゴキシンの腎排泄が抑制され，血中濃度が上昇するとの報告もある．

（長崎　剛，西川俊昭）

表1　ジギタリスの適応

- うっ血性心不全
- 心房細動・粗動による頻脈
- 発作性上室性頻拍

▶ WPW : Wolff-Parkinson-White

★1 ジゴキシンは治療域の狭い薬物であるため，術前に血清ジゴキシン濃度を測定し，継続または中止の可否を考慮してもよい[3]．経口投与の場合には投与5〜6時間後，静注の場合には投与2〜4時間後に測定する．

文献

1) 日本循環器学会，ほか. 不整脈薬物治療に関するガイドライン（2009年改訂版）．http://www.j-circ.or.jp/guideline/pdf/JCS2009_kodama_h.pdf
2) Kulick DL, Rahimtoola SH. Current role of digitalis therapy in patients with congestive heart failure. JAMA 1991; 265: 2995-7.
3) Hollevoet I, et al. Medication in the perioperative period : Stop or continue? A review. Acta Anaesth Belg 2011; 62: 193-201.

8 メキシレチン

mexiletine

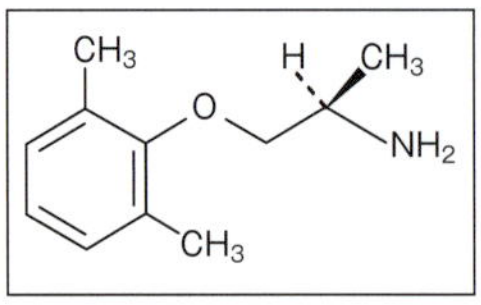

図1 メキシレチンの構造式

- メキシレチン（メキシチール®）は1964年に合成され，その抗不整脈作用が1970年に報告された．経口薬に続き，1987年より静注用抗不整脈薬として臨床使用されている（図1）．
- リドカイン（キシロカイン®）と同様の抗不整脈作用をもつが，リドカインより半減期が長い．
- また，抗不整脈作用のほか鎮痛作用も有している．

a．作用機序

- 抗不整脈薬のVaughan-Williams分類のクラスIbに分類される．同じIbクラスには他にリドカインなどが含まれる．
- メキシレチンは，主にNa^+チャネル阻害薬としてNa^+チャネルの開口によるNa^+の急速な細胞内流入を阻害し，K^+チャネルの開口によるK^+の細胞外流出を促進する．
- これら一連の作用により，静止膜電位に影響を与えることなく①膜電位の最大脱分極速度（立ち上がり）を抑制し，②膜電位が閾値を超える時間を短縮させることで，活動電位の発射時間を短縮させる．結果的にリエントリを抑制・停止させることで抗不整脈作用を発揮する（図2）．
- 血圧，心拍数，心電図波形に及ぼす影響はほとんどないが，刺激伝導障害患者への投与の際には注意が必要である[1]．
- リドカインと違い静注薬のほかに内服薬もあり，経口投与も可能である．

b．薬物動態

- ほとんどが肝臓で代謝され[★1]，健常成人に静脈内投与した場合には96時間で75％が尿中に排泄される．未変化体尿中排泄率（24時間）は約11％である[1,2]．
- 心室性不整脈患者に静脈内1回投与を行った場合，半減期が10〜11時間程度とリドカインのそれより長い[3]．

c．適応と効果[★2]

- 心室性の頻脈性不整脈に対して有効で，上室性不整脈には効果がない．
- 静脈内単回投与の場合には2〜3 mg/kgを5〜10分かけて，点滴静脈内投与の場合は0.4〜0.6 mg/kg/時の速度とする．
- リドカインと同様にメキシレチンは心筋への陰性変力作用が弱いため，心機能低下患者にも使用しやすい．メキシレチンで不整脈をコントロールで

★1
肝臓のシトクロムP450 1A2，2D6で代謝され，健常成人での主代謝物はメキシレチンの2-ヒドロキシメチル体と4-ヒドロキシ体である．血液脳関門を通過し，胎児および乳汁中にわずかに移行する．

★2
抗不整脈作用のほか，内服薬は糖尿病性神経障害に伴う痛みやしびれ感にも適応・効果がある．神経細胞膜のNa^+チャネルを阻害することにより末梢での神経細胞内の求心性活動電位を抑制するが，サブスタンスPの遊離抑制など中枢性効果もある[4]．

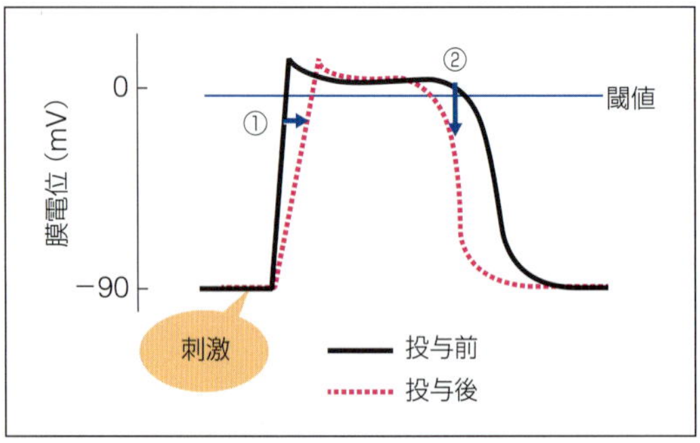

図2 メキシレチンによる心筋膜電位の変化

メキシレチン投与により膜電位は，①活動電位の最大脱分極（立ち上がり）速度を抑制し，②活動電位の発射時間が短縮する．最終的にリエントリを抑制・停止させ，不整脈を抑制する．

きない場合には，同じNa^+チャネル遮断薬（Ia 群のプロカインアミド〈アミサリン®〉やIc 群のフレカイニド〈タンボコール®〉）に変更することも考慮するが，リドカインやメキシレチンより心抑制作用が強いため，投与量には注意が必要である．その他，Ⅲ群のアミオダロン（アンカロン®）やニフェカラント（シンビット®）は心抑制作用が少ないため心機能低下患者に使用することも可能であるが，その際には QT 延長など他の不整脈を起こす可能性があるので注意深く心電図変化を監視しなければならない．また，抗不整脈投与前には電解質補正を行い，電気的除細動などを適宜行うことも必要である．

- 2000 年代に入り，Sicilian Gambit という新しい不整脈治療薬の選択法が提唱された[5]．Vaughan-Williams 分類よりさらに一歩踏み込んでそこに含まれていなかった薬剤も新たに加え，担当医師の日々の診療経験的な薬剤選択ではなく，病態生理学的観点に立った，論理的でより客観的かつ効率的な薬剤選択法が可能となることを目指している★3．

d．副作用と注意点

- 頭がボーっとする，口腔内・舌のしびれ感，食欲不振，吐気，上腹部痛などの消化器症状，振戦，紅皮症などがある．これらのほとんどは投薬を中止することで消失する．
- 妊婦および胎児，低出生体重児，乳児，幼児および小児に対する安全性は確立されていないが，妊婦については治療上の有益性が危険性を上回ると判断される場合にのみ投与する．

（吉田明子，山内正憲）

★3
Sicilian Gambit は個々の患者により適した抗不整脈薬を選択できるようになることを目的とし，スプレッドシート方式を用いて「不整脈の診断」→「不整脈の機序」→「成立を左右する条件」→「受攻性因子」→「標的分子」→「薬剤選択」という 5 段階のステップを経て治療薬を選択する．

文献

1) 加藤林也，ほか．抗不整脈薬 Mexiletine 注射剤の Pharmacokinetics と期外収縮抑制効果（第 1 報）．薬理と治療 1983; 11: 3105-11.
2) Ohashi K, et al. Pharmacokinetics and the Antiarrhythmic effect of mexiletine in patients with chronic ventricular arrhythmias. Arzneimittelforschung 1984; 34(4): 503-7.
3) 山田和生，ほか．心室性期外収縮に対する Mexiletine 注射薬静脈内 1 回投与の臨床効果—Lidocaine 注射薬を対照薬とする多施設共同二重盲検試験．基礎と臨床 1986; 20(2): 531-51.
4) Dejgard A, et al. Mexiletine for treatment of chronic painful diabetic neuropathy. Lancet 1988; 1: 9-11.
5) 加藤貴雄．不整脈薬物療法の新しい考え方 Sicilian Gambit の臨床応用．Journal of Nippon Medical School 2002; 69: 7-12.

❾ アミオダロン

amiodarone

- アミオダロン塩酸塩（アンカロン®）は，ベンゾフラン誘導体で，Vaughan-Williams 分類の III 群に属する不整脈治療剤である（図1）．
- 主な作用機序は，心筋の K^+ チャネル遮断作用により活動電位持続時間，有効不応期を延長させることであるが，Na^+ チャネル，Ca^{2+} チャネル遮断作用および抗アドレナリン作用を併せ持つことが知られている．

a. 作用機序（図2）

- 静脈内投与と経口投与では，チャネルの遮断様式に違いが認められる[1]．
- 静脈内投与では K^+，Na^+，Ca^{2+} チャネルに加え，やや弱いがアドレナリン受容体（α受容体，β受容体）に作用する．経口投与では K^+ チャネルおよびアドレナリン受容体に主に作用し，静脈内投与よりアドレナリン受容体遮断作用が増加する．

b. 薬物動態

- アミオダロン 1.25 mg/kg，2.5 mg/kg，5 mg/kg を 15 分間単回静脈内投与したとき，血中アミオダロン濃度はいずれも投与直後に最高血中濃度に達する．また，アミオダロンおよび代謝産物モノ-N-デスエチルアミオダロン（DEA）の最終消失半減期（$t_{1/2}$）は 14.6 ± 7.9 日および 14.2 ± 4.9 日であった（図3）[1]．
- 代謝は，脱ヨウ素化，O-脱アルキル化，N-脱アル

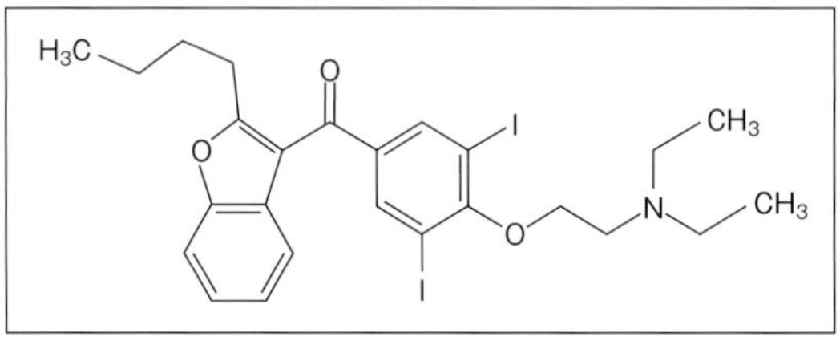

図1 アミオダロンの構造式

薬物	チャネル						受容体				ポンプ	臨床効果			心電図所見		
	Na			Ca	K	If	α	β	M_2	A_1	Na/K ATPase	左室機能	洞調律	心外性副作用	PR	QRS	JT
	Fast	Med	Slow														
アミオダロン	○				○	●		●	●			→	↓	●		↑		↑
急性作用					$I_K (I_{Kr})$, $I_{K, ACh}$, $I_{K, Na}$, $I_{K, ATP}$												
アミオダロン	◐			●	●		●	●				↓	↓→	○	↑	↑→	→
慢性作用					$I_K (I_{Ks})$, I_{to}												
アミオダロン				●	●		●	●			○		↓	●	→	→	↑

Na^+ チャネルブロックは主として不活性化（I）状態で生ずる．
遮断作用の相対的強さ（○：弱い，◐：中等度，●：強い）．
矢印は臨床効果と心電図変化の方向を示す（↑：増大，↓：減少，→不変）．
受容体（α：α受容体，β：β受容体，M_2：ムスカリン$_2$ 受容体，A_1：アデノシン受容体）

図2 Sicilian Gambit 分類によるアミオダロン塩酸塩の薬理作用

（医薬品インタビューフォーム「アンカロン®注150〈改訂第5版〉」．サノフィ株式会社〈提携；大正富山医薬品株式会社〉；2013. p. 17[1] より）

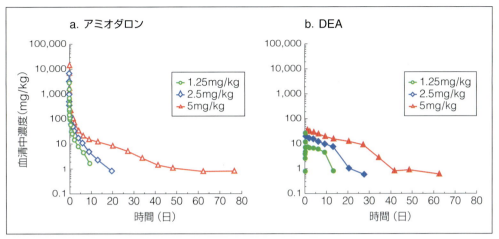

図3 アミオダロン 1.25 mg/kg，2.5 mg/kg，5 mg/kg を15分間単回静脈内投与したときの血清中アミオダロン(a)およびDEA(b)平均濃度の推移

DEA：desethylamiodarone

（医薬品インタビューフォーム「アンカロン®注150〈改訂第5版〉」．サノフィ株式会社〈提携；大正富山医薬品株式会社〉；2013. p. 24[1]）より）

キル化，水酸化およびグルクロン酸抱合あるいは硫酸抱合により代謝を受け，胆汁を介した糞排泄が主排泄経路と考えられる．

c. 適応と効果

- 生命に危険があり難治性かつ緊急を要する心室細動，血行動態不安定な心室頻拍．
- 心肺蘇生時の二次救命処置で電気的除細動抵抗性の心室細動あるいは無脈性心室頻拍による心停止．

使用方法

①初期急速投与：アミオダロン塩酸塩として 125 mg（2.5 mL）を5％ブドウ糖液 100 mL に溶解し，容量型の持続注入ポンプを用い，600 mL/時の速度で10分間投与する[★1]．

②負荷投与：アミオダロン塩酸塩として 750 mg（15 mL）を5％ブドウ糖液 500 mL に溶解し，容量型の持続注入ポンプを用い，33 mL/時の速度で3時間投与する．

③維持投与：17 mL/時の速度で合計 42 時間投与する．

④追加投与：血行動態不安定な心室頻拍あるいは心室細動が再発し，必要な場合には追加投与できる．1回の追加投与はアミオダロン塩酸塩として 125 mg（2.5 mL）を5％ブドウ糖液 100 mL に溶解し，容量型の持続注入ポンプを用い，600 mL/時の速度で10分間投与する．

⑤継続投与（3日以降）：48時間の投与終了後，継続投与が必要な場合は継続投与を行うことができる．アミオダロン塩酸塩として 750 mg（15 mL）を5％ブドウ糖液 500 mL に溶解し，容量型の持続注入ポンプを用い，17 mL/

★1
点滴静注により投与する．生理食塩水に溶解して使用した場合，溶液中に沈殿が生じることから生理食塩水に溶解してはならない．

表1 アミオダロンの禁忌

1. 洞性徐脈，洞房ブロック，重度伝導障害（高度な房室ブロック，二束ブロックまたは三束ブロック）または洞不全症候群があり，ペースメーカを使用していない患者
2. 循環虚脱または重篤な低血圧のある患者（血行動態不安定な心室細動または心室頻拍発作発現中を除く）
3. アミオダロンの成分またはヨウ素に対し過敏症の既往歴のある患者
4. クラスIaおよびクラスIIIの抗不整脈薬（torsades de pointsを起こすことがある）
5. 原則禁忌として，妊婦または妊娠している可能性のある婦人，甲状腺機能障害またはその既往歴のある患者

▶ AHA：American Heart Association

▶ CPR：cardiopulmonary resuscitation

▶ ECC：emergency cardiovascular care

▶ ACLS：advanced cardiovascular life Support（二次救命処置）

★2
本来の適応ではないが，心臓手術において術中からアミオダロンを静注で用い，その後経口投与で継続することで，術後の心房細動を抑制するという報告もある[2]．

★3
AHAガイドライン2010に準拠するACLSに出てくる，アミオダロン300mg静注は，日本でも2013年5月31日より保険適応となっている．

★4
2010 AHA Guidelines for CPR and ECCでは5 mg/kgを単回静注あるいは骨髄内投与量，単回最大投与量を300 mgとし，総投与量は15 mg/kgまでとされている[3]．

時の速度で投与する★2．

- 心肺蘇生時の二次救命処置で電気的除細動抵抗性の心室細動あるいは無脈性心室頻拍による心停止での使用は，2010 AHA Guidelines for CPR and ECCでは初回投与量として300 mgを急速静注あるいは骨髄内投与，必要な場合2回目投与量として150 mgを急速静注あるいは骨髄内投与とされている[3]（図4）★3．
- 日本においてはアミオダロンの小児への安全性は確立されていない★4．

d. 副作用と注意点（表1）

- 血圧低下，血中甲状腺刺激ホルモン増加および心電図QT延長，不眠症，血中ビリルビン増加，心不全および徐脈がある．重大な副作用として間質性肺炎，肝炎，肝機能障害，黄疸，肝不全，既存の不整脈の重度の悪化，torsades de points，心停止，血圧低下，徐脈，心不全，甲状腺機能亢進症が報告されている．
- 施設の限定：アミオダロンの使用は致死的不整脈治療の十分な経験のある医師に限り，諸検査の実施が可能で，CCU，ICUあるいはそれに準ずる体制の整った，緊急時にも十分対応できる施設でのみ使用する．
- 患者の限定：致死的不整脈患者で，難治性かつ緊急を要する場合にのみ使用する．
- 新たな不整脈や不整脈の増悪などを含む重篤な心障害が報告されており，時に致死的な場合もあるので，CCU，ICUなどで心電図および血圧の連続監視下で使用する．可能な限り動脈圧を連続監視することが望ましい．
- アミオダロン投与後24時間以内に重篤な肝機能障害が生じ，肝不全や死亡に至る場合もある（海外症例の副作用報告）ので，患者の状態を慎重に観察するなど，十分に注意する．

（田中克哉，堤　保夫）

文献

1) 医薬品インタビューフォーム「アンカロン®注150（改訂第5版）」．東京：サノフィ株式会社（提携：大正富山医薬品株式会社）；2013．
2) White CM, et al. Intravenous plus oral amiodarone, atrial septal pacing, or both strategies to prevent post-cardiothoracic surgery atrial fibrillation: The Atrial Fibrillation Suppression Trial II（AFIST II）. Circulotion 2003; 108（Suppl 1）: II 200–6.
3) American Heart Association. ACLSプロバイダーマニュアル AHAガイドライン2010準拠．東京：シナジー；2012．

❿ ニフェカラント

nifekalant

- ニフェカラントは純粋なK⁺チャネル遮断薬であり，IKr遮断作用が主であり，致死性難治性VT/VFに対し緊急治療薬として位置づけられている．1999年に認可され，日本でのみ使用可能な静注薬である．IKrチャネルのみを遮断するため，心機能低下，徐脈といった心抑制がほとんどない．

▶VT：
ventricular tachycardia
（心室頻拍）

▶VF：
ventricular fibrillation
（心室細動）

a. 作用機序

- ニフェカラント（シンビット®）はVaughan-Williams分類のⅢ群薬に分類される（図1）．Ⅲ群抗不整脈薬の薬理作用はK⁺チャネル遮断作用である．活動電位再分極過程で心筋細胞の外向きK⁺電流を抑制し，活動電位持続時間が延長することで，心筋の不応期延長をもたらす[1]（図2）．

- 活動電位再分極過程での外向きK⁺電流は主に2つのコンポーネントから構成され，速いコンポーネント（IKr），遅いコンポーネント（IKs）がある．IKsは交感神経活性，カテコラミンの影響を受けやすく，頻脈時の再分極過程における外向きK⁺電流に大きく影響する．一方，IKrは心拍数に影響を受けないため，徐脈時の再分極過程における外向きK⁺電流では相対的にIKs＜IKrとなり，大きく影響することになる．また，IKrは細胞外K⁺濃度に影響を受け，K⁺濃度が低いと外向きK⁺電流が減少する[2]．

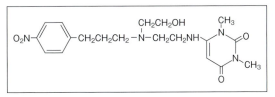

図1 ニフェカラントの構造式

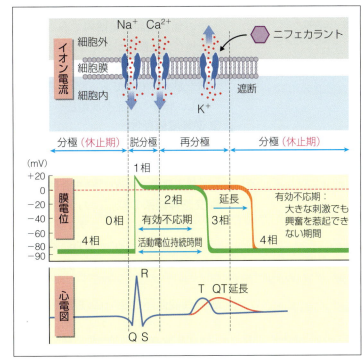

図2 ニフェカラントの薬理作用

（佐野秀年．CIRCULATION Up-to-Date 2006; 1: 270[1]より）

b. 薬物動態

- 単回静注時の消失半減期（β相）は90分と短く，尿中未変化体排泄率は30％で，残りは肝臓で代謝される．主な代謝物はグルクロン酸抱合体で出現はすみやかであり，活性はない．消失半減期が短いため，効果の持続には持続静注が行われる．

- 用量依存的にQT時間（QTc）は延長し，血中濃度とQT延長

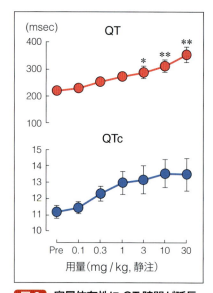

図3 容量依存性にQT時間が延長
*$p<0.05$, **$p<0.01$ vs コントロール群.
(小谷部明広, ほか. 日薬理誌 2002；119：107[3]より)

★1 QTcの正常域
男性 ＜440 msec
女性 ＜460 msec

率は有意な正相関を認めている[3]（**図3**）. 過量となるとtorsade de pointes（TdP）出現の危険性が増大するため, QTcの観察が必要となる.

c. 適応と効果

- 単回静注で0.3 mg/kgを5分かけて投与する. 単回静注が有効で, 効果の維持を期待する場合には, 持続静注で0.4 mg/kg/時の投与量が推奨されている. なお, 低心機能症例などでは初期投与 0.1～0.2 mg/kg/時とより少量の持続静注法で開始し, QTcをみながら漸増していくほうが安全である.

d. 副作用と注意点

■ 副作用

- 354例に行った安全性の調査では, 副作用は31例（8.8％）に32件認められ, そのうち, 催不整脈作用が11例（3.1％）に12件, QT延長が2例（0.6％）に2件みられた[3].

■ TdP

- 高度のQTc延長によるTdPの発現である. 持続投与している患者においては, QTcを定期的にモニタリングしなければならない. QTcを延長することで抗不整脈効果を発揮する薬剤なので, ある程度までQT時間を延長させなければならない. 使用前のQT時間が正常域★1 であれば, 500 msecまでの延長は許容範囲内である. TdPは, QTc＞550 msecの延長をきたした場合に危険性が高くなるため, 中止する必要がある[4].
- TdP発現に影響を及ぼす因子としては, 女性, 肝疾患・肝機能障害患者で2倍を超えて有意であった[5]と報告されている. 急性期を乗り切れば早期に離脱し, ほかの抗不整脈療法へ移行する必要がある.

■ 逆頻度依存性

- 逆頻度依存性に作用し, 心拍数増加時よりも, 心拍数減少時に不応期が延長しやすい. そのため, 徐脈時にQT時間が延長しやすく, 他の薬剤に比べて催不整脈であるTdPを合併しやすい[4].

■ 交感神経系の緊張, カテコラミンによる影響

- 交感神経緊張, カテコラミンにより効果が減弱し, たとえ同じ用量でもその効果は変化しうる[6]. QTc, 心拍数, 電解質, とくに血清K値などのモニタリングが不可欠である. β遮断薬の併用, 過度の徐脈に対してはペーシングによる心拍維持も考える.

■ 腎機能低下症例での注意が必要

- 腎排泄率が30％であるため, 腎機能低下症例, 透析症例では低用量で使用する必要がある.

e. 心室性不整脈に対する緊急治療としての静注：アミオダロンかニフェカラントか

- 心室性不整脈に対する静注の抗不整脈薬として，アミオダロン，ニフェカラントを使用できるのは日本のみであり，使い分けるには，副作用の種類，効果発現までの時間が参考になる．

◼ 副作用

- アミオダロン静注薬では，血圧低下，徐脈が多い[★2]．一方，ニフェカラントでは，QT時間の高度延長によるTdPの発現が重要である[4]．

◼ 即効性

- アミオダロン静注薬は投与してから効果が発現するまでに数時間待たなければならない（平均6〜8時間）．一方，ニフェカラントは即効性のある薬剤であり，その効果（QTc）もモニタリングできる[4]ので，とにかく早急に確実に抑えたいということであればまずニフェカラントを使用するのはよい方法である．

◼ 抗不整脈効果

- アミオダロン静注薬のほうがニフェカラントよりも高いと考えられている[4]．

◼ トリガー性不整脈はニフェカラントで抑えられない

- 頻発する期外収縮を抑えたい場合はアミオダロンが強力である．

◼ 過度な血圧低下例，ショック例

- アミオダロン静注薬では，血圧低下，徐脈が多い[4][★2]．アミオダロンは血管拡張作用からさらに血圧を下げるため，使用困難である[2]．なお，大動脈内バルーンパンピングや心肺補助装置などのサポートがあれば使用可能である．

◼ 超低心機能

- アミオダロンは直接的な心抑制作用と血管拡張作用のバランスで抗心不全作用を示す．実際は低心機能であっても心不全が悪化することは少ないが，病態によっては心抑制作用が前面に出ることもある．ニフェカラントは陽性変力作用もあり，アミオダロンの心抑制作用があまりにも懸念される場合はニフェカラントを選ぶ[2]．

◼ まとめ

- ニフェカラントは，心抑制作用がなく，即効性が高いため，急性心筋梗塞時の早期にみられる一過性の心室頻拍の停止，抑制に対して第一選択となると考える[4]．
- ニフェカラントを優先すべき例としては，①重篤な肝疾患，肺疾患の患者，②ショック状態，顕著な低血圧を呈する患者，③電気的除細動が奏効せず，除細動閾値を低下させる必要のある患者，などがあげられる．
- 一方，アミオダロン静注薬では，陳旧性心筋梗塞，拡張型心筋症，肥大型心筋症に起因する持続性心室頻拍の再発抑制に対して第一選択になると考える．反復性に出現するelectrical stormの抑制にも有用と考える[4]．
- アミオダロンを優先すべき例としては，①QT延長（もしくは延長傾向）が認められる患者，QT延長によるVT/VFが否定できない患者，②腎機能低

★2
経口薬のときの間質性肺炎，甲状腺障害などはみられない．

下例（透析患者），③心房細動に対する効果を期待する場合，などがある．
- 両者は相補的な薬剤ととらえ，一方の投与開始後30分～1時間を経て無効な場合は，躊躇なく他方へ変更すべきである[7]．

f. 上室性頻脈性不整脈に対する緊急治療としての静注

- 心房細動をはじめとする上室性頻脈性不整脈に対してアミオダロンの有用性が期待され，とくに停止効果と予防効果が抗不整脈薬のなかで最も強力であるが，房室伝導抑制効果もあり，レートコントロールとしての役割もある．Ca拮抗薬，β遮断薬のような心抑制がないため，心不全例にも使用可能である．
- 一方，ニフェカラントにも停止効果と予防効果はあるが，QT延長に伴うTdPのリスクがある[8]．

g. おわりに

- ニフェカラントを使用する際は必ずTdPを起こす薬であると認識することと，急性期を乗り切れば早期に離脱し，他の抗不整脈療法へ移行することが肝要である．

（中里桂子，坂本篤裕）

文献

1) 佐野秀年．シンビット静注用50 mg（III群抗不整脈薬）．CIRCULATION Up-to-Date 2006; 1: 270-3.
2) 志賀 剛．III群抗不整脈薬の使い分け．CIRCULATION Up-to-Date 2011; 6: 406-15.
3) 小谷部明広，佐野秀年．III群抗不整脈薬塩酸ニフェカラント（シンビット®注）の薬理作用および臨床効果．日薬理誌 2002; 119: 103-9.
4) 池田隆徳．循環器薬の使い方とコツ b. 不整脈治療 (2) III群抗不整脈薬．Heart View 2010; 14: 167-71.
5) 高野照夫．ICU・CCUにおける治療指針―病態にあった迅速・的確な診療のために（第1回）ニフェカラントの的確な使い方．ICUとCCU 2010; 34: 87-9.
6) Shiga T, et al. Reverse use-dependent QT prolongation during infusion of nifekalant in a case of recurrent ventricular tachycardia with old myocardial infarction. J Electrocardiol 2001; 34: 77-80.
7) 栗田隆志．不整脈薬物療法における患者フォローと病診連携のポイント―副作用マネジメントから考える抗不整脈薬の選択．Progress in Medicine 2010; 30: 1629-32.
8) Shiga T, et al. Antiarrhythmic effect of nifekalant on atrial tachyarrhythmia in four patients with severe heart failure. J Cardiol 2002; 39: 159-64.

3-4 利尿薬

周術期における利尿薬の使い方

- 周術期の乏尿自体が急性腎傷害を引き起こすわけではない．しかしこのことは，周術期に尿量を観察しなくていいということにはならない．尿量が維持されているということは，心拍出量が維持されており，腎血流をはじめとする内臓臓器血流も維持されており，おおむね適切な循環管理ができているということを示している．したがって尿量を維持するような管理は重要である．
- 一方，利尿薬を使用して得られる尿量は，この生理学的機序に基づいた尿量とは異なるため，麻酔科医は，この簡便な循環指標を失うことになる．利尿薬を用いるときは，このことをよく理解し，尿量に代わる循環モニタリングを準備しなければならない．

a. 周術期の乏尿（表1）

■ 術前，麻酔導入時，麻酔維持時における乏尿

- 周術期に尿量が低下する機序は，術前の絶飲食による脱水，麻酔導入による交感神経の抑制，麻酔薬による血管拡張作用，心臓への静脈灌流の低下による左室拡張終期容量の減少など，多岐にわたる．さらに，麻酔薬は心収縮力を抑制するので，1回拍出量ならびに心拍出量の低下も影響する．これらは，吸入麻酔薬や静脈麻酔薬，いずれにおいても起こりうる．
- 硬膜外麻酔や脊椎麻酔でも，麻酔域の広がりに応じ，血管拡張作用により心臓への静脈灌流が低下し，心拍出量が低下する．気管挿管人工呼吸を行えば，気道内陽圧換気により静脈灌流はさらに低下し，左室拡張終期容量は減少し，1回拍出量，心拍出量が低下する．
- これらはすべて腎血流，腎灌流圧の低下につながり腎前性乏尿の原因となりうる．

■ 手術侵襲（手術操作，術式，疼痛）による乏尿

- 手術中は適切に循環血液量を維持し，出血に対しては遅滞なく輸液や輸血で置換し，極端な循環血液量の低下は避けなければならない．
- 疼痛に関しては十分な麻酔で体性神経ならびに交感神経の求心路遮断を行わなければならない．
- このように，麻酔下においても侵襲制御を

表1 周術期乏尿の理由

腎前性	体循環の問題
	・心拍出量低下，血管抵抗低下，体血圧低下
	・出血，脱水（循環血液量低下）
	・麻酔，気道内陽圧換気による循環抑制
	・体外循環
	腎循環，手術の問題
	・大動脈遮断，腎動脈狭窄，腎動脈遮断
	・腎灌流圧の低下
	・腹腔鏡手術，腹臥位手術，下大静脈圧迫・遮断など
腎性	・急性尿細管壊死（腎移植，腎動脈・大動脈遮断時の阻血など）
	・造影剤，消炎鎮痛薬（NSAIDs），アミノグリコシド系抗菌薬の使用
	・横紋筋融解（ミオグロビン血症）
	・敗血症（微小循環の異常）
腎後性	・尿路の閉塞，尿カテーテルの閉塞

- 適切に行わなければ，交感神経系の興奮からカテコラミンの上昇，レニン-アンジオテンシン-アルドステロン系が亢進し，腎血流低下，尿細管における再吸収増加などから尿量は低下し，腎前性乏尿となる．
- また腎動脈上大動脈遮断，腎動脈遮断を必要とする大血管手術では，最初は腎前性乏尿，その後，阻血が長引いたり，適切に臓器保護を行わなければ急性尿細管壊死から腎性乏尿，ひいては周術期の急性腎傷害を引き起こす．
- 下大静脈の遮断が必要な腎癌の摘出手術，体血圧が低下し下大静脈圧が上昇して腎灌流圧が低下すると考えられる腹腔鏡手術，腹臥位手術も腎前性乏尿の原因となりうる．術中に尿カテーテルを挿入する場合は，その屈曲閉塞による腎後性乏尿を最初に鑑別する必要がある．
- 現在，麻酔薬自体あるいは特定の麻酔方法による腎障害は知られていない．むしろ呼吸，循環，腎血流などの管理方法が重要である．

■ 術後の乏尿，その他の原因による乏尿

- 術後に特別なことはない．各種診断で用いられる造影剤，疼痛や発熱に対して用いられる非ステロイド性抗炎症薬（NSAIDs），抗菌薬などは腎性乏尿から急性腎傷害の原因となりうる．

b. 周術期に利尿薬を用いて尿量を得たいと思う状況

- 周術期乏尿の原因の圧倒的多数は腎前性の要因で，利尿薬投与の前に腎前性の因子を除去していかなければならない．
- 周術期に利尿薬を用いるのは，むしろ腎以外の問題においてである．それらは周術期のうっ血性心不全（心原性肺水腫），非心原性肺水腫（上気道閉塞性〈陰圧性〉肺水腫，再膨張性肺水腫，ARDS など），過剰な水分バランス（浮腫，体重増加，胸水，腹水，心嚢液貯留）補正の手段，電解質（高カリウム血症，高カルシウム血症など）の補正，脳圧亢進の治療，などがあげられる．

> 尿量を維持しても，急性腎傷害への移行を防ぐ処置にはならないことに留意

▶ARDS：
acute respiratory distress syndrome（急性呼吸促迫症候群）

c. 乏尿に対する基本的対処

■ 腎前性乏尿への対処（表 2，3，図 1）

- 腎前性乏尿の原因の治療を最優先する．病歴の確認とともに，身体所見（末梢皮膚温や色調，脈の性状など），心電図，血圧をモニタリングする．
- 正確な評価を行うには，観血的動脈圧測定，心拍出量モニタリング，心臓超音波（経食道心エコー）などが必要である．
- 最初に，術前評価または既往歴で心収縮力の低下の背景がないことを確認したうえで，輸液，輸血などで左室拡張終期容量，心拍出量を回復させる．次に，必要あれば収縮力を改善させるためにカテコラミン（β_1 刺激薬）の投与を行う．最後に徐脈を治療する（アトロピン，β_1 刺激薬）．以上を行ったうえで，乏尿が改善せず，体血圧（体血管抵抗）が低ければ α_1 刺激薬の投与を検討する．
- 腎灌流圧を維持するためには，体血管圧（腎動脈圧）-下大静脈圧（腎静脈圧）を維持するようにし，これらに悪影響を及ぼす因子を除外してゆく．
- このような順番を踏んだうえで，なお乏尿で，過剰な水分バランスを調節し

3-4 利尿薬

表2 腎前性乏尿の診断

1. 臨床的な状況（脱水，出血，術式）
2. 濃縮尿
3. 低血圧
4. 低心拍出量の評価
   - 動脈圧波形心拍出量モニタリング
   - Swan-Ganz カテーテル
   - 心エコーによる左室拡張終期容量の評価
5. 心収縮の低下
   - 経胸壁心エコー・経食道心エコーの壁運動，左室駆出率など
6. 肺動脈楔入圧低下
7. 超音波による下大静脈径の評価
8. 中心静脈圧低下

表3 腎前性乏尿の治療順序

1. 術前評価または既往歴で心収縮力低下，腎機能障害の背景がないことを確認
   例）心不全，心筋虚血，弁膜症，心筋症，慢性腎臓病など
2. 輸液，輸血などで左室拡張終期容量，心拍出量を回復させる
3. 必要があれば，収縮力を改善させるためにβ_1刺激薬などのカテコラミンの投与を行う
4. 徐脈はアトロピン，β_1刺激薬で治療し，必要に応じてペースメーカを考慮する
5. 1.～4. を行ったうえで，体血管抵抗が低く，十分な腎灌流圧が得られないならば，α刺激薬の投与を行う
6. 1.～4. を行ったうえで，乏尿が改善しないなら，必要に応じて利尿薬を用いる
7. 利尿薬を用いたら，左室拡張終期容量，心拍出量，心収縮力，心拍数，体血圧，電解質に注意する

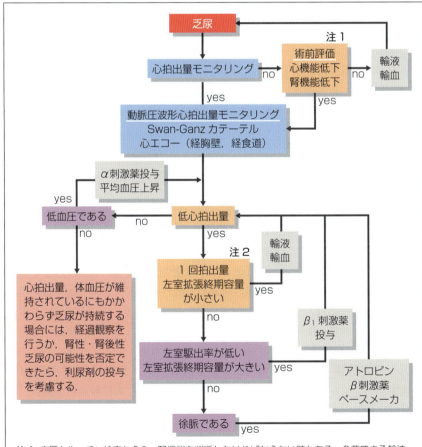

注1：病歴とルーチン検査から心・腎機能を判断しなければならない時もある．負荷できる輸液・輸血量は症例ごとに判断しなければならない．症例，術式を勘案し，必要に応じて心拍出量モニタリングを追加する．

注2：左室拡張終期容量の可否を，1回拍出量変動で参考にすることもできる．一方，これを中心静脈圧で代用することは注意が必要である．

図1 腎前性乏尿の治療フローチャート

たり，浮腫を軽減する必要があるなら，利尿薬を用いる．

腎性乏尿への対処
- 急性尿細管壊死，腎虚血または腎毒性物質への曝露によって発生する．
- 急性腎傷害の危険因子をもっている患者において，利尿薬の投与により，常に尿細管内に尿の流れを維持することによって，腎尿細管の閉塞を防ぎ，急性腎傷害を回避できるとする考えもある．しかし，このような考えに基づくループ利尿薬，ドパミン，D-マニトールの投与では，急性腎傷害を回避できないとされている．また腎保護薬としてのhANPの位置づけも確定はしていない．現在のところ，腎性乏尿に対する特異的治療法，治療薬はなく，急性腎傷害の危険因子，あるいはそれに至る原因を除去する必要がある．また十分な腎血流を維持するためにも，腎前性乏尿の治療（表3）を行ってゆく必要がある．
- 過剰なプラスの水分バランスに陥ったり，電解質異常が生じた場合には，輸液量やKの投与制限を行い，透析を含めた周術期の急性血液浄化療法を検討する．

腎後性乏尿への対処
- 手術中はドレープなどで尿カテーテルの全体が観察しにくくなる．しかし尿カテーテルの機械的閉塞は比較的頻度が高いため，利尿薬をはじめとするすべての乏尿治療の前に，まずこれを疑って確認する必要がある[★1]．
- 当然これらに対しては，閉塞の解除を行い，利尿薬投与は行わない．

d. 利尿薬の種類と使い方

■ 炭酸脱水酵素阻害薬：アセタゾラミド（ダイアモックス®）
- 機序：近位尿細管で炭酸脱水酵素を阻害し，H_2CO_3からH^+とHCO_3^-の解離を抑制する．H^+の遊離を抑制すると，H^+とNa^+の交換が減少するので，Na^+と水の再吸収が抑制され，尿量が増加する．
- 適応：うっ血性心不全，肝硬変に伴う浮腫にも用いられるが，周術期としては，利尿薬としての適応というよりは，代謝性アルカローシスの治療での適応がありうる．肺気腫などの慢性経過の呼吸性アシドーシスでは，腎性代償により塩基が増加した状態になっている．アセタゾラミドによりH^+の排泄が減少するので，生体は代謝性アシドーシスに傾く．このため換気ドライブが改善し，呼吸性アシドーシスが改善するとされる．

■ ループ利尿薬：フロセミド（ラシックス®），ブメタニド（ルネトロン®）
- 機序：ヘンレループの上行脚に作用し，Na^+-K^+-Cl^-共役輸送系を阻害，再吸収を抑制する．利尿効果は確実，強力で，周術期の利尿薬としては，最も頻用される．
- 適応：浮腫，水分過多，うっ血性心不全（心原性肺水腫），ARDSを含む非心原性肺水腫，高カリウム血症の治療，など．
- 投与方法：フロセミドの場合は，一般的には10〜20 mgのボーラス投与を，尿量を観察しながら必要に応じて反復投与する．実際には持続投与，高張減圧剤，アルブミン製剤との併用なども行われる．

▶hANP：
human atrial natriuretic peptide（ヒト心房性ナトリウム利尿ペプチド）

★1
可視範囲で尿カテーテルの機械的閉塞がない場合でも，その中枢側で閉塞している場合もある．もし下腹部の超音波検査が可能であれば，膀胱内の尿貯留の有無を直接観察して腎後性乏尿の判断が可能である．

- 副作用：循環血漿量が低下するので，血圧低下には注意が必要である．多量のKが尿中に排泄されるため，副作用として低カリウム血症に注意が必要である．また高血糖，高尿酸血症を悪化させる可能性がある．利尿薬は心疾患を合併している患者に使用される可能性が高いが，低カリウム血症による不整脈や心筋虚血が悪化，ジギタリスの副作用に注意が必要である．また，セファロスポリン系，アミノ配糖体系抗菌薬の腎毒性を増強する可能性がある．

■ サイアザイド系利尿薬：トリクロルメチアジド（フルイトラン® 錠剤）

- 機序：遠位尿細管において Na^+・Cl^- の再吸収を抑制する．その結果，アルドステロン依存性の Na^+-K^+ 交換が亢進するようになるので，低カリウム血症が起きやすい．高血糖，高尿酸血症を悪化させる可能性がある．
- 適応：周術期に経口投与してまで用いる適応はとくにない．

■ 抗アルドステロン薬：スピロノラクトン（アルダクトンA®）など

- 機序：K保持性利尿薬であり，利尿効果に伴うKの排泄がない．抗アルドステロン薬はアルドステロンと受容体上で競合的に拮抗して，水分・Naの排泄を促す．
- 適応：利尿効果はループ利尿薬よりは顕著ではないとされるが，アルドステロンが上昇していると考えられる病態（アルドステロン症，二次性アルドステロン症として肝硬変，ネフローゼ症候群，うっ血性心不全など）において，またループ利尿薬の効果が不十分な場合に，ループ利尿薬と併用することで効果が得られる．
- 副作用：高カリウム血症．
- その他：抗アルドステロン作用とは別のK保持性利尿薬もある（カンレノ酸カリウム〈ソルダクトン®〉）．これらはアルドステロンと拮抗するのではなく，遠位尿細管に直接作用することで Na^+-K^+ 交換を阻害し，血清Kを保持したまま利尿作用を現す．副作用としては高カリウム血症がある．

■ その他

バソプレシン V_2 受容体拮抗薬：トルバプタン（サムスカ® 錠剤）

- バソプレシン V_2 受容体の阻害により，電解質に影響を与えずに水だけを排泄させる．先行する利尿薬投与によりNaやKが異常値となっているが，水分バランスをさらにマイナスにするために同じ利尿薬の増量が困難な場合に併用する．
- 肝硬変などの低アルブミン血症があり，膠質浸透圧が低下していても効果があるとされる．
- 注射薬はなく，周術期での使用方法に確立されたものはない．

D-マンニトール（マンニゲン®）

- 機序：D-マンニトールは生体内でほとんど代謝されず，糸球体で濾過されて，尿細管内に出て，しかも再吸収されないため，浸透圧利尿効果を有している．その結果，脳組織から水分が血管内に移動し，脳浮腫や脳圧亢進が改善する．D-マンニトールは細胞外液に分布し，脳細胞内に入らないとされており，脳組織への再分布に伴う脳圧再上昇はないとされている．
- 適応：急性腎不全の治療ならびに予防で適応とされているが，実際は脳浮腫

ならびに脳圧亢進の治療薬として用いられる．なお，グリセオールはマンニトールよりは尿量への影響は小さく，脳圧亢進に対する適応となっている．
- 投与方法：1〜3 g/kg，100 mL/3〜10 分，1 日量 200 g までとされている．

ドパミン塩酸塩（イノバン®，カコージン® など）

- ドパミンはドパミン受容体ならびに α，β 受容体に作用して，昇圧作用と利尿作用を発揮する．ドパミンがドパミン受容体と結合すると，Na 共役輸送系，Na^+/K^+-ATPase が阻害され，尿細管における Na の再吸収を阻害して利尿作用を発揮する．
- 敗血症，術後の乏尿性急性腎傷害などの各種病態におけるドパミン少量投与（0.5〜3 μg/kg/分）は，腎血流を増加させ，腎保護作用を有していると信じられてきた．しかし実際の各種病態下では，利尿効果もなく，急性腎傷害や生命予後を改善させないとして，現在では推奨されていない．
- ただし正常の腎臓であれば，ドパミンは利尿作用があるといえるが，利尿だけを目的に用いられることはない．

hANP（ハンプ；ヒト心房性ナトリウム利尿ペプチド）（カルペリチド®）

- 作用機序：hANP の利尿，Na 利尿作用は主として糸球体への作用と集合管への作用に分けられる．糸球体濾過量を増やす機序としては，hANP が輸入細動脈を拡張させ，輸出細動脈を収縮させ，糸球体の静水圧を上昇させることによる．一方，集合管では Na 再吸収抑制，アルギニンバゾプレシンに拮抗して水再吸収抑制，近位尿細管でのアンジオテンシンⅡで亢進した水・Na 再吸収の抑制，ヘンレループにおける Na，Cl の再吸収抑制，などを通して Na 利尿効果を発揮すると考えられている．hANP のこれらの作用は，膜型のグアニル酸シクラーゼに結合して cGMP を産生することによって発揮される．利尿作用は強いが，電解質への影響は比較的少ないとされる．

▶cGMP：cyclic guanosine monophosphate

- 適応：基本的には心不全に対して用いる．心不全で，血圧が高く（体血管抵抗上昇），左室拡張終期容量が増加して，左室拡張終期圧（肺動脈楔入圧）が上昇しているような場合で，左室前負荷，後負荷を軽減したい場合によい適応となる．
- 投与方法：0.01〜0.1 μg/kg/分．
- 副作用：cGMP を介した動静脈の平滑筋弛緩作用もあり，同時に強力な利尿作用も有しているため，血圧の低下には注意が必要である．周術期において，hANP の効果を十分に発揮させるには，併用する鎮静薬への注意や体液分布の的確な評価が必要である．

（新井正康，岡本浩嗣）

参考文献

1) 公益社団法人日本麻酔科学会．麻酔薬および麻酔関連薬使用ガイドライン 第 3 版 XII その他．2012 第 3 版第 3 訂 2012.10.31（他 -16）．http://www.anesth.or.jp/guide/pdf/publication4-12_20121106.pdf

❶ フロセミド

furosemide

- フロセミド（ラシックス®）はループ利尿薬の一つで，高い Na 排泄効果から強力な利尿作用を有する．（図1）
- 急性肺水腫やうっ血性心不全に伴う呼吸苦の改善に有用である．
- K^+ を含む電解質の排泄を伴うため，電解質異常に注意が必要である．

a. 作用機序（図2）

- 主としてヘンレループの太い上行脚における Na^+-K^+-$2Cl^-$ 共輸送体を阻害する．
- フロセミドはタンパク結合率が非常に高く（91〜99%），糸球体で濾過されて尿細管に達する量は非常に少ない[1]．タンパクに結合したフロセミドは有機酸輸送システムにより近位尿細管から管腔側へ効率よく分泌され，ヘンレループの太い上行脚の管腔側膜の Na^+-K^+-$2Cl^-$ 共輸送体の結合部位にアクセスする[2]．
- ヘンレループの太い上行脚の上皮細胞の内外には，本来約 10 mV の電位差が生じており，管腔内が間質に対し正となっている．この管腔内陽性電位は Ca^{2+} や Mg^{2+} といった陽イオンを反発させ，その反発力がこれらの陽イオンを再吸収する駆動力となる．フロセミドはこの上皮内外の電位差（経上皮電位差）を消失させることで，Ca^{2+} と Mg^{2+} の再吸収も抑制する[3]．
- Na^+-K^+-$2Cl^-$ 共輸送阻害薬は K^+ および H^+ の排泄を高める．そのメカニズムとしては①遠位尿細管への Na^+ 送達量の増加，②集合管

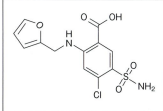

図1 フロセミドの構造式

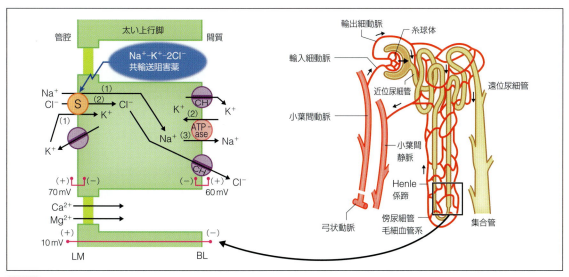

図2 フロセミドの作用機序
(Goodman LS, Gilman A. 大森義仁, ほか監訳. グッドマン・ギルマン薬理書―薬物治療の基礎と臨床 上. 第6版. 東京: 廣川書店; 1986. p. 938, 954[4]より)

表1 フロセミドの薬物相互作用

薬剤	相互作用	原因
アミノグリコシド系 シスプラチン バンコマイシン	聴覚障害の増強	薬剤の内耳外有毛細胞内濃度が上昇し，外有毛細胞の壊死を引き起こす
アムホテリシンB 副腎皮質ホルモン	低カリウム血症のリスク増大	ともにK排泄作用を有する
糖尿病薬 （SU剤，インスリン）	糖尿病薬の作用減弱	細胞内外のK喪失がインスリン分泌の抑制，末梢でのインスリン感受性低下をもたらす
テオフィリン ゲンタマイシン ベンジルペニシリン オセルタミフル	薬剤血中濃度の上昇	薬物クリアランス低下

における流量依存的なK^+の分泌増強，③浸透圧以外の要因によるバソプレシンの放出，④レニン-アンジオテンシン-アルドステロン系の活性化，などがある．

b. 薬物動態

- 静注すると数分以内に効果が発現し，30分後に血中最高濃度（C_{max}）となり，半減期は約30分で，効果は約3時間持続する．
- 経口投与では1時間以内に効果が発現し，1〜2時間後にC_{max}となり，半減期は0.5〜2時間で，効果は約6時間持続する[★1].
- フロセミドは約65%が未変化のまま尿中に排泄され，残りは主に腎臓内でグルクロン酸抱合を受ける．したがって，腎疾患の患者ではフロセミドの排泄半減期は延長する．

c. 適応と効果

- 腎血流や糸球体濾過量を減少させないため腎機能障害時にも使用できるが，尿管排泄率が低下している場合には効果発現に高用量を要する．
- 静脈内投与を行う際は，持続投与のほうがボーラス投与よりも利尿効果を得やすいとされるが[5]，持続投与とボーラス投与で患者による症状の評価や腎機能の変化に差は認められていない[6].
- 急性腎傷害のリスクがある，またはすでに腎傷害が確立している患者にフロセミドを予防的もしくは治療的に使用しても，腎代替療法のリスクや院内死亡率を改善させない[7].
- フロセミドは全身の静脈容量を急速に増加させることによって左室充満圧を減少させる．このため容量負荷に伴う肺水腫の症状緩和には有用といわれている[8].
- 新生児や小児領域でも最もよく使われる利尿薬である[9][★2].

★1
ラシックス® は lasting for six hours が語源とされ，経口投与で6時間効果が持続するということが名前の由来となっている．

★2
低出生体重児に慢性的にフロセミドを投与すると腎内石灰化を形成するリスクがある[9].

d. 副作用と注意点（表1）

- フロセミドによる遠位尿細管へのNa$^+$の送達量の増加は，とくにレニン-アンジオテンシン系の活性化と組み合わさると，K$^+$とH$^+$の尿中排泄を増加させ，低カリウム血症や低クロール性アルカローシスを引き起こす．
- 低アルブミン血症やフロセミドのタンパク結合を競合する他の薬剤（ワルファリンやフェニトインなど）の存在は，フロセミドの利尿効果を減弱させる．低アルブミン血症の場合，アルブミン製剤との同時投与によりフロセミドの利尿効果を増強することができる[10]．
- フロセミドはプロスタグランジンE$_2$の産生を増やすことで腎血流を増加させるが，この効果は非ステロイド性抗炎症薬（NSAIDs）により抑制される[11]．
- 短時間で大量に静脈内投与すると，内耳における電解質組成に影響を及ぼすことにより聴覚障害を起こすことがある[12]．

（持留真理子，杉山由紀）

文献

1) Brater DC. Resistance to diuretics: Emphasis on a pharmacological perspective. Drugs 1981; 22: 477-94
2) Pichette V, et al. Role of plasma protein binding on renal metabolism and dynamics of furosemide in the rabbit. Drug Metab Dispos 1999; 27: 81-5.
3) Di Stefano A, et al. Transepitelial Ca^{2+} and Mg^{2+} transport in the cortical thick ascending limb of Henle's loop of the mouse is a voltage-dependent process. Ren Physiol Bilchem 1993; 16: 157-66.
4) Goodman LS, Gilman A. 大森義仁，ほか監訳，グッドマン・ギルマン薬理書―薬物治療の基礎と臨床 上．第6版．東京：廣川書店；1986. p. 938, 954.
5) Sanjay S, et al. The comparison of the diuretic and natriuretic efficacy of continuous and bolus intravenous furosemide in patients with chronic kidney disease. Nephrology (Carlton) 2008; 13: 247-50.
6) Felker GM, et al. Diuretic strategies in patients with acute decompensated heart failure. N Engl J Med 2011; 364: 797-805.
7) Karajala V, et al. Diuretics in acute kidney injury. Minerva Anesthesiol 2009; 75: 251-7.
8) Ho KM, Power BM. Benefits and risks of furosemide in acute kidney injury. Anaesthesia 2010; 65: 283-93.
9) Pacifici GM. Clinical pharmacology of furosemide in neonates: A review. Pharmaceuticals (Basei) 2013; 6: 1094-129.
10) Pichette V, et al. The influence of moderate hypoalbuminaemia on the renal metabolism and dynamics of furosemide in the rabbit. Br J Pharmacol 1996; 119: 885-90.
11) Gerber JG, Nies AS. Furosemide induced vasodilation: Importance of state of hydration and filtration. Kidney Int 1980; 18: 454-9.
12) Ho KM, Sheridan DJ. Meta-analysis of furosemide to prevent or treat acute renal failure. BMJ 2006; 333: 420.

❷ カンレノ酸カリウム potassium canrenoate

a. カンレノ酸カリウムの特徴

- K保持性利尿薬にはスピロノラクトン，トリアムテレン，カンレノ酸カリウム（ソルダクトン®）などがある．抗アルドステロン作用（受容体拮抗薬）があり，遠位尿細管に作用し利尿作用を発揮する．
- このうちカンレノ酸カリウムはスピロノラクトンの代謝産物であり（スピロノラクトンの1/3～1/5の強さといわれる），活性代謝物のカンレノンに変換された後，後部遠位尿細管と集合管においてアルドステロンに拮抗して作用を発現する．
- アルドステロンはNa^+-K^+交換系を活性化して，Na^+の再吸収とK^+の排泄を促進する．一方，カンレノ酸カリウムはこれに拮抗することにより，Na^+排泄による利尿効果とK^+排泄抑制作用を発揮する．糸球体濾過値および腎血流量にほとんど影響を及ぼさないとされる．
- カンレノ酸カリウムはスピロノラクトンと異なり，静注薬があるため，周術期における使用が考えられる．基本的に肝代謝である．
- カンレノ酸カリウムの単独使用では，利尿ならびに降圧作用はそれほど強くはないが，他の利尿薬や降圧薬の補助薬として用いられることが多い．
- ループ利尿薬やサイアザイド系利尿薬においては尿中へのカリウムの喪失と低カリウム血症が問題になるが，カンレノ酸カリウムは血清カリウムを保持する特徴がある．そこで他の利尿薬と併用すると，電解質代謝異常，とくに低カリウム血症を補正する効果がある．一方で，カリウム保持作用により高カリウム血症となる可能性がある．

b. カンレノ酸カリウムが周術期に有用な背景

▶ACTH：adrenocorticotropic hormone

- 麻酔および手術侵襲（疼痛，炎症など）により交感神経が活性化すると，ACTHの分泌増加が起こり，レニン・アンジオテンシン系が賦活化され，さらに血漿アルドステロン，血漿レニン活性が強まるとされている．その結果，術中から術後にかけて水・ナトリウムの貯留傾向となり，浮腫の原因となりうる．
- 術前から二次性アルドステロン症を呈しているとされる肝硬変，ネフローゼ症候群，うっ血性心不全，原発性アルドステロン症患者においては，この傾向が増強されると考えられる．
- 利尿薬の使用を考える前に，生体侵襲がしっかり制御されているか否かを評価し，対処する必要がある．そのうえで，カンレノ酸カリウムは，周術期のアルドステロンの分泌亢進状態で，その抗アルドステロン作用からループ利尿薬と併用すると，さらに効果を発することを知っておくとよい．
- さらに周術期に低カリウム血症の傾向となりやすいことも併せて考えると，カンレノ酸カリウムはナトリウム利尿および血清カリウム保持の両面から，

考慮されるべき利尿薬である．

c. 周術期における適応

- 肝硬変合併手術例，肝切除例，ネフローゼ症候群合併例，原発性アルドステロン症合併症例，うっ血性心不全あるいはその既往や危険のある患者の周術期管理，開心術後など，アルドステロン過剰状態が考えられる病態．
- その他，電解質代謝異常から，ループ利尿薬，サイアザイド系利尿薬の使用を避けたい症例．ループ利尿薬の効果が悪い場合，術後，負の水分バランスで管理する場合など．

d. 使用方法と注意

- 1回100〜200 mgを1日1〜2回投与が目安となる．ブドウ糖注射液，生理食塩液または注射用水10〜20 mLに溶解して，緩徐に静脈内注射する．1日投与量として600 mgを超えないこと，投与期間は2週間を超えないことが原則である．
- 投与後は血清カリウムの継時的確認が必要である．腎機能悪化時の高カリウム血症に注意が必要であり，投与前のクレアチニン，eGFRの確認が必要である．まったくの無尿，腎不全における使用は行わない．
- エプレレノンは選択的アルドステロン受容体拮抗による高血圧治療薬であるが，カンレノ酸カリウムとの併用で高カリウム血症が懸念されるため，併用禁忌である．
- タクロリムスは免疫抑制薬の一種で，臓器移植または骨髄移植で使用される．これも高カリウム血症が懸念されるため併用禁忌である．移植患者における使用は他の使用薬物をよく確認したうえで使用する必要がある．
- また他のK保持性利尿薬（スピロノラクトン，トリアムテン），ACE阻害薬，シクロスポリン，非ステロイド性抗炎症薬との併用は高カリウム血症の危険から注意が必要とされる．
- 腎前性乏尿を除外するために，循環血液量，心拍出量，血圧が十分維持されていることを確認する．可能ならば心エコーによる左室拡張終期容量，左室収縮力，左室駆出率の確認，動脈圧波形（あるいは肺動脈カテーテルによる熱希釈法による）心拍出量測定，1回拍出量などで循環動態をモニタリングできていればなお安全な投与ができる．
- 他の降圧薬（ACE阻害薬，Ca拮抗薬，β遮断薬）との併用，他の利尿薬との併用は循環動態への影響を注意する必要がある．リチウム製剤を投与されている場合はリチウム中毒に注意が必要である．

（新井正康，吉野和久，岡本浩嗣）

▶ eGFR：estimated glomerular filtration rate

▶ ACE：angiotensin converting enzyme

参考文献

1) 公益社団法人日本麻酔科学会．麻酔薬および麻酔関連薬使用ガイドライン 第3版 XII その他．2012 第3版第3訂 2012.10.31（他 -16）．http://www.anesth.or.jp/guide/pdf/publication4-12_20121106.pdf

3 グリセロール

glycerol

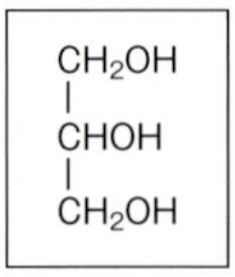

CH₂OH
|
CHOH
|
CH₂OH

図1 グリセロールの構造式

- グリセロール（グリセオール®注，グリセリンF注），別名プロパントリオールは，油脂の加水分解により脂肪酸と合わせて得られる三価のアルコール（図1，表1）である．
- 腎不全の予防，眼内圧の軽減，頭蓋内圧亢進・脳浮腫の治療に用いられる．
- 医薬品以外に爆薬の原料，化粧品，潤滑油などに使用する．

a. 作用機序[1]

- 腎臓の糸球体での濾過後，腎尿細管で再吸収されないため管腔内浸透圧を上昇させ，その結果Naや水の血管側への再吸収を抑制して尿量増加作用（浸透圧利尿）を発現する．
- このような物理化学的効果を発現するにはアクアポリン（aquaporin：AQP）[★1]の存在が不可欠である．
- したがって，作用部位は近位尿細管，Henle下行脚，バソプレシン存在下の集合管などである．
- 上記の機序により，体内の浮腫形成領域の細胞内・外液から水を移動させると考えられる[2]．

b. 薬物動態

- ラットに腹腔内投与すると，24時間後に80％が呼気中にCO_2として排泄され，尿中に6％，糞便中に1％が排泄される[4]．
- ヒトでは静脈内投与により10〜20％が腎臓より排泄され，約80〜90％が肝

[★1] 1992年，アメリカのPeter Agre博士は赤血球に水を通過させるチャネルを発見した[3]．このチャネルをAQPという．そして，AQPが水を選択的に通過させることを証明し，これにより博士は2003年にノーベル化学賞を受賞した．現在ではAQP0からAQP12までの13種類のAQPが，全身の臓器に分布していることが判明している．

> **Topics** AQPと疾患[5]
>
> AQPのなかには水以外に尿素などの小分子やイオンを通過させるものもある．グリセリンも通過させるAQP群（AQP3・AQP7・AQP9・AQP10）はアクアグリセロポリンファミリー（aquaglyceroporin: GLP family）とよばれる[6]．
>
> **AQP3**
> 腎集合管のAQPとして見いだされたGLPである．
> 皮膚の表皮基底層のケラチノサイトにAQP3は発現し，AQP3を通じてグリセリンが輸送されることが表皮角質層のグリセリンと水の保持に働いている．AQP3の欠損により皮膚乾燥が出現するが，表面からグリセリンを塗ることによって補正が可能である．
>
> **AQP7**
> 腎臓近位尿細管，精子，脂肪細胞に存在するGLPである．
> 脂肪細胞中の中性脂肪は必要に応じてグリセリンと遊離脂肪酸とに分解されて細胞外へ放出されるが，この放出経路がAQP7である．AQP7の障害により脂肪細胞中のグリセリン濃度が上昇し，脂肪細胞内での中性脂肪蓄積が増大することにより，脂肪細胞の肥大化が生じると考えられる．したがって，AQP7の内臓肥満，メタボリックシンドロームへの関与探究が望まれる．

臓で代謝されてエネルギーとして利用される[7].
- よって，浸透圧利尿は少なく腎傷害も少ない．

c. 適応と効果

- 頭蓋内圧亢進，頭蓋内浮腫の治療および脳外科手術中・術後など脳容積の縮小を必要とする場合．
- 血管内投与により血液の浸透圧を高めて血液と脳のあいだに浸透圧勾配を生じさせ，脳実質から水を吸収することにより脳浮腫を軽減し，脳浮腫の治療効果を発現する．
- 上記作用により，脳血流の増加および再分布作用，脳酸素代謝改善および脳酸素消費量増加作用が期待される．
- ほかに，眼内圧下降目的，眼科手術など眼縮小を要する場合も使用する（作用機序は脳に対するものと同様）．
- 即効性はなく，投与後約2時間後に頭蓋内圧は最低となり，持続時間は6時間程度である[7]．
- D-マンニトールに比べるとリバウンド現象★2 は少ない．
- 頭蓋内圧亢進を伴う大きな脳出血での救命に高張グリセロールが有効であるとする報告がある[8]．
- 他方，脳出血急性期における高張グリセロールの使用は有意な効果を認めなかったとする報告もある[9]．

d. 使用法

- 脳外科手術時の脳容積縮小目的には，1回500 mLを30分かけて点滴静注する．
- 手術後や脳梗塞後の脳浮腫を抑えるときは，成人1回200〜500mLを1日1〜2回，500 mLあたり2〜3時間かけて点滴静注する（投与期間は1〜2週間が目安）．
- 眼内圧下降および眼科手術時の眼容積縮小の目的には，1回300〜500 mLを45〜90分かけて点滴静注する．

e. 副作用と注意点

- 大量投与で水・電解質の異常（低カリウム血症，高ナトリウム血症）が出現しやすく，糖尿病患者では高血糖，まれに非ケトン性高浸透圧性昏睡をきたすことがある．
- 同様に乳酸アシドーシス，溶血，心不全などの副作用に注意が必要である．
- 他の副作用として，頭痛，口渇，悪心・嘔吐，倦怠感，血圧上昇，血尿など

表1 グリセオール®注の組成・性状

	販売名	グリセオール注		
成分・含有量（1袋中）	内容量	200 mL	300 mL	500 mL
	有効成分 日局濃グリセリン	20 g	30 g	50 g
	日局果糖	10 g	15 g	25 g
	添加物 塩化ナトリウム	1.8 g	2.7 g	4.5 g
性状		無色澄明の液		
剤形		注射剤（バッグ）		
pH		3.0〜6.0		
浸透圧比		約7（生理食塩液に体する比）		

★2 リバウンド現象
高張液の急速投与により脳組織と他の組織とで薬物濃度に差が生じ，一時的に水分が脳組織内に移行してしまい，逆に脳浮腫を増大させてしまう現象．

> **Topics** **AQP と脳浮腫**
>
> 　他の臓器に比し脳では AQP4 の発現量が非常に多く[6]，脳浮腫の発生あるいは進行，状況によっては治療に関与していると解明されてきた．
> 　AQP4 ノックアウトマウスでは急性水中毒（cytotoxic edema；脳血管破綻を伴わない脳浮腫，脳細胞の膨張が特徴）によるアストロサイトの膨張と脳水分増加が緩徐であり，同時に，脳虚血モデル（初期は cytotoxic edema）では脳浮腫の程度が軽度で，神経症状が軽症であった[10]．
> 　AQP4 ノックアウトマウスに vasogenic edema（主に毛細血管の障害により引き起こされる脳浮腫）を作製すると，水の排泄が遅延し，脳浮腫の治療が遅延する[11]．

が見受けられる．
- 急性硬膜下・硬膜外血腫が疑われる患者では，出血源を処理し，再出血のないことを確認してから投与する★3．
- 食塩摂取制限の必要な患者，心臓など循環器系の機能障害のある患者，腎機能障害患者および尿崩症患者への投与には注意を要する．

（荻原幸彦，内野博之）

★3
頭蓋内圧の下降により一時止血していたものが再び出血する可能性があるため

文献

1) 今井　正．利尿薬．佐々木　成，石橋賢一，編．からだと水の事典．東京：朝倉書店；2008. p. 322-27.
2) Lapi D, et al. Pial microvascular responses to transient bilateral common carotid artery occlusion: Effects of hypertonic glycerol. J Vasc Res 2008; 45: 89-102.
3) Preston GM, Agre P. Isolation of the cDNA for erythrocyte integral membrane protein of 28 kilodaltons: Member of an ancient channel family. Proc Natl Acad Sci U S A 1991; 88: 11110-4.
4) 日本薬局方解説書編集委員会，編．第十五改正日本薬局方解説書．東京：廣川書店；2006.
5) 佐々木　成．アクアポリンの病気．佐々木　成，石橋賢一，編．からだと水の事典．東京：朝倉書店；2008. p. 64-70.
6) 祖父江和哉．脳における水チャンネル〈アクアポリン〉の機能と脳浮腫への関与．Nagoya Med J 2010; 50: 199-205.
7) 田村哲也，祖父江和哉．脳浮腫と頭蓋内圧亢進．救急医学 2013; 37: 1586-90.
8) 福内靖男，ほか．高張グリセロール静脈内投与による神経疾患の治療 1-10%（W/V）グリセロール加生理食塩液（CG-A2P）の臨床効果について．臨牀と研究 1978; 55: 929-37.
9) Yu YL, et al. Treatment of acute cerebral hemorrhage with intravenous glycerol: A double-blind, placebo-controlled, randomized trial. Stroke 1992; 23: 967-71.
10) Manley GT, et al. Aquaporin-4 deletion in mice reduces brain edema after acute water intoxication and ischemic stroke. Nat Med 2000; 6: 159-63.
11) Papadopoulos MC, et al. Aquaporin-4 facilitates reabsorption of excess fluid in vasogenic brain edema. FASEB J 2004; 18: 1291-3.

❹ マンニトール

mannitol

- マンニトール（20％マンニットール注射液「YD」，マンニットールS注射液），別名マンニットは，マンノースの還元体に相当する糖アルコールの一種（図1，表1）．
- D-マンニトールは，1806年Proustによってモクセイ科のマンナトネリコ樹液の乾燥物マンナから単離された．
- 工業的生産は，1937年にアメリカのアストラスパウダー社によりトウモロコシデンプン糖の電解還元法により行われた．
- 日本では1934年，大日本人造肥料株式会社が海藻からアンモニア抽出法により抽出した．
- グリセロールと同様に，血管内投与すると血液の浸透圧を上昇させ，ほとんど代謝されずに腎糸球体で濾過され，尿量を増加する．
- 腎傷害の発生を予防し，また，体液減少による糸球体機能低下にも有効である．
- 眼内圧，頭蓋内圧の低下をもたらす．

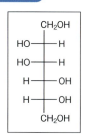

図1 D-マンニトールの構造式

a．作用機序

- 薬理学的に不活性なため細胞膜を通過せず，静注後血液の浸透圧が上昇して組織の水分が血管内に引き寄せられ，腎血流量および糸球体濾過量が増大して，尿量が増加する（浸透圧利尿作用）．
- このような細胞内から細胞外への水分移動によって脳の容積が縮小し，脳圧降下作用をもたらす．
- 同時に脳脊髄液の産生速度を抑制して，さらに脳圧を下げると考えられている[1]．同様な機序で眼圧も降下する．

b．薬物動態

- 静注しても体内でほとんど代謝を受けずに腎糸球体から濾過され，尿細管からほとんど再吸収されず尿中に排泄される．
- マンニトールをネコに0.667 mL/kg/分の速度で15分間投与したところ，投与終了直後に最高血中濃度（11.21 ± 0.54 mg/mL）に達した（消失半減期：60.23 ± 13.83分）[2]．
- したがって即効性はあるが効果持続時間は短い．

c．適応と効果

- 急性腎不全の予防および治療：ラットの実験的急性腎不全にマンニトールを投与したところ，投与群は無投与群に比し有意に死亡率が低下した[3]．
- 脳圧降下作用：イヌに実験的脳浮腫を作製し，マ

表1 20％マンニットール注射液「YD」の組成・性状

容量	300 mL	500 mL
成分含量	D-マンニトール 60 g	D-マンニトール 100 g
性状	無色澄明の液で，味は甘い 結晶を析出することがある	
pH	4.5～7.0	
浸透圧比	約5（生理食塩液に対する比）	
識別コード	YD716	

▶ICP：
intracranial pressure（頭蓋内圧）

★1 高張食塩
動物実験，外傷患者，出血性ショック患者を対象とした研究では，高濃度食塩液はマンニトールよりも有意に ICP を下げるとするものが多い．また，脳外科手術において 3％高張食塩液を使用すると，マンニトールと比較して術中の脳浮腫は少なかったが高ナトリウム血症は有意に多い[10]．脳浮腫対策として高張食塩液を用いると心不全，溶血，凝固異常などの合併症の可能性はあるが，マンニトールより優れている面も多いとされている．

▶CHDF：
continuous hemodiafiltration

ンニトールを投与すると脳脊髄液圧降下作用を示した[4]．
- よって，脳ヘルニア時や脳外科手術中など，緊急で ICP 低下を要するときに選択される★1．
- 眼圧降下作用：健常人にマンニトールを投与すると眼圧降下作用を示した[5]．

d. 使用法

- 20％マンニトール注射液「YD」：D-マンニトールとして，1回体重1kgあたり1〜3g（5〜15 mL）を点滴静注する．
- マンニトールS注射液：体重1kgあたり7〜20 mL を点滴静注する．
- 投与速度はともに 100 mL/3〜10 分とする．
- D-マンニトールとして1日量は 200g までとする．
- 投与後 30 分で効果が発現し，最大効果は約1時間後で，作用は 3〜4 時間持続する．
- マンニトールテスト（負荷テスト）：著明な乏尿または腎機能が不十分と思われる患者への使用時に，以下の手順で施行する．
  ①マンニトールとして 0.2 g/kg あるいは 12.5 g を 3〜5 分かけて1回投与する．
  ②少なくとも1時間あたり 30〜50 mL の尿量が 2〜3 時間出るようならば腎機能は保たれていると考えられる．
  ③十分な尿量が得られなければ，もう1回同量を投与する．
  ④2回投与しても十分な尿量が得られなければ，マンニトールによる治療は中止する．

e. 副作用と注意点

- 大量投与で尿排泄亢進となり急激な脱水症状を起こし，急性腎不全となることがある．
- 治療としては，マンニトールの投与を中止し細胞外液投与を行う．
- 急性腎不全の場合は，持続血液透析濾過（CHDF）などの処置を要することもある．
- 代謝性アシドーシス，高カリウム血症，低ナトリウム血症などの電解質異常を呈することがある．
- 末梢血管拡張作用により血圧低下を呈することがある[6]．
- 血液脳関門部障害が存在すると血管外に漏出して浮腫を助長させる可能性がある[7]．
- マンニトールは，脳梗塞，脳出血いずれの急性期にも有効性は証明されていない[8]．
- 脳腫瘍や他の脳の感染症に対し，普通の状態では血液脳関門を通過しない抗生物質の投与に関して，マンニトール投与による一過性の血液脳関門破壊によりこの抗生物質が関門を通過しうると示唆されている[9]．

（荻原幸彦，内野博之）

文献

1) Malhotra V, Pamnani A. Renal, liver, and biliary tract disease. Miller RD, Pardo, Jr. MC. Basics of Anesthesia. 6th ed. Elsevier; 2011. p. 448-62.
2) 田中昌代,ほか.体内薬物動態を基にした頭蓋内圧亢進時のマンニトールの至適投与方法.Neurological Surgery 1991; 19: 619-24.
3) Parry WL, et al. Experimental studies of acute renal failure. I. the protective effect of mannitol. J Urol 1963; 89: 1-6.
4) 卜部美代志　ほか.未発表
5) Barry KG, et al. Mannitol and isosorbide. Sequential effects on intraocular pressure, serum osmolality, sodium, and solids in normal subjects. Arch Ophthalmol 1969; 81: 695-700.
6) Coté CJ, et al. The hypotensive response to rapid intravenous administration of hypertonic solutions in man and in the rabbit. Anesthesiology 1979; 50: 30-5.
7) 田村哲也,祖父江和哉.脳浮腫と頭蓋内圧亢進.救急医学 2013; 37: 1586-90.
8) Bereczki D, et al. Cochrane report: A systemic review of mannitol therapy for acute ischemic stroke and cerebral parenchymal hemorrhage. Stroke 2000; 31: 2719-22.
9) Gunby P. Mannitol opens pathway of brain tumor chemotherapy. JAMA 1981; 245: 1802.
10) Wu CT, et al. A comparison of 3% hypertonic saline and mannitol for brain tumor surgery. Anesth Analg 2010; 110: 903-7.

❺ カルペリチド   carperitide

- カルペリチド（ハンプ®）は，日本で1995年から生産販売されているペプチド製剤である．
- 強力な利尿作用，腎血流増加とともに血管拡張作用，心保護作用を持ち合わせている．
- 他薬剤との配合禁忌が多く，単独の静注ラインが必要となる．

a. 作用機序

- 生体内で心房から生産されるヒト心房性ナトリウム利尿ペプチド（hANP）として降圧作用と利尿作用を持ち合わせている．α型 hANP は 1984 年に日本で発見された 28 個のアミノ酸から構成されるホルモンである（図1）．
- そのホルモンを遺伝子組み換え技術により合成したカルペリチド（ハンプ®）の生産販売も日本でされている．
- 海外では同じ作用機序で，主に心室で生産される脳性ナトリウム利尿ペプチド（BNP）製剤である nesiritide（日本では未発売）が多く使用されている．

▶hANP：
human atrial natriuretic peptide

▶BNP：
brain natriuretic peptide

```
H-Ser-Leu-Arg-Arg-Ser-Ser-Cys-Phe-Gly-Gly-Arg-Met-Asp-Arg-
                        └S-S┐
     Ile-Gly-Ala-Gln-Ser-Gly-Leu-Gly-Cys-Asn-Ser-Phe-Arg-Tyr-OH
```

図1　カルペリチドの構造

- hANPは心房筋内に存在し，心房の伸展によってその分泌が増加する．hANPポリペプチド受容体は主に血管壁にあり，肺や腎臓，副腎に多く存在している．受容体にhANPが結合すると膜結合型グアニル酸シクラーゼが活性化され，細胞内のcGMPが増加することにより血管拡張が起こる．腎臓では糸球体濾過量を増加させて水，Na排泄を増やし，副腎ではアルドステロンの分泌を抑制する．交感神経系やレニン・アンジオテンシン系にも軽度だが抑制作用がみられる．

▶cGMP：cyclic guanosine monophosphate

b. 薬物動態

- 投与による効果は迅速で，0.1 μg/kg/分の持続投与で開始すると30分以内に血中濃度は平衡状態となる．そのため投与を中止するとすみやかに血中濃度が低下するため注意が必要である．
- 腎障害がある症例では血中濃度低下が遅延する可能性がある．

c. 適応と効果

- 基本的には血管拡張作用を期待して心不全症例に使用される．利尿作用も強く急激な血圧低下は腎機能障害を引き起こす可能性がある．
- 心不全の急性増悪時では，急激な血圧低下を避けるため0.025 μg/kg/分の低用量持続静注で開始されることが多い．心臓外科術後では0.05〜0.2 μg/kg/分の持続静注まで増量して維持される．
- 尿量低下症例ではフロセミドと併用で持続投与されることも多いが，過剰な利尿効果に注意する．PDE 5阻害薬との相互作用により過度の血圧低下を生じることがあるので注意が必要である．

▶PDE：phosphodiesterase（ホスホジエステラーゼ）

d. 副作用と注意点

- 他薬剤との配合禁忌が多いため，原則として単独ルートから持続静注で投与される．亜硫酸剤，アミノ酸製剤，ヘパリンナトリウムと混合すると沈殿物がみられる．
- 持続投与を急に停止すると，利尿が停止する症例が多いため，6時間ごとに0.025〜0.05 μg/kg/分減量してテーパリングを行うことが重要である．
- 血圧低下からのショックや不整脈が発症することがある．肝機能障害，腎機能障害，血小板減少などの合併症がまれにみられる．
- 重篤な低血圧や心原性ショックの症例では使用を差し控える．右室梗塞の症例も禁忌となる．高齢者では肝腎機能合併症に留意して慎重投与する．妊婦や小児では使用経験が少ないため安全性は確立されていない．

（大西佳彦）

3-5 気管支拡張薬

周術期における気管支攣縮の考え方

- 気管支攣縮（あるいは気管支痙攣；bronchospasm）は，麻酔中の喘息発作ととらえるとイメージがつきやすい．周術期における気管支攣縮は喘息患者の0.17〜4.2%に起こるとされ[1,2]，危険因子としては，未治療あるいはコントロール不良の気管支喘息が最も重要であるが，ほかにも上気道炎の合併，肥満，胃食道逆流症，ストレスなどがあげられている[3]．また術前の喫煙を危険因子とする報告もある[4]．
- 気管支平滑筋の役割に関しては他の成書に譲るが，さまざまな刺激に対する気管支の収縮（反応性）が病態に大きく関与していることは間違いない．反応性を決める因子は，図1に示すとおり多岐にわたる[5]．
- 用量-反応曲線（DR curve）を左に移動させる，すなわち閾値を下げる方向に働く因子は，主に上皮細胞の損傷，炎症性細胞や神経系の関与が主となる一方，DR curveを上に引き延ばす，すなわち最大反応を大きくする方向に働く因子は，気道平滑筋収縮力の増加，気管支壁の肥厚などが主になる．重症肺気腫のように弾性がきわめて小さい場合も反応を大きくする結果になる．
- 気管支攣縮に対する薬物療法は気管支の反応性を決める因子のどれかに働きかけることが基本となる．すなわち，周術期管理に用いる気管支攣縮の治療・予防薬も，基本的には気管支の反応性を決める因子に作用し効果を発揮する．
- 本項では気管支痙攣に対する薬物治療を概説するが，より臨床に役立つように慢性期と急性期の対応に分けて説明する．急性期はまさしく気管支痙攣が起こったときの対応であるが，慢性期は別の言い方をすれば維持療法，より具体的には術前の対応であり，これは予防が大きな役割を果たすと考えられる．

a. 術前（慢性期）の薬物療法

- 上気道炎罹患中あるいは治癒後すぐの麻酔を避け，術前の禁煙指導を行うことはもちろんのことであるが，喘息患者など気道過敏性を有する場合は，そのコントロールの質を向上させておく

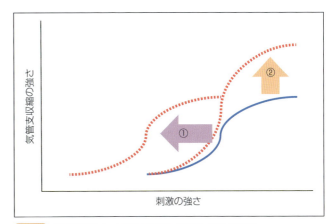

図1 刺激の強さ-気管支収縮（用量-反応曲線）
①の方向に曲線をシフトさせる（閾値を下げる）のは上皮細胞の損傷，炎症性細胞や神経系の関与が主なものであり，②の方向に曲線をシフトさせるのは気管支平滑筋の収縮力の増加，気管支壁の肥厚，弾性抵抗の低下などが主なものである．

術前，気道過敏性を有する場合は，そのコントロールの質の向上が重要

長時間作用性β_2刺激薬と吸入ステロイドの2種類が主力で，併用が基本

▶COPD：
chronic obstructive pulmonary disease（慢性閉塞性肺疾患）

ことが重要である．
- この目的に使用される薬剤は，気管支拡張を目的とした長時間作用性β_2刺激薬および抗炎症作用をもつ吸入ステロイドの2種類が主力であり，併用することが基本となる[6]．

■ β_2刺激薬
- このカテゴリー薬剤は当然，選択性の高いものが好ましく，吸入・経皮（貼付）・経口などのさまざまな剤形がある．吸入にはサルメテロール（セレベント®）が使われているが，喘息に対して保険診療上適用（COPDに対して適用あり）とならない薬も含めれば，インダカテロール（オンブレス®），ホルモテロール（オーキシス®）もある．貼付剤でツロブテロール（ホクナリン®テープ），経口薬ではプロカテロール（メプチン®錠），クレンブテロール（スピロベント®）がある．
- 共通の副作用として，不整脈・低カリウム血症などがある．

■ 吸入ステロイド薬
- 喘息の治療においてステロイドは根治的に働くというよりは，その疾患をコントロールする，あるいは抑制的に働くのみである．
- ステロイドの全身的投与（たとえば静注）に比較して吸入ステロイドでは，副腎機能の抑制・高血糖・感染・創傷治癒の遷延は起こりづらいとされている．
- この目的で臨床でよく使われる吸入ステロイドには，ベクロメタゾン（キュバール®），フルチカゾン（フルタイド®）などがある．

■ その他の薬剤
- その他のものとしては，上記の2種（β_2刺激薬とステロイド）の合剤（例：サルメテロールとフルチカゾンの配合剤〈アドエア®〉，ホルモテロールとブデソニドの配合剤〈シムビコート®〉）が広く使用されている．
- 一方，ムスカリン受容体を介して作用する薬剤としてはイプラトロピウム（アトロベント®），チオトロピウム（スピリーバ®）がある．イプラトロピウムは短時間作用性であるが，チオトロピウムは比較的長時間の作用が期待できる．β_2刺激薬とは作用機序が違うので，β_2刺激薬の効果が不十分なとき比較的安心して使用できる（チオトロピウムは喘息ではなくCOPDが適応症となっている．）チオトロピウムは保険診療上COPDが適応症となっていたが，重症喘息にも適応が広がった．
- 抗炎症作用を有するステロイド以外の薬剤では，ロイコトリエン受容体遮断薬である，モンテルカスト（キプレス®），プランルカスト（オノン®）があるが，発作時に必要な即効性が期待できない．
- キサンチン誘導体であるテオフィリンは長く使用されてきたが，有効血中濃度を維持するのに難があり，気管支拡張作用もそれほど強くない．そのためβ_2刺激薬とステロイドの併用で十分効果が得られない場合にのみ第三の薬剤として使用される．
- その役割も現在では，ロイコトリエン受容体遮断薬が選択されることが多い．しかし，テオフィリンは，呼吸筋の働きや換気そのものを増強すること

が知られているほか，比較的低用量でも抗炎症作用を有し免疫応答を修飾することで治療効果を発揮できること，安価なことなどがあり，一部でその価値が再び見直されている[7]．

b. 急性期の薬物療法

- 気管支痙攣の発作が起こったときには当然，即効性が求められる．維持療法に使用される同種の薬剤でも，その作用発現時間，持続時間から発作時に有用な薬剤も多くある．基本的に発作時の第一選択は，短時間作用性β_2刺激薬の吸入である．
- 吸入薬は，患者が協力的でない場合，投与の確実性が減少しかねない．そのため，アドレナリンの皮下注が行われることがあるが，作用時間が短時間であることを十分認識すべきである．非経口の副腎皮質ホルモンの投与が合わせて行われる場合が多い．
- 麻酔中に起こった気管支痙攣の場合，吸入麻酔薬という選択肢が増える．吸入には気化器が必要なこと，余剰ガス排出装置の必要性もあり，実際の臨床では麻酔器が使える場所でないとその使用は難しい．

> 基本的に発作時の第一選択は，短時間作用性β_2刺激薬の吸入である

■ β_2刺激薬

- このカテゴリーの吸入薬は広く出回っている．麻酔中で気管挿管・声門上器具での気道管理が行われている場合でも，吸入補助具（スペーサーあるいはチャンバー）を使用することで容易に吸入させることが可能である．
- 臨床でよく使われるβ_2刺激薬にはサルブタモール（サルタノール®），プロカテロール（メプチン®エアー）などがある．
- 通常，上記のように選択性の高い薬剤が使用されるが，アナフィラキシーショックに伴う気管支痙攣ではアドレナリンのように非選択的な薬物も使用される．すでにふれたように，アドレナリンは短時間作用性であることを認識すべきである．

■ 非経口ステロイド

- 臨床でよく使われる非経口ステロイドにはメチルプレドニゾロン（ソル・メドロール®），ヒドロコルチゾン（サクシゾン®，ソル・コーテフ®，水溶性ハイドロコートン），ベタメタゾン（リンデロン®）などがある．NSAIDs過敏性喘息，いわゆるアスピリン喘息の場合，コハク酸エステルで症状が誘発されるとの報告があるため，コハク酸エステルのソル・メドロール®，ソル・コーテフ®，サクシゾン®はできるだけ避け，リン酸エステルの水溶性ハイドロコートン，リンデロン®を使用すべきである．
- これは静注用製剤特有の問題で，ステロイドが水に難溶性のため製剤化にコハク酸エステル構造を導入したためである．NSAIDs過敏症の患者は潜在的にコハク酸エステルに過敏であるとされる．リン酸エステルにはこの危険性がより少なく，経口ステロイド薬は安全に使用できるとされる[8]．ステロイドの作用は抗炎症作用を介するもので即効性はないとされるが，急性期の使用で気道の浮腫を減弱し気道抵抗を下げるのに有効と考えられている．

▶NSAIDs：
non-steroidal anti-inflammatory drugs（非ステロイド性抗炎症薬）

■ 麻酔薬

- 麻酔科を専門とするものには馴染みがあるが，その使用の可否は環境に左右される．吸入麻酔薬の使用はとくに麻酔器が使用できる場合に限られる．
- 吸入麻酔薬に気管支拡張作用があるのはよく知られた事実であるが，その作用機序は多岐にわたる．気道平滑筋に対する直接作用のほか，迷走神経遮断，抗炎症作用（ヒスタミンの遊離抑制など）などがあげられている．
- 気管支拡張作用を期待して使用される吸入麻酔薬には，セボフルラン，イソフルラン，ハロタンなどがある．デスフルランは，とくに喫煙者において気管支収縮を起こすことが指摘されており，発作時に加え喘息患者でも使用を控えるべきであろう[9]．
- 一方，静脈麻酔薬ではケタミン，プロポフォールが気管支拡張作用を有することが知られている．ケタミンの作用機序は交感神経賦活化と，エンドセリンの作用を抑制することが考えられているが，気道分泌物の増加もあり，それが気道抵抗を上げる原因となりかねないので注意を要する．
- プロポフォールは気管挿管時の刺激に抗して気道平滑筋の収縮を抑制すると報告されているが[10,11]，すでに起こっている気管支痙攣に対する有用性は実証されていない．
- ここにあげた麻酔薬は，ケタミンをのぞき用量依存性に循環抑制を招来しうるため，高用量での使用には限界もある．

■ その他の薬剤

- 気管支攣縮に対して有効と思われるその他の薬剤には，Mgがある．Mgは平滑筋細胞にCa^{2+}が流入するのに対し抑制的に働くため，平滑筋の弛緩が得られる．しかし，その有用性に関しては否定的な報告もある[12]．いずれにせよ，その効果を期待するのは他の薬剤で寛解が得られない症例など限定的であると考えるのが妥当であろう．
- 気管支平滑筋に対する弛緩作用は期待できないものの，治療として効果が期待できるものにヘリウムと酸素の混合気体（heliox）がある．本来は高圧環境下（たとえば潜水など）での作業時に窒素酔いを防ぐための気体であるが，粘性が低いため気道抵抗を下げたのと同じ効果が期待でき換気の改善を図ることができる[13]．ただし，粘性を下げるため，ヘリウムの濃度を上げればそれだけFiO_2は下がることに加え，比較的高価なことが欠点である．

c. 術中の気管支攣縮に対する対応

- すでに述べたとおり，術前の管理・評価が大切であるが，それらが理想的に行われリスクを最小限にしても気管支攣縮は起こりうる．術中に気管支攣縮が起こったか，と思われたときの対応手順を以下に示す．

■ 診断

- 気管支攣縮は，最大吸気圧の上昇（従量式換気の場合）または換気量の低下（従圧式換気の場合），手動換気の場合はバッグを押すことの困難，呼気の延長，喘鳴の聴取などが観察されることから診断される．
- さらに鑑別診断として，気管チューブの先あたり・屈曲などの閉塞・狭窄状

吸入麻酔薬の使用はとくに麻酔器が使用できる場合に限られる

▶FiO_2：
fraction of inspired oxygen（吸入酸素濃度）

リスクを最小限にしても気管支攣縮は起こりうる

態，気胸，気道異物，喀痰，片肺挿管，肺水腫，非挿管時の喉頭痙攣などがあげられる．これらが否定できることが重要である．

対応

- 吸入酸素濃度を上げ（通常100％），麻酔深度を上げる．吸入麻酔薬により麻酔を深くするのは，換気が悪いときは思ったより時間がかかるので，吸入麻酔薬だけに頼らずプロポフォール，ケタミンの静注を考慮すべきである．
- 気道管理がマスクや声門上器具によって行われていた場合，気管挿管自体が気管支攣縮を悪化させる可能性があるため難しい選択を迫られるが，やはり気管挿管を考慮すべきである．とくに酸素化の悪化が明らかな換気不全があれば，深麻酔・筋弛緩薬使用のうえ，迷うことなく気管挿管を行うべきであろう．
- 吸入麻酔薬は，セボフルランかイソフルランを選択する．麻酔深度を上げると，循環抑制を伴うので輸液療法・薬物療法による適切な循環管理も合わせて行う．理想的にはα作用が優位な薬剤は避けたい．
- 即効性の吸入β_2刺激薬が用意できたら，すみやかに吸入させる．吸入にはスペーサー（またチャンバー）を使用したほうが，はるかに効率よく投与が可能となる．呼吸回路に人工鼻，HEPAフィルターを使用している場合，必ずより患者側にスペーサーを組み込む．通常の投与は1パフが標準であるが，挿管中，しかも発作中に確実に細い気管支まで到達させるには，複数回，最低3〜4パフを使用したほうがよい．
- 吸入薬の効果は，気管内分泌物が多いと期待できないので，必要があれば吸痰の処置を行う．同時にメチルプレドニゾロン125 mgを静注する．
- 人工呼吸器の設定は，理想的には呼気相を4秒以上確保したい．従量式換気を行う必要はなく，高二酸化炭素血症は許容し，最低限の酸素化が保たれる換気量を設定すればよい．PEEPの適用は賛否あるが，5 cmH$_2$O以上のPEEPを積極的に採用したい．
- 血液ガス分析，また最新の麻酔器を使用しているなら，呼吸メカニクス（コンプライアンス，レジスタンス）を適宜測定し，治療効果を判定する．
- 以上の処置で効果が得られない場合，アドレナリン0.1〜0.3 mgを静注する．効果が期待できる場合，0.05〜0.2 µg/kg/分の持続投与を考慮してもよい．
- 頻脈はほぼ必発であり，不整脈の対応に難渋することもある．これらの処置で不十分の場合，Mg 1.2〜2 mgの投与を考慮する．
- 抗コリン薬は作用発現が遅いのが通常であるため，急性期の治療には不向きとの意見が強い．しかし，一方でβ_2刺激薬やステロイドの補助的な役割は期待できる．イプラトロニウム（アトロベント®）の吸入は，明らかな副作用の出現が少ないとされるので試みる価値はある．
- 気管支攣縮を起こした症例で気管挿管されていた場合，その寛解後どのように気管チューブを抜管するか，とくに深麻酔下か，あるいは完全に覚醒してから抜管するかは議論の余地がある．それぞれ一長一短であるが，浅麻酔での抜管は禁忌と考えるべきである．

> 換気が悪いときは，吸入麻酔薬だけに頼らず，プロポフォール，ケタミンの静注を考慮すべき

▶HEPA：
high efficiency particulate air filter

▶PEEP：
positive end expiratory pressure（呼気終末陽圧）

d. おわりに

- 気管支攣縮が起きた場合の対応は，β刺激薬，ステロイドが中心になる．術中に偶然起きた気管支攣縮に対する治療はRCTを行うのがきわめて困難であるため，ここに記された対応も強いエビデンスの支持があるわけではない．
- しかし，リスクを減少させるための術前のコントロールの重要性，麻酔法に関する知見に関しては数多くの研究があり，その意味では第一に気管支痙攣を起こさないような周術期管理を目指すべきであろう．

（石川輝彦，磯野史朗）

▶RCT：
randomized controlled trial

文献

1) Liccardi G, et al. The risk of bronchospasm in asthmatics undergoing general anaesthesia and/or intravascular administration of radiographic contrast media. Physiopatology and clinical/functional evaluation. Eur Ann Allergy Clin Immunol 2010; 42: 167-73.
2) Warner DO, et al. Perioperative respiratory complications in patients with asthma. Anesthesiology 1996; 85: 460-7.
3) Liccardi G, et al. Control of asthma for reducing the risk of bronchospasm in asthmatics undergoing general anesthesia and/or intravascular administration of radiographic contrast media. Curr Med Res Opin 2009; 25: 1621-30.
4) Schwilk B, wt al. Perioperative respiratory events in smokers and nonsmokers undergoing general anaesthesia. Acta Anaesthesiol Scand 1997; 41: 348-55.
5) Berend N, et al. Mechanisms of airway hyperresponsiveness in asthma. Respirology 2008; 13: 624-31.
6) Liccardi G, et al. Bronchial asthma. Curr Opin Anaesthesiol 2012; 25: 30-7.
7) D'Alonzo GE. Theophylline revisited. Allergy Asthma Proc 1996; 17: 335-9.
8) 谷口正実．アスピリン喘息における点滴静注ステロイド薬の使い方．アレルギーの臨床 2003; 23: 87-9.
9) Goff MJ, et al. Absence of bronchodilation during desflurane anesthesia: A comparison to sevoflurane and thiopental. Anesthesiology 2000; 93: 404-8.
10) Eames WO, et al. Comparison of the effects of etomidate, propofol, and thiopental on respiratory resistance after tracheal intubation. Anesthesiology 1996; 84: 1307-11.
11) Pizov R, et al. Wheezing during induction of general anesthesia in patients with and without asthma. A randomized, blinded trial. Anesthesiology 1995; 82: 1111-6.
12) Rowe BH, et al. Magnesium sulfate for treating exacerbations of acute asthma in the emergency department. Cochrane Database Systematic Revs 2000: CD001490.
13) Hashemian SM, Fallahian F. The use of heliox in critical care. Int J Crit Illn Inj sci 2014; 4: 138-42.

1 アミノフィリン

aminophylline

- アミノフィリン（ネオフィリン®）は，成人・小児ともに中発作以上の気管支喘息発作時に用いられるほか，うっ血性心不全や閉塞性肺疾患における呼吸困難に対して用いられる（図1）．
- 気管支喘息の長期管理で基本治療に位置づけられているテオフィリン徐放性製剤（テオドール®）とともに，PDE阻害薬（キサンチン誘導体）である．
- キサンチン誘導体の適切な血中濃度域は狭いため，投与に際して注意が必要である．

▶PDE：
phosphodiesterase（ホスホジエステラーゼ）

a. 作用機序

- 非特異的 PDE を阻害することによって cAMP の加水分解を抑制し，cAMP の蓄積を促進して平滑筋を弛緩させると考えられてきた．
- しかし，臨床における血中濃度では PDE 阻害作用が弱いこと，また他の PDE 阻害薬には気管支拡張作用がみられないことから，この作用は否定的と考えられている．
- 一方で，マスト細胞からのヒスタミン遊離抑制作用[1]や，T細胞・好酸球の気道への浸潤抑制作用[2-4]，好酸球アポトーシス誘導作用[5]，T細胞の細胞増殖反応[6]やサイトカイン産生能の抑制などの抗炎症作用があることがわかってきている．
- また，ヒストン脱アセチル化酵素（HDAC）の活性を高めることによって炎症を促進する遺伝子産物の産生を抑制し，ステロイドの感受性を回復することが知られている[7]★1, 2．

▶cAMP：
cyclic AMP（サイクリックアデノシン3', 5'-一リン酸）

▶HDAC：
histone deacetylase

★1
気管支喘息，閉塞性肺疾患患者では，転写活性を抑制する HDAC 活性が低下していて，HDAC 活性が低い人ほどステロイド感受性が低いことがわかってきた．

★2
ステロイド薬は炎症に関与する遺伝子の転写発現を促進する histone acetyltransferase（HAT）の活性を抑制する．

b. 薬物動態

- アミノフィリンは，テオフィリン2分子とエチレンジアミン1分子の塩であり，体内ではテオフィリンとして存在する．そのため，作用機序，薬物動態，臨床効果，副作用などはテオフィリンと同じとなる．
- アミノフィリンは主として肝臓の薬物代謝酵素 CYP1A2 で代謝される．

▶CYP：
cytochrome P450（シトクロム P450）

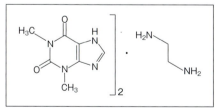

図1 アミノフィリンの構造式

表1 テオフィリンの血中濃度に影響を及ぼす因子

クリアランスの減少（血中濃度上昇）
・加齢（50歳以上で減少傾向），極端な肥満
・肝障害，心不全，ウイルス感染，発熱などの合併症
・薬剤：アロプリノール，マクロライド系薬，シメチジン，ジアゼパム，ニューキノロン系薬，チアベンダゾール，プロプラノロールなど

クリアランスの増加（血中濃度低下）
・喫煙者（15本/日以上）
・薬剤：バルビツール酸系薬，抗てんかん薬（カルバマゼピン，フェニトイン），リファンピシン，イソプロテレノールなど

- 同様の代謝酵素を介する薬物との相互作用やクリアランスに影響を及ぼす因子に注意が必要である（表1）．

c. 血中濃度と臨床効果，副作用との関係

- テオフィリンの治療に適切な血中濃度域（治療域）は狭く，通常，成人では 8～20 μg/mL とされている．抗炎症作用は 10 μg/mL 以下で現れるとされている．
- 血中濃度が 20 μg/mL 以上になると悪心・嘔吐などの消化器症状や頻脈などの副作用が現れ，さらに上昇すると痙攣や不整脈などをきたし，死亡に至る場合がある（図2）．
- 乳児におけるテオフィリン血中濃度は，0～1歳では 10 μg/mL，2～15歳では 8～15 μg/mL とされている．乳幼児のとくに発熱時に，テオフィリン血

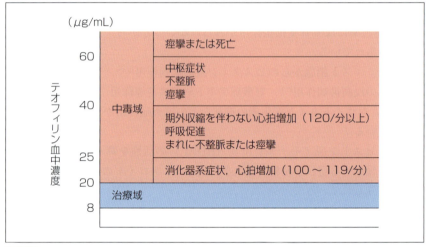

図2 テオフィリンの血中濃度と効果および副作用との関連
テオフィリンの有効血中濃度は 8～20 μg/mL とされている．血中濃度の上昇に伴って，消化器症状などの副作用が発現しやすくなる．

表2 成人の気管支喘息発作に対するテオフィリン投与量

	初回用量 (mg/kg)	維持量 (mg/kg/時)
初回	6	0.6～0.8
600mg/日以上内服または血中濃度 8 μg/mL 以上	3	0.6～0.8

初回投与時は用量の半量を15分で，残りの半量を45分程度で，副作用の発現に注意しながら投与するのが安全である．
（一般社団法人日本アレルギー学会，監修．喘息予防・管理ガイドライン 2012．協和企画；2012 より）

表3 小児の気管支喘息発作に対するテオフィリン投与量の目安：テオフィリン血中濃度が不明なとき

	年齢（歳）	投与量	
		初期投与 (mg/kg)	維持量 (mg/kg/時)
あらかじめ経口投与されていない場合	2～15	4～5	0.8
	15以上	4～5	0.6
あらかじめ経口投与されている場合	2～15	3～4	0.8
	15以上	3～4	0.6

（日本小児アレルギー学会，監修．小児気管支喘息治療・管理ガイドライン 2012．協和企画；2012 より）

中濃度が 15 μg/mL 以下であっても痙攣を誘発する可能性が指摘されているため，投与は慎重に行う．

d. 投与方法

- 成人では，アミノフィリン 250 mg（6 mg/kg 相当）を生理食塩液または糖液 200〜250 mL に入れ，最初の半量を 15 分程度，残りの半量を 45 分程度で投与するのが安全である（**表 2**）．
- テオフィリン薬を 1 日 600 mg 以上投与されている場合やテオフィリン血中濃度が 8 μg/mL 以上の場合，あるいはクリアランスの減少が予測される場合は，投与量を半分もしくはそれ以下に減量する．
- アミノフィリンの持続投与は 500 mL の維持輸液薬にアミノフィリン 250 mg を加え，5〜7 時間（およそ 0.6〜0.8 mg/kg/時）で持続点滴をする．
- 小児では，あらかじめ経口投与されていない場合は 1 回 4〜5 mg/kg を 30 分以上かけて点滴投与する（**表 3**）．

e. 注意点

- 急速に静注すると熱感，不整脈，ショックなどを起こす場合があるので，希釈して緩徐に投与する．
- 投与開始後中毒症状が出現した際は直ちに投与を中止する．
- 副作用を回避するために血中濃度モニタリングが有用である．
- 妊婦への投与については，適切な血中濃度を維持した場合に限って胎児異常の発生頻度に影響はみられていない．
- 6 か月未満児，痙攣性疾患のある児，中枢神経系合併症例への投与は，原則として推奨されていない．

（大瀧　恵，川前金幸）

文献

1) Naclerio RM, et al. Theophylline reduces the response to nasal challenge with antigen. Am J Med 1985; 79 6A: 43–7.
2) Finnerty JP, et al. Effects of theophylline on inflammatory cells and cytokines in asthmatic subjects: A placebo-controlled parallel group study. Eur Respir J 1996; 9: 1672–7.
3) Sullivan P, et al. Anti-inflammatory effects of low-dose oral theophylline in atopic asthma. Lancet 1994; 343: 1006–8.
4) Minoguchi K, et al. Effect of theophylline withdrawal on airway inflammation in asthma. Clin Exp Allergy 1998; 28(Supple3): 57–63.
5) Ohta K, et al. The prolonged survival of human eosinophils with interleukin-5 and its inhibition by theophylline via apoptosis. Clin Exp Allergy 1996; 26(Supple2): 10–5.
6) Mary D, et al. Regulation of interleukin 2 synthesis by cAMP in human T cells. J Immunol 1987; 139: 1179–84.
7) Ito K, et al. A molecular mechanism of action of theophylline: Induction of histone deacetylase activity to decrease inflammatory gene expression. Proc Natl Acad Sci U S A 2002; 99: 8921–6.

❷ ツロブテロール

tulobuterol

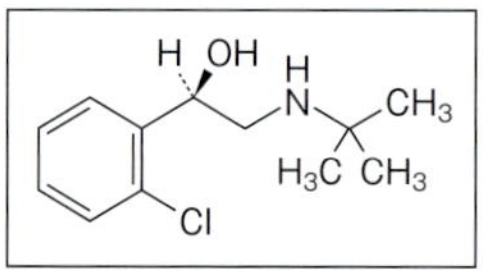

- ツロブテロール（ホクナリン®）は錠剤，シロップ，および貼付薬の形状で用いられる長時間作用性β_2刺激薬である（図1）．
- 気道閉塞性疾患の慢性期管理に用いられる．
- 経皮吸収型製剤は1日1回貼付でよいことから，吸入療法がうまくできない慢性閉塞性肺疾患（COPD）患者や小児にも使用できる．
- 長時間作用であるため，周術期に使用する他の薬剤との相互作用に注意が必要である．

図1 ツロブテロールの構造式

▶COPD：
chronic obstructive pulmonary disease

a．作用機序

- βアドレナリン受容体にはβ_1，β_2，β_3のサブタイプが存在する（表1）．β_1受容体が刺激されると頻脈，強心作用が出現してしまうため，よりβ_2選択性の高い薬剤の開発が進められてきた．
- ツロブテロールは気管支平滑筋のβ_2受容体に作用し，気管支平滑筋を弛緩させることにより気道抵抗が減少する．
- ツロブテロールは現在使用されているβ刺激薬のなかでもβ_2選択性が最も高い薬剤のうちの一つである（サルブタモールの約20倍）．

★1
日本，韓国，中国において販売されている．

★2
ホクナリン®テープは，レジボアシステムとよばれる独自の方法を採用し，薬剤が持続的に放出するように工夫されている．後発医薬品では異なるシステムが採用されているため，ツロブテロールの放出がホクナリン®テープに比べて速く，血中濃度が上がりすぎることが報告されている[2]．

b．薬物動態（表2）

- 経皮吸収型製剤（テープ製剤）は，喘息患者における早朝の喘息症状やmorning dip（朝方調子が悪くなる傾向）の予防，および副作用軽減を目的として，日本で開発された[★1]．
- 経皮吸収型製剤は錠剤，シロップに比べて血中濃度の急激な立ち上がりがないため，振戦，動悸といった副作用が軽減される．また，貼付後24時間にわたり安定した血中濃度が保たれる[1][★2]．
- ツロブテロールの多くは未変化体として尿中に排泄される．

c．適応と効果

- 気管支喘息，急性気管支炎，慢性気管支炎，肺気腫における気道閉塞症状を緩和する．
- 日本の多施設共同研究において，COPD患者に対して吸入用抗コリン作動薬「チオトロピウム（スピリーバ®）」にツロブテロール貼付剤を併用することによって，呼吸困難感，呼吸機能，QOLの改善がみられたとの報告がある[4]．
- ツロブテロール貼付剤は「小児気管支喘息治療・管理ガイドライン2012」では，幼児（2〜5歳），年長児（6〜15歳）のいず

表1 β受容体サブタイプと作用

	サブタイプ	作用
心臓	β_1	陽性変力作用
	β_2*	陽性変力作用，心拍数の調整
血管	β_2	血管拡張（骨格筋，心臓，脳）
気管支	β_2	気管支拡張
子宮	β_2	子宮収縮抑制
脂肪細胞	β_1, β_3	脂肪代謝

*β_2受容体は心臓にも存在し，うっ血性心不全症例でβ_1受容体がダウンレギュレーションした場合でもβ_2受容体がカテコラミンに対して代償的に働くとされる．

表 2 ツロブテロールの薬物動態

経口摂取時

	成人 2 mg（錠）	小児 0.02 mg/kg（ドライシロップ）
血中最高濃度	3 時間後（6 ng/mL）	1 時間後（4.46 ng/mL）
半減期	3.2 時間	3.6 時間

テープ製剤貼付時

	成人 2 mg	小児 1 mg（4～9 歳，18～26 kg）
血中最高濃度	11.8 ± 2 時間後（2.4 ng/mL）	14 ± 2 時間後（1.33 ng/mL）

（日本医薬品集フォーラム，監修．日本医薬品集 医療薬 2014 年版．じほう；2013．p. 1718-22[3]）より）

れにおいても治療ステップ 3（中等症持続型）の追加治療，ステップ 4（重症持続型）の基本治療として推奨されている[5]．

d. 副作用と注意点

- 重大な副作用として，低カリウム血症，およびそれに伴う不整脈がある．
- その他の主な副作用には振戦，頻脈，心悸亢進などがある．
- 相互作用注意薬はカテコラミン類（交感神経刺激作用），キサンチン誘導体（細胞内への K^+ 移行），ステロイド薬（K^+ 排泄促進），利尿薬（K^+ 排泄促進），などがある．
- 気管支喘息に使用する場合，その長期管理は気道の炎症病変の安定化が主目的である．$β_2$ 刺激薬の役割はあくまでも気道収縮状態の改善であり，吸入ステロイド薬などの抗炎症薬の代替薬にはなりえないことに注意する．

（清水彩里，川真田樹人）

文献

1) 渡邉哲也．皮膚適用製剤の現状と展望— Global な視点から．Drug delivery system 2007; 22: 450-7.
2) 渡邉哲夫，ほか．ツロブテロール貼付後の血漿中濃度に及ぼす製剤特性と皮膚透過性の影響に関する薬物動態学的解析．YAKUGAKU ZASSHI 2011; 131: 1483-92.
3) 日本医薬品集フォーラム，監修．ツロブテロール．日本医薬品集 医療薬 2014 年版．東京：じほう；2013．p. 1718-22.
4) Ichinose M, et al. Additive effects of transdermal tulobuterol to inhaled tiotropium in patients with COPD. Respir Med 2010; 104: 267-74.
5) 濱崎雄平，ほか監．日本小児アレルギー学会．小児気管支喘息治療・管理ガイドライン 2012．東京：協和企画；2011．

❸ ステロイド

steroid

a. 気管支喘息における吸入ステロイドの位置づけ

- 気管支喘息は気道の可逆性の慢性炎症性障害であり，気道の過敏性を特徴とする．従来の気管支拡張薬を主体とした治療法から，現在では原因の除去と気道の炎症を抑制する治療法に変わってきており，今後も吸入ステロイドは長期コントロールの際の重要な薬剤となる．
- 気管支喘息の治療は大きく分けてコントローラー（長期管理薬）とリリーバー（発作治療薬）に分類できる．リリーバーは即効性があり，使用するとすぐに効果が実感できるためつい頼ってしまう．気管支喘息のコントロール不良の患者はとくに β_2 刺激薬を常に持ち歩く傾向がある．しかしコントローラーを継続的に使用することで気道の炎症を抑え，最終的にコントロール良好の状態を目指していく[1]．
- 小児においても治療に関しては成人の気管支喘息と同様である．小児では運動誘発喘息の場合があるので，無意識に運動を控えることがある．治療の柱は吸入ステロイドであり，症状に応じて用量を調整していく．吸入ステロイドに加えてロイコトリエン受容体拮抗薬やテオフィリン徐放性剤を用いて抗炎症を期待する．
- 小児においてはとくに，親とともに吸入ステロイドはコントローラーでありリリーバーではないことを教育し，医師の指示どおりに吸入回数や方法を守ってもらうようにする必要がある．
- 吸入がうまくできない場合はスペーサーを使うことで，口腔内への沈着は減少し気管・肺への薬剤の到達を促すことができる．スペーサーの使用も難しいようであればジェットネブライザーを使用する方法もある[2]．
- コントロール良好であるという治療目標は**表1**の7つである．
- 長時間作用性 β_2 刺激薬と吸入ステロイドの配合剤が2013年に新たに2剤が承認され，合計4剤となった．とくにフルチカゾンフランカルボン酸エステル／ビランテロールトリフェニル酢酸塩（レルベア®）は1日1吸入でよ

表1　気管支喘息の治療目標

現在のコントロールを良好にする
1. 健常人と変わらない日常生活が送れること
2. 正常に近い呼吸機能を維持すること
3. 夜間や早朝の咳や呼吸困難がなく，十分な夜間睡眠が可能なこと
将来のリスクを減らす
4. 喘息発作が起こらないこと
5. 喘息死の回避
6. 治療薬による副作用がないこと
7. 非可逆的な気道リモデリングへの進展を防ぐこと

いので術前に吸入してもらい，手術に臨んでいただくことが可能である．またブデソニドとホルモテロールフマル酸塩水和物を配合しているシムビコート®は，気管支拡張作用の発現が早いので発作時にも使用は有効である．

b. 周術期の吸入ステロイド

- 手術中に喘息発作を起こさせないために管理をしていく必要がある．予定手術であれば，コントロール良好の状態になってから行うべきである．緊急手術であればコントロール不良でも麻酔をしなければならないが，局所麻酔であっても喘息発作による死亡や低酸素による不可逆的脳損傷を防がなければならない[3]．
- 現在の治療で十分にコントロールが良好であるならば，その治療を周術期も維持する．とくに吸入ステロイドは中止することで炎症が励起されるので継続したほうがよいが，術後は吸入が難しいことがあるので適宜スペーサーを用いて気管に薬剤がきちんと届くように管理していく．
- コントロール不良や無治療，β_2 刺激薬の頓用しか行っていない患者であれば，時間の余裕があれば吸入ステロイドを開始したほうがよい．発作が起きたときに備えて β_2 刺激薬の準備は必要であるが，前述したようにシムビコート®も気管支拡張作用が強いため周術期には重宝する．

c. 吸入ステロイドの作用機序

- T 細胞，マスト細胞，血管内皮細胞，気道上皮細胞などの種々の細胞のサイトカイン産生の抑制作用，炎症細胞の気道への浸潤抑制作用がある．また血管透過性亢進抑制作用，粘液分泌抑制作用も認める．

d. 吸入ステロイドの種類（表2, 3）

■ 吸入方法の種類と特徴

- 吸入の方法には以下の2種類がある．
  ① 加圧噴霧式定量吸入器（pMDI）：息をゆっくり深く吸っているときに噴霧し摂取する．
  ② ドライパウダー吸入器（DPI）：ドライパウダーを息を強く深く吸うことで摂取する．
- 正しく吸入するためには練習が必要であり，それぞれの薬剤に練習用の吸入器も多数ある．
- pMDI は小型で軽量であるため携帯しやすい．加圧されたものが噴霧されるので発作時といった吸気努力が減少しているときにも摂取しやすい．しかし，薬剤の噴霧と呼吸のタイミングを合わせるのに練習が必要である．とくに小児では，スペーサーの使用が推奨されている．また，エタノールといった添加物が入っているので，むせこんでしまうことがある．
- DPI は pMDI と違って自分の呼吸のタイミングで吸入することができる．しかし，ある程度の強い吸気がないと摂取しきれないため，口腔内に薬剤が残りやすい．

▶pMDI：
pressurized metered dose inhaler

▶DPI：
dry powder inhaler

表2 吸入ステロイドの種類

	薬剤一般名（薬剤略語）	加圧噴霧式定量吸入器（pMDI）商品名	ドライパウダー吸入器（DPI）商品名
吸入ステロイド	ベクロメタゾンプロピオン酸エステル（BDP）	キュバール	―
	フルチカゾンプロピオン酸エステル（FP）	フルタイドエアゾール	フルタイドディスカス・ロタディスク
	ブデソニド（BUD）	―	パルミコートタービュヘイラー
	シクレソニド（CIC）	オルベスコインヘラー	
	モメタゾンフランカルボン酸エステル（MF）	―	アズマネックスツイストヘラー
吸入ステロイド・β_2刺激薬配合剤	フルチカゾンプロピオン酸エステル／サルメテロールキシナホ酸塩（FP/SM）	アドエアエアロゾル	アドエアディスカス
	ブデソニド／ホルモテロールフマル酸塩水和物（BUD/FM）	―	シムビコートタービュヘイラー
	フルチカゾンプロピオン酸エステル／ホルモテロールフマル酸塩水和物（FP/FM）	フルティフォーム	―
	フルチカゾンフランカルボン酸エステル／ビランテロールトリフェニル酢酸塩（FP/VI）	―	レルベア

表3 各吸入ステロイドの投与量の目安

一般名	商品名	低用量	中用量	高用量
ベクロメタゾンプロピオン酸エステル	キュバール	100〜200 μg/日	400 μg/日	800 μg/日
フルチカゾンプロピオン酸エステル	フルタイドエアゾール	100〜200 μg/日	400 μg/日	800 μg/日
シクレソニド	オルベスコインヘラー	100〜200 μg/日	400 μg/日	800 μg/日
フルチカゾンプロピオン酸エステル	フルタイドディスカス・ロタディスク	100〜200 μg/日	400 μg/日	800 μg/日
ブデソニド	パルミコートタービュヘイラー	200〜400 μg/日	800 μg/日	1,600 μg/日
モメタゾンフランカルボン酸エステル	アズマネックスツイストヘラー	100〜200 μg/日	400 μg/日	800 μg/日

- 周術期には創部の痛みや鎮痛薬の影響などで呼吸努力が得られないようであれば，pMDIのほうが摂取はしやすいと考えられる．

薬剤の種類と特徴

- 吸入ステロイドにはステロイド単独であるものと長時間作用性β_2刺激薬を配合した配合剤の2種類がある．
- 配合剤のメリットは，気管支拡張作用で薬剤の効果を実感するのと同時に，吸入ステロイドが拡張した気道に届くことで炎症を抑えることができるこ

と，また，2剤を別々に吸入しなければならない手間を1回に省くことができること，である．
- 配合剤でコントロール良好となったらステロイド単独に移行したほうがよいかどうかは，議論が分かれている．吸入ステロイド単独摂取でコントロールが良好となっても，すぐにやめてしまうことは推奨されていない．

e. 吸入ステロイドの副作用

- いちばん多い副作用は嗄声，口腔カンジダ症，咳である．
- 経口薬や静注薬に比較すれば副作用ははるかに少ないが，全身への吸収を極力少なくする必要がある．副作用が少ない理由は，薬剤が直接気道に作用するのできわめて使用量は少ないからであり，また，消化管や肺から吸収されたステロイドの大部分は肝臓で分解されるからである．吸入ステロイドは気道に局所的に効果をもたらすので，視床下部，緑内障，皮膚の菲薄化，易出血性といった全身性の副作用は起こりにくいが，高用量のステロイドを使用すると問題になることがある．
- 口腔カンジダ症，咳などは局所的副作用であり，摂取後にうがいを励行することで予防することができる．しかし，嗄声はうがいにより予防することは難しい．嗄声は喉頭にステロイドが付着することで喉頭筋の障害が起こり，その結果，筋力が低下し発声時に声帯が閉鎖しきれなくなることで起きる．対策としては，スペーサーを用いて，喉頭にステロイドがなるべくつかないように一気に気道に送り込むことが有効である．
- 周術期には，術前は普段どおり摂取した後うがいすることができるはずであるが，術後も口腔内に残存したステロイドを洗い流すためにうがいを促す必要がある．
- とくにブデソニド（パルミコート®）は先天奇形発現，妊娠合併症に影響せず妊婦に問題なく安全に使用できると報告されている．

（長谷洋和，澤村成史）

文献

1) 日本アレルギー学会 喘息ガイドライン専門部会，監修．「喘息予防・管理ガイドライン2012」作成委員，作成．喘息予防・管理ガイドライン2012．東京：協和企画；2012．
2) 濱崎雄平，ほか監修．日本小児アレルギー学会，作成．小児気管支喘息治療・管理ガイドライン2012．東京：協和企画；2011．
3) Cheney FW, et al. Adverse respiratory events infrequently leading to malpractice suits. A closed climes analysis. Anesthesiology 1991; 75: 932–9.

3-6 抗痙攣薬

周術期における痙攣と抗痙攣薬の考え方

a. 痙攣の定義と原因

- 痙攣は発作的に起こる不随意な骨格筋の収縮で，症候の一つであって疾患ではない．その原因には脳の器質的な障害，全身性疾患による二次的な障害，末梢神経・筋の異常，および心因性がある．麻酔科医が周術期に遭遇しうる痙攣を**表 1**に示す．

b. 慢性疾患としてのてんかん

- てんかんは大脳皮質神経細胞の過剰興奮によって起こり，痙攣などの発作性症状を繰り返す慢性疾患である．運動発作である痙攣を起こすものが，痙攣性てんかんで，欠神発作や脱力発作が主な症状である．痙攣を起こさないものが非痙攣性てんかんである．

c. 痙攣重積

▶GABA：gamma-aminobutyric acid

■ 定義[1]
- 痙攣発作が 30 分以上持続する状態，または 30 分以上にわたって発作を繰り返す状態を痙攣発作重積状態という．最近は，痙攣が 5 分以上持続したら，痙攣発作重積状態とみなして積極的に治療介入すべきである，とされる．

■ 発作停止機構[1]
- 臨床的には，ほとんどの痙攣発作は 2〜3 分で弱まるが，これは，過剰な神経興奮の持続を阻止しようとする発作停止機構とよばれる積極的な神経機構が働くからである．
- その主体は，①γアミノ酪酸（GABA）$_A$受容体賦活を介した抑制と，②アデノシン A_1 受容体賦活を介した抑制の 2 つである．これらの発作停止機構がうまく働かなくなると，痙攣重積状態に移行する．

■ 痙攣重積状態の生理学的変化[2]
- 痙攣重積状態の初段階では，脳代謝の増加，脳血流の増加，血糖値と乳酸値の上昇がみられる．これは大量のカテコラミンの放出，心拍出量の増加，高血圧，頻脈，中

表 1 麻酔科医が周術期に遭遇しうる痙攣

脳の器質的な障害による痙攣
①特発性てんかん：病因は不明
②症候性てんかん：脳の器質的病変が原因で，脳腫瘍，脳血管障害，頭部外傷，脳膿瘍，脳炎，先天性疾患，脱髄性疾患，変性疾患が該当する
全身性疾患による痙攣（脳の二次的障害）
原因には水・電解質異常，低血糖，腎不全，肝不全，熱性痙攣，熱中症，中毒（局所麻酔薬，麻薬，一酸化炭素，鉛，樟脳，有機リン，アルコール，アミノフィリンなど），子癇，抗痙攣薬からの離脱時がある
末梢神経・筋の異常による痙攣
原因には局所の神経，筋の異常がある
心因性

心静脈圧の上昇が関連しており，最初の 30～60 分は脳のダメージを最小限に抑えている．この時間を超えて，痙攣がコントロールされなければ脳にダメージが発生する．
- 脳の自動調節能が破綻すると，低酸素，低血糖，脳圧上昇，脳浮腫が引き起こされ，低ナトリウム血症，K のアンバランス，進行性代謝性アシドーシスをきたし，消費性凝固異常，横紋筋融解症，多臓器不全を招く．痙攣性の重積発作ではこれらの変化が速いが，非痙攣性重積発作でも起こりうる．

■ 痙攣発作と抗痙攣薬の効果[1]
- 痙攣発作が異常に長く持続すると，$GABA_A$ 受容体のインターナリゼーションが促進されて，細胞膜表面の $GABA_A$ 受容体密度が徐々に低下するため，$GABA_A$ 作動性の抗痙攣薬が効きにくくなる．
- $GABA_A$ 受容体が賦活されて Cl^- が細胞外から細胞内に流入するためには，細胞内 Cl^- 濃度が細胞外濃度より低くなければならない．通常は K^+-Cl^- 共トランスポーターが細胞内の Cl^- を細胞外に排出しており，その原動力は K^+ が細胞外に流出する力なので，細胞外の K^+ 濃度が高まると Cl^- の細胞外流出が停滞し，$GABA_A$ による痙攣抑制が低下することになる．
- 神経細胞の活動電位で上昇した細胞外 K^+ は，アストログリアの K^+ 緩衝作用によって一定に保たれているが，痙攣の長時間持続により，この K^+ 緩衝機構が障害されて細胞外 K^+ が上昇すると，K^+-Cl^- 共トランスポーターがうまく働かなくなる．

■ 痙攣重積の治療[3]
- 痙攣重積は脳に障害を与え，長引くほど抗痙攣薬が効きにくくなるため，迅速に対処することが重要である．原因が存在する場合は，その治療も平行して行う．
- 日本では「てんかん治療ガイドライン」作成委員会から「てんかん治療ガイドライン 2010」[4] と「てんかん治療ガイドライン 2010 追補版」[5] が出ている．これに沿った痙攣重積の治療フローチャート[3]（図 1）と抗痙攣薬の治療における位置づけと用法・用量[3]を示す（表 2）．

> 痙攣重積には迅速な対応と二次性の場合，原因治療が必要である

d. 局所麻酔薬中毒

■ 特徴
- Na^+ チャネル遮断薬である局所麻酔薬は，末梢神経の伝導をブロックし，中枢神経系，自律神経系，心臓にも作用する．
- 局所麻酔薬中毒は通常，用量依存性に発生する．低濃度では抑制性ニューロンである GABA ニューロンを抑制することで興奮症状を呈する．高濃度になると，興奮性ニューロンを遮断することで抑制症状を呈する．

■ 症状
①中枢神経系：聴覚の変化，金属味，多弁，興奮，不穏，痙攣，眠気，意識障害，昏睡，呼吸停止．
②循環器系：高血圧，頻脈，心室性不整脈，徐脈，伝導障害，血圧低下，心停止．

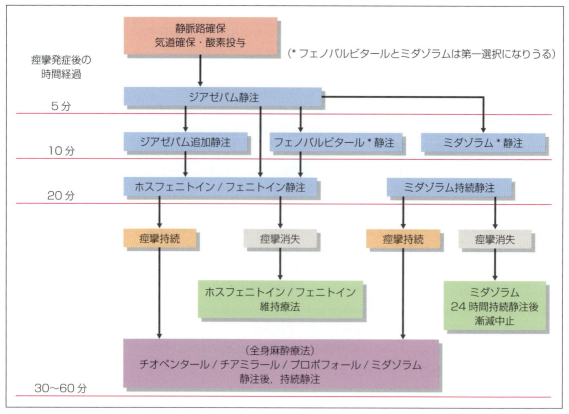

図1 痙攣重積の治療フローチャート

痙攣が発生したとき，まず気道確保と酸素投与を行い，静脈路を確保し，第一選択薬のジアゼパムを投与する．静脈路がない場合にはジアゼパムかミダゾラムが筋注投与できる．フェノバルビタールやミダゾラムも第一選択薬となりうる．第二選択薬としてはフェノバルビタール，ミダゾラム，ホスフェニトイン/フェニトインがあげられる．ホスフェニトイン/フェニトインは，痙攣予防の維持療法にも使われる．これらで痙攣が消失しない場合は，全身麻酔療法を選択する．バルビツール酸系薬剤のチオペンタールおよびチアミラール，プロポフォール，ミダゾラムを30〜60分以内に開始し，痙攣をコントロールする．

（卜部貴夫．救急・集中治療 2013; 25: 1293-300[3)]より，一部補足）

- 局所麻酔薬が血管内か少量でも脳動脈に注入された場合は，突然に強直間代性痙攣，意識消失，あるいは循環虚脱を発症する．

治療のためのチェックリスト[6)]
- 局所麻酔薬中毒のときの薬物治療は，他の心停止の場合と異なる．治療手順は**表3**のとおり．

e. 子癇

定義と診断[7)]
- 妊娠高血圧症候群の妊婦で妊娠20週以降に初めて痙攣発作を起こし，てんかんや二次性痙攣が否定されるものを子癇という．発作の発症時期によって妊娠子癇，分娩子癇，産褥子癇という．子癇の原因は不明であるが，子宮胎盤の螺旋状細動脈の発達不良や胎盤の虚血や梗塞が要因としてあげられ，子

表2　抗痙攣薬の治療における位置づけと用法・用量

薬剤名（商品名）	治療における位置づけ	用法・用量
ジアゼパム（セルシン，ホリゾン）	静脈確保前	注射液の注腸 10〜30 mg（小児 0.2〜0.5 mg/kg）
	第一選択，追加投与	10 mg，5 mg/分で静注（小児 0.3〜0.5 mg/kg，最大で 20 mg）
フェノバルビタール（ノーベルバール）	第一，二選択	15〜20 mg/kg，50〜75 mg/分で静注
ミダゾラム（ドルミカム）	静脈確保前	注射液の口腔・鼻腔内投与 10 mg（小児 0.3 mg/kg）
	第一，二選択，全身麻酔療法	0.1〜0.3 mg/kg 静注（小児 1 mg/分） 0.05〜0.4 mg/kg/時（小児 0.1〜0.5 mg/kg/時）で持続静注
ホスフェニトイン（ホストイン）	第二選択	22.5 mg/kg を 3 mg/kg/分または 150 mg/分のいずれか低いほうを超えない速度で静注（成人，2歳以上の小児共通），追加投与は不可
	維持療法	初回投与から 12 時間以上あけて 5〜7.5 mg/kg/日を 1 回または分割で静注 1 mg/kg/分または 75 mg/分のいずれか低いほうを超えない速度で投与
フェニトイン（アレビアチン）	第二選択	5〜20 mg/kg を最大速度は 50 mg/分，追加 5 mg/kg（小児 18〜20 mg/kg）
	維持療法	5〜8 mg/kg を 1 日 2 回に分けて 50 mg/分を超えない速度で静注
チオペンタール（ラボナール）	全身麻酔療法	3〜5 mg/kg で静注後，3〜5 mg/kg/時で持続静注（小児 1〜5 mg/kg/時）
チアミラール（イソゾール）	全身麻酔療法	2〜3 mg/kg で静注後，2〜5 mg/kg/時で持続静注（小児 1〜5 mg/kg/時）
プロポフォール（ディプリバン）	全身麻酔療法	1〜2 mg/kg で静注後，2〜5 mg/kg/時で持続静注

代表的な抗痙攣薬については各論を参照．

表3　局所麻酔薬中毒の治療手順

①初動対応	・応援を呼ぶ ・静脈路を確保する ・気道確保と 100％酸素での換気をする
②痙攣の抑制	・ベンゾジアゼピンを投与する ・循環が不安定な患者ではプロポフォールは避ける ・人工心肺が可能な部署に連絡する
③不整脈の管理	・一次救命処置と二次救命処置．以後，薬物治療の調整と長期に及ぶ労力が必要となる ・避けるべき薬剤にバソプレシン，Ca 拮抗薬，β遮断薬，局所麻酔薬がある ・1 回のアドレナリン投与量は 1 µg/kg 未満にする
④脂肪乳剤（20％）治療	・ボーラス投与量 1.5 mL/kg（除脂肪体重）を 1 分以上かけて静注する ・持続静注を 0.25 mL/kg/分で行う ・循環虚脱が続くときには 1〜2 回はボーラス投与をする ・血圧が低いままなら持続投与量を 0.5 mL/kg/分に上げる ・持続静注は循環動態の安定が得られた後も最低 10 分は行う ・推奨される投与の上限は，最初の 30 分で約 10 mL/kg である

痙発作は脳血管攣縮と脳浮腫によって発症すると考えられている．昏睡状態のまま発作が重積したときは，意識が回復することなく死に至ることがある．
- 子癇の診断には，前述の特発性／症候性てんかんや脳の二次的障害で発症する痙攣と鑑別がいる．
- 子癇の場合は通常，数日〜数週間前から妊娠高血圧腎症が存在し，頭痛，眼華閃発，上腹部痛，反射亢進などの前駆症状を呈する．ただし前駆症状なく突然発症する場合もある．

■ 管理と処置[7]

- 子癇の基本的管理は母体障害防止にあり，硫酸マグネシウム（マグネゾール®）と降圧薬を主とした治療と妊娠ターミネーションにある．子癇の発症予防あるいは再発防止が重要となる．

> 子癇の管理では硫酸マグネシウムと降圧薬の投与を主体に発症予防と再発防止に努める

子癇発作が起こった場合
① 初動対応（局所麻酔薬中毒時に準ずる）．
② 硫酸マグネシウムを投与する（**表4**）（用法・用量については各論を参照）．
③ その他の抗痙攣薬（用法・用量は各論および**表2**を参照）
 ・ジアゼパム
 ・チオペンタール
 ・フェニトイン
④ 適度な降圧
 ・ヒドララジン　5 mg 静注
 ・ニカルジピン　持続静注
⑤ 顔を横にし，誤嚥防止対策と舌損傷防止のための処置をする．

急速遂娩
① 子癇発作がコントロールできない場合，あるいは胎児機能不全と診断された場合に適応となる．
② 最終的には母体救命が優先される．
③ 妊娠子癇：ほとんどが帝王切開となる．
④ 分娩子癇：子宮口が全開大で児頭が骨盤出口に達していれば，吸引分娩や鉗子分娩を行う．娩出までに時間がかかりそうなときは帝王切開となることがある．

産褥期の対策
① 分娩後監視：48 時間は監視が必要である．肺水腫や血圧上昇に注意する．
② 持続投与：少なくとも 24 時間は硫酸マグネシウムの持続投与を行う．

■ 硫酸マグネシウムの妊婦，産婦，授乳婦への投与上の注意

- Mg^{2+} は容易に胎盤を通過するため，硫酸マグネシウムを分娩前 24 時間以内に投与した場合は，新生児に呼吸

表4　マグネシウムの血中濃度と症状

濃度 (mg/dL)	症状
4.8〜8.4	治療域
8.4〜12	膝蓋腱反射消失
12〜14.4	呼吸抑制
14.4 以上	呼吸麻痺，呼吸停止，不整脈（房室ブロック，伝導障害）

障害，筋緊張低下，腸管麻痺などの高マグネシウム血症を引き起こす場合があるので，生後から24時間まで，もしくは48時間までのあいだは監視を行う．
- このような症状が出現した場合には，カルシウム剤の投与，気管挿管や人工呼吸などの適切な処置する．
- 本剤は，投与中止後24時間は乳汁中のMg^{2+}濃度が増大することがあるので注意する．

■ 硫酸マグネシウムの作用

- 血中のMg^{2+}とCa^{2+}の平衡が崩れることで中枢神経系，骨格筋，平滑筋に作用が発現する．
- 中枢神経系に対する作用機序[8]は，脳内の内皮細胞に作用し，血液脳関門の破綻を減少させることで，傍細胞輸送を介した脳浮腫を抑制する．また，NMDA受容体に拮抗しグルタミン酸の効果を制限することで，痙攣の閾値を上昇させる．

Column　心臓手術後の痙攣の予測因子[9]

心臓手術後の痙攣は重篤な合併症の一つである．人工心肺を使った心臓手術患者11,529名のデータを後方視的に解析した．多変量解析で術後痙攣の予測因子を調査したところ，トラネキサム酸の使用が最も強力な因子であった（オッズ比14.3，95％信頼区間5.5-36.7；$p<0.001$）．とくに80 mg/kgを超えたときには注意が必要である．

その他の予測因子として年齢，女性，再手術，上行大動脈疾患，うっ血性心不全，超低体温の循環停止，大動脈遮断時間があげられた．

▶NMDA：
N-methyl-D-aspartate（*N*-メチル-D-アスパラギン酸）

（福田秀樹，河本昌志）

文献

1) 丸　栄一，ほか．けいれん重積の定義と病態．救急・集中治療 2013; 25: 1278-84.
2) Perks A, et al. Anaesthesia and epilepsy. Br J Anaesth 2012; 108: 562-71.
3) 卜部貴夫．けいれん重積の治療．救急・集中治療 2013; 25: 1293-300.
4) 日本神経学会，監修．「てんかん治療ガイドライン」作成委員会，編．てんかん重積状態．てんかん治療ガイドライン2010．東京：医学書院；2010．p.72-85.
5) 「てんかん治療ガイドライン」作成委員会．てんかん治療ガイドライン2010 追補版．http://www.neurology-jp.org/guidelinem/tenkan_tuiho.html
6) Neal JM, et al. American Society of Regional Anesthesia and Pain Medicine checklist for managing local anesthetic systemic toxicity: 2012 version. Reg Anesth Pain Med 2012; 37: 16-8.
7) 日本妊娠高血圧学会，編．子癇の診断と管理．妊娠高血圧症候群（PIH）管理ガイドライン 2009. http://jsshp.umin.jp/i_7.html. p. 59-72.
8) Euser AG, Cipolla MJ. Magnesium sulfate for the treatment of eclampsia: A brief review. Stroke 2009; 40: 1169-75.
9) Sharma V, et al. The association between tranexamic acid and convulsive seizures after cardiac surgery: A multivariate analysis in 11 529 patients. Anaesthesia 2014; 69: 124-30.

1 フェノバルビタール
phenobarbital

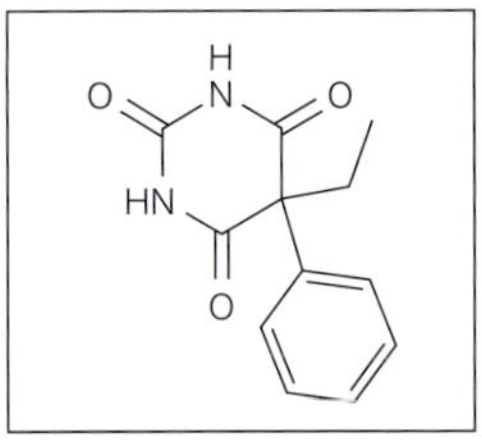

- フェノバルビタール（図1）は，1912年に抗痙攣作用を有することを報告されて以来，現在でも有効な抗痙攣薬として使用されている．
- 半減期が長く，全身性の影響が少ない，筋肉注射や静脈注射を行うことができる，などの理由で，てんかん重積の治療に使用される．
- 新生児痙攣の有効性が示されている．

図1 フェノバルビタールの構造式

▶GABA：gamma aminobutyric acid

a. 作用機序

- フェノバルビタールは，中枢神経におけるγアミノ酪酸（GABA）の作用を増強することにより，ニューロンの過剰興奮，過同期化を抑制し，抗てんかん作用を示す．シナプス後にあるGABA受容体のうちCl$^-$チャネルにリンクしたGABA$_A$受容体は2つのα，2つのβ，1つのγの5個のサブユニットから構成されている．GABAはβサブユニットに結合し，Cl$^-$の流入を増加させ，過分極を引き起こす．GABAのγサブユニットにフェノバルビタールが結合し，GABA単独で結合したときよりも増大した過分極が起こり，抑制作用が増強される（図2）[1]★1．
- 血中濃度を高く維持すると，痙攣の予防作用，鎮静，麻酔作用が強くなる．その機序はシナプス前に用量依存性に作用して，Ca^{2+}依存性のアクションポテンシャルを抑制することによる[2]．
- 中枢神経に対しては脳幹網様体上行性賦活系を抑制し，鎮静，催眠作用を起こす．

★1 ちなみにベンゾジアゼピン系薬はαサブユニットに結合し，同様に抑制作用により抗痙攣作用を示す．

▶CYP：cytochrome P450（シトクロム P450）

b. 薬物動態

- 投与経路は経口，直腸，注射（筋肉注射，静脈注射）がある．経口投与の生物学的利用能は90％以上であり[3]，血漿タンパクに20〜45％が結合する．筋肉注射は経口や静脈注射と同様に吸収は良好で，直腸投与の生物学的利用能は89％である[4]．
- 代謝は，投与量の45〜65％が肝臓で代謝され，CYP2C9もしくはCYP2C19によりp-ヒドロキシフェノバルビタールとなり，さらにグルクロン酸抱合される．
- 半減期は満期新生児では100時間以上[5]，新生児仮死の患者では148時間と長い[6]．半減期は新生児期以降は短縮し，1歳までに63時間となり，1〜5歳で69時間である[7]．成人では80〜100時間と長く，長時間作用型バルビタール製剤に分類されている．
- 静脈注射のフェノバルビタールの作用発現時間は約5分，15分でピークとなる．
- フェノバルビタールの排泄には腎臓が重要で，60〜90％は未変化体のまま排泄される．肝機能，腎機能の障害により影響を受ける．
- 呼吸抑制や循環抑制の副作用は，投与開始後に用量依存性に起こる．

c. 適応と効果

- フェノバルビタールは新生児痙攣の第一選択薬である[8]．新生児痙攣の特徴はいわゆるてんかんと違い，新生児の中枢神経系の未熟性に起因するとされ，年長児や成人にみられるような強直性間代性痙攣はまれで，局所性の微細な発作が多い．
- 一方，全身性のてんかん重積状態のときには，ベンゾジアゼピン系薬やフェニトインに続いて使用される第二選択薬である．また，ベンゾジアゼピンやフェニトインと併用することで有用とされている[9]．
- フェノバルビタールの静注製剤（ノーベルバール®）の投与量は新生児痙攣では初回量 20 mg/kg 投与し，その後痙攣がコントロールできない場合は，初回量を超えない範囲で追加投与し，維持量として 2～5 mg/kg を 1 日 1 回静注する．投与速度は 5～10 分かけてゆっくり投与する．
- てんかん重積状態では，10～20 mg/kg を生理食塩水 20 mL で希釈し，60 mL/時の速度で 10 分かけて静注する．血中濃度で 20～40 μg/mL を目標に投与する．
- 小児の反復するてんかん重積状態のときには高用量フェノバルビタール療法が有効とされ，血中濃度を 70～344 μg/mL まで投与する．治療初期には呼吸管理が必要となるが，高い血中濃度を維持しても自発呼吸が回復し，低血圧などの循環抑制はないとされている[10]．

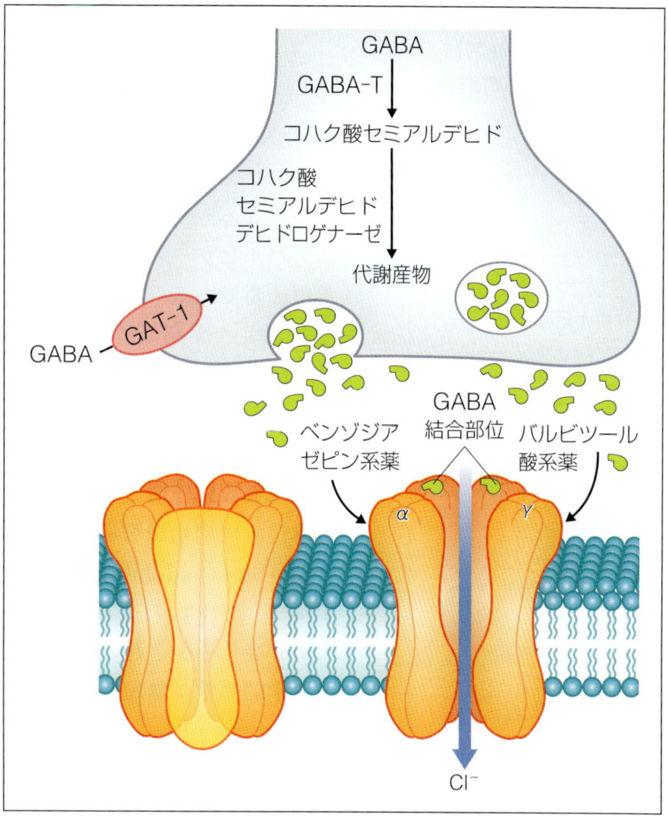

図2 $GABA_A$ 受容体とフェノバルビタールの作用機序

$GABA_A$ 受容体は 5 個のサブユニットから構成され，β サブユニットに GABA，γ サブユニットにフェノバルビタールが結合する．GABA が $GABA_A$ 受容体に結合すると内包する Cl^- チャネルが開口し，細胞外から Cl^- が細胞内に流入し，細胞は過分極を起こすことにより，ニューロン活動が抑制される．フェノバルビタールが γ サブユニットに結合した状態で GABA が β サブユニットに結合すると，過分極が増大し，抑制作用が増強する．

(Brunton L, et al, eds. Goodman & Gilman's The Pharmacological Basis of Therapeutics. 11th ed. McGraw-Hill; 2005. p. 536 より)

d. 副作用と注意点

- 作用発現が遅く，長時間作用型に属することから，てんかん重積状態の治療においては速効性のベンゾジアゼピン系薬剤を第一選択薬とし，本剤は第二選択薬として使用する．
- とくに新生児では，血圧低下，呼吸抑制を起こしやすい．呼吸抑制に対しては血中濃度を測定し，人工呼吸などの適切な処置を行う．薬物代謝酵素 CYP3A4 などの酵素誘導作用を有する．アセトアミノフェンの肝毒性を増

表1 酵素誘導作用により血中濃度が低下し，作用が減弱する可能性のある薬剤一覧

- アゼルニジピン
- イグラチモド
- イマチニブ
- インジナビル
- カルバマゼピン
- サキナビル
- シクロスポリン
- ゾニサミド
- タクロリムス
- フェロジピン
- ベラパミル
- モンテルカスト
- デキサメタゾン
- ノルゲストレル
- タダラフィル
- シルデナフィル
- バルデナフィル
- イリノテカン
- ワルファリン
- ドキソルビシン
- テオフィリン
- クロラムフェニコール
- トロピセトロン
- パロキセチン
- フレカイニド

強する．
- ポリコナゾール，タダラフィル，リルピビリンはフェノバルビタールのCYP3A4酵素誘導作用により，薬物代謝が促進され，血中濃度が低下するおそれがあり，併用禁忌となっている．
- テオフィリンはフェノバルビタール投与によりクリアランスが増加し，増量が必要となる．ワルファリンは酵素誘導により抗凝固作用が変化するので，フェノバルビタールの投与開始時または中止時には凝固検査を頻回に行い，注意が必要である．
- 表1 に示した薬剤は酵素誘導作用により血中濃度が低下し，作用が減弱する可能性があり，用量に注意が必要である．
- フェノバルビタールの減量または中止により，血中濃度が上昇する可能性がある．
- その他重大な副作用として下記のものがある．
  ① 中毒性表皮壊死融解症（toxic epidermal necrosis：TEN），皮膚粘膜眼症候群（Stevens-Johnson症候群），紅皮症（剥脱性皮膚炎）．
  ② ポルフィリン症の患者では δ-アミノレブリン酸合成酵素を刺激することにより発作を引き起こす．
  ③ 血液学的異常：無顆粒球症，血小板減少，巨赤芽球性貧血．

（鈴木康之）

文献

1) MacDonald RL, Twyman RE. Kinetic properties and regulation of GABA receptor channels. In: Narahashi R, ed. Ion Channels. New York: Plenum Press; 1992. p. 315–43.
2) Heyer E, Macdonald R. Barbiturate reduction of calcium-dependent action potentials: Correlation with anesthetic action. Brain Res 1982; 236: 157–71.
3) Nelson E, et al. Phenobarbital pharmacokinetics and bioavailability in adults. J Clin Pharmacol 1982; 22: 141–8.
4) Graves NM, et al. Relative bioavailability of rectally administered phenobarbital sodium parenteral solution. DICP 1989; 23: 565–8.
5) Pitlick W, et al. Phenobarbital pharmacokinetics in neonates. Clin Pharmacol Ther 1978; 23: 346–50.
6) Gal P, et al. The influence of asphyxia on phenobarbital dosing requirements in neonates. Dev Pharmacol Ther 1984; 7: 145–52.
7) Heimann G, Gladtke E. Pharmacokinetics of phenobarbital in childhood. Eur J Clin Pharmacol 1977; 12: 305–10.
8) Van Orman C, Darwish HZ. Efficacy of phenobarbital in neonatal seizures. Can J Neurol Sci 1985; 12: 95–9.
9) Shaner MD, et al. Treatment of status epileptics: A prospective comparison of diazepam and phenytoin versus phenobarbital and optional phenytoin. Neorology 1988; 38: 202–7.
10) Crawford TO, et al. Very-high-dose phenobarbital for refractory status epileptics in children. Neurology 1988; 38: 1035–40.

❷ フェニトイン

phenytoin

- フェニトインは 1908 年に合成されたが，当初は睡眠薬としての効果が検討された．抗痙攣作用は 1938 年に発見された（図 1a）[1]．
- フェノバルビタールに比較し，常用量では鎮静作用をもたない．
- フェニトインには経口剤と注射剤がある．本項では，周術期の使用法を念頭において，主にフェニトイン注射剤（アレビアチン®注 250 mg）について解説する．
- フェニトイン自体は弱酸性の薬物であり水にきわめて難溶性であるため，プロピレングリコール，エタノールを加え，同時に pH を高くして，ナトリウム塩の形で可溶化している．
- 強アルカリ性（pH 約 12）で高浸透圧（浸透圧比約 29）であることから，静注による血管痛や血管外漏出による疼痛，発赤，腫脹などの炎症，組織壊死などを生じることがある．他剤とは配合できない．また，pH が低下すると結晶を析出する．
- フェニトインの水溶性プロドラッグであるホスフェニトイン（ホストイン®静注 750 mg）は，水に溶けやすく，pH 8.5〜9.1，浸透圧比が約 1.9 であるため，フェニトインの組織障害性の回避ができると考えられている（図 1b）[2]．生体内でアルカリホスファターゼによりフェニトインに加水分解される．ホスフェニトインは，生理食塩液，5％ブドウ糖注射液などを用いて希釈することが可能である．

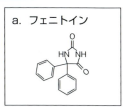

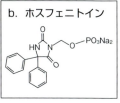

図 1 フェニトインの構造式

a. 作用機序

- フェニトインはてんかん発作波の出現は抑制しない．発作発射の広がりにかかわると考えられている反復刺激後増強（PTP）[★1] を抑制して，てんかん発射の発作焦点から周辺への広がりを阻止する[1,2]．
- 神経細胞レベルでの機序として，Na^+ チャネルを抑制することによって神経細胞膜における Na^+ 流入を阻止し，神経細胞膜の異常な興奮を抑制すると考えられている[3,4]．

★1 PTP
神経に高頻度，反復性の刺激を加えた場合，シナプス伝達が一定時間著しく増強する現象．

▶PTP：post-tetanic potentiation

b. 薬物動態

- 通常，成人にはフェニトイン 125〜250 mg を，1 分間に 50 mg を超えない速度で徐々に静注する．小児には，成人量を基準として体重により決定する．血中フェニトイン濃度の治療域は約 10〜20 μg/mL とされている．半減期は約 10 時間である．
- 主として肝薬物代謝酵素シトクロム P450（CYP）分子種である CYP2C9（一部 CYP2C19）により代謝される．主代謝物である HPPH に薬理活性は認められない．HPPH の大部分はグルクロン酸抱合されて，尿中に排泄される．
- 肝代謝を抑制する薬剤の併用で，フェニトインの血中濃度が上昇することが

▶HPPH：5-p-hydroxyphenyl-5-phenylhydantoin

表1 併用によりフェニトインの血中濃度が増減する薬剤

フェニトイン血中濃度が上昇 (併用薬が肝代謝を抑制する)	
抗てんかん薬	ゾニサミド(エクセグラン®)
抗血小板・抗凝固薬	チクロピジン(パナルジン®), ワルファリン(ワーファリン®)
不整脈治療薬	アミオダロン(アンカロン®)
Ca拮抗薬	ジルチアゼム(ヘルベッサー®)
胃腸薬	オメプラゾール(オメプラール®), シメチジン(タガメット®)
抗うつ薬	フルボキサミン(デプロメール®)
免疫抑制薬	タクロリムス(プログラフ®)
抗結核薬	イソニアジド(イスコチン®)
抗真菌薬	フルコナゾール(ジフルカン®), ミコナゾール(フロリード®)
フェニトイン血中濃度が低下 (併用薬の肝薬物代謝酵素誘導による)	
抗結核薬	リファンピシン(リファジン®)
フェニトイン血中濃度が上昇 or 低下 (併用薬が肝代謝を抑制 or 肝薬物代謝酵素誘導による)	
抗てんかん薬	カルバマゼピン(テグレトール®)

(医薬品インタビューフォーム. 抗けいれん剤「アレビアチン®注250mg」. 2014年2月改訂(第16版). 大日本住友製薬株式会社[1]を参考に作成)

ある. また, 肝薬物代謝酵素を誘導する薬剤の併用で, フェニトインの血中濃度が低下することがある(**表1**).

c. 適応と効果

- 定型欠神発作を除くてんかん発作の各型に効果を示す.
- フェニトインは, 欠神発作を誘発することが知られており, 欠神発作を有する混合発作の患者に投与する場合は, 欠神発作に有効なバルプロ酸ナトリウム(デパケン®), エトスクシミド(ザロンチン®)などとの併用が望ましい.
- フェニトインおよびホスフェニトインの注射剤は, てんかん発作重積状態や経口投与が不可能で, かつ, 痙攣発作の出現が濃厚に疑われる場合(とくに意識障害, 術中, 術後)などに適応がある.

d. 副作用と注意点

- フェニトインは有効血中濃度と中毒濃度が近接している. 血中濃度が一定量を超えると肝臓での分解が飽和するため, わずかな投与量の増加で投与量に比例しない予想外の急激な血中濃度上昇が起きる. 眼振, 構音障害, 運動失調, 眼筋麻痺などが現れた場合は過量になっているので, 投与を直ちに中止する. 定期的に血中濃度を測定し, 投与量を調節することが有用である.
- フェニトインは拡張期脱分極や自動能を抑制するなど直接心筋に対して作用するため, 急速に大量静注した場合には徐脈や刺激伝導障害(房室ブロック), そのほかに心筋収縮力を抑制して血圧低下を引き起こすことがある. また, 急速静注により呼吸抑制がみられたとの報告がある. 少なくとも静注速度は1分間50 mg以下を守るべきである. 高齢者, 心疾患, 肝・腎障害のある患者では, より緩徐に投与する.
- 肝薬物代謝酵素(CYP3AおよびCYP2B6など)誘導作用を有するため, これらの酵素で代謝される併用薬の血中濃度が低下することがある(**表2**). ワルファリン(ワーファリン®)は, 作用が増強あるいは減弱する場合があるので, 通常より頻回の血液凝固時間の測定が必要である. また, フェニトインの長期連用者では, アセトアミノフェン(カロナール®)から肝毒性をもつNAPQIへの代謝が促進されるため, 肝障害を生じやすくなる.
- フェニトインを長期(少なくとも1週間以上)投与した場合, 非脱分極性筋弛緩薬(ベクロニウム, ロクロニウムなど)の作用が減弱することがある[5]★2. 逆に, フェニトインの急性投与では非脱分極性筋弛緩薬の作用が増

▶NAPQI:
N-acetyl-p-benzoquinone-imine

★2
フェニトインの長期投与による肝薬物代謝酵素誘導作用のほか, アセチルコリンレセプター数の増加や感受性低下などの機序が考えられているが, 主な原因は明らかではない.

強することがある[6]．筋弛緩の程度を正確に評価するために，筋弛緩モニターを用いることが望ましい．
- フェニトイン投与により甲状腺機能が変動することがある．また，フェニトインのインスリン分泌抑制作用により，高血糖を起こすことがある．甲状腺機能低下症や糖尿病患者では，慎重に投与する必要がある．
- 頻度は不明であるが，重大な副作用として，①中毒性表皮壊死融解症（TEN），皮膚粘膜眼症候群（Stevens-Johnson 症候群），②過敏症症候群，③SLE 様症状，④再生不良性貧血，汎血球減少，無顆粒球症，単球性白血病，血小板減少，溶血性貧血，赤芽球癆，⑤劇症肝炎，肝機能障害，黄疸，⑥間質性肺炎，⑦心停止，心室細動，呼吸停止，⑧強直発作，⑨悪性リンパ腫，リンパ節腫脹，⑩小脳萎縮，⑪横紋筋融解症，⑫急性腎不全，間質性腎炎，⑬悪性症候群，が報告されている．その他，長期連用により歯肉増殖が現れることがあり，予防のために口腔内を清潔に保つことが推奨されている．

（歌田浩二，松本美志也）

表2 フェニトインとの併用により血中濃度が低下する薬剤

種類	薬剤名（商品名）
PDE5 阻害薬	タダラフィル（アドシルカ®），シルデナフィル（バイアグラ®），バルデナフィル（レビトラ®）
抗てんかん薬	ゾニサミド（エクセグラン®），カルバマゼピン（テグレトール®），バルプロ酸（デパケン®）
喘息治療薬	テオフィリン（テオドール®，ユニフィル LA®），アミノフィリン（ネオフィリン®）
不整脈治療薬	キニジン（硫酸キニジン®），ジソピラミド（リスモダン®），フレカイニド（タンボコール®），メキシレチン（メキシチール®）
Ca 拮抗薬	ニフェジピン（アダラート®），ベラパミル（ワソラン®）
副腎皮質ホルモン薬	デキサメタゾン（デカドロン®）
免疫抑制薬	シクロスポリン（ネオーラル®，サンディミュン®），タクロリムス（プログラフ®）
抗真菌薬	イトラコナゾール（イトリゾール®）

（医薬品インタビューフォーム．抗けいれん剤「アレビアチン® 注 250 mg」．2014 年 2 月改訂（第 16 版）．大日本住友製薬株式会社[1]を参考に作成）

▶TEN：
toxic epidermal necrolysis

▶SLE：
systemic lupus erythematosus（全身性エリテマトーデス）

文献

1) 医薬品インタビューフォーム．抗けいれん剤「アレビアチン® 注 250 mg」．2014 年 2 月改訂（第 16 版）．大日本住友製薬株式会社．
2) 医薬品インタビューホーム．抗けいれん剤「ホストイン® 静注 750 mg」．2012 年 8 月作成（第 4 版）．エーザイ株式会社．
3) 藤村洋太，千葉 茂．てんかんの薬物治療．吉野相英，編．精神科診療エキスパートシリーズ．てんかん診療スキルアップ．東京：医学書院；2014. p. 106-48.
4) Tunnicliff G. Basis of the antiseizure action of phenytoin. Gen Pharmacol 1996; 27: 1091-7.
5) Wright PM, et al. Influence of chronic phenytoin administration on the pharmacokinetics and pharmacodynamics of vecuronium. Anesthesiology 2004; 100: 626-33.
6) Spacek A, et al. Augmentation of the rocuronium-induced neuromuscular block by the acutely administered phenytoin. Anesthesiology 1999; 90: 1551-5.

③ マグネシウム

magnesium

- マグネシウム（Mg）は，Na，K，Caに次いで多く人体に存在する陽イオンであり，その60%は骨に，39%は筋肉や軟部組織の細胞内に存在し，残りの1%が細胞外液中に存在する[1]．
- 細胞外液中に存在するMgのおよそ6割がイオン化Mg（Mg^{2+}）であり，残りは陰イオンやタンパクに結合している．
- Mgはタンパク合成，核酸合成，エネルギー代謝酵素の補酵素として重要な役割を果たしており，近年，治療薬として多くの目的に利用されている．
- とくに産科領域において，妊娠高血圧腎症（preeclampsia）の妊婦の子癇予防や子癇発作を起こした妊婦の再発予防に用いられている[2]．

a. 適応と作用機序

- Mg（マグネゾール®，マグセント®）の適応とその機序を表1に示す．

子宮収縮抑制
- 切迫早産の治療目的に利用されてきたが，その根拠は十分でない[3]．

妊娠高血圧症候群
- 軽症の妊娠高血圧症候群の患者に対する降圧効果は限定的であるとされている．

子癇
- 重症の妊娠高血圧症候群（妊娠高血圧腎症）の患者に対しては子癇の予防作用がある．また，子癇発作を起こした妊婦に投与することにより子癇の再発を予防する効果がある[4]★1．

児の神経保護作用
- 分娩中の妊婦に投与することにより脳性麻痺の児の割合を減少させることが報告されている[5]．

全身麻酔の補助薬
- 麻酔の導入時に投与することにより，挿管時の血圧上昇を抑制する．また全身麻酔に併用することにより，術中の筋弛緩効果の増強や，術中，術後の鎮痛効果が増強する[6,7]★2．

b. 副作用

高マグネシウム血症
- Mgの過剰摂取か排泄低下により高マグネシウム血症が起こりうるが，経口摂取のみで高マグネシウム血症が起こった場合は腎機能障害を疑う．重症の高マグネシウム血

★1
初回量として，40 mL（硫酸マグネシウム水和物として4 g）を20分以上かけて静脈内投与した後，毎時10 mL（1 g）より持続静脈内投与を行う．症状に応じて毎時5 mL（0.5 g）ずつ増量し，最大投与量は毎時20 mL（2 g）までとする．初回量投与の場合を除いて，持続注入ポンプを用いて投与すること．

★2
Mgは脱分極性筋弛緩薬および非脱分極性筋弛緩薬の効果を増強させるので注意が必要である．具体的には，子癇予防や子宮収縮抑制の目的でMgが投与されている患者で帝王切開術が必要となり全身麻酔を選択した場合には，筋弛緩薬の効果が増強されるので，追加投与や拮抗薬の投与は筋弛緩モニターを用いて厳密に管理する．

表1 Mgの適応と作用機序

対象	適応	作用機序
呼吸器系	喘息の急性増悪	平滑筋弛緩，Ca拮抗作用
循環器系	ジゴキシンによる心室性不整脈 難治性のVT，VF	心筋抑制 洞房伝導および房室伝導抑制
神経系	脊髄損傷 脳挫傷	Ca拮抗作用
代謝系	褐色細胞腫摘出術	
妊産婦	子癇 早産児の神経予防	Ca拮抗作用 NMDA拮抗作用
麻酔	鎮痛 挿管時の血圧上昇抑制	NMDA拮抗作用
その他	テタヌス 聴覚障害	Ca拮抗作用 NMDA拮抗作用

VT：心室頻拍，VF：心室細動，NMDA：*N*-methyl-D-aspartate．

症は多くの場合，静脈内過剰投与によるものである．
- 血漿 Mg 濃度が 2.1 mEq/L（1.05 mmol/L）を上回ると高マグネシウム血症となり中毒症状を呈する．
- 血漿 Mg 濃度が 5〜10 mEq/L（2.5〜5.0 mmol/L）のときは心電図に PR 間隔の延長，QRS 幅の増大，および T 波の増高がみられる．
- 血漿 Mg 濃度が 10 mEq/L（5.0 mmol/L）に近づくと深部腱反射が消失し，続いて低血圧，呼吸抑制，昏睡が生じる．
- 血漿 Mg 濃度が 12〜15 mEq/L（6.0〜7.5 mmol/L）を上回ると心停止が生じることがある．

c. 高マグネシウム血症の治療法

- 重症マグネシウム中毒に対する治療の第一選択は，10％グルコン酸カルシウム 10〜20 mL の静脈内投与である．グルコン酸カルシウムは呼吸抑制など Mg による副作用を拮抗する．
- 腎機能が正常で体液量が維持されている場合は，フロセミドの静注により Mg 排泄が促進される．
- 血中でタンパクと結合していない Mg（約 70％）は限外濾過が可能で，重症の高マグネシウム血症に対しては血液透析が有用である．
- 循環動態が不安定で血液透析が適応とならない場合は，腹膜透析を考慮する．

（角倉弘行）

文献

1) Fawcett WJ, et al. Magnesium: Physiology and pharmacology. Br J Anaesth 1999; 83: 302-20.
2) Dean C, Douglas MJ. Magnesium and the obstetric anaesthetist. MJ Int J Obstet Anesth 2013; 22: 52-63.
3) Crowther CA, et al. Magnesium sulphate for preventing preterm birth in threatened preterm labour. Cochrane Database Syst Rev 2002; 4: CD001060.
4) Altman D, et al; Magpie Trial Collaborative Group. Do women with pre-eclampsia, and their babies, benefit from magnesium sulphate? The Magpie Trial: A randomised placebo-controlled trial. Lancet 2002; 359: 1877-90.
5) Rouse DJ, et al. A randomized, controlled trial of magnesium sulfate for the prevention of cerebral palsy. N Engl J Med 2008; 359: 895-905.
6) Gupta K, et al, The role of magnesium as an adjuvant during general anaesthesia. Anaesthesia 2006; 61: 1058-63.
7) De Oliveira GS Jr, et al. Perioperative systemic magnesium to minimize postoperative pain: A meta-analysis of randomized controlled trials. Anesthesiology 2013; 119: 178-90.

3-7 抗アレルギー薬／ステロイド

周術期におけるアレルギーと抗アレルギー薬の考え方

- 手術中には麻酔薬のみならず，消毒薬やラテックスなどアレルギー反応の原因となる多くの化学物質に患者は曝露されることになり，麻酔科医にはアレルギー反応の診断や治療に関する多くの知識が求められる．
- 周術期に発生するアレルギーはGellとCoombsの分類[*1]のうちⅠ型（即時型）がほとんどであるため，本項では即時型アレルギー反応の疫学，診断とその治療に使用できる薬について概説する．

[*1] アレルギー反応の分類法としては，1963年にGellとCoombsが発表した分類が現在でも頻用されている．アレルギー反応は，反応に関与する抗体や細胞の違い，皮膚反応出現にかかる時間と反応の性状により分類される．大別すると，血清抗体が関与する体液性免疫（humoral immunity）によるⅠ，Ⅱ，Ⅲ型と，感作リンパ球による細胞性免疫（cellular immunity）によるⅣ型がある．

a. 周術期アレルギーの疫学

- 周術期のⅠ型アレルギー反応の出現頻度は，1万～2万例に1例と報告されている[1]．頻度としては少ないものの，手術中のアレルギー反応による死亡率は3～9％といわれており，麻酔中の合併症として常に念頭におくべきである．
- 原因をカテゴリー別にみてみると，フランスにおける2001～2002年の調査では，筋弛緩薬が最も多く54％，次いでラテックス22％，抗菌薬15％，膠質液3％，オピオイド2％，鎮静薬1％の順と報告されている[1]．筋弛緩薬のなかでは，ロクロニウム43％，サクシニルコリン23％，atracurium 19％の順で多かったとの報告がある[2]．
- 日本では周術期アレルギーに関する大規模な疫学調査は行われておらず，これらの傾向が日本でもあてはまるかどうかは不明である．筆者の施設ではこれまで，スガマデクス，リドカイン，プロポフォールが原因として疑われる周術期のアレルギーを経験し，報告してきた[3-5]．

b. アナフィラキシーの診断

- アナフィラキシーの臨床経過は非常に速く，診断が後手にまわれば致死的になることもあるため，迅速にアナフィラキシーと診断し治療を開始することが肝要である．また，手術中においてはアナフィラキシー時に出現する症状と同様の症状，つまり皮膚の発赤，血圧の低下，気管支痙攣などが出現する多くの病態があり，それらとの鑑

Column　Ⅰ型アレルギー反応について

Ⅰ型アレルギーは，即時型アレルギー，アナフィラキシー型ともよばれ，皮膚反応では15～30分で最大に達する発赤・膨疹を特徴とする即時型皮膚反応を示す．関与する免疫グロブリンはIgEである．血中や組織中の好塩基球および肥満細胞上の高親和性IgEレセプター（FcεRI）と結合したIgE抗体にアレルゲンが結合することにより，好塩基球，肥満細胞からヒスタミンをはじめとする種々の化学伝達物質が遊離して，各組織において平滑筋収縮，血管透過性亢進，腺分泌亢進などをきたし，アレルギー反応が出現する．Ⅰ型アレルギー反応による代表的疾患にはアトピー型気管支喘息，アレルギー性鼻炎，蕁麻疹，アレルギー性結膜炎，アトピー性皮膚炎，アナフィラキシーショックなどがある．

表1 アナフィラキシーの診断基準

以下の3基準のうち1つが満たされればアナフィラキシーの可能性が高い
1. 皮膚，粘膜，または両者の症状・所見（例：全身的な蕁麻疹，瘙痒または紅潮，口唇・舌・口蓋垂の浮腫）を伴う急性（数分～数時間）に発症する疾病
  同時に少なくとも下記の1つがあること
    a. 呼吸器系症状・所見（例：呼吸困難，ラ音・気管支痙攣，喘鳴，最大呼気流速度の減少，低酸素血症）
    b. 血圧低下，それに伴う終末臓器機能不全に伴う症状（例：筋トーヌス低下〈虚脱〉，失神，尿失禁）
2. 患者に対しアレルゲンの可能性のある物質に曝露された後，急激（数分～数時間）に発症する2つ以上の下記の症状
    a. 皮膚，粘膜，または両者の症状・所見（例：全身的な蕁麻疹，瘙痒または紅潮，口唇・舌・口蓋垂の浮腫）
    b. 呼吸器系症状・所見（例：呼吸困難，ラ音・気管支痙攣，喘鳴，最大呼気流速度の減少，低酸素血症）
    c. 血圧低下，それに伴う終末臓器機能不全に伴う症状（例：筋トーヌス低下〈虚脱〉，失神，尿失禁）
    d. 持続的な消化器症状（痙攣様腹痛，嘔吐）
3. 患者に対し明らかな抗原物質の曝露後の血圧低下
    a. 乳幼児と小児：低い収縮期血圧（年齢による*），または収縮期血圧の30％以上の低下
    b. 成人：収縮期血圧の90 mmHg以下への低下，または個々の患者での通常血圧の30％以上の低下

*1か月～1歳の乳児では70 mmHg以下を，1～10歳までは70 mmHg＋［2×年齢］以下を，11～17歳までは90 mmHg以下を，低い収縮期血圧と定義する

(Sampson HA, et al. J Allergy Clin Immunol 2006; 117: 391—7[6])より）

別が必要となる．周術期には同時に複数の薬を患者に投与することが多く，アナフィラキシーが出現した場合でも原因薬を同定することが困難なことが多い．しかし，繰り返しの手術が必要なケースもあり，麻酔科医がアナフィラキシーに遭遇した場合，原因薬を同定することは診療上重要である．

- 2004年にアメリカのアレルギー関連13学会と政府系研究機関が参加してシンポジウムが開催され，アナフィラキシーの定義と診断基準が採択された．「アナフィラキシーとは急速に発症し死に至ることもある重篤なアレルギー反応である」と定義され，表1[6])に示すような診断基準を用いるよう提言され，現在ではこれが広く用いられている．

c. アナフィラキシーの薬物治療

- 周術期のアナフィラキシーの治療について日本のガイドラインは存在しないが，欧米の麻酔科学会のガイドラインに掲載されている治療法のうち，主に薬物治療を取りあげる★2．

- 小児症例での投与量についてここでは割愛するが，イギリスのガイドライン[7])には年齢ごとの投与量が記載されている．

- 薬物アレルギー歴のある患者に対する抗アレルギー薬の予防的投与は，即時型アレルギー反応に対して無効であるといわれている[7,8])．

■ アドレナリン

- ファーストラインの治療法としては唯一の薬物治療である．薬の投与量は各国のガイドラインによって違いがあり，統一した見解が得られていない[9])．これらのガイドラインを参考にしながら，現場の医師が症状を診つつ柔軟に対応するしかないと考えられる．

アメリカ[6])
- 0.01 mg/kg（最大で0.5 mg）を5～10分ごとに筋注．血圧の低下を認める

> 周術期のアナフィラキシーの治療について日本のガイドラインは存在しない

> ★2
> アメリカのガイドラインはアメリカ麻酔科学会を含む13学会が作成したものであり，周術期に特化したものではない．

> アナフィラキシーのファーストラインの治療法としてはアドレナリンが唯一

Column アナフィラキシーとアナフィラキシー様反応

狭義のアナフィラキシーは免疫グロブリンE（IgE）が関与する反応である．すなわち生体が抗原に再曝露された場合，その抗原に特異的なIgEが関与して肥満細胞と好塩基球の脱顆粒が起きる．しかし，この肥満細胞と好塩基球の脱顆粒はIgE非依存性にも起きる．このようなケースは厳密な意味でのIgEが関与したアナフィラキシー反応とは区別され，アナフィラキシー様反応といわれる．しかし，臨床症状からアナフィラキシーとアナフィラキシー様反応を区別することは困難であり，両者を併せてアナフィラキシーとよぶことが多い．

場合，あるいは循環の虚脱がみられる場合には，それぞれ5～10 μg（0.2 μg/kg），0.1～0.5 mgを静注することがオプションとして考えられる．

- ただし，アドレナリンをボーラス投与する場合には致死的な不整脈に注意する必要があり，安全性を考慮すると低用量の持続静注が望ましいかもしれない．

イギリス[7]

- 初期投与量は50 μg（1：10,000希釈液を0.5 mL）．著しい血圧低下や気管支痙攣を認める場合には追加投与．追加投与が必要な場合は持続静注も考慮する．

フランス[8]

- アナフィラキシーの重症度★3により用量が異なる．

  （1）Grade I
- アドレナリンは必要なし．

  （2）Grade II
- 10～20 μg静注．

  （3）Grade III
- 100～200 μg静注．血圧維持のため，これらの措置は1～2分おきに繰り返す．
- 代わりに0.05～0.1 μg/kg/分の投与を行えば繰り返さなくてもよい．
- 静注路が確保できない場合は，0.3～0.5 mgの筋注を5～10分ごとに繰り返す．
- 挿管済みの患者では挿管チューブからの投与でもよいが，1/3しか吸収されない．

  （4）Grade IV
- 1～2分ごとに1 mgボーラス投与．

スカンジナビア諸国[10]

- 初期であれば10～50 μgの静注で十分である．しかし重症例では1時間以内に計5 mg以上の間欠的投与あるいは持続投与が必要になる場合もある．アドレナリンの過剰投与は危険であり，投与量は慎重に決めるべきである．

■ 抗ヒスタミン薬

- ガイドラインを発表しているすべての国においてセカンドラインの治療薬として位置づけられている．これまでのところ，アナフィラキシーに対する有効性についてはっきりとしたエビデンスはない[11,12]．しかし，実際にはアドレナリンよりも高い頻度で使用されているとの報告もある[13]．

アメリカ[6]

- 作用発現が遅く，血圧を上昇させないので，セカンドラインの治療薬として

★3
周術期のアナフィラキシーの重症度はRingとMessmerの分類によって評価できる[1]．
- Grade I：紅斑，蕁麻疹，血管内浮腫など皮膚粘膜徴候のみが認められるもの．
- Grade II：命にかかわるほど重篤ではない．皮膚粘膜徴候，低血圧，頻脈など心血管系，および換気困難などの呼吸器系の徴候を伴うもの．
- Grade III：命にかかわるほど重篤である．重度の頻脈や徐脈など，循環虚脱や気管支痙攣を認めるもの．
- Grade IV：心停止，呼吸停止をきたすもの．

抗ヒスタミン薬はセカンドラインの治療薬として位置づけられている

扱う．ジフェンヒドラミン（第一世代 H_1 受容体拮抗薬：レスカルミン®）25〜50 mg を静注または筋注する．H_1 受容体拮抗薬単独よりも，H_2 受容体拮抗薬との併用のほうが皮膚徴候を消失させるのに有効であったとの報告がある．

イギリス[7]
- セカンドラインの治療として，クロルフェニラミン（ポララミン®）10 mg 静注．

フランス[8]
- Grade I では，H_1 受容体拮抗薬のジフェンヒドラミン 25〜50 mg または 0.5〜1 mg/kg と，H_2 受容体拮抗薬のラニチジン（ザンタック®）50 mg を希釈して 5 分かけて投与．代替としてクロルフェニラミン 5 mg 静注でもよいかもしれない．

スカンジナビア諸国[10]
- ステロイドと抗ヒスタミン薬は，浮腫や皮膚徴候，初発症状から 24 時間以内のアナフィラキシー反応の再発（二相性アナフィラキシー★4）などの防止に有効．ただ，あくまでもセカンドラインの治療薬としての位置づけ．

◼ ステロイド

- ガイドラインを発表しているすべての国において，セカンドラインの治療薬としての位置づけである．有効性についての明確なエビデンスはないが[15]，抗ヒスタミン薬と同様に臨床の現場では使用されるケースが多い[13]．

アメリカ[6]
- 作用発現が遅いので急性期には用いない．もし使用する場合は，6 時間ごとにメチルプレドニゾロン（ソル・メドロール®）換算で 1〜2 mg/kg を静注する．軽症例では 1 mg/kg のプレドニゾロン（プレドニン® 50 mg まで）の経口投与でも十分かもしれない．

イギリス[7]
- セカンドラインの治療としてヒドロコルチゾン（ソル・コーテフ®，サクシゾン®）200 mg 静注．

フランス[8]
- コルチコステロイドは遅発性の症状を緩和するかもしれない．6 時間ごとにヘミコハク酸ヒドロコルチゾン 200 mg を静注する．

スカンジナビア諸国[10]
- 抗ヒスタミン薬の項参照．

◼ その他の薬物治療

グルカゴン
- もともと β 遮断薬を内服している患者では，アドレナリンに反応しないケースがあるため有効だとする報告がある[16]．5 分以上かけて 1〜5 mg を静注し，その後 5〜15 μg/分の速度で持続投与する[6,8]．

バソプレシン，ノルアドレナリン
- アドレナリンが無効の場合に使用[10]．
- バソプレシン：2〜10 単位きざみの静注を効果があるまで継続．

★4 二相性アナフィラキシー

アナフィラキシーは抗原を投与されたときにのみ発症し，治療に反応した後の経過では症状の発現がみられないことが多い．しかし，アナフィラキシーショックの初期治療に成功した後に，抗原が投与されていないにもかかわらず，数十分〜数十時間後に血圧低下や喉頭浮腫，気管支攣縮，皮膚症状（紅斑，蕁麻疹）が発現することがある．報告によって異なるが，二相性アナフィラキシーの発生頻度は 1〜20％で，発現時間は 1〜78 時間までといわれている[14]．

Topics アナフィラキシーショックの治療に関する試案

本項ではアナフィラキシーに対する非薬物治療についてはふれなかったが，順天堂大学麻酔科学・ペインクリニック講座の光畑裕正教授がアナフィラキシーショックの治療に関する試案（非薬物治療を含む）を発表されているので**表2**に示す[17]．

表2 アナフィラキシーショックの治療方針（案）

1. 人手を集める（非常に重要）：患者の経過・治療内容を厳密に記録する（記録係）
2. マスクにて酸素投与（10～12 L）
3. 静脈路の確保
4. 喉頭・咽頭浮腫が進行すれば気管挿管
5. 仰臥位で下肢拳上
6. 補液を最大限に輸液（血圧が回復するまで）：1～2 Lを補液し最初の5分間で5～10 mL/kg，小児は最初の1時間で30 mL/kg
7. アドレナリン 0.2 μg/kg を静注，必要に応じて追加，もし点滴路がなければアドレナリン 0.3 mg を筋注，小児の場合は 0.01 mg/kg を筋注，必要に応じて繰り返し投与
8. H_1 ブロッカー（ジフェンヒドラミン 25～50 mg 静注）を投与
9. H_2 ブロッカー（ラニチジン 50 mg 静注，小児では 1 mg/kg）
10. β_2 刺激薬（サルブタモール）を 2～3 パフ吸入
11. コルチコステロイドを投与する（ヒドロコルチゾン 1～5 mg/kg）
12. アドレナリン投与で血圧の改善がみられないときは，ドパミン 2～20 μg/kg/分を点滴静注，反応が悪いときにはノルアドレナリン（1 mg/1 mL/1A）を 100 mL に希釈し，0.02～0.04 mg/kg/分の投与量で点滴静注
13. アドレナリンで症状の改善しないとき（βブロッカー，ACE阻害薬服用患者でアドレナリン抵抗性アナフィラキシーショック時），グルカゴン 1～5 mg（小児では 20～30 μg/kg，最大 1 mg）を静注，その後点滴静注で 5～15 μg/分
14. 従来の治療で血圧回復がみられないときにはバソプレシン 2単位を投与し，血圧に応じて 2～5 単位を繰り返し投与，または 4%メチレンブルーを 1.5 mg/kg（120 mg）を 1 回投与しその後 120 mg を症状に応じて点滴投与（確立された治療法ではない）

（光畑裕正．Shock 2012; 26: 77-84[17]より）

▶ACE：angiotensin converting enzyme

- ノルアドレナリン：0.05～0.1 μg/kg/分で持続静注．

β刺激薬
- 気管支痙攣を認めるケースではネブライザーを用いて β_2 刺激薬（サルブタモール）を投与してもよい[8,10]．重症例では，100～200 μg を静注後，5～25 μg/分で持続静注する[8]．

（齋藤 繁，高澤知規）

文献

1) Mertes PM, et al. Perioperative anaphylaxis. Immunol Allergy Clin North Am 2009; 29: 429-51.
2) Mertes PM, et al; Groupe d'Etudes des Réactions Anaphylactoïdes Peranesthésiques. Anaphylactic and anaphylactoid reactions occurring during anesthesia in France in 1999-2000. Anesthesiology 2003; 99: 536-45.
3) Takazawa T, et al. Three suspected cases of sugammadex-induced anaphylactic shock.

BMC Anesthesiol 2014; 14: 92.
4) 高澤知規, ほか. リドカインによるアナフィラキシーショックが疑われた一例. 日臨麻会誌 2013; 33: S355.
5) 堀内辰男, ほか. プロポフォールによる麻酔導入時のアナフィラキシーが疑われた1例. 臨床麻酔 2014; 38: 503-6.
6) Sampson HA, et al. Second symposium on the definition and management of anaphylaxis: Summary report--Second National Institute of Allergy and Infectious Disease / Food Allergy and Anaphylaxis Network symposium. J Allergy Clin Immunol 2006; 117: 391-7.
7) Harper NJ, et al. Suspected anaphylactic reactions associated with anaesthesia. Anaesthesia 2009; 64: 199-211.
8) Mertes PM, et al. Reducing the risk of anaphylaxis during anesthesia: 2011 updated guidelines for clinical practice. Investig Allergol Clin Immunol 2011; 21: 442-53.
9) Sheikh A, et al. Adrenaline for the treatment of anaphylaxis: Cochrane systematic review. Allergy 2009; 64: 204-12.
10) Kroigaard et al. Scandinavian Clinical Practice Guidelines on the diagnosis, management and follow-up of anaphylaxis during anaesthesia. Acta anaesthesiol Scand 2007; 51: 655-70.
11) Nurmatov UB, et al. H2-antihistamines for the treatment of anaphylaxis with and without shock: A systematic review. Ann Allergy Asthma Immunol 2014; 112: 126-31.
12) Sheikh A, et al. H1-antihistamines for the treatment of anaphylaxis: Cochrane systematic review. Allergy 2007; 62: 830-7.
13) Clark S, et al. Multicenter study of emergency department visits for food allergies. J Allergy Clin Immunol 2004; 113: 347-52.
14) Rohacek M, et al. Biphasic anaphylactic reactions: Occurrence and mortality. Allergy 2014; 69: 791-7.
15) Choo KJ, et al. Glucocorticoids for the treatment of anaphylaxis: Cochrane systematic review. Allergy 2010; 65: 1205-11.
16) Thomas M, Crawford I. Best evidence topic report. Glucagon infusion in refractory anaphylactic shock in patients on beta-blockers. Emerg Med J 2005; 22: 272-3.
17) 光畑裕正. アナフィラキシーショックの治療指針の標準化. Shock 2012; 26: 77-84.

❶ メトクロプラミド

metoclopramide

▶PONV：
postoperative nausea and vomiting

▶CTZ：
chemoreceptor trigger zone

- メトクロプラミド（プリンペラン®）は，1960年代から用いられている制吐薬である（図1）．
- 日本では術後悪心・嘔吐（PONV）対策に最も頻用される薬剤である．以前はPONV予防には効果がないとされていたが，近年，再解析で予防効果が確認された．
- 上部消化管蠕動運動を促進し，また中枢性・末梢性嘔吐に対する制吐作用を有する．

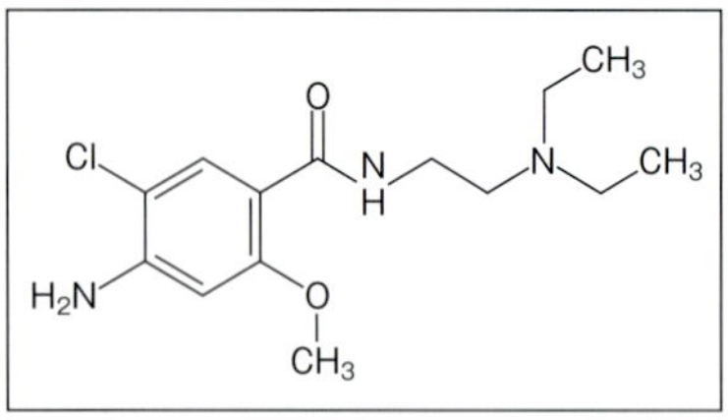

a. 作用機序[1,2]（図2）

- 中枢性には，主に第四脳室近傍の延髄に存在する化学受容器引き金帯（CTZ）において，末梢性には消化管において，ドパミン D_2 受容体および，セロトニン $5-HT_3$ 受容体に拮抗することで制吐作用を発揮する．
- 高用量では $5-HT_4$ 受容体刺激作用を有し，上部消化管運動を亢進させ，また幽門部の機械的狭窄（痙攣）を除き，その通過性を促す．

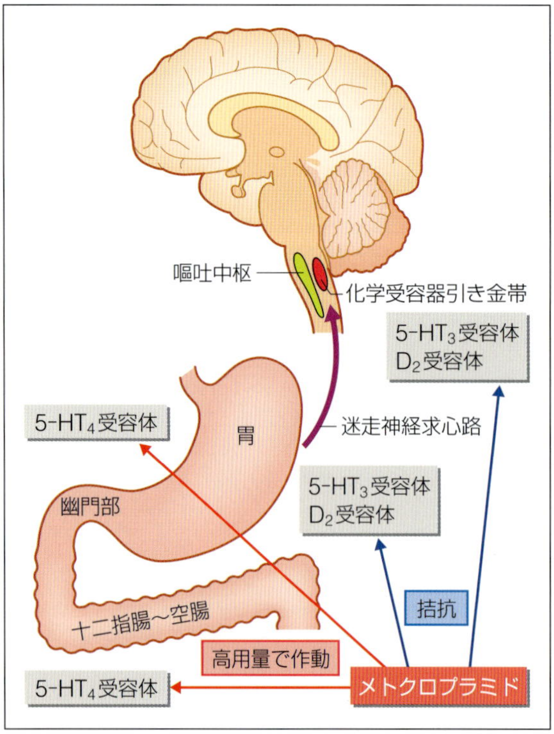

図1 メトクロプラミドの構造式

化学名：4-Amino-5-chloro-N-[(2-diethylamino)ethyl]-2-methoxybenzamide

b. 薬物動態

- メトクロプラミドの経口投与での生体内利用率は50〜80％とされ，20 mgの投与後約1時間で最高血中濃度（54 ng/mL）に達し，消失半減期は約5時間である．
- 成人に10 mgを静脈内投与した場合，二相性に消失し，β 相の半減期は5.4時間である．
- メトクロプラミドは肝臓においてグルクロン酸抱合や硫酸抱合を受け，尿中に排泄される．

c. 適応と効果

■ PONV予防薬

- 以前のPONVガイドラインでは，メトクロプラミドの予防投与は効果がないとされ，推奨されていなかったが，そのガイドラインには，日本からの不正論文が多数含まれていた．その不正論文を除いた再解析によって，10 mgの投与は24時間以内のPONV予防に有用であることが証明された[3]．PONVの

図2 メトクロプラミドの作用機序

危険因子については，不正論文を除いたレビューで提示されていたものを**表1**にまとめた．

■ PONV治療薬
- 治療的投与に関しても，10 mgの投与で24時間以内の治療効果があるとされたが[3]，より高用量投与★1が推奨されることもある[2]．しかし，その推奨もあくまでも，問題となった文献を含んだ解析であり，今後のさらなる検討が望まれる．

■ 妊産婦への投与
- 催奇形性の報告が少なく，妊娠悪阻患者にも使用できる．また，帝王切開時の術中悪心・嘔吐，PONVにも有効である[4]．

d. 副作用と注意点

- メトクロプラミドは血液脳関門を容易に通過するため，大脳基底核線条体においてD₂受容体を遮断することによって約1%の患者において錐体外路症状が出現する★2．用量依存性に出現し，とくに小児，若年者で多い．高齢者，腎機能障害患者では血中濃度が高く維持され，副作用が出現しやすい．治療には抗コリン作用をもつ，抗パーキンソン薬（ビペリデン，トリヘキシフェニジル）を用いる．
- 長期間の連用によって遅発性ジスキネジアが生じることがある．
- プロラクチンの分泌を促進し，乳汁漏出や，無月経，女性化乳房を引き起こす．
- 母乳への移行が認められ，授乳児に軟便を引き起こすことがある．

（箱崎貴大，村川雅洋）

表1 成人におけるPONVの危険因子

患者因子	・女性 ・PONVまたは動揺病の既往 ・非喫煙者 ・年齢
麻酔因子	・揮発性麻酔薬の使用 ・手術時間（1時間ごと） ・術後オピオイドの使用 ・亜酸化窒素の使用
手術因子	・胆嚢摘出術 ・腹腔鏡手術 ・婦人科手術

（Apfel CC, et al. Br J Anaesth 2012; 109: 742-53[5] より）

★1
静脈内投与では，成人には10 mg，小児には0.25 mg/kgの投与が多く行われている．この低用量では効果がないとする文献では，成人で35 mg，小児では0.5 mg/kgまでの投与が行われている[2]．

★2
薬効が類似するドンペリドン（ナウゼリン®）は，血液脳関門を通過しにくく，錐体外路症状は比較的起こりにくいが，催奇形性があり，妊婦には禁忌である．

文献

1) Sanger GJ, King FD. From metoclopramide to selective gut motility stimulants and 5-HT3 receptor antgonists. Drug Des Deliv 1988; 3: 273-95.
2) Henzi I, et al. Metoclopramide in the prevention of postoperative nausea and vomiting: A quantitive systematic review of randomized, placebo-controlled studies. Br J Anaesth 1999; 83: 761-71.
3) De Oliveira GS Jr, et al. Systemic metoclopramide to prevent postoperative nausea and vomiting: A meta-analysis without Fujii's studies. Br J Anaesth 2012; 109: 688-97.
4) Mishriky BM, Habib AS. Metoclopramide for nausea and vomiting prophylaxis during and after Caesarean delivery: A systematic review and meta-analysis. Br J Anaesth 2012; 108: 374-83.
5) Apfel CC, et al. Evidence-based analysis of risk factors for postoperative nausea and vomiting. Br J Anaesth 2012; 109: 742-53.

❷ ドロペリドール

droperidol

- ドロペリドールは、ベルギー・ヤンセン社研究所において、1963年に合成・開発されたブチロフェノン系の向精神薬であり、日本では1972年に販売が開始された（図1）.
- 強力な鎮静作用をもち、以前はニューロレプト麻酔の際に、多くはフェンタニルとともに使用されていた. タラモナール®はドロペリドールとフェンタニルの合剤である.
- 現在は主に術後悪心・嘔吐（PONV）対策として、静注、筋注で悪心・嘔吐の予防・治療に、あるいは硬膜外からのオピオイド注入と併用して悪心・嘔吐の予防としても用いられている.

▶PONV：
postoperative nausea and vomiting

a. 作用機序

- GABA受容体を占有することにより、中枢神経系の抑制を引き起こし、強力な鎮静作用を示す.
- $GABA_A$受容体の$α1$, $β1$, $γ2$サブユニットの不完全阻害と、$α7$アセチルコリン受容体の完全阻害を引き起こす[1].
- 化学受容器引き金帯（CTZ）のドパミンD_2受容体に作用することにより、制吐作用を発揮する.
- 交感神経節後線維の$α$受容体を遮断する.
- 末梢血管を直接拡張する作用も有する.

▶GABA：
gamma-aminobutyric acid（γアミノ酪酸）

▶CTZ：
chemoreceptor trigger zone

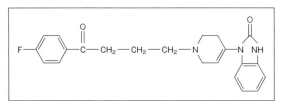

図1 ドロペリドールの構造式

表1 ドロペリドールの用法と用量

用法	用量
制吐作用	・成人での初回投与量は、静注、筋注ともに最大2.5mg. 追加投与が必要な場合は、1.25mg ・術後悪心・嘔吐の予防目的では、10～20 μg/kgを静注する. 筆者らは1mgを静注している
硬膜外からのオピオイド注入の際の悪心・嘔吐の予防	・硬膜外から2.5 mg/日をオピオイドとともに投与する

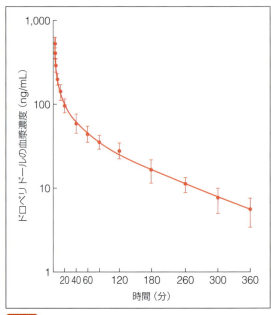

図2 ドロペリドール静注後の血漿濃度の変化

ドロペリドール150 μg/kg静注後、1時間以内に血漿濃度は90％低下する.

（Fischler M, et al. Anesthesiology 1986; 64: 486-9[3]より）

b. 薬物動態

- 静注した場合には 3〜5 分で鎮静効果が発現し，鎮静状態はさらに 6〜12 時間持続する[2]．
- ドロペリドール 150 μg/kg を静注した場合，血漿濃度は投与後 1 時間以内に 90％減少する[3]（図 2）．
- ^{3}H-ドロペリドール 5 mg を静注した場合，ドロペリドールの血漿濃度は投与後 30 分で約 30 ng/mL に低下し，以後穏やかに漸減し，血中濃度半減期は 125〜130 分である[4]．
- 投与されたドロペリドールの約 75％は肝臓で酸化的 N-脱アルキル化後，グリシン抱合され，尿中に排泄される．投与されたドロペリドールの約 10％は未変化のまま糞中に排泄される．

c. 適応と効果（表 1）

- 制吐目的で使用する場合は，成人での初回投与量は，静注，筋注ともに最大 2.5 mg である．
- 術後悪心・嘔吐の予防については，Schaub らが，25 論文（2,957 例）の研究を分析した結果を報告している[5]．それによると，ドロペリドールを 0.25〜1 mg 使用することで，術後悪心・嘔吐のリスクは減少した．頭痛のリスクも減少させたが，不穏のリスクは増加させ，これらの結果については用量-反応性の証明は得られなかった．
- 硬膜外からのオピオイド注入の際の悪心・嘔吐の予防に，硬膜外から 2.5 mg/日を併用する．しかし，1995 年に筆者らが行った研究[6]では，1 日量のドロペリドールを 0 mg，1.25 mg，2.5 mg，5 mg の 4 群間で検討したところ，悪心・嘔吐の起こった症例数に有意差はなかった．

▶麻酔薬としての使用については 2 章「2-2 静脈麻酔薬／⑦ドロペリドール」（p.88）を参照

d. 副作用と注意点

- 重大な副作用としては，血圧低下（2.25％），不整脈（頻度不明），期外収縮（頻度不明），QT 延長（頻度不明），心室頻拍（頻度不明），心停止（頻度不明），ショック（0.1％未満），間代性痙攣（0.1％未満），悪性症候群（頻度不明）が報告されている[7]．
- 錐体外路症状などの副作用が発現しやすいので，最初の投与量を減量して注意して投与する必要がある★1．
- ドロペリドールは，心筋の再分極を遅らせ，QT 時間を延長させる．その結果，torsades de pointes を引き起こすことがある．2001 年にアメリカ食品医薬品局（FDA）がドロペリドールに対して QT 時間延長と致死的不整脈に関する警告を出して以来，アメリカではドロペリドールの使用は 1/10 以下に激減した★2．しかし，低用量ドロペリドールの QT 時間延長，致死的不整脈の危険性については，反論する論文も多く出されている．Schaub らの検討でも，ドロペリドール 0.625 mg の投与を受けた 2 名の患者が錐体外路症状を呈したが，QT 時間延長や不整脈の報告はなかった[5]．

★1
若年者および高齢者でドロペリドールを使用する場合は，副作用として錐体外路症状の発現に注意が必要．筆者自身も，20 年ほど前に治療に際して制吐目的にドロペリドール 2.5 mg を静注してもらったところ，自分自身で錐体外路症状を経験している．

★2
FDA の警告を考慮し，ドロペリドール使用にあたっては，①低用量の投与，②投与前の QT 時間の延長がないこと，③使用後の心電図モニターが，なされるべきである．

表2 FDAに報告された低用量ドロペリドール使用時に重篤な心血管系合併症を起こした症例

症例	症例の詳細	使用量（mg）	投薬から発症までの時間	心血管系への影響	転帰
59歳，女性*	アキレス腱手術	0.25 前投薬	150分	VT，TdP，VF	入院延長
53歳，男性*	膀胱鏡	0.625（PACUで）	2分	VT	入院延長
53歳，男性**	悪心・嘔吐で救急外来受診	0.625 合計5回使用	詳細不明	心停止	死亡
35歳，女性**	腹痛などで救急外来受診	0.75	10分	徐脈性不整脈，VF	入院延長脳障害
60歳，女性**	ラパロ下胆摘	1.25	詳細不明	高血圧，心筋梗塞	―
66歳，男性**	詳細不明	詳細不明	30分	低血圧，徐脈，VT	致命的
22歳，女性**	ペースメーカ挿入	0.625	20分	低血圧，呼吸停止	致命的入院延長
63歳，女性**	結腸手術	0.625	詳細不明	うっ血性心不全，呼吸困難，頻脈	入院延長
年齢不明，男性**	腎摘	1.25	50分	VT，心停止，低酸素脳症	死亡
49歳，女性**	詳細不明	1.25	詳細不明	徐脈，洞停止	入院延長

F：心室細動，VT：心室頻拍，TdP：torsades de pointes，PACU：postanesthetic care unit.
**原因としてドロペリドールが第1に疑われる症例． *原因としてドロペリドールが第2に疑われる症例．

(Habib AS, et al. Anesth Analg 2003; 96: 1377-9[8])より)

- Habibらによると，FDAに報告された低用量ドロペリドール使用時に，重篤な心血管系合併症を起こした症例は**表2**のとおりである[8]．その後の詳細な検討により，これらの症例では不整脈の発生とドロペリドールとの因果関係は認められていない．

（五十洲　剛，村川雅洋）

文献

1) Flood P, Coates KM. Droperidol inhibits GABA$_A$ and neuronal nicotinic receptor activation. Anesthesiology 2002; 96: 987-93.
2) 岩月賢一，ほか．Neuroleptanalgesiaについて．麻酔 1967; 16: 933-45.
3) Fischler M, et al. The pharmacokinetics of droperidol in anesthetized patients. Anesthesiology 1986; 64: 486-9.
4) Cressman WA, et al. Absorption, metabolism and excretion of droperidol by human subjects following intramuscular and intravenous administration. Anesthesiology 1973; 38: 363-9.
5) Schaub I, et al. Low-dose droperidol (≤ 1mg or $\leq 15\mu$gkg-1) for the prevention of postoperative nausea and vomiting in adults: Quantitative systematic review of randomised controlled trials. Eur J Anesthesiol 2012; 29: 286-94.
6) 五十洲剛，ほか．ドロペリドールの硬膜外持続注入の至適量の検討．麻酔 1995; 44: 1014-7.
7) ドロレプタン添付文書．2009年6月改訂（第8版）．第一三共株式会社．
8) Habib AS, Gan TJ. Food and drug administration black box warning on the perioperative use of droperidol: A review of the cases. Anesth Analg 2003; 96: 1377-9.

❸ オンダンセトロン

ondansetron

- オンダンセトロン（ゾフラン®，図1）は，セロトニン3型（5-HT$_3$）受容体拮抗薬であり，抗悪性腫瘍薬に伴う消化器症状（悪心・嘔吐）に対する治療薬として世界中で広く臨床使用されている．
- 周術期においては，術後悪心・嘔吐（PONV）に対する予防効果が示されている[1]★1．

▶ 5-HT$_3$：
5-hydroxytryptamine 3

▶ PONV：
postoperative nausea and vomiting

★1
日本で認められているオンダンセトロンの適応は，抗悪性腫瘍薬投与に伴う消化器症状に対するのみである．

▶ CTZ：
chemoreceptor trigger zone

a．作用機序

- 嘔吐は延髄の嘔吐中枢への刺激入力により引き起こされる．嘔吐刺激の発生部位として，大脳皮質，前庭器，最後野の化学受容器引き金帯（CTZ），孤束核および消化管が重要である．抗悪性腫瘍薬は小腸粘膜に存在する腸クロム親和性細胞からのセロトニン遊離を促し，迷走神経求心路の5-HT$_3$受容体を介して嘔吐中枢を刺激する．
- 5-HT$_3$受容体は胃腸の求心性迷走神経終末のほか，延髄の孤束核およびCTZに密に発現しており，オンダンセトロンは，これら5-HT$_3$受容体を遮断することで嘔吐中枢への刺激入力を抑制し，制吐作用を示す（図2）．
- 5-HT$_3$受容体は4個の膜貫通部位をもつイオンチャネル型受容体である．アゴニスト刺激によってNa$^+$，K$^+$が流入し，速い脱分極が起こる．グラニセトロン，パロノセトロン，ラモセトロンおよびトロピセトロンはいずれもオンダンセトロンと同じ選択的5-HT$_3$受容体拮抗薬であり，悪心・嘔吐の治療に有効である．

b．薬物動態

- オンダンセトロンは経口投与にて消化管からよく吸収される．健常成人に4 mgを経口投与した場合，投与2時間後に最高血中濃度となり，半減期は

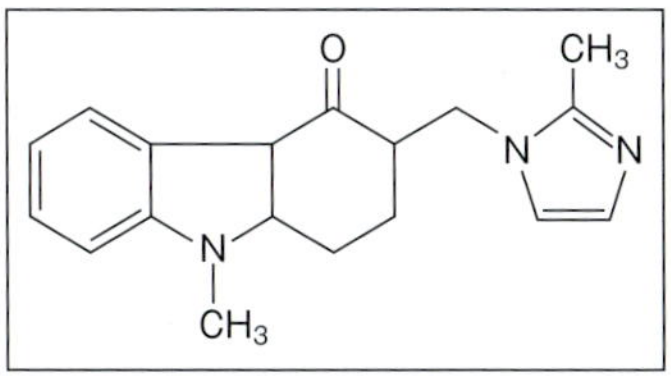

図1　オンダンセトロンの構造式

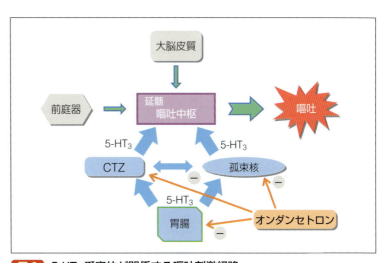

図2　5-HT$_3$受容体が関係する嘔吐刺激経路

表1 成人PONVの予防に必要な各種5-HT₃受容体拮抗薬の用量と投与時期

薬剤名	用量	投与タイミング
オンダンセトロン	4 mg 静注 8 mg 口腔内速溶錠	手術終了時
グラニセトロン	0.35〜3 mg 静注	手術終了時
パロノセトロン	0.075 mg 静注	手術開始時
ラモセトロン	0.3 mg 静注	手術終了時
トロピセトロン	2 mg 静注	手術終了時

(Gan TJ, et al. Anesth Analg 2014; 118: 85-113[3]より抜粋)

▶NNT：
number needed to treat

★2
オンダンセトロンとの併用によりトラマドールの鎮痛作用が減弱するとの報告がある．

4.8時間である．生物学的利用率は約60%，血漿タンパク結合率は約88%（*in vitro*）である[2]．

- オンダンセトロンの多くは肝臓の薬物代謝酵素シトクロムP450（CYP1A2, CYP2D6およびCYP3A4）により代謝され，その後グルクロン酸や硫酸抱合を受け，腎臓から排泄される[2]．

c. 適応と効果

- オンダンセトロンは，シスプラチンなどの抗悪性腫瘍薬投与時の消化器症状や上腹部内臓に対する放射線照射後に伴う悪心・嘔吐に有効である．
- PONVに対するオンダンセトロンの有効性は多くの臨床研究で示されており，悪心より嘔吐に対する予防効果が高い[1]．しかしながら，わが国ではPONVに対して適応はない．
- 推奨される投与量は4 mg（静注）であり，24時間以内の嘔吐に対する予防効果はNNT 6，悪心に対してはNNT 7である．口腔内速溶錠8 mgは同等の効果を示す[3]．
- PONV予防には，オンダンセトロン，グラニセトロン，ラモセトロン，トロピセトロンは手術終了時に，パロノセトロンは手術開始時に投与することが推奨されている（表1）[3]．
- CTZには5-HT₃受容体のほかドパミン（D₂）受容体およびオピオイド受容体が発現し，嘔吐機構に関係する．孤束核にはエンケファリン，ヒスタミンおよびアセチルコリンに対する受容体が存在し，嘔吐機構に関係する．したがってPONVに対しては，5-HT₃受容体拮抗薬だけでなく他の受容体遮断薬と組み合わせて使用するほうが効果的である★2．

d. 副作用と注意点

- 主な副作用は，頭痛，肝酵素上昇，便秘であり，重篤なものは少ない．
- オンダンセトロンは主として肝臓にて代謝されるため，重篤な肝障害を合併する患者では副作用発現に注意が必要である．

(中畑克俊，川股知之)

文献

1) Tramèr MR, et al. Efficacy, dose-response, and safety of ondansetron in prevention of postoperative nausea and vomiting: A quantitative systematic review of randomized placebo-controlled trials. Anesthesiology 1997; 87: 1277-89.
2) Roila F, Del Favero A. Ondansetron clinical pharmacokinetics. Clin Pharmacokinet 1995; 29: 95-109.
3) Gan TJ, et al. Consensus guidelines for the management of postoperative nausea and vomiting. Anesth Analg 2014; 118: 85-113.

❹ クロルフェニラミン

chlorpheniramine

- クロルフェニラミン（ポララミン®）は1950年代から臨床使用され，市販薬としても広く使用される抗ヒスタミン薬である（図1）．
- 蕁麻疹，枯草熱，皮膚疾患に伴う瘙痒（湿疹・皮膚炎，皮膚瘙痒症，薬疹，咬刺症），アレルギー性鼻炎，血管運動性鼻炎，に適応がある．
- ヒスタミンH_1受容体に競合的に拮抗することにより，炎症や気道の分泌を抑制する．

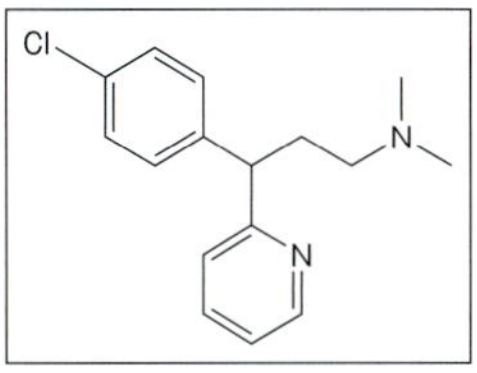

図1 d-クロルフェニラミンの構造

a. 作用機序（表1，2）

- ヒスタミンH_1受容体に可逆的，競合的に結合し，ヒスタミンの作用を遮断する．
- 古典的H_1拮抗薬に分類され，血液脳関門を通過し，副作用として鎮静作用をもつ．

b. 薬物動態

- H_1拮抗薬は経口投与で吸収がよく，30分で効き始め，1〜2時間で最高血中濃度に達し，3〜6時間で低下し始める．半減期は21〜27時間．生物学的利用能は25〜50％で血漿タンパク結合率は72％である．
- 肝臓でシトクロムP450（CYP2D6）により代謝され，腎臓から排泄される．

c. 適応と効果

- I型アレルギー性疾患（蕁麻疹，気管支喘息，アレルギー性鼻炎，結膜炎）に最もよく用いられる．ただし，気管支喘息においては抗コリン作用により症状をむしろ悪化させる可能性がある．
- アナフィラキシーショックの際には静注で用いられる（表3）．
- 市販の風邪薬や鼻炎薬の一成分として頻用されている．
- 上記の適応の中で周術期に用いる場合としては，薬剤や輸血に対するアレルギー反応，アナフィラキシーショックがあげられる．d-クロルフェニラミンマレイン酸として1回

表1 ヒトにおけるヒスタミンの主な作用

臓器		受容体	反応
血管	小動脈	H_1, H_2	拡張し，血圧低下
	小静脈	H_2	拡張
	内皮細胞	H_1	収縮（基底膜露出し，透過性が亢進する）
心臓	心室筋	H_2	陽性変力作用
	洞房結節	H_2	陽性変時作用
	房室伝導	H_1	陰性変周期作用
気管支		H_1	収縮
子宮		H_2（ラット）	反応しない
胃		H_2	胃酸分泌促進
回腸		H_1	収縮
中枢神経系		H_1/H_2	覚醒，自発運動促進，摂食抑制，飲水促進，平衡感覚，痙攣抑制
神経終末		H_1	刺激
肥満細胞		H_2	ヒスタミン遊離抑制（作用は弱い）
リンパ球		H_2	免疫抑制
副腎髄質		H_1	カテコラミン遊離

（渡邉建彦．NEW薬理学．改訂第4版．南江堂；2002. p. 134-44[1]より）

表2 H₁拮抗薬の作用の比較

タイプ	代表的な薬剤	鎮静作用	抗ムスカリン作用	制吐作用	抗動揺病作用
エタノールアミン	ジフェンヒドラミン	+++	+++	−	+++
エチレンジアミン	メピラミン	+	+	−	−
アルキルアミン	d-クロルフェニラミン	++	++	−	−
ピペラジン	ホモクロルシクリジン	−	+	+	+++
フェノチアジン	プロメタジン	++	+++	+++	+++
第二世代	エピナスチン	−	−	−	−

(渡邉建彦. NEW薬理学. 改訂第4版. 南江堂；2002. p. 134-44[1])より)

表3 血圧低下や気道閉塞症状を示す中等症から重症のアナフィラキシーショックへの対処

対処	具体的方法
アドレナリン投与	アドレナリン0.2〜1.0 mg皮下注．0.1%アドレナリン液0.25 mgの10倍希釈液をゆっくり静注．効果不十分な場合は，5〜15分おきに追加投与する
輸液	乳酸加リンゲル液など20 mL/kg/時間程度で開始
酸素投与，気道確保	高濃度酸素投与．気管挿管による気道確保
循環管理	必要に応じて昇圧剤投与：ドパミン5〜15 μg/kg/分持続静注
ステロイド投与	ヒドロコルチゾンコハク酸エステル（ソル・コーテフ®）500〜1,000 mg点滴静注
抗ヒスタミン薬	クロルフェニラミンマレイン酸（ポララミン®）5 mg静注

(社団法人日本化学療法学会臨床試験委員会皮内反応検討特別部会．抗菌薬投与に関連するアナフィラキシー対策のガイドライン〈2004年版〉[2])より)

5 mgを皮下，筋肉内，または静脈内注射する．

d. 副作用と注意点

- 主な副作用としては鎮静，眠気，認知障害，注意力低下などが起こる．鎮静作用は他の中枢抑制薬（エタノールやジアゼパムなど）と併用するとより強くなる．
- 低出生体重児，新生児では中枢神経系興奮などの抗コリン作用に対する感受性が高いため，痙攣などの重篤な副作用のおそれがある．
- その他，抗コリン作用により緑内障患者で眼内圧が上昇する可能性がある．
- 前立腺肥大などの下部尿路閉塞性疾患のある患者で排尿困難や尿閉をきたす可能性がある．

（坂本成司，稲垣喜三）

文献

1) 渡邉建彦．ヒスタミン．田中千賀子，加藤隆一，編．NEW薬理学．改訂第4版．東京：南江堂；2002. p. 134-44.
2) 社団法人日本化学療法学会臨床試験委員会皮内反応検討特別部会．抗菌薬投与に関連するアナフィラキシー対策のガイドライン（2004年版）．http://www.chemotherapy.or.jp/guideline/hinai_anaphylaxis_guideline.pdf

❺ ヒドロキシジン　hydroxyzine

- ヒドロキシジンは，第一世代抗ヒスタミン薬で，ピペラジン系抗ヒスタミン薬に属する，抗アレルギー性緩和精神安定薬である．
- 第一世代抗ヒスタミン薬は，眠気などの中枢神経抑制作用や，口渇や胸やけなどの抗コリン作用などの副作用が比較的現れやすい．
- ヒドロキシジンには，ヒドロキシジン塩酸塩（アタラックス®）（図1）とヒドロキシジンパモ酸塩（アタラックス®-P）があり，中枢神経に存在するヒスタミン H_1 受容体を可逆的，競合的に阻害することによって，抗不安作用や鎮静作用を示す．

a．作用機序

- 従来はヒスタミン H_1 受容体のアンタゴニストと考えられていたが，近年 H_1 受容体と結合してこれを不活化するインバースアゴニストであることが解明された[1]．
- ヒスタミンによる平滑筋収縮を抑制する．呼吸器の平滑筋収縮も抑制するが，気管支攣縮に対する効果は著明ではない．血管平滑筋に対しては，血管拡張作用を抑制する．
- 通常使用量では血圧や心拍数は変化しないが，大量投与では末梢性の抗アドレナリン作用とパパベリン様血管拡張によって血圧は低下する．この処置の際にアドレナリンを使用すると，昇圧作用を逆転させることがあるため，アドレナリンを使用しないことが望ましい．
- 第一世代抗ヒスタミン薬は容易に血液脳関門を通過し，中枢神経系の神経伝達物質であるヒスタミンの作用を抑制する．その結果，視床や視床下部，大脳辺縁系などの皮質下レベルが抑制され，抗不安作用や鎮静作用が現れる[2]．同時に，第一世代抗ヒスタミン薬は，ムスカリン受容体を介してアセチルコリンの作用を抑制する．
- ヒスタミンによって招来される毛細血管透過性の亢進やそれによる浮腫や膨疹の形成を減弱する．
- アナフィラキシーによる浮腫形成や瘙痒感は強力に抑制するが，血圧低下や気管支攣縮に対しては著明な効果は期待できない．

▶CYP：
cytochrome P450（シトクロム P450）

b．薬物動態

- 経口投与では，2～3時間で最大血中濃度に到達し，作用時間は6～24時間である．表1に，健常成人にヒドロキシジン 0.7 mg/kg を経口投与したときの薬物動態を示す[3]．
- ヒドロキシジンは肝臓の CYP3A4／CYP3A5 とアルコール脱水酵素により代謝される．その活性代謝産物であるセチリジンとアクリバスチンは第二世代抗ヒスタミン薬であり，未変化体のまま腎臓から排泄される．

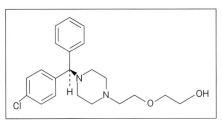

図1　ヒドロキシジン塩酸塩の構造式

表1 健常成人におけるヒドロキシジンの薬物動態

n	C_{max} (ng/mL)	T_{max} (時間)	t1/2 (時間)	クリアランス (mL/分/kg)	Vd (L/kg)	AUC (nghr/mL)
7	77.5 (11.1)	2.1 (0.4)	20.0 (4.1)	9.8 (3.2)	16.0 (3.0)	642.8〜1581.2

数値は，平均（標準偏差）で示している．

(Simons FER, et al. J Allergy Clin Immunol 1984; 73(1 Pt 1) : 69–75[3]より)

表2 肝機能障害患者におけるヒドロキシジンの薬物動態

薬物動態指標	健常成人	肝機能障害患者（肝硬変）
n	7	8
C_{max} (ng/mL)	72.5 (11.1)	116.5 (60.6)
T_{max} (時間)	2.1 (0.4)	2.3 (0.7)
t1/2 (時間)	20.0 (4.1)	36.6 (13.1)
クリアランス (mL/分/kg)	9.8 (3.2)	8.7 (7.5)
Vd (L/kg)	16.0 (3.0)	22.7 (13.3)

数値は，平均（標準偏差）で示している．

(Simons FER, et al. J Clin Pharmacol 1989; 29: 809–15[4]より)

- それゆえ，肝機能障害患者や中等度〜重度の腎機能障害患者では，ヒドロキシジンの血中濃度半減期は延長する．表2に，肝機能障害患者にヒドロキシジン 0.7 mg/kg を経口投与したときの薬物動態を示す[4]．

c. 効果と適応

- 麻酔科領域では，主として鎮静を目的とした麻酔前投薬や術後悪心・嘔吐の予防で用いられる．内服薬は，神経症における不安，緊張，抑うつの緩和と蕁麻疹や皮膚疾患における瘙痒に使用される．注射薬は，術前・術後の悪心・嘔吐の予防，麻酔前投薬，神経症における不安，緊張，抑うつの緩和に使用される．
- 皮膚科領域では，ヒドロキシジンパモ酸塩として成人1日85〜128 mg（ヒドロキシジン塩酸塩として50〜75 mg）を2〜3回で分割経口投与する．神経症では，ヒドロキシジンパモ酸塩として成人1日128〜255 mg（ヒドロキシジン塩酸塩として75〜150 mg）を3〜4回で分割経口投与する．
- 麻酔前投薬や術前術後の悪心・嘔吐の予防には，ヒドロキシジン塩酸塩を成人では1回25〜50 mg を点滴静注，あるいは50〜100 mg を筋注する．

d. 副作用と禁忌

- ヒドロキシジンの副作用は眠気であるが，麻酔前投薬では鎮静に有用である．
- 抗コリン作用で口渇が生じる．ふらつきや注意力障害，食欲過多が生じるこ

- ともある．
- 重篤な副作用として，ショック，アナフィラキシー様症状，痙攣，QT 延長症候群，肝機能障害が報告されている．
- 本薬物の動脈内投与は，末梢に壊死を生じるので禁忌である．
- 禁忌には，ポルフィリン症患者[5]，本薬の成分やセチリジン，ピペラジン誘導体，アミノフィリン，エチレンジアミンに過敏症の既往を有する患者があげられる．
- 妊婦や産褥婦では，催奇形性と乳汁への移行のため，本薬の投与は禁忌である[6]．

e. 使用上の注意点

- 乳児や小児には連用を避け，静注や筋注では 1 回 1 mg/kg を投与する．内服薬では，3 歳児で 20 mg，12 歳児で 50 mg を目安に 1 日 2〜3 回で分割経口投与する．
- 小児では熱性痙攣を誘発することがある．
- 高齢者では適宜減量して，投与する．
- バルビツール酸誘導体，麻酔薬，麻薬系鎮痛薬などの中枢神経抑制薬や MAO 阻害薬，アルコールは，本薬の作用を増強する．
- 本薬との併用で抗コリンエステラーゼ薬の作用は減弱し，シメチジン（CYP3A の抑制）で本薬の血中濃度は上昇する．
- 催不整脈薬との併用で，心室性不整脈が生じることがある．

（稲垣喜三，坂本成司）

▶MAO：monoamine oxidase

文献

1) Leurs R, et al. H$_1$-antihistamines: Inverse agonism, anti-inflammatory actions and cardiac effects. Clin Exp Allergy 2002; 32: 489–98.
2) Welch MJ, et al. H$_1$-antihistamines and the central nervous system. Clin Allergy Immunol 2002; 17: 337–88.
3) Simons FER, et al. The pharmacokinetics and antihistaminic of the H$_1$ receptor antagonist hydroxyzine. J Allergy Clin Immunol 1984; 73(1 Pt 1): 69–75.
4) Simons FER, et al. The pharmacokinetics and pharmacodynamics of hydroxyzine in patients with primary biliary cirrhosis. J Clin Pharmacol 1989; 29: 809–15.
5) Moore MR, McColl KE. Therapy of the acute porphyrias. Clin Biochem 1989; 22: 181–8.
6) Briggs GG. Hydroxyzine. In: Briggs GG, et al. Drugs in Pregnancy and Lactation. 5th ed. Baltimore; Williams & Willkins: 1988. p. 520–1.

❻ ヒドロコルチゾン

hydrocortisone

▶HPA：
hypothalamo-pituitary-adrenal

▶CRH：
corticotropin-releasing hormone

▶ACTH：
adrenocorticotropic hormone

- ヒドロコルチゾンは，副腎皮質から分泌される糖質コルチコイドの一つであり，コルチゾール（cortisol）と同一である（図1）．生理的な糖質コルチコイド作用の95％は，ヒドロコルチゾン（コルチゾール）によるものである．
- ステロイド系抗炎症薬の一つとして臨床使用され，さまざまな剤形がある．注射製剤としては，ヒドロコルチゾンコハク酸エステルナトリウム（ソル・コーテフ®，サクシゾン®など）とヒドロコルチゾンリン酸エステルナトリウム（水溶性ハイドロコートンなど）がある．

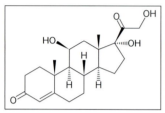

図1 ヒドロコルチゾンの構造式

化学式：$C_{21}H_{30}O_5$
モル重量：362.460 g/mol

a. 生理的な体内動態

- ヒドロコルチゾン（コルチゾール）を主とする副腎皮質ホルモンの分泌は，図2に示すように視床下部，下垂体，副腎皮質を介する制御系（HPA axis）で調節されている．
- ストレスなどにより視床下部室傍核からコルチコトロピン放出ホルモン（CRH）の産生が高まる．CRHは下垂体前葉に運ばれ，副腎皮質刺激ホルモン（ACTH）分泌を促進する．ACTHは血流に乗って副腎皮質に運ばれ，糖質コルチコイドの産生を促す．産生された糖質コルチコイドは血液脳関門を通過し，CRHやACTHの分泌制御を行う[1]．
- ヒドロコルチゾンの生理的な分泌量には日内変動があり，朝に最大となり，深夜に最小となる．手術後2日以内の時期は，その分泌量は有意に増加するが，日内変動のパターンには変化はない[2]．

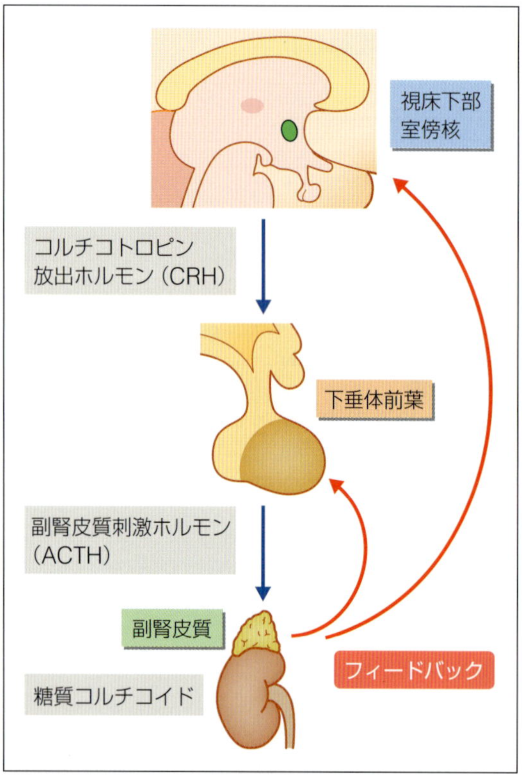

b. 作用機序

- 糖質コルチコイドは，標的細胞の細胞質内にある特異的受容体と結合して核内に入り，コルチコステロイド反応性遺伝子発現を調節し，タンパク合成に影響を及ぼし，生理活性を示す．糖質，タンパク質，脂質などの代謝や免疫反応，抗炎症反応に関与する．

c. 薬物動態

- ヒドロコルチゾンを1回100 mg静脈内投与後の半減期は約100分である．作用時間は8〜12時間と考えられ，ステロイド薬のなかでは短時間作用型に分類される．
- 排泄は主としてグルクロン酸抱合型で尿中に

図2 糖質コルチコイドの分泌制御

排泄される．

d. 適応と効果（表1）

- 麻酔科医が周術期にこの薬剤を用いるのは，外科的ショックおよびショック様状態，副腎皮質機能不全患者に対する外科的侵襲時（いわゆるステロイドカバー），副腎摘出手術時や下垂体手術時のホルモン補充目的，輸血による副作用発生時，術中の気管支痙攣発生時，麻酔で用いる薬剤に対するアナフィラキシーショック反応発生時，などが主な状況と考えられる．
- 用量としては，通常，成人に対し1回量50〜100 mgを静脈内投与するのが標準的である．症状に応じて1回投与量や投与回数を調節する．
- 副腎皮質機能不全患者に対する外科的侵襲時のステロイドカバーとしてのヒドロコルチゾンの投与量については，手術前の副腎皮質ホルモンの投与量や投与休止からの期間などを勘案し，手術侵襲の大きさに応じて決めることが推奨されている[3]．
- 人工心肺を用いた心臓手術や高侵襲の手術などが生体へ及ぼす有害反応を減弱させる目的で，抗炎症作用を有するステロイドを手術前に投与する臨床研究が数多く行われている．表2に示すような糖質コルチコイド作用の強さや作用持続時間を考慮して，このような目的にはヒドロコルチゾンは用いられず，メチルプレドニゾロンやデキサメタゾンが用いられている[4]．

e. 副作用と注意点（表3）[★1]

- 感染症の増悪に関して，B型肝炎ウイルスの増殖により肝炎が現れることがあることにも注意が必要である．
- ミオパチーに関して，非脱分極性筋弛緩薬との併用または重症筋無力症などの神経筋接合部位障害のある患者において，短期間でミオパチーが現れ，四

★1
いずれの注射製剤の添付文書にも「本剤は使用成績調査等の副作用発現頻度が明確となる調査を実施していない」と記載されている．したがって，表3に示す副作用の個々の発生頻度は不明である．

表1 ヒドロコルチゾン注射製剤の主な適応症

内科・小児科領域	外科領域・その他
• 急性副腎皮質機能不全（副腎クリーゼ） • 甲状腺中毒症（甲状腺クリーゼ） • 慢性副腎皮質機能不全（原発性，続発性，下垂体性，医原性） • 膠原病 • 気管支喘息，喘息発作重積状態 • アナフィラキシーショック • 薬剤その他の化学的物質によるアレルギー • 神経疾患（脳脊髄炎，重症筋無力症，多発性硬化症，末梢神経炎など） • 限局性腸炎，潰瘍性大腸炎 • びまん性間質性肺炎（肺線維症） • 重症感染症（化学療法と併用する） • 特発性低血糖症 • 重症消耗性疾患の全身状態の改善（癌末期など）	• 副腎摘除 • 臓器・組織移植 • 副腎皮質機能不全患者に対する外科的侵襲 • 外科侵襲後の肺水腫 • 外科的ショックおよび外科的ショック様状態 • 脳浮腫 • 輸血による副作用 • 術中の気管支痙攣 • 口腔外科領域手術後の後療法

（日本麻酔科学会．麻酔薬および麻酔関連薬使用ガイドライン第3版．2012. http://www.anesth.or.jp/guide/pdf/publication4-12_20121106.pdf, p. 660-3[5]／市販注射薬の添付文書を参照して作成）

表2 主な糖質コルチコイドの比較

	抗炎症作用 (糖質コルチコイド作用)*	Na貯留作用 (鉱質コルチコイド作用)*	力価当量 (mg)	半減期 (時)	作用持続時間 (時)
ヒドロコルチゾン (コルチゾール)	1	1	20	1.5〜3	8〜12
プレドニゾロン	4	0.8	5	3〜4	18〜36
メチルプレドニゾロン	5	0.5	4	2〜4	12〜36
ベタメタゾン	25	0	0.75	5	36〜54
デキサメタゾン	25〜30	0	0.75	3.5〜5	36〜54

* ヒドロコルチゾンを1としたときのそれぞれの作用の相対的力価を示す．

表3 ヒドロコルチゾンの主な副作用

- ショック（アナフィラキシー症状を伴うもの）
- 各種感染症の誘発，症状の隠蔽，増悪
- 続発性副腎皮質機能不全
- 骨粗鬆症，骨頭無菌性壊死
- 消化性潰瘍，消化管出血，胃腸穿孔
- ミオパチー
- 血栓症
- 頭蓋内圧亢進，痙攣
- 精神変調，うつ状態
- 糖尿病
- 緑内障，後嚢白内障
- 気管支喘息
- 心破裂（急性心筋梗塞患者において）
- うっ血性心不全

肢麻痺に至ったことが報告されている．

- 急性心筋梗塞発症患者において心破裂が現れたとの報告があり，原則禁忌となっている．
- 高齢者に長期投与する場合には，感染症の誘発，糖尿病，骨粗鬆症，後嚢白内障，緑内障などの副作用が現れやすいので，とくに慎重に投与すべきである．

（萬家俊博）

(日本麻酔科学会．麻酔薬および麻酔関連薬使用ガイドライン第3版．2012. http://www.anesth.or.jp/guide/pdf/publication4-12_20121106.pdf, p. 660-3[5] / 市販注射薬の添付文書を参照して作成)

文献

1) Gray JD, et al. Dynamic plasticity: The role of glucocorticoids, brain-derived neurotrophic factor and other trophic factors. Neuroscience 2013; 239: 214-27.
2) Kvaslerud T, et al. Circadian aspects of post-operative morbidity and mortality. Acta Anaesthesiol Scand 2010; 54: 1157-63.
3) Coursin DB, Wood KE. Corticosteroid supplementation for adrenal insufficiency. JAMA 2002; 287: 236-40.
4) Holte K, Kehlet H. Perioperative single-dose glucocorticoid administration: Pathophysiologic effects and clinical implications. J Am Coll Surg 2002; 195: 694-712.
5) 日本麻酔科学会．麻酔薬および麻酔関連薬使用ガイドライン第3版．2012. http://www.anesth.or.jp/guide/pdf/publication4-12_20121106.pdf, p.660-3.

❼ メチルプレドニゾロン

methylprednisolone

- メチルプレドニゾロン（ソル・メドロール®）は，プレドニゾロンのステロイド核6α位にメチル基をもった合成副腎皮質ホルモンである[1]（図1）．
- 電解質コルチコイド作用はなく，糖質コルチコイド作用はハイドロコルチゾンの5倍である[1]．
- メチルプレドニゾロンはアレルギー，ショックの治療など，さまざまな病態に用いられているが，副作用にも注意を払う必要がある．

a. 作用機序と薬物動態

- 糖質コルチコイドの作用機序として，遺伝子を介する経路と介さない経路がある[1]．
- 遺伝子を介する機序では，細胞質受容体である糖質コルチコイド受容体（glucocorticoid receptor）に結合する[1]．糖質コルチコイド受容体は二量体を形成し，核内に移行し，炎症性サイトカインの産生を抑制したり，抗炎症作用のあるタンパク質の合成を促進したりする[1]．
- 遺伝子を介さない非特異的な作用が，抗炎症作用や免疫調整作用などに関与されるといわれている[1]．ステロイド薬の大量療法やパルス療法では，遺伝子を介した作用では説明できない速さで効果が発現するため，この経路の存在が考えられている[1]．
- これらの作用機序により期待される効果と機序を表1に示す．
- メチルプレドニゾロン250 mgを静注した場合，20分程度で最高血中濃度2 μg/mLになり，半減期は2時間半弱である．

b. 適応と効果（表2）

- 初期輸液と循環作動薬に反応しない敗血症性ショック患者に対して，ショックからの早期離脱を目的にステロイドが使用される．このときのステロイドとして，ヒドロコルチゾンの代替として電解質への影響の少ないメチルプレドニゾロンを使用してもよいとされている[2]．
- 急性呼吸促迫症候群（ARDS）において少量長期のメチルプレドニゾロンが有用である可能性が示唆されている[3]．ARDSは新基準（ベルリン定義）が採用になったので，今後，また新たな知見が示される可能性がある．
- アナフィラキシーショックの治療において，メチルプレドニゾロン40 mgが6～8時間ごとに点滴静注で使用される．注射用メチルプレドニゾロンに含まれるコハク酸エステル構造によると考えられるアレルギーが，まれではあるが，起こる可能性があるので，増悪する場合は他剤への変更が必要である．
- 喘息の治療としてのステロイドの使用は他項に詳細がある

▶ARDS：acute respiratory distress syndrome

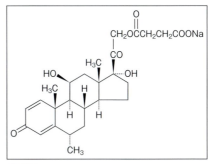

図1 メチルプレドニゾロンの構造式

表1 メチルプレドニゾロンの効果と機序

効果	機序
抗ショック作用	・ライソゾーム膜の安定化 ・膜透過性亢進の抑制 ・心筋抑制因子の増加抑制
抗炎症作用	
抗アレルギー作用 抗体産生の抑制	
脊髄損傷に対する改善効果	・運動障害の改善 ・脊髄血流量低下の抑制 ・エネルギー代謝の改善 ・脂質過酸化の抑制
抗喘息作用	・炎症メディエーター産生抑制 ・血管透過性亢進抑制 ・炎症性サイトカイン・ケモカイン産生抑制 ・好酸球などの炎症細胞の気管・肺への浸潤抑制 ・アドレナリンβ受容体感受性低下抑制 ・気道における粘液分泌抑制

表2 メチルプレドニゾロンの適応疾患と用法

疾患	用法
初期輸液と循環作動薬に反応しない敗血症性ショック	少量，長期投与 循環作動薬の投与が必要なくなれば徐々に中止
急性呼吸促迫症候群	少量，長期投与
アナフィラキシーショック	40 mg を 6〜8 時間ごとに点滴静注
中発作以上の喘息	40〜125 mg を点滴静注
人工心肺手術，食道手術	食道手術では 250 mg を術前投与
急性脊髄損傷	受傷後 8 時間以内に 30 mg/kg を 15 分間かけて点滴静注し，その後 45 分間休薬し，5.4 mg/kg/時を 23 時間点滴静注

が，中発作以上ではヒドロコルチゾン 200〜500 mg，あるいはメチルプレドニゾロン 40〜125 mg を点滴静注することが推奨されている．

● 人工心肺を使用する心臓手術では，炎症反応を軽減するためにメチルプレドニゾロンを使用することがある．すべての症例に用いても死亡率や合併症の軽減には寄与しないとする報告もあるが，重症例では有用である可能性が示唆されている[4]．

Column 食道癌手術におけるメチルプレドニゾロンの意義

　食道癌手術は，開胸，開腹をするために非常に大きな侵襲となる．そのため，高頻度に合併症，とくに呼吸器合併症が生じていた．実際，抜管して ICU を退室した患者さんが，1 週間以内に ICU に再入室して人工呼吸管理という光景を数年前までみることが多かった．しかし，鏡視下手術の進歩によって，食道癌手術も低侵襲化が進み，腹臥位胸腔鏡下に胸部操作を行い，腹腔鏡下に胃の授動を行うようになった．それによって，翌日には元気に病棟を歩行している姿が当たり前になった（どうしてもの用事で術後 4 日目に外出をした患者さんも…）．当院でもメチルプレドニゾロン 250 mg を術前に使用しているが，もう不要になるかもしれない．

● 食道癌手術においても，炎症反応や術後肺合併症の軽減を期待して術前にメチルプレドニゾロンの投与が食道癌診断・治療ガイドラインでも言及されている（Column 参照）．

● 受傷後 8 時間以内の急性脊髄損傷での神経機能改善を期待して，メチルプレドニゾロン 30 mg/kg を 15 分間かけて点滴静注し，その後 45 分間休薬し，5.4 mg/kg/時を 23 時間点滴静注することがある．その効果に関してはさらなる研究の結果が待たれる[5]．

C. 副作用と注意点

● 高血糖が起こる可能性がある．ICU における高血糖は悪い予後との関連が指摘されており，180〜200 mg/dL を超えるような

高血糖時はインスリンを使用し，血糖値を 150〜180 mg/dL 程度にコントロールする．
- 既知の感染症の増悪や，新たな感染症の発生に注意を払う必要がある．
- 消化管潰瘍の危険性があるため，腹部症状の有無，胃液の性状，便の性状，貧血の進行などをチェックする．
- まれではあるが，筋力の低下が発生することもある[2]．
- ステロイドにはさまざまな副作用があるので，必要性を十分に吟味して投与することが肝心である．

（矢田部智昭，横山正尚）

文献

1) 服部裕一．糖質コルチコイドの作用と機序．ICU と CCU 2011; 35: 597-604.
2) 日本集中治療医学会 Sepsis Registry 委員会．日本版敗血症診療ガイドライン．日集中医誌 2013; 20: 124-73.
3) Tang BM, et al. Use of corticosteroids in acute lung injury and acute respiratory distress syndrome: A systematic review and meta-analysis. Crit Care Med 2009; 37: 1594-603.
4) Nebelsiek, et al. Routine use of corticosteroids to prevent inflammation response in cardiac surgery. Recent Pat Cardiovasc Drug Discov 2012; 7: 170-4.
5) Bydon M, et al. The Current Role of Steroids in Acute Spinal Cord Injury. World Neurosurg 2014; 82: 848-54.

8 デキサメタゾン
dexamethason

- デキサメタゾン（デカドロン®，デキサート®）は 1958 年に合成された（図1）．ヒドロコルチゾンの 25 倍，メチルプレドニゾロンの 5 倍の糖質コルチコイド活性を有するが，ミネラルコルチコイド活性はほとんどない．
- 周術期では主に術後悪心・嘔吐（PONV）抑制，鎮痛，局所麻酔薬作用延長などの目的で使用されるが，日本では保険適応外使用である．

▶PONV : postoperative nausea and vomiting
▶IL : interleukin
▶TNF : tumor necrosis factor
▶ICAM : intercellular adhesion molecule

a. 作用機序

抗炎症作用
- 炎症担当細胞において，①炎症性サイトカイン（IL-1〜6，IL-11〜13，TNF-α など）やケモカインの産生・分泌抑制，②抗炎症性タンパクの産生増加，③炎症性メディエーター（プロスタグランジン類）産生阻害，④接着因子（ICAM-1）発現抑制，などが考えられている（図2）．

免疫抑制作用
- 末梢血中リンパ球減少，好中球の炎症組織への集積阻害．

抗浮腫作用
- 肥満細胞の脱顆粒抑制による血管収縮，好塩基球・肥満細胞からの

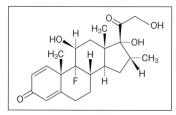

図1 デキサメタゾンの構造式
9-Fluoro-11β, 17, 21-trihydroxy-16 α-methylpregna-1, 4-diene-3, 20-dione, $C_{22}H_{29}FO_5$

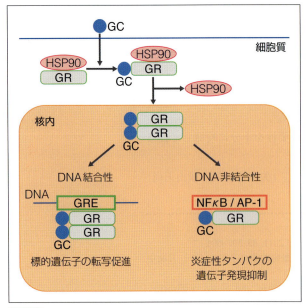

図2 糖質コルチコイドの作用機序

糖質コルチコイド（GC）は細胞膜を通過し，細胞質の糖質コルチコイド受容体（GR）と結合する．GRは熱ショックタンパク（HSP）90と複合体を形成しているが，GCと結合するとHSP90と解離する．GC-GR複合体は二量体を形成し核内へ移行し，DNA上のglucocorticoid responsive element（GRE）と結合し，リポコルチンなどの標的遺伝子発現を促進する．GCはまた，NFκBやAP-1などの転写因子に作用し，炎症関連タンパク産生にかかわる遺伝子の転写活性を抑制する（DNA非結合性の抗炎症作用）．

★1
ストレスによる低コルチゾール状態は悪心・嘔吐を誘発．

▶CYP：
cytochrome P450（シトクロムP450）

ヒスタミン放出抑制．

PONV抑制作用

- ①抗炎症作用：エイコサノイドなどの嘔吐誘発性の炎症性物質の合成抑制，②内臓からの迷走神経を介する催吐性入力を受ける孤束核糖質コルチコイド受容体への直接作用，③嘔吐誘発性神経伝達物質であるセロトニン（5-HT）の発現・分泌抑制，$5-HT_{3A}$受容体発現抑制，④視床下部-下垂体-副腎系の生理機能維持★1，⑤鎮痛作用：オピオイド節減によるオピオイド関連悪心・嘔吐の低減，などが考えられている．

鎮痛作用

- シクロオキシゲナーゼ阻害によるプロスタグランジン合成抑制のためと考えられている．

局所麻酔薬作用時間延長

- 侵害受容性C線維における伝導抑制，K^+チャネル増加，血管収縮作用による局所麻酔薬の吸収遅延などが考えられている．

b. 薬物動態

- デキサメタゾン注射薬はリン酸エステル化して水溶性にした製剤．血中半減期は約3.5時間，生物学的半減期は36〜54時間．糖質コルチコイドとしては長時間作用型に分類される．
- 経静脈投与されたデキサメタゾンリン酸エステルナトリウムは主に肝臓で脱エステル化され，CYP3A4により6β-水酸化を受け，6βヒドロキシデキサメタゾンなどとなり尿中に排泄される．

c. 適応

- デキサメタゾンは気管支喘息，アレルギー性疾患，内分泌疾患，自己免疫性疾患，炎症性疾患などに幅広い適応があるが，鉱質コルチコイド活性をほとんどもたないので，ステロイド補充療法には通常用いられない．

気管支喘息，アレルギー性疾患（アナフィラキシーショック等）

- デキサメタゾン1.65〜6.6 mgを3〜6時間ごとに経静脈投与する．即効性に乏しいので術中発症の場合，効果発現がより早いヒドロコルチゾン等が用いられることが多い．

PONV抑制作用（保険適応外使用）

- デキサメタゾン4 mgの経静脈投与には，オンダンセトロン4 mgやドロペ

リドール 1.25 mg と同等の PONV 予防効果がある[1]．麻酔導入前投与のほうが手術終了時投与よりも PONV 抑制効果が高い．デキサメタゾン 4〜5 mg 経静脈投与は 8〜10 mg 経静脈投与と PONV 予防効果は同等である[2]．海外のガイドラインでは 0.1 mg/kg または 8 mg 投与が推奨されている[3]．

鎮痛補助作用（保険適応外使用）
- デキサメタゾン 1.25〜20 mg 投与は術後 2〜24 時間の術後痛強度およびオピオイド使用量を低下させる[4]．

局所麻酔薬作用時間延長（保険適応外使用）
- 腕神経叢ブロックにおいて，デキサメタゾン 4〜10 mg を中・長時間作用性の局所麻酔薬に添加すると，鎮痛効果持続時間が延長する[5]．しかし，効果持続時間には経静脈投与と差がなかったとの報告もある．

d. 副作用と注意点

- 血糖上昇作用がある[3,4]．非糖尿病患者では血糖値は上昇しなかったという報告もある．
- 創傷治癒や創部感染には影響しないという報告が多い[3,4]．
- ステロイド型筋弛緩薬のスガマデクスによる拮抗作用を競合阻害するという *in vitro* の報告がある[6]．

（簗瀬　賢，白神豪太郎）

文献

1) Apfel CC, et al. A factorial trial of six interventions for the prevention of postoperative nausea and vomiting. N Engl J Med 2004; 350: 2441–51.
2) De Oliveira GS Jr, et al. Dexamethasone to prevent postoperative nausea and vomiting: An updated meta-analysis of randomized controlled trials. Anesth Analg 2013; 116: 58–73.
3) Gan TJ, et al. Consensus guidelines for the management of postoperative nausea and vomiting. Anesth Analg 2014; 118: 85–113.
4) Waldron NH, et al. Impact of perioperative dexamethasone on postoperative analgesia and side-effects: Systematic review and meta-analysis. Br J Anaesth 2013; 110: 191–200.
5) Choi S, et al. Effects of dexamethasone as a local anaesthetic adjuvant for brachial plexus block: A systematic review and meta-analysis of randomized trials. Br J Anaesth 2014; 112: 427–39.
6) Rezonja K, et al. Dexamethasone produces dose-dependent inhibition of sugammadex reversal in *in vitro* innervated primary human muscle cells. Anesth Analg 2014; 118: 755–63.

3-8 抗血小板薬

周術期における止血機能の考え方

手術対象患者の高齢化とともに，術前から抗血小板療法を受けている患者が増加している

- 日本では，手術対象患者の高齢化とともに，術前より抗血小板療法を受けている患者が増加している．手術を安全に施行するためには，抗血小板薬の休薬を要するが，抗血小板薬の不用意な中断は血栓症を招く危険性がある．適切な投薬管理を行うには周術期における抗血小板療法についての正しい理解が求められるため，血小板による止血機序および抗血小板薬の作用部位や適応疾患などを知る必要がある．

a. 血小板による止血機序[1,2]

- 炎症や断裂により血管壁が損傷されると，血小板の付着が容易になり，血管壁近傍を流れる血小板がすみやかに血管損傷部位に集積して，止血に寄与する．
- 詳しい機序（図1）としては，
  ① 血管壁の損傷により露出した内皮下組織のコラーゲンに血中の von Willebrand 因子（vWF）がすみやかに結合し，これに血小板が glycoprotein（GP）Ib を介して接着する．
  ② 次いで，膜状のコラーゲンレセプター（GP VI, $α_2β_1$）を介して強固に接着するとともに，アデノシン二リン酸（ADP），トロンボキサン（TX）A_2，セロトニンなどを放出し，自身や周囲の血小板をさらに活性化する．また，凝固因子であるトロンビンにも強力な血小板活性化作用があり，凝固反応とともに進行していく．
  ③ 活性化された血小板の膜上では GP IIb/IIIa の構造変化が起こり，これを介して vWF やフィブリノゲンと結合することにより血小板の凝集塊が形成される．その後，血小板膜上で凝固反応が生じ，血小板間にフィブリンが形成され，血小板凝集塊は安定する．
- この反応は動脈硬化性プラークの破綻部位でも起こるため，冠動脈や脳血管などの臓器灌流血管で動脈硬化巣の破綻が生じると，血小板の過剰集積と過剰な活性化により，心筋梗塞や脳梗塞などを発症する．
- ただ，プラーク破綻部位での血栓形成は，以下の点で前述の健常な動脈損傷における機序とは多少異なっている．
  ① プラーク内には，健常な動脈壁とは違い，血小板の強い活性化能を有するI型コラーゲン，III型コラーゲンが増生しており，血小板接着能がきわめて高い．
  ② 動脈硬化の進行に伴って，健常動脈では外膜に局在している組織因子がプラーク内で大量に産生されているため，プラーク内の凝固活性は増大している．そのため，プラーク破綻部位では血小板と凝固系の両者が強く活性

▶ADP：
adenosine diphosphate

▶TX：
thromboxane

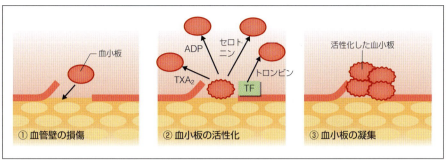

図1 血小板による止血機序

①血管壁の損傷により露出した内皮下組織に血小板が接着する．②組織に接着した血小板からTXA$_2$，ADP，セロトニンが放出され，さらに自身や周囲の血小板を活性化していく．また，組織因子により活性化したトロンビンも血小板を活性化する．③活性化された血小板間で凝集反応が起こり，凝集塊が形成される．
TF：組織因子，TXA$_2$：トロンボキサンA$_2$，ADP：アデノシン二リン酸．

▶PAI-I：
plasminogen activator inhibitor type-I

▶COX：
cyclooxygenase

化された状態となっている．

③プラークでは線溶系インヒビターPAI-Iの発現も増強していることから，血栓形成が著しく促進される．

- このような血栓イベントを抑制するため，抗血小板療法が行われているが，血管壁が脆弱な高齢者が対象となることが多く，出血性合併症のリスクを常に考慮しなければならない．

b. 日本で使用されている主な抗血小板薬の作用機序[2-4]（表1）

■ アラキドン酸代謝阻害薬

- 活性化血小板内でホスホリパーゼA$_2$により放出されるアラキドン酸は，シクロオキシゲナーゼ（COX），TXA$_2$合成酵素の作用を経て，TXA$_2$に変換される．
- アスピリンはCOX-1阻害薬，オザグレルはTXA$_2$阻害薬であり，両者ともTXA$_2$の産生を低下させる．イコサペント酸エチルはアラキドン酸類似物質で，アラキドン酸と同様の代謝経路により血小板活性化作用を示さないTXA$_3$となり，結果的にTXA$_2$の生成を低下させる．
- ADP，トロンビンなどによる血小板活性化を抑制することはできない．
- 近年アスピリンに対する抵抗性が問題視されており，心筋梗塞，脳梗塞，血管死の発症率が有意に高くなるといわれている．原因としてはCOX-1の遺伝子多型，COX-2の関与，血小板以外の細胞の関与などが推測されている[3]．

■ ADP受容体拮抗薬

- 活性化された血小板や破壊された組織からADPが放出され，近傍の血小板に作用していく．この反応は血小板に特異的に発現しているADP受容体P2Y$_{12}$を介して，cAMP濃度を低下させ，血小板を活性化する．
- チクロピジンやクロピドグレルなどのチエノピリジン系薬物は肝臓でシトクロムP450により代謝を受けて活性体となり，ADP受容体P2Y$_{12}$を不可逆的に阻害する．
- チクロピジンの副作用として，肝障害や無顆粒球症，血栓性血小板減少性紫斑病（TTP）など重篤な疾患が発症することがある．クロピドグレルでは，副作用の発現はチクロピジンの1/3程度である一方，有効性は同等であるため，新規処方ではクロピドグレルが優先される[3]．
- クロピドグレルでも抵抗性を示す患者が存在し，原因としてはシトクロム

▶cAMP：
cyclic adenosine monophosphate

▶TTP：
thrombotic thrombocytopenic purpura

表1　主な抗血小板薬の作用機序と休薬期間

一般名	商品名	作用機序	不可逆性	休薬期間
アスピリン	バイアスピリン	COX阻害	あり	7～10日間
オザグレル	ベガ	TXA_2合成阻害		1日間
イコサペント酸エチル	エパデール	TXA_2合成阻害	あり	7～10日間
チクロピジン	パナルジン	ADP受容体拮抗	あり	10～14日間
クロピドグレル	プラビックス	ADP受容体拮抗	あり	7～14日間
サルポグレラート	アンプラーグ	セロトニン受容体拮抗		1日間
シロスタゾール	プレタール	PDEIII活性阻害		3日間
ベラプロスト	プロサイリン	PGI_2誘導体		1日間

不可逆的に血小板を抑制する薬剤では，血小板の寿命をもとに休薬期間が設定されているため，期間が長くなっている．
COX：シクロオキシゲナーゼ，TX：トロンボキサン，ADP：アデノシンニリン酸，PDE：ホスホジエステラーゼ，PG：プロスタグランジン．

★1
2009年にはFDA（アメリカ食品医薬品局）からクロピドグレルとオメプラゾール（プロトンポンプ阻害薬）との併用により抗血小板効果が減弱するとの警告が出されたが，エビデンスは十分でなく，見解は分かれている[2]．

▶FDA：
Food and Drug Administration

▶PCI：
percutaneous coronary intervention

▶SSRI：
selective serotonin reuptake inhibitor

▶PDE：
phosphodiesterase

▶PG：
prostaglandin

P450の酵素（CYP2C19）活性の個人差，スタチン系薬物やH_2受容体拮抗薬との相互干渉作用などが報告されている★1．

- 2014年3月，日本でプラスグレル（エフィエント®）が承認された．プラスグレルはCYP2C19による代謝は受けず，1段階の代謝のみで薬効を発揮するため，CYP2C19の遺伝子多型の有無にかかわらず，安定した血小板凝集抑制作用を発揮し，早期から血小板凝集抑制作用を示す．なお，経皮的冠動脈形成術（PCI）が適用される虚血性心疾患でのみ認可されている．

■ セロトニン受容体拮抗薬
- サルポグレラートは，セロトニン2型受容体に対する拮抗作用により血小板凝集抑制作用，血管収縮抑制作用などを示す．
- 選択的セロトニン再取り込み阻害薬（SSRI）は抗血小板薬ではないが，血小板のセロトニンを消耗させるため，他の抗血小板薬や抗凝固薬との併用で出血リスクを上昇させる．

■ cAMP代謝作用薬
- 細胞内cAMP濃度が低下すると，血小板凝集作用や顆粒内容の放出などにより血小板機能が亢進する．cAMPはホスホジエステラーゼ（PDE）により分解されるため，PDEを阻害することでcAMPが増加して血小板機能が抑制される．
- シロスタゾールはPDEを選択的に阻害し，血小板活性抑制作用を示すとともに血管拡張作用，血管内皮細胞保護作用，平滑筋細胞増殖抑制作用などにより多面的に血栓形成を抑制する．他の抗血小板薬と比較して脳出血などの出血事象が少ない．
- cAMPを増加させるものとしてプロスタグランジン（PG）誘導体があげられる．ベラプロストはPGI_2の安定な誘導体であり，血小板凝集抑制作用は強力であるが，血管拡張作用による血圧低下は比較的弱いとされている．

c. 抗血小板薬に関するガイドラインの注意点[2]

- 周術期において抗血小板薬の投薬を調整する際，ガイドラインに基づいて決

定することとなるが，以下の点を十分認識しておく必要がある．
- 日本では抗血小板に関するエビデンスの蓄積が少ないため，現状としては欧米のガイドラインが基準となっている．
- 安全性を重視する日本社会では医療介入により惹起された出血性合併症に対する考え方が欧米人とは異なる可能性がある．また欧米人と日本人では出血リスクや血栓リスクが異なるため，海外との地域差や人種差を考慮する．
- 欧米のガイドラインには，血小板GPIIb／IIIa拮抗薬など日本で使用できない薬剤が多く含まれ，逆に欧米のガイドラインではあまり記載のない薬剤が日本で使用されていることがあるため，抗血小板薬使用の実態も大きく異なる可能性がある．

d. 抗血小板薬の適応疾患[2, 4-7]

- 主に，「循環器疾患における抗凝固・抗血小板療法に関するガイドライン（2009年改訂版）」[2]に従って解説する．

冠動脈疾患

ステント血栓症予防

- 薬物溶出性ステント（DES）は，再狭窄を激減させるデバイスとして登場したが，血管平滑筋細胞の増殖を抑制して内膜新生を遅延させるため，遅発性ステント血栓症[★2]や超遅発性ステント血栓症[★3]を発症しやすく，予防として長期間にわたる抗血栓療法が必要となる．
- 欧米のガイドライン[4,5]では，血栓リスクの高い患者やDES留置患者に対し，ステント治療後の血栓閉塞予防として，アスピリンを無期限に投与することが勧告されている．また，出血リスクが高い場合を除き，DES留置例では6～12か月，ベアメタルステント（BMS）留置例では4～6週間，クロピドグレルまたはチクロピジンの併用投与が推奨されているが，日本におけるエビデンスは十分ではない．
- 日本のデータとして，シロリムス溶出ステントを留置された症例が登録されたj-Cypher registry[6]が存在する．その結果を以下にまとめる．
  ① DESによるステント血栓症の頻度は留置後1年以上経ても減衰傾向を示しておらず，血栓症リスクが持続していた．
  ② ステント留置後半年以降の症例においては，2剤（アスピリンとチエノピリジン系）併用群とチエノピリジン系を中止しアスピリンのみ継続した群でステント血栓症の頻度に有意差がなかった．
  ③ アスピリンの中止は，ステント留置後の経過期間にかかわらず，ステント血栓症の増加と結びついた．
- したがって，日本人患者においても，DESが留置されている場合，周術期のアスピリンは可能なかぎり継続が望ましく，中止した場合でも早期に再開することが重要である．一方，DES留置後半年以上経過していれば，手術の出血リスクによってチエノピリジン系の内服中止を考慮してもよいかもしれない．
- 周術期にはステント血栓症の頻度が増加する．その理由としては，抗血小板

▶DES：
drug-eluting stent

★2
ステント留置後31日以降1年以内に発生したステント血栓症．

★3
ステント留置後1年を超えて発生したステント血栓症．

▶BMS：
bare metal stent

DES留置の場合，周術期のアスピリンは可能なかぎり継続が望ましい．中止後も早期に再開することが重要

薬中止によるリバウンド現象としてのTXA$_2$活性亢進，手術に伴う交感神経系の活性化やサイトカイン放出，手術創部における止血反応の活性化があげられる[7]．

ステント血栓症予防以外の適応

- 不安定狭心症を有する患者にはできるだけ早くアスピリンを投与すべきとされている．
- 高い冠動脈イベント発症リスクをもつ脂質異常症の患者にはイコサペント酸エチル投与が勧められている．
- 日本では，バルーンによる血管形成（POBA）後の抗血小板薬としてはアスピリン単独投与が一般的である（海外では，クロピドグレル併用）．
- 大伏在静脈グラフト（SVG）を使用した冠動脈バイパス術（CABG）では術後48時間以内のアスピリン投与が推奨され，永続的投与が勧められている．

▶POBA：
plain old balloon angioplasty

▶SVG：
saphenous vein graft

▶CABG：
coronary artery bypass grafting

脳梗塞

- 非心原性脳梗塞の原因は，主に動脈内に形成される血小板主体の血栓であるため，再発予防には抗血小板薬が用いられる．
- 急性期はアスピリンやオザグレル，サルポグレラート（保険適用外），慢性期ではアスピリン，クロピドグレル，シロスタゾール，チクロピジンが推奨されている．
- 糖尿病や冠動脈疾患などを合併しているハイリスク症例では，アスピリンの有効性は不十分とされている．
- シロスタゾールは出血性合併症を増加させずに脳梗塞再発を抑制するとされ，ラクナ梗塞での有効性が高い．

末梢動脈疾患

- シロスタゾールは歩行時虚血症状のある症例で有効性が評価されており，間欠性跛行の第一選択薬とされている．その他，サルポグレラートやベラプロストはともに抗血小板凝集作用に加えて，血管拡張作用を有しているため，間欠性跛行の治療薬として期待されているが，エビデンスが十分でない．

e. 手術前の休薬期間

血小板抑制作用の可逆性がある薬剤は，薬剤の半減期を基準に休薬期間を定める

不可逆的に作用する薬剤は，血小板機能の回復に1週間前後を要する

▶NSAIDs：
non-steroidal anti-inflammatory drugs

- 抗血小板薬の休薬後，正常な血小板機能に回復するまでの期間は薬剤の性質により大きく異なる（表1）．抗血小板薬には血小板抑制作用の可逆性があるものとないものがあり，可逆性のある薬剤は薬剤の半減期を基準として術前の休薬期間が定められる．一方，不可逆的に作用する薬剤は薬物が代謝される期間に加え，新たに産生された血小板が大半を占めるまで数日必要となるため，血小板機能の回復に1週間前後を要する．
- 不可逆的に血小板を抑制するものとしては，アスピリンやチエノピリジン系，イコサペント酸エチルがあげられる．非ステロイド性抗炎症薬（NSAIDs）はCOX阻害薬であるが，可逆的である．
- 抗血小板薬の作用が消失するまでの期間は単剤投与を基準としているため，複数の薬剤を併用している場合は状況が異なる可能性がある．また，実際の術前休薬期間の決定は，主に抗血小板薬の適応疾患によるところが大きい．

- 緊急時を除くCABGの場合は，クロピドグレルを5日以上中止してから手術を施行することが勧告されている[4]．
- CABG，頭蓋内手術を除けば，アスピリンとクロピドグレルの2剤併用下での手術において出血量や輸血量は増えるものの，合併症や生存率に差はない[8]との報告がある．抗血小板薬を2剤内服している患者は基本的に血栓症の発症リスクが高いことが予想されるため，代替療法なしでの休薬は極力避ける必要があるが，最終的には手術内容と血栓リスクのバランスにより，投薬方法を決定する[9]．
- 抗血小板療法を中止する場合，より半減期の短い抗凝固薬や抗血小板薬で代替療法を行うことがあるが，ステント血栓症のリスクを下げるエビデンスはない[4]．
- 海外の文献[9]からの出典ではあるが，脳血管および心血管系リスクのある抗血小板薬内服患者における周術期管理の一例を**表2**に示す．脳血管および心血管系リスクの高い患者は基本的に手術延期の方針であるが，手術を施行する場合，出血リスクにかかわらずアスピリンを継続する流れになっている．
- 日本のガイドライン[2]では，「大手術の術前7〜14日からのアスピリン，チクロピジンおよびクロピドグレルの中止，3日前からのシロスタゾール中止．その間の血栓症や塞栓症のリスクが高い症例では，脱水の回避，輸液，ヘパリンの投与などを考慮する」と記されている．
- 当院では，アスピリン，チクロピジン，クロピドグレル，シロスタゾールに対して「抗血栓薬中止規約」を定めている（**表3，図2**）．止血が容易でない手術以外は基本的に内服継続とし，休薬する場合はすみやかな内服再開が求められている．また，血栓リスクの高い患者で内服を休薬する場合，ヘパリン置換が施行されている．上記以外の抗血小板薬については，積極的な抗血栓療法に用いられることが少ないため，1〜2日前に適宜中止することとしている．
- 抗血小板薬に対する拮抗薬は存在しないため，出血コントロールがつかないときは，血小板輸血しかない．その際，投与されている抗血小板薬の薬物動態を把握するとともに，血栓性疾患を悪化させないよう注意する必要がある．

f. 血小板機能測定

- 抗血小板薬の血小板機能抑制効果には大きな個体差が存在する．そのため，抗血小板薬のモニタリングによる血栓性イベントの防止や出血性リスクのコントロールが重要視されているものの，臨床現場での血小板機能検査はあまり行われていない．
- 抗血小板薬の作用機序は単一ではないため，モニタリングに用いる検査法を統一することは難しく，薬剤ごとで異なる検査法が必要であると考えられている[10]．
- 現在さまざまな検査法が存在するが，検査方法の煩雑さや時間的制約，心血管イベントとの相関性，測定結果の解釈などに問題があり，point-of-careを可能とするような検査法は今のところ確立されていない[11]．

血小板機能測定ではpoint-of-careを可能とするような検査法は今のところない

g. 区域麻酔と抗血小板薬

- 区域麻酔における重大な合併症として脊髄・硬膜外血腫があげられるが，この合併症を基準に分類した場合，脊髄くも膜下麻酔や硬膜外麻酔のような脊柱管内に針を穿刺する neuraxial anesthesia（脊髄幹麻酔）と脊柱管外を穿刺する末梢神経ブロックに分けられる．
- 脊柱管内の出血では圧迫止血が不可能であるため，止血機能障害を伴う患者に対する neuraxial anesthesia では脊髄・硬膜外血腫により重篤な神経障害を誘発しうる．
- 腕神経叢ブロックや大腿神経ブロックなど表層の末梢神経ブロックは抗血小板薬の内服患者でも超音波装置を併用することで比較的安全に施行できるが，腰部交感神経節ブロックのように体深部への穿刺を行う場合は，大量出血を引き起こす可能性がある．
- 「American Society of Regional Anesthesia and Pain Medicine Evidence-Based Guidelines（Third Edition）」[12]では以下のように記されている．
  ①アスピリンを含む NSAIDs が単剤投与されている場合は，neuraxial anesthesia による脊髄・硬膜外血腫の発症リスクは上がらないが，ワルファリンやヘパリンなどが併用されている場合，出血リスクが上がるため，

表2 脳血管および心血管系リスクのある患者における手術時期と抗血小板薬の投薬

出血リスク／血管系リスク	低リスク：MI, PCI, BMS, CABG, 脳梗塞後6か月以降（合併症を伴う場合は12か月後）	中リスク：合併症を伴わない MI, PCI, BMS, CABG, 脳梗塞後6～24週, DES後12か月以降など	高リスク：MI, PCI, BMS, CABG後6週未満（合併症を伴う場合は6か月未満），DES後12か月未満，脳梗塞後2週未満
低リスク：輸血の可能性が低い手術（形成手術，内視鏡，抜歯，眼科前房手術など）	予定手術：可能 アスピリン継続	予定手術：可能 アスピリン継続，（処方あれば）クロピドグレル継続	予定手術：延期 緊急手術（vital or emergency）：可能 アスピリン，クロピドグレル継続
中リスク：輸血の可能性が高い手術（血管手術，心臓手術，再建手術など）	予定手術：可能 アスピリン継続	予定手術：延期 延期できない場合（absolutely required）：アスピリン継続，（処方あれば）クロピドグレル継続	予定手術：延期 緊急手術（vital or emergency）：可能 アスピリン，クロピドグレル継続
高リスク：出血の可能性がある閉鎖腔の手術（頭蓋内手術，脊椎手術，眼科後房手術など）	予定手術：可能 アスピリン：最大7日間休薬	予定手術：延期 延期できない場合（absolutely required）：アスピリン継続またはイブプロフェンで置換，クロピドグレル休薬	緊急手術（vital or emergency）のみ可能 アスピリン継続，ヘパリンによる代替療法

脳血管および心血管系リスクのある抗血小板薬内服患者における周術期管理の一例を示す．海外の文献からの出典であるため，日本での採用には各科医師間での検討を要する．
MI：心筋梗塞，PCI：カテーテルインターベンション，BMS：ベアメタルステント，CABG：冠動脈バイパス術，DES：薬物溶出性ステント．

(Chassot PG, et al. Br J Anaesth 2007; 99: 316-28[9])より)

表3 名古屋大学における抗血小板療法の周術期投薬管理

手術の種類	抗血小板療法の投薬調整
抜歯	内服継続
体表の小手術で圧迫などが容易な場合	内服継続
体表の小手術，カテーテル手術で圧迫が容易ではない場合	基本的には内服継続（内服継続によるリスクが高い場合は休薬または代替療法*）
圧迫などが困難な場合，大手術	休薬または代替療法*（ただし，内服継続による利点が勝る場合は内服を継続する）

当院では手術の種類によって大まかに周術期の投薬調整が定められており，出血リスクが低い場合は内服を続行し，出血リスクが高い場合は休薬または代替療法が選択される．ただし，最終的な判断は内服理由や患者の状態，手術内容などから総合的に判断されている．

*「休薬または代替療法」についての判断基準および方法は図2を参照のこと．

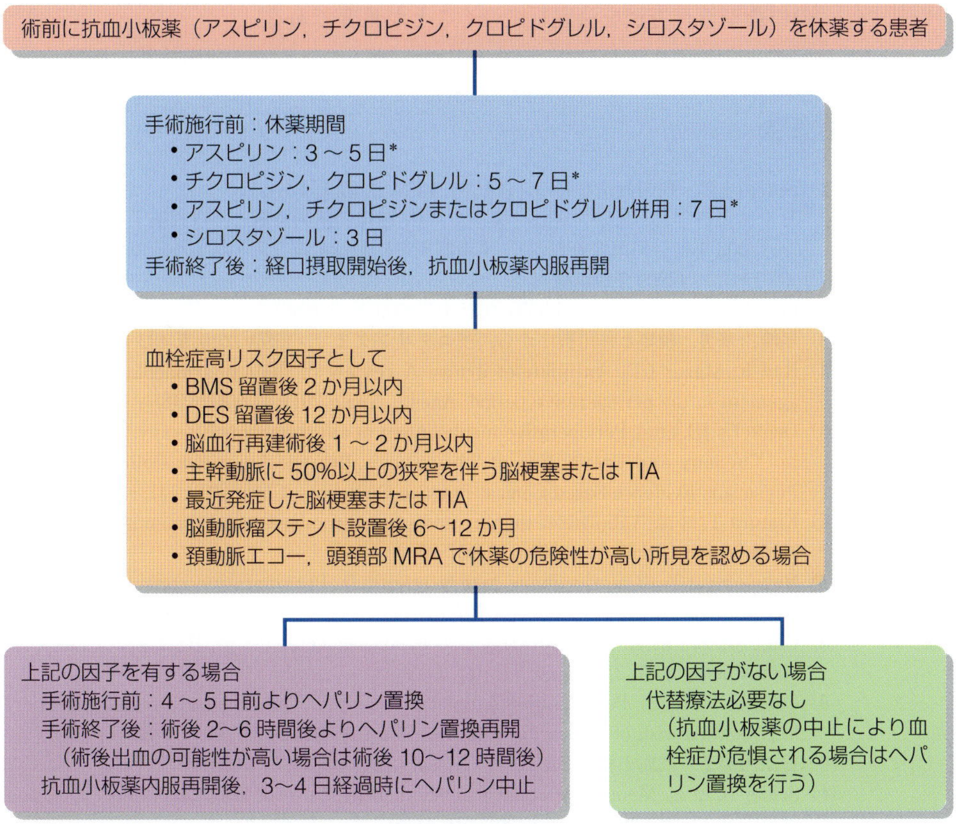

術前に抗血小板薬（アスピリン，チクロピジン，クロピドグレル，シロスタゾール）を休薬する患者

手術施行前：休薬期間
- アスピリン：3～5日*
- チクロピジン，クロピドグレル：5～7日*
- アスピリン，チクロピジンまたはクロピドグレル併用：7日*
- シロスタゾール：3日

手術終了後：経口摂取開始後，抗血小板薬内服再開

血栓症高リスク因子として
- BMS留置後2か月以内
- DES留置後12か月以内
- 脳血行再建術後1～2か月以内
- 主幹動脈に50％以上の狭窄を伴う脳梗塞またはTIA
- 最近発症した脳梗塞またはTIA
- 脳動脈瘤ステント設置後6～12か月
- 頸動脈エコー，頭頸部MRAで休薬の危険性が高い所見を認める場合

上記の因子を有する場合
手術施行前：4～5日前よりヘパリン置換
手術終了後：術後2～6時間後よりヘパリン置換再開
（術後出血の可能性が高い場合は術後10～12時間後）
抗血小板薬内服再開後，3～4日経過時にヘパリン中止

上記の因子がない場合
代替療法必要なし
（抗血小板薬の中止により血栓症が危惧される場合はヘパリン置換を行う）

図2 名古屋大学における代替療法の判断基準と方法

術前にアスピリンやチクロピジン，クロピドグレル，シロスタゾールを内服している患者で，術前の休薬が必要である場合，患者の血栓リスクによって代替療法を行うか否かが決定される．ただし，血栓症高リスク因子がない場合でも休薬により血栓症を招く危険性が高い場合は代替療法を考慮する必要がある．
BMS：ベアメタルステント，DES：薬物溶出性ステント，TIA：一過性脳虚血発作，MRA：磁気共鳴血管画像．

*「内視鏡治療時の抗凝固薬，抗血小板薬使用に関する指針（小越和栄，ほか．Gastroenterol Endosc 2005; 47: 2691-5）」をもとに休薬期間が決定された．出血リスクが高い手術の場合，長めの休薬期間（たとえばアスピリン：7日間）が選択される．

neuraxial anesthesia は推奨できない．
② チクロピジンおよびクロピドグレル内服患者での脊髄・硬膜外血腫発症リスクは実際不明であるが，neuraxial anesthesia を行うまでの休薬期間はチクロピジンで 14 日間，クロピドグレルで 7 日間が推奨される．深部の末梢神経ブロックでは，同じ基準を推奨する．
- 「Recommendations of the European Society of Anaesthesiology」[13]でもほぼ同様であるが，DES 閉塞予防にシロスタゾールが併用されている場合，チエノピリジンに比べ出血リスクが低いかもしれないが，neuraxial anesthesia は推奨できないとしている．
- 硬膜外麻酔などでカテーテルを挿入する場合，カテーテル抜去時も neuraxial anesthesia 施行時と同様の注意が必要である．
- ガイドラインを基準としつつ，止血凝固機能を含む患者の状態，抗血小板薬の必要性，手術の必要性や術式，患者の希望などを総合的に加味して，最良の周術期管理方法を決定していくことが重要である．

（石田祐基，西脇公俊）

文献

1) 浅田祐士郎．病的血栓形成のプロセス．LiSA 2010; 5: 428-31.
2) 日本循環器学会，ほか（班長：堀　正二）．循環器病の診断と治療に関するガイドライン（2008 年度合同研究班報告）．循環器疾患における抗凝固・抗血小板療法に関するガイドライン（2009 年改訂版）．
http://www.j-circ.or.jp/guideline/pdf/JCS2009_hori_h.pdf
3) 尾崎由基男．種類と作用機序から，モニタリングまで．LiSA 2010; 5: 432-6.
4) Hall R, Mazer CD. Antiplatelet drugs: A review of their pharmacology and management in the perioperative period. Anesth Analg 2011; 112: 292-318.
5) Douketis JD, et al. Perioperative management of antithrombotic therapy: Antithrombotic Therapy and Prevention of Thrombosis, 9th ed: American College of Chest Physicians Evidence-Based Clinical Practice Guidelines. Chest 2012; 141: e326S-50S.
6) Kimura T, et al. Antiplatelet therapy and stent thrombosis after sirolimus-eluting stent implantation. Circulation 2009; 119: 987-95.
7) Newsome LT, et al. Coronary artery stents: II. Perioperative considerations and management. Anesth Analg 2008; 107: 570-90.
8) Chassot PG, et al. Perioperative use of anti-platelet drugs. Best Pract Res Clin Anaesthesiol 2007; 21: 241-56.
9) Chassot PG, et al. Perioperative antiplatelet therapy: The case for continuing therapy in patients at risk of myocardial infarction. Br J Anaesth 2007; 99: 316-28.
10) 松原由美子．抗血小板薬不応性．J Jpn Coll Angiol 2011; 51: 309-14.
11) Seidel H, et al. Monitoring of antiplatelet therapy. Current limitations, challenges, and perspectives. Hamostaseologie 2011; 31: 41-51.
12) Horlocker TT, et al. Regional anesthesia in the patient receiving antithrombotic or thrombolytic therapy: American Society of Regional Anesthesia and Pain Medicine Evidence-Based Guidelines (Third Edition). Reg Anesth Pain Med 2010; 35: 64-101.
13) Gogarten W, et al. Regional anaesthesia and antithrombotic agents: Recommendations of the European Society of Anaesthesiology. Eur J Anaesthesiol 2010; 27: 999-1015.

1 アスピリン

aspirin

- アスピリン（アセチルサリチル酸）（図1）は1897年に合成されて以来，コストパフォーマンスの高さから，さまざまな疾患の治療・予防に用いられている[★1]．ヤナギの木に含まれるサリチル酸の鎮痛効果は古くから知られていたが[★2]，現在では鎮痛薬というよりも抗血栓薬（抗血小板薬）としての役割が重要である．抗血栓薬のなかではアスピリンが最も豊富なエビデンスを有し[1]，世界各国のガイドラインで推奨されている．

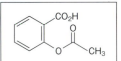

図1 アスピリンの構造式

[★1]
19世紀にはヤナギの木からサリチル酸が合成され，鎮痛薬として用いられていた．しかし，サリチル酸は胃粘膜障害をきたすことが多かったため，バイエル社は副作用の少ない薬剤としてアセチルサリチル酸を合成し，アスピリンと命名して販売を開始した．アスピリンはバイエルの商標だったが，日本薬局方ではアスピリンが一般名となっている．

[★2]
サリチル酸はヤナギに含まれており，その鎮痛作用は古くから知られていた．古代ギリシャのヒポクラテスはヤナギの樹皮を熱や痛みを軽減するのに用いていた．古代エジプトでもヤナギの枝を噛んで歯痛を和らげたという．

▶COX：cyclooxygenase

▶PG：prostaglandin

▶TX：thromboxane

a. アラキドン酸カスケードとシクロオキシゲナーゼ

- 細胞が活性化すると細胞内のホスホリパーゼ A_2 によって細胞膜のリン脂質からアラキドン酸が遊離する．アラキドン酸は細胞内のシクロオキシゲナーゼ（COX-1, COX-2）によってプロスタグランジン H_2（PGH_2）に代謝され，PGH_2 を起点としてさまざまな生理活性作用をもつPGやトロンボキサン A_2（TXA_2）が産生される（図2）．
- COXには2種類のサブタイプがあり，COX-1は血小板・血管内皮細胞・胃粘膜上皮細胞・腎臓にほぼ一定レベルで存在する構成型酵素である．一方，COX-2は血管内皮細胞，単球などに存在し，炎症性刺激で発現が増加する誘導型酵素である（核のない血小板には存在しない）．

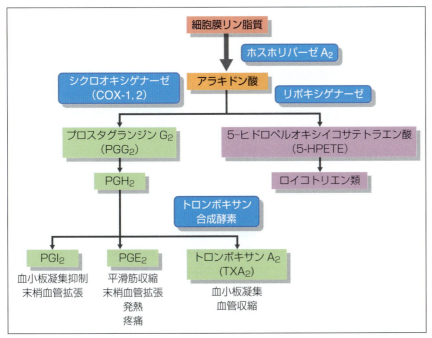

図2 アラキドン酸カスケード
ホスホリパーゼ A_2 の作用によって細胞膜のリン脂質から遊離したアラキドン酸から，プロスタグランジン，トロンボキサン，ロイコトリエンといった，さまざまな生理活性物質が産生される．

Column アスピリンの効果：有核細胞と無核細胞の違い

有核細胞ではアスピリンによってCOXが阻害されても，新たにCOXを発現することができるため，アスピリンの細胞内濃度が低下すれば新生COXによってPGやTXA$_2$の産生能はすみやかに回復する．

血小板は無核なのでアスピリンによってCOXがアセチル化されると，新たにCOXを生産することができない．したがって，一度アスピリンに曝露された血小板のTXA$_2$産生能が回復することはない．

- 血小板では，COX-1によってアラキドン酸から代謝されたPGH$_2$にトロンボキサン合成酵素が働いて，強力な血小板凝集作用と血管収縮作用をもつTXA$_2$が産生され，血栓形成傾向となる[2]．
- 血管内皮細胞では，COX-1によってPGI$_2$が産生される．PGI$_2$は血管を拡張させ，組織血流を増加させるとともに，血小板凝集を抑制することで抗血栓に働く．
- 胃粘膜上皮細胞では，COX-1によってPGI$_2$やPGE$_2$が産生される．PGI$_2$とPGE$_2$は胃粘膜血流を維持し，粘液産生を増加させる．
- 腎臓では，COX-1によってPGI$_2$やPGE$_2$が産生される．PGE$_2$は腎血管を拡張し，腎血流を維持する．また，近位尿細管でのNa$^+$再吸収を減少させ，Na$^+$利尿を促進する．
- COX-2は主にPGE$_2$を産生し，疼痛や血管透過性亢進などの炎症反応亢進に関与している．また，糖質コルチコイドによって発現が抑制される．

b．薬理作用

- アスピリンは主に細胞内COX-1の529番目のセリン残基をアセチル化しCOX活性を不可逆的に阻害することによってTXA$_2$の産生を阻害し，血小板の活性化を抑制する（COX-2に対する作用の170倍）．
- アスピリンの服用によって，胃粘膜上皮ではPG産生が低下し，粘膜血流や粘液分泌が低下するため，粘膜障害により出血や潰瘍を生じやすくなる．また，腎臓では腎血流が低下し，近位尿細管でのNa$^+$の再吸収が低下するため尿量は減少する．
- アスピリンはCOX阻害以外にもサイトカインや細胞接着因子発現の促進や血管内皮細胞からの一酸化窒素の放出を促進する作用も報告されており，これらの作用も炎症や血栓形成制御に関与していると考えられている．

c．投与量

- 高用量（1日330 mg以上）のアスピリンを投与すると血小板でのTXA$_2$産生が阻害されて血小板機能が抑制される反面，血管内皮細胞でのPGI$_2$産生が阻害されて血管内皮のもつ強力な血小板凝集抑制作用も抑制されてしまう．その結果，思ったほどアスピリンの抗血栓効果が得られないことがある（アスピリンジレンマ）．抗血栓薬としては低用量（75〜150 mg/日）が望ましい[3]．
- アスピリン1〜2 mg/kgの投与で体内の血小板COX活性は完全に失活する．したがって，抗血栓を目的としたアスピリン投与は理論的には1日80〜100 mgで十分であり，低用量アスピリンが推奨されている（バファリン®81mg錠，バイアスピリン®100mg腸溶錠はいずれも1〜2錠/日）．

- 高用量アスピリンでは消化性潰瘍や腎障害をきたしやすいが，低用量であっても長期投与の場合はアスピリン潰瘍を生じることがある．予防にはプロトンポンプ阻害薬や H_2 受容体拮抗薬などとの併用が推奨される[★3]．

d．体内動態

- アスピリンは経口投与後，胃および上部小腸から吸収され（腸溶剤は上部小腸で吸収），門脈循環を経て全身へと移行する．血中濃度と抗血小板作用は必ずしも相関せず，アスピリンが血中に移行すると，すみやかに抗血小板作用が発現する[★4]．
- アスピリンの血中半減期は約40分と短いため，血小板以外の組織・細胞ではアスピリンが消失すればCOX機能は回復する．
- 血小板機能が完全に回復するには，アスピリンに曝露された血小板が網内系で処理され，循環血液中の血小板が新生血小板と入れ替わる必要がある．通常は5～10日ですべての血小板が入れ替わる．

e．適応と副作用

- 日本での適応は，狭心症，心筋梗塞，虚血性脳血管障害における血栓・塞栓形成抑制，冠動脈バイパス術や経皮的冠動脈カテーテルインターベンション施行後の血栓・塞栓形成抑制，川崎病である．
- アスピリンの副作用は胃炎・潰瘍・消化管出血といった上部消化管障害が多く，血小板機能障害による出血（消化管出血，頭蓋内出血など）や肝機能障害がある．
- アスピリン誘発性気道過敏症，いわゆるアスピリン喘息は成人喘息患者の約10％に生じると考えられており，急速に重篤化することが多い[★5]．
- 15歳未満の小児では，インフルエンザや水痘などのウイルス感染後のアスピリン投与によって脳症と重篤な肝障害を合併するReye症候群を発症することがある．非常にまれだが死亡率は高く，15歳未満のウイルス感染患者へのアスピリン投与は原則避けるべきである．
- アルブミンとの結合ではワルファリンと同じ結合部位を取り合うため，アスピリンとワルファリンとの併用ではワルファリンの血中濃度が高くなり，重篤な出血症状（頭蓋内出血など）を生じることがある．

（香取信之）

[★3] 胃粘膜障害を軽減するためにバファリン®は胃酸緩衝剤のダイアルミネートを配合しており，バイアスピリン®は腸溶錠とすることで胃粘膜障害を軽減している．2014年にはアスピリンとプロトンポンプ阻害薬の合剤も薬事承認された．

[★4] 錠剤をかみ砕いたり，すりつぶすことで抗血小板作用はよりすみやかに現れる．錠剤を粉砕すると服用後15～30分で血小板機能は完全に抑制される．

[★5] アスピリン喘息の第一選択薬はアドレナリンである．コハク酸エステル型ステロイドにも過敏性を示すので，ステロイドを使用する際はリン酸エステル型ステロイドを選択し，1時間以上かけてゆっくりと静注する．

文献

1) Collaborative overview of randomized trials of antiplatelet therapy-- I: Prevention of death, myocardial infarction, and stroke by prolonged antiplatelet therapy in various categories of patients. Antiplatelet Trialists' Collaboration. BMJ 1994; 308: 81-106.
2) Patrono C, et al. Low-dose aspirin for the prevention of atherothrombosis. N Engl J Med 2005; 353: 2373-83.
3) Antithrombotic Trialists' Collaboration. Collabo-rative meta-analysis of randomized trials of antiplatelet therapy for prevention of death, myocardial infarction, and stroke in high risk patients. BMJ 2002; 324: 71-86.

❷ チクロピジン

ticlopidine

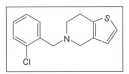

図1 チクロピジンの化学構造式

- チクロピジン（パナルジン®）は，1973年にフランス Parcor 社が新規に合成した，チエノピリジン骨格を有する化合物の経口血小板薬である（図1）．日本でも1981年に発売されたが，後述する重篤な副作用が問題となり，現在では同じ作用機序を有するクロピドグレルが主に使用されている[1]．
- 動脈血栓の成分として血小板が主に含まれることより，動脈性血栓症の治療・症状改善に有用である．
- 血小板機能抑制を目的に開発された最初の抗血小板薬で，血小板凝集抑制作用はアスピリンより4〜30倍強い．

a. 作用機序（図2）

▶ADP：
adenosine diphosphate

- 末梢血中の血小板表面上には，数種の ADP 受容体（$P2Y_1$，$P2Y_{12}$ など）があるが，$P2Y_{12}$ に不可逆的および非競合的に結合する．また，抗血小板薬全般に当てはまるが，標的部位の選択性が高く，他の血小板活性化経路が維持されるため重篤な出血症状はきたしにくい．

▶GTP：
guanosine triphosphate

- $P2Y_1$ は Ca^{2+} の細胞内への流入，血小板の形態変化など，血小板の一次凝集（初期反応）に関与している．$P2Y_{12}$ 受容体は，抑制性 GTP タンパク質

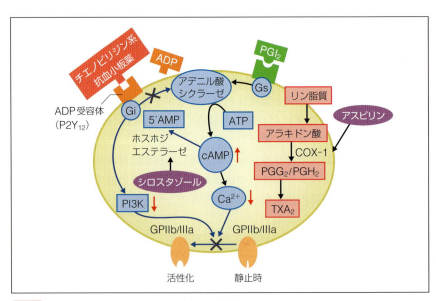

図2 チエノピリジン系抗血小板薬の作用機序

ADP：アデノシン二リン酸，PI3K：ホスファチジルイノシトール3キナーゼ，5'AMP：5'アデノシン一リン酸，ATP：アデノシン三リン酸，cAMP：環状アデノシン一リン酸，Gi：抑制性 GTP タンパク質，Gs：促進性 GTP タンパク質，GPIIb/IIIa：血小板膜糖タンパク，COX：シクロオキシゲナーゼ，PGG_2/PGH_2：プロスタグランジンエンドパーオキサイド，PGI_2：プロスタグランジン I_2，TXA_2：トロンボキサン A_2，$P2Y_{12}$：ADP 受容体サブタイプの一つ．

（Gi）を介するアデニル酸シクラーゼ活性の機能調節，細胞内 cAMP 濃度の減少，Ca^{2+} 上昇に伴い起きる血小板膜表面抗原の glycoprotein（GP）IIb/IIIa の活性化など，血小板の二次凝集に関与する．したがって P2Y$_{12}$ 受容体に結合することで，アデニル酸シクラーゼ活性の抑制，細胞内 cAMP 濃度の増加が起こり，各種血小板凝集因子（ADP，コラーゲン，アラキドン酸，トロンボキサン A$_2$〈TXA$_2$〉，トロンビン）や，ずり応力（生体内での血栓形成に重要な因子）による血小板の二次凝集を抑制する．

▶cAMP：
cyclic adenosine monophosphate

b. 薬物動態

- 肝臓のシトクロム P450 で代謝された活性代謝産物が薬理作用を有するプロドラッグである．経口投与 2〜3 時間後に最高血中濃度に達するが，抗血小板の薬効効果が定常状態に達するには，60〜72 時間が必要である．
- 投与中止後，その血小板機能抑制作用が消失するには，薬剤が不可逆的に血小板に結合するため 7〜10 日（血小板の寿命）が必要である．

c. 主な適応と効果

- 虚血性脳血管障害（一過性脳虚血発作〈TIA〉，脳梗塞）に伴う血栓・塞栓の治療．
- 慢性動脈閉塞症に伴う潰瘍，疼痛および冷感などの阻血性諸症状の改善．

▶TIA：
transient ischemic attack

d. 副作用と注意点

- 頻度は不明であるが，死亡に至ることもある副作用として以下が知られている．この重篤な副作用が，とくに服用開始後 2 か月以内に現れるので，開始後 2 か月間は 1 回 2 週間分を処方して，定期的な血液検査をすることになっている．
  - 血栓性血小板減少性紫斑病（TTP）：血小板減少，溶血性貧血，精神・神経症状，発熱，腎機能障害の所見がみられる．
  - 無顆粒球症：発熱，咽頭痛，倦怠感の症状がみられる．
  - 重篤な肝障害：劇症肝炎，胆汁うっ滞型肝障害がみられる．

▶TTP：
thrombotic thrombocytopenic purpura

（中嶋康文，中山力恒）

文献

1) Jacobson AK. Platelet ADP receptor antagonists: ticlodipine and clopidogrel. Best Practice & Research Clinical Haematology 2004, 17: 55-64.

❸ クロピドグレル（プラスグレル）

clopidogrel(prasugrel)

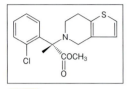

図1 クロピドグレルの化学構造式

- クロピドグレルは，フランスのサノフィ社で開発された，チエノピリジン骨格を有する化合物にカルボキシメチル基を導入した薬剤で，第二世代のチエノピリジン系薬剤である（図1）．
- チクロピジンと抗血小板作用が同等以上である一方，チクロピジンでしばしば問題となった肝機能障害を含む重篤な副作用が少ない（図2）．
- 動脈性血栓症の治療，症状改善に有用である．
- 日本の「循環器疾患における抗凝固・抗血小板療法に関するガイドライン」では，非心原性脳梗塞および一過性脳虚血発作の二次予防，不安定狭心症においてアスピリンの使用が困難な場合の投与や，ステント治療時のアスピリンとの併用投与がクラスIで推奨されている．その使用期間に関しては，最

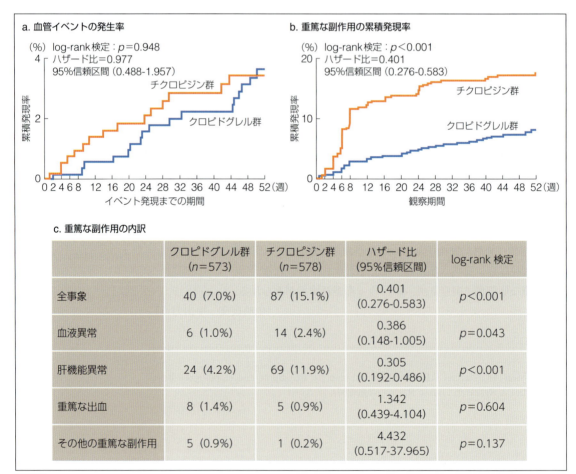

図2 日本人におけるチクロピジンとクロピドグレルの有効性と安全性の比較（国内第III相試験の結果）
チクロピジンに比してクロピドグレルの有効性に関する非劣性と，安全性に関する優位性が示されている．
(Fukuuchi Y, et al. A randomized, double-blind study comparing the safety and efficacy of clopidogrel versus ticlopidine in Japanese patients with noncardioembolic cerebral infarction. Cerebrovasc Dis 2008; 25: 40–9 より)

表1 主な動脈疾患における主な抗血小板薬の使用期間

	薬剤	使用期間
冠動脈疾患の初期治療，二次予防	・アスピリン (75〜325 mg/日)	生涯
	・クロピドグレル (ローディング量投与後，75 mg/日) （アスピリン過敏症や胃腸障害のため，アスピリンの使用が困難な場合）	生涯
	・クロピドグレル（ローディング量投与後 75 mg/日，アスピリンとの併用療法として）	
	・不安定狭心症，非 ST 上昇型心筋梗塞の保存的治療	6〜12 週間（最高 1 年間）
	・不安定狭心症，非 ST 上昇型心筋梗塞，ST 上昇型心筋梗塞のインターベンション治療	
	ステント留置を伴わない冠動脈形成術	最低 2〜4 週間
	ベアメタルステント	最低 6 週間
	薬剤溶出ステント	最低 1 年間
脳卒中および一過性脳虚血発作の二次予防	・アスピリン (50〜325 mg/日) 単独	生涯
	・アスピリン (25 mg) ＋徐放性ジピリダモール（ペルサンチン®)	生涯
	・クロピドグレル (75 mg) 単独	生涯

（中嶋康文，ほか．新規抗血栓薬と今後のブリッジング療法．LiSA 2013; 20: 240-6 より改変）

新の欧米のガイドライン[1,2]を参照にして**表1**に示す．

a. 作用機序

- チクロピジンと共通する．

▶本項「②チクロピジン」(p. 352) 参照

b. 薬物動態

- チクロピジンと同様に，肝臓のシトクロム P450 で代謝された活性代謝産物が薬理作用を有するプロドラッグである．非ローディング投与（75 mg/日）により 2 時間後に最高血中濃度に達するが，抗血小板凝集効果が定常状態になるには，48〜72 時間が必要である．しかし，ローディング投与（300 mg/初日，2 日目以降 75 mg/日）することで，投与初日より血小板凝集抑制作用の定常状態を得ることが可能である．投与中止後，その血小板機能抑制作用が消失するには不可逆的に血小板に結合するため，7〜10 日（血小板の寿命）が必要である．肝腎機能低下患者に対する用量の調節は不要とされている．

c. 主な適応と効果

- 虚血性脳血管障害（心原性脳塞栓症を除く）後の再発抑制．
- 経皮的冠動脈インターベンションが適用される虚血性心疾患，急性冠症候群（不安定性狭心症，非 ST 上昇心筋梗塞，ST 上昇心筋梗塞），安定狭心症，陳旧性心筋梗塞．
- 末梢動脈疾患における血栓・塞栓形成の抑制．

新規抗血小板薬

近年，第三世代のチエノピリジン誘導体のプラスグレル（エフィエント®）や，薬物代謝を経ずに直接 $P2Y_{12}$ 受容体を可逆的に阻害する非チエノピリジン系の ticagrelor と cangrelor は，クロピドグレルより血小板凝集抑制作用発現時間が早いことや，薬効に個人差がない可能性があることで，日本における使用が期待されている[3]．

とくに日本で創薬され，2014年に販売開始された（欧米では導入済み）プラスグレルは，クロピドグレルで問題となった服用後の血小板凝集抑制作用の発現時間も短縮されたため，経皮的冠動脈インターベンション施行時の投与に有利となる．

その機序としては，2剤の代謝の違いが原因とされている．クロピドグレルでは肝臓でシトクロム P450 による2回の代謝を経て活性化されるのに対し，プラスグレルは小腸で代謝速度の速いカルボキシエステラーゼで代謝された後，肝臓でシトクロム P450 により代謝を経て活性化されるためである．

プラスグレル，ticagrelor は，直近の欧米のガイドラインでは，急性冠症候群における初期投与の使用がクラスⅠで推奨されている（プラスグレルはインターベンション時のみ推奨，ticagrelor は保存的治療時，インターベンション時のいずれも推奨）[2]．さらに cangrelor は，短時間作用性抗血小板注射薬のため周術期のブリッジングとしての使用に期待されている．

チエノピリジンを内服中の冠動脈バイパス術予定患者に，手術予定日の5〜7日前に休薬後，cangrelor でブリッジングした群をプラセボ群と比較したところ，ブリッジングした群で周術期の血小板機能が有意に抑制されている一方で，臨床上問題となる出血量に関して2群間に有意差はなかったという報告がなされている[4]．短時間作用性抗血小板注射薬 cangrelor は，GPⅡb/Ⅲa 阻害薬（tirofiban, eptifibatide）より速効性で，効果消失時間も早い点で，有利である可能性がある．

 クロピドグレル，チクロピジン抵抗性

クロピドグレル，チクロピジンの肝酸化型代謝に関与するシトクロム P450 には，CYP3A4, CYP1A2, CYP2C19, CYP2B6 があるが，その酵素の一つである CYP2C19 の代謝活性が低い poor metabolizer（PM）の場合，抗血小板作用が十分に得られず，心臓病や脳卒中，心血管死の二次予防効果が減少するおそれがある[5]．

同遺伝子の PM を保有する人の割合は人種により異なるが2〜14％といわれ，日本では20％程度存在するともいわれている．同遺伝子の *2 から *8 のアレルのうち2つを有する場合に PM と診断される．最も多くみられる遺伝子多型は *2 と *3 で，*2, *3 アレルはいずれも酵素活性がなく，人種を問わず比較的多型頻度が高いことから主要な変異といわれている．PM を有する白人の85％，アジア人の99％にこれらのアレルが存在する（図3）．

このような抗血小板薬不応性の患者を迅速に鑑別するため，安価，簡便，迅速に診断できる血小板機能測定機器が求められている．

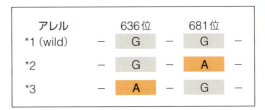

図3 CYP2C19 の遺伝子多型

周術期の休薬とブリッジング

周術期の抗血小板薬の休薬は，周術期に血小板機能が亢進するため，とくに急性冠症候群診断後，冠動脈ステント留置術後，冠動脈バイパス術後，非心原性脳梗塞，末梢閉塞性動脈疾患の患者が手術となった場合，その対応が問題になる．また，急性冠症候群診断後あるいは冠動脈ステント留置術後の患者の5%が，1年以内になんらかの手術を受けるが，これらの患者は，休薬により周術期心イベントの発生が増加する．とくに，アスピリンとクロピドグレルの2剤併用療法を行っている患者が休薬した場合，休薬しない場合の5～10倍に心イベントの発生が増加する．一方で，アスピリンまたはクロピドグレルいずれかの単剤の服用を継続した場合は出血量が約20%，2剤継続した場合は約50%増加する．

一般的に，抗血小板効果の維持が必要とされる中等度以上に心イベント発症リスクがある患者において，休薬した場合の心イベント発生のリスクのほうが，継続した場合の出血リスクより高いとされる根拠として，休薬により死亡率が上昇する割合（30%）が，輸血による短期合併症（0.4%）や長期合併症（16%）をはるかに上回ることにある[6]．

周術期の抗血小板療法をいかに行うかは，患者の血栓リスクと手術の出血リスクを照合して判断すべきである[3,4,7]．**表2**の内容は，エビデンスレベルの低いものを含む欧米のガイドラインに基づいたもので，必ずしも日本人にすべてが当てはまるわけではないため，個々の症例で判断すべきである[2,8]．また，短時間作用性の静脈内抗血小板薬 tirofiban, eptifibatide を用いたブリッジングは日本では臨床使用されておらず，ヘパリンを使用する．しかし，動脈血栓は血小板と白血球が主な成分のため，ヘパリンを用いたブリッジングの場合，ヘパリンによる血小板活性化作用が逆効果をもたらす可能性もある．いずれにせよ，周術期の休薬とブリッジングをいかに行うかは，強固なエビデンスが少なく，ほとんどが経験則で行われているのが現状である．

表2 周術期の抗血小板療法の考え方

患者の血栓リスク*		手術の出血リスク		
		高リスク	中リスク	低リスク
		閉鎖腔の手術，輸血が必要な手術	輸血の可能性がある手術	輸血の可能性が少ない手術
		・頭蓋内手術，脊椎手術，眼科後房手術，心臓血管外科手術	・消化器，血管外科（非体外循環），整形外科，泌尿器科，婦人科手術など	・体表，形成外科，生検，小整形外科手術，内視鏡，眼科前房手術，歯科手術
高リスク	・PCI, BMS, CABG, ACS, AMI, 脳梗塞<6週間 ・上記疾患で合併症がある場合<12週間 ・DES<6か月	・手術延期を考慮 ・延期できないときはアスピリンのみ継続 ・クロピドグレルを5日前に休薬し，ヘパリン，tirofiban, epifibatide 投与（ブリッジング） ・手術後24時間以内に再開	・手術延期を考慮 ・延期できないときは休薬しない	・手術延期を考慮 ・延期できないときは休薬しない
中リスク	・PCI, BMS, CABG, 脳梗塞>6～12週間 ・ACS, AMI>6～24週間 ・DES>6～12か月	・手術延期を考慮 ・延期できないときはアスピリンのみ継続 ・クロピドグレルを5日前に休薬 ・手術後24時間以内に再開	・手術延期を考慮 ・延期できないときは休薬しない	・アスピリンは継続し，クロピドグレルは患者ごとの血栓リスクにより判断
低リスク	・PCI, BMS, CABG, 脳梗塞>3か月 ・ACS, AMI>6か月 ・DES>12か月	・クロピドグレルを5日前に休薬 ・手術後24時間以内に再開	・アスピリンは継続し，クロピドグレルは患者ごとの血栓リスクにより判断	・アスピリンは継続し，クロピドグレルは患者ごとの血栓リスクにより判断

*患者が心不全，糖尿病，腎不全をもっている場合や，血栓内膜除去術，末梢動脈バイパス術を行う場合は，患者の血栓リスクがさらに増大する．
PCI：経皮的冠動脈インターベンション，BMT：ベアメタルステント留置術，CABG：冠動脈バイパス術，ACS：急性冠症候群，AMI：急性心筋梗塞，DES：薬物溶出性ステント留置術．

（中嶋康文，ほか．新規抗血栓薬と今後のブリッジング療法．LiSA 2013; 20: 240-6 より改変）

d. 副作用と注意点

- クロピドグレルは，チクロピジンに比べ前述のとおり副作用が少ないが，重篤な副作用が起こりうる．したがって，服用開始後2か月間は1回2週間分を処方して定期的な血液検査をすることになっている．投与中止後のリバウンド（血小板凝集能亢進）現象の有無は，明らかではないので，周術期の休薬時は細心の注意を払う．

（中嶋康文，中山力恒）

文献

1) Furie KL, et al. Guidelines for the prevention of stroke in patients with stroke or transient ischemic attack: A guideline for healthcare professionals from the american heart association / american stroke association. Stroke 2011; 42: 227-76.
2) Jneid H, et al. 2012 ACCF / AHA focused update of the guideline for the management of patients with unstable angina / Non-ST-elevation myocardial infarction (updating the 2007 guideline and replacing the 2011 focused update): A report of the American College of Cardiology Foundation / American Heart Association Task Force on practice guidelines. Circulation 2012; 126: 875-910.
3) Hall R, Mazer CD. Antiplatelet drugs: A review of their pharmacology and management in the perioperative period. Anesth Analg 2011; 112: 292-318.
4) Angiolillo DJ, et al. Bridging antiplatelet therapy with cangrelor in patients undergoing cardiac surgery: A randomized controlled trial. JAMA 2012; 307: 265-74.
5) Holmes MV, et al. CYP2C19 genotype, clopidogrel metabolism, platelet function, and cardiovascular events: A systematic review and meta-analysis. JAMA 2011; 306: 2704-14.
6) Chassot PG, et al. Perioperative antiplatelet therapy. Am Fam Physician 2010; 82: 1484-9.
7) Di Minno MN, et al. Perioperative handling of patients on antiplatelet therapy with need for surgery. Intern Emerg Med 2009; 4: 279-88.
8) Douketis JD, et al. Perioperative management of antithrombotic therapy: Antithrombotic Therapy and Prevention of Thrombosis, 9th ed: American College of Chest Physicians Evidence-Based Clinical Practice Guidelines. Chest 2012; 141: e326S-50S.

❹ シロスタゾール

cilostazol

- シロスタゾール（プレタール®；platelet に由来）は，1978 年に 2-(1H) キノリノンを骨格とする種々の誘導体の一つとして日本で合成された．血小板凝集抑制作用と末梢血管拡張作用を併せ持つ抗血小板薬である（図1）．
- 慢性動脈閉塞症患者の虚血性諸症状の治療薬として 1988 年に承認され，2003 年に血小板凝集抑制作用に着目して脳梗塞再発抑制への効能が追加された．
- 高齢者や嚥下障害のある患者が服用しやすい散剤と口腔内崩壊錠がある（口腔粘膜から吸収はされない）．

▶cAMP：
cyclic adenosine monophosphate

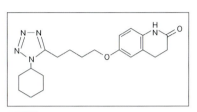

図1 シロスタゾールの構造式

a. 作用機序（図2）

- ホスホジエステラーゼ III (PDE III) を阻害することにより，細胞内 cAMP を増加させる．血小板で cAMP が上昇すると血小板凝集が抑制され，末梢血管平滑筋での cAMP 増加は血管拡張をもたらす．
- 血小板ではセロトニン放出を抑制し（ウサギ），また，トロンボキサン A_2 による血小板凝集を抑制する．
- ヒト血小板において，ADP，コラーゲン，アラキドン酸，アドレナリン，トロンビンによる血小板凝集を抑制する．また，ずり応力によって誘発される血小板凝集を抑制する．
- ヒト血小板において，ADP，アドレナリンによる血小板の一次凝集を抑制し，また，凝集惹起物質によりいったん凝集した血小板凝集塊を解離させる．
- 血管内皮細胞に対する作用としては，内皮細胞の障害抑制，アポトーシス抑制による

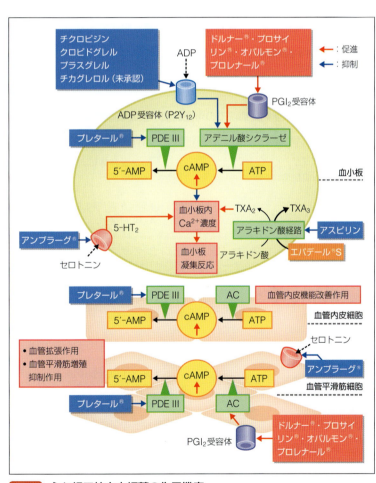

図2 主な経口抗血小板薬の作用機序

ADP：adenosine diphosphate, PGI_2：プロスタサイクリン, 5'-AMP：adenosine-5'-monophosphate, PDE：ホスホジエステラーゼ, cAMP：cyclic adenosine monophosphate, ATP：adenosine triphosphate, TXA：トロンボキサン, 5-HT_2：セロトニン受容体.

▶ADP：
adenosine diphosphate

▶VCAM-1：
vascular cell adhesion molecule-1

▶MCP-1：
monocyte chemoattractant protein-1

★1 薬物代謝酵素を阻害する薬剤との併用に注意
CYP3A4を阻害する薬剤：
マクロライド系抗生物質（エリスロマイシンなど），HIVプロテアーゼ阻害薬（リトナビルなど），アゾール系抗真菌薬（イトラコナゾール，ミコナゾールなど），シメチジン，ジルチアゼム塩酸塩など，グレープフルーツジュース．
CYP2C19を阻害する薬剤：
オメプラゾールなど．

保護作用，VCAM-1などの接着分子の発現抑制，MCP-1，TNF（腫瘍壊死因子）-αなどの産生放出抑制，NO産生放出作用などが報告されている．

b. 薬物動態

- 主に上部消化管で吸収され，100 mg投与後3時間での最高血中濃度（C_{max}）763.9 ng/mLとなり，半減期は11〜13時間である．
- 脳血栓患者に1日100 mgを単回投与後3時間で血小板凝集の抑制作用が認められる．
- 脳血栓患者に1回100 mg 1日2回，4週間投与した場合，最終投与48時間後には，血漿中濃度は低下し，血小板凝集抑制効果は消失する（術前の休薬期間は，1〜2日）（**表1**）．
- 肝ミクロゾーム中のシトクロムP450のアイソザイムのうち主としてCYP3A4★1，次いでCYP2D6，CYP2C19により代謝される．
- 主要代謝物はOPC-13015およびOPC-13213で，ヒトにおける血小板凝集抑制作用はそれぞれシロスタゾールの3.9倍および0.4倍である．
- 排泄経路は腎臓と胆汁であり，投与72時間までに約30％が尿中に排泄される．

表1 浜松医科大学附属病院での可逆的血小板凝集抑制薬の術前投与中止薬一覧

分類	一般名	商品名	作用機序	投与経路	根拠	中止時期
抗血小板薬	サルポグレラート塩酸塩	アンプラーグ®	セロトニン受容体に対する選択的拮抗	経口	血小板凝集抑制作用回復：内服中止後約2時間	1〜2日前
抗血小板薬	シロスタゾール	プレタール®	PDE III活性を選択的に阻害しcAMPが増加	経口	血小板凝集抑制作用回復：内服中止後1〜2日以内	2〜4日前
抗血小板薬	ベラプロストナトリウム	プロサイリン®ドルナー®	プロスタサイクリン（PGI$_2$）誘導体製剤	経口	血小板凝集抑制作用回復：内服中止後1〜2日以内	1〜2日前
血管拡張薬	リマプロストアルファデクス	オパルモン®	プロスタグランジンE$_1$誘導体製剤	経口	消失半減期：約0.45時間	1〜2日前
冠拡張薬	トラピジル	ロコルナール®	TXA$_2$作用を抑制	経口	消失半減期：約6時間	1〜2日前
冠拡張薬	ジラゼプ塩酸塩	コメリアン®	アデノシン作用増強によるcAMP増加	経口	消失半減期：約4時間	2〜3日前
冠拡張薬	ジピリダモール	ペルサンチン®アンギナール®	血管壁からのプロスタサイクリン(PGI$_2$)の放出，TXA$_2$の合成抑制，血小板内cAMPがPDE III活性を抑制	経口 静注	薬物消失時間：単回投与後24時間	1〜2日前

PDE：ホスホジエステラーゼ，cAMP：cyclic adenosine monophosphate，TXA：トロンボキサン．

c. 適応と効果

- 非心原性脳梗塞の再発予防，とくに頭蓋内出血の合併症が少ないため，脳内出血を合併しやすいラクナ梗塞には有用性が報告されている．日本国内の臨床研究で，アスピリンよりも出血の合併症が有意に低いことが示されている[1, 2]．
- 慢性動脈閉塞症の下肢血流量を増加させ，末梢の血行動態を改善し，間欠跛行の改善効果が証明されている唯一の薬剤である（推奨グレード A）．
- 適応外ではあるが，不顕性誤嚥の予防に ACE 阻害薬とともに効果が示されており，「成人院内肺炎診療ガイドライン[2]」で推奨されている★2 3]．
- 虚血性心疾患においては，アスピリンとチクロジピンが選択されるが，この2剤が使用できない症例に代替として使用する★3．

d. 副作用と注意点

- 動悸，頻脈★4，頭痛・頭重感（血管拡張作用による）が，ほかの抗血小板薬と比べ，多くみられる（約15％が投薬を中断してしまう）．心不全患者には使いにくいという面があるが，逆に頻脈の副作用を利用して徐脈の患者に投与されることがある（頻脈による狭心発作に注意）．
- 導入期に投薬量を漸増することにより，動悸や浮腫あるいは頭痛の訴えを減らすことができる．
- うっ血性心不全の患者では，症状の悪化の可能性がある．とくに NYHA III〜IV の患者への PDE III 阻害薬の投与で生存率の低下の報告がある★5．
- 他の抗血小板薬との併用では，出血の合併症は増加する．
- 腎機能障害のある患者では，活性のある代謝産物の血中濃度が上昇するおそれがあるため，少量から開始する．
- 軽症および中等症の肝機能障害患者において，血中濃度の上昇はみられないが重症の肝障害のある患者では，慎重に投与する．
- 妊婦への投与はしない（ラットで異常胎児の増加，出生児の低体重および死亡児の増加が報告されている）．また，乳汁中への移行も報告されているので，本剤投与中の授乳は避ける．

（川島信吾，佐藤重仁）

文献

1) Shinohara Y, et al. Cilostazol for prevention of secondary stroke (CSPS 2): An aspirin-controlled, double-blind, randomised non-inferiority trial. Lancet Neurol 2010; 9: 959–68.
2) 呼吸器感染症に関するガイドライン作成委員会，編．成人院内肺炎診療ガイドライン．日本呼吸器学会 2008.
3) Shinohara Y, et al. Antiplatelet cilostazol is effective in the prevention of pneumonia in ischemic stroke patients in the chronic stage. Cerebrovasc Dis 2006; 22: 57–60.

▶ACE：angiotensin converting enzyme

★2 不顕性誤嚥

気づかないうちに口腔内の微生物が少量の唾液や飲食物とともに気道内に入る場合を不顕性誤嚥，または微小誤嚥（microaspiration）という．大脳基底核の虚血によりドパミンが減少し，咳反射のトリガーとなるサブスタンス P の減少が一因と考えられている．この大脳基底核の血流を改善させる目的で，シロスタゾールが投与される．

★3

認知症に対する予防効果も報告されてきている．

★4 頻脈の機序

心臓への直接作用と血管拡張作用に伴う反射性頻脈も一因として考えられている．シロスタゾールは心筋細胞の PDE III 活性を阻害することにより，細胞内 cAMP を増加させ，心拍数，心収縮力を高める．この副作用のため，投与を中止せざるを得ないこともある．

▶NYHA：New York Heart Association

★5

心筋酸素消費量は日常臨床では大動脈収縮期圧（pressure）×心拍数（heart rate）の積，すなわち圧心拍数積（pressure rate product：PRP）をもって代用されている．シロスタゾール投与により，PRP が有意に上昇することが認められており，脈拍上昇による PRP 上昇により狭心発作を誘発すると考えられている．

5 ジピリダモール

dipyridamole

- ジピリダモール（ペルサンチン®，アンギナール®）は1951年に開発されたピリミド-ピリミジン（pyrimido-pyrimidine）の誘導体であり（図1），冠状動脈疾患治療薬として使用された．
- 1965年に抗血小板作用が報告され，心臓弁置換術後の血栓・塞栓の抑制，あるいは糸球体腎炎，ネフローゼ症候群などの治療薬として使用されている．
- そのほか，心筋ミトコンドリア保護作用，冠動脈の副血行路発達促進作用，冠血流量増加作用を有するといわれている．
- 保険適用外であるが，薬剤負荷心筋シンチグラムに使用されることがある[★1]．

a. 作用機序

■ 抗血小板作用（図2）

- 直接刺激により血管壁からのプロスタサイクリン（PGI_2）の放出促進，作用増強および血小板のトロンボキサン A_2（TXA_2）の合成抑制により，PGI_2 と TXA_2 のバランスを改善する．
- 血液中アデノシンの赤血球，血管壁への再取り込み抑制作用により，血液中アデノシン濃度を上昇させ，血小板のアデニル酸シクラーゼ活性を増強し，血小板内 cAMP の合成を促進する．
- 血小板内 cAMP ホスホジエステラーゼ5（phosphodiesterase 5：PDE 5）の活性を抑制し，血小板内の cAMP 濃度を高める．
- cGMP PDE 活性を抑制し，cGMP 濃度を高める．
- 上記の作用により，血小板の凝集能・粘着能および放出反応などを抑制する（主に cGMP 濃度上昇による）．

■ 尿タンパク減少作用（図3）

- 抗血小板作用，アデノシン増強作用による活性酸素抑制作用，糸球体係蹄壁の陰荷電減少抑制作用などにより，尿タンパクを減少，内因性クレアチニンクリアランスを増加させる．

■ 冠血管拡張作用

- 血液中アデノシン濃度を上昇することにより冠血管を拡張する．また，冠動脈の副血行路系の発達を促進させる．

b. 薬物動態

- ジピリダモールは，100 mg の経口投与で，主に上部消化管で吸収され，0.5～2時間後に最高血中濃度（C_{max}）1.2 μg/mL となり，半減期は約1.5時間である．
- 健常成人においてのバイオアベイラビリティ（生物学的利用率）は43％，血漿タンパク結合率は92～95％である．

[★1] アデノシンはアデノシン A_1 受容体を介した気管支収縮作用のため，アデノシン負荷ができない症例でもジピリダモール負荷はできる．アデノシン負荷試験での合併症は，死亡（0.9：10,000），脳梗塞または TIA（1.22：10,000），AMI（1.76：10,000），気管支攣縮（1.22：10,000），不整脈（0.81：10,000）と報告されている[1]．現在は，この使い方はされていない．

▶TIA：
transient ischemic attack（一過性脳虚血発作）

▶AMI：
acute myocardial infarction（急性心筋梗塞）

▶cAMP：
cyclic adenosine monophosphate

▶cGMP：
cyclic guanosine monophosphate

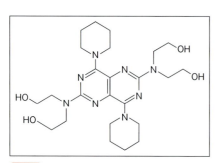

図1　ジピリダモールの構造式

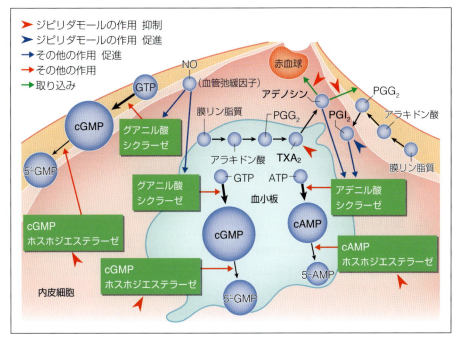

図2 抗血小板作用機序

cGMP：cyclic guanosine monophosphate, 5'-GMP：guanosine-5'-monophosphate, GTP：guanosine triphosphate, NO：一酸化窒素, PGG_2：プロスタグランジン G_2, TXA_2：トロンボキサン A_2, PGI_2：プロスタサイクリン, 5'-AMP：adenosine-5'-monophosphate.

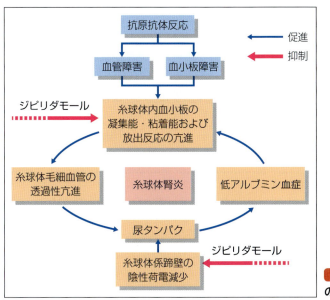

図3 尿タンパク減少作用のメカニズム

- 代謝部位は肝臓で，代謝物は主にグルクロン酸抱合体であり，胆汁中に排泄される．
- アルブミンや $α_1$-酸性糖タンパク質への結合率が高い[★2]．
- 抗血小板作用は可逆的であり，血中濃度に依存．血中濃度消失時間は，単回

★2
α1-酸性糖タンパク質（α1-acid glycoprotein）は，周術期，外傷，熱傷などで上がる急性期反応物質であるため，術後のジピリダモールの効果が減弱する可能性がある．

投与時で24時間，連続投与時は約49時間である．このため，術前中止期間は1～2日前となる．

c. 適応と効果

- 狭心症，心筋梗塞（急性期を除く），その他の虚血性心疾患，うっ血性心不全．
- ワルファリンとの併用による心臓弁置換術後の血栓・塞栓の抑制．
- ステロイドに抵抗性を示すネフローゼ症候群における尿タンパク減少効果（尿タンパクが減少しても腎機能が低下することがあるため，定期的に検査をする）．

d. 副作用と注意点

- 最も多いジピリダモールの副作用は頭痛で，約40％にみられ，女性に多い．胃不快感，下痢で中断することもある．内服継続により，軽快ないしは消失することが多い．
- 重篤な冠動脈疾患の患者で使用する場合は，冠拡張により，血流のsteal（盗血）現象を起こし症状を悪化させることがある．安定期の慢性虚血患者には使用を避けたほうがよい．
- 他の抗凝固薬（アスピリンなど）と併用すると，出血リスクが上がるので注意を要する．
- アデノシン（アデノスキャン®）と併用することにより血中アデノシン濃度が上昇し，完全房室ブロック，心停止などが起こることがある★3．
- キサンチン系製剤（テオフィリン，アミノフィリン）は，アデノシン受容体を阻害するため，併用により，ジピリダモールの効果が減弱する．
- 妊婦へは，動物実験で胎児への移行はわずかに認められているため，有益性が上回る場合のみ投与を考慮する．また，母乳中への移行も認められているため，授乳は避ける．

★3
少なくとも12時間は間隔をあける．併用による症状が出た場合は，代謝が速いアデノシンの投与を中止する．

（川島信吾，佐藤重仁）

> 文献

1) Lette J, et al. Safety of dipyridamole testing in 73,806 patients: The Multicenter Dipyridamole Safety Study. J Nucl Cardiol 1995; 2: 3-17.

3-9 抗凝固薬，血栓溶解薬

周術期における凝固機能の考え方

- 周術期はさまざまな理由により抗凝固薬を使用する患者が多い．以前はヘパリン類とワルファリンを知っていればよかったが，近年，新規の経口抗凝固薬（NOAC）の開発が急速に進み，周術期における選択肢も格段に広がった．周術期血液凝固の考え方と抗凝固薬の作用機序について概説する．

▶NOAC：
novel oral anticoagulant

a. 血管損傷に伴う血液凝固線溶系の変化

- 血管損傷部位では，①血管損傷部位への血小板の粘着・凝集，②凝集した血小板膜上での凝固因子の活性化，③トロンビン産生，④トロンビンによるフィブリン産生，⑤活性化第XIII因子（トロンビンにより活性化）によるフィブリンの架橋構造強化，を経て止血に至る．
- 血液凝固カスケードは，外因系・内因系因子からフィブリン産生に至る流れが一般的だが，凝固反応は上流に位置する凝固因子が下流因子を酵素的に切断・活性化して進み，下流に進むほど反応は増幅する（図1）．

凝固反応は下流に進むほど反応は増幅する特徴がある

- 凝固因子の活性化は，血管損傷部位近傍に限局している[1]．トロンビンは，止血に必須の生理活性物質だが，血管損傷部位から遊離すると血小板活性化やフィブリン産生をきたし，病的血栓形成の原因となる．
- 血管損傷部位から遊離したトロンビンは，アンチトロンビンにより不活化される．遊離トロンビンは血管内皮上のトロンボモデュリンに結合して凝固活性を失い，プロテインCを活性化する．活性化プロテインCはプロテインSと複合体を形成して，活性化第V因子，第VIII因子を不活化，凝固系の活性化を抑え，トロンビン産生に対し負のフィードバックを形成する．この調節機構の破綻が播種性血管内凝固（DIC）を発症する．

▶DIC：
disseminated intravascular coagulation

- 凝固系が活性化してフィブリン産生が亢進すると，それに呼応して線溶系が活性化する．線溶因子プラスミンは，プラスミノゲンが組織プラスミノゲン活性化因子（t-PA）により限定分解されて生じるが，通常は循環血液中のt-PA濃度は低いため循環血液中でプラスミンが産生されることはない．t-PA産生腫瘍が存在する場合やt-PAを投与した場合に，循環血液中でプラスミン産生が生じる[2]．

▶t-PA：
tissue plasminogen activator

- 生体内ではフィブリン分子上で最も効率よくプラスミンが産生される．血栓が形成されると，フィブリン分子上のリジンに親和性をもつプラスミノゲンとt-PAが結合し，フィブリン分子上で両者が結合することにより，プラスミンが産生される（図2）．プラスミンはフィブリンを分解し血栓を崩壊させるが，本来は血栓による血管閉塞を再疎通させる生理機構である．過剰なプラスミン産生はフィブリンだけではなくフィブリノゲンを分解し，血栓形

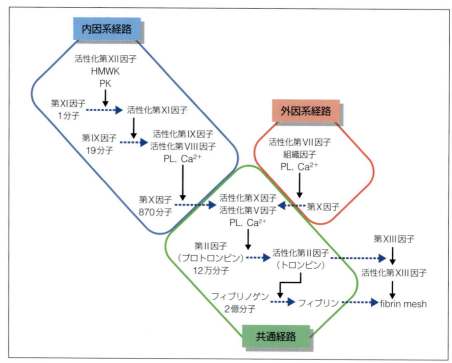

図1 血液凝固カスケード

HMWK：高分子キニノゲン，PK：プレカリクレイン，PL：リン脂質．

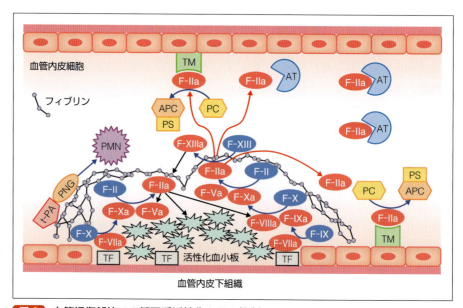

図2 血管損傷部位での凝固系活性化とその抑制

APC：活性化プロテインC，AT：アンチトロンビン，F-II：第二因子（プロトロンビン），F-IIa：活性化第二因子（トロンビン），F-Va：活性化第Ⅴ因子，F-VIIa：活性化第VII因子，F-VIIIa：活性化第VIII因子，F-IX：第IX因子，F-IXa：活性化第IX因子，F-X：第X因子，F-Xa：活性化第X因子，F-XIII：第XIII因子，F-XIIIa：活性化第XIII因子，PC：プロテインC，PMN：プラスミン，PNG：プラスミノゲン，PS：プロテインS，TF：組織因子，TM：トロンボモデュリン，t-PA：組織型プラスミノゲン活性化因子．

成を阻害して出血傾向をきたす．

b．周術期の病的血栓

- 血栓症が生じる要因として，Virchowの三徴は周術期血栓症の理解に重要な概念である（**表1**）[3]★1．
- 病的血栓は，形成部位により"動脈血栓"と"静脈血栓"に分類できる．
- 動脈血栓は，血管壁と血流の変化が関与している．アテローム硬化により狭窄した動脈でプラークの破綻をきたすと，露出した血管内皮細胞下組織に高ずり応力依存性に血小板が粘着・凝集して血小板血栓を形成する．さらに凝集した血小板膜上で凝固因子が活性化し，フィブリン形成から血栓塞栓へと至る．動脈血栓の主因は血小板の活性化で，抗血小板薬が予防に有効である．
- 静脈血栓は，動脈に比べると血流速度が遅く血液がうっ滞しやすい静脈内で，低ずり応力下に凝固因子が活性化され生じる．とくに静脈弁付近での血流のよどみによって活性化凝固因子が滞留するため，血液凝固反応が亢進しフィブリン主体の静脈血栓を生じる．
- 周術期や感染症，多発外傷などでは，全身性炎症反応の亢進，凝固線溶系バランスの破綻，創部からの組織因子の放出や活性化血小板からの微小分子の放出，長期臥床による静脈血うっ滞など，病的血栓の危険因子が複数存在し，静脈血栓のリスクが増加する．
- 治療は，動脈血栓には抗血小板薬，静脈血栓には抗血小板薬よりも凝固因子の活性化抑制を目的とした抗凝固薬が適応となる．治療・予防の標的を厳密に動脈血栓または静脈血栓に分類することが困難な場合は，抗血小板薬と抗凝固薬の併用療法を行うこともある．
- 抗凝固療法の適応は広く，脳血管障害や冠動脈疾患，心房細動による左房内血栓症とそれに随伴する脳血栓塞栓症，DIC，アンチトロンビンやプロテインCなどの抗凝固因子欠損症，抗リン脂質抗体症候群，ヘパリン起因性血小板減少症（HIT），深部静脈血栓症（DVT）を含めた静脈血栓塞栓症（VTE）など，さまざまな疾患の治療や予防に用いられる．冠動脈ステントや心臓人工弁などの異物を体内に留置する場合や人工心肺装置や人工透析装置を使用する際も抗凝固療法は必須である．

c．抗凝固薬の分類

- 抗凝固療法の目的はトロンビンまたはその産生を阻害し，フィブリン形成を抑制することである．内因系，外因系のどちらの経路を介して凝固系が活性化しても，活性化第X因子と活性化第V因子の複合体によってプロトロンビンからトロンビンへと変化する点は共通なので，抗凝固療法の標的として活性化第X因子およびトロンビンは効果的である（**図1**）[4]．
- 抗凝固薬は，作用発現にアンチトロンビン（AT）を必要と

★1 Virchowの三徴
①血管壁の変化（アテローム硬化や炎症による血管内皮障害など），②血流の変化（うっ滞や乱流など），③血液成分の変化（脱水による血液濃縮や凝固因子異常，抗凝固因子異常など）．

動脈血栓には抗血小板薬，静脈血栓には凝固因子の活性化抑制を目的とした抗凝固薬が適応となる

▶HIT：
heparin-induced thrombocytopenia

▶DVT：
deep venous thrombosis

▶VTE：
venous thromboembolism

抗凝固薬は，AT依存性抗凝固薬とAT非依存性抗凝固薬に分類すると理解しやすい

表1 周術期の静脈血栓形成要因

血管壁の変化
・血管壁の損傷
・血管内異物（カテーテルなど）
・薬剤による血管内皮刺激・炎症
・全身性炎症反応による血管内皮の変化（トロンボモデュリンの発現低下など）

血流の変化
・麻酔による筋ポンプの消失
・臥床による血流うっ滞
・心不全

血液成分の変化
・凝固因子の活性化
・血小板の活性化
・アンチトロンビンの消費
・組織因子の放出

するAT依存性抗凝固薬と，ATを介さないAT非依存性抗凝固薬に分類すると理解しやすい（図3）．AT依存性抗凝固薬はそれ自体に直接的抗凝固作用はないが，生理的抗凝固因子であるATに結合してその作用を増強し，間接的に抗凝固作用を呈する．したがって，AT活性が著しく低下している場合は，抗凝固作用が減弱する．AT依存性抗凝固薬の代表薬剤はヘパリン類であり，その適応範囲は広い．

- 近年，ヘパリン分子中のアンチトロンビン結合部位であるペンタサッカライドのみを精製したフォンダパリヌクス（アリクストラ®）が術後VTE予防に適応となっている．
- AT非依存性抗凝固薬の代表薬剤は，肝臓でビタミンK依存性凝固因子（プロトロンビン，第Ⅶ，Ⅸ，Ⅹ因子）合成を阻害するワルファリンで，唯一の経口抗凝固薬として慢性期の抗凝固療法に用いられてきた．近年，直接的に凝固因子を阻害するNOACが開発され，その適応は少しずつ拡大している[4]．

> 近年，新規経口抗凝固薬が開発され，その適応は少しずつ拡大している

d. 抗凝固作用のモニタリング

- 一般的な凝固能検査にはプロトロンビン時間（PT），活性化部分トロンボプラスチン時間（APTT），活性凝固時間（ACT）などがある．
- ワルファリンは，ビタミンK依存性凝固因子の第Ⅱ，Ⅶ，Ⅸ，Ⅹ因子の産生を阻害するため，治療域ではAPTTにはあまり影響しないが，PTを延長させる．治療効果はPT-INRをモニタリングするのが一般的で，出血リスクを少なくしつつ抗凝固作用を得るため，疾患や病態によってPT-INR目標

▶INR：international normalized ratio

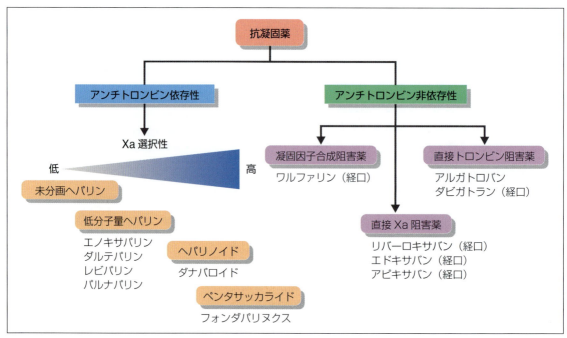

図3　抗凝固薬の分類

値が設定されている．
- 未分画ヘパリンやアルガトロバンは，APTT や ACT モニター下に投与量の調節が可能だが，ヘパリノイド，合成ペンタサッカライド，直接 Xa 阻害薬など抗 Xa 作用の強い薬剤は，通常の血液凝固検査ではその効果をほとんど検出できない[5]．直接 Xa 阻害薬は抗トロンビン作用がないので出血リスクは低いと考えられているが，消化管出血や鼻出血をきたす場合もある．また，Xa 阻害薬の排泄は腎機能に依存するので，腎機能に応じた調整が求められる[6]．

e. 抗凝固薬の副作用と拮抗

- 抗凝固薬は，体内で病的血栓を予防しつつ止血血栓形成を障害しないのが理想的である．しかし実際には消化管出血や脳出血などの合併症を生じることがある．
- すべての抗凝固薬はトロンビン産生を抑制する，あるいはトロンビン活性を阻害するが，一般に抗トロンビン作用が強い薬剤ほど出血症状が強い[★1]．
- 出血症状を認めた場合は原則として抗凝固薬の投与を中止する．多くの抗凝固薬には，未分画ヘパリンに対するプロタミンのような拮抗薬が存在しないため，投与を中止しても致命的となる場合もある．抗凝固薬の緊急拮抗は今後の重要な課題である．

f. 周術期の抗凝固療法の考え方

- 抗凝固療法は病的血栓の治療・予防に必要な一方で，致命的な出血性合併症を生じることがある．とくに新規の抗凝固薬の作用機序や特徴，拮抗について理解しておくことは急性期医療に携わる医師には必須要件となる．

（香取信之，森﨑　浩）

> 一般に，抗トロンビン作用が強い薬剤ほど出血症状が強い
>
> ★1
> 体内では常に微小血管の損傷による出血と止血を繰り返している．トロンビンはフィブリノゲンをフィブリンに変えるだけではなく，血管損傷部位で血小板を活性化して一次血栓形成を促進するため，過度にトロンビンを抑えると止血血栓の形成が阻害され，臨床的な出血を生じる．

文献

1) 香取信之．周術期の止血凝固管理における Point of Care モニター．日臨麻会誌 2013; 33: 263-71.
2) 浦野哲盟．線溶療法の考え方と治療薬剤．血栓止血誌 2009; 20: 398-400.
3) Bates SM, Ginsberg JS. Clinical practice. Treatment of deep-vein thrombosis. N Engl J Med 2004; 351: 268-77.
4) King CS, et al. Moving toward a more ideal anticoagulant: The oral direct thrombin and factor Xa inhibitors. Chest 2013; 143: 1106-16.
5) Baglin T. The role of the laboratory in treatment with new oral anticoagulants. J Thromb Haemost 2013; 11 (Suppl 1): 122-8.
6) Pernod G, et al. Management of major bleeding complications and emergency surgery in patients on long-term treatment with direct oral anticoagulants, thrombin or factor-Xa inhibitors: Proposals of the working group on perioperative haemostasis (GIHP) - March 2013. Arch Cardiovasc Dis 2013; 106: 382-93.

1 ヘパリン

heparin

- 1916 年，アメリカの医学生マクリーンが研究中に偶然，イヌの肝臓から血液凝固抑制作用のある物質を発見し，肝臓由来ということでヘパリンと名づけた．酸性多糖類の一種で単一物質ではなく，未分画ヘパリンの分子量は 4,000〜30,000 である[1]（図1）．
- 肝臓以外でも種々の組織の肥満細胞で産生されるが，生理的に血漿中には存在しない．
- 抗凝固薬としての臨床応用は 1930 年代である．ブタ腸粘膜から精製される．

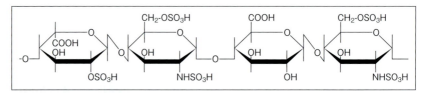

図1 ヘパリンの構造式
肥満細胞内で合成される硫酸化の高い糖鎖である．
（松岡耕二，ほか．千葉科学大学紀要 2012; 5: 74[2] より）

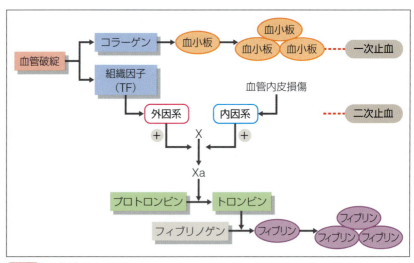

図2 止血機序
血管の破綻が起きると，血中にさらされたコラーゲンが血小板を呼び込み，血小板を凝集させ，出血を防ぐ（一次止血）．さらに，血小板を舞台として凝固反応が増幅される．凝固反応には外因系と内因系がある．血管破綻では組織の損傷により遊離された組織因子（TF）により外因系反応が惹起される．内因系は血管内での内皮の損傷で惹起される．ここでは詳細は述べないが，いずれにしても最終的に凝固因子 X が活性化され（Xa），プロトロンビンからトロンビン，フィブリノゲンからフィブリンへの転換が起き，止血が強固になる（二次止血）．

a. 作用機序

- ヘパリン自体に抗凝固作用はない．血中のアンチトロンビン（AT）と結合して，ATの抗凝固作用を促進させる．
- ヘパリンの作用機序を理解するために，生理的な止血機序を簡単に図示する（図2）．
- 止血の基本は血小板とフィブリンである．出血という生命危機に対して生体の重要な防御反応として止血機序は数秒単位の速さで起きる．これに対して過剰な凝固反応を抑制するためのフィードバック機構も備えている．そのうちの一部は，血管内皮細胞に存在するトロンボモジュリン（TM）のトロンビンへの結合と，血中のATのトロンビンあるいは活性化第X因子（Xa）への結合である．ATは血管内皮細胞に接合されているヘパラン硫酸と結合するとトロンビンへの結合力が増す（図3）．
- 体内に投与されたヘパリンはヘパラン硫酸と同様の性質があり，ATに結合することによりATとトロンビンの結合力を増して，凝固抑制に働く．高分子のヘパリンがATと結合すると，ATはトロンビンあるいはXaに結合する．低分子ヘパリンがATと結合すると，Xaへの結合のほうが優位になる．

> **Column 生理的ヘパリンの抗凝固作用は？**
>
> 肥満細胞で産生された内因性ヘパリンにはさまざまな生理活性があると考えられているが，凝固系のフィードバックという生理的作用があるのであろうか．肥満細胞は，末梢血管近隣の組織に多く，血流からの炎症や感染を監視しているといわれている．炎症が起きると数が増える．いわゆるVirchowの三徴（血流停滞，血液性状の変化，血管壁の異常）が起きやすい場所に多く存在する．そのことからその可能性はあるのではないかと考えるが，これは門外漢のまったくの推測である．

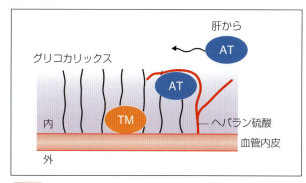

図3　過剰凝固に対するフィードバック機構の一部
血管内皮細胞表面のグリコカリックスの中にはヘパラン硫酸というヘパリン様物質が存在する．血管内のATがヘパラン硫酸に結合すると，ATとトロンビンの結合力は単独に比較して100～1,000倍になる．
TM：トロンボモジュリン，AT：アンチトロンビン．

b. 薬物動態

- ヘパリンは分子量が大きく，表面電荷が高いので腸管から吸収されない．静注か皮下注で投与する．血中半減期は40～60分である．消失は2相性である．急速消失相は上皮細胞やマクロファージへの結合であり，緩徐消失相は腎排泄である．

c. 適応と用法

- 表1に示す．

d. 副作用と注意点

■原則禁忌

- 出血急性期，出血傾向，血液凝固障害（DIC以外），腎不全，肝不全，大手術・外傷・深部生検後の2週間以内，ヘパリン製剤に過敏症の既往歴，ヘパ

▶DIC：disseminated intravascular coagulation

表1 ヘパリンの適応と用法

適応	用法
DIC	・5,000〜10,000単位/日 ・aPTTを1.5〜2.5倍に延長
急性肺血栓塞栓症	・80単位/kgまたは5,000単位を静注＋18単位/kg/時または1,300単位/時を持続静注
血栓塞栓症予防[3]	・8時間または12時間ごとに5,000単位を皮下注 ・脊髄くも膜下，硬膜外穿刺の4時間前に中止 ・硬膜外カテーテル抜去2〜4時間前に中止 ・投与再開は穿刺，抜去後1時間は空ける（術後は出血のリスクが少なくなるまで空ける）
人工心肺	・初回投与150〜300単位/kg．適宜追加 ・体外循環後はプロタミン硫酸塩でヘパリンを中和する
血液透析	・ヘパリン感受性試験を行い必要量を算出する

DIC：播種性血管内凝固，APTT：活性化部分トロンボプラスチン時間．

（萬 知子．麻酔 2014; 63: 278-86[3]）を元に作成）

表2 ヘパリンの副作用とその対処

副作用	臨床症状	対処方法
ショック・アナフィラキシー様症状	血圧低下，意識低下，呼吸困難，チアノーゼ，蕁麻疹	投与中止，適切な処置
出血	脳出血，消化管出血，肺出血，硬膜外血腫，後腹膜血腫，腹腔内出血，術後出血，刺入部出血	ヘパリン投与中止，硫酸プロタミン投与．硫酸プロタミンの急速投与は血圧低下を招くので，10分以上かけて静脈投与
ヘパリン起因性血小板減少症（HIT）	HIT I型（一過性）：投与2〜3日後に10〜30％で発症．臨床症状なし	自然回復
	HIT II型（抗ヘパリン-血小板第4因子複合体抗体）：投与5〜14日後に0.5〜5％に発症．血小板数が10万以下または前値の50％以下．重篤な動静脈血栓	ヘパリンの中止 アルガトロバンに変更（代替抗凝固薬）

ヘパリン単独の抗凝固作用はない．DIC治療時はATの血中レベルにも注意を払う

プロタミンはヘパリンが存在しないと抗凝固作用を示すので注意

▶HIT：heparin-induced thrombocytopenia

リン起因性血小板減少症（HIT）の既往歴．

副作用とその対処

・表2に示す．

（萬 知子）

文献

1) 朝倉英策．ヘパリン類，アルガトロバン．朝倉英策，編著．臨床に直結する血栓止血学．東京：中外医学社；2013. p. 330-6.
2) 松岡耕二，佐々木啓子．ヘパラン硫酸プロテオグリカン―細胞と組織のオーガナイザー．千葉科学大学紀要 2012; 5: 69-76.
3) 萬 知子．抗凝固・肺塞栓症予防．麻酔 2014; 63: 278-86.

❷ 低分子量ヘパリン（エノキサパリン）
low molecular weight heparin (enoxaparin)

- 低分子量ヘパリン（エノキサパリンナトリウム，以下 LMWH〈クレキサン®〉）は 1987 年にフランスで，1993 年にアメリカで静脈血栓塞栓症（venous thrombo-embolism：VTE）予防薬として承認され，130 か国（2008 年 3 月現在）以上で使用されている．
- わが国では 2008 年 1 月に下肢整形外科手術患者に，2009 年 2 月に腹部外科手術患者に対して承認された．

a. 作用機序（図1）

- アンチトロンビン III（AT III）と結合し，抗凝固作用を示す．
- 糖鎖が短く，分子量が小さい（3,800〜5,000，平均約 4,500）ためトロンビンと結合することなく，第 X 因子に対する阻害作用がより強く，副作用としての出血が少ない[★1]．

★1 従来の未分画ヘパリンも AT III に結合することで第 II，VII，IX，X 因子活性を阻害する．とくに AT III‒ヘパリン結合体がトロンビンに結合することで抗凝固作用を発揮するため，出血を助長する危険性がある．

b. 薬物動態

- 消失半減期は投与量によらずほぼ一定で 3.9〜4.7 時間である．
- 抗 Xa 因子活性の半減期は 3.2 時間，ピークは投与後 3〜5 時間で，12 時間でも持続している．
- 主に尿中に未変化体と多糖類分画または低分子の形で排泄される．
- 抗 Xa 活性 / 抗 IIa 活性比が大きいことから，通常の凝固機能検査（活性化凝固時間〈ACT〉，プロトロンビン時間〈PT〉，活性化部分トロンボプラスチン時間〈APTT〉など）に対する延長作用が弱く，抗凝固能の指標としては適さない．出血などの臨床症状を十分に観察する必要がある．

c. 適応と効果

- 日本における適応は「股関節全置換術，膝関節全置換術，股関節骨折手術」「静脈血栓塞栓症の発症リスクの高い，腹部手術」施行患者における VTE の発症抑制である．
- 用法および用量：術後 24〜36 時間に出血がないことを確認してから，通常，エノキサパリンナトリウムとして，1 回 2,000 IU を，原則として 12 時間ごとに 1 日 2 回連日皮下注射する．
- 周術期は VTE の高リスク期である．そのために各症例のリスクごとに VTE 対策が必要とされる．対策としては理学的方法と薬物的方法とがあり，ヘパリンは抗凝固薬の代表的なものである[1]．

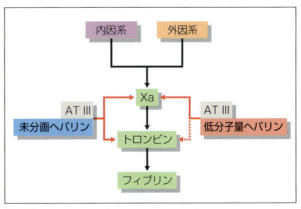

図1　低分子量ヘパリンと未分画ヘパリン

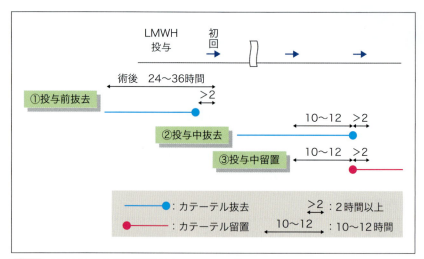

図2 LMWH投与時の硬膜外カテーテルの扱い

- アメリカ胸部疾患学会（ACCP）ガイドライン第9版[2,3]では症候性VTEのリスクが中程度以上の症例にLMWHを含めた予防が推奨されている．
- アメリカ臨床腫瘍学会ガイドライン[4]では，活動性出血や出血リスクが高いために禁忌とならない限りは，悪性腫瘍の大手術を受ける全患者に対して，未分画ヘパリンまたはLMWHによる薬物的予防を考慮すべきであるとされている．

d. 副作用と注意点

■ 腎障害

- 高度の腎機能障害患者での消失半減期は健常成人の6.9時間に対して15.9時間と延長した．重度の腎障害（クレアチニンクリアランス30mL／分未満）患者には禁忌で，クレアチニンクリアランス30〜50mL/分の患者では2,000 IUを1日1回などに投与間隔を延長する．

■ 脊椎・硬膜外麻酔などとの併用[★2]（図2）

- 硬膜外カテーテルとの併用は十分に注意すれば可能であるとされる[5]．ただし出血を避けるために，カテーテルの挿入または抜去は抗凝固作用が低下した時点で行う．
- 添付文書には下記の記載があるが，カテーテル操作とLMWH投与との間隔には十分な考慮が必要である[6]．
  ① 初回投与開始2時間前までには，脊椎・硬膜外カテーテルを抜去しておくことが望ましい．
  ② やむをえず併用する場合には，投与後10〜12時間経過した後にカテーテルを抜去する（その後の投与はカテーテル抜去後2時間以上経過後）．
  ③ やむをえず新たにカテーテルを挿入する場合には，投与後10〜12時間経過した後に行う（その後の投与はカテーテル挿入後2時間以上経過後）．

★2
脊椎・硬膜外麻酔などとの併用で，神経障害のリスクがより高くなる場合．
- 脊椎手術の既往，または脊柱変形．
- 術後のカテーテル留置．
- 止血に影響を及ぼす薬剤との併用（非ステロイド性抗炎症薬など）．
- 血管損傷を伴う針の刺入やカテーテルの挿入，または頻回の刺入．

表1 プロタミンによる中和

LMWH投与後（時間）	プロタミン硫酸塩投与量
8時間以内	1 mg / 100 IU
8時間〜12時間	0.5 mg / 100 IU
12時間以上	必要なし
追加の中和	0.5 mg / 100 IU

過量投与

- 抗凝固作用を急速に中和する必要のある場合には，プロタミン硫酸塩を投与する（プロタミン硫酸塩1 mg対100 IU）．抗第IIa因子活性はプロタミン硫酸塩で完全に抑制されるが，抗第Xa因子活性は最大60％しか中和されない（**表1**）．

ヘパリン起因性血小板減少症（HIT）の既往歴のある患者

- 1週間に1回程度は臨床検査を実施するなど観察を十分に行い，著明な血小板数減少が認められた場合には直ちに投与を中止する．

（北口勝康）

▶HIT：heparin-induced thrombocytopenia

文献

1) 保田知生. 予防. 瀬尾憲正, 古家 仁, 編. 周術期深部静脈血栓／肺血栓塞栓症. 東京：克誠堂出版；2013. p. 78–96.
2) Falck-Ytter Y, et al. Prevention of VTE in orthopedic surgery patients: Antithrombotic Therapy and Prevention of Thrombosis, 9th ed: American College of Chest Physicians Evidence-Based Clinical Practice Guidelines. Chest 2012, 141: e278S–325S.
3) Gould MK, et al. Prevention of VTE in nonorthopedic surgical patients: Antithrombotic Therapy and Prevention of Thrombosis, 9th ed: American College of Chest Physicians Evidence-Based Clinical Practice Guidelines. Chest 2012; 141: e227S–77S.
4) Lyman GH, et al. Venous thromboembolism prophylaxis and treatment in patients with cancer: American Society of Clinical Oncology clinical practice guideline update. J Clin Oncol 2013; 31: 2189–204.
5) 黒岩政之. III予防 A総論 硬膜外麻酔は薬物療法と併用可能か？ 森 正樹, 土岐祐一郎, 編. エキスパートによる消化器外科静脈血栓塞栓症（VTE）診療指針. 東京：南江堂；2014. p. 47–50.
6) FDA Drug Safety Communication. Updated recommendations to decrease risk of spinal column bleeding and paralysis in patients on low molecular weight heparins. http://www.fda.gov/downloads/Drugs/DrugSafety/UCM373735.pdf

❸ フォンダパリヌクス

fondaparinux

- フォンダパリヌクスは，未分画ヘパリン（UFH）のアンチトロンビン（AT）結合部位を完全化学合成した硫酸ペンタサッカライドである（図1）．
- ATの抗第Xa因子活性を増強することにより，トロンビン生成を阻害し，フィブリン形成を抑制する新規の抗凝固薬である[1]．
- 低用量は腹部手術や下肢整形外科手術後の静脈血栓塞栓症（VTE）予防に使用し，高用量はVTEの治療薬として承認されている．

▶VTE：
venous thromboembolism

a．作用機序

- 通常，1分子のXa因子は活性化すると1分間に138分子のトロンビンを生成するといわれており，抗トロンビン作用を示す薬剤より直接Xa因子の活性を阻害するほうが効率は良い（図2）．
- フォンダパリヌクスはAT1分子に対し，1対1で結合し，フォンダパリヌクス-AT複合体による抗Xa因子阻害作用を示す．しかしUFHとは異なり抗トロンビン作用は示さない．その理由として，ペンタサッカライドの糖鎖が関係している（図3）．

b．薬物動態

- 健常成人にフォンダパリヌクスナトリウム（アリクストラ®）2.5 mgを単回皮下投与した場合，2時間後に最高血中濃度（C_{max}）は0.34 mg/Lに到達し，消失半減期は約14〜17時間であった．
- 腎機能障害により消失半減期は延長し，80 mL/分以上の患者に対する全身クリアランスを基準とした場合，50〜80 mL/分の患者で20〜28％，50 mL/分未満の患者で37〜57％低下を認めた．
- 肝機能障害患者や高齢者では血中消失半減期に影響は認められなかった．

c．中和薬[1]

- UFHと異なり，プロタミン硫酸塩投与では，フォンダパリヌクスの作用は

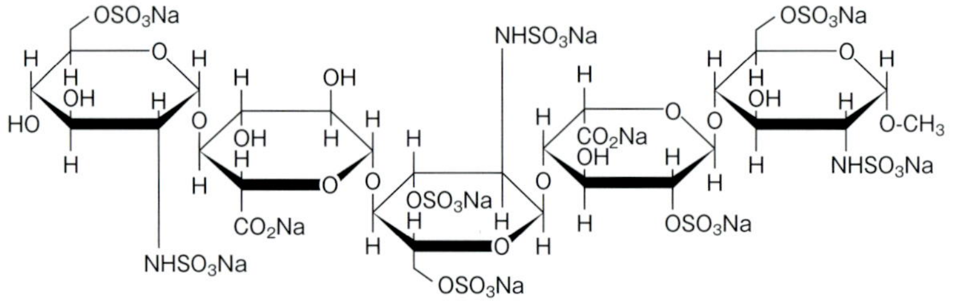

図1 フォンダパリヌクスの化学構造式

（鈴木　巖，ほか．日薬理誌 2012; 139: 117-26[1]より）

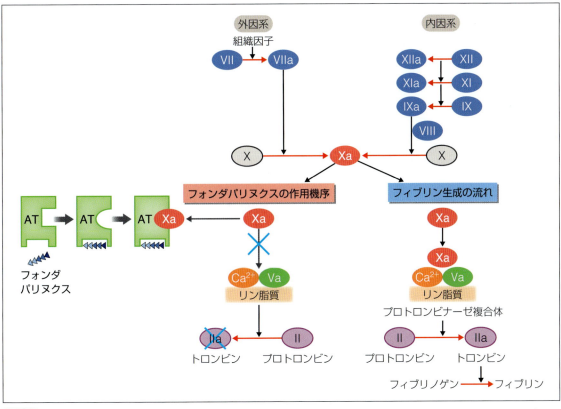

図2 フォンダパリヌクスの作用機序

（鈴木　巖，ほか．日薬理誌 2012; 139: 117-26[1]）より）

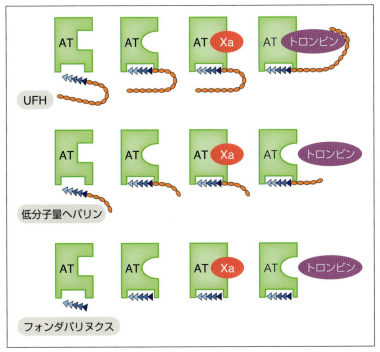

図3 フォンダパリヌクスとヘパリン製剤の作用の違い（糖鎖の長さとXa選択性）

ヘパリンによる抗トロンビン作用の発揮には，一定以上の長さの糖鎖（17単糖，分子量5,400以上）が必要で，低分子量ヘパリンのように糖鎖の長さが短くなるほどトロンビンとの親和性が低下し，抗トロンビン作用が減弱する．
（鈴木　巖，ほか．日薬理誌 2012; 139: 117-26[1]）より）

抑制されない．したがって，フォンダパリヌクスの投与下で重篤な出血性合併症が発生した場合，凝固因子の補充が第一選択であり，新鮮凍結血漿の投与は添付文書でもふれられている．一方で遺伝子組換え活性型血液凝固第Ⅶ因子は，その併用投与によりフォンダパリヌクスが阻害したトロンビン生成を有意に回復させたことから，フォンダパリヌクスによる有害事象発生時のリカバリーに有用と考えられるが，活性型血液凝固第Ⅶ因子の薬価が非常に高いため現実的とはいえない．

d. 適応と用法用量

■ 低用量

- VTE ハイリスク者に対する次の手術の術後 VTE 予防．
  - 下肢整形外科手術施行患者．
  - 腹部手術施行患者．
- 術後 24 時間以上あけて十分に止血が確認できている場合，フォンダパリヌクス 2.5 mg を 1 日 1 回皮下注する．クレアチニンクリアランス 20〜30 mL/分の患者やクレアチニンクリアランス 30〜50 mL/分の患者で出血のリスクが高いと考えられる患者では，1.5 mg に減量する．
- 安全性が確認されている最大投与期間は，整形外科手術で 14 日間，腹部手術で 8 日間である．

■ 高用量

- 急性肺血栓塞栓症および急性深部静脈血栓症の治療として，体重別に投与量を決定する．
  - 体重 50 kg 未満：5 mg．
  - 体重 50〜100 kg：7.5 mg．
  - 体重 100 kg 超：10 mg．
- クレアチニンクリアランスが 50 mL/分以下の場合，減量を考慮する．
- 投与期間は 5 日間以上 14 日以内とし，併用するワルファリンによる抗凝固作用が治療域に達するまで継続投与する．

表 1　術後出血性合併症の頻度

	対象手術	投与量	major bleeding	[95%CI]	minor bleeding	[95%CI]
Hata T, et al [5]	結腸切除術	2.5 mg/日[*1]	0.81%	[0.3-1.9]	9.50%	[7.3-12.1]
Sasaki S, et al [6]	大腿骨頚部骨折	2.5 mg/日[*2]	7.40%	−	0%	−
Fuji T, et al [7]	人工膝関節置換術	2.5 mg/日	1.20%	[0.0-6.5]	2.40%	[0.3-8.3]
Fuji T, et al [7]	人工股関節置換術	2.5 mg/日	2.50%	[0.3-8.6]	4.90%	[1.4-12.2]

[*1] 年齢（80 歳以上）体重（40 kg 以下）クレアチニンクリアランス（50 mL/分以下）の場合，1.5 mg 投与．
[*2] クレアチニンクリアランスが 30〜50 mL/分の場合は年齢が 85 歳以上，あるいは体重が 40 kg 以下の場合，1.5 mg に減量．
(Hata T, et al. Surg Today 2014; 44: 2116-23[2]／Sasaki S, et al. J Orthop Sci 2011; 16: 64-70[3]／Fuji T, et al. Int Orthop 2008; 32: 443-51[4]より)

e. 副作用

- 予防で低用量（1.5〜2.5 mg）投与中における出血性合併症については，日本人を対象とした研究報告[2-4]からも十分に注意して使用するべきであろう（**表1**）．
- ヘパリン起因性血小板減少症（HIT）との関連に関して，フォンダパリヌクスは血小板第IV因子に対してほとんど結合せず，ヘパリン起因性血小板減少症患者血清と交差反応性を示さなかった．したがって，フォンダパリヌクス投与によるHIT発症の可能性はきわめて低いといえる[1]．

▶HIT: heparin-induced thrombocytopenia

f. 術後硬膜外鎮痛との併用問題

- 原則として硬膜外カテーテルを行った後，少なくとも2時間あけてから投与を開始する．やむなく硬膜外カテーテル挿入中にフォンダパリヌクスを使用する場合には十分に神経学的観察を行う必要がある．
- アメリカでの初期臨床試験において，硬膜外血腫の報告がなされている．したがってアメリカ区域麻酔学会のガイドラインでは，硬膜外麻酔とフォンダパリヌクスの併用を認めていないが，以下の条件で併用を容認している[5,6]．
    ①最初の穿刺トライで成功．
    ②穿刺針で血管を傷つけていない．
    ③硬膜外カテーテルを留置しない．
- 日本において，VTE治療を目的に硬膜外カテーテルを抜去後2時間以上あけてフォンダパリヌクスを投与した症例において，術後脊髄硬膜外血腫を発症した報告がある[7]．

〈黒岩政之〉

文献

1) 鈴木　巌, 小関　靖．合成Xa阻害薬フォンダパリヌクスナトリウム（アリクストラ®皮下注5 mg, 7.5 mg）の薬理学的特性と臨床試験成績．日薬理誌 2012; 139: 117-26.
2) Hata T, et al; Multi-Center Clinical Study Group of Osaka, Colorectal Cancer Treatment Group (MCSGO). Safety of fondaparinux to prevent venous thromboembolism in Japanese patients undergoing colorectal cancer surgery: A multicenter study. Surg Today 2014; 44: 2116-23.
3) Sasaki S, et al. Prospective study on the efficacies of fondaparinux and enoxaparin in preventing venous thromboembolism after hip fracture surgery. J Orthop Sci 2011; 16: 64-70.
4) Fuji T, et al. Fondaparinux prevents venous thromboembolism after joint replacement surgery in Japanese patients. Int Orthop 2008; 32: 443-51.
5) Horlocker TT, et al. Regional anesthesia in the patient receiving antithrombotic or thrombolytic therapy: American Society of Regional Anesthesia and Pain Medicine Evidence-Based Guidelines (Third Edition). Reg Anesth Pain Med 2010 Jan-Feb; 35: 64-101.
6) 黒岩政之．硬膜外麻酔は薬物療法と併用可能か？．左近賢人，池田正孝，編　エキスパートによる消化器外科静脈血栓塞栓症診療指針．東京：南江堂；2014. p. 47-50.
7) Kobayashi Y, et al. Spinal Epidural Hematoma during Anticoagulant Therapy for Pulmonary Embolism: Postoperative Complications in a Patient with Lung Cancer. Ann Thorac Cardiovasc Surg 2014 Feb 4. [Epub ahead of print]

❹ ダナパロイド
danaparoid

- ダナパロイド（オルガラン®，以下 DS）は低分子のヘパリン類似物質（グリコサミノグリカン）であり，ヘパラン硫酸 84％，デルマタン硫酸 12％，コンドロイチン硫酸 4％の成分から構成される．ヘパラン硫酸（図1）は流血中あるいは内皮表面に自然にある物質である．
- 静脈あるいは皮内に投与されてヘパリンや低分子ヘパリンなどと同様に血中のアンチトロンビン（AT）と複合体を形成することで，抗凝固作用を発現する（図2）．
- 長時間作用性であること，抗 Xa 選択性が大きいこと（抗 Xa 活性／抗 IIa 活性比が大），出血の副作用が少ないことが特徴である（表1）．
- 日本では播種性血管内凝固（DIC）に対してのみ保険適用が認められている．
- DS は 1,250 抗 Xa 因子活性単位を 1 日 2 回投与（1 日量 2,500 単位）され，通常はヘパリンやワルファリンのような抗凝固作用のモニター（APTT や INR）は必要でない．

▶DIC：
disseminated intravascular coagulation

▶APTT：
activated partial thromboplastin time（活性化部分トロンボプラスチン時間）

▶INR：
international normalized ratio

▶MW：
molecular weight

▶UFH：
unfractionated heparin

▶LMWH：
low molecular weight heparin

a. 作用機序（図2）

- ヘパリン類は AT と複合体を形成することで，AT による凝固因子の阻害速度が 1,000 倍以上に大きくなり，抗凝固作用を発現する．とくに抗 Xa，抗 IIa の両作用発現のためには 18 糖鎖（MW ＞ 5,400 以上）が必要である．
- 分子量の大きい未分画ヘパリン（UFH）は抗 Xa，抗 IIa 作用をもつが，低分子ヘパリン（LMWH，MW = 5,000）では抗 Xa 抑制作用はあるが，糖鎖が短いためにヘパリン–AT 結合を増強するには不十分で，抗 IIa 作用は弱い．
- 5 糖鎖部分のみから構成されるフォンダパリヌクス（FP）は，抗 Xa 作用のみで抗 IIa 作用はない．
- ダナパロイド（DS）は，平均分子量 5,500 と糖鎖が短いために，LMWH よりも抗 Xa 活性／抗 IIa 活性比（抗 Xa 選択性が大きい）が大きく，半減期が長い点から FP に近いといえる．

b. 薬物動態（表1）

- DS アッセイによる血中濃度の測定はなく，DS の薬物動態は抗 Xa 活性によって検討される．DS は静脈内あるいは皮下より投与され，皮下投与では血中濃度は 2〜5 時間でピークとなり，19〜25 時間の半減期である．
- DS は腎排泄性であるので，腎障害患者では注意が必要である．UFH，LMWH と同様に胎盤は通過しない．

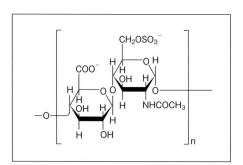

図1　ヘパラン硫酸の構造式

c. 適応と効果

DIC
- 日本では DS は DIC のみに保険適用が認められている．UFH と比較して効果と安全性に差のないことに加えて，出血の副作用が少ないこと，AT 自体がもつ抗炎症作用を完全に阻害しないために，とくに炎症性 DIC に対して有利と考えられている（エキスパートオピニオン[1]）．

ヘパリン起因性血小板減少症（HIT）
- 日本では認められていないが，カナダ，ヨーロッパ，オーストラリアなどで DS は HIT に対する使用が認可されている[2]．
- HIT 患者に DS を使用することで，血小板と交差反応を起こすことが危惧されるが，その可能性は 5% 以下とわずかであり，HIT の治療や HIT 患者のカテーテル治療中の抗凝固療法に用いられる．このことは LMWH が交差反応の可能性が大きいために HIT 患者に適応とならないことと対照的である．
- DS の使用にあたっては推奨されている十分量の DS を投与することがきわめて重要であり，文献を参照されたい[3,4]．
- HIT には日本では選択的 II 因子阻害剤のアルガトロバン（スロンノン®HI）が用いられることが多い．アルガトロバンは肝代謝であること，AT を介さず直接的に抗凝固作用を発現する点で DS と異なる．

深部静脈血栓症（DVT）の治療と予防
- 出血のリスクなどのために血栓溶解療法が適応とならない DVT の治療では，UFH または LMWH を開始し，そして数日間で経口抗凝固薬，ワルファリン（INR 2～3）によるコントロールに移行するのが基本である．ただし HIT の既往がある患者での DVT 治療には，UHF に代わってアルガトロ

▶ HIT：heparin-induced thrombocytopenia

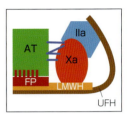

図2 ヘパリン類の作用機序

ヘパリン（UFH）は5糖鎖の部分でアンチトロンビン（AT）と複合体を形成する．その結果，AT は形状が変化し，活性化第 X 因子（Xa）との結合が加速され，抗 Xa 作用を発現し，また抗トロンビン（IIa）作用もヘパリン-AT 結合があることで増強される．すなわち抗 Xa，抗 IIa 作用の発現には 18 糖鎖（MW > 5,400）が必要であり，分子量の大きい UFH は両作用をもつ．低分子ヘパリン（LMWH）は抗 Xa 作用をもつが，糖鎖が短いためヘパリン-AT 結合を増強するには不十分である．5糖鎖部分のみから成るフォンダパリヌクス（FP）は抗 Xa 作用をもつが抗 IIa 作用はない．

(Zehnder JL. Drugs used in disorders of coagulation. In: Katzung B, et al, eds. Basic and Clinical Pharmacology. 12th ed. New York: McGraw-Hill; 2011. p. 591 より)

表1 ヘパリン，低分子ヘパリン，フォンダパリヌクス，ダナパロイドの比較

	未分画ヘパリン	低分子ヘパリン（エノキサパリン）	フォンダパリヌクス	ダナパロイド
商品名	ヘパリン	クレキサン	アリクストラ	オルガラン
抗 Xa 活性/抗 IIa 活性	1：1	2～4：1	Xa のみに作用	23：1
平均分子量	15,000 (5,000～30,000)	5,000 (4,400～5,600)	1,728	5,500
作用時間	60 分	240 分	17～24 時間	24 時間
腎排泄	なし	あり	あり	あり
由来	生物	生物	合成	生物
HIT 発症	< 5%	< 1%	< 1%	—

HIT：ヘパリン起因性血小板減少症．
これらは，いずれも肝臓で合成され流血中にあるアンチトロンビンと複合体を形成することで，活性型の凝固因子（IIa，Xa，主に内因系，共通系）を抑制する．フォンダパリヌクスはヘパリンを構成する5糖類部分の合成アナログである．

▶DVT：
deep vein thrombosis

バンまたは DS が適応となる．
- 周術期での DVT 予防には，長時間作用性でモニターの不要な LMWH あるいは FP が第一選択薬であるが，HIT 既往の患者では同様に DS が適応となる．

d. 副作用と注意点

■ 出血
- 他の抗凝固薬より頻度は少ないとはいえ出血のリスクはある．アクティブな出血のある患者，脳外科手術後，眼内手術後，脊椎手術後では禁忌である．また硬膜外カテーテルが留置されている患者では DS 投与に注意が必要である．
- DS 投与中の患者では硬膜外麻酔や脊髄くも膜下麻酔は禁忌である．
- 腎障害の患者では代謝が遅れることから使用量に注意する．また他の抗凝固薬と同様に HIT 以外の血小板減少症（DIC を除く）では禁忌である．

■ アレルギー
- 生物由来でありアナフィラキシー反応が起こりうるが，頻度は不明である．

■ HIT
- HIT の原因となる PF4-ヘパリン複合体抗体が検出されることはあるが，臨床的に HIT となる頻度はきわめて少ない（本検査の HIT 診断感度は大きいため偽陽性が多い）．

▶PF4：
platelet factor 4

■ その他
- DS ではヘパリンの APTT，ワルファリンの INR に相当する抗凝固作用の臨床的モニターはない[★1]．
- 冒頭で述べたように DS の作用は AT 依存であり，AT が少ないと抗凝固作用を発現しないことに留意しなければならない．

（藤田喜久）

★1
DS では通常はモニターの必要がないことがメリットである．どうしてもモニターが必要な場合には DS 特異的抗 Xa 活性曲線により行う（0.5〜0.8 U/mL に調節する）．

文献

1) Wada H, et al. Expert consensus for the treatment of disseminated intravascular coagulation in Japan. Thromb Res 2010; 125: 6–11.
2) Arepally GM, Ortel TL. Clinical practice. Heparin-induced thrombocytopenia. N Engl J Med 2006; 355: 809–17.
3) Tardy-Poncet B, et al. Danaparoid cross-reactivity with heparin-induced thrombocytopenia antibodies: Report of 12 cases. Intensive Care Med 2009; 35: 1449–53.
4) Kelton JG, et al. Nonheparin anticoagulants for heparin-induced thrombocytopenia. N Engl J Med 2013; 368: 737–44.
5) Weitz JI. Blood coagulation and anticoagulant, fibrinolytic, andantiplatelete drugs. In: Brunton LL, et al, eds. Goodman and Gilman's The Pharmacological Basis of Therapeutics. 12th ed. New York: McGraw-Hill; 2011. p. 850–6.

❺ アルガトロバン

argatroban

- アルガトロバン（ノバスタン®HI，スロンノン®HI）は，日本で開発された世界初の選択的抗トロンビン薬で1996年に臨床導入された（図1）[1,2]．
- わが国においては，慢性動脈閉塞症，脳血栓症急性期およびアンチトロンビンIII（antithrombin III：AT III）欠乏症，AT III低下にともなう患者における血液透析時の抗凝固薬として承認を取得している[3]．
- 最近，認知されたヘパリン起因性血小板減少症（heparin-induced thrombocytopenia：HIT）の治療薬として注目を集めている[4,5]★1．

a. 作用機序（図2）

- 血液が凝固する過程の最終段階に作用するタンパク分解酵素であるトロンビン（第IIa因子）はフィブリノゲンをフィブリンにする反応を触媒する．単に凝固因子を活性化するのみならず，血小板活性化のほか，内皮細胞，血管平滑筋細胞，白血球などの遊走，増殖を活性化して，血栓形成，炎症促進的に働く．
- アルギニン誘導体であるアルガトロバンは分子量約530と低分子で，AT非依存性（ここがヘパリンと異なる）にトロンビンに結合して，トロンビンの凝固活性を瞬時に阻害する．またプラスミンはほとんど阻害せず，つまり凝固は阻止するが線溶は阻止しない．

b. 薬物動態

- アルガトロバンは主に肝臓で代謝され，酸化的代謝にはCYP3A4が主に関

★1 ヘパリン起因性血小板減少症（HIT）

ヘパリンの重篤な副作用で，抗凝固薬であるヘパリンの投与が誘因となって（頻度3～5％），免疫学的機序により急激な血小板の減少と過凝固状態に陥り，高率に脳梗塞，動静脈血栓塞栓症，心筋梗塞などの致死性血栓塞栓症が発症する病態である．

▶CYP：
cytochrome P450（シトクロムP450）

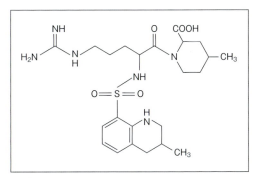

図1 アルガトロバンの構造式

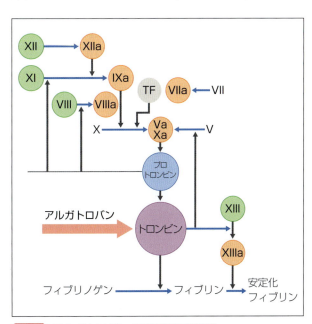

図2 アルガトロバンの代表的作用機序

- 与しており，尿および糞中に排泄される．
- 健常成人に300 μg/分で30分間点滴静注したとき，投与後24時間までに尿中には未変化体22.8％，代謝物1.7％，糞中には未変化体12.4％，代謝物13.1％が排泄される[3]．
- 肝機能低下患者では，半減期（約30分）が延長して活性が高値を示すことから，出血副作用の危険性が増加するため注意が必要である．

c. 適応と効果

- 発症後48時間以内の脳血栓症急性期（ラクネを除く）に伴う神経徴候（運動麻痺）や日常生活動作（歩行，起立，座位保持，食事）の改善．
- 慢性動脈閉塞症（Buerger病・閉塞性動脈硬化症）における四肢潰瘍，安静時疼痛ならびに冷感の改善．
- 先天性AT III欠乏患者，AT III低下を伴う患者（AT IIIが正常の70％以下に低下し，かつ，ヘパリンナトリウム，ヘパリンカルシウムの使用では体外循環路内の凝血〈残血〉が改善しないと判断されたもの）における血液体外循環時の灌流血液の凝固防止（血液透析）．

d. 麻酔との関連

- HITの患者あるいはその疑いがある患者の心臓血管手術時にヘパリンの代わりにアルガトロバンが使用される機会が増加してきているので，麻酔科医はアルガトロバンの薬理作用を理解し，抗凝固管理における凝固能検査値の適切な解釈と判断をすることが重要である[6]．

e. 副作用と注意点

- 脳血栓急性期の患者に使用した場合，出血性脳梗塞が現れることがあるので，十分に観察を行う．
- 脳出血，消化管出血が現れることがある．
- アナフィラキシーショックが現れることがある．
- 劇症肝炎，肝機能障害，黄疸が現れることがある．

（奥田泰久）

文献

1) 松田　保．抗凝固薬　アルガトロバン．CURRENT THERAPY 1990; 8: 161-2.
2) 奥宮明子．ダイレクトトロンビン・インヒビター　アルガトロバン．神大院保健紀要 2009; 25: 29-40.
3) 日本薬局方解説書編集委員会，編．第十六改正　日本薬局方解説書．東京：廣川書店；2011. C-332-8.
4) Bartholomew JR, et al. Argatroban anticoagulation for heparin-induced thrombocytopenia in elderly patients. Drugs Aging 2007; 24: 489-99.
5) Kondo LM, et al. Argatroban for prevention and treatment of thromboembolism in heparin-induced thrombocytopenia. Ann Pharmacother 2001; 35: 440-51.
6) 斉藤朋之ほか．抗トロンビン薬（アルガトロバン）を使用したヘパリン起因性血小板減少症患者の拍動下冠動脈バイパス術の麻酔経験．麻酔 2009; 58: 1169-71.

❻ ワルファリン

warfarin

a. 作用機序

■ **ワルファリンによって減少する因子**
- ビタミンK作用に拮抗し，肝臓で合成されるビタミンK依存性血液凝固因子（II, VII, IX, X）の生合成を抑制することによって，抗凝血作用および抗血栓作用を発揮する．抗凝固因子のプロテインCとプロテインSの生合成も同時に抑制される．

■ **ワルファリンはVKORC1を阻害する**
- 上記因子は，アミノ末端のグルタミン酸残基がカルボキシル化されて活性型になる（図2）[1]．このとき，二酸化炭素と酸素および還元型ビタミンKが必要であり，γ-glutamyl carboxylase が触媒する．
- このカルボキシル化は，還元型ビタミンKの酸化と直接的に共役した反応であり，ビタミンKエポキシドが産生される．ビタミンKエポキシドから再び還元型ビタミンKが産生されなければ，凝固因子を活性型にする反応が進まなくなる．
- このビタミンKエポキシドを還元型ビタミンKにする反応を触媒するのが

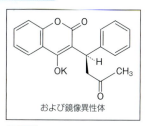

図1 ワルファリンの構造式

および鏡像異性体

▶ VKORC1：
vitamin K epoxide reductase complex supnit 1

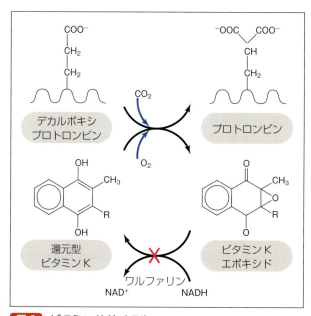

図2 ビタミンKサイクル
例としてプロトロンビンの生成とワルファリンによる阻害部位を示す．
NAD^+ : nicotinamide adenine dinucleotide, oxidized form, NADH : nicotinamide adenine dinucleotide, reduced form.

> **Column** 殺鼠剤としてのワルファリン
>
> ワルファリンは，医薬品としてだけでなく，殺鼠剤（ネズミ取りの薬剤）として使われる．摂取したネズミは，網膜内の内出血で視力低下するため，明るいところに出てくるといわれる．最終的には腹腔内出血で死亡する．ヒトが殺鼠剤に含まれるワルファリンに繰り返し接触すると，皮膚から吸収されて出血を起こすこともあるので，手袋を使用する[1]．

VKORC1（ビタミン K エポキシド還元酵素）であり，ワルファリンによって阻害される．これによって還元型ビタミン K が減少するので，活性型の凝固因子の産生が減少し抗凝固作用を現す．

■ 効果発現時間

- ワルファリン（ワーファリン®）の治療開始あるいは投与量変更から凝固因子が新たな定常レベルに達する時間は，それぞれの凝固因子の半減期によって異なる．
- およその半減期は，第 VII 因子＝6 時間，第 IX 因子＝24 時間，第 X 因子＝36 時間，第 II 因子＝50 時間である（ちなみにプロテイン C＝8 時間，プロテイン S＝30 時間）．第 II 因子の半減期が長いために，ワルファリンが十分な抗凝固作用を示すには数日が必要となる．
- 一方プロトロンビン時間（PT）は，半減期が短い第 VII 因子が速く減少するためにワルファリン投与後比較的早く延長する[1]．

b. 薬物動態

- 経口投与，経直腸投与後の体内利用率はきわめて高い．健常成人男子の絶食下単回経口投与時の薬物動態パラメータとしては，最高血中濃度までの時間が 0.5〜1 時間，半減期が 60〜132 時間であった[2]．
- 代謝はシトクロム P450 によって行われる．代謝に関与する主なシトクロム P450 分子種は CYP2C9（シトクロム P450 2C9）であり，2C19，2C8，2C18，1A2，3A4 も関与する[2]．
- 錠剤の種類によって吸収速度が異なり，また，上部消化管内の食物によって吸収速度は遅くなる[1]．経口投与後 1 時間以内に血中に現れ，2〜8 時間でピークに達するとの報告もある[1]．

c. 適応と効果

■ 適応

- 血栓塞栓症の治療および予防に使用する．心臓弁膜症に対する機械弁を用いた弁置換術後や心房細動が原因となる脳塞栓症予防，あるいは深部静脈血栓症による肺塞栓症予防のために使用される．

■ 効果

- 服用後効果発現までに 12〜24 時間かかり，さらにトロンボテスト（TT）あるいはプロトロンビン時間（PT）による INR 値（正常値＝0.8〜1.2）が安定するには 3〜4 日は必要である．
- トロンボテストで，10〜20％，あるいは PT-INR が 1.6〜3.0 になるように調整していく．維持量としては 2〜6 mg/日である

ワルファリンのモニタリング

　ワルファリンは治療効果をモニタリングしながら投与すれば大量出血を起こす可能性は低い．一般的には PT-INR が 3.0 を超えると出血のリスクが増加し，2.0 未満だと血栓塞栓合併症の頻度を抑制できないとされている．

　僧帽弁では大動脈弁に比べて血流速度が遅いため，僧帽弁置換では大動脈弁置換よりも約 2 倍，塞栓発生率が高く，INR を 2.5〜3.5 の高めにコントロールする．また，十分な抗凝固療法にもかかわらず塞栓症が再発しやすい症例でも，INR を 2.5〜3.5 の高めにコントロールする．脳卒中治療ガイドラインでは通常 INR 2.0〜3.0 とし，高齢者の心房細動のみ 1.6〜2.6 と低めにコントロールすることが推奨されている[1]．

ことが多い．目標とする INR は疾患，患者によって異なる．
- ワルファリンを服用している場合は，効果判定のための血液検査を定期的に実施する必要がある（Column 参照）．内服中止しても 4～5 日効果が継続する．

ワルファリン感受性にかかわる要因

他剤との併用
- アスピリン，抗生物質，経口避妊薬などきわめて多くの薬剤がワルファリンと相互作用して，その作用が増強あるいは減弱することが知られている[2]．

ビタミン K を多く含む食物
- ビタミン K によって作用が拮抗されるので，ビタミン K を最も多く含む納豆，青汁，クロレラを摂取しない．ビタミン K を多く含む緑色の野菜（ブロッコリー，レタス，ホウレンソウなど），レバーや海草類を摂取する場合は，一定量をコンスタントに食べるようにする．

遺伝
- ワルファリンの標的分子である VKORC1 の遺伝子多型によってワルファリンの効果が異なる[3,4]．VKORC1 のタイプ H1 と H2 を有する患者ではワルファリン感受性が高く，H7，H8，H9 を有する患者では感受性が低いといわれている．
- アジア人は H1，H2 タイプの頻度が 9 割程度，欧州人は約 4 割，アフリカ人は約 1 割といわれており，日本人はワルファリン感受性が高く，投与量が低用量ですむ人が多いといわれている．
- ワルファリンを代謝する酵素 CYP2C9 に変異があるとワルファリン代謝能が低いためにワルファリン投与量は少なくてすむ．

d. 副作用

- 催奇形性のために妊婦に対しては禁忌である．
- 出血：過量投与，ワルファリンの作用を増強する薬物との併用などにより臓器内出血や粘膜出血，皮下出血などを生じる．このような場合には減量，休薬，ビタミン K 投与，新鮮凍結血漿投与など適切な処置を行う．INR が 4 以上になると，とくに高齢者で脳出血の頻度が増すといわれている．
- 皮膚壊死：投与開始早期にプロテイン C 活性の急速な低下が原因で，一過性の過凝固状態となることがある．その結果，微小血栓を生じ皮膚壊死に至る可能性がある．投与前にプロテイン C 活性を確認することが望ましい[2]．
- 肝機能障害，黄疸が現れることがある[2]．

e. 注意点

待機手術時の休薬と管理
- 抗凝固薬の使用が，脊髄くも膜下麻酔，硬膜外麻酔時の脊髄硬膜外血腫のリスクを増大させることから，抗凝固療法中の患者に区域麻酔を行うときには注意が必要である[5]．
- ワルファリン服用患者では，通常手術 3～5 日前には中止し，ヘパリン代替

▶INR：
international normalized ratio

療法に切り替える．ヘパリン代替療法中は APTT を基準値の 1.5〜2.5 倍に調整する．ヘパリンは手術 4〜6 時間前に中止するか，または手術直前にプロタミンで中和し，APTT や ACT を測定し区域麻酔の可否を判断する．術後は可及的すみやかにヘパリンを再開する．

▸APTT：
activated partial thromboplastin time（活性化部分トロンボプラスチン時間）

▸ACT：
activated clotting time（活性化凝固時間）

▸FFP：
fresh frozen plasma（新鮮凍結血漿）

▸TRALI：
transfusion-related acute lung injury

▸PCC：
prothrombin complex concentrate（プロトロンビン複合体濃縮製剤）

■ 緊急手術時の拮抗

- 抗凝固薬内服中の緊急手術時には出血のリスクが増大し，麻酔科医は抗凝固薬のリバースの知識も必要不可欠となる．ワルファリンの緊急拮抗が必要となる場合には，ビタミン K の経口または経静脈投与，新鮮凍結血漿（FFP）投与による凝固因子の補充，またはプロトロンビン複合体濃縮製剤（PCC）の投与が行われる．
- ビタミン K は静注でも効果発現まで 4〜6 時間を要するため，緊急の拮抗には適していない．
- また FFP は，ワルファリンの効果をリバースする用量として，15〜30 mL/kg が必要とされ，心不全など容量負荷をかけたくない場合には不適切である[5]．
- PCC は PT-INR 補正効果の発現が，FFP より 4〜5 倍早く，必要な投与量が少なくてすみ（1〜2 mL/kg），輸血関連急性肺障害（TRALI）の報告もなく，血液型に関係なく投与でき，複数のウイルス不活化過程を経ているので安全と考えられるなどメリットは多い[6]．しかし，日本では保険適用ではないので，薬剤部などで自家調剤する施設もある．

（槇田浩史）

文献

1) Majerus PW, Tollefsen DM. Blood coagulation and anticoagulant, thrombolytic, and antiplatelet drugs. In: Lazo JS, et al, eds. Goodman & Gilman's the Pharmacological Basis of Therapeutics. 11th ed. New York: McGraw-Hill; 2006. p. 1467-88.
2) 日本医薬品集フォーラム，監修．ワルファリンカリウム．日本医薬品集 医療薬 2013．東京：じほう；2013. p. 3297-301.
3) Rieder MJ, et al. Effect of VKORC1 haplotypes on transcriptioinal regulation and warfarin dose. N Engl J Med 2005; 352: 2285-93.
4) D'Andrea G, et al. A polymorphism in the VKORC1 gene is associated with an interindividual variability in the dose-anticoagulant effect of warfarin. Blood 2005; 105: 645-9.
5) 前田琢磨，宮田茂樹．抗凝固療法—薬理と周術期管理．臨床麻酔 2014; 38（臨増）; 399-409.
6) Levy JH, et al. Perioperative hemostatic management of patients treated with vitamin K antagonists. Anesthsiology 2008; 109: 918-26.

❼ プロタミン

protamine

a. 作用機序

- プロタミンはサケの精巣（白子）から精製される低分子量の強塩基性タンパクである（図1）．プロタミンは主にアルギニン残基をもつ多価陽イオンで，ヘパリンの陰イオン基にイオン結合しプロタミン-ヘパリン複合体を形成することで，ヘパリンの抗凝固作用を中和する．

b. 薬物動態

- 17人の健常ボランティアにヘパリンを投与していない状態でプロタミンのみを投与した研究[1])によると，0.5 mg/kg のプロタミン投与後約20分でほぼ血漿から消失し，半減期はおよそ7分であった．この研究ではプロタミン投与による心拍数，血圧，心拍出量の変化は1人を除いてみられなかった．

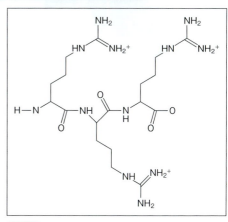

図1 プロタミンの構造式

c. 適応と効果

- プロタミンはヘパリンで抗凝固が行われた場合に，その中和薬として使用する．ヘパリンの効果は投与後数時間で消失するので，ヘパリンによる軽度の出血はプロタミンなしでコントロールできるが，重症の出血は直ちにプロタミンを投与して拮抗する必要がある．
- 心臓手術，血管手術後では，ヘパリンの抗凝固作用をプロタミンで中和することがルーチンに行われる．
- 急速投与により血圧低下，徐脈などが現れることがあるので，投与に際しては，1回につき50 mgを超えない量を生理食塩液または5％ブドウ糖注射液100〜200 mLに希釈し，50 mgについて10分以上かけて徐々に静注することが勧められている[2])．しかし，素早く止血するために血行動態に注意しながら必要量を早めに投与することもある．
- プロタミンの投与量には次の2通りがある．
  ① 投与したヘパリン量によって決める用法
  　使用したヘパリン100単位に対してプロタミン1 mgを投与し，ヘパリンリバウンドを考慮にいれて，さらにプロタミン0.3 mgを追加投与する方法，あるいは使用したヘパリン総量の半量を投与してACTを測定し，その値によって少量ずつ追加投与する方法などがある．いずれの方法も，体内のヘパリン量が正確に予測できないので，過少投与あるいは過量投与の危険が避けられない．
  ② Hepcon® による方法
  　ヘパリンの中和に要するプロタミン量は，投与したヘパリン量およびヘパ

▶ACT：
activated clotting time
（活性凝固時間）

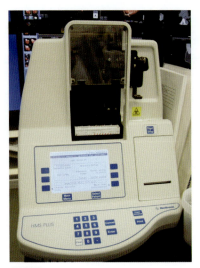

図2　Hepcon® HMA Plus

リン投与後の時間経過により異なるので，Hepcon® という機器を使用して中和試験によりプロタミン投与量を決める方法である（図2）[★1].

d. 副作用と注意点

- プロタミン投与による異常反応はまれではなく，以下にあげるいくつかの点に注意が必要である．

■ 循環抑制

- 全身性の血圧低下は最も頻繁にみられる．これはプロタミン急速投与により生じるプロタミン-ヘパリン複合体により肥満細胞からヒスタミンが遊離するために生じる．
- また，プロタミン-ヘパリン複合体により血小板やマクロファージからトロンボキサン A_2 が放出されるために肺血管収縮が起こり，肺動脈圧上昇，頻脈，徐脈，右心不全が現れることもある[3]．

■ アナフィラキシー

- プロタミンに感作されている可能性がある患者，すなわちプロタミン含有インスリン製剤使用歴のある糖尿病患者（このうち約1％といわれている[3]），過去にプロタミン投与の可能性のある心臓カテーテル検査歴や心臓手術歴のある患者では，ショック，アナフィラキシー様症状を起こしやすいとの報告がある[3]．十分な問診を行い，このような患者に投与する場合には慎重に投与する．
- 患者の状態を十分に観察し，血圧低下，脈拍異常などが認められた場合には直ちに中止し，血圧の維持，体液の補充管理など適切な処置を行う．
- サケの精巣から抽出されるため，不純物として魚タンパクを含んでいる可能性があり，これが魚アレルギーのある患者での副作用の原因となることがある[4]．

■ 過量投与

- プロタミンは，ヘパリンだけでなく血小板，フィブリノゲン，他の血漿タンパクと相互作用しそれ自体で抗凝固活性を示すので，ヘパリンがない状態あるいはプロタミンが過剰になると出血傾向が現れる．それゆえ，血漿中に存在するヘパリンを中和するのに必要最低限のプロタミン投与にとどめる．

■ ヘパリンリバウンド

- プロタミンの半減期はヘパリンよりも短いので，組織に結合したヘパリンがその後，循環血液に再分布して人工心肺後の出血の原因となることがある[4]．これをヘパリンリバウンドとよんでいる[★2]．
- ヘパリンリバウンドはプロタミンを少量追加投与することにより防ぐことができる．

■ 低分子ヘパリンに対する作用

- プロタミンの中和作用は未分画ヘパリン（標準ヘパリン）に対しては十分で

★1
これは，目標ACT値などのパラメータを入力し，患者の血液約3 mLを機器に入れることで必要なプロタミン量を算出することができる．投与後にはACTを測定して中和を確認する．

★2
プロタミン-ヘパリン複合体は網内系に取り込まれて処理されるが，その前に血液中のタンパク分解酵素によってプロタミンが分解され，ヘパリンが複合体から遊離されるためという説もある．

あるが，低分子ヘパリン（ダルテパリン〈フラグミン®〉，エノキサパリン〈クレキサン®〉など）に対しては不十分（60%程度）である．合成低分子ヘパリン（フォンダパリヌクス）に対しては無効である．

■ その他の副作用
- 呼吸困難，徐脈，一過性皮膚潮紅温感，一過性白血球減少，血小板減少，悪心・嘔吐などがある．

（槇田浩史）

文献

1) Butterworth J, et al. The pharmacokinetics and cardiovascular effects of a single intravenous dose of protamine in normal volunteers. Anesth Analg 2002; 94: 514-22.
2) 日本医薬品集フォーラム，監修．プロタミン硫酸塩．日本医薬品集 医療薬 2013．東京：じほう；2013．p. 2539-40．
3) Majerus PW, Tollefsen DM. Blood coagulation and anticoagulant, thrombolytic, and antiplatelet drugs. In: Lazo JS, et al, eds. Goodman & Gilman's the Pharmacological Basis of Therapeutics. 11th ed. New York: McGraw-Hill; 2006. p. 1467-88.
4) Nussmeier NA, et al. Protamine reaction. In: Miller RD, ed. Miller's Anesthesia. 7th ed. Philadelphia: Churchill Livingstone; 2010. p. 1902-3.

❽ アルテプラーゼ
alteplase

- 遺伝子組換えアルテプラーゼ（tissue plasminogen activator：t-PA）（アクチバシン®，グルトパ®）は，急性心筋梗塞の血栓溶解薬としてアメリカで1987年，日本では1991年に販売された．虚血性脳血管障害に対してはアメリカでは1996年，日本では2005年に適応拡大が認可された[1]．
- 分子量約64,000（図1）[2]，無色透明液で，希釈し静脈内投与する．
- 脳での治療ターゲットはペナンブラ領域である．ペナンブラとは，機能的には障害され，梗塞に至る危険がある虚血にさらされた組織であるが，再開通やその他の方法により救済可能な領域である．

a. 作用機序
- 一本鎖の糖タンパクであるt-PAは，プラスミンにより二本鎖に限定分解され酵素活性を示す[3]．フィブリンに親和性が高く，肝臓で産生され血中に放出されたプラスミノゲンを，フィブリン上でプラスミンに転換する．プラスミンは血栓を分解してFDPにする（図2）．

▶FDP：
fibrin degradation product

b. 薬物動態
- 静脈内投与後，再分布半減期（t1/2α）は約6時間，消失半減期（t1/2β）は約84時間である．腎排泄されるが，尿中には未変化体は排泄されず，線溶性はない．

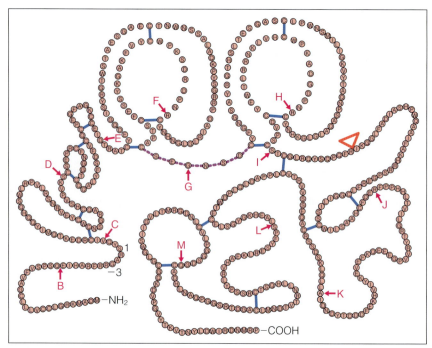

図1 天然型 t-PA の2次元構造シェーマ

アミノ酸527個から成る糖タンパク質．遺伝子組換え t-PA は天然型 t-PA と同じアミノ酸配列である．

(Ny T, et al. Proc Natl Acad Sci U S A 1984; 81: 5358[2]) より)

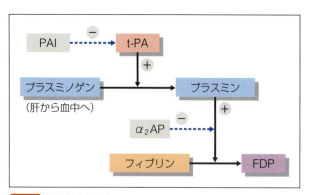

図2 線溶系カスケード

止血機構により強固な血栓が形成され，血管が修復されると，不必要になった血栓の塊を取り除くための生理的作用として線溶系の反応が始まる．血管内皮で産生された t-PA が，肝臓で産生され血中に放出されたプラスミノゲンをプラスミンに転換する．プラスミンは血栓を分解して FDP にする．t-PA やプラスミノゲンは血栓への親和性が高い．

α₂AP（アンチプラスミン）：傷害部位が修復されるまでは線溶系が働かないように抑制をかけている．

PAI：プラスミノゲンアクチベータインヒビター，FDP：フィブリン／フィブリノゲン分解産物．

c. 適応と用法（表1）

- 表1の2つが適応であり，深部静脈血栓肺塞栓症への適応はない．希釈後に静脈投与する．まず，総量の10%を急速投与（1〜2分間）し，その後に残りを1時間で投与する．本薬の投与は発症後できるだけ早期に行う．

d. 副作用と注意点

■ 線溶活性過剰による出血

- 2つの理由がある．
  ① 病的血栓だけではなく止血血栓を溶解することによる出血．
  ② プラスミンはフィブリノゲンも分解する．t-PA 投与により過剰のプラスミンが産生されると，フィブリノゲンが分解され凝固障害により出血が起きる．

表1 アルテプラーゼの適応と投与方法

適応	投与時期
	投与量（成人体重 kg あたり）
虚血性脳血管障害急性期に伴う機能障害の改善	発症後 4.5 時間以内
	34.8 万 IU（0.6 mg/kg） 投与上限は 3,480 万 IU（60 mg）
急性心筋梗塞における冠動脈血栓の溶解	発症後 6 時間以内
	29 万〜43.5 万 IU（0.5〜0.75 mg/kg）

Column　アルテプラーゼとウロキナーゼ

t-PA はウロキナーゼ型 PA（u-PA）に比べてフィブリン親和性が高く，血栓部位で効率よく線溶作用を示す．しかし，t-PA の神経毒性も指摘されている．Tsirka らは 1995 年，海馬のグリア細胞で産生された t-PA の神経毒性について，Nature に報告している．u-PA にはそのような神経毒性はなく u-PA の有用性も見直されるべきとの見解もある[3]．

■ 併用注意
- 抗凝固薬，抗血小板薬，ウロキナーゼなど他の血栓溶解薬などとの併用で出血傾向が助長される．アプロチニンで作用が減弱される．

■ 禁忌
- 出血している患者（頭蓋内，消化管，尿路，後腹膜，喀血）．
- くも膜下出血の疑い，脳出血の危険性，出血する可能性が高い患者，消化管出血から 21 日以内，尿路出血から 21 日以内，大手術から 14 日以内，投与前の血小板数が 100,000/mm^3 以下の患者．
- ヘパリン・経口抗凝固薬を投与中で，投与前のプロトロンビン時間−国際標準値（PT-INR）が 1.7 を超えるか活性化部分トロンボプラスチン時間（APTT）が延長している患者．
- 重篤な肝障害，急性膵炎，発症時に痙攣発作が認められた患者．

■ 重大な副作用
- 出血性脳梗塞（14.4％），脳出血（2.5％），その他の臓器出血（心臓，消化管，肺，後腹膜など），出血性ショック，アナフィラキシー様症状，心破裂，心タンポナーデ，心室細動，心室頻拍などの重篤な不整脈，顔面・舌・咽頭部の血管浮腫．
- とくに 75 歳以上の高齢者は，重篤な脳出血の危険性が高く慎重に投与する．

（萬　知子）

血栓症でも急性肺塞栓症にはアルテプラーゼは保険適用がない

▶本項「⑨モンテプラーゼ」（p.394）参照

文献
1) 日本脳卒中学会 脳卒中医療向上・社会保険委員会 rt-PA（アルテプラーゼ）静注療法指針改訂部会. rt-PA（アルテプラーゼ）静注療法適正治療指針第二版. 2012 年 10 月. http://www.jsts.gr.jp/img/rt-PA02.pdf
2) Ny T, et al. The structure of the human tissue-type plasminogen activator gene: Correlation of intron and exon structures to functional and structural domains. Proc Natl Acad Sci U S A 1984; 81: 5355–9.
3) 浦野哲盟. 線溶療法. 朝倉英策, 編著. 臨床に直結する血栓止血学. 東京：中外医学社；2013. p. 337–41.

⑨ モンテプラーゼ

monteplase

- モンテプラーゼ（クリアクター®）は，遺伝子組換え組織型プラスミノゲン・アクチベーター（t-PA）であり，適応は急性心筋梗塞だけでなく急性肺塞栓症の血栓溶解療法に対し，日本で唯一適応のある薬剤である．しかしながら，脳梗塞には適応がない．
- 半減期延長のために一部アミノ酸置換している（図1[1]）．
- ウロキナーゼ型プラスミノゲン・アクチベーター（u-PA）はフィブリン特異性が低く，病変部位の血栓のみならず，循環血液中の線溶活性を亢進させるので，出血傾向に陥りやすい．一方，t-PAは，血栓を構成するフィブリンへの親和性が高いため，病変部位の血栓溶解に対する選択性が比較的高く，出血傾向が生じにくいとされるのが特徴である．

a. 作用機序（図2）

- 血栓を溶解する作用を線溶（fibrinolysis）とよぶ．生理学的な状態では血栓（フィブリン）が生じると血管内皮からt-PAが産生され，肝臓で産生されて血中に放出されたプラスミノゲンをプラスミンに転換する．プラスミンは，フィブリンを分解して，Dダイマーへと変換する．
- フィブリン（血栓）親和性は強いが，血中のプラスミノゲンにも作用しプラ

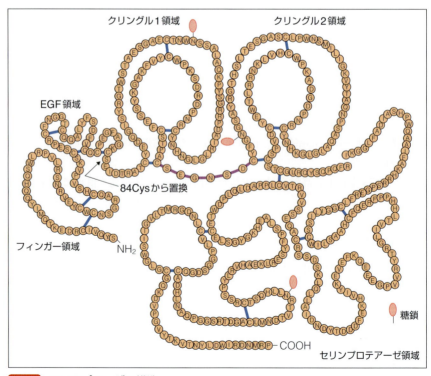

図1 モンテプラーゼの構造

スミンに変換する．これによりフィブリノゲンがFDPへと分解され，血中のα2-プラスミンインヒビター（PI）の低下，α2-PI・プラスミン複合体（PIC）の上昇が観測される．また，このプラスミンも血栓溶解に作用するので血栓，血中両面からの作用が期待される．

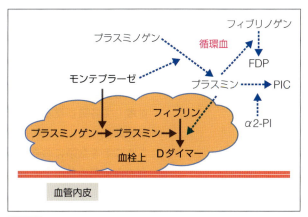

図2 モンテプラーゼの作用
α2-PI：α2-プラスミンインヒビター，PIC：α2-PI・プラスミン複合体．

b．薬物動態

- t-PAのN末端から84番目のアミノ酸残基のCysをSerに置換することにより血漿中からの消失半減期が20分以上と長くなり，単回静脈内投与で使用が可能になった．
- 投与されたモンテプラーゼは血中で4種類の複合体および代謝物を形成し失活する．次いで，肝臓で代謝され，低分子量の代謝物として主に腎臓より排出される．
- 上記の代謝経路のため肝腎障害のある患者においては代謝・排泄能の低下により，本剤の作用が増強することがあるとされるが，血中で失活するため定かではない．

▶FDP：
fibrin and fibrinogen degradation product

c．適応と効果

- 急性心筋梗塞における冠動脈血栓の溶解（発症後6時間以内），不安定な血行動態を伴う急性肺塞栓症における肺動脈血栓の溶解とされる．麻酔科関連としては肺塞栓に対しての適応が注目される．以下急性肺塞栓症について記載する．
- 本剤は作用時間が長いため持続静注する必要がない（してはならない．すると本剤のよさがなくなってしまう）．規定量を静脈内投与し素早く作用させかつ十分な効果を発揮するのが特徴である．
- 適応は不安定な血行動態を伴う急性肺塞栓症である．安定している場合はヘパリン投与が基本である．血栓形成を進行させなければ大丈夫という状況では使用しない．今すぐに血流を再開させなければ循環が保てないという状況で使用する．
- 27,500 IU/kgを80,000 IU/mLとなるように生理食塩液で溶解して10 mL/分で投与．製剤は3種で40万IU/V，80万IU/V，160万IU/Vをそれぞれ5 mL，10 mLまたは20 mLに溶解する★1．
- 本剤投与後は凝固系や血小板凝集能のリバウンドが生じる可能性があるため6時間後からヘパリンを開始する．

持続静注でなくボーラス投与

★1
体重50 kgならおよそ17 mLを2分間以内で投与を基準にするとよい．ただし術後など日の浅い場合（10日以内）は半量投与が考慮される（効果の差ははっきりしていない）．

投与後のヘパリンを忘れない

d．副作用と注意点

- 当然だが禁忌は出血している患者，頭蓋内出血の既往または頭蓋内腫瘍，動

静脈奇形，動脈瘤などの出血性素因のある患者，頭蓋内あるいは脊髄の手術または障害を受けた患者（2か月以内），重篤な高血圧患者，成分にアレルギーの既往のある患者となっている．
- 血栓溶解は非常に危険な状態をもたらすため，上記だけでなく，潜在性の出血にも留意が必要である．また左房内血栓を有する場合などは，逆に血栓が遊離して各臓器梗塞を生じる場合も考えられる．
- 急性肺塞栓症においては，ヘパリン投与などによる抗凝固療法が基礎治療であることを念頭におき，考えられる副作用より効果が大きいと考えられる場合のみ本剤の使用を考慮する．

(井上聡己)

文献

1) クリアクター® 医薬品インタビューフォーム．2010年8月改訂（改訂第6版）．エーザイ株式会社；2010. p. 1-55.

4

輸液,輸血

4-1 補充輸液

周術期における輸液の考え方

- 周術期における輸液の考え方に関しては，本シリーズ《新戦略に基づく麻酔・周術期医学》『麻酔科医のための循環管理の実際』「4章 術中輸液・輸血の考え方 4-4 新しいHES製剤は輸液管理を変えるか？」および，『麻酔科医のための体液・代謝・体温管理』「1章 周術期体液管理の新戦略 1-1 周術期の輸液」の項も参考にしていただきたい．

a. 体液分布

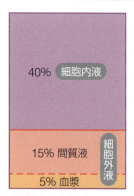

図1 体液分布
細胞内液は体重の40％，細胞外液は体重の20％，間質液は体重の15％，血漿は体重の5％程度である．

★1 浸透圧（晶質浸透圧）
糖や電解質を浸透圧活性物質とした浸透圧はplasma osmolality（血漿浸透圧）と呼称するが，アルブミンなどのタンパクを浸透圧活性物質とした plasma oncotic pressure または colloid osmotic pressure（膠質浸透圧）と紛らわしいので，本項では前者を「晶質浸透圧」，後者を「膠質浸透圧」と記載する．また，osmolalityとosmolarityの違いは前者の単位がmOsm/kg・H_2Oであるのに対して，後者はmOsm/Lである．後者の分母はタンパクや脂肪も含んでいるので，前者の値より低くなる．血清Na濃度は142 mEq/Lが正常であるが，分母をタンパクや脂肪を除いた水にすると153 mEq/kg・H_2Oとなり，生理食塩液の154 mEq/Lが正常なNa濃度であることはあまり知られていない．

- 図1に体液分布を示す．体重の約60％が水分であり，年齢により若干の違いはあるが，細胞内液は体重の40％，細胞外液は体重の20％くらいである．細胞外液のうち，間質液が体重の約15％，血漿が約5％である．周術期の輸液を考えるうえで，この3つのコンパートメントを念頭におく．
- 生命活動を行っているのは細胞内であり，細胞外液は太古の海の環境に似ている．細胞外液の海に細胞が浮かんでいる．細胞が集合した器官へ代謝基質を運び，代謝産物や排泄物を運搬するために血管系が発達し，そこを流れる血漿は細胞外液の一部ではあるが，間質液とは性質が異なる．
- ヒトに蒸留水を投与する（飲水）と，蒸留水は浸透圧活性物質を含まないのですべての膜を通過し，細胞内：間質：血漿への分布は40：15：5の割合で分布する．血管内には蒸留水は投与できない．もし血管内に投与すると細胞内に急速に移動し，脳浮腫を起こしたり，赤血球が破裂する．
- したがって，輸液は必ず一定以上の浸透圧（晶質浸透圧）[★1]をもつ液を利用しなければならない．5％糖液は最も単純な輸液剤で，約300 mOsm/kg・H_2Oの晶質浸透圧をもつ．糖が分解された後は蒸留水を点滴したと同じように細胞内：間質：血漿への分布は40：15：5の割合で分布する．

b. 細胞内輸液（維持輸液）

- 細胞内輸液（維持輸液）は生命活動を最低限維持するための輸液である．生命活動にはタンパクや脂肪も必要であるが，すぐに利用できるエネルギー基質は糖であり，維持輸液のエネルギー基質も糖である．アミノ酸や糖を含んだ高カロリー輸液も細胞内輸液である．
- 前述のように5％糖液は究極の細胞内輸液ということができるが，生命活動には糖だけではなく，電解質も必要である．最低限の水と電解質と最低限のエネルギー基質を補充する輸液を維持輸液ということができる．ただし，維持輸液はべたなぎの海を航海する燃料（糖）と潤滑油（電解質）を有しているが，台風や暴風雨（周術期）での航海には適さない．

- 5％糖液，1号液，2号液，3号液[★2]などはNa濃度が低く，維持輸液や細胞内脱水の治療として使用されているが，周術期のストレスホルモンである抗利尿ホルモンによる低ナトリウム血症が原因と思われる脳浮腫による死亡例が報告され[1,2]，最近は術前，術中，術後を通じて，細胞外液が使用され，必要に応じて糖を加える．
- 維持輸液の投与量は 4-2-1 rule が一般的である（表1）．4-2-1 rule は小児領域における Holiday-Segar の1日維持輸液計算法[3]を麻酔中に合うように時間維持量に修正した方法である．表1は 25 kg の患者の計算例であるが，60 kg の患者を表1に代入すると，100 mL/時となる．たとえば，術前10時間の禁食で，2時間前までに経口補水を 600 mL 飲んだ場合は 100 mL/時×10 時間－600 mL＝400 mL が術前欠乏量になる．
- 最近は術前の経口補水による水分管理が盛んであり，維持量の計算から経口補水の分を補正する必要がある．いずれにせよ，周術期においては，細胞内液補充も細胞外液で補うことが推奨されている．

表1　4-2-1 rule：体重 25 kg の患者の時間あたり維持水分量計算

体重(kg)	投与量(mL/kg/時)	体重カテゴリ(kg)	総量(mL/時)
0〜10	4	10	40
11〜20	2	10	20
21以上	1	5	5
計		25	65

[★2] 生理食塩液（以下，生食）を糖液で希釈するが，Na濃度の高い順に，1号液：1/2 生食，2号液：1/3 生食，3号液：1/4 生食となるが，糖濃度はいろいろである．1号液，2号液はKを含まないので，開始液として分類され，20 mmol/L のKを含む3号液が維持輸液の代表である．

> 周術期においては，細胞内液補充も細胞外液で補うことが推奨されている

c. 細胞外液

- 細胞外液製剤の代表は生理食塩液であるが，生体の細胞外液を模したいろいろな製剤はバランスサルトとよばれる．20世紀半ばに Hartmann により開発された乳酸リンゲル液，乳酸を酢酸に変えた酢酸リンゲル液，最も生理的な重炭酸リンゲル液などがある．
- 乳酸も酢酸も重炭酸も酸と名がついている弱酸であるが，ナトリウム塩であるので，H^+ を供給するわけではない．HCO_3^- は二酸化炭素と共役関係にあり，重炭酸緩衝系の主役である．乳酸も酢酸も代謝されて重炭酸を増加させるので，アルカリ化剤とよばれる．
- 20世紀半ばから半世紀ほどは術中の輸液は，サードスペース理論（Column 参照）の基に細胞外液大量投与の時代であった．前述のように細胞外液のうち，間質液が体重の約15％，血漿が約5％であるので，細胞外液を投与すると理論的には 15％：5％（3：1）の割合で分布する．すなわち，400 mL の細胞外液投与に対して 300 mL は間質へ，100 mL は血管内へ分布することになる．ただし，最近の研究により循環血液量低下状態では細胞外液は間質へ移行せずに血管内にとどまるといわれている[4]．

d. 血管内輸液

- 血管内輸液は膠質浸透圧を有する輸液であり，日本ではアルブミン，ヒドロキシエチルデンプン（HES），デキストランが使われている．膠質輸液，コロイド，代用血漿などの呼称があるが，代用血漿というよび名はアルブミンを含まないニュアンスがある．代用血漿といっても，凝固因子などは含ま

> **サードスペース（third space）**
>
> 　20世紀半ばの $^{35}SO_4$ を用いた tracer study は，手術操作による細胞外液の縮小の原因は $^{35}SO_4$ が分布しない非機能的細胞外液腔が生成されるという概念を生んだ．細胞内液をファーストスペース，細胞外液をセカンドスペース，この非機能的細胞外液腔をサードスペースとよび，細胞外液大量投与の理論的根拠であった．この非機能的細胞外液スペースであるサードスペースは非解剖学的サードスペースともよばれ，機能的にも，解剖学的にも間質と隔絶していると考えられた．その後の ^{82}Br を用いた tracer study や，multiple sampling を用いた tracer study の進歩により，この非解剖学的スペースの存在は否定的であり[5]，細胞外液スペースの縮小ではなく増加が起こっていること，すなわち，サードスペースは解剖学的スペースである間質への単なる水分移動で説明されていて[6]，「サードスペース」という言葉は使わなくなってきている．いずれにしろ，細胞外液大量投与は間質浮腫を増加させる．

ず，膠質浸透圧のみを有する．
- 細胞外液大量使用の弊害から，膠質輸液の使用が脚光を浴びている．図2は麻酔による血管拡張を細胞外液で補う場合の間質浮腫の増加を図解しているが，静脈系のリザーバーの拡張を補うには膠質液が効率的である．
- アルブミンは4.4％，5％，20％，25％製剤などがあるが，ヒトの血液から作製する．抗原性がないので，誰にでも使用可能であるが，アレルギー反応もある．加熱ヒト血漿にはカリクレインなどの不純物が含まれていて，最近は純粋なアルブミン製剤の使用が増えている．
- 酵母菌からつくる遺伝子組換えアルブミンが日本で開発されたが，現在市場には出ていない．日本におけるアルブミンの自給率が上がってきてはいるが，消費量が多く，代用血漿製剤による代替が期待されている．
- 代用血漿製剤は，デキストラン，ヒドロキシエチルデンプン（HES），ゼラチンなどの高分子成分が膠質浸透圧活性粒子として作用し，効率的に血管内容量を増量できる．従来より代用血漿製剤は出血時の輸血の代用あるいは輸血が届くまでのブリッジングとしての使用が主であったが，2013年秋に上梓されたボルベン®輸液6％（6％ HES130/0.4/9）は循環血液量の維持が効能効果で，出血時のみならず，麻酔薬の血管拡張による相対的な循環血液量減少にも使用可能となった．
- 日本では長年，低分子HESである6％ HES70/0.5/4（ヘスパンダー®，サリンヘス®）が使われてきた．ボルベン®は置換度が0.4と低く，最も安全性の高い代用血漿製剤として全世界で使われている．最大50 mL/kg/日まで使用可能（6％ HES70/0.5 は成人で1,000 mLが使用量の上限）であることから，急性期医療の輸液管理を大きく変えるポテンシャルをもつと同時に，アルブミン使用量削減の旗手として期待されている．

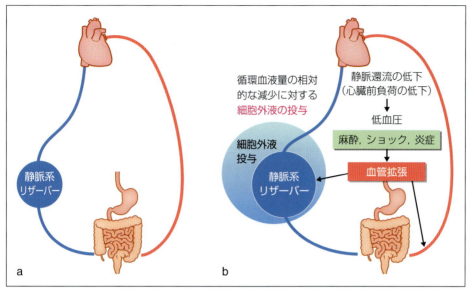

図2 心臓血管系と静脈系のリザーバー（a），麻酔などによる血管拡張（b）
a：毛細血管の90％は静脈系とされている．
b：動脈系の拡張（後負荷軽減）よりも静脈系の拡張（リザーバーの容量増加による，心臓前負荷低下）による影響が大きく，細胞外液で補えば，間質浮腫が問題となる．

e．実際の輸液の考え方とその例

- 麻酔導入後1時間までの実際の輸液例を示すが，患者の術前状態により適宜調整する．この後の輸液は術式，出血，侵襲度などにより輸液の処方も異なるので，各自工夫していただきたい．要は，血管内ボリュームを血管内輸液により効率的に補充し，細胞外液の投与量をなるべく少なくするということに留意する．

■ 全身麻酔とHES

- ここでは近年の全身麻酔（セボフルラン-空気-酸素-レミフェンタニル-フェンタニル）について述べる．
- 揮発性麻酔薬を除いた完全静脈麻酔の場合，血管拡張の程度を若干考慮する必要があるが，麻酔導入後初期の輸液量は同じでよい．全身麻酔中の輸液管理を考えるうえで，呼吸循環系と輸液は密接に結びついているが，病棟での管理と異なり，患者の酸素消費量がかなり低いことを考慮に入れるべきである．
- 麻酔中は酸素消費量が低いので，酸素運搬量も正常以下でよい．心拍出量，血圧，脈拍も麻酔中は低くてよい．レミフェンタニル-フェンタニルによる徐脈には，アトロピン硫酸塩が必要になることもある．
- 表2に麻酔開始から手術開始後1時間までの輸液管理の1例を示す．HESは麻酔薬の血管拡張に起因する血管内代償量を補うためである．

表2 全身麻酔初期のHESと細胞外液投与量

	HES	細胞外液
導入後手術開始まで	0	術前欠乏量の1/2 + 6 mL/kg/時
手術開始後1時間まで	300 mL	術前欠乏量の1/2 + 6 mL/kg/時

血管内容量を血管内輸液により効率的に補充し，細胞外液の投与量を少なくする

表3 硬膜外麻酔併用全身麻酔初期のHESと細胞外液投与量

	HES	細胞外液
導入後手術開始まで	200 mL	術前欠乏量の1/2 + 6 mL/kg/時
手術開始後1時間まで	400 mL	術前欠乏量の1/2 + 6 mL/kg/時

- 術前欠乏量は4-2-1 rule（表1）で計算した前夜21：00からの術前欠乏量から術前経口補水量あるいは術前点滴量を引いた値である．術前欠乏量を細胞外液で補うのは周術期の低ナトリウム血症予防のためである．
- 細胞外液はいろいろあるが，1％ブドウ糖加酢酸リンゲル液（フィジオ®140）が，適正なブドウ糖濃度，Na濃度，Mgも含んでいるなど，使いやすい．

硬膜外麻酔とHES

- 硬膜外麻酔＋全身麻酔を対象とする．硬膜外麻酔は胸椎下部（Th7-10あたり）を対象とする．表3に具体例を示す．硬膜外麻酔により交感神経がブロックされ，血管拡張による低血圧は強くかつ持続する．血管内代償としてのHES投与量は当然多くなる．
- 胸椎上部にブロックが及ぶ場合は，徐脈や心拍出量低下による低血圧が起こるので，昇圧薬であるエフェドリン（5〜10 mg）やフェニレフリン（0.1〜0.2 mg）の単回投与が必要になる．必要に応じて，カテコラミンの持続投与も考慮する．

〈宮尾秀樹〉

文献

1) Arieff AI. Hyponatremia, convulsions, respiratory arrest, and permanent brain damage after elective surgery in healthy women. N Engl J Med 1986; 314: 1529–35.
2) Arieff AI, et al. Hyponatraemia and death or permanent brain damage in healthy children. BMJ 1992; 304: 1218–22.
3) Holliday MA, Segar WE. The maintenance need for water in parenteral fluid therapy. Pediatrics 1957; 19: 823–32.
4) Woodcock TE, Woodcock TM. Revised Starling equation and the glycocalyx model of transvascular fluid exchange: An improved paradigm for prescribing intravenous fluid therapy. Br J Anaesth 2012; 108: 384–94.
5) Chappell D, et al. A rational approach to perioperative fluid management. Anesthesiology 2008; 109: 723–40.
6) Brandstrup B, et al. Hemorrhage and operation cause a contraction of the extracellular space needing replacement — evidence and implications? A systematic review. Surgery 2006; 139: 419–32.

1 生理食塩水

normal saline

a. 生理食塩液の概要

- 生理食塩液はその名のとおり生理的な食塩水であるが，なにが生理的かというと浸透圧が生理的である．0.9% NaCl なので9gの NaCl が1Lの水に溶けている．Na，Cl の分子量が23と35.5なので，9グラム÷(23+35.5)＝0.154モルとなり，Na^+ と Cl^- は完全解離するとそれぞれ154 mEq/L のイオン濃度をもつ．
- Na 濃度が154 mEq/L と高いので，非生理的食塩液とよぶ人もいるが，これは間違いで，154 mEq/L は決して高くない．血漿 Na 濃度の正常値は142 mEq/L となっているが，これの分母は血漿であるため，タンパク質や脂肪を含む．分母を水にすれば153 mEq/L となり[1]，ほぼ生理食塩液の Na 濃度と同じになる．

b. 生理食塩液の浸透圧

- 浸透圧の定義は「半透膜を介して浸透する溶媒の動きを防ぐために要する圧力」で，その単位は Osm（オスモル）あるいは Osm/kg・H_2O，Osm/L で表す．Osm/kg・H_2O を重量オスモル濃度（osmolality），Osm/L を容量オスモル濃度（osmolarity）とよび，一般的には重量オスモル濃度を用いる．
- 生体での希釈溶液では mOsm/kg・H_2O と 1/1,000 単位を用いる．1 mOsm/kg・H_2O は水1kgに溶けている溶質が1ミリモルであることを示している．
- 生理食塩液は154 mEq/L の Na^+ と Cl^- を含むので，理論的には154の2倍の 308 mOsm/kg・H_2O の浸透圧をもつことになるが，実測すると 285 mOsm/kg・H_2O である．この理由は0.9%程度の希釈液中では解離した Na^+ と Cl^- すべてが自由に動けず，一部が単体として働くためといわれている[2]．
- 1 mOsm/kg・H_2O は 19.3 mmHg に相当するので，生理食塩液の浸透圧は mmHg で表すと 5,500 mmHg である[2]．
- 生理学の教科書に記載されている血漿や間質の Na 濃度は一定していない（表1）．Na の単位も mEq/L・H_2O，mEq/L，mOsm/L・H_2O とまちまちである．
- 組織間液のタンパク質濃度は血漿より低く，Gibbs-Donnan 平衡（Column 参照）により，組織間液の Na 濃度は血清より若干低くなる．血漿，組織間液，細胞内液のタンパク濃度の差により Gibbs-Donnan 平衡はこの3つのコンパートメント間で小さいながらも浸透圧差を生んでいる（表1）．
- また血漿と間質液の Na 濃度も生理学の教科書や年代により異なり，この領域の測定の困難さを表している．

表1 生理学の教科書にみる血漿と間質液のNa濃度

	Ganong	新生理学	Guyton 7th	Rose 3rd	新生理科学大系	Guyton 8th	Guyton 9th
発行年	1981	1982	1986	1989	1990	1991	1999
血漿Na	152 mEq/LH$_2$O	142 mEq/L 151.2 mEq/LH$_2$O	146 mOsm/LH$_2$O	142 mEq/L 152.9 mEq/kgH$_2$O	142 mEq/L 153 mEq/LH$_2$O	143 mOsm/LH$_2$O	142 mOsm/LH$_2$O
間質液Na	143 mEq/LH$_2$O	145.3 mEq/L	142 mOsm/L of H$_2$O	145.1 mEq/L	144 mEq/L	140 mOsm/L of H$_2$O	139 mOsm/L of H$_2$O

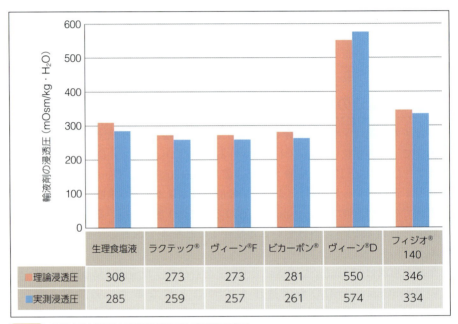

図1 細胞外液製剤の理論浸透圧と実測浸透圧

C. 細胞外液製剤の浸透圧

- 図1にいくつかの細胞外液製剤の理論浸透圧と実測浸透圧を示すが，生理食塩液以外は浸透圧は等張ではなく，糖を含む細胞外液製剤は高く，乳酸リンゲル液をはじめとするNa濃度130 mEq/Lの製剤は低張である．たとえば，乳酸リンゲル液の実測浸透圧は259 mOsm/kg・H$_2$Oであるが，1 mOsm/kg・H$_2$Oが19.3 mmHgなので，生理食塩液に比べて，502 mmHgほど浸透圧が低いことになる．

- 低浸透圧輸液で最も臨床的に問題になるのは，脳浮腫である．Na濃度130 mEq/Lの細胞外液を大量に使用する場合は常に，脳浮腫を念頭におく必要がある．筆者は脳外科の手術では生理食塩液を主に使用するが，生理食

Column Gibbs-Donnan 平衡（図2）

コンパートメント1（間質に相当）と2（血管内に相当）がタンパク（Pr）を透過しない半透膜により隔てられている場合，Cl^- は濃度勾配に従って1から2へ移動する．電気的平衡を維持するために Na^+ も同数1から2へ移動する．Gibbs-Donnan 平衡により次式が成り立つ．

$$[Na^+]_1 \times [Cl^-]_1 = [Na^+]_2 \times [Cl^-]_2$$

x 個が1から2へ移動すると

$$(9-x)(9-x) = (9+x)x$$

→ x＝3となり右図のような割合で平衡に達する．

タンパクを含む側では電解質濃度が高くなり，血漿と組織間液でのタンパク質濃度差の Gibbs-Donnan 平衡による浸透圧の差は 0.4 mOsm/kg・H_2O くらいである．血漿タンパクの濃度は 0.9 mmol/L（浸透圧は 0.9 mOsm/kg・H_2O）ほどなので 1.3 mOsm/kg・H_2O が血漿の浸透圧となり，1 mOsm/kg・H_2O は 19.3 mmHg だから 25〜26 mmHg が血漿の膠質浸透圧となる．別の見方をすれば，膠質浸透圧の30％（0.4／1.3）は Gibbs-Donnan 平衡が寄与している．

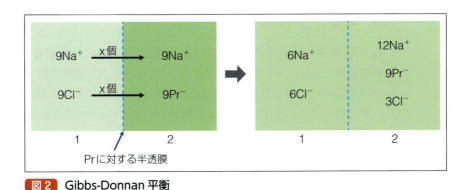

図2 Gibbs-Donnan 平衡

塩液は Cl^- が 154 mEq/L と高く，高クロール性アシドーシスに注意する必要がある．

● 最近，生理食塩液の高いクロール濃度が，腎糸球体輸入血管攣縮，GFR の減少を介して急性腎傷害の原因になるという報告[3]や，死亡率の上昇につながるという報告[4]が注目されている．

（宮尾秀樹）

文献

1) Rose BD, Theodore WP. Clinical Physiology of Acid-Base and Electrolyte Disorders. 5th ed. New York: McGraw-Hill; 2001.
2) Guyton AC, Hall JE. Textbook of Medical Physiology. 9th ed. Philadelphia: Saunders; 1995.
3) Lobo DN, Awad S. Should chloride-rich crystalloids remain the mainstay of fluid resuscitation to prevent "pre-renal" acute kidney injury?: con. Kidney Int 2014; 86: 1096-105.
4) Mccluskey SA, et al. Hyperchloremia after noncardiac surgery is independently associated with increased morbidity and mortality: A propensity-matched cohort study. Anesth Analg 2013; 117: 412-21.

❷ 乳酸リンゲル液

lactated Ringer's solution

a. 乳酸リンゲル液の概要

- 乳酸リンゲル液は代表的な晶質液であり，1885年に Sidney Ringer が小児の胃腸炎の治療を目的として作成した輸液剤を，その後 Alex Hartmann が改良したのが，その起源とされている．
- 典型的な組成は，Na 130 mmol/L，K 4 mmol/L，Ca 2 mmol/L，Cl 110 mmol/L，lactate 28 mmol/L である．
- 同じ晶質液である生理食塩液（Na，Cl とも 154 mEq/L）よりも電解質組成が血漿に近いことから「平衡塩類溶液」「生理的輸液剤」とよぶ場合がある．

b. 乳酸リンゲル液の特徴

- **膠質浸透圧活性を有しないため，細胞外液全体に分布する**（図1）[1]
  - 膠質液が投与直後には血管内に分布するのに対して，晶質液はごく短時間のうちに細胞外液全体に分布すると考えられている．図1に示したように血漿と間質液の比率はほぼ1:3であることから，容量効果としては25%程度で膠質液には及ばない．
- **Na 濃度が血漿よりも低く，低張液であるため，細胞内への移行が起こりうる**
  - 細胞内液と細胞外液の分布を規定するのは晶質浸透圧であり，細胞膜を容易に通過しない分子の濃度差によって決定される．生体ではNa，グルコースおよび尿素の寄与が大きく，晶質浸透圧 = Na（mEq/L）＋血糖値（mg/dL）/18＋血中尿素窒素（mg/dL）/2.8（mOsm/L）と概算することができる．
  - 血漿の晶質浸透圧は 285〜290 mOsm/L に維持されているが，乳酸リンゲル液は 273 mOsm/L と低値で，結果として細胞内液が増加し，細胞の容量が若干増加することになる．一方，生理食塩液は 308 mOsm/L と細胞外液よりも高張であることから，細胞外から細胞内への水分の移動が生じる．
- **陽イオンとして Na 以外に K，Ca が添加され，陰イオンとして Cl 以外に乳酸が添加されている**

高クロール性代謝性アシドーシスを回避できる
- Cl⁻ 負荷に伴う代謝性アシドーシスの発生機序の解析には Stewart approach が有用である（図

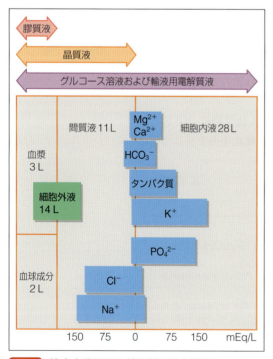

図1 体内水分区画と輸液剤の分布範囲
(Doherty M, et al. Br J Anaesth 2012; 109: 69–79[1] より)

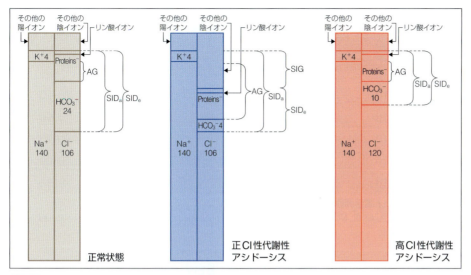

図2 Stewart approach による代謝性アシドーシスの解釈

AG（anion gap）：$Na-Cl-HCO_3^-$，SID_a（apparent strong ion difference）：複数の定義があり，本図では最も単純な $Na+K-Cl$ を使用．このほか，$Na+K+Ca+Mg-Cl-lactate$ なども用いられている．SID_e（effective strong ion difference）：重炭酸イオン＋イオン化アルブミン＋リン酸イオン，SIG（strong ion difference）：SID_a-SID_e．

(Adrogué HJ, et al. Kidney Int 2009; 76: 1239-47[2]より)

[2]．生理食塩液は $SID_a=0$ であり，HCO_3^- の低下およびアシドーシスが生じる．一方，乳酸リンゲル液投与では乳酸の蓄積がない限り，酸塩基平衡に対する影響はない．

高クロール血症に伴う腎機能障害を回避できる可能性がある

- 高クロール血症が腎機能に対して悪影響を及ぼすことが報告されており，生理食塩液よりも腎保護的である可能性が高い[3]．

乳酸アシドーシスが生じる可能性がある

- 乳酸は肝臓で代謝されて重炭酸となるが，肝血流低下，酸素供給不足などの状況下では正常の代謝が行われず，乳酸の蓄積，乳酸アシドーシスが生じる可能性がある．

c. 周術期における乳酸リンゲル液の用途

- 周術期の輸液は維持，脱水に対する補充，サードスペース補充，および出血に対する補充に分けて考えられており，いずれに対しても乳酸リンゲル液を代表とする晶質液が用いられてきた（**表1**）[4]．

維持として用いた場合の長所，短所

- K，Ca などの濃度が低く，維持に用いた場合，1日あたりの必要量を下回る．

脱水補正として用いた場合の長所，短所

- 細胞内脱水が生じている場合は，低張液である点が利点となる．
- 経口摂取制限による脱水に対しては維持輸液で差し支えないが，腸管前処置などによる脱水では細胞外液が失われるので合理的である．
- 低ナトリウム血症のリスクが少ない．

▶SID_a：apparent strong ion difference

表1 晶質液主体の liberal fluid strategy に該当する輸液計画

	導入時負荷	脱水補正	維持	出血の補充(mL)	サードスペース補充(mL)	時間あたり投与量(mL)	累積投与量(mL)
導入前	350	220	110	0	0	680	680
導入後		220	110	0	0	330	1,010
1時間目		220	110	300	350	980	1,990
2時間目		220	110	300	350	980	1,970
3時間目		220	110	150	350	980	3,800
4時間目		0	110	0	200	330	4,130

体重70 kg の患者が術前禁水10時間で上腹部開腹手術を受ける設定で計算.

(Kaye A, et al. Miller's Anesthesia. Churchill-Livingstone Elsevier; 2010. p. 1705–39[4]より)

■ サードスペース補充として用いた場合の長所,短所

- 概念が確立した当時は細胞外液全体が減少すると考えられていたため,間質まで拡散する晶質液で補充することは合理的であった.最近は,サードスペースの概念自体が疑問視されており,手術侵襲に伴う血管透過性亢進をみていた可能性が高い[5].晶質液の大量投与はさらに血管透過性を亢進させる可能性が指摘されており,むしろ血管内水分量を有効に補充できる膠質液のほうが合理的である可能性が出てきた.

■ 出血に対する補充として用いた場合の長所,短所

- 血管内水分量を有効に補充できる膠質液のほうが合理的である可能性が出てきた.
- これらの点から,最近の輸液戦略においては,維持および脱水補正には乳酸リンゲル液を含む細胞外液を投与し,血管透過性亢進,交感神経遮断,出血に伴う循環血液量不足に対しては膠質液を投与する傾向にある[6].

〈小竹良文〉

文献

1) Doherty M, Buggy DJ. Intraoperative fluids: How much is too much? Br J Anaesth 2012; 109: 69–79.
2) Adrogué HJ, et al. Assessing acid-base disorders. Kidney Int 2009; 76: 1239–47.
3) Yunos NM, et al. Association between a chloride-liberal vs chloride-restrictive intravenous fluid administration strategy and kidney injury in critically ill adults. JAMA 2012; 308: 1566–72.
4) Kaye A, Riopelle J. Intravascular fluid and electrolyte physiology. In: Miller RD, ed. Miller's Anesthesia. 7th ed. Philadelphia: Churchill-Livingstone Elsevier; 2010. p. 1705–38.
5) Brandstrup B, et al. Hemorrhage and operation cause a contraction of the extracellular space needing replacement--Evidence and implications? A systematic review. Surgery 2006; 139: 419–32.
6) Hajiamae H. Rules of thumb. In: Harn RG, ed. Clinical Fluid Therapy in the Perioperative Setting. Cambridge: Cambridge University Press; 2011. p. 18–28.

❸ 酢酸リンゲル液

acetated Ringer's solution

- 酢酸リンゲル液は血漿電解質に類似した組成をもつ等張電解質輸液で，電解質組成への影響が少ない輸液である（**表1**）．
- 肝機能障害をもつ患者や外傷，ショック状態でも投与しやすい輸液として位置づけられている．

a. 酢酸リンゲル液の特徴

- 乳酸ナトリウムは体内で代謝されて HCO_3^- を生成することから，HCO_3^- の代わりに乳酸ナトリウムを配合した乳酸リンゲル液の使用が始まった．その後，酢酸ナトリウムを配合した酢酸リンゲル液が開発され，双方ともに現在も臨床現場で汎用されている．
- 乳酸リンゲル液との大きな違いは，アルカリ化剤として酢酸が加えられている点である．
- 乳酸が主に肝臓で代謝され重炭酸を産生するのに対して，酢酸は肝臓以外にも筋肉など全身で代謝され HCO_3^- を産生する．
- 通常，2製剤間に大きな違いはないが，酢酸の代謝能は最大で300 mmol/時といわれ，これは乳酸の約2倍である．そのため，肝障害や末梢循環障害時など乳酸アシドーシスに陥りやすい病態において，酢酸リンゲル液が有用となる可能性がある．

b. 酢酸リンゲル液の適応と効果

- 循環血液量，血圧の維持．
- ストレス下における細胞外液の補充．
- 出血による喪失．
- 急性的な消化液の喪失．
- 乏尿・無尿時の利尿改善．
- 末梢循環不全によるアシドーシスの改善．

表1 酢酸リンゲル液の組成

	主な商品名	電解質（mEq/L）							糖質（%）
		Na^+	K^+	Ca^{2+}	Mg^{2+}	Cl^-	$Acetate^-$	$Lact^-$	
酢酸リンゲル	ヴィーンF輸液	130	4	3	−	109	28	−	−
5%ブドウ糖加酢酸リンゲル	ヴィーンD輸液	130	4	3	−	109	28	−	5
1%ブドウ糖加酢酸リンゲル	フィジオ140輸液	140	4	3	2	115	25	−	1
乳酸リンゲル	ラクテック注	130	4	3	−	109	−	28	−

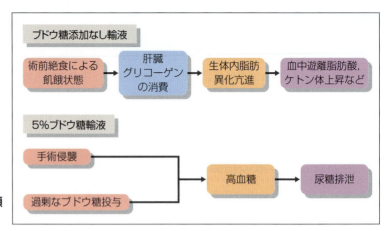

図1 輸液製剤の種類による代謝への影響

c. 1%ブドウ糖加酢酸リンゲル液

- 酢酸リンゲル液をベースに1%ブドウ糖を加えた製剤で，主な特徴は1%ブドウ糖の含有，Na濃度，Mg^{2+}の配合の3つである（**表1**）．

■ 1%ブドウ糖含有

- 手術によるストレスは，糖利用の抑制，脂肪代謝，タンパク異化の亢進を助長し，代謝に影響を与える．インスリン分泌が抑制される一方，抗インスリン作用をもつACTHやグルカゴンなどの分泌亢進が生じ，末梢組織での糖代謝も低下するため，このような状況での過度な糖負荷は容易に高血糖状態となりやすい（**図1**）．

▶ ACTH：
adrenocorticotropic hormone
（副腎皮質刺激ホルモン）

- 一方で，術前の絶飲食や消化管処置により手術中は血糖値が低下するため[1,2]，外科的侵襲の少ない手術あるいは十分に手術侵襲を抑制できる状態の麻酔中では，術中に糖質の補給を行わないと，タンパクや脂肪の異化が進み，血中遊離脂肪酸の増加やケトアシドーシスを引き起こすことがある[1]（**図1**）．

- 少量のブドウ糖投与によってインスリン分泌が促され，糖利用が促進される．それによって脂肪代謝やタンパク異化の亢進が抑制できるとの報告がある[3]．また，手術中の糖質補給によって血糖値が維持される結果，糖新生が抑制され骨格筋の崩壊が抑制されることも示されている[4]．

- 術中にどの程度の糖投与を行うべきかについては議論があるが，高血糖を惹起せず，脂肪・タンパクの異化を抑制するには0.4〜0.6 kcal/kg/時程度のブドウ糖補給が適切といわれている[5]．

- このように，1%ブドウ糖加酢酸リンゲル液は，生体内脂肪の異化亢進を抑制し，過度の高血糖および尿中グルコース排泄を回避しつつ，肝臓グリコーゲン含量の低下を抑制する効果があると考えられている．

■ Na濃度

- 1%ブドウ糖加酢酸リンゲル液は，Na濃度が140 mEq/Lと，乳酸および酢酸リンゲル液より血漿濃度に近い濃度となっている．Naはブドウ糖と並んで血漿浸透圧を規定する主要因であり，乳酸・酢酸リンゲル液より細胞外液

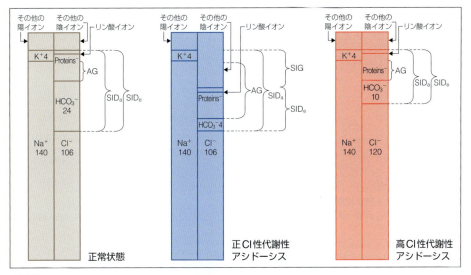

図2 Stewart approach による代謝性アシドーシスの解釈

AG（anion gap）：Na−Cl−HCO$_3^-$，SID$_a$（apparent strong ion difference）：複数の定義があり，本図では最も単純な Na＋K−Cl を使用．このほか，Na＋K＋Ca＋Mg−Cl−lactate なども用いられている，SID$_e$（effective strong ion difference）：重炭酸イオン＋イオン化アルブミン＋リン酸イオン，SIG（strong ion difference）：SID$_a$−SID$_e$．

（Adrogué HJ, et al. Kidney Int 2009; 76: 1239-47[2] より）

▶SID$_a$: apparent strong ion difference

[2]．生理食塩液は SID$_a$＝0 であり，HCO$_3^-$ の低下およびアシドーシスが生じる．一方，乳酸リンゲル液投与では乳酸の蓄積がない限り，酸塩基平衡に対する影響はない．

高クロール血症に伴う腎機能障害を回避できる可能性がある

- 高クロール血症が腎機能に対して悪影響を及ぼすことが報告されており，生理食塩液よりも腎保護的である可能性が高い[3]．

乳酸アシドーシスが生じる可能性がある

- 乳酸は肝臓で代謝されて重炭酸となるが，肝血流低下，酸素供給不足などの状況下では正常の代謝が行われず，乳酸の蓄積，乳酸アシドーシスが生じる可能性がある．

c. 周術期における乳酸リンゲル液の用途

- 周術期の輸液は維持，脱水に対する補充，サードスペース補充，および出血に対する補充に分けて考えられており，いずれに対しても乳酸リンゲル液を代表とする晶質液が用いられてきた（**表1**）[4]．

■ 維持として用いた場合の長所，短所

- K，Ca などの濃度が低く，維持に用いた場合，1日あたりの必要量を下回る．

■ 脱水補正として用いた場合の長所，短所

- 細胞内脱水が生じている場合は，低張液である点が利点となる．
- 経口摂取制限による脱水に対しては維持輸液で差し支えないが，腸管前処置などによる脱水では細胞外液が失われるので合理的である．
- 低ナトリウム血症のリスクが少ない．

表1 晶質液主体の liberal fluid strategy に該当する輸液計画

	導入時負荷	脱水補正	維持	出血の補充 (mL)	サードスペース補充 (mL)	時間あたり投与量 (mL)	累積投与量 (mL)
導入前	350	220	110	0	0	680	680
導入後		220	110	0	0	330	1,010
1時間目		220	110	300	350	980	1,990
2時間目		220	110	300	350	980	1,970
3時間目		220	110	150	350	980	3,800
4時間目		0	110	0	200	330	4,130

体重70kgの患者が術前禁水10時間で上腹部開腹手術を受ける設定で計算.

(Kaye A, et al. Miller's Anesthesia. Churchill-Livingstone Elsevier; 2010. p. 1705-39[4]より)

■ サードスペース補充として用いた場合の長所, 短所

- 概念が確立した当時は細胞外液全体が減少すると考えられていたため, 間質まで拡散する晶質液で補充することは合理的であった. 最近は, サードスペースの概念自体が疑問視されており, 手術侵襲に伴う血管透過性亢進をみていた可能性が高い[5]. 晶質液の大量投与はさらに血管透過性を亢進させる可能性が指摘されており, むしろ血管内水分量を有効に補充できる膠質液のほうが合理的である可能性が出てきた.

■ 出血に対する補充として用いた場合の長所, 短所

- 血管内水分量を有効に補充できる膠質液のほうが合理的である可能性が出てきた.
- これらの点から, 最近の輸液戦略においては, 維持および脱水補正には乳酸リンゲル液を含む細胞外液を投与し, 血管透過性亢進, 交感神経遮断, 出血に伴う循環血液量不足に対しては膠質液を投与する傾向にある[6].

(小竹良文)

文献

1) Doherty M, Buggy DJ. Intraoperative fluids: How much is too much? Br J Anaesth 2012; 109: 69-79.
2) Adrogué HJ, et al. Assessing acid-base disorders. Kidney Int 2009; 76: 1239-47.
3) Yunos NM, et al. Association between a chloride-liberal vs chloride-restrictive intravenous fluid administration strategy and kidney injury in critically ill adults. JAMA 2012; 308: 1566-72.
4) Kaye A, Riopelle J. Intravascular fluid and electrolyte physiology. In: Miller RD, ed. Miller's Anesthesia. 7th ed. Philadelphia: Churchill-Livingstone Elsevier; 2010. p. 1705-38.
5) Brandstrup B, et al. Hemorrhage and operation cause a contraction of the extracellular space needing replacement--Evidence and implications? A systematic review. Surgery 2006; 139: 419-32.
6) Hajiamae H. Rules of thumb. In: Harn RG, ed. Clinical Fluid Therapy in the Perioperative Setting. Cambridge: Cambridge University Press; 2011. p. 18-28.

❸ 酢酸リンゲル液
acetated Ringer's solution

- 酢酸リンゲル液は血漿電解質に類似した組成をもつ等張電解質輸液で，電解質組成への影響が少ない輸液である（表1）．
- 肝機能障害をもつ患者や外傷，ショック状態でも投与しやすい輸液として位置づけられている．

a. 酢酸リンゲル液の特徴

- 乳酸ナトリウムは体内で代謝されて HCO_3^- を生成することから，HCO_3^- の代わりに乳酸ナトリウムを配合した乳酸リンゲル液の使用が始まった．その後，酢酸ナトリウムを配合した酢酸リンゲル液が開発され，双方ともに現在も臨床現場で汎用されている．
- 乳酸リンゲル液との大きな違いは，アルカリ化剤として酢酸が加えられている点である．
- 乳酸が主に肝臓で代謝され重炭酸を産生するのに対して，酢酸は肝臓以外にも筋肉など全身で代謝され HCO_3^- を産生する．
- 通常，2製剤間に大きな違いはないが，酢酸の代謝能は最大で300 mmol/時といわれ，これは乳酸の約2倍である．そのため，肝障害や末梢循環障害時など乳酸アシドーシスに陥りやすい病態において，酢酸リンゲル液が有用となる可能性がある．

b. 酢酸リンゲル液の適応と効果

- 循環血液量，血圧の維持．
- ストレス下における細胞外液の補充．
- 出血による喪失．
- 急性的な消化液の喪失．
- 乏尿・無尿時の利尿改善．
- 末梢循環不全によるアシドーシスの改善．

表1 酢酸リンゲル液の組成

	主な商品名	電解質（mEq/L）							糖質（%）
		Na^+	K^+	Ca^{2+}	Mg^{2+}	Cl^-	$Acetate^-$	$Lact^-$	
酢酸リンゲル	ヴィーンF輸液	130	4	3	ー	109	28	ー	ー
5%ブドウ糖加酢酸リンゲル	ヴィーンD輸液	130	4	3	ー	109	28	ー	5
1%ブドウ糖加酢酸リンゲル	フィジオ140輸液	140	4	3	2	115	25	ー	1
乳酸リンゲル	ラクテック注	130	4	3	ー	109	ー	28	ー

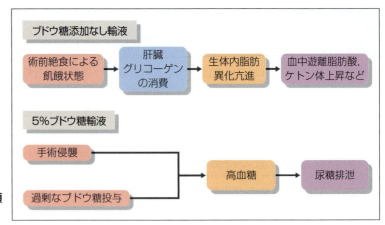

図1 輸液製剤の種類による代謝への影響

c. 1％ブドウ糖加酢酸リンゲル液

- 酢酸リンゲル液をベースに1％ブドウ糖を加えた製剤で，主な特徴は1％ブドウ糖の含有，Na濃度，Mg^{2+}の配合の3つである（**表1**）．

■ 1％ブドウ糖含有

- 手術によるストレスは，糖利用の抑制，脂肪代謝，タンパク異化の亢進を助長し，代謝に影響を与える．インスリン分泌が抑制される一方，抗インスリン作用をもつACTHやグルカゴンなどの分泌亢進が生じ，末梢組織での糖代謝も低下するため，このような状況での過度な糖負荷は容易に高血糖状態となりやすい（**図1**）．

▶ ACTH：
adrenocorticotropic hormone
（副腎皮質刺激ホルモン）

- 一方で，術前の絶飲食や消化管処置により手術中は血糖値が低下するため[1,2]，外科的侵襲の少ない手術あるいは十分に手術侵襲を抑制できる状態の麻酔中では，術中に糖質の補給を行わないと，タンパクや脂肪の異化が進み，血中遊離脂肪酸の増加やケトアシドーシスを引き起こすことがある[1]（**図1**）．
- 少量のブドウ糖投与によってインスリン分泌が促され，糖利用が促進される．それによって脂肪代謝やタンパク異化の亢進が抑制できるとの報告がある[3]．また，手術中の糖質補給によって血糖値が維持される結果，糖新生が抑制され骨格筋の崩壊が抑制されることも示されている[4]．
- 術中にどの程度の糖投与を行うべきかについては議論があるが，高血糖を惹起せず，脂肪・タンパクの異化を抑制するには0.4〜0.6 kcal/kg/時程度のブドウ糖補給が適切といわれている[5]．
- このように，1％ブドウ糖加酢酸リンゲル液は，生体内脂肪の異化亢進を抑制し，過度の高血糖および尿中グルコース排泄を回避しつつ，肝臓グリコーゲン含量の低下を抑制する効果があると考えられている．

■ Na濃度

- 1％ブドウ糖加酢酸リンゲル液は，Na濃度が140 mEq/Lと，乳酸および酢酸リンゲル液より血漿濃度に近い濃度となっている．Naはブドウ糖と並んで血漿浸透圧を規定する主要因であり，乳酸・酢酸リンゲル液より細胞外液

の補充において有利と考えられる.

■ Mg^{2+} の配合

- 絶食による摂取量の低下,消化管からの吸収不良,利尿薬による腎臓からの排泄増加など,周術期には血中 Mg 濃度が低下しやすい傾向にある.低マグネシウム血症は心室性不整脈や呼吸筋筋力低下,悪心・嘔吐,せん妄,痙攣などの原因となることがある.
- Mg^{2+} が 2 mEq/L 含まれているため,通常の等張液を使用した際に生じる希釈性低マグネシウム血症を予防する意味で有用である.

> **Column 術中に大量投与する場合の注意**
>
> 現在広く使われている等張液の原型は,コレラの小児の下痢や嘔吐の治療を目的に開発された.そのため,細胞内脱水の補液もかねていたと考えられ,一般的な乳酸・酢酸リンゲル液の Na 濃度は 130 mEq/L と生体の血漿濃度より低く設定されている.もしも手術中に大量投与が必要となる状況となると,水分が細胞内に移行し細胞内浮腫を生じやすいことに注意が必要である.

(横瀬真志,後藤隆久)

文献

1) 多保悦夫,ほか.全身麻酔中の血糖の変化—術前・術中輸液の糖濃度の影響.臨床麻酔 1993; 17: 1313-6.
2) Merimee TJ, Tyson JE. Stabilization of plasma glucose during fasting; Normal variations in two separate studies. N Engl J Med 1974; 291: 1275-8.
3) Yamasaki K, et al. Effect of intraoperative acetated Ringer's solution with 1% glucose on glucose and protein metabolism. J Anesth 2010; 24: 426-31.
4) Lattermann R, et al. Perioperative glucose infusion and the catabolic response to surgery: The effect of epidural block. Anesth Analg 2003; 96: 555-62.
5) 多保悦夫.術中の血糖管理について.体液・代謝管理 2002; 18: 11-3.

❹ 重炭酸リンゲル液　bicarbonated Ringer's solution

- アルカリ化剤として,代謝を介さず,すみやかなアルカリ化作用を示す炭酸水素ナトリウムを用いた製剤である.
- HCO_3^- の供給に生体内での代謝を必要としないことが最大の特長である.
- 乳酸・酢酸リンゲル液と比べ,より血漿成分に近い電解質組成となっている.

a. 重炭酸リンゲル液の特長（表1）

- 細胞外液補充を目的とする製剤には,乳酸リンゲル液や酢酸リンゲル液が使用されてきた.これらの製剤は,乳酸や酢酸が体内で代謝されることにより HCO_3^- に変換されることが必要である.
- 高侵襲手術,代謝能に異常のある患者,ショックなどにより代謝機能の低下した患者,大量投与を必要とする救命救急時などでは乳酸,酢酸の代謝遅延から,細胞外液補充の意義を発揮することが困難な可能性もある.そのため,直接アルカリ化剤として働く炭酸水素ナトリウムを配合した,より生理

表1 重炭酸リンゲル液の電解質組成

主な商品名		電解質（mEq/L）							
		Na⁺	K⁺	Ca²⁺	Mg²⁺	Cl⁻	HCO₃⁻	Acetate⁻	Lact⁻
重炭酸リンゲル	ビカーボン輸液	135	4	3	1	113	25	−	−
	ビカネイト輸液	130	4	3	2	109	28	−	−
酢酸リンゲル	ヴィーンF輸液	130	4	3	−	109	−	28	−
乳酸リンゲル	ラクテック注	130	4	3	−	109	−	−	28

★1
本剤は品質保持のためガス不透過性の外袋に封入されている．包装の密封状態が確認できるように製剤の外袋にインジケーターが備え付けられており，異常が認められた場合には使用できないため，使用前の確認が必要である．

- 的なリンゲル液の開発が望まれていた．
- 炭酸水素ナトリウムは，Ca，Mgと混合するとCa塩・Mg塩を析出し，加熱または放置により二酸化炭素と水に分解するため製剤化が困難であった．
- 重炭酸リンゲル液は，クエン酸の配合および二酸化炭素によるpH調節などの製剤学的な工夫やガスバリア性フィルムによる包装の使用★1によって，炭酸水素ナトリウムとCaおよびMgの配合を可能にした製剤で，すみやかな代謝性アシドーシスの補正および術中の細胞外液のMg濃度の維持が期待される．

b. 重炭酸リンゲル液の適応と効果

- 循環血液量，血圧の維持．
- ストレス下における細胞外液の補充・補正．
- 出血による喪失．
- 急性的な消化液の喪失．
- 乏尿・無尿時の利尿改善．
- 代謝性アシドーシスの補正．

c. 重炭酸リンゲル液の副作用

- 血中重炭酸塩増加．
- 過剰塩基増加．
- 血液pH上昇．
- 高マグネシウム血症．
- 外袋開封後は製剤のpHが上昇するため，すみやかに使用すること．

d. 有用性についてのエビデンス

- 動物実験レベルでは，乳酸リンゲル液や酢酸リンゲル液使用群と比べて出血性ショックモデルや肝機能低下モデルにおいて優れたアシドーシス是正効果をもつとされている[1,2]．
- 中等度の侵襲を伴う開腹手術患者を対象とした研究では，重炭酸リンゲル液を使用した群の手術開始30分後のbase excess（塩基過剰）の低下は有意に小さかったが，手術終了時点では酢酸リンゲル液群との差はなかった[3]．
- 侵襲が比較的大きく，大量の輸液を必要とする長時間開腹術（5時間以上，外科，婦人科，泌尿器科）で重炭酸リンゲル液の投与を受けた群では，代謝

性アシドーシスの進行が有意に抑制され，Mg は正常域で維持された．乳酸値は，重炭酸リンゲルと酢酸リンゲルどちらの使用でも徐々に上昇し有意差はなかった[4]．

- 麻酔終了後 30 分以内のシバリングの頻度ならびに強度は，Mg 添加重炭酸リンゲル液使用例で有意に低く，術後シバリング予防効果が認められた．Mg はシバリングの予防，鎮痛・鎮静効果を示すほか，濃度を正常に保つことで循環器合併症（心筋梗塞や不整脈）の発生を抑制するともいわれており（表 2），Mg の補充は有用である[5]．
- ミトコンドリア脳筋症のように高乳酸血症を伴う患者の術中輸液として重炭酸リンゲル液を投与したところ，血中乳酸値を正常範囲内に維持し，代謝性アシドーシスを認めなかったことが報告[6]されている．
- 開心術を施行された 0〜3 歳までの非チアノーゼ性先天性心疾患の乳幼児の術中細胞外液輸液および人工心肺充填液として，重炭酸リンゲル液を使用した群では酢酸リンゲル液を使用した群に比べて術中の炭酸水素ナトリウム溶液使用量が有意に少なかった[7]．
- 腎動脈下大動脈瘤置換術での術中酸塩基平衡について，重炭酸リンゲル液使用群では乳酸リンゲル液使用群に対して優位性を示せなかった[8]．
- 食道癌手術で重炭酸リンゲル液と乳酸リンゲル液を比較した研究では，重炭酸リンゲル液の使用による明らかな有用性は示されていない．
- 重篤な合併症がなく，出血量が少ない症例では酢酸リンゲル液と比べて明らかな差はなく，長時間の大侵襲手術においてどちらも優れた酸塩基平衡維持効果を有する細胞外液製剤といえる．
- 敗血症性ショック患者の初期輸液において，理論的には重炭酸リンゲル液がショック病態に適していると考えられるが，どの晶質液が臨床的に優位であるかは明らかではない．

〈横瀬真志，後藤隆久〉

表 2　低マグネシウム血症の症状

神経・筋肉	テタニー，痙攣，てんかん発作，筋脱力，Trousseau 徴候
心血管	不整脈（洞性頻拍，上室性頻拍，心室性不整脈），PR/QT 延長症候群，平低 T 波/陰性 T 波
精神	抑うつ，著明な不安，興奮

文献

1) Satoh K, et al. Pharmacological study of BRS, a new bicarbonate Ringer's solution, in haemorrhagic shock dogs. Eur J Anaesthesiol 2005; 22: 703–11.
2) Satoh K, et al. Pharmacological study of BRS, a new bicarbonated Ringer's solution, in partially hepatectomized rabbits. Eur J Anaesthesiol 2005; 22: 624–9.
3) 大井良之，ほか．酢酸リンゲル液を対照とした重炭酸リンゲル液の多施設共同無作為二重盲検試験―開腹手術予定者を対象として．新薬と臨牀 2007; 56: 2–10.
4) 中山雅康，ほか．長時間開腹術時の術中輸液としての重炭酸リンゲル液の有用性．麻酔 2007; 56: 1334–8.
5) 澤田敦史，ほか．Mg2＋添加輸液剤はレミフェンタニル麻酔後のシバリングを予防できるか？ 臨床麻酔 2008; 32: 607–11.
6) 前田祥範，ほか．重炭酸リンゲル液を自作し術中輸液管理を行ったミトコンドリア脳筋症の 1 症例．麻酔 2001; 50: 299–303.
7) 浅野真衣子，ほか．小児開心術における重炭酸リンゲル液の有用性．麻酔 2009; 58: 897–902.
8) Shimada Y, et al. Effect of bicarbonate Ringer's solution on the acid-base balance in patients undergoing abdominal aortic aneurysm repair. J Nippon Med Sch 2005; 72: 364–9.

❺ アルブミン

albumin

- アルブミンは1839年から血漿の主要な構成成分として知られていた．いくつかの種類があるが，生体内で最も多く存在し，多種多様な生理機能を営むのは血清アルブミンである（**図1**）[1]．
- 血清アルブミンは血清タンパク質の約60％を占める．
- アルブミン製剤は，循環血液量の是正および膠質浸透圧の改善が主な適応である．

a. アルブミンの生理機能[1,2]

- 血漿膠質浸透圧維持機能：血漿膠質浸透圧の75％を担う．
- 血液中の主要な輸送タンパクとしての機能：多くのリガンドと可逆的に結合する．内因性物質では脂肪酸，ビリルビン，ヘマチンなどに対して，外因性物質では種々の薬剤（ワルファリン，ジアゼパム，サリチル酸，フロセミド，フェニトイン，非ステロイド性抗炎症薬など）に対する搬送性タンパク質として，そして銅，ニッケル，銀，水銀，金などの金属や炎症性メディエータ，プロスタグランジン，副腎ホルモンなどとも結合し運搬する（**図1**）[1]．
- 酸化還元緩衝の機能：酸化型アルブミンと還元型アルブミンが存在し，緩衝剤として働く．
- 抗凝固作用，血液流動性維持機能：血小板の凝集を抑制，血小板活性因子・シクロオキシゲナーゼ抑制などによる．
- 抗酸化機能：活性酸素種の消去など抗炎症作用，抗アポトーシス作用も有する．

b. アルブミン動態

- アルブミンは肝臓で合成（1日に12～20 g）され，血漿に40％，間質液に60％存在する．1日に約4％が分解されアミノ酸として再利用される．アルブミンの半減期は17～20日である．

c. 日本で使用されているアルブミン製剤[3]

- 加熱人血漿蛋白：4.4％以上のアルブミンを含有し，含有タンパク量の

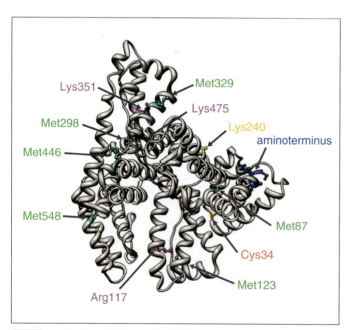

図1 アルブミン分子の三次元構造
ヒトアルブミンは約66,470 Daの分子量をもち，楕円構造で585のアミノ酸からなる．抗酸化にかかわるアルブミンの主部位は，aminoterminus（青で示され金属に結合），Cys34（赤），Lys351・Lys475・Arg117（紫で示され多価不飽和脂肪酸と結合），Lys240（黄で示されビリルビンと結合），6つのメチオニン残基（緑）である．
(Roche M, et al. FEBS Lett 2008; 582: 1783–7[1]より)

うちアルブミンの純度が 80％ 以上である製剤．5％ 人血清アルブミン溶液とほぼ同等の効果をもつ．
  - 製剤：献血アルブミネート®など．
- 人血清アルブミン：含有タンパク量のうちアルブミンの純度が 96％ 以上である製剤．
  - 製剤：5％，20％，25％ 製剤がある．アルブミナー®，献血アルブミン®，赤十字アルブミン®など．

d. アルブミン製剤の使用目的[3-5]

- 血漿膠質浸透圧を維持し循環血漿量を保持することと，浮腫，胸水，腹水など過剰に蓄積した血管外水分を血管内に移行させること．
- 4.4％ 製剤と 5％ 製剤は，血漿の膠質浸透圧とほぼ等張の製剤で，等張アルブミン製剤とよばれ，循環血漿量の維持のために使用される．
- 20％ 製剤と 25％ 製剤は，高張アルブミン製剤とよばれ，血管外過剰水分低減のために使用される．

e. アルブミン製剤の適応[3-5]

- 厚生労働省（厚労省）通知による血液製剤の使用指針に基づき，以下に適応疾患と病態を述べる．

■ 等張アルブミン製剤の適応

①出血性ショック：循環血液量の 50％ 以上の多量出血で血圧が維持できず，血清アルブミン濃度が 3.0 g/dL 未満の場合．腎機能障害などで人工膠質液の使用ができない場合．人工膠質液を 1,000 mL 以上使用しても循環動態が不安定な場合．
②人工心肺を使用する心臓手術★1：血清アルブミン濃度の高度低下例，10 kg 未満の小児例．
③循環動態が不安定な血液透析時．
④凝固因子の補充を必要としない治療的血漿交換法：ギラン・バレー症候群，急性重症筋無力症など．
⑤重症熱傷：広範囲熱傷例，血清アルブミン濃度が 1.5 g/dL 未満の場合．
⑥循環血漿量の著明な減少を伴う急性膵炎や腸閉塞．

■ 高張アルブミン製剤の適応

①肝硬変に伴う難治性腹水に対する治療：4 L 以上の大量の腹水を穿刺抜去する場合．治療抵抗性の腹水の治療（1 週間以内）．
②ネフローゼ症候群：急性かつ重症の末梢性浮腫あるいは肺水腫がある場合，利尿薬と併用（1 週間以内）．
③低タンパク血症に起因する肺水腫あるいは著明な浮腫が認められる場合：重症の下痢，術後など．

集中治療領域におけるアルブミン製剤投与の是非

重症患者の輸液蘇生として，アルブミン使用と生理食塩液使用を比較した前向きランダム化比較試験[6]では，死亡の相対リスク，入院日数，臓器不全発症率などで両群間に有意差がなかったと報告している．サブ解析では，アルブミン投与群で死亡率の高い報告[7]と低い報告[8]がある．このように集中治療領域でのアルブミン製剤投与は，生理食塩液投与との比較では，予後に関して論争中であるが，症例によっては有用性が高い場合があると考えられる．

★1
人工心肺使用時の加熱人血漿蛋白（プラズマプロテインフラクション®）の投与は，血圧低下反応を起こすことがあるので禁忌とされる．

f. アルブミン製剤の投与量[4,5]

- 投与量の算定には下記の計算式を用いる．このようにして得られたアルブミン量を患者の病状に応じて，通常2〜3日で分割投与する．

  必要投与量（g）＝ 期待上昇濃度（g/dL）× 循環血漿量（dL）× 2.5

  ただし，期待上昇濃度は期待値[★2]と実測値の差，循環血漿量は0.4 dL/kg，投与アルブミンの血管内回収率は4/10（40％）とする．

g. アルブミン製剤の不適切な使用[4,5]

- 厚労省指針では不適切な使用例として，タンパク質源としての栄養補給，脳虚血，単なる血清アルブミン濃度の維持，末期患者への投与，をあげている．

h. 注意点[4,5][★3]

- 厚労省指針では使用上の注意点として以下をあげている．
  ① Na含有量（等張製剤の大量投与によるNa負荷に注意）．
  ② 肺水腫，心不全（高張製剤使用による循環血漿量の急激な増加に注意）．
  ③ 血圧低下（加熱人血漿蛋白の急速輸液で起こる可能性があることに注意）．
  ④ 利尿（利尿目的には高張製剤に利尿薬を併用すること）．
  ⑤ アルブミン合成能の低下（慢性病態使用時，血清アルブミン濃度が4 g/dL以上で合成能が抑制される）．

（小森万希子）

★2
期待値は，急性の低アルブミン血症の場合は3.0 g/dL以上，慢性の低アルブミン血症の場合は2.5 g/dL以上とする．

★3 アルブミンの逆効果[5]
広範囲の熱傷や敗血症，癌性腹膜炎などで，毛細血管が破綻し透過性が亢進している時期でのアルブミン投与は，細胞外液や体腔などの血管外にアルブミンは漏出する．間質の浮腫は増悪し血管内脱水を起こし，組織の循環不全から臓器不全に陥る．時期や方法を考慮して慎重に投与すべきである．

文献

1) Roche M, et al. The antioxidant properties of serum albumin. FEBS Lett 2008; 582: 1783-7.
2) 篠澤洋太郎. 低アルブミン血症に対するアルブミン製剤投与の是非—アルブミンの生理作用からの考察. INTENSIVIST 2011; 3: 486-500.
3) 石倉宏恭, 川野恭雅. アルブミン製剤投与の考え方. 救急医学 2013; 37: 1703-8.
4) 厚生労働省医薬食品局血液対策課. アルブミン製剤の適正使用.「血液製剤の使用指針」（改訂版）. 平成17年9月（平成24年3月一部改正）. http://www.mhlw.go.jp/new-info/kobetu/iyaku/kenketsugo/yuketuchiryou07/dl/yuketuchiryou07b.pdf
5) 比留間潔. 血漿分画製剤の適正使用. 外科治療 2011; 104: 256-63.
6) SAFE Study Investigators. A comparison of albumin and saline for fluid resuscitation in the intensive care unit. N Engl J Med 2004; 350: 2247-56.
7) SAFE Study Investigators. Saline or albumin for fluid resuscitation in patients with traumatic brain injury. N Engl J Med 2007; 357: 874-84.
8) SAFE Study Investigators. Impact of albumin compared to saline on organ function and mortality of patients with severe sepsis. Intensive Care Med 2011; 37: 86-96.

❻ HES製剤

hydroxyethylated starch

a. わが国における膠質液の状況

- 膠質液には献血由来のアルブミンと人工膠質液があり，世界的にみると人工膠質液にはHES製剤，デキストラン，ゼラチンがある（表1）．日本では，ゼラチン製剤は販売されておらず，デキストラン製剤は腎傷害，アナフィラキシーのリスクがあるため，分子量40 kDaのデキストランを3%含有する低分子量，低濃度製剤（サヴィオゾール®）のみが市場に存在することから，日本における人工膠質液の選択肢はHES製剤となる．
- 日本では従来，サリンヘス®，ヘスパンダー®が使用されてきたが，2013年10月からボルベン®の使用が可能となった[1]．

b. HES製剤の特徴

- HES分子はデンプンのグルコース残基の水酸基の一部をヒドロキシエチル

表1 欧米で利用できる膠質液の特徴

	濃度(%)	膠質浸透圧(mmHg)	投与直後の血漿量増加効果*(%)	体内での存在期間(日)	1日あたり最大投与量	溶媒	凝固系への影響	コメント
アルブミン	4 20	20～29 100～120	80 200～400	不明		Na 148 mEq/L, Cl 128 mEq/L, Na 不明, Cl 19 mEq/L	0	
デキストラン70	6	56～68	120	28～42	1.5 g/kg		+++	
デキストラン40	10	168～191	200	6	1.5 g/kg		+++	
スクシニル化修飾液体ゼラチン	4	42	70	2～7		Na 154 mEq/L Cl 120 mEq/L	0～+	
尿素架橋ゼラチン	3.5	25～29	70～80	2～7		Na 145 mEq/L Cl 145 mEq/L	0～+	
HES 670/0.75	6	25～30	100		20 mL/kg	乳酸リンゲル液	++ (+)	
HES 200/0.5	6	30～37	100	3～4	33 mL/kg		+	
HES 70/0.5	6		80～90		20 mL/kg	生食または1%糖含有平衡塩類溶液	0～+	
HES 200/0.5	10	59～82	145	3～4	20 mL/kg		+	VICEP study
HES 130/0.4	6	36	100	<1	50 mL/kg	生食またはCaを含まない平衡塩類溶液	0～+	CHEST study and CRYSTMAS study
HES 130/0.42	6				33 mL/kg	酢酸リンゲル液		6S trial

*投与量に対する血漿量の増加分として表示（%）．
日本では，HES 70/0.5は，サリンヘス®，ヘスパンダー®，HES 130/0.4はボルベン®が製品として販売されている．

(Toyoda D, et al. J Intensive Care 2014; 2: 23[1]より)

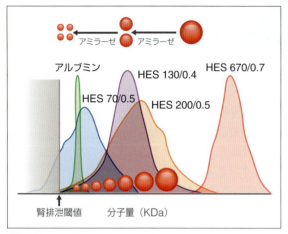

図1　HES 製剤の分子量分布
(Niemi TT, et al. J Anesth 2010; 24: 913-25[3] より)

基で置換したものである．この修飾によって水溶性が増加するとともに，アミラーゼによる分解速度が低下し，投与後に血漿膠質浸透圧を維持することが可能となった．

- HES 製剤に関しては濃度，重量平均分子量，置換度，C2：C6 比および溶媒によりその特徴が異なる[2]．

■ 濃度

- サリンヘス®，ヘスパンダー®，ボルベン® いずれも 6% 製剤であり，ほぼ血漿と同一の膠質浸透圧を有する．

■ 重量平均分子量

- HES 分子の分子量は図1に示したように分布しており，代謝されて 50 kDa 程度とされる腎排泄閾値を下回った分子は，膠質浸透圧に寄与しえなくなる[3]．重量平均分子量が大きいボルベン® のほうがサリンヘス®，ヘスパンダー® よりも用量効果の持続が長い．

■ 置換度および C2：C6 比

- ヒドロキシエチル基の置換パターンを示す数値であり，これらが大きいものほど代謝が緩徐である．ボルベン® は置換度 0.4，C2：C6 比 9 であり，すみやかに代謝される．

■ 溶媒

- サリンヘス® およびボルベン® の溶媒は生食であり，高クロール血症，低カルシウム血症などに対する注意が必要である．

c. HES 製剤の適応

■ 出血に対する対応

- 出血に由来する循環血液量減少に対しては，晶質液よりも膠質液のほうが有効であり，コスト，入手の容易さを考慮して，血液製剤使用指針においても HES 製剤はアルブミン使用までの「つなぎ」として取り上げられている[★1]．

■ 目標指向型輸液管理

- 高リスク患者における合併症回避および一般の症例における術後回復力強化のために目標指向型輸液管理が注目されている[4]．目標指向型輸液管理には晶質液の投与制限および心拍出量の最適化が含まれており，出血の有無にかかわらず，人工膠質液が積極的に使用されている．
- 日本におけるボルベン® の適応も循環血液量の維持であり，交感神経遮断による相対的な前負荷減少，血管透過性亢進による循環血液量低下に対しても適応となる．

★1
従来のサリンヘス®，ヘスパンダー® の場合，添付文書における投与上限は 20 mL/kg，麻酔科学会による薬剤使用ガイドラインにおいても 3 L 程度までと記載されているが，ボルベン® は 1 日あたり投与上限が 50 mL/kg であり，アルブミン投与量の節約が可能である．

d. HES製剤の注意点

■ 腎傷害[5]

- HES製剤による腎傷害には投与する対象，投与量，とくに累積投与量が関与していると考えられている．分子量130 kDa，置換度0.4あるいは0.42の製剤による腎傷害に関しては，重症敗血症患者に対して投与量上限に近い量を数日にわたって投与した場合に臨床的に有意な腎傷害の頻度，あるいは腎代替療法を必要とする頻度が増加したとする報告がなされている．
- 一方，血行動態の改善をみた時点で投与を終了した報告では，腎傷害の頻度は増加していないとされている．ボルベン®による腎傷害に関してのコンセンサスはないものの，アメリカ食品医薬品局（FDA）が追加した警告文書の内容がおおむね妥当だと思われる★2．

■ 凝固障害[6]

- 晶質液およびアルブミンが凝固系へ及ぼす影響はほとんど無視できると考えられているが，HES製剤は凝固系への抑制作用があると考えられている．
- 凝固系への抑制作用は大分子量のHES分子が長時間血中に存在することによって増強されると考えられており，分子量が小さいサリンヘス®，ヘスパンダー®，代謝がすみやかなボルベン®に関しては凝固系への作用は小さいとする報告が多い．凝固系への抑制作用を拮抗する手段としては，新鮮凍結血漿またはフィブリノゲン製剤の投与が有効であるとされている．

（小竹良文）

★2
①敗血症患者，ICU在室患者など重症患者に対してはHESを使用しないこと．
②腎機能低下患者に対しては使用を避けること．
③腎機能低下の所見が認められた場合は使用を中止すること．
④投与90日後までは腎機能の推移を評価すること．
⑤開心術患者には使用しないこと．
⑥凝固障害の所見が認められた場合は使用を中止すること．

文献

1) Toyoda D, et al. Pros and cons of tetrastarch solution for critically ill patients. J Intensive Care 2014; 2: 23.
2) 小竹良文．中分子量低置換度ヒドロキシエチルデンプン製剤の特徴と展望．麻酔 2014; 63: 218-31.
3) Niemi TT, et al. Colloid solutions: A clinical update. J Anesth 2010; 24: 913-25.
4) 小竹良文．術後回復力強化プログラムからみた周術期輸液管理―目標指向型輸液管理とは？ 医学のあゆみ 2012; 240: 827-31.
5) Myburgh JA, Mythen MG. Resuscitation fluids. N Engl J Med 2013; 369: 1243-51.
6) Van der Linden P, Ickx BE. The effects of colloid solutions on hemostasis. Can J Anaesth 2006; 53: S30-9.

❼ 維持輸液製剤

maintenance infusion solutions

a. 維持輸液製剤の考え方

- 維持輸液とは，生理的に必要な水分量と電解質を補充する輸液のことである．十分なカロリーや栄養素の輸液は，維持輸液ではできないことに注意する．
- 生理食塩液は血管内と間質に分布するのに対し，5％ブドウ糖液はすべての水分分画に分布する（**表1**）．この両者を1：1で混ぜたものが1号液，1：4で混ぜたものが4号液の組成に近い．生理食塩液も5％ブドウ糖液もともに浸透圧比は1であるので，1〜4号液の浸透圧比は基本的に1であるが，すべてブドウ糖を含んでいるので生体内の機能的な浸透圧は低張であり，低張電解質輸液に分類される．
- 病態に合わせ，どの分画に水分を補充するかによって輸液を選択する[★1]．
- 一般的に，病的な水分喪失（出血，発汗，嘔吐，下痢）は細胞外液の喪失であり，水分と電解質の損失を伴うため，細胞外液を主体とした水分と電解質の補充が必要である．
- 絶飲食などで，本来取るべき水分や栄養が取れない場合は，細胞内液と細胞外液からの水分が不足していくため，糖質を投与して細胞内に水分を送り込み，細胞の機能を維持する必要がある．
- 1〜4号液のような，低張電解質輸液製剤を維持液類輸液製剤とよぶ．3号液が狭義の「維持液」である．

★1
Naは細胞外液に多く分布するため（**表2**），Na濃度の高い輸液は細胞内には移行しない．ブドウ糖などの糖液は，代謝されると自由水となり細胞内を含むすべての水分分画へ移行する．脱水には高張性脱水（水欠乏型）と低張・等張性脱水（Na欠乏型）がある．高張性脱水は，血清Naが上昇しているため，細胞外液は比較的保たれているが細胞内脱水の程度が強い．この補正には，細胞内に水分を補給する必要があるため，糖液の割合が多い輸液が適している．

表1 輸液製剤の組成と水分分布の割合

製品名		電解質（mEq/L）						ブドウ糖 (g/L)	熱量 (kcal/L)	浸透圧比	水分分布（%）		
		Na⁺	K⁺	Mg²⁺	Cl⁻	P (mmol/L)	Lact⁻				細胞内液 (67)	細胞外液	
												間質 (25)	血管内 (8)
生理食塩液		154	−	−	154	−	−	−	−	1	0	75	25
5％ブドウ糖液		−	−	−	−	−	−	50	200	約1	67	25	8
維持液類輸液	KN1号輸液	77	−	−	77	−	−	25	100	約1	33	50	17
	KN2号輸液	60	25	2	49	6.5	25	23.5	94	約1	41	44	15
	KN3号輸液	50	20	−	50	−	20	27	108	約1	45	41	14
	KNMG3号輸液	50	20	−	50	−	20	100	400	約3	45	41	14
	KN4号輸液	30	−	−	20	−	−	40	160	約1	54	35	11

生理食塩液は細胞外に分布し，5％ブドウ糖液は生体の水分分布と同じ割合で分布する．維持液類輸液の号数が増えるにつれNa濃度が低くなり，血管内に残る水分の割合は減少し，細胞内の補水効果が大きくなる．

> **Column** 輸液の浸透圧比と生体内での機能的浸透圧および水分分布
>
> 　生体内の浸透圧の正常値は，285±5 mOsm/L である．
>
> 　浸透圧は，溶液中の粒子の数で決まり，粒子の mmol/L をそのまま mOsm/L と読み替えたものが浸透圧である．
>
> 　生理食塩水は，0.9％食塩水であるので，溶液1L中に存在する9gのNaCl（分子量58.5）のモル数は9/58.5＝0.154 mol＝154 mmol となる．NaClはNa$^+$とCl$^-$に電離するため，粒子数は 154＋154＝308 mmol となり，浸透圧は308 mmol/L と表記されるが，実際には，約85％電離しているので，浸透圧の実測値は285 mOsm/L となり，生体の浸透圧とほぼ同じとなる．同様に5％ブドウ糖液は，ブドウ糖の分子量180から計算して，モル濃度は50/180＝0.278 mol/L＝278 mmol/L となる．ブドウ糖は電離しないので，浸透圧も278 mOsm/L となり，生理食塩液に対する浸透圧比は約1.0となる．
>
> 　ここで注意しなければならないことは，溶液としては，どちらも浸透圧比は1であり等張 '液' であるが，5％ブドウ糖液は低張 '輸液' 製剤に分類されることである．なぜならば，ブドウ糖は体内に投与されると，短期間で水とともに細胞内に取り込まれ，水と二酸化炭素とエネルギーに変化するため，浸透圧を形成しない．よって，ブドウ糖液は濃度にかかわらず低張輸液に分類される．すなわち50％ブドウ糖液は，浸透圧比10の高張液であり末梢からの投与はできないが，体内で代謝後は浸透圧を形成しないため，低張輸液製剤に分類され，水分は主に細胞内に取り込まれる．生理食塩液などの電解質輸液は，細胞外液分画（間質75％，血管内25％）に分布し，糖質液は細胞内外の水分分画（細胞内67％，間質25％，血管内8％）に従って分布することを合わせて理解するとよい．維持液類輸液製剤は生理食塩液と5％ブドウ糖液の混合で構成されているので，その水分分布は混合比で考えればよい．

b. 維持液類輸液製剤（低張電解質輸液製剤）

◼ 1号液（開始液）
- 生理食塩液と5％ブドウ糖液を等量で混合したものである．塩基として乳酸を配合した製剤もある．
- 細胞内液と細胞外液ともに補水可能であり，Kを含まないために，高カリウム血症を恐れずに使用できる．
- 緊急で来院時など，病態が不明なときの血管確保時の輸液として用いられることが多い．
- 病態判明後は，すみやかに適切な輸液に変更すべきである．

◼ 2号液（脱水補給液）
- 細胞内に多く分布する電解質（K，Mg，P）（**表2**）を1号液に添加したものである．
- 病的な脱水の補正を細胞外液補充液で行った後，水分と電解質の不足が存在する場合に，双方の補充目的で使用する．

◼ 3号液（維持液）と高濃度糖加維持液
- なんらかの理由で経口摂取が行えないときに，1日に必要な水分量を補えば，同時に必要な電解質も補給されるようにできている．
- 出血，下痢・嘔吐，異常発汗などの病的な水分喪失では，電解質の損失が大

表2 体液区分における水分と電解質分布の割合

体液区分		細胞内液	細胞外液	
			組織間液	血漿
水分分布（%）		67	25	8
電解質分布			(mEq/L)	
陽イオン	Na$^+$	15	144	142
	K$^+$	150	4	4
	Ca^{2+}	2	2.5	5
	Mg^{2+}	27	1.5	3
	計	194	152	154
陰イオン	Cl$^-$	1	114	103
	HCO$_3^-$	10	30	27
	HPO$_4^-$	100	2	2
	SO$_4^{2-}$	20	1	1
	有機酸	0	5	5
	タンパク質	63	0	16
	計	194	152	154

成人男性では，体重の60%が水分である．この60%のうち40%が細胞内液，20%が細胞外液（組織間液15%，血漿5%）である．

水分だけの割合でみると，細胞内液67%，組織間液25%，血漿8%となる．

電解質組成では，細胞外液はNa$^+$，Cl$^-$が多く，細胞内液には，K$^+$，Mg^{2+}，HPO$_4^-$が多い．

水は，細胞膜を自由に通過するが，その他の物質の出入りは制御されているため，細胞内外で電解質の組成が大きく異なる．

きいため細胞外液補充液が主体となるが，本来とるべき水分や食物の補給が絶たれた場合には，3号液を用いて細胞，間質，血管内の各分画にバランスよく水分，電解質が移行するように補う必要がある．

- ただし，3号液では，熱量とビタミン，微量元素などが不足する．
- 末梢静脈から投与できる最大浸透圧比は3である．
- 熱量投与のために，浸透圧比を3を超えないように，糖を加えた3号液を高濃度糖加維持液とよび，KNMG3号輸液などがある．
- KNMG3号輸液を成人に2L投与すると，投与カロリーは800 kcalとなる．
- 3号液をベースの高濃度糖加維持液にアミノ酸を加えた製剤は，末梢静脈栄養に使われる．
- さらに脂肪製剤を投与することにより，1,200 kcal/日程度までは，末梢静脈栄養として投与することが可能である．
- 1週間を超えて静脈栄養を行うには，中心静脈栄養が必要となる．

4号液（術後回復液）

- 術後回復液とよばれているが，実際には，Kを含まない3号液の位置づけで使用されている．よって，腎不全患者の一般的な維持液として使われる．
- 3号液よりもさらにNa濃度が低く，細胞内液に多く分布する．

（西田　修）

4-2 輸血

周術期における輸血の考え方

a. 生物由来製品と特定生物由来製品

- 薬事法では動物や人間に由来する原料または材料を用いた製品を生物由来製品と特定生物由来製品に分類している[1]．

■ 生物由来製品
- 生物由来製品とは，ヒトその他の生物（植物を除く）の細胞，組織に由来する原料または材料を用いた製品のうち，保健衛生上特別の注意を要するものと定義されている．例として血液製剤，ワクチン，細胞培養/遺伝子組換え製剤，細胞組織医療機器などがあげられている．
- 生物由来製品の安全性として，
  ①未知の感染性因子を含有している可能性が否定できない，
  ②不特定多数の人から採取されている場合，感染因子混入のリスクが高い，
  ③感染因子の不活化処理などに限界がある場合がある，
  ことがあげられている．
- 生物由来製品の場合は，これまでの製造工程・市販段階での安全確保だけでなく，その特性を踏まえた上乗せの注意を必要とすることが明記されている．また，これらの製品に由来すると疑われる感染症が発生した場合は，厚生労働省への報告が必要となる．

> 生物由来製品に由来すると疑われる感染症は厚労省への報告が必要である

■ 特定生物由来製品
- 特定生物由来製品とは，生物由来製品のうち，販売し，賃貸し，または授与した後において当該生物由来製品による保健衛生上の危害の発生または拡大を防止するための措置を講ずることが必要なものである．具体的には輸血用血液製剤，血液凝固因子，人血清アルブミン，人免疫グロブリン，人胎盤抽出物などがあげられる．
- これらの製品の取り扱いには十分な注意が必要で
  ①患者への適切な説明，
  ②使用記録の作成，保管，
  ③感染症等情報の報告，
  が義務づけられている．
- 具体的には，特定生物由来製品に関しては，製品を使用する際にリスクとベネフィットについて患者または家族に適切に説明を行うことが求められている．また万が一，感染症が発生した場合に使用対象となった患者の特定を容易に行うため，特定生物由来製品を使用した患者の記録を作成し保存することとされている．

> 特定生物由来製品を使用した患者の記録の作成・保存が義務づけられている

- 記録の内容としては製品名，製造番号（ロット番号），患者の氏名，住所，投与日を記録する．保管は 20 年間保管することが義務づけられている．

血液製剤
- 周術期には血液製剤を使用することも多い．麻酔科医はその特徴と使用方法に精通している必要がある．一口に血液製剤といっても多くの種類があり，その性質，使用法はそれぞれ異なる．ここでは血液製剤の種類とその全般的な使用に関する考え方を概説する．

(1) 血液製剤の種類
- 血液製剤とはヒトの血液を原料として製造される医薬品のことである．一般的には血液を原料とした製剤はすべて血液製剤であるが，周術期にわれわれが使用するのは赤血球液，新鮮凍結血漿，濃厚血小板が多い[2]．
    - ①赤血球液
        - 麻酔科医が最も多く使う血液製剤は赤血球液であろう．赤血球補充の第一義的な目的は，末梢循環系への十分な酸素の供給である．
    - ②新鮮凍結血漿
        - 新鮮凍結血漿投与の主目的は凝固因子の補充による治療的投与である．観血的処置時を除いて新鮮凍結血漿の予防的投与の意味はない．
    - ③濃厚血小板
        - 血小板輸血の目的は血小板成分を補充することにより止血を図り，または出血を防止することである．

(2) 血液製剤の弊害
- 現在ではほとんどなくなっているが，血液製剤の投与はウイルス・細菌感染の可能性が必ず存在する．しかしながら，これまでのほとんどの報告では，周術期赤血球輸血は予後を悪化させる．赤血球輸血では感染症の確率が数倍増加する．赤血球輸血ではさらに輸血関連急性肺障害（TRALI）も起こりうるし，とくに保存期間の長い血液では免疫抑制による多臓器不全や癌の再発が多いといわれている．
- 新鮮凍結血漿の投与でも容量過多，アナフィラキシー，TRALI，感染症などが起こりうる．血小板製剤の投与も新鮮凍結血漿の副作用と同様であるが，より細菌感染の媒介の可能性が高い．このように血液製剤の投与には避けがたいリスクが伴う．

▲TRALI：
transfusion-related acute lung injury

b. 輸血を減らすために

- 近年の総説では原則輸血は予後を悪化させるとされている．つまりわれわれは不必要な輸血は避けなければならない．現在とくに周術期の輸血を減らすための方策として，
    - ①術前の貧血の改善，
    - ②出血量の軽減への努力，
    - ③輸血基準の見直し，

の 3 つがあげられている[3]．

輸血を減らすために，①術前の貧血の改善，②出血量の軽減への努力，③輸血基準の見直し，があげられる

◼ 術前の貧血の改善
- 術前の貧血は周術期輸血の独立危険因子である．よって術前の貧血を改善することは周術期輸血の軽減につながる可能性がある．術前の貧血の改善のためには鉄剤の投与・葉酸・ビタミン B_{12} の補充・エリスロポエチンの投与が検討されている．
- 現在，日本ではエリスロポエチンの適応は腎性貧血患者に限られている．また，エリスロポエチンには血栓性合併症を増やし，予後を悪化させるとの報告もあり注意が必要である．逆に鉄剤は安全性も高く，比較的安価であり，輸血を減らすために今後，周術期での使用の検討が必要かもしれない．

◼ 出血量の軽減への努力
- 術中の出血量の軽減のためにはいくつかの方法が考えられている．術前の抗凝固薬の調整や中止，出血傾向などの精査は有効な手段の一つである．
- 術前の抗凝固薬による PT-INR の延長に対しては緊急の場合でなければ，抗凝固薬の中止とビタミン K の投与，手術時期の再検討で十分対応できる．不必要な新鮮凍結血漿の投与は避けるべきである．
- 近年の研究では，トラネキサム酸の投与は術中の出血量を軽減し，輸血量を減らすために有効な治療の一つである．

▲PT-INR：prothrombin time-international normalized ratio

トラネキサム酸は術中の出血量を軽減し，輸血量を減らすために有効である

◼ 輸血基準の見直し
- 輸血を行うか否かの判断は適切に行われる必要がある．輸血の判断を行うには臓器の虚血，出血量，血行動態，合併症を考慮に入れる必要がある．少なくとも輸血は患者を治療するために用いられるべきもので，ヘモグロビンの値を治療するためのものになってはいけない．このように考えると必然として輸血基準を見直す可能性が出てくる．
- 従来ヘモグロビン 9〜10 g/dL が輸血の基準としてよく使われていたが，近年の報告では 7〜8 g/dL でも安全であるとされるものが多い．当然，先にあげた虚血，出血量，血行動態，合併症を考慮に入れて決定されるべきものであるが，安定している患者に関してはヘモグロビン 7〜8 g/dL は十分に耐えうる基準であると考える．

安定している患者ではヘモグロビン 7〜8 g/dL は十分に耐えられる基準である

c. さらなる改善を目指して

- とくに心臓血管外科領域では，血液製剤投与を減少させるために多くの努力が行われている[4]．

◼ プロトコールの使用
- 心臓血管外科周術期の血液製剤の使用に関してはプロトコールを使うことが推奨されてきている．たとえば，術中のトラネキサム酸の投与量，術中の凝固系検査＋ ROTEM®（フィンガルリンク株式会社）の使用などをルーチン化してプロトコール化することによって，血液製剤の使用を減少させることができるとしている．

◼ 凝固因子，抗線溶製剤，ヘパリンなどの適正な使用
- 抗線溶製剤としてトラネキサム酸は，血液製剤の使用の減少に有効である．フィブリノゲン製剤は希釈性凝固障害に対して有効である．第 XIII 因子も

- 血栓の安定化に重要で，臨床的にも有効性が示されてきている．濃縮プロトロンビン製剤はワルファリンの緊急リバースとして可能性が示されてきている．
- 第VII因子製剤は周術期使用に関しては，これからの課題である．プロタミンはその特性をよく理解したうえで使用することが重要である．

■ 輸液管理
- 周術期の過剰輸液は凝固系へも影響を与える．とくにヒドロキシエチルスターチ（HES）は，その特性上第VII因子，von Willebrand因子にも影響を与えるとされ，抗凝固的に働く．その臨床的意義には疑問もあるが，過量投与による出血傾向には注意が必要である．適切な周術期輸液管理も血液製剤使用の制限につながる可能性がある．

■ 人工心肺に関連する因子
- 心臓血管外科手術で用いられる人工心肺には回路のプライミングに用いられる溶液による血液希釈が起こる．このプライミングボリュームを減らすことは血液希釈の程度を減らし，血液製剤の使用を抑制する可能性がある．
- また，術中に使用される心停止液の容量も，血液希釈の原因となりうる．逆に人工心肺離脱時の血液濾過による血液濃縮は，血液製剤の使用を減少させる可能性がある．
- このように手術とくに人工心肺に関連する因子は周術期血液製剤使用に大きく影響する可能性がある．

d. おわりに

- 周術期における血液製剤の使い方について概説した．血液製剤特有の問題点・注意点をよく理解しておくことが肝要である．原則として，いかに血液製剤の使用頻度を減らすかであるが，適応のある場合は躊躇なく使用できることも重要である．

（森松博史）

文献

1) 医療関係者のための改正薬事法・血液法説明資料．
   http://www.mhlw.go.jp/qa/iyaku/yakujihou/index.html
2) Goodnough LT, et al. Concepts of blood transfusion in adults. Lancet 2013; 381: 1845-54.
3) Shander A, Javidroozi M. Strategies to reduce the use of blood products: A US perspective. Curr Opin Anaesthesiol 2012; 25: 50-8.
4) Theusinger OM, et al. Strategies to reduce the use of blood products: A European perspective. Curr Opin Anaesthesiol. 2012; 25: 59-65.

１ 赤血球液

red blood cells

- 平成26年8月より，日本赤十字社から供給される赤血球は赤血球液（RBC）と名称変更された．多用される赤血球液は，Ir-RBC-LR★1 である．
- 輸血療法の新機軸として patient blood management[1]★2 の概念が浸透しつつある．患者のために，可能な限りの同種血輸血を回避する方策である．
- 予期せぬ危機的出血に遭遇した際には，的確かつ迅速な対応が患者の救命に直結する．躊躇することなく，異型適合赤血球液を輸血する．

a. 赤血球製剤の種類★3

①照射赤血球液 -LR「日赤」（Ir-RBC-LR，図1）：現在，各医療機関で使用される大部分の赤血球製剤はこれである．200 mL 献血由来から作製した Ir-RBC-LR-1（容量 140 mL）と 400 mL 献血由来から作製した Ir-RBC-LR-2（容量 280 mL）の2種類がある．

②照射洗浄赤血球液 -LR「日赤」（Ir-WRC-LR）：血漿成分が混入することで生じる重篤な副反応を回避したい場合に用いる．

③照射解凍赤血球液 -LR「日赤」（Ir-FTRC-LR）：きわめてまれなタイプの血液型は凍結保存されていて，必要時に解凍洗浄後に供給される．

④照射合成血液 -LR「日赤」（Ir-BET-LR）：ABO 血液型不適合による新生児溶血性貧血時に用いる．O 型赤血球と AB 型血漿を混合した製剤である．

b. 赤血球製剤の使用目的・使用方法

■ 使用目的

- 末梢循環系へ十分な酸素を供給することにある．しかし同種血輸血そのものが，輸血副作用発症のリスク増加，術後合併症増加，患者予後の悪化をきたす報告[2,3]がある．待機手術では可能な限り同種血輸血を避ける方策を考える．

■ 使用方法

- 急速大量輸血でない限り，輸血前に保温の必要はない．保冷庫（2～6℃）から取り出した RBC をそのまま輸血してよい．
- わが国の「血液製剤の使用指針」[4]では，急性出血（主として外科的適応）の場合，Hb 値が 10 g/dL を超える場合は輸血を必要とすることはないが，6 g/dL 以下では輸血はほぼ必須とされている．Hb 値のみで輸血の開始を決定することは適切ではない．バイタルサインやショックインデックス（shock index；SI）を参考に，赤血球輸血の必要性を考える．
- アメリカ麻酔学会のガイドライン[5]では，開心術の場合の体外循環中の Hb 値を 6 g/dL 以上（65歳以上，慢性的呼吸器・循環器疾患患者では 7 g/dL 以上）に維持するように推奨されている．

術前投与

- 最新の PBM の概念に照らし合わせて，患者の心肺機能，年齢，原疾患，全

★1 Ir-RBC-LR

Irradiated Red Blood Cells, Leukocytes Reduced. 献血血液を保存前白血球除去フィルターによって白血球除去し，遠心して血漿成分のほとんどを除去した後，保存液（MAP 液）を加え，放射線照射がされた製剤である*．

*赤血球製剤への放射線照射
赤血球製剤にごく微量に混入するリンパ球によって生じる移植片対宿主病（graft versus host disease：GVHD）を予防するために，施行される．

★2 patient blood management（PBM）

各専門領域分野でのエビデンスに基づいた医療手段を用いて実践される輸血回避戦略．患者の転帰を改善することを目的としている．

★3

照射がされない赤血球製剤も販売されているので，現場では照射がされていることを必ず確認すること．

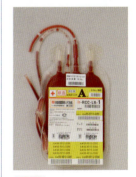

図1 Ir-RBC-LR-1

▶WRC：
washed red cells

▶FTRC：
frozen thawed red cells

▶BET：
blood for exchange transfusion

4章 輸液，輸血

★4
慣習的に行われてきたいわゆる 10/30 ルール（Hb 10 g/dL，Ht 30％以上にする）は，現在ではまったく根拠がないとされている．

[重要!]
輸血前には，製剤名，単位，血液型，患者氏名，交差適合試験の結果，放射線照射，使用期限等のダブルチェックは必ず行う

▶T&S 法：
Type & Screen 法（血液型不規則抗体スクリーニング法）

▶MSBOS：
maximum surgical blood order schedule（最大手術血液準備量）

▶SBOE：
surgical blood order equation（手術血液準備量計算法）

身状態を総体的に把握して術前の赤血球輸血の必要性を判断する★4．
- 術前に改善が可能な貧血（鉄欠乏，ビタミン B_{12} 欠乏，葉酸欠乏や腎性貧血）の場合には，適切な治療によって貧血を改善させておくべきである．

術中出血
- 出血患者における輸液・成分輸血療法の適応としては，現在でも Lundsgaard-Hansen の成分輸血に関する報告[6]（1980 年）が広く用いられており，有用性も高いが，現在の最新の医療技術においては，輸血開始のトリガーをもっと厳しく設定できる場合が多い．
- 循環血液量の 50％以下の出血の場合には，人工膠質液（ヒドロキシエチルデンプン〈HES〉やデキストランなど）を使用する．第 3 世代 HES のボルベン®（6％ HES130/0.4/9）は，50 mg/kg までの投与が認められている．赤血球不足による組織への酸素供給不足が懸念される場合には，この時点でも RBC を輸血する場合がある．
- 出血量が循環血液量と同等以上になった場合には，希釈性凝固障害により止血困難な状況に陥る．この本態は，低フィブリノゲン血症であり，漫然と RBC 輸血を継続せずに適切な凝固因子補正が不可欠である．
- 出血が多量で同種血輸血が予定される場合，適切な手術前の輸血用血液製剤の準備が重要である．①T&S 法，②MSBOS，③SBOE を活用[7]する．これらの詳細については成書ならびに本シリーズ『麻酔科医のための体液・代謝・体温管理』「2-1-3 輸血用血液製剤の適正使用」を参照していただきたい．
- 急速大量出血（100 mL/分以上の急速輸血が必要な場合）の赤血球輸血は加温が必要である．3M™ レンジャー™，レベル 1 システム 1000（図 2）などの装置を用いる場合もある．

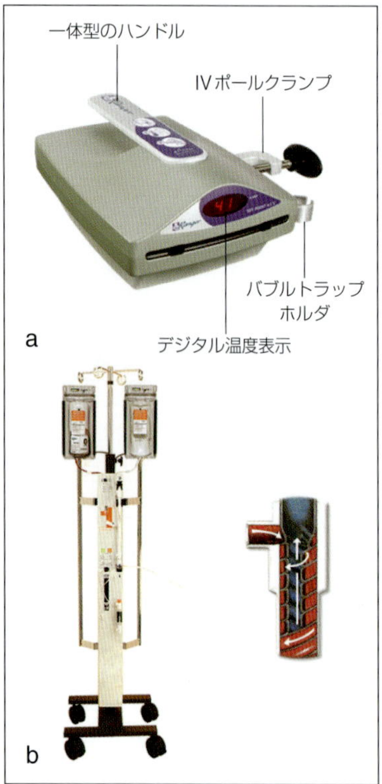

術後出血
- 術後出血の適切な監視と早期対応が重要である．
- 術後は，術中の出血や麻酔の影響で体液が組織間質へ移行することによる循環血液量の減少がある．術後数日目に貧血が進行しているようにみえても，組織間へ移行した体液が血管内に戻って循環血液量が回復したための希釈性 Hb 値低下の可能性がある．
- 術後は患者が安静臥床している時間が多いので，ある程度の貧血は許容できる場合が多い．Hb 値のみで輸血の判断をしないことが大切である．
- 全身の酸素需給のモニターとしては，中心静脈血酸素飽和度（$ScvO_2$）が臨床的に有用である．$ScvO_2$ が 70％を切って，Hb 値が低ければ赤血球輸血を考慮する[8]．

c．効果と使用上の注意点
- 予想出血量を想定して必要な RBC-LR 輸血量を決定する．出血のない場合，体重 50 kg の患者に RBC-LR-2 を 1 袋投与すると Hb 値は 1.5 g/dL 上昇する★5．

図2 3M™ レンジャー™ 2450（a）とレベル 1 システム 1000（b）
（a：一体型のハンドル，IV ポールクランプ，バブルトラップホルダ，デジタル温度表示）

> **Column** 製剤内容液の経時的変化
>
> Ir-RCC-LR「日赤」の内容液の経時的変化を**表1**に示す．バッグ中のHb濃度は変化しないが，長期保存による上清Hb濃度の上昇，上清K濃度の上昇，pHの低下などに注意が必要である．
>
> **表1** 照射赤血球濃厚液（Ir-RCC-LR）の製剤内容液の経時的変化（$n=8$）*
>
> | 項目 | 1日目 | 7日目 | 14日目 | 21日目 | 28日目 |
> |---|---|---|---|---|---|
> | 上清Hb濃度（mg/dL） | 12.8±4.3 | 24.8±7.1 | 35.0±8.5 | 49.3±15.6 | 68.8±24.8 |
> | 2,3-DPG濃度（μmol/gHb） | 14.0±1.4 | 9.7±2.6 | 2.8±2.0 | 0.6±0.9 | 0.1±0.3 |
> | 上清Na濃度（mEq/L） | 123.4±1.6 | 100.1±3.3 | 92.4±3.8 | 89.3±3.2 | 85.8±3.2 |
> | 上清K濃度（mEq/L） | 1.7±0.3 | 36.3±4.8 | 49.5±4.8 | 56.6±4.6 | 60.3±4.6 |
> | pH | 7.20±0.02 | 7.06±0.02 | 6.84±0.02 | 6.70±0.02 | 6.64±0.02 |
>
> *旧名称製剤での検討

- 肝切除術において，障害肝に対する肝切除周術期のRBC輸血は，輸血が脾機能亢進症を増強させ，ビリルビン代謝に負荷をかけるとされており，極力避けるべきである．
- 最近，Kochら[9]は，心臓外科領域の手術において，保存期間の長い（2週間以上）赤血球輸血は術後合併症のリスクを増大させるとともに急性期死亡率を増加させ，長期生存率を低下させるという報告をした．

d．副作用

- 特定生物由来製品である輸血用血液製剤では，副作用にも十分に注意しなければならない．詳細は成書[10]，本シリーズ『麻酔科医のための体液・代謝・体温管理』「2-1-4 同種血輸血の副作用と初期対応」を参照していただきたい．
- 輸血副作用は血液バッグあたり1.68%との報告があり，まれなものではない．同種血輸血の副作用を十分に理解し，的確な初期対応を行うことはきわめて重要である．
- 輸血副作用は，発生時期から即時型と遅発型，発症病態から溶血性と非溶血性に分類される．非溶血性はさらに，感染性，免疫性，その他に細分類すると理解しやすい．**表2**に主な輸血副作用を示す．
- 輸血開始早期（投与直後から30分後）に生じる副作用としては，不適合輸血（間違い輸血），細菌汚染血液輸血による反応，重症アレルギー反応，非溶血性発熱反応が重要である．
- 赤血球輸血では溶血副作用に注意する．赤血球溶血は，ABO異型不適合輸血のほか，不規則抗体による遅発性溶血性副作用もある．また，保管温度の不備，細菌汚染などでも溶血が生じるので，使用前の外観チェックも重要である．

★5
予測上昇Hb値（g/dL）
＝投与Hb量（g）/循環血液量（dL）
循環血液量（dL）
＝0.7（dL）/体重（kg）
*RBC-2は約53gのHbを含有する．

表2 主な輸血副作用

		即時型副作用	遅発型副作用
溶血性副作用		急性溶血反応（ABO不適合輸血など）	遅発性溶血反応（不規則抗体による溶血など）
非溶血性副作用	感染性	細菌感染症（敗血症性ショック）	ウイルス感染症 (HBV, HCV, HEV, HIVなど)
	免疫性	非溶血性発熱反応, アレルギー反応, アナフィラキシー, 輸血関連急性肺障害（TRALI）	輸血後GVHD, 血小板輸血不応状態, 輸血後紫斑病
	その他	輸血関連循環負荷（TACO）, クエン酸中毒, 高カリウム血症	赤血球頻回輸血による鉄過剰症

▶TACO：transfusion associated circulatory overload

▶TRALI：transfusion related acute lung injury

- ABO異型不適合輸血の頻度は，輸血検査体制が検査技師による24時間体制になって以降，減少してきているが，ひとたび発生したABO不適合輸血の死亡率は18％と救命率は改善していなかった．2004年に日本輸血・細胞治療学会が実施した調査でのABO不適合輸血の頻度は1：200,000であった．すべての医療者は，ABO異型不適合輸血の予防策を講じ，発生時の初期対応に習熟していなければならない．
- 輸血後半から終了6時間後までに生じる副作用としては輸血関連循環過負荷（TACO）と輸血関連急性肺障害（TRALI）が重要である．

（玉井佳子）

文献

1) 紀野修一．周術期輸血の新しい考え方とその実際　Patient Blood Management—患者中心の輸血医療．Lisa 2012; 19: 1150-5.
2) Surgenor SD, et al. The association of perioperative red blood cell transfusions and decreased long-term survival after cardiac surgery. Anesth Analg 2009; 108: 1741-6.
3) Ferraris VA, et al. Surgical outcomes and transfusion of minimal amounts of blood in the operating room. Arch Surg 2012; 147: 49-55.
4) 厚生労働省医薬食品局血液対策課．血液製剤の使用にあたって 第4版．東京：じほう；2009. p. 45.
5) American Society of Anesthesiologists Task Force on Perioperative Blood Transfusion and Adjuvant Therapies. Practice guidelines for perioperative blood transfusion and adjuvant therapies: An updated report by the American society of anesthesiologists task force on perioperative blood transfusion and adjuvant therapies. Anesthesiology 2006; 105: 198-208.
6) Lundsgaard-Hansen P. Component therapy of surgical hemorrhage: Red cell concentrates, colloids and crystalloids. Bibl Haematol 1980; 46: 147-69.
7) 厚生労働省医薬食品局血液対策課．血液製剤の使用にあたって 第4版．東京：じほう；2009. p. 29-30.
8) 宮尾秀樹．麻酔科からみたPatient Blood Management．医学のあゆみ 2012; 243: 306-10.
9) Koch CG, et al. Duration of red-cell storage and complication after cardiac surgery. N Engl J Med 2008; 358: 1229-39.
10) 日本輸血・細胞治療学会 輸血副作用対応ガイド改訂版作成タスクホース委員会，編．輸血副反応ガイド．東京：日本輸血・細胞治療学会；2014.

❷ 新鮮凍結血漿　fresh frozen plasma

- 新鮮凍結血漿（FFP）は，凝固因子の補充による治療的投与を主目的としており，予防的投与の意味はない[1]．
- 大量出血時の止血困難は，希釈性凝固障害が原因である．輸血治療で最も重要なのはフィブリノゲンであり，最低でも 100 mg/dL 以上を維持しなければ，出血のコントロールは困難である．
- PT，APTT に異常がない場合でも，血漿成分が必要な病態下での血漿交換にも FFP が使用される．
- 予期せぬ危機的出血に遭遇した際には，的確かつ迅速な対応が患者の救命に直結する．躊躇することなく，異型適合 FFP を輸血する．
- 急性大量出血時，凝固障害を伴う病態に対しての濃縮フィブリノゲン製剤の有用性は高く，早急な後天性低フィブリノゲン血症に対する保険適応の拡大が望まれる．

a. 新鮮凍結血漿の種類（規格）

- 新鮮凍結血漿には，200 mL 献血由来から作製される FFP-LR120（120 mL）と 400 mL 献血由来から作製される FFP-LR240（240 mL），成分献血から製造される FFP-LR480（480 mL）がある（図1）[★1, ★2]．

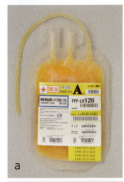
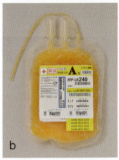

図1 FFP-LR120（a）と FFP-LR240（b）

b. FFP の使用目的・使用方法

■ 使用目的

- 使用目的は，凝固因子の補充による止血である．凝固因子は，カスケード反応によって次々と活性を増強させ，最終的にはトロンビンの作用によってフィブリノゲンがフィブリンになる．フィブリンは血小板が形成した「一次血栓」をより強固な血栓とする「二次血栓」形成に寄与する．出血予防のための FFP 投与には意味がない．血友病 A（B）に対する凝固第 VIII（IX）因子濃縮製剤が存在する場合には，FFP ではなく単因子の濃縮製剤を用いる．
- 投与にあたっては，投与前のプロトロンビン時間（PT），活性化部分トロンボプラスチン時間（APTT），フィブリノゲン値の測定をするべきである[★3]．
- また，PT，APTT に異常がない場合でも，血栓性血小板減少性紫斑病などでの血漿交換にも FFP が使用される．凝固阻害因子であるプロテイン C やプロテイン S 欠乏症における血栓症発症時には，必要に応じて FFP により欠乏因子を補充する場合がある．

■ 使用方法

- FFP は，30〜37℃（温度厳守！）で融解するため，準備に時間を要する[★4]．専用の FFP 融解装置（図2）を用いると融解が容易である．
- わが国の「血液製剤の使用指針」[1] では，凝固因子補充の目的としてのトリガー値として，①PT は ⅰ）PT-INR≧2.0，ⅱ）PT 活性＜30％，②APPT は ⅰ）施設基準上限の 2 倍以上，ⅱ）PT 活性＜25％，フィブリノゲン 100 mg/dL 以

★1
新鮮凍結血漿製剤は，2012年9月に販売名称が変更になっている．成分採血由来 FFP の容量を整数倍である 480 mL（容量 120 mL を 1 単位としたときの 4 単位相当）に変更し，投与量が単位数として計算しやすくなった．

★2
FFP には血球成分の混入はないので，放射線照射はされていない．白血球は除去されているので，名称は，FFP-LR（Fresh Frozen Plasma, Leukocytes Reduced）となる．

★3
凝固検査として頻繁に施行される，PT，APTTは，感度が低い検査である．各凝固因子が20％以上存在する場合には，ほぼ正常値を示す．裏を返せば，PT，APTTが延長するような状態は，凝固障害に陥っていると考えて対応するべきである．

FFP-LR480の融解には20～30分要する．緊急時には，FFP-LR120（溶解時間8～10分）やFFP-LR240（同13～15分）などの少容量のバッグで注文すると，融解時間が短縮できる

下で出血傾向のある場合に使用する．
- 2015年3月現在では，FFPは融解後3時間以内に使い切るとされている★5．
- 出血量が循環血液量と同等以上になった場合には，希釈性凝固障害により止血困難な状況に陥る．この本態は，低フィブリノゲン血症であり，適切な凝固因子補正が止血には不可欠である．
- 現在も広く引用されているLundsgaard-Hansenの報告[2]では，循環血液量以上の出血時にFFP投与が推奨されているが，大量出血時の出血コントロールのためには，局所的な機械的止血に加えて凝固障害の改善が重要であり，早期からのFFP投与を推奨する論文[3,4]もある．
- 血栓性血小板減少性紫斑病，重症肝不全，神経・筋疾患（慢性炎症性脱髄性多発神経炎，多発性硬化症，重症筋無力症など），川崎病，活動性の高い重篤な膠原病などに対して血漿交換がしばしば施行される．日本と欧米で血漿交換の適応疾患が異なるので，使用に際しては注意が必要である．
- 抗線溶薬であるトラネキサム酸を有効に使用することで止血コントロールが良好になり，大量出血者（あるいは大量出血リスクのある患者）の死亡率，出血死亡率が有意に減少した報告[5]がある．

c. 効果と使用上の注意点★6

- 凝固因子の血中レベルを20～30％増加させるために必要なFFP-LR量は，8～12 mg/kgである．ただし，凝固因子の生体内における動態と止血に必要な濃度は，凝固因子により異なる（表1）ため[6]，生体内半減期や生体内回収率を参考に投与量と投与間隔を決定する★7．
- 先天性凝固異常症や線溶異常症の患者の場合，「濃縮凝固因子製剤」あるいは「FFP」をうまく補充することによって，健常人に近い条件で手術が可能である．手術の予定が決まったら，周術期の凝固因子コントロールを血液内科に依頼するとよい．
- 大量出血時における止血困難時の輸血治療で最も重要なのはフィブリノゲンであり，150 mg/dL以上を維持することが，経験的に出血のコントロールに有用である．
- 大量出血の際には，術中の止血能の評価が重要である．可能であれば，手術室内でモニターできるトロンボエラストメトリー（TEG®，ROTEM®など）が有用である．

d. 副作用

- 特定生物由来製品である輸血用血液製剤では，副作用にも十分に注意しなければならない．詳細は成書[7]ならびに本シリ

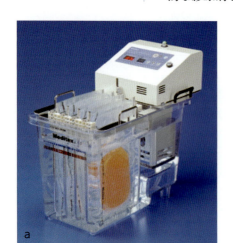
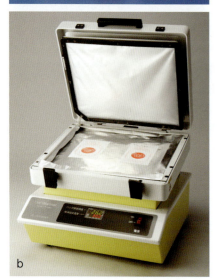

図2 FFP融解装置：FP-40（a）とジェルウォーマー TT-1000（b）

表1 凝固因子の生体内における動態と止血レベル

因子	止血に必要な濃度*1	生体内半減期	生体内回収率	安定性（4℃保存）
フィブリノゲン	75～100 mg/dL	3～6日	50%	安定
プロトロンビン	40%	2～5日	40～80%	安定
第V因子	15～25%	15～36時間	80%	不安定*2
第VII因子	5～10%	2～7時間	70～80%	安定
第VIII因子	10～40%	8～12時間	60～80%	不安定*3
第IX因子	10～40%	18～24時間	40～50%	安定
第X因子	10～20%	1.5～2日	50%	安定
第XI因子	15～30%	3～4日	90～100%	安定
第XII因子	―	―	―	安定
第XIII因子	1～5%	6～10日	5～100%	安定
von Willebrand因子	25～50%	3～5時間	―	不安定

*1 観血的処置時の下限値. *2 14日保存にて活性は50％残存. *3 24時間保存にて活性は25％残存.
（日本赤十字社血液事業本部医薬情報課. 血液製剤投与早見表（2010年10月改訂版）. 東京：日本赤十字社；2010[6]）より）

ーズ『麻酔科医のための体液・代謝・体温管理』「2-1-4 同種血輸血の副作用と初期対応」を参照していただきたい.
- FFPはRBCに比べて免疫性副作用（アレルギー反応）の発症が高い. とくに重篤なものとしては, アナフィラキシーやTRALIに十分な注意が必要である.
- FFPは輸血量が多くなり容量負荷にもなることがあるので, TACOにも注意してin/outバランスを調整する.

（玉井佳子）

文献

1) 厚生労働省医薬食品局血液対策課. 血液製剤の使用にあたって 第4版. 東京：じほう；2009. p. 51.
2) Lundsgaard-Hansen P. Component therapy of surgical hemorrhage: Red cell concentrates, colloids and crystalloids. Bibl Haematol 1980; 46: 147-69.
3) Hess JR, et al. Damage control resuscitation: The need for specific blood products to treat the coagulopathy of trauma. Transfusion 2006; 46: 685-6.
4) Gonzalez EA, et al. Fresh frozen plasma should be given earlier to patients requiring massive transfusion. J Trauma 2007; 62: 112-9.
5) CRASH-2 trial collaborators, Shakur H, et al. Effects of tranexamic acid on death, vascular occlusive events, and blood transfusion in trauma patients with significant haemorrhage (CRASH-2): A randomized, placebo-controlled trial. Lancet 2010; 376: 23-32.
6) 日本赤十字社血液事業本部医薬情報課. 血液製剤投与早見表（2010年10月改訂版）. 東京：日本赤十字社；2010.
7) 日本輸血・細胞治療学会 輸血副作用対応ガイド改訂版作成タスクホース委員会, 編. 輸血副反応ガイド. 東京：日本輸血・細胞治療学会；2014.

★4
FFPは, 破損インシデントが最も多い. −20℃以下で保存されているので, 取り扱いは穏やかに行う. 凍結状態では硬いものにぶつかっただけで破損する.

★5
凝固因子は, 生体内半減期の短いものが多いため, 一度融解したら短時間に使用すること. とされているが, 解凍後に冷蔵保存した状態では凝固因子活性が良好に保たれており, 解凍後の使用期限の延長が現在検討中である.

★6
抗血栓療法（抗血小板療法, 抗凝固療法）を受けている患者が増加している. 周術期の抗血栓療法継続の必要性につき担当医と十分に論議したうえで, 出血傾向を最小限にする対応が必要である.

★7
凝固因子の消費が激しい播種性血管内凝固（disseminated intravascular coagulation：DIC）のような状況では, 1日に2～3分割投与をする必要性が生じる場合がある.

❸ 濃厚血小板
<small>platelet concentrates</small>

- 濃厚血小板（PC）は，献血後4日間（4日目の24時まで）の有効期間であるため，院内在庫を保有している医療機関はほとんどない．2日前〜当日朝までの予約注文となる．
- 周術期には，患者の年齢，全身状態，合併症の有無，服薬歴，術前検査データ，術式，予想出血量などを勘案しながら，PC輸血の必要性を考慮する．
- 大手術（血管侵襲の大きい手術）では，手術日と術翌日は血小板数が5万/μL以上になるように輸血計画を立てる．とくに止血操作の困難な部位の手術（脳神経外科領域など）や，広範囲剥離を伴う術式，心臓・大血管では5〜10万/μLを維持すべきである[1)]．

a. 濃厚血小板の種類（規格）

- 現在，日本では血小板濃厚液はほとんどが成分献血によって調整されている．成分献血による血小板製剤は，献血採血時に白血球除去フィルターによって保存前白血球除去がなされている．放射線照射がされていることが必須である★1．
- 成分献血から製造されるPCにはPC-LR-5（100 mL），PC-LR-10（200 mL），PC-LR-15（250 mL），PC-LR-20（250 mL）がある．少量のPC-LR-1（20 mL），PC-LR-2（40 mL）は，注文時にそれぞれ200 mLと400 mL全血献血からの要時調整となっている．濃厚血小板で多用されるのはIr-PC-LR-10（200 mL）（図1）であり，バッグ内には$2×10^{11}$個以上の血小板を含有している．

b. PCの使用目的・使用方法

■ 使用目的★2
- 使用目的は，血小板を補充することにより止血を図ることである．具体的には，血小板数の減少，血小板機能異常時の止血困難に用いる★3．また，重篤な出血が生じる危険性がある場合に予防的投与を行う場合もある．
- 血小板は血管内皮細胞障害部に粘着・凝集して傷口を塞ぐ「一次止血」機能を有する．

■ 使用方法
- 一般的に，外科手術などの侵襲的な手技を施行する場合，積極的止血に働くためには血小板数は5万/μL以上必要である．
- 敗血症，ショック，外傷，播種性血管内凝固（DIC）などを合併している場合には，血小板の消費性減少が顕著であるため，これらの手術に際しては，多めのPCを準備したほうがよい．
- 開心術における体外循環中は，人工心肺回路で血小板が活性化されることが知られている．活性化した血小板は脾臓に捕捉されたり，回路内に結合したりするため，血小板数が低下する★4．
- 血小板はアシドーシスで血小板機能低下を生じるので，注意を要する．

★1 照射がされないPCも販売されているので，現場では照射がされていることを必ず確認すること．

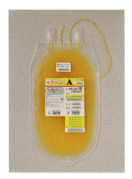

図1　Ir-PC-LR-10

★2 最近は抗血小板薬服用者が増加しているので注意する．

★3 血小板減少時に出現する出血には，主にdry purpura（点状紫斑，斑状紫斑）とwet purpura（鼻出血，口腔内出血，血尿，消化管出血など）がある．後者はより重篤な出血傾向を生じる危険性が高いので注意が必要である．

★4 体外循環中は，とくに大出血がなければ血小板減少に対しても血小板輸血を行わずに対応し，体外循環離脱後に血小板を補充する輸血方法が有用である[2)]．

- 原則として，血栓性血小板減少性紫斑病および溶血性尿毒症症候群では，血小板数にかかわらず，血小板輸血の適応はない[1]．
- ヘパリン起因性血小板減少症も出血がない限りは，血小板輸血は極力控える[1]．

c. 効果と使用上の注意点

- 血小板輸血が有効な出血は，圧迫止血が有効である場合がほとんどである．血小板が入手できるまで，可能な限り出血部位を圧迫する．
- Ir-PC-LR 投与時の予測血小板増加数値を参照に，輸血量を決定する．出血による体外喪失のない場合，体重 50 kg の患者に PC-LR-10 を 1 袋投与すると血小板数は 3.8 万/μL 増加する[1]★5．
- PC を輸血しても，予想値まで血小板数の増加が得られない場合，出血による喪失か血小板輸血不応状態★6 が考えられる．
- PC は 20〜24℃で水平振盪されて保管されている．このため，ごく微量でも細菌が混入した場合には，バッグ内で爆発的に細菌が増殖する．PC は使用前の外観チェックが重要である★7．

d. 副作用

- 特定生物由来製品である輸血用血液製剤では，副作用にも十分に注意しなければならない★8．
- PC は FFP と同様に，RBC に比べて免疫性副作用（アレルギー反応）の発症が高い．とくに重篤なものとしては，アナフィラキシーや TRALI に十分な注意が必要である．
- 前述の細菌感染血を輸血しないように十分な外観観察が必要である．

（玉井佳子）

> **自施設への PC の供給（に要する）時間を把握しておくことが必要**
>
> 大量出血により PC が緊急に必要となった場合は，日赤の供給施設から当該施設に配送後，入庫管理を行えばすぐに使用できるが，最も近隣の日赤供給施設に必要十分量の PC の在庫がない場合も多い．この場合には，他の供給センターからの配送になるため，到着までに数時間を要することもある．自施設の状況を把握しておくべきである．

★5

予測上昇 PC 値(g/dL)
=投与血小板数/循環血液量(dL)×2/3
循環血液量(dL)
=0.7(dL) / 体重(kg)

*PC-10 は 2×10^{11} 個以上の血小板を含有する．
投与された血小板の約 1/3 は，脾臓のマクロファージによって捕捉され循環血液中に残らないため，2/3 の係数が乗じられている．

★6 血小板輸血不応状態[3]

血小板輸血後に血小板数の増加しない状態．原因には，同種抗体などの免疫学的機序によるものと，発熱，感染症，DIC，脾腫大などの非免疫学的機序によるものとがある．免疫学的機序によるものの大部分は抗 HLA 抗体によるものである．

★7

細菌感染した PC は，色調変化（緑色化），凝集物の析出，スワーリング*の消失などを認める．
*スワーリング：血小板が元気である証拠．灯りの下で揺らすと，粉っぽいモヤモヤが観察される現象．

★8

詳細は成書[4]ならびに本シリーズ『麻酔科医のための体液・代謝・体温管理』「2-1-4 同種血輸血の副作用と初期対応」を参照していただきたい．

文献

1) 厚生労働省医薬食品局血液対策課．血液製剤の使用にあたって 第 4 版．東京：じほう；2009. p. 47-50.
2) 能見俊浩．高齢者の開心術．循環動態と凝固機能のバランスを操る輸血管理．Lisa 2012; 19: 1214-21.
3) 日本輸血・細胞治療学会 輸血副作用対応ガイド改訂版作成タスクホース委員会，編．輸血副反応ガイド．東京：日本輸血・細胞治療学会；2014.
4) 厚生労働省医薬食品局血液対策課．「輸血療法の実施に関する指針」（改訂版）及び「血液製剤の使用指針」平成 17 年 9 月（平成 24 年 3 月一部改正）．日本赤十字社；2012. p. 90.

❹ クリオプレシピテート

cryoprecipitate

▶FFP：
fresh frozen plasma

- クリオプレシピテートは，新鮮凍結血漿（FFP）を4℃にて約30時間かけて解凍・遠心し，上清を除いて得られた沈殿部分である（図1）[1]．
- −40℃以下で保存するが，37℃にてすみやかに可溶する．
- 高濃度（約2％）のフィブリノゲンを含む（4単位のFFP〈480 mL〉から約40 mL作製可能）．
- フィブリノゲンは血小板が凝集・粘着するために必要なタンパクである．大量出血時には，血小板数が維持されていてもフィブリノゲン濃度が低下していると止血栓が形成されず，止血不全が起こる．
- 図2にあるように出血量が増加してくると，最初にフィブリノゲン濃度が低下し，枯渇してしまう．クリオプレシピテートを短時間投与することにより，一気にフィブリノゲン濃度を止血可能レベル（表1）まで上げることができる．

a．適応症例

- 術中大量出血をきたしやすい手術は，心臓血管外科手術，肝硬変合併肝切除術・肝移植術，前置胎盤・胎盤早期剥離を伴った産科緊急手術など[3,4]（表2）である．
- アメリカ麻酔科学会ガイドラインでは，術中大量出血時の凝固障害の治療指針として，①血小板製剤の投与，②FFPの投与，③クリオプレシピテートの投与，④過度の出血に対しデスモプレシン・フィブリン糊などの薬品投与

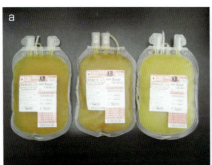
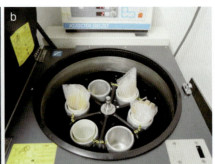
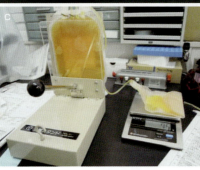
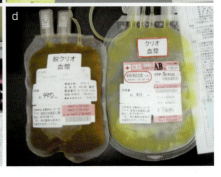

図1 クリオプレシピテートの作製過程
（富田有毅彦，ほか．麻酔 2011；60: 830–4[1]より）

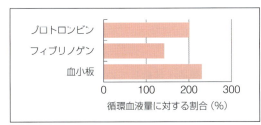

図2 止血可能レベルを下回ってくる出血量
(Hippala ST, et al. Anesth Analg 1995; 81: 360–5[2]より)

表1 止血可能レベルとなる各項目の必要最低濃度

	最低濃度
プロトロンビン	20%
フィブリノゲン	100 mg/dL
血小板	50,000/μL

(Hippala ST, et al. Anesth Analg 1995; 81: 360–5[2]より)

表2 大量出血をきたしやすい手術と原因

手術	原因
心臓血管外科手術	人工心肺使用による凝固障害・血小板機能低下，全身ヘパリン化，低体温による凝固能低下
肝硬変合併肝切除術，肝移植術	術前からの凝固因子欠乏・血小板低下，大血管操作に伴う出血量増加による凝固因子・血小板枯渇
産科緊急手術	胎盤剥離面からの持続出血による凝固因子の枯渇，DICの合併

DIC：播種性血管内凝固症候群．

をあげている[5].

b. 使用方法[6]

- 術中に出血量が循環血液量の50%を超える（1,500〜2,000 mL程度）場合やoozingのような限局しない出血を認めた場合
→すみやかに凝固機能検査を行い，クリオプレシピテート投与準備を開始する．
- 低フィブリノゲン血症（<100〜150 mg/dL）を認めるか，それに近いフィブリノゲン濃度の低下が予想される場合
→クリオプレシピテート3パック（FFP12単位分）投与によって一気にフィブリノゲン濃度の上昇（>150〜200 mg/dL）を図る．投与後も適宜検査を行い，不十分なら再投与する．
- 血小板減少に対しても，原則として低フィブリノゲン血症を改善させたうえで血小板輸血を行う．

> **Column** **FFPとクリオプレシピテートの違い**
>
> 大量出血時に，今までFFPにてフィブリノゲンを補充してきたが，持続する出血に対しFFPを準備開始から溶解し，投与終了まで4単位製剤で480 mLを投与するには，容量も多く時間がかかる．また，FFP中のフィブリノゲン濃度は通常の血漿濃度と同じであるため，一気に患者のフィブリノゲン濃度を止血可能レベルまで引き上げることは難しい．

c. 副作用と注意点

- 発熱・皮膚瘙痒感・蕁麻疹など一般的な輸血による副作用やアナフィラキシーショック．
- transfusion-related acute lung injury（TRALI）[★1]・輸血後GVHDなど．
- フィブリノゲンはあくまで血液凝固の基質であって，フィブリノゲン自体が凝固活性化作用をもたないことから，大量出血の状況下で血栓傾向のリスクはないとされている[3,4]．
- クリオプレシピテートはFFPとして保険請求可能である．

[★1] **TRALI**
輸血関連急性肺障害．好中球の活性化により肺毛細血管の透過性が病的に亢進し，肺胞が滲出液でみたされ，輸血中・輸血6時間以内に両肺浸潤を伴う肺障害を呈する．

▶ GVHD：
graft-versus-host disease（移植片対宿主病）

d. 今後の課題

■ 作製
- 以前は血友病治療のため日本赤十字社が製造・供給していたが，現在は中止されている．したがって，全国的な供給体制はなく，院内で作製せざるをえない．

■ 準備
- 作製に2日を要するので前もって作製し保存しておく必要がある点，大型冷却遠心器が院内に必要な点が，本剤の使用が全国的に普及しない原因である．正当かつ十分な供給体制の構築が課題である．

■ 保険適応
- フィブリノゲン濃縮製剤は，日本では現在のところ先天性低フィブリノゲン血症に対してのみしか保険適応がなく，術中大量出血時の凝固障害では使用しにくい．今後，早期の適応拡大が望まれる．

（藤田公彦，多田羅恒雄）

文献

1) 富田有毅彦，ほか．胸部大動脈人工血管置換術症例における体外循環離脱後の凝固障害に対するクリオプレシピテートの有効性の検討．麻酔 2011; 60: 830-4.
2) Hippala ST, et al. Hemostatic factors and replacement of major blood loss with plasma-poor red cell concentrates. Anesth Analg 1995; 81: 360-5.
3) 髙松純樹．術中大量出血時の輸血療法．髙松純樹，監修．山本晃士，編．図解 臨床輸血ガイド．東京：文光堂；2011. p. 118-32.
4) Weinkove R, Rangarajan S. Fibrinogen concentrate for acquired hypofibrinogenaemic states. Transfus Med 2008; 18: 151-7.
5) American Society of Anesthesiologists Task Force on Perioperative Blood Transfusion and Adjuvant Therapies. Practice guidelines for perioperative blood transfusion and adjuvant therapies: An update report by the American Society for Anesthesiologists Task Force on Perioperative Blood Transfusion and Adjuvant Therapies. Anesthesiology 2006; 105: 198-208.
6) 山本晃士，ほか．術中大量出血を防ぐための新たな輸血治療—クリオプレシピテートおよびフィブリノゲン濃縮製剤投与効果の検討．日本輸血細胞治療学会誌 2010; 56: 36-42.

5

抗菌薬

5-1 抗菌薬

周術期における感染症学と抗菌薬・消毒薬

- 麻酔科医にとって，抗菌薬や消毒薬はあまりなじみの深い薬剤ではないだろう．しかし実は，その適切な使用が，周術期感染性合併症の予防や治療を介して患者予後の改善に寄与している．
- 本項では，麻酔科医が手術室で遭遇する消毒薬や抗菌薬の標準的使用とその背景にあるエビデンスを整理する．

a. 消毒薬

- 手術時に用いられる皮膚消毒薬には，ある程度持続的な抗菌効果を有することが求められるため，クロルヘキシジン（CHX）とポビドンヨード（PI）が主に選択される．それぞれに水溶液とアルコール溶液があり，CHXには0.5％および1％濃度製剤がある（**表1**）．

▶CDC：
Centers for Disease Control and Prevention

★1
アルコール含有製剤には，引火の恐れがあるため，電気メスの使用時には留意が必要である．

★2
PI水溶液使用前にアルコールによる前清拭を行うことがPIアルコール液と同じ効果をもつかどうかも不明である．

★3
ハイポアルコールはPI製剤の脱色剤である．脱色すると，残留成分による持続効果を期待することができないことを知っておく．

★4
PI製剤には，長時間の滞留による皮膚接触により，化学熱傷の危険性があることにも留意して使用する必要がある[7]．

▶SSI：
surgical site infection

■ 中心静脈カテーテル挿入部位

- 1991年，Makiらはランダム化比較試験（RCT）により，2％CHX水溶液は10％PI水溶液あるいは70％エタノール液よりもカテーテル関連血流感染症発生率を減少させたと報告した[1]．このデータを含めたメタ解析結果より，アメリカCDCは0.5％を超える（0.5％を含まない）濃度のCHX製剤の有用性を示唆している[2]．
- 日本では現時点で，2％CHX製剤を使用できない．
- より新しい報告では，10％PI水溶液，2％CHX水溶液，0.5％CHXエタノール液の比較で，血流感染症発生率はいずれも同等で，細菌定着率は2つのCHX製剤で低い[3]．PIエタノール液は，PI水溶液よりも細菌定着率と血流感染症発生率を大幅に低減する[4]．
- 最新のメタ解析では，CHXアルコール液は，PI水溶液より血流感染症発生率を有意に減少させるとされる[5]．
- よって現時点では，0.5％または1％CHXアルコール製剤が使用可能と考えられる．PIアルコール製剤の使用も可能かもしれない．

■ 硬膜外カテーテル挿入部位

- 硬膜外カテーテル挿入部の消毒薬の使用に関する1つのRCTでは，10％PI水溶液に比べ，74％イソプロピルアルコールと0.7％有効ヨードの混合スポンジパック（DuraPrep™：日本未発売）を用いると，消毒直後の皮膚培養陽性率は30％対3％，カテーテル抜去時の陽性率は97％対50％，カテーテル先端の陽性率は43％対7％と低下している[6]．

■ 手術部位[★1-4]

- 2010年に，2％CHXアルコール液と10％PI水溶液を手術部位感染症（SSI）

表1 代表的な皮膚消毒薬

一般名	濃度	組成	代表的商品名
ポビドンヨード	10%	水溶液	イソジン液, ネオヨジン液
	10%	エタノール液	イソジンフィールド液, ネオヨジンフィールド液
クロルヘキシジングルコン酸塩	0.5%	水溶液	0.5%ヘキザック水, マスキン水
	0.5%	エタノール液	0.5%ヘキザックアルコール液, マスキンW・エタノール
	1%	エタノール液	ヘキザックAL液1%, クロルヘキシジングルコン酸塩エタノール消毒液1%[東豊]
ベンザルコニウム塩化物	0.1%	水溶液	オスバン液, ホエスミン
消毒用エタノール	70%(76.9〜81.4 vol%)		消毒用エタノール
イソプロパノール	50〜70 vol%		イソプロパノール消毒液
イソプロパノール添加エタノール液	エタノール60%+イソプロパノール18%		消毒用ネオアルコール, ネオ消アル[ヨシダ]

の発生率を一次転帰として比較した大規模RCT(n=849)が行われた. SSI発生率は9.5%対16.1%(相対リスク0.59[95%信頼区間, 0.41-0.85])で, CHX群で有意に低かった[8].
- 上記研究を含め, 5つのRCTを対象としたメタ解析では, CHX製剤(0.5〜4%)はPI製剤に比べてSSI発生率が有意(オッズ比=0.68[0.50-0.94])に低かった[9]. 一方, 前述のメタ解析では, CHXアルコール液はPI水溶液に比べてSSI発生率が有意(オッズ比=0.65[0.50-0.85])に低かった[5].
- これらの知見は, 手術創部の皮膚消毒にCHXアルコール製剤を使用することの重要性を示唆する.

まとめ
- 現時点では, 手術室における皮膚消毒薬として0.5%あるいは1% CHXアルコール液を標準的に使用するのが良いと考えられる. PIアルコール液(日本の製剤は63%エタノール)の使用も可能かもしれないが, 現時点では判断根拠が不足している.

> 手術室における皮膚消毒剤として0.5%あるいは1% CHXアルコール液を標準的に使用し, 場合によりPIアルコール液(日本の製剤は63%エタノール)を使用する

b. 抗菌薬

周術期予防的抗菌薬使用の原則
- 手術は, 健常な感染防御バリアを開放破綻させ, 皮下から深部の臓器体腔までの本来は無菌であるべき部位を病原菌で汚染させる手技である.
- 清潔創では, 皮膚常在菌が皮膚バリア開放を通じて, 準清潔創では消化管内の常在細菌が消化管バリアの開放を通じて, 汚染をきたす.
- あらかじめ想定される手術別に, これらの常在細菌を標的とした予防的抗菌薬投与を行うことにより, 手術部位感染症をある程度[★5]予防できる.

★5
予防的抗菌薬"のみ"で, SSIを, 完璧に予防することは不可能である.

予防的抗菌薬の選択は，手術内容に基づく

★6
下部消化管手術における嫌気性菌群までカバーする第二世代セフェム系抗菌薬の第一世代セフェム系抗菌薬に対する優位性は，小規模ではあるがランダム化比較試験により裏づけられてはいる[11]．

★7
消化管穿孔であっても，胃/十二指腸のような本来消化管内病原菌が少ない臓器の穿孔で，発症からおおむね12〜24時間以内の早期であれば，予防的抗菌薬として対処可能とされる．

▶MRSA：
methicillin-resistant *Staphylococcus aureus*

- 一方で，消化管穿孔性腹膜炎など，手術時に腹膜炎という感染症が併発している場合には，感染症に対する"治療的抗菌薬"を使用する．

抗菌薬の選択

- 予防的抗菌薬の選択は，手術内容に基づく（表2[10]）．

清潔手術
- 手術に伴う高度の汚染が少なく，その対象は皮膚常在菌である．
- そのため，黄色ブドウ球菌群をカバーする第一世代セフェム系薬剤（セファゾリン）を短期間使用することが理にかなっている．
- 清潔手術のSSI発生率は低いため，予防的抗菌薬の必要性自体が確立していない．
- 心臓/大血管，脳外科，整形外科手術などで，とりわけ人工物が体内に留置される場合においては，SSI発生が重篤な転帰に結びつくことから，予防的抗菌薬の適応となる．

準清潔手術
- 消化管内は多数の常在菌のリザーバーであるために，清潔手術に比べてSSIの発生リスクが高く，予防的抗菌薬使用の意義が高い．
- 消化器外科管腔手術では，腸内細菌科グラム陰性桿菌群（大腸菌，クレブシエラ属）まで抗菌スペクトラムが拡大した予防的抗菌薬（セフォチアム）を考慮する．
- 下部消化管手術など嫌気性菌群による汚染の危険性がある術式では，バクテロイデスなどの消化管常在嫌気性菌までスペクトラムの拡大したセフメタゾール，フロモキセフ，スルバクタム/アンピシリンなどの使用を考慮する★6．

汚染手術
- 消化管穿孔性腹膜炎に対する手術は，不潔/感染創に対する汚染手術である．
- 既感染が成立していると判断する点において，"予防的抗菌薬"とは異なる取り扱いが必要である★7．
- 感染原因菌が判明している場合には，これに対する標的治療を（術前より継続して）行う[11]．原因菌不明の際は，その背景を考慮して，表3に示すような抗菌薬が，経験的治療として開始される[12]．
- 治療的使用のため，予防と異なり抗菌薬は手術後4〜7日間継続される．

MRSA対策
- 創感染症が発生した場合の結末が重篤な手術（心臓手術とりわけ人工弁や人工血管を使用する手術や，インプラント挿入を伴う整形外科手術）においては，限定条件下にメチシリン耐性黄色ブドウ球菌（MRSA）へのカバーが考慮される．
- セファゾリンに比べバンコマイシンはMRSAによる手術部位感染症を低減させる[13, 14]．

表2 手術種類別の予防的抗菌薬選択

脳外科	CEZ
ヘルニア，乳腺，甲状腺	CEZ
心臓	CEZ
血管	CEZ
整形外科	CEZ
帝王切開	CEZ
上部消化管（胃，食道）	CEZ, CTM
肝，胆道*1，膵臓	CEZ, CTM
婦人科，泌尿器	CEZ, CTM
頭頸部外科	CEZ, CMZ, FMOX*2
下部消化管（虫垂，結腸，直腸）	CMZ, FMOX
肝移植	TAZ/PIPC, CTX + ABPC

*1 術前胆汁培養にて菌検出があれば参考にする．
*2 汚染度により考慮．
CEZ：セファゾリン，CTM：セフォチアム，CMZ：セフメタゾール，FMOX：フロモキセフ，TAZ/PIPC：タゾバクタム/ピペラシリン，CTX + ABPC：セフォタキシム+アンピシリン．

表3 穿孔性腹膜炎における経験的治療薬

	軽症	重症（敗血症性ショックなど）
市中発症	CMZ	TAZ/PIPC or カルバペネム
院内発症	TAZ/PIPC or カルバペネム	TAZ/PIPC or カルバペネム＋グリコペプチド＋アミノグリコシド

CMZ：セフメタゾール，TAZ/PIPC：タゾバクタム/ピペラシリン．

- 施設や病棟でのMRSA流行がある状況，MRSA感染症の既往や，保菌，他部位感染がある際に，グリコペプチド系薬剤（バンコマイシン，テイコプラニン）を原則として手術前のみ単回補助的に併用することが考えられる[15]★8．
- MRSA感染症の明確な危険因子や閾値は確立されていない．
- グリコペプチド系薬剤の単独投与はメチシリン感受性黄色ブドウ球菌感染症（MSSA）のリスクを増す危険性があり推奨されない[16,17]．

βラクタムアレルギー

- セファロスポリン系薬剤やペニシリン系薬剤に対するアレルギーが存在する患者に対しては，セファゾリンの代替薬としてバンコマイシンあるいはクリンダマイシン，第二世代セフェム系薬剤の代替薬としてシプロフロキサシンが考慮される．加えて嫌気性菌に効力を有するメトロニダゾールを必要に応じ併用する．クリンダマイシンは，バクテロイデス属への感受性が十分でない点に注意が必要である．

抗菌薬の投与方法

投与タイミング

- 予防的抗菌薬の投与タイミングに関して，古い研究では手術開始1時間前以内の投与によりSSIが防止できるとされた[19]．
- 最近の研究での至適投与開始時間は30〜74分前[20]，30分以内[21]などさまざまである★9．
- バンコマイシンを使用する場合，15〜60分前の投与が最も有効ともいわれる[22]．
- バンコマイシンは，
  - 1時間以上かけて投与することが望まれる[23]．
  - 全身麻酔の開始1時間前には本剤の点滴静注を終了する[23]．
- そのため，バンコマイシンは執刀2時間前を目安に病棟で投与開始することになる．
- 最近の大規模観察研究解析では，抗菌薬の投与タイミングはSSI発生率に関連しないとの報告がある[24]★10．
- 執刀前1時間以内という区切りでの抗菌薬投与は悪いことではないが，強い根拠をもって推奨されるほどではないという認識も必要であろう．

投与量（表4）

- セファゾリンの初期投与量は1gが原則で，体重が80kgを超えるような場合は2gへの増量の考慮が妥当であろう[10]．

★8
テイコプラニンにはアナフィラキシー様反応の発生頻度が低いとされ，半減期が長く心臓手術中にも血中濃度が保たれやすい利点がある[18]．

★9
ターニケットを使用する整形外科手術では，阻血前に抗菌薬投与が終了していることが望ましいとされる．

★10
本研究は，112の在郷軍人病院の整形外科，下部消化管，血管外科および産婦人科の32,459手術を対象とした解析で，SSI発生に関連するのは抗菌薬投与タイミングではなく抗菌薬の選択や手術（長時間，術式）あるいは患者背景（年齢，糖尿病）であることを示した．

抗菌薬の開始タイミングは確立していない

表4 各種予防的抗菌薬の特徴

薬剤名	略語	分類	SSI 予防としてカバーする代表的菌				(初回)投与量(g)	追加投与の間隔(時間)
			MSSA	MRSA	腸内細菌科(大腸菌, クレブシエラ, プロテウス)	バクテロイデス等嫌気性菌		
セファゾリン	CEZ	第一世代セフェム	○		△		1〜2	4
セフォチアム	CTM	第二世代セフェム	○		○		1〜2	3
セフメタゾール(フロモキセフ)	CMZ (FMOX)	第二世代セフェム	○		○	○	1〜2	3
バンコマイシン	VCM	グリコペプチド	○	○			1	6〜12
クリンダマイシン	CLDM	リンコマイシン	○			△	0.6	6
メトロニダゾール	MNZ	ニトロイミダゾール				○	0.5	6〜12
シプロフロキサシン	CPFX	キノロン	○		○		0.3	4〜10
スルバクタム/アンピシリン	SBT/ABPC	βラクタマーゼ阻害薬配合ペニシリン	○		△		3	2

△:耐性株の存在に注意が必要. SSI:手術部位感染症, MSSA:メチシリン感受性黄色ブドウ球菌, MRSA:メチシリン耐性黄色ブドウ球菌.

- 他のセフェム系薬剤も同用量で問題ないであろう.
- バンコマイシン 1〜1.5 g(20 mg/kg),テイコプラニン 800 mg(≒16 mg/kg)が使用されている.

追加投与(表4)
- 術中の追加投与に関して,下部直腸手術を対象としたメタ解析では,単回投与と複数回投与間で SSI 発生率に差はない[25].
- 心臓手術時においては,4時間後の追加投与による SSI 予防効果が報告されている[26].
- 長時間手術における知見は十分ではなく,一般的には追加投与が行われている.とくに,初回投与が適切に行われた場合に,長時間手術で追加投与を考慮する価値がある.
- 追加投与は,各抗菌薬の半減期の2倍を目安に行われる.セファゾリン(半減期1.6時間)であれば4時間,セフォチアム(約50分),セフメタゾール(1時間)やフロモキセフ(50分)であれば2〜3時間となる.
- クレアチニンクリアランスが 20〜50 mL/分では,間隔を2倍とし,<20 mL/分では,さらにその2倍とする[10].
- おおむね1,500 gを超える大量出血時においても追加投与が考慮される.
- 実際に追加投与が真に SSI 予防に有益かどうか,至適な追加投与タイミングがいつか,3回目以降の追加が必要か,などに関しては,今後の知見集積が必要な領域である.

> 追加投与までの間隔は半減期の2倍を目安とする

術後投与期間
- 1970年代から1980年代に行われた海外での複数の研究に加え,日本での最近の知見を加味しても[27–29],おおむね術後2日(24時間)を超える予防的

表5 人工呼吸器関連肺炎に対する経験的抗菌薬選択の目安

	頻度の高い原因菌	経験的抗菌薬
早期発症	肺炎球菌，ヘモフィルス菌，クレブシエラ，MSSA など	SBT/ABPC, CTX, CTRX など
晩期発症あるいは，緑膿菌感染症のリスクあり[*1]	緑膿菌，アシネトバクター，エンテロバクター，セラチア，MRSA など	TAZ/PIPC, カルバペネムなど[*2]

[*1] 入院治療の既往，抗菌薬治療中あるいは既往，緑膿菌の気道保菌，免疫抑制患者など．
[*2] MRSA 感染症の危険性が高い場合，抗 MRSA 薬を併用．
SBT/ABPC：スルバクタム/アンピシリン，CTX：セフォタキシム，CTRX：セフトリアキソン，TAZ/PIPC：タゾバクタム/ピペラシリン．

抗菌薬投与の明確な利益はないとされる．
- 心臓手術における新しい報告ではセファゾリンの単回投与と 24 時間投与との比較で，SSI 発生率は 8.3％対 3.6％と 24 時間投与で有意に低かった[30]．また，3 日（48 時間）を超える投与により耐性菌感染症のリスクが増加することも知られている[31]．
- 日本の報告では，直腸癌手術では 72 時間投与が 24 時間投与に勝る可能性が指摘されている[29]．
- まとめると，術後抗菌薬投与期間に関しては，一般的には 24 時間を超える必要はないと思われるが，より短い投与（単回投与，術中のみの投与）の有効性検討を含め[32]，さらなる知見集積が必要であろう．

> 術後投与期間は 24 時間以内を目安とする

c. その他の感染症

- 術中に挿入されるデバイスの多くは，術後も引き続き使用されることで，デバイス関連感染症の原因となりうる．
- 術中からデバイス関連感染症を予期して，抗菌薬を予防的に使用することは一般的でない．
- 発症をすみやかに診断し，経験的治療薬を考慮することが重要である．
- 術後人工呼吸を要する患者においては，術後肺炎の中でも人工呼吸器関連肺炎（VAP）が問題となる．
- 表 5 に VAP に対する経験的治療の主な選択肢を記載した[33]★11．

d. おわりに

- 麻酔科医が周術期に使用しうる主要な消毒薬や抗菌薬の使い方について概説した．正確な知識をもって適正使用することは，患者予後改善のために重要であり，麻酔科医の果たす役割は小さくない．一方で，さらなる臨床知見集積に向けての麻酔科医の積極的な関与も求められる．

（志馬伸朗）

▶VAP：ventilator-associated pneumonia

★11
VAP の経験的治療の選択においては，とりわけ緑膿菌をはじめとする治療難渋性のグラム陰性桿菌群，あるいは MRSA の関与の蓋然性を評価することが重要であり，このためには発生までの時期や過去の抗菌薬治療歴，保菌歴などが考慮される．

文献

1) Maki DG, et al. Prospective randomized trial of povidone-iodine, alcohol, and chlorhexidine for prevention of infection associated with central venous and arterial catheters. Lancet 1991; 338: 339–43.
2) O'Grady NP, et al; Healthcare Infection Control Practices Advisory Committee (HICPAC). Guidelines for the prevention of intravascular catheter-related infections. Clin Infect Dis 2011; 52: e162–93.
3) Válles J, et al. Prospective randomized trial of 3 antiseptic solutions for prevention of catheter colonization in an intensive care unit for adult patients. Infect Control Hosp Epidemiol 2008; 29: 847–53.
4) Parienti JJ, du et al; Members of the NACRE Study Group. Alcoholic povidone-iodine to prevent central venous catheter colonization: A randomized unit-crossover study. Crit Care Med 2004 ; 32: 708–13.
5) Maiwald M, Chan ES. The forgotten role of alcohol: A systematic review and meta-analysis of the clinical efficacy and perceived role of chlorhexidine in skin antisepsis. PLoS One 2012; 7: e44277.
6) Birnbach DJ, et al. Comparison of povidone iodine and DuraPrep, an iodophor-in-isopropyl alcohol solution, for skin disinfection prior to epidural catheter insertion in parturients. Anesthesiology 2003; 98: 164–9.
7) Rees A, et al. Chemical burn from povidone-iodine: Case and review. J Drugs Dermatol 2011; 10: 414–7.
8) Darouiche RO, et al. Chlorhexidine-Alcohol versus Povidone-Iodine for Surgical-Site Antisepsis. N Engl J Med 2010; 362: 18–26.
9) Noorani A, et al. Systematic review and meta-analysis of preoperative antisepsis with chlorhexidine versus povidone-iodine in clean-contaminated surgery. Br J Surg 2010; 97: 1614–20.
10) Alexander JW, et al. Updated recommendations for control of surgical site infections. Ann Surg 2011; 253: 1082–92.
11) Antonelli W, et al. Comparison of two systemic antibiotics for the prevention of complications in elective colorectal surgery. Ital J Surg Sci 1985; 15: 255–8.
12) Solomkin JS, et al. Diagnosis and management of complicated intra-abdominal infection in adults and children: Guidelines by the Surgical Infection Society and the Infectious Diseases Society of America. Clin Infect Dis 2010; 50: 133–64.
13) Maki DG, et al. Comparative study of cefazolin, cefamandole, and vancomycin for surgical prophylaxis in cardiac and vascular operations. A double-blind randomized trial. J Thorac Cardiovasc Surg 1992; 104: 1423–34.
14) Finkelstein R, et al. Vancomycin versus cefazolin prophylaxis for cardiac surgery in the setting of a high prevalence of methicillin-resistant staphylococcal infections. J Thorac Cardiovasc Surg 2002; 123: 326–32.
15) Engelman R, et al; Workforce on Evidence-Based Medicine, Society of Thoracic Surgeons. The Society of Thoracic Surgeons practice guideline series: Antibiotic prophylaxis in cardiac surgery, part II: Antibiotic choice. Ann Thorac Surg 2007; 83: 1569–76.
16) Bull AL, et al. Impact of vancomycin surgical prophylaxis on the development of methicillin-sensitive Staphylococcus aureus surgical site infections: Report from Australian Surveillance Data (VICNISS). Ann Surg 2012; 256: 1089–92.
17) Schweizer M, et al. Effectiveness of a bundled intervention of decolonization and prophylaxis to decrease Gram positive surgical site infections after cardiac or orthopedic surgery: Systematic review and meta-analysis. BMJ 2013; 346: f2743.
18) Shime N, et al. Glycopeptide pharmacokinetics in current paediatric cardiac surgery practice. Eur J Cardiothorac Surg 2007; 32: 577–81.
19) Classen DC, et al. The timing of prophylactic administration of antibiotics and the risk

of surgical-wound infection. N Engl J Med 1992; 326: 281-6.
20) Junker T, et al. Prevention and control of surgical site infections: Review of the Basel Cohort Study. Swiss Med Wkly 2012; 142: w13616.
21) Steinberg JP, et al; Trial to Reduce Antimicrobial Prophylaxis Errors (TRAPE) Study Group. Timing of antimicrobial prophylaxis and the risk of surgical site infections: Results from the Trial to Reduce Antimicrobial Prophylaxis Errors. Ann Surg 2009; 250: 10-6.
22) Garey KW, et al. Timing of vancomycin prophylaxis for cardiac surgery patients and the risk of surgical site infections. J Antimicrob Chemother 2006; 58: 645-50.
23) 注射用バンコマイシン塩酸塩．医薬品インタビューフォーム．2007年6月作成．
24) Hawn MT, et al. Timing of surgical antibiotic prophylaxis and the risk of surgical site infection. JAMA Surg 2013; 148: 649-57.
25) Nelson RL, et al. Antimicrobial prophylaxis for colorectal surgery. Cochrane Database Syst Rev 2009; (1): CD001181.
26) Zanetti G, et al. Intraoperative redosing of cefazolin and risk for surgical site infection in cardiac surgery. Emerg Infect Dis 2001; 7: 828-31.
27) Hirokawa F, et al. Evaluation of postoperative antibiotic prophylaxis after liver resection: A randomized controlled trial. Am J Surg 2013; 206: 8-15.
28) Haga N, et al. A prospective randomized study to assess the optimal duration of intravenous antimicrobial prophylaxis in elective gastric cancer sugery. Int Surg 2012; 97: 169-76.
29) 毛利靖彦．日本外科感染症学会による術後感染予防薬の投与期間に関するRCT．ラジオNIKKEI 感染症TODAY．提供：塩野義製薬株式会社．http://medical.radionikkei.jp/kansenshotoday_pdf/kansenshotoday-140521.pdf（2014.6.30アクセス）
30) Tamayo E, et al. Comparative study of single-dose and 24-hour multiple-dose antibiotic prophylaxis for cardiac surgery. J Thorac Cardiovasc Surg 2008; 136: 1522-7.
31) Harbarth S, et al. Prolonged antibiotic prophylaxis after cardiovascular surgery and its effect on surgical site infections and antimicrobial resistance. Circulation 2000; 101: 2916-21.
32) Fonseca SN, et al. Implementing 1-dose antibiotic prophylaxis for prevention of surgical site infection. Arch Surg 2006; 141: 1109-13.
33) American Thoracic Society; Infectious Diseases Society of America. Guidelines for the management of adults with hospital-acquired, ventilator-associated, and healthcare-associated pneumonia. Am J Respir Crit Care Med 2005; 171: 388-416.

❶ アンピシリン

ampicillin

- アンピシリン（ampicillin：ABPC）（ビクシリン®）はペニシリン系抗菌薬であり，その中でアモキシシリン（amoxicillin：AMPC）と並んで，アミノペニシリンの一つである（図1）．
- アミノペニシリンはペニシリンにアミノ基が付いたものである．
- ペニシリンはグラム陽性球菌が抗菌スペクトラムの中心であるのに対して，アミノペニシリンのスペクトラムはグラム陰性桿菌にも広がっている．

a. 作用機序

▶PBP：
penicillin binding protein

- ペニシリン系抗菌薬を含むβラクタム系抗菌薬の作用部位は細胞壁合成酵素であるペニシリン結合タンパク（PBP）である．PBPには数種類あり，ペニシリン系やセフェム系などで，ターゲットとなるPBPが異なる（図2）．
- PBPの変異は病原菌が抗菌薬耐性を獲得する原因の一つである．PBPの変異によりABPCに耐性を獲得した菌をβラクタマーゼ非産生ABPC耐性菌（BLNAR）とよび，PBP3をコードする遺伝子（*ftsI*）の変異が生じて耐性を獲得したBLNARインフルエンザ菌が近年増加し，それによる髄膜炎の増加が問題となっている．

▶BLNAR：
β-lactamase nonproducing ampicillin-resistant

b. 薬物動態

- 健常成人3人にアンピシリンナトリウム3gを5%ブドウ糖100 mLに溶解し1時間かけて点滴静注した場合，最高血中濃度（C_{max}）は150 μg/mL，最高血中濃度到達時間（T_{max}）は1時間，半減期（$T_{1/2}$）は0.98時間である[1]．また，健常成人3人にアンピシリンナトリウム500 mgを静脈内注射した場合，投与30分後の血中濃度は19.36 μg/mL，6時間後で0.03 μg/mL，$T_{1/2}$は0.7時間である[2]．
- ABPCの主な消失経路は腎排泄であり，アンピシリンナトリウムを3g点滴静注または500 mg静注後6時間までの尿中排泄率はそれぞれ70.3%，60.7%である[1,2]．
- ABPCの殺菌力は時間に依存しており（時間依存性抗菌薬），そのため最小発育阻止濃度よりも高い抗菌薬の濃度に曝露されている時間が重要である．

c. 適応と効果

- 適応菌種はグラム陽性菌（ブドウ球菌〈*Staphylococcus*属〉，レンサ球菌〈*Streptococcus*属〉，腸球菌〈*Enterococcus*属〉）に加えて，グラム陰性桿菌（大腸菌〈*Escherichia coli*〉，赤痢菌〈*Shigella*属〉，プロテウス・ミラビリス〈*Proteus mirabilis*〉，インフルエンザ菌〈*Haemophilus influenzae*〉），淋菌〈*Neisseria gonorrhoeae*〉，髄膜炎菌〈*Neisseria meningitidis*〉，炭疽菌〈*Bacillus anthracis*〉，放線菌〈*Actinobacteria*〉，リステリア・モノサイトゲネス〈*Lis-*

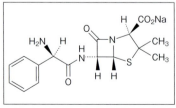

図1 アンピシリンナトリウムの構造式

teria monocytogenes〉である．

- ペニシリンと比べて，グラム陰性桿菌に対する抗菌活性が広がったが，グラム陰性桿菌のアミノペニシリンに対する耐性獲得が進行している．
- 周術期に関して，手術部位感染（SSI）予防の目的で ABPC を用いる場合は，ペニシリナーゼ産生による耐性菌の問題があるため，βラクタマーゼ阻害薬配合の合剤であるスルバクタム・アンピシリン（SBT/ABPC）が推奨される．
- 歯科処置の際に，感染性心内膜炎を起こしやすいハイリスク患者ではその予防目的で，ABPC を用いることがある（成人でアンピシリン 2 g を処置前 30 分以内に静注あるいは筋注する）[3]．

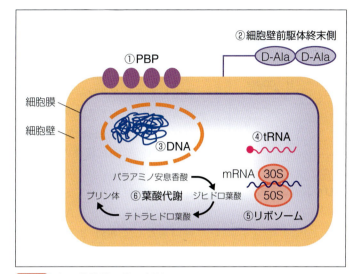

図2　主な抗菌薬の作用部位
βラクタム系抗菌薬は①ペニシリン結合タンパク（PBP）に作用する．グリコペプチド系は②，ニューキノロン系は③，テトラサイクリン系は④，アミノグリコシド系・マクロライド系は⑤，ST合剤は⑥に，それぞれ作用する．

d. 副作用と注意点

- 重大な副作用として，アナフィラキシーショック，中毒性表皮壊死融解症（TEN），Stevens-Johnson 症候群，無顆粒球症，溶血性貧血，急性腎不全等の腎障害，偽膜性大腸炎などがある．そのほかに，発熱や発疹，蕁麻疹，下痢，肝障害，痙攣などを呈することもある．使用する前には必ずアレルギー歴を聴取する．
- 投与の際には腎機能に留意する．成人の場合，ABPC ではクレアチニンクリアランス（Ccr）＞ 50 mL/分で 1 回 2 g を 6 時間ごと，Ccr が 10～50 mL/分で 1 回 2 g を 6～12 時間ごと，Ccr ＜ 10 mL/分で 1 回 2 g を 12～24 時間ごとのように，投与間隔を空ける必要がある[4]．

（甲田賢一郎，北村享之）

▶SSI：
surgical site infection

▶SBT/ABPC：
sulbactam/ampicillin

▶TEN：
toxic epidermal necrolysis

文献

1) 野口行雄,ほか．Ampicillin による細菌性心内膜炎治療の解析．臨牀と研究 1979; 56: 2309-16.
2) 佐藤 肇,ほか．小児科領域における Ampicillin（Viccillin 'Meiji'）静注療法に関する検討．Jpn J Antibiot 1972; 25: 91-4.
3) 宮武邦夫,ほか．循環器病の診断と治療に関するガイドライン（2007年度合同研究班報告）．感染性心内膜炎の予防と治療に関するガイドライン（2008年改訂版）．http://www.j-circ.or.jp/guideline/pdf/JCS2008_miyatake_h.pdf
4) 青木 眞．レジデントのための感染症診療マニュアル．第2版．東京：医学書院；2008. p. 1-1464.

❷ スルバクタム

sulbactam

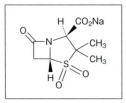

図1 スルバクタムナトリウムの構造式

- スルバクタム（sulbactam：SBT）は1977年にアメリカのファイザー社が開発したβラクタマーゼ阻害薬である（図1）.
- 細菌が産生するβラクタマーゼにより第三世代セフェム系薬であるセフォペラゾン（cefoperazone：CPZ）やアンピシリン（ampicillin：ABPC）が加水分解され，その抗菌薬の効力を失うため，SBTが配合された抗菌薬が考案された.
- 日本では注射薬としてSBTとCPZを1：1に配合したSBT/CPZ（スルペラゾン®）およびSBTとABPCを1：2に配合したSBT/ABPC（ユナシン®-S），経口薬としてSBTとABPCをエステル結合させたsultamicillin（SBTPC）（ユナシン®錠）がある.

a. 作用機序

- βラクタマーゼとはβラクタム環を破壊する酵素で，この産生により病原菌がβラクタム系抗菌薬に対する耐性を獲得する.
- SBTはこのβラクタマーゼのIc，II，IIIおよびIV型を強く，IaおよびV型を軽度に不可逆的に不活化させ，病原菌の産生するβラクタマーゼからCPZやABPCが加水分解されるのを防ぎ，抗菌力を示す．CPZやABPCは細菌のペニシリン結合タンパク（PBP）に作用し，細胞壁合成を阻害する.
- スルバクタム自体もPBPに結合し，単独で抗菌効果を有する．多剤耐性アシネトバクターに有効である.

▶PBP：
protein binding protein

b. 薬物動態

- 健常成人6人にSBT/ABPCを0.75gまたは1.5g静注した場合，両投与量でSBTとABPCの半減期はいずれも約1時間であった[1].
- SBT/ABPC 0.75gまたは1.5g静注後24時間までの尿中排泄率はSBT，ABPCいずれも約80％であった[1].
- 健常成人5人にSBT/CPZを2g静注した場合の半減期はSBTで1.22時間，CPZで1.56時間であった[2].
- SBT/CPZ 2g静注後24時間までの尿中排泄率はSBT 94.3％，CPZ 29.3％であり，CPZの胆汁移行性がきわめて高い[2,3].

c. 適応と効果

- SBT/CPZおよびSBT/ABPCはグラム陽性球菌，グラム陰性桿菌，嫌気性菌に広域なスペクトラムをもつ.
- 消化管手術などの準清潔手術において，手術部位感染予防の目的でSBT/ABPCを用いる場合がある．大腸手術における抗菌薬予防投与の臨床試験では，SBT/ABPCが標準薬（cefoxitinまたはpiperacillin/metronidazole）と比較して，同等の感染予防効果を示すと報告している[4]．一方で大腸菌に

対する感受性の低下が報告[5]されており，下部消化管手術への使用は注意が必要である．
- 胆嚢摘出術における抗菌薬予防投与の臨床研究ではSBT/ABPCはセフェム系抗菌薬であるcefuroximeより良好な術後感染予防効果を報告している[6]★1．

d．副作用と注意点

- SBT/ABPCおよびSBT/CPZの重大な副作用として，アナフィラキシーショック，中毒性表皮壊死融解症（TEN），Stevens-Johnson症候群，無顆粒球症や溶血性貧血などの血液障害，急性腎不全等の腎障害，偽膜性大腸炎，間質性肺炎，肝機能障害などがある．そのほかに，発熱や発疹，蕁麻疹，下痢，痙攣などを呈することもある．
- SBTとABPCは腎排泄，CPZは胆汁排泄であり，腎機能障害時にはSBT/ABPCの投与量または投与間隔を調節する必要がある．Ccr＞50 mL/分で6 g分2，Ccrが10〜50 mL/分で1.5〜3 g分2，Ccr＜10 mL/分で1.5〜3 g分1を推奨する[7]．
- SBTは糸球体濾過量（GFR）≧30 mL/分では腎排泄は減少しないため，SBT/CPZは腎機能障害時にも用量調節は不要である．

e．多剤耐性アシネトバクターに対するスルバクタムの抗菌作用

- カルバペネム，アミノグリコシド，フルオロキノロンの3系統の抗菌薬に耐性を示す多剤耐性アシネトバクター（MDRA）が出現している．院内感染として問題となるのは*Acinetobacter baumannii*であり，人工呼吸器関連肺炎や中心静脈カテーテル関連菌血症の原因菌として重要である．SBTがMDRAの治療薬として用いられることがある．

（甲田賢一郎，北村享之）

★1
その理由として，胆嚢摘出術後の手術部位感染の原因菌の一つである腸球菌に対して，セフェム系抗菌薬は無効であるが，SBT/ABPCは有効であることをあげている．

▶TEN：
toxic epidermal necrolysis

▶MDRA：
multi-drug resistant Acinetobacter

文献

1) 柴 孝也，ほか．Sulbactam・Ampicillinに関する臨床的検討．Chemotherapy 1988; 36（Suppl 8）: 149–59.
2) 斎藤 篤，ほか．Sulbactamの臨床第一相試験．Chemotherapy 1984; 32（Suppl 4）: 192–201.
3) 中西昌美，ほか．Sulbactam/Cefoperazone合剤の人組織内濃度について．Chemotherapy 1984; 32（Suppl 4）: 379–91.
4) Menzel J, et al. Perioperative use of ampicillin/sulbactam, cefoxitin and piperacillin/metronidazole in elective colon and rectum surgery: A prospective and randomized quality control study in 422 patients. Int J Antimicrob Agents 1996; 6 Suppl: S79–82.
5) Bouchillon SK, et al. Antimicrobial susceptibility of inpatient urinary tract isolates of gram-negative bacilli in the United States: Results from the study for monitoring antimicrobial resistance trends（SMART）program: 2009-2011. Clin Ther 2013; 35: 872–7.
6) Dervisoglou A, et al. The value of chemoprophylaxis against Enterococcus species in elective cholecystectomy: A randomized study of cefuroxime vs ampicillin-sulbactam. Arch Surg 2006; 141: 1162–7.
7) 今井圓裕，ほか．日本腎臓学会，編．CKD診療ガイド2012．日腎会誌 2012; 54: 1031–189.

❸ ピペラシリン

piperacillin

- ピペラシリン（PIPC）（ペントシリン®など）はβラクタム系抗生物質の中でもペニシリン系抗生物質であり，富山化学工業で開発された．日本では1979年5月に承認されて以来30年以上にわたり広く臨床で用いられている（図1）．
- 肺炎球菌，ブドウ球菌属などのグラム陽性菌からインフルエンザ菌，緑膿菌を含むグラム陰性菌および嫌気性菌に対して幅広い抗菌スペクトルを有する．

a. 作用機序[1]

- マイコプラズマを除く真正細菌の細胞壁は主としてペプチドグリカンにより構成されている．
- ピペラシリンはβラクタム系抗生物質であり，ラクタム環とよばれる4員環構造を有する．βラクタムを含むL-Cys-D-Valの立体構造は，細菌の細胞壁を架橋する目的で生合成される，D-Ala-D-Alaの立体構造に酷似している．細菌細胞壁を構成するペプチドグリカンの架橋酵素群（ペニシリン結合タンパク：PBP）が，ピペラシリンとD-Ala-D-Ala構造を誤認識し，細胞壁の架橋が行われなくなるため，分裂に伴い細胞壁は脆弱化し，増殖が抑制される（静菌作用）（図2）．
- 細菌の細胞質の浸透圧は，一般に動物の体液のそれよりも高く，ペニシリンの作用により細胞壁が薄くなった細菌細胞や損なわれた細菌細胞では外液との浸透圧の差から細胞内に外液が流入し，最終的には溶菌を起こして死滅する（殺菌作用）．
- ペプチドグリカンはヒトを含めた真核生物には存在しないため，ペニシリンは真正細菌に対する選択毒性が高く，ヒトに対する毒性は低い．
- ピペラシリンは，最小発育阻止濃度（MIC）またはそれに近い濃度で殺菌的に作用する．

▶MIC：
minimum inhibitory concentration

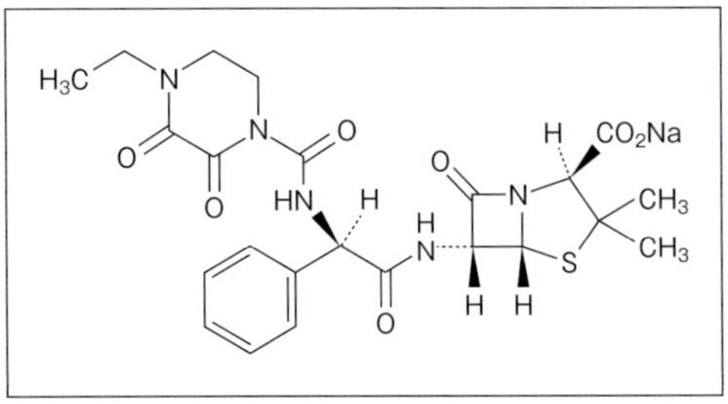

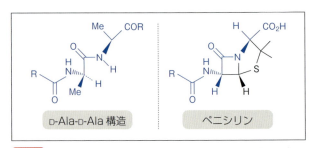

図1 ピペラシリンの構造式

図2 D-Ala-D-Ala構造とペニシリンの立体構造類似性

表1 ピペラシリンの血中半減期，最高血中濃度，血中濃度曲線下面積

投与量	症例数	$T_{1/2}$ (時)	C_{max} (μg/mL)	AUC (μg・時/mL)
1 g	7	0.780±0.145	60.2±4.91	47.9±5.41
2 g	4	0.79±0.11	85.8±1.7	111.6±4.3

表2 組織移行性

腎・尿路	◎	扁桃腺	―
肝・胆汁	◎	羊水	△
喀痰・気管支分泌液	◎	髄液	◎
骨髄	◎	腸管	◎
骨盤腔	◎	副鼻腔	◎
臍帯血	◎	筋・皮下組織	◎
骨	○	胸腔	◎
腹腔	◎	眼	△
母乳	△	歯槽	◎

◎：≧25 μg/mL，○：25> ～≧6，△：6>～≧1，―：データなし．

b. 薬物動態[2)]

- 治療上有効な血中濃度は，起炎菌に対する抗菌力と，感染部位への移行性により異なるが，最高血中濃度（C_{max}）には静注・点滴静注とも投与終了時に到達する．
- 代謝は肝臓にて行われ，約60%が未変化体として尿中に排泄される．
- 投与後12時間の尿中排泄率は，46.0～52.9%である．
- 血中半減期（$T_{1/2}$），最高血中濃度（C_{max}），血中濃度曲線下面積（AUC）は，表1のとおりである．
- 高齢者：若年者に比べC_{max}が高値を示し，全身クリアランスが低下する傾向を示したが，蓄積性は認められず高齢者においても非高齢者と同様の投与が可能である[3)]．
- 組織移行性を表2に示す．
- PK/PDパラメーター：ペニシリン系抗菌薬の有効性を示すPK/PDパラメーターはTime above MICであり，30%以上で標的菌の増殖抑制作用（static effect：静菌的作用）を，50%以上で最大殺菌作用（maximum bactericidal effect）を示すとされる[4)]．

▶AUC：
area under the curve

▶PK：
pharmacokinetics

▶PD：
pharmacodynamics

c. 適応と効果[2)]

適応菌種

- ピペラシリンに感性のブドウ球菌属，レンサ球菌属，肺炎球菌，腸球菌属，大腸菌，シトロバクター属，肺炎桿菌，エンテロバクター属，セラチア属，プロテウス属，モルガネラ・モルガニー，プロビデンシア属，インフルエンザ菌，緑膿菌，バクテロイデス属，プレボテラ属（プレボテラ・ビビアを除く）．

適応症

- ①敗血症，②急性気管支炎，肺炎，肺膿瘍，膿胸，慢性呼吸器病変の二次感染，③膀胱炎，腎盂腎炎，④胆嚢炎，胆管炎，⑤バルトリン腺炎，子宮内感染，子宮付属器炎，子宮旁結合織炎，⑥化膿性髄膜炎．
- 以上は一般的な適応であるが，上記のように緑膿菌を含むグラム陰性菌にも抗菌活性をもち，種々の手術の際に推定される術野汚染菌をカバーする抗菌スペクトルを有しているため，周術期においては感染予防薬として使用されることも多い．
- 品川は周術期の感染予防薬の選択として以下の原則を提言している[5)]．
  ①術中に汚染が予想される細菌に対して，十分な抗菌力を有する薬剤を選択する．

Column PK/PD 理論

- **PK**：薬物動態．薬物の生体内での吸収・分布・代謝・排泄などの薬物動態を表す．ここでは生体内での抗菌薬の濃度の推移のこと．
- **PD**：薬力学．生体内での薬剤の濃度と作用（有効性や毒性など）の関連性を示す．ここでは生体内での抗菌薬の作用のこと．

PK/PDとは薬物動態と薬力学を組み合わせて，薬剤の有効性や安全性を評価する考え方である．PK/PDは，抗菌薬の臨床効果が最大限得られるように，最適な用法・用量を設定するための指標となる（図3，表3）．

PKパラメーター

- C_{max}：最高血中濃度（peak 血中濃度）．薬物投与後の血中濃度の最大値で，抗菌活性と関連する．ニューキノロン系やアミノグリコシド系のような濃度依存性の抗菌薬では，臨床効果を高めるうえで重要．
- $T_{1/2}$：血中濃度半減期（消失半減期）．血中の薬物濃度が半分に減少するのに要する時間を表す．
- AUC：血中濃度曲線下面積．薬物血中濃度の時間経過を表したグラフで描かれる曲線（薬物血中濃度–時間曲線）と，横軸（時間軸）によって囲まれた部分の面積を表す．ニューキノロン系やアミノグリコシド系抗菌薬の臨床効果と関連する．

PDパラメーター

- MIC：最小発育阻止濃度．細菌の増殖を阻止するのに必要な抗菌薬の最小濃度で，抗菌薬の抗菌力および感受性の指標．MIC値が低いほど，対象となる菌に対して抗菌活性が強いことを示す．たとえばMIC80と表記がある場合は，全体の80％の菌株の発育を阻止する濃度を意味する．また，最近では，MICでは感受性菌は除菌

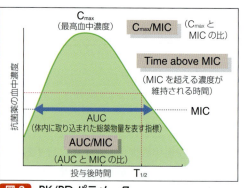

図3 PK/PD パラメーター
(三鴨廣繁，ほか．ICUとCCU 2008; 32: 269-79[4]より)

できても，耐性菌を残してしまう可能性があるため，耐性菌を残らず除菌するためにはMICよりさらに高い濃度であるMPCが必要という考え方も生まれてきている．

- MBC：最小殺菌濃度．MICの測定の後，生育が認められなかった培養液を薬剤無添加の培養液に加えて，菌の発育がみられなかったときの濃度を表す．値が小さいほど殺菌力が強いことを意味する．
- PAE：ある抗菌薬が微生物に短時間接触した後，抗菌薬を除去しても持続してみられる増殖抑制効果のこと．血中から抗菌薬が消失した後も，細菌の増殖が抑制される．

PK/PD理論に基づいた抗菌薬投与により，患者の転帰改善に高い効果が期待できる可能性がある．Scaglioneは，重症感染症患者の抗菌薬療法において，PK/PD解析実施群と非実施群とで治療効果を比較検討し，PK/PD解析実施群では非実施群と比べ，治療失敗例および死亡例が半減し，入院日数についても減少傾向がみられたと報告している[6]．

表3 PK/PD パラメーター

抗菌効果		抗菌薬	PK/PD パラメーター	治療への応用
濃度依存性殺菌作用：菌と接触する濃度が高いほど殺菌効果が増強される	長い持続効果*	キノロン系薬，アミノグリコシド系薬	AUC/MIC または C_{max}/MIC	投与量↑
時間依存性殺菌作用：菌と接触する時間（MIC以上の濃度を維持する時間）が長いほど殺菌効果が増強される	短い持続効果*	ペニシリン系薬，セフェム系薬，カルバペネム系薬，モノバクタム系薬	Time above MIC (TAM)	投与間隔調整
	長い持続効果*	アジスロマイシン，クラリスロマイシン，ストレプトグラミン，テトラサイクリン系薬，バンコマイシン	AUC/MIC	投与量↑

*持続効果：PAEなど

②術野となる組織／臓器において，汚染菌の発育を阻止するに十分な濃度が得られるものを選択する．
③副作用が発現しにくい薬剤，または発現しても対応が容易な薬剤を選択する．麻酔薬や筋弛緩薬など周術期に使用される薬剤と相互作用をもたない薬剤を選択する．
④菌交代現象や菌交代症を起こしにくい薬剤，耐性菌の出現しにくい薬剤を選択する．
⑤術後感染が発症し，予防投与した薬剤に耐性の起炎菌が検出されても対応できる薬剤を残しておく．

- ピペラシリンは，中等症～重症の腹腔内感染，婦人科関連感染などの複合感染で複数の菌をターゲットにしなければならないときに，とくに有用である．黄色ブドウ球菌などに対する抗菌力はセフェム系薬に比べて若干弱いとされているが，術後感染予防薬は術野にある細菌を完全に殺菌するのではなく，感染を起こさない一定レベル以下に減らすことが重要であり，ピペラシリンは組織移行性も優れ，その条件を満たしている．また，菌交代症を起こしにくく，MRSAなどの耐性菌を出しにくいと考えられる．

▶MPC：
mutant prevention concentration

▶MBC：
minimum bactericidal concentration

▶PAE：
post-antibiotic effect

▶MRSA：
methicillin-resistant *Staphylococcus aureus*
（メチシリン耐性黄色ブドウ球菌）

d. 副作用[2]

- 承認時までの調査では，副作用（臨床検査値の変動を含む）は2,432例中148例（6.09％）であった．また，承認後4年間（1979年5月～1983年8月）の使用成績調査では，19,884例中396例（1.99％）であった．
- 承認時および承認後4年間の調査において，副作用は総症例22,316例中544例（2.44％）に認められ，発現件数は1,119件であった．その主なものは，発疹175件（0.78％），AST上昇152件（0.68％），ALT上昇143件（0.64％），発熱120件（0.54％），白血球減少66件（0.30％）などであった．

（岡安理司，大嶽浩司）

文献

1) 田中晴雄, 猪越淳嗣. β-ラクタム系抗生物質. 上野芳夫, ほか編. 微生物薬品化学. 改訂第4版. 東京：南江堂；2003. p. 197-210.
2) ペントシリン® 医薬品インタビューフォーム. 2013年4月（改訂第12版）. 製造販売：富山化学工業／発売：大正富山医薬品.
3) 柴 孝也. 高齢者におけるpiperacillinの体内動態の検討. 日化療会誌 2003; 51: 76-86.
4) 三鴨廣繁, 山岸由佳. PK-PD理論に基づいた抗菌薬使用法. ICUとCCU 2008; 32: 269-79.
5) 品川長夫. 周術期抗菌薬投与の基本的な考え方. 日化療会誌 2002; 50: 313-18.
6) Scaglione F. Can PK/PD be used in everyday clinical practice. Int J Antimicrob Agents 2002; 19: 349-53.

4 タゾバクタム・ピペラシリン

tazobactam・piperacillin

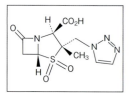

図1 タゾバクタムの構造式

- タゾバクタム（TAZ）・ピペラシリン（PIPC）（ゾシン®）は，βラクタマーゼ阻害薬であるTAZと広域抗菌スペクトルを有するペニシリン系抗生物質であるPIPCを力価比1：8の割合で配合した注射用抗生物質であり，2008年10月より販売されている（図1）．
- PIPCは各種のβラクタマーゼ産生菌を含むグラム陽性菌および緑膿菌などのグラム陰性菌に対して強い抗菌力を有し，TAZの添加によって薬剤耐性菌の出現頻度が抑制されることが明らかにされている．
- TAZ，PIPCとも日本で創製された純国産の薬物である．

a. 作用機序（図2）[1,2]

- TAZは1983年に大鵬薬品工業で創製され，各種細菌が産生するペニシリナーゼ（PCase），セファロスポリナーゼ（CEPase）および基質特異性拡張型βラクタマーゼ（ESBL）などのβラクタマーゼを不可逆的に阻害する．
- PIPCは，「③ピペラシリン」の項にも記したとおり，最少発育阻止濃度（MIC）またはそれに近い濃度で殺菌的に作用する．しかし，PIPCは細菌の産生するβラクタマーゼによりβラクダム環が切断されると不活化する．TAZはβラクタマーゼと複合体を形成してβラクタマーゼを不可逆的に阻害する．つまり，TAZを配合することにより，PIPCは不活化されずにその作用点であるペニシリン結合タンパク（PBP）に到達し，βラクタマーゼ産生菌に対しても抗菌作用を発揮できる．

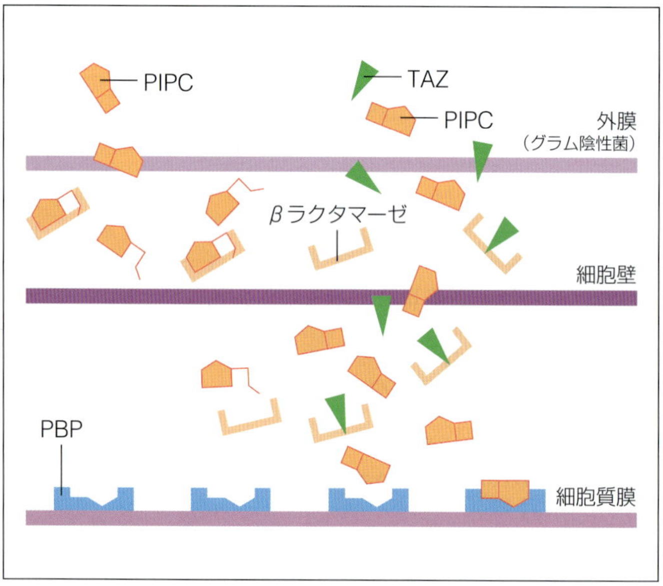

b. 開発の経緯[1,2]

- PIPCは発売後30年が経過し，耐性菌の増加によりカルバペネム系薬剤など他の抗菌薬に比べて相対的に抗菌力が低下し，重症・難治性感染症の治療に単独では使用が難しくなってきたため，TAZとPIPCの双方の長所を活かした配合剤が開発された．
- TAZ：PIPCが1：8の配合剤は，アメリカのAmerican Cyanamid社（現Pfizer Inc.：ファイザー社）により臨床開発が欧米を中心に進められ，1992年フランスで初めて承認になり，次いでイギリス，ドイツ，

図2 タゾバクタムによるβラクタマーゼ阻害の模式図
TAZ：タゾバクタム，PIPC：ピペラシリン，PBP：ペニシリン結合タンパク．

（大正富山医薬品ホームページより）

アメリカにおいて承認になった．2012年10月の調査では102か国において承認されている．

- 日本ではTAZ：PIPCが1：4の配合剤であるタゾシン®[★1]が2001年4月より使用されるようになったが，外国に比べ用量が低く，適応症も限られていたため，力価比1：8の配合剤の販売が望まれていた．
- このような背景から，TAZ/PIPCの力価比1：8の新配合剤ゾシン®静注用が国内で開発され，2008年7月に肺炎の適応を取得し使用されている．
- また，外国の主要なガイドラインでは，TAZ/PIPCは中等症以上の腹腔内感染症の治療薬として位置づけられている．日本でも2012年9月に腹膜炎，腹腔内膿瘍，胆囊炎，胆管炎の適応，これら感染症の原因となる菌種の適応が追加された．

[★1] 2009年3月末にて薬価削除．

c. 薬物動態[1, 2]

- TAZがβラクタマーゼ阻害効果を発揮する条件として，1〜2時間程度2.5〜5μg/mLで血漿中濃度を維持する必要がある．これは，TAZ/PIPC 2.25gの投与で達成できる．
- 静脈注射，点滴静注とも，投与終了時に最高血中濃度（C_{max}）を示す．
- TAZは腎臓で代謝されるが，約70%は未変化体として尿中に排泄される．
- 投与後12時間の尿中排泄率は，78.8〜81.3%である．
- 血中半減期（$T_{1/2}$），最高血中濃度（C_{max}），血中濃度曲線下面積（AUC）は，**表1**[3]のとおりである．
- 腎機能低下患者：血漿半減期の遅延とAUCの増加のため血中濃度が増大するので，腎機能障害の程度に応じた投与量の減量および投与間隔の延長が必要である[4]．
- 高齢者：若年者よりもTAZの半減期が56%延長するが，年齢に基づく用量調節は不要である[4]．
- 組織移行性：肺組織，腎組織をはじめとする多くの組織への移行は良好だが，中耳組織，髄液や骨組織などへの移行性は低い（**表2**）[4]．

d. 適応と効果[1, 2]

適応菌種
- 本剤に感性のブドウ球菌属，レンサ球菌属，肺炎球菌，腸球菌属，モラクセラ（ブランハメラ）・カタラーリス，大腸菌，シ

表1 タゾバクタムの 血中半減期，最高血中濃度，血中濃度曲線下面積（健康成人に30分間点滴静注した場合）

投与量	$T_{1/2}$（時）	C_{max}（μg/mL）	AUC（μg・時/mL）
2.25 g	0.698 ± 0.091	16.1 ± 0.7	17.5 ± 2.0
4.5 g	0.814 ± 0.106	36.3 ± 6.5	47.4 ± 9.5

（柴 孝也．日化療会誌 2010；58（Suppl 1）：1–10[3]より）

表2 組織移行性

腎・尿路	◎	扁桃腺	○
肝・胆汁	◎	羊水	―
喀痰・気管支分泌液	―	髄液	―
骨髄	―	腸管	―
骨盤腔	―	副鼻腔	◎
臍帯血	―	筋・皮下組織	◎
骨	―	胸腔	◎
腹腔	―	眼	―
母乳	―	歯槽	―

◎：≧25μg/mL，○：25＞〜≧6，△：6＞〜≧1，―：データなし．

トロバクター属，クレブシエラ属，エンテロバクター属，セラチア属，プロテウス属，プロビデンシア属，インフルエンザ菌，緑膿菌，アシネトバクター属，ペプトストレプトコッカス属[★2]，クロストリジウム属[★2]（クロストリジウム・ディフィシルを除く），バクテロイデス属[★2]，プレボテラ属[★2]．

[★2] 2012年9月に新たに取得した菌種．

適応症
- 敗血症，肺炎，腎盂腎炎，複雑性膀胱炎，腹膜炎，腹腔内膿瘍，胆嚢炎，胆管炎．

術後感染症の治療における投与法[4]
- 下部消化管外科や産婦人科領域の術創感染症例：緑膿菌などの薬剤耐性グラム陰性桿菌，嫌気性菌と薬剤感受性腸球菌に対する抗菌作用を期待して，1回4.5gの1日4回投与を行う．
- 慢性骨髄炎や糖尿病壊疽部や人工異物の感染症例：上記の3者に加えMSSAに対する抗菌作用を期待して，1回4.5gの1日4回投与を行う．骨組織や血流の乏しい部位の感染症ではTAZ/PIPCの組織移行性が悪く，より高いtime above MIC（%）値を設定して，各回PIPC 1〜2g追加による増量および2〜3時間点滴を試みるとよい[5]．
- Takesueらは，日本における手術部位感染（SSI）より分離された病原体の薬剤感受性について報告している[6]．TAZ/PIPCの耐性率は，緑膿菌に対し7.4%，バクテロイデス属に対し2.9%であった．緑膿菌の場合だが，菌の分離が術後15日以降の場合には14日以前の分離に比べ，MIC_{90}値が8倍上昇した．また，使用期間に応じて感受性の変化を同様にMIC_{90}値で評価したところ，8日以降では8倍上昇した．術前の全身状態は感受性に影響し，TAZ/PIPCの耐性率はASAスコア3以上の患者ではASAスコア1，2の患者に比べて高値であった（図3）．

▶ MSSA：
methicillin-sensitive *Staphylococcus aureus*（メチシリン感受性黄色ブドウ球菌）

▶ SSI：
surgical site infection

▶ ASA：
American Society of Anesthesiologists

e. 副作用[2]

- 腹膜炎，腹腔内膿瘍，胆嚢炎および胆管炎の効能追加承認申請時までの臨床試験における副作用評価可能症例数は486例で，副作用発現率は61.1%（297例）である．
- 主な副作用は下痢28.6%，便秘2.7%，発疹2.1%，嘔吐および発熱1.9%，肝機能異常および頭痛1.4%等である．
- また，臨床検査値の変動は主としてALT上昇12.6%，γ-GTP上昇9.9%，AST上昇9.7%，好酸球増多6.4%，AL-P上昇3.7%などである．

（岡安理司，大嶽浩司）

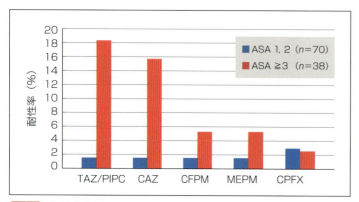

図3 各抗生物質の緑膿菌に対する耐性率のASAスコアによる差
TAZ/PIPC：タゾバクタム/ピペラシリン，CAZ：セフタジジム，CFPM：セフェピム，MEPM：メロペネム，CPFX：シプロフロキサシン．
(Takesue Y, et al. J Infect Chemother 2012; 18: 816-26[6]より)

文献

1) 宇治達哉, 橋本好和. β-ラクタマーゼ阻害薬配合抗生物質製剤「注射用タゾバクタムナトリウム・ピペラシリンナトリウム」(ゾシン® 静注用 2.25, ゾシン® 静注用 4.5) の薬理学的特性および臨床効果. 日薬理誌 2009; 133: 351-8.
2) ゾシン® 医薬品インタビューフォーム. 2014 年 11 月 (改訂第 12 版). 製造販売:大鵬薬品 / 発売:大正富山医薬品.
3) 柴 孝也. Tazobactam/piperacillin (配合比 1:8 製剤) の第 I 相試験. 日化療会誌 2010; 58(Suppl 1): 1-10.
4) 橋本章司. tazobactam/piperacilln. 臨床と微生物 2009; 36: 299-304.
5) AL-Nawas B, et al. Concentrations of piperacillin-tazobactam in human jaw and hip bone. J Craniomaxillofac Surg 2008; 36: 468-72.
6) Takesue Y, et al. Nationwide surveillance of antimicrobial susceptibility patterns of pathogens isolated from surgical site infections (SSI) in Japan. J Infect Chemother 2012; 18: 816-26.

❺ セファゾリン

cefazolin

- セファゾリン (セファメジン®α) はわが国で初めて開発されたセファロスポリン系抗菌薬で, 真菌のセファロスポリウム・アクレモニウム (*Cephalosporium acremonium*) が産生する Cephalosporin C から得られる 7-aminocephalosporanic acid を母核とした抗菌薬である.
- 4 員環の β-ラクタム環と 6 員環のジヒドロチアジン環をもつセフェム系抗菌薬で, 第一世代セファロスポリン系に分類される (図 1).
- 周術期の予防抗菌薬として数多くのエビデンスがあり, ほとんどの手術で第一選択薬として用いられる[1].

a. 作用機序

- セファゾリンの作用部位は他の β-ラクタム系抗菌薬と同様に, 細菌の細胞壁にあるペニシリン結合タンパク質 (PBP) である.
- 細胞質膜上にある PBP は細胞壁合成酵素であるが, ここにセファゾリンが作用することにより細胞壁のペプチドグリカンの架橋が阻害される. ほとんどの細菌はペプチドグリカンを細胞壁の主要成分として保有しており, この合成阻害により抗菌作用を発揮する.

▶PBP:penicillin-binding protein

b. 薬物動態

- セファゾリンを手術時の予防抗菌薬として使用する場合, 執刀前 60 分以内に初回投与を実施する. 手術中の追加投与は半減期 (1.2〜2.2 時間) のおよそ 2 倍の時間 (3〜4 時間) ごと, もしくは大量に出血したとき (1,500 mL 以上の出血など) に実施することが推奨されている[1].

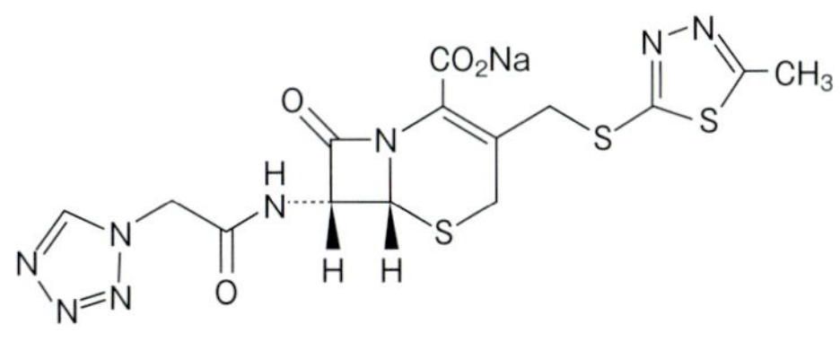

分子式:$C_{14}H_{13}N_8NaO_4S_3$

図 1 セファゾリンナトリウムの構造式

表1 腎機能障害患者におけるセファゾリンの投与量

成人の通常使用量	腎障害の程度による使用量 GFR (mL/分)			透析時の使用量	
	50～90	10～50	＜10	血液透析	腹膜透析
8時間ごとに1g	8時間ごとに1g	12時間ごとに0.5～1g	24時間ごとに0.5～1g	透析後に0.5～1g	12時間ごとに0.5g

表2 主なセフェム系抗菌薬の抗菌スペクトル

菌名	第一世代 CEZ	第二世代 CTM	第二世代 CMZ	第三世代 CTRX	第三世代 CAZ	第三世代 SBT/CPZ	第三世代 FMOX	第四世代 CFPM
メチシリン感受性黄色ブドウ球菌 肺炎球菌 連鎖球菌	↓	↓	↓	↓	↓	↓	↓	↓
大腸菌 クレブシエラ属 プロテウス・ミラビリス	↓	↓	↓	↓	↓	↓	↓	↓
インフルエンザ菌 モラクセラ・カタラーリス		↓	↓	↓	↓	↓	↓	↓
エンテロバクター属 セラチア・マルセッセンス シトロバクター属 プロテウス・ブルガリス モルガネラ・モルガニー				↓	↓	↓	↓	↓
バクテロイデス属			↓			↓	↓	
緑膿菌					↓	↓		↓

↓：抗菌活性：強, ↓：抗菌活性：弱.
CEZ：セファゾリン，CTM：セフォチアム，CMZ：セフメタゾール，CTRX：セフトリアキソン，CAZ：セフタジジム，SBT/CPZ：スルバクタム/セフォペラゾン，FMOX：フロモキセフ，CFPM：セフェピム．

(抗菌薬適正使用生涯教育テキスト〈改訂版〉．日本化学療法学会．2013. p. 65 より)

▶PK/PD：
pharmacokinetics/pharmacodynamics

▶MIC：
minimal inhibitory concentration

- セファゾリンを含むセフェム系抗菌薬の効果を規定する薬物動態学/薬力学（PK/PD）パラメーターは time above MIC（TAM）である．セフェム系抗菌薬は TAM が40％で増殖抑制作用，60～70％で最大殺菌作用を示すとされている[2]．
- 肝臓でわずかに代謝されるのみで体内ではほとんど代謝されることなく高濃度で尿中に排泄される．
- 喀痰，胸水，胆汁中などの体液や扁桃，胆嚢，子宮，骨などの組織への薬剤の移行は良好であるが，髄液への移行は不良である．タンパク結合率は74～86％である[3]．
- 妊婦への投与に関しては，アメリカ食品医薬品局（FDA）Pregnancy Category ではB[★1]，オーストラリアの分類（An Austrarian categorisation of risk of

drug use in pregnancy）ではB1★2 となっていて，治療上の有益性が危険性を上回ると判断される場合には投与してもよい．
- 母乳中へ移行することが報告されているため，やむをえず投与する場合は，授乳を避けさせる．

c. 投与量・投与法

- 薬剤の添付文書によると通常，成人では1g/日を2回に分割して投与する．効果が十分でないときには1.5〜3g/日，重症例では5g/日までの3分割での投与が可能である．小児の場合の使用量は20〜40 mg/日，効果が不十分なときには50 mg/kg，重症例では100 mg/kgまで投与が可能である．
- ただし，敗血症，感染性心内膜炎など重症感染症の治療薬として用いる場合には，8時間ごとに2g（6g/日）の投与が一般的である．
- 術中の使用は前述したとおり3〜4時間ごとの追加投与が必要である．
- 術後など周術期に予防抗菌薬または治療抗菌薬として使用する場合には，PK/PD理論に基づいて8時間ごとの投与間隔が推奨される．
- 腎機能障害時は障害の程度に応じて投与間隔の延長や投与量の減量を行うことが必要である[3]．糸球体濾過量（GFR）に応じた投与間隔・使用量，また透析時の使用量を**表1**に示す．
- 肥満患者では投与量の増量が必要である．一回の投与量は体重が80 kg以下の患者では1g，80〜120 kgの場合2g，120 kgを超える場合3gとする[1]．

d. 適応と効果

- セフェム系抗菌薬の世代別抗菌スペクトルを**表2**に示す[4]．セファゾリンはメチシリン感受性黄色ブドウ球菌（methicillin-susceptible *Staphylococcus aureus*：MSSA）をはじめとするグラム陽性球菌や大腸菌（*Escherichia coli*），肺炎桿菌（*Klebsiella pneumoniae*），プロテウス・ミラビリス（*Proteus mirabilis*）などの腸内細菌科のグラム陰性桿菌の一部の株に感受性がある．
- MSSAをはじめとするグラム陽性球菌や大腸菌など手術部位感染の起因菌となりやすい菌種をカバーするため，多くの手術で周術期の予防抗菌薬の第一選択薬となる[1]．
- 日本にはnafcillin，oxacillinなどのMSSA用のペニシリンが販売されていないためMSSAによる感染症の治療に第一選択薬として使用することが多い．

e. 副作用と注意点

- セファゾリンを含むセフェム系抗菌薬は比較的安全性が高いとされており，ペニシリンと比較して過敏反応を示すことはまれである．アナフィラキシー反応，アナフィラキシー様反応の頻度は0.01%である．
- 他のβ-ラクタム系抗菌薬あるいはセフェム系抗菌薬との交差反応は5%程度の頻度で起こる．副反応の既往があってもIgEを介したアナフィラキシーショックのような反応でなければ，他のセフェム系薬への変更や再投与は

★1
動物実験では有害な作用が確認されているが，適切な対照をおいた妊婦の比較試験では胎児のリスクの増加が示されていない．もしくは，動物実験では胎児に対するリスクが確認されていないが，妊婦の適切な研究が存在しない．胎児への有害な作用はほとんどないと思われるが可能性は残る．

★2
限られた人数の妊婦や妊娠可能年齢の女性によって服用されている薬剤で，それによって先天奇形の発症率上昇や，その他の直接的もしくは間接的な有害作用が確認されていない．動物実験による研究結果では胎児傷害の増加を示す証拠は認められていない．

▶GFR：
glomerular filtration rate

許容される．
- セフェム系抗菌薬全体では一過性の AST・ALT の上昇（基準値の 2〜4 倍）が最大 7％に認められると報告されているが，セファゾリンでは AST・ALT の上昇は 0.5％程度と高くない．
- **表 2** に示すとおりバクテロイデス属などの嫌気性菌には効果がない．下部消化管手術，婦人科領域の手術，頭頸部の手術などで嫌気性菌への曝露が予想される場合の予防抗菌薬としては適切でない．
- セファゾリンの作用部位は他の β-ラクタム系抗菌薬と同じく PBP であるが，細菌によりさまざまな種類の PBP が存在する．セファゾリンを含むセフェム系抗菌薬は腸球菌の PBP に親和性が低いため治療に使用できない．
- 前述のとおり髄液への移行性は不良であるため中枢神経系感染症の治療には使用しない．
- セファゾリンの MSSA に対する治療効果はバンコマイシンに勝る[5]．このため，黄色ブドウ球菌の治療をメチシリン耐性黄色ブドウ球菌（MRSA）の可能性を考慮してバンコマイシンで開始し，後にセファゾリンにも感受性があることが判明した場合にはすみやかに抗菌薬を変更する．もしくは，感受性が判明するまでは，治療開始時からセファゾリンとバンコマイシンの併用を考慮してもよい．

（松本　聡，松本美志也）

▶MRSA：
methicillin-resistant *Staphylococcus aureus*

文献

1) Bratzler DW, et al. Clinical practice guidelines for antimicrobial prophylaxis in surgery. Am J Health Syst Pharm 2013; 70: 195-283.
2) Craig WA. Interrelationship between pharmacokinetics and pharmacodynamics in determining dosage regimens for broad-spectrum cephalosporins. Diagn Microbiol Infect Dis 1995; 22: 89-96.
3) Andes DR, Craig. Cephalosporins. In: Mandell GL, et al. eds. Mandell, Douglas, and Bennett's Principles and Practice of Infectious Diseases. 7th ed. New York: Elsevier Churchill Livingstone; 2009: p. 323-39.
4) 青木洋介. セフェム系抗菌薬の使い方. 抗菌薬適正使用生涯教育テキスト（改訂版）. 日本化学療法学会. 2013. p. 63-84.
5) Stryjewski ME, et al. Use of vancomycin or first-generation cephalosporins for the treatment of hemodialysis-dependent patients with methicillin-susceptible Staphylococcus aureus bacteremia. Clin Infect Dis 2007; 44: 190-6.

❻ セフトリアキソン

ceftriaxone

- セフトリアキソン（ceftriaxone：CTRX，ロセフィン® など）腸内細菌科などの好気性グラム陰性桿菌をはじめグラム陽性球菌に広く抗菌活性を有する，第三世代セファロスポリンの代表的な薬物である（図1）．
- 特徴としては髄液移行性が良く中枢神経系感染症に有用であること，血中半減期が約6時間と長く1日1回投与が可能なこと，などがよく知られている．

a. 作用機序

- 細菌の細胞壁ペプチドグリカンの架橋形成を強力に阻害することで，殺菌性に作用すると考えられる．
- βラクタマーゼに安定であるため，腸内細菌科のグラム陰性桿菌に対して非常に有用である．

b. 薬物動態 （図2）

- セフェム系薬剤は，「時間依存性」と表現される薬剤に分類される．臨床効果に影響するパラメーターのうち，最小発育阻止濃度（MIC）を超える血中濃度の持続時間（time above MIC）が長ければ長いほど臨床効果が上がる．すなわち臨床効果を高めるには一回投与量の増量ではなく，投与回数を増加させることが望ましい．
- 胆道排泄が主体であり，腎不全であっても用量調整の必要がない．またタンパク結合率が高いために血液透析でも除去されず，透析患者であっても投与量や投与スケジュールに対する影響がほとんどないと考えられる．
- CTRX は血中半減期が長いため1～2gの1日1回投与でも可能であるが，化膿性髄膜炎やペニシリン耐性肺炎球菌（PRSP）などのMICの高い菌種の場合には，2gを12時間ごとに1日2回投与が推奨される．

▶MIC：
minimum inhibitory concentration

▶PRSP：
penicillin-resistant *Streptococcus pneumoniae*

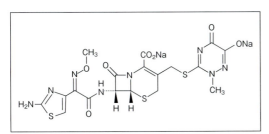

図1 セフトリアキソンの構造式

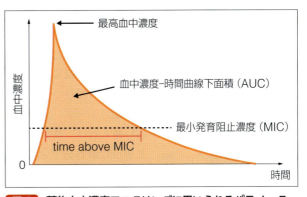

図2 薬物血中濃度モニタリングに用いられるパラメーター
MIC：minimum inhibitory concentration, AUC：area under the curve.

c. 抗菌スペクトル

- 抗緑膿菌作用のない CTRX であるが，プロテウス属（*Proteus spp.*），大腸菌（*Escherichia coli*），クレブシエラ属（*Klebsiella spp.*），インフルエンザ菌（*Haemophilus influenzae*），などの代表的なグラム陰性桿菌のほかに原因菌別で推奨薬となるのは，モラクセラ・カタラーリス（*Moraxella catarrhalis*），サルモネラ属（*Salmonella spp.*）などである．また市中感染症であれば，エンテロバクター属（*Enterobacter spp.*），セラチア属（*Serratia spp.*），シトロバクター属（*Citrobacter spp.*）などを含む腸内細菌科にも広く抗菌活性をもつ．
- 薬剤耐性菌のうち，PRSP と β ラクタマーゼ非産生アンピシリン耐性インフルエンザ菌（BLNAR）には投与が推奨されている．
- 淋菌（*Neisseria gonorrhoeae*）に対して，今日最も信頼できる治療薬となっている．
- グラム陽性球菌に対しても一定の抗菌力を認めるが，連鎖球菌属（*Streptococcus spp.*）であればペニシリンに，ブドウ球菌属（*Staphylococcus spp.*）であれば第一世代セファロスポリンに勝るものではない．もちろん，メチシリン耐性黄色ブドウ球菌（MRSA）や腸球菌属（*Enterococcus spp.*）に対する活性はない．
- 横隔膜より上の嫌気性菌に対しては，多少の活性を持ち合わせている．

▶BLNAR：
beta-lactamase negative ampicillin-resistant *Haemophilus influenzae*

▶MRSA：
methicillin-resistant *Staphylococcus aureus*

d. 各種ガイドラインにおける取り扱い

■ 日本版敗血症診療ガイドライン[1]

- 経験的治療における推奨薬として，緑膿菌（*Pseudomonas aeruginosa*）リスクのない市中肺炎，人工呼吸器関連肺炎，院内肺炎，医療・介護関連肺炎，市中尿路感染症，市中発症髄膜炎，市中発症の感染源不明，があげられている．
- 標的治療薬としては，グラム陰影桿菌のうちの大腸菌，インフルエンザ菌，クレブシエラ属，モラクセラ・カタラーリス，プロテウス・ブルガリス（*Proteus vulgaris*），サルモネラ属に対する推奨薬としてあげられている．

■ JAID/JSC 感染症治療ガイド 2014

- 2014 年末に JAID/JSC 感染症治療ガイドラインの改訂が行われた．原発巣不明の敗血症をはじめ，血管内留置カテーテル関連感染，髄膜炎，心内膜炎，中耳炎・副鼻腔炎，骨髄炎・関節炎，尿路・性器感染症，腸管感染症など数多くの項目で，市中発症とグラム陰性桿菌をキーワードとして推奨されている．
- 言い換えれば，基質特異性拡張型 β ラクタマーゼ（ESBL）産生菌や MRSA といった耐性菌リスクの除外が必要になる．嫌気性菌の関与が少なくない肝・胆道系感染症や市中 MRSA や緑膿菌の関与が想定される皮膚軟部組織感染症では推奨されない．

▶ESBL：
extended spectrum beta-lactamase

■ 細菌性髄膜炎の診療ガイドライン[2]（図 3）

- 抗菌スペクトルだけでなく髄液移行性が良好であるため CTRX が用いられ

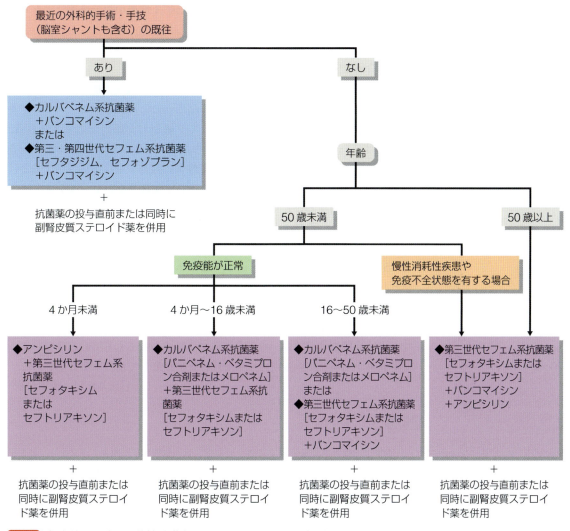

図3 起炎菌不明時の細菌性髄膜炎に対する標準的な抗菌薬選択のフローチャート
(細菌性髄膜炎の診療ガイドライン作成委員会. 神経治療 2007; 24: 73[2]より)

るが,最近の外科的手術・手技の既往があれば選択しない.
- 細菌性髄膜炎の転帰を改善するには早急な抗菌薬治療が必須であるため,培養結果を待つことなく経験的治療を開始すべきである.起炎菌が同定されれば,直ちに感受性検査結果に基づき抗菌薬の選択を変更する.こうした点から,MRSAやリステリア属(*Listeria monocytogenes*)などCTRXの抗菌力が及ばない可能性のあるグラム陽性菌感染症の関与が否定できなければ,バンコマイシンやアンピシリン(ビクシリン®)の併用を躊躇すべきではない.

成人市中肺炎診療ガイドライン
- 細菌性肺炎疑いで外来治療するとき(軽症,中等症)のエンピリック療法,入院治療を要する肺炎球菌性肺炎とモラクセラ・カタラーリス肺炎では治療薬として推奨されている.ICU治療を要する重症肺炎では1群と2群の2

つの薬剤群からそれぞれ選択して併用するが，1群の中の治療薬（＋クリンダマイシン）としてあげられている．
● 院内肺炎においては，軽症群でのみ治療薬として選択されている．

◼ 医療・介護関連肺炎診療ガイドライン[3]
● 4つの治療区分のうち，A群（外来治療）とB群（入院治療を要するが耐性菌リスクがない）では，肺炎球菌（*Streptococcus pneumoniae*），インフルエンザ菌，黄色ブドウ球菌，クレブシエラ属などが原因菌と考えられる．CTRXはこれらの菌に対して選択すべき抗菌薬として推奨されるが，一方で非定型肺炎病原体には無効であり嫌気性菌に対しても抗菌活性が十分とはいえない．誤嚥性肺炎を疑う場合にはCTRXは適さないが，マクロライド系抗菌薬を併用することで抗菌活性を補うことができる．

◼ 小児呼吸器感染症ガイドライン[4]
● 肺炎球菌，インフルエンザ菌への優れた抗菌力が評価され，小児肺炎の2か月～5歳の軽症例（外来治療）とすべての年齢の中等症例に対する代表注射薬としてあげられている．

e．その他
● 院内感染症的な状況では，たとえ腸内細菌科であってもESBL産生株のような耐性菌が出現しているため，感受性検査に注意して治療する必要がある．

（山本拓巳，飯田宏樹）

文献
1) 日本集中治療医学会Sepsis Registry委員会．日本版敗血症診療ガイドライン．日集中医誌 2013; 20: 124-73.
2) 細菌性髄膜炎の診療ガイドライン作成委員会．細菌性髄膜炎の診療ガイドライン．神経治療 2007; 24: 69-132.
3) 河野 茂．NHCAP（医療・介護関連肺炎）ガイドラインと抗菌薬使用の考え方．日老医誌 2012; 49: 673-9.
4) 尾内一信．小児呼吸器感染症ガイドライン—小児．小児感染免疫 2012; 24: 297-302.

❼ セフェピム

cefepime

a. 薬理・薬効

- セフェピム（cefepime：CFPM, マキシピーム®）は，βラクタム環を中核とする第四世代セファロスポリン系抗菌薬である（図1）．
- 細菌の細胞壁合成阻害により強い殺菌作用を示す．
- グラム陽性菌，陰性菌および嫌気性菌に対して幅広い抗菌スペクトルを有する（表1）．
- 基質特異性拡張型βラクタマーゼ（ESBL）に対して安定で，耐性菌も出現しにくい．

▶ESBL：extended spectrum beta-lactamase

b. 適応症（表2）

- 通常の手術創部感染の予防目的には使用しない．
- 重症患者の起炎菌として耐性菌を疑う場合に使用する[1]．
- 緑膿菌感染症では選択肢の一つとなる[2]．
- 発熱性好中球減少症（Column 参照）にも適応がある．

c. 用量・用法（表3）

- 投与開始後3日を目処に継続投与の必要性を判定する．
- 投与期間は原則として14日以内とする．

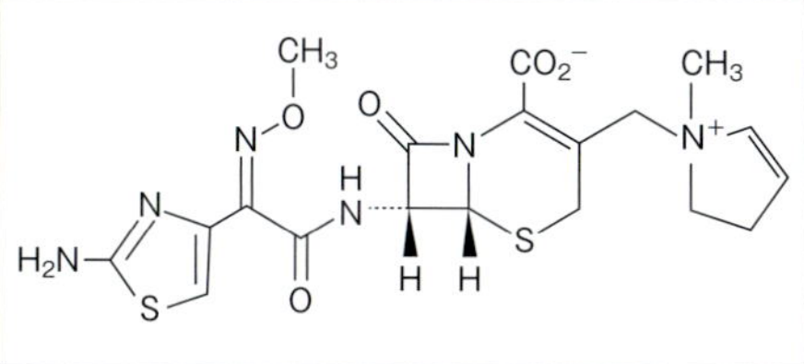

図1 セフェピムの構造式

表1 適応菌種

グラム陽性菌	ブドウ球菌属 レンサ球菌属
グラム陰性菌	大腸菌 シトロバクター属 クレブシエラ属 エンテロバクター属 プロテウス属 インフルエンザ菌 ブランハメラ・カタラーリス セラチア属 シュードモナス属 アシネトバクター属

表2 適応症

一般感染症	敗血症，深在性皮膚感染症，外傷・熱傷および手術創等の二次感染，肛門周囲膿瘍，扁桃炎（扁桃周囲膿瘍を含む），肺炎，肺膿瘍，慢性呼吸器病変の二次感染，複雑性膀胱炎，腎盂腎炎，前立腺炎，腹膜炎，腹腔内膿瘍，胆嚢炎，胆管炎，子宮内感染，子宮旁結合織炎，中耳炎，副鼻腔炎
発熱性好中球減少症	以下の2条件を満たす症例 1. 1回の検温で38℃以上の発熱，または1時間以上持続する37.5℃以上の発熱 2. 好中球数が500/mm^{3}未満の場合，または1,000/mm^{3}未満で500/mm^{3}未満に減少することが予測される場合

表3 用量・用法

一般感染症	通常成人には1日量1〜2gを2回に分割投与する 難治性または重症感染症には，1日量4gまで増量し分割投与する
発熱性好中球減少症	通常成人には1日4gを2回に分割投与する

表4 慎重に投与すべき患者

過敏症患者	・ペニシリン系抗生物質に対する既往歴がある
アレルギー患者	・本人または両親，兄弟に気管支喘息，発疹，蕁麻疹などがある
腎障害患者	・血中濃度が持続するので，投与量を減ずるか，投与間隔をあけて投与する
高度肝障害患者	・肝障害を増強させるおそれがある
高齢者	・腎機能が低下していることが多いため高い血中濃度が持続するおそれがある ・1回0.5gから投与を開始する ・発疹，発熱などのアレルギー症状や下痢などの消化器症状などに注意する ・他のセフェム系抗生物質においてビタミンK欠乏による出血傾向を呈したとの報告がある
経口摂取の不良な患者，非経口栄養の患者，全身状態の悪い患者	・ビタミンK欠乏症状を呈することがあるので十分に観察する
妊婦，産婦，授乳婦	・治療上の有益性が危険性を上回る場合にのみ投与する ・投与中は授乳を避けさせる
低出生体重児，新生児，乳幼児，小児	・使用経験が少ないために安全性が確立していない

表5 注意すべき副作用

重大なもの	ショック，アナフィラキシー様症状	呼吸困難，全身潮紅，血管浮腫，蕁麻疹，血圧低下
	偽膜性大腸炎	血便，腹痛，頻回の下痢
	急性腎不全	定期的に検査を行う
	汎血球減少，無顆粒球症，血小板減少	定期的に検査を行う
	間質性肺炎，PIE症候群（好酸球性肺炎）	発熱，咳嗽，呼吸困難，胸部X線像異常，好酸球増多などを伴うことがある
	皮膚粘膜眼症候群（Stevens-Johnson症候群），中毒性表皮壊死融解症（Lyell症候群）	観察を十分に行う
	肝機能障害，黄疸	AST，ALT，Al-P，LDH，γ-GTP，LAPの上昇などを伴うことがある
	精神神経症状	意識障害，昏睡，痙攣，振戦，ミオクローヌスなど．とくに腎機能障害患者で減量しなかった場合
	溶血性貧血	他のセフェム系抗菌薬で報告されている
その他	過敏症	発疹，蕁麻疹，紅斑，瘙痒，発熱
	血液	貧血，顆粒球減少，好酸球増多，血小板増多
	腎臓	BUN上昇，クレアチニン上昇，タンパク尿，血清カリウム上昇
	肝臓	AST，ALT，Al-P，LDH，γ-GTP，ビリルビン，LAPなどの上昇
	消化器	下痢，悪心・嘔吐，食欲不振，腹痛，便秘
	精神神経系	めまい，しびれ
	菌交代症	カンジダ症，口内炎
	ビタミン欠乏症	ビタミンK欠乏症状（低プロトロンビン血症，出血傾向など），ビタミンB群欠乏症状（舌炎，口内炎，食欲不振，神経炎など）
	その他	頭痛，点滴中の気分不良，血圧低下，顔面紅潮，悪寒，味覚異常

PIE：pulmonary infiltration with eosinophilia

> **Column　発熱性好中球減少症**
>
> 日本臨床腫瘍学会のガイドライン[3]では，発熱性好中球減少症を「好中球数が500/mL未満，または1,000/mL未満で48時間以内に500/mL未満に減少すると予想される状態で，かつ腋窩温37.5℃以上（口腔内温38℃以上）の発熱を生じた場合」と定義している．治療においては，①ガイドラインを参照しつつ，経験豊富な医師の指導のもとで使用する，②投与前に血液培養を実施し，起炎菌が判明したら継続の必要性を検討する，③開始にあたり好中球数が確認できない場合には，白血球数の半数を好中球数として推定すること，が重要である．

- 腎排泄型であり，腎機能低下患者では1回投与量・投与間隔を調節する．
- 点滴静注の場合，糖液，電解質液またはアミノ酸製剤などの補液に加えて30分～1時間かけて投与する．

d. 注意事項（表4）

- 耐性菌の発現などを防ぐため，感受性を確認し，疾病の治療上必要な最小限の期間の投与にとどめる．
- 血液透析により体内から除去されるが，腹膜透析は有効ではない．
- ループ利尿薬との併用による腎傷害の増強は，利尿時の脱水による血中濃度の上昇が一因かもしれない．
- ガベキサートメシル酸塩製剤と配合すると沈殿する．

e. 副作用（表5）

- 観察を十分に行い，副作用が現れたら中止し，適切な処置を行う．
- セフェピムが原因の意識障害や不随意運動では，全般性周期性放電あるいは全般性律動性デルタ活動といった脳波所見をみとめる[4]．

（原　哲也）

文献

1) JAID/JSC 感染症治療ガイド委員会，編．日本感染症学会，日本化学療法学会．JAID/JSC 感染症治療ガイド 2011．東京：ライフサイエンス出版；2012．
2) Ambrose GP, et al. Pharmacodynamic considerations in the treatment of moderate to severe pseudomonal infections with cefepime. J Antimicrob Chemother 2002; 49: 445-53.
3) 日本臨床腫瘍学会，編．発熱性好中球減少症（FN）診療ガイドライン．東京：南江堂；2012．
4) 代田悠一郎，ほか．セフェピム塩酸塩投与により周期性あるいは律動性脳波所見を呈した2症例．臨床神経学 2012; 52: 356-9.

8 メロペネム[1,2]

meropenem

- メロペネム（メロペン®）はカルバペネム系抗菌薬の一つで，ペニシリン系，セフェム系（セファロスポリン系）と同様にβラクタム構造をもつ（図1★）。日本では1995年に発売された．
- 五員環系（図1●）の硫黄原子が炭素原子に置き換わっている点がペニシリン系，セフェム系と異なる．
- 他のβラクタム系抗菌薬より広い抗菌スペクトルと強い抗菌活性を有し，グラム陽性菌，グラム陰性菌および嫌気性菌まで幅広い抗菌スペクトルと強い抗菌活性を示す[3]．
- しかし，すべての細菌に対して抗菌作用を有しているわけではなく本当に適応があるのか検討して使うべきである[3]．

a. 作用機序

- 細菌のペニシリン結合タンパクに結合して細胞壁合成を阻害することにより，感受性細菌は死滅する．
- 種々のグラム陽性・陰性菌により産生されるβラクタマーゼ[★1]によって分解されない．
- イミペネムなどの従来のカルバペネム系抗菌薬とは異なり，腎近位尿細管腔の刷子縁に局在するデヒドロペプチダーゼIによる分解を受けず，腎毒性を示さない．

b. 薬物動態

- 1g，あるいは2gを30分で投与した場合，半減期は約1時間である．
- 60〜65%が腎臓で排泄される．

c. 適応と効果[3]

- 基質特異性拡張型βラクタマーゼ（ESBL）[★2]産生肺炎桿菌とAmpC型βラクタマーゼ[★3]産生菌，他の薬物で代替できない耐性傾向の強い緑膿菌，アシネトバクター感染が適応である．とくに，グラム陰性菌に対する抗菌力が強く，緑膿菌を含むブドウ糖非発酵性グラム陰性菌に対しても抗菌活性を示す．
- 他のβラクタム系抗菌薬やアミノグリコシド系抗菌薬とのあいだに交差耐性が認められず，院内感染など重篤な感染症に対する切り札的な治療薬である．
- 軽症，中等症の感染症には1g，重症または中枢神経感染症には2gを8時間ごとに静注する．

d. 副作用と注意点

- 悪心・嘔吐が副作用としてあげられる．

★1 βラクタマーゼ

βラクタム薬耐性菌はβラクタマーゼを産生して耐性を示す．βラクタマーゼはアミノ酸配列の違いによりAからDまで4系統に分類され，それぞれ異なる抗菌薬を分解する．

★2 基質特異性拡張型βラクタマーゼ（ESBL）

クラスAに分類され，ペニシリン分解A型酵素に遺伝子変化が起き，本来分解できないセファロスポリン系薬も分解する．

▶ESBL：
extended-spectrum β-lactamase

★3 AmpC型βラクタマーゼ

クラスCに分類され，緑膿菌やS. marcescens, Enterobacter属, Citrobacter属のAmpC遺伝子によって作られる誘導型のセファロスポリナーゼである．

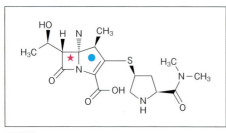

図1 メロペネムの構造式
★：βラクタム環
●：五員環

表1 カルバペネム系抗菌薬が効果のない主な細菌

- メチシリン耐性黄色ブドウ球菌（MRSA）
- コアグラーゼ陰性ブドウ球菌
- 腸球菌（*Enterococcus faecium*）
- バンコマイシン耐性腸球菌
- *Stenotrophomonas maltophilia*
- *Burkholderia cepacia*
- レジオネラ属，マイコプラズマ属，クラミジア属
- *Clostridium difficile*

（羽田野義郎，ほか．Intensivist 2011; 3: 91-100[3]）より）

Column　カルバペネムを分解するβラクタマーゼ[4]

カルバペネム系薬はβラクタム薬の中で最後の頼みの綱とよばれている．しかしすでにカルバペネムを分解するカルバペネマーゼ（メタロ-β-ラクタマーゼ）産生菌が見つかっている．まだ腸内細菌や緑膿菌には見つかっていないが，世界的にはカルバペネマーゼ耐性肺炎桿菌が見つかっており，世界を席巻する勢いを示している．

- 痙攣発作の発生率はイミペネムが 1.5% であるのに対し 0.5% である．
- カルバペネム系抗菌薬は薬剤耐性誘導の危険性が高いので安易な投与を避ける．
- カルバペネム系抗菌薬はすべての細菌に対して抗菌作用を発揮するわけではない（表1）．
- 市中感染にはほとんど適応がない．

（宮部雅幸）

文献

1) Petri WA Jr. Penicillins, cephalosporins, and other β-lactam antibiotics. Brunton LL, ed. Gooman and Gilman's The Pharmacological Basis of Therapeutics. 12th ed. New York: McGraw-Hill; 2011. p. 1477-503.
2) Nicolau DP. Pharmacokinetic and pharmacodynamic properties of meropenem. Clin Infect Dis 2008; 47: S32-40.
3) 羽田野義郎, 大曲貴夫. カルバペネムと抗MRSA薬を正しく使用せよ. Intensivist 2011; 3: 91-100.
4) 荒川宜親. 急激に多様化する新型β-ラクタマーゼへの対策強化の緊急性. 化学療法の領域 2012; 28: 26-31.

⑨ アミカシン　amikacin

- アミノグリコシド系抗生物質はアミノ糖を含む配糖体抗生物質の総称で，1940年代から使用されてきた歴史をもつ，最も古い抗生物質の一群である．
- アミカシン（AMK）はアミノグリコシド系抗生物質の一つである．アミノグリコシド系抗生物質にはこのほかに，ストレプトマイシン（SM），カナマイシン（KM），ゲンタマイシン（GM），トブラマイシン（TOB），ジベカシン（DBK），アルベカシン（ABK）などが知られている．
- アミノグリコシドは多剤耐性緑膿菌に対して活性を示す数少ない抗生物質であるが[1]，ガイドライン上は尿路感染症以外での単剤使用は推奨されていない[2]．

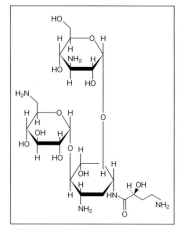

図1 アミカシンの構造式

表1 アミカシンの適応菌種と適応症

適応菌種	適応症
アミカシンに感性の大腸菌，シトロバクター属，クレブシエラ属，エンテロバクター属，セラチア属，プロテウス属，モルガネラ・モルガニー，プロビデンシア属，緑膿菌	敗血症，外傷・熱傷および手術創などの二次感染，肺炎，肺膿瘍，慢性呼吸器病変の二次感染，膀胱炎，腎盂腎炎，腹膜炎

a. 構成と作用機序

- AMK は，KM の1位アミノ基を HABA 基でアシル化したものである（図1）．種々のアミノグリコシド系抗生物質不活化酵素に対する抵抗性をもつ一方で，KM とほぼ100％の交差耐性を示す．
- 原核生物における細胞内リボソームのサブユニットである30S に結合し[3]，タンパク質合成を阻害することで幅広いスペクトラムをもち殺菌的に作用し，とくに好気性グラム陰性菌に対する効果が高い[4]（表1）．

b. 薬理学的特徴

濃度依存性

- 薬理作用は濃度依存性であり，1日1～2回の投与が推奨される[5]．臨床効果および細菌学的効果は，ピーク濃度（C_{peak}）/最小発育阻止濃度（MIC）または AUC/MIC と相関する．AMK，GM，TOB では $C_{peak}/MIC ≧ 8～10$ が必要とされている[6,7]．

post-antibiotic effect[★1]

- 短時間の抗生物質への曝露後に，持続的な細菌成長抑制作用が観察されることがある．これを post-antibiotic effect（PAE）とよび，AMK はグラム陰性桿菌と陽性球菌に対する PAE をもつ[8]．

synergy effect

- 細胞壁に作用する他の抗生物質（βラクタム系抗生物質など）に併用することで相乗効果を生むことが知られており，これを synergy effect とよぶ．グラム陽性球菌による感染性心内膜炎での治療などの論拠となっている[9][★2]．

c. 副作用と TDM

- アミノグリコシドは腎排泄型の薬剤であり，腎機能障害[10]，蝸牛および内耳障害[10]，筋弛緩作用の増強[11]などの副作用が知られている．
- TDM は5日以上の連続使用が想定される場合[12]，添付文書用量を超えて使用する場合（アメリカ）[12]，感染性心内膜炎患者，腎機能低下症例や腎毒性のある薬剤を使用している場合に実施することが推奨されている（表2）．

d. 腎不全患者，小児・新生児での使用方法

- 腎機能低下時には投与間隔や投与量を調整する[13]（表3）．
  ①透析（HD）：1回 3.0 mg/kg を 48 時間ごとの投与を基本とし，透析日は

▶HABA：
γ-amino-α-hydroxybutyryl

▶AUC：
area under the time-concentration curve

★1
PAE はアミノグリコシドに特有の現象ではなく，グラム陽性球菌に作用を及ぼす多くの抗生物質で PAE が認められる．

★2
アミカシンをはじめとするアミノグリコシド系抗生物質がシナジー効果をもつことは，多数の研究報告から明らかであるが，近年の大規模前向き調査では併用による効果が確認されていない．今後，ガイドラインに変更が加わる可能性も指摘されている．

▶TDM：
therapeutic drug monitoring

腎機能障害は可逆的であるが，第 VIII 脳神経障害は不可逆であるとされている

トラフ値測定は HD 前に実施すること

▶HD：
hemodialysis

表2 各アミノグリコシド系抗生物質における目標 C_{peak} と血中トラフ濃度

	抗菌薬	C_{peak}	トラフ値	
			1日1回投与	1日分割投与
一般的感染症	AMK	56〜64 µg/mL	< 1 µg/mL	< 10 µg/mL
	GM/TOB	20（15〜25）µg/mL*	< 1 µg/mL	< 2 µg/mL
細菌性心内膜炎	GM	3〜5 µg/mL	−	< 1 µg/mL

* 20 µg/mL を目標に 5〜7 mg/kg を投与した結果から，15〜25 µg/mL の範囲を治療域の目安と考えることができる．
(日本化学療法学会抗菌薬 TDM ガイドライン作成委員会，編．抗菌薬 TDM ガイドライン．2012 p. 38[14]より)

表3 腎機能障害患者におけるアミカシンとゲンタシンの投与量の目安

Ccr	>80	60〜80	40〜60	30〜40	20〜30	10〜20	0〜10
AMK	15 mg/kg (24 時間ごと)	12 mg/kg (24 時間ごと)	7.5 mg/kg (24 時間ごと)	4 mg/kg (24 時間ごと)	7.5 mg/kg (48 時間ごと)	4 mg/kg (48 時間ごと)	3 mg/kg (72 時間ごとまたは透析後)
GM	5.1 mg/kg (24 時間ごと)	4 mg/kg (24 時間ごと)	3.5 mg/kg (24 時間ごと)	2.5 mg/kg (24 時間ごと)	4 mg/kg (48 時間ごと)	3 mg/kg (48 時間ごと)	2 mg/kg (72 時間ごとまたは透析後)

Ccr：クレアチニンクリアランス（mL/分）
(Gilbert DN, et al, eds. 菊池 賢ほか，日本語版監修．サンフォード感染症治療ガイド 2014（第 44 版）．東京；ライフ・サイエンス出版：2014 を参考に作成)

透析後に投与する．TDM を用いて調節する．
②持続濾過透析（CHDF）：初回負荷量 10 mg/kg 投与後，維持量として 7.5 mg/kg を 24〜48 時間ごとの投与を目安とし，TDM で調節する．
- 小児・新生児：5.0〜7.5 mg/kg を 8 時間ごと，または 20 mg/kg（新生児では 15〜20 mg/kg）を 1 日 1 回投与する．

（斉藤仁志，森本裕二）

▶CHDF：continuous hemodiafiltration

文献

1) Morata L, et al. Influence of Multidrug resistance and appropriate empirical therapy on the 30-day mortality rate of pseudomonas aeruginosa bacteremia. Antimicrob Agents Chemother 2012; 56: 4833-7.
2) Leibovici L, et al. Aminoglycoside drugs in clinical practice: An evidence-based approach. J Antimicrob Chemother 2009; 63: 246-51.
3) Zierhut G, et al. Comparative analysis of the effects of aminoglycosides on bacterial protein synthesis in vitro. Euro J Biochem 1979; 98: 577-83.
4) Mahmoudi L, et al. Influence of sepsis on higher daily dose of amikacin pharmacokinetics in critically ill patients. Eur Rev Med Pharmacol Sci 2013; 17: 285-91.
5) Buijk SE, et al. Experience with a once-daily dosing program of aminoglycosides in critically ill patients. Intensive Care Med 2002; 28: 936-42.
6) Craig WA. Optimizing aminoglycoside use. Crit Care Clin 2011; 27: 107-21.
7) Blaser J. Efficacy of once- and thrice-daily dosing of aminoglycosides in in-vitro models of infection. J Antimicrob Chemother 1991; 27(Suppl C): 21-8.
8) Craig WA, Vogelman B. The postantibiotic effect. Ann Intern Med 1987; 106: 900-2.
9) Yasmin F, et al. In vitro synergistic effect of ciprofloxacin with aminoglycosides

against multidrug resistant-Pseudomonas aeruginosa. Pak J Pharm Sci 2013; 26: 1041-4.
10) Walker RJ, Duggin GG. Drug nephrotoxicity. Annu Rev Pharmacol Toxicol 1988; 28: 331-45.
11) el-Gammal AA, et al. Pharmacokinetics and intramuscular bioavailability of amikacin in chickens following single and multiple dosing. J Vet Pharmacol Ther 1992; 15: 133-42.
12) van Lent-Evers NA, et al. Impact of goal-oriented and model-based clinical pharmacokinetic dosing of aminoglycosides on clinical outcome: a cost-effectiveness analysis. Ther Drug Monit 1999; 21: 63-73.
13) Trotman RL, et al. Antibiotic dosing in critically ill adult patients receiving continuous renal replacement therapy. Clin Infect Dis 2005; 41: 1159-66.
14) 日本化学療法学会抗菌薬TDMガイドライン作成委員会，編．抗菌薬TDMガイドライン．2011．

⑩ シプロフロキサシン
ciprofloxacin

- シプロフロキサシン（ciprofloxacin：CPFX，シプロキサン®，図1）は，ニューキノロン系の抗生物質で，フルオロキノロン薬に分類される．シプロフロキサシンは広域抗菌薬で，グラム陰性，グラム陽性のいずれの細菌にも活性を示す．デオキシリボ核酸二本鎖の切断・再結合を行う酵素であるDNAジャイレース（DNAトポイソメラーゼの一種）に結合し，DNAの合成を阻害することで抗菌作用を示す．DNAの複製が阻害されることで，細菌は細胞分裂ができなくなる[1,2]．

a. 作用機序

- 前述のとおり，細菌のDNAジャイレース（トポイソメラーゼI）の活性を阻害し，DNA合成を阻害する[3,4]．

b. 薬物動態[5,6]

- 排泄経路は，腎排泄が55％，腸管排泄が40％とされる．
- 体内分布，つまり組織移行性については以下のとおり．
  高濃度：腎臓・尿路，気道，肝臓・胆汁，扁桃腺，母乳，呼吸器系．
  中濃度：臍帯血，副鼻腔，眼，羊水．
  低濃度：髄液，筋・皮下組織．

c. 効能または効果

- 適応菌種：本剤に感受性のあるブドウ球菌属，腸球菌属，炭疽菌，大腸菌，クレブシエラ属，エンテロバクター属，緑膿菌，レジオネラ属．
- 適応症：敗血症，外傷・熱傷および手術創等の二次感染，肺炎，腹膜炎，胆嚢炎，胆管炎，炭疽．

■ 効能効果に関連する使用上の注意
　①本剤の適用は，原則として他の抗菌薬にアレルギーの既往を有す

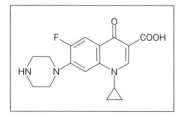

図1　シプロフロキサシンの構造式

る患者，重症あるいは他の抗菌薬を使用しても十分な臨床効果が得られない患者に限定すること．ただし，炭疽およびレジオネラ属による感染症の適応の場合は，この限りではない．
②シプロフロキサシン経口薬と異なり，本剤の効能または効果は，敗血症，外傷・熱傷および手術創等の二次感染，肺炎，腹膜炎，胆囊炎，胆管炎，炭疽に限定されているので，それ以外の疾患には使用しないこと．
③本剤のメチシリン耐性ブドウ球菌（MRSA）に対する有効性は証明されていないので，MRSAによる感染症が明らかである場合，すみやかに抗MRSA作用の強い薬剤を投与すること．

▶MRSA：
methicillin-resistant *Staphylococcus aureus*

d. 副作用と注意点

禁忌
①本剤の成分に対し過敏症の既往歴のある患者．
②ケトプロフェン（カピステン®など）を投与中の患者：痙攣を起こすことがある．
③チザニジン塩酸塩（テルネリン®など）を投与中の患者：チザニジンの肝代謝を阻害し，その血中濃度を上昇させると考えられている．
④妊婦または妊娠している可能性のある婦人．
⑤小児など．
- ただし，妊婦または妊娠している可能性のある婦人，および小児などに対しては，炭疽に限り，治療上の有益性を考慮して投与すること．

重大な副作用[7-13]
- ショック，アナフィラキシー様症状（呼吸困難，浮腫，蕁麻疹など）が現れることがあるので，観察を十分に行い，異常が現れた場合には投与を中止し，適切な処置を行うこと．
- 偽膜性大腸炎などの血便を伴う重篤な大腸炎が現れることがある．腹痛，頻回の下痢が現れた場合には直ちに投与を中止するなど適切な処置を行うこと．
- 筋肉痛，脱力感，CK（CPK）上昇，血中および尿中ミオグロビン上昇を特徴とし，急激な腎機能悪化を伴う横紋筋融解症が現れることがあるので注意すること．
- 発熱，咳嗽，呼吸困難，胸部X線異常，好酸球増多などを伴う間質性肺炎が現れることがあるので，このような症状が現れた場合には投与を中止し，副腎皮質ホルモン剤の投与などの適切な処置を行うこと．
- 重篤な低血糖が現れることがある（高齢者，とくにスルホニル尿素系血糖降下剤併用患者で現れやすい）ので，観察を十分に行い，異常が現れた場合には投与を中止し，適切な処置を行うこと．
- 痙攣が現れることがある（とくに，腎機能が低下している患者や高齢者で現れやすい）ので，このような症状が現れた場合には投与を中止し，適切な処置を行うこと．
- 骨髄抑制，汎血球減少，無顆粒球症，血小板減少などが現れることがあるので，観察を十分に行い，異常が現れた場合には投与を中止し，適切な処置を

- 行うこと．
- 劇症肝炎，著しい AST（GOT），ALT（GPT）などの上昇を伴う肝機能障害，黄疸が現れることがあるので，観察を十分に行い，異常が認められた場合には投与を中止し，適切な処置を行うこと．
- 中毒性表皮壊死融解症（TEN），皮膚粘膜眼症候群（Steven-Johnson 症候群），多形紅斑，急性汎発性発疹性膿疱症が現れることがあるので，観察を十分に行い，異常が認められた場合には投与を中止し，適切な処置を行うこと．
- 急性腎不全，間質性腎炎が現れることがあるので，観察を十分に行い，異常が認められた場合には投与を中止し，適切な処置を行うこと．
- アキレス腱炎，腱断裂などの腱障害が現れることがあるので，腱の疼痛や炎症がみられた場合には投与を中止し，適切な処置を行うこと．なお，外国において，投与終了数か月後にこれらの症状を発現した症例も報告されている．
- 錯乱，抑うつなどの精神症状が現れることがあるので，観察を十分に行い，異常が認められた場合には投与を中止し，適切な処置を行うこと．
- 重症筋無力症の患者で症状の悪化が現れることがあるので，観察を十分に行い，異常が認められた場合には投与を中止し，適切な処置を行うこと．
- 血管炎が現れることがあるので，観察を十分に行い，異常が認められた場合には投与を中止し，適切な処置を行うこと．
- QT 延長，心室頻拍（torsades de pointes を含む）が現れることがあるので，観察を十分に行い，異常が認められた場合には投与を中止し，適切な処置を行うこと．

（落合亮一）

▶TEN：toxic epidermal necrolysis

文献

1) Allison MC, et al; Endoscopy Committee of the British Society of Gastroenterology. Antibiotic prophylaxis in gastrointestinal endoscopy. Gut 2009 ; 58: 869-80.
2) Committee on Infectious Diseases. The use of systemic fluoroquinolones. Pediatrics 2006; 118: 1287-92.
3) Woodnutt G. Pharmacodynamics to combat resistance. J Antimicrob Chemother 2000; 46(Suppl T1): 25-31.
4) Hooper DC, Wolfson JS. The fluoroquinolones: Pharmacology, clinical uses, and toxicities in humans. Antimicrob Agents Chemother 1985; 28: 716-21.
5) Pranger AD, et al. Fluoroquinolones, the cornerstone of treatment of drug-resistant tuberculosis: A pharmacokinetic and pharmacodynamic approach. Curr Pharm Des 2011; 17: 2900-30.
6) Turnidge J. Pharmacokinetics and pharmacodynamics of fluoroquinolones. Drugs 1999; 58(Suppl 2): 29-36.
7) Bertino J Jr, Fish D. The safety profile of the fluoroquinolones. Clin Ther 2000; 22: 798-817;
8) Eisele S, et al. Ciprofloxacin-related acute severe myalgia necessitating emergency care treatment: A case report and review of the literature. Int J Clin Pharmacol Ther 2009; 47: 165-8.
9) Tomé AM, Filipe A. Quinolones: Review of psychiatric and neurological adverse reactions. Drug Saf 2011; 34: 465-88.
10) Dichiara AJ, et al. Ciprofloxacin-induced acute cholestatic liver injury and associated

renal failure. Case report and review. Minerva Gastroenterol Dietol 2008; 54: 307-15.
11) Khaliq Y, Zhanel GG. Fluoroquinolone-associated tendinopathy: A critical review of the literature. Clin Infect Dis 2003; 36: 1404-10.
12) Stahlmann R, Lode H. Fluoroquinolones in the elderly: Safety considerations. Drugs Aging 2003; 20: 289-302.
13) Briasoulis A, et al. QT prolongation and torsade de pointes induced by fluoroquinolones: Infrequent side effects from commonly used medications. Cardiology 2011; 120: 103-10.

⓫ バンコマイシン
vancomycin

- バンコマイシン（VCM）は，1956年に開発されたグリコペプチド系抗生物質の一つである（図1）．
- 大部分のグラム陽性菌に殺菌作用をもち，メチシリン耐性黄色ブドウ球菌（MRSA）も殺菌できる．腸球菌に対しては静菌作用がある．
- わが国で認可されている抗MRSA薬はバンコマイシン，テイコプラニン，アルベカシン，リネゾリド，ダプトマイシンの5種類である．

▶MRSA：methicillin-resistant *Staphylococcus aureus*

a. 作用機序

- バンコマイシンは細胞壁合成阻害薬に分類される．細菌の細胞壁構成成分であるムレインモノマー末端のD-アラニル-D-アラニンに結合して，これが細胞壁の一部として取り込まれるのを阻害する．
- グラム陽性菌は外膜をもたず厚い細胞壁（ペプチドグリカン）を有するのに対し，陰性菌はペプチドグリカン層が薄く，細胞膜と外膜の2つの脂質膜に包まれている．
- 細胞壁合成阻害薬はグラム陽性菌に対して高い抗菌活性を示すが，グラム陰性菌に対しては効きにくい．とくにバンコマイシンは分子量が大きく細菌の外膜を透過しにくいため，グラム陰性菌に対しては効果がない．

★1
AUC：血中濃度曲線下面積（area under the curve）．縦軸に濃度，横軸に時間となるよう薬物血中濃度をグラフ化したときの曲線下の面積．
MIC：最小発育阻止濃度（minimum inhibitory concentration）．細菌の培養液を抗菌薬添加下において18時間以上培養した際に微生物の視認できる発育を阻止する抗菌薬の最小濃度．

b. 体内動態

- 生体内でほとんど代謝されずに腎臓から排出される．糸球体で濾過され，尿細管でほとんど分泌されない．半減期は4～11時間．腎機能低下患者では作用が遷延する．
- 塩酸バンコマイシンの内服投与はほとんど吸収されないため，消化管内の静菌・殺菌に有効である．
- バンコマイシンの治療効果は濃度および時間依存性であり，AUC/MIC★1と相関する．
- 菌の耐性化を極力回避し，有効かつ副作用を生じない投与量・方法にするためには薬物血中濃度モニタリン

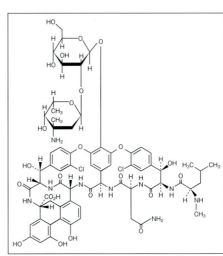

図1　バンコマイシンの構造式

グが重要である.
- バンコマイシンの治療濃度は,MICが1 µg/mL 未満と判明していればトラフ値(投与直前値)を10〜15 µg/mLに保ち,MICが1 µg/mL以上もしくは不明の場合,15〜20 µg/mLにすることが推奨されている[1].MICが2 µg/mL以上では他の治療薬を考慮する.

c. 適応と効果

- 保険適用の菌種は以下のとおりである.
  - バンコマイシンに感性のMRSA.
  - バンコマイシンに感性のメチシリン耐性コアグラーゼ陰性ブドウ球菌(MRCNS).
  - バンコマイシンに感性のペニシリン耐性肺炎球菌(PRSP).
  - MRSAまたはMRCNS感染が疑われる発熱性好中球減少症.
- 組織移行性は胸水,腹水への移行は良好で血中濃度の約50%,肺組織・骨髄血・髄液には血中濃度の約20〜50%,喀痰・骨組織などには血中濃度の約10〜15%が移行する[1].
- バンコマイシンの周術期予防的投与についてはMRSA感染症が多発している施設においては容認される(Column参照).

d. 副作用と注意点

- 急性尿細管壊死による腎傷害を起こす危険があるため,投与中は血中濃度を測定し,トラフ値が20 µg/mLを超えないように維持することが推奨される.とくに腎機能の低下した患者や高齢者に対する投与は注意が必要であり,薬物動態理論を用いた投与設計を行う.
- 腎毒性を有する他の薬剤と併用する場合は慎重に投与し,腎虚血の要因となる影響を防止しながら腎機能検査値の推移に注意する.
- 急速なワンショット静注または短時間での点滴静注を行うとヒスタミンが遊離さ

▶MRCNS:
methicillin-resistant coagulase negative Staphylococci

▶PRSP:
penicillin-resistant *Streptococcus pneumoniae*

▶SSI:
surgical site infection

Column バンコマイシンの周術期予防的投与

アメリカ疾病管理予防センター(CDC)の手術部位感染(SSI)の予防的抗菌薬投与ガイドラインによると,バンコマイシンをルチーンで使用すべきではないが,MRSAによる縦隔洞炎や手術部位感染が集団化している施設についてはバンコマイシンの予防投与を認めている[2].

アメリカ保険制度薬剤師学会(ASHP),アメリカ感染症学会(IDSA),アメリカ外科感染症学会(SIS),アメリカ医療疫学学会(SHEA)が合同で発刊した「外科における抗菌薬予防のための臨床実践ガイドライン[3]」によると,周術期抗菌薬の予防投与としてはセファゾリンが第一選択薬であるが,MRSA感染症例(心臓手術後の縦隔炎など)やMRCNSの手術部位感染が施設内で多発しているならばバンコマイシンを選択肢に含めてもよいとしている.この場合,MRSAの保菌が確認されている患者や保菌の危険性が高い患者でバンコマイシンを考慮すべきであるとしている[3].

れて，red neck（red man）syndromeとよばれる皮膚合併症（顔紅斑性充血，頚紅斑性充血，躯幹紅斑性充血，顔瘙痒，頚瘙痒，躯幹瘙痒等）や血圧低下などをきたす場合がある．60分以上かけて点滴静注する．
- 全身麻酔薬には，アナフィラキシー作用，ヒスタミン遊離作用を有するものがあるので，全身麻酔の導入とバンコマイシンの同時投与を避けるのが望ましい．全身麻酔の開始1時間前にはバンコマイシンの点滴静注を終了しておく．

e．バンコマイシン耐性菌

- 最近，バンコマイシンに耐性のある腸球菌（VRE）や黄色ブドウ球菌（VRSA）が増加しつつあり，さらに拡大する危険性を秘めている[4-6]（表1）．
- 耐性を獲得した腸球菌では，細胞壁構成成分であるD-アラニル-D-アラニンがD-アラニル-D-ラクテートに変化しており，その結果，バンコマイシンが細胞壁合成を阻害する効果を発揮できなくなる．
- バンコマイシン耐性遺伝子（vanAなど）をもつプラスミドが他の菌に取り込まれると，その菌も耐性をもつようになる．
- 菌種差を超えてプラスミドの伝達は起きにくいと考えられていたことを覆し，VREのvanA遺伝子をもつプラスミドが黄色ブドウ球菌に伝達し，VRSAが出現した．いったん，そのプラスミドが黄色ブドウ球菌に適応すると，さらに他のMRSA株に伝達しやすくなることが予想され，VRSAが蔓延することが強く懸念されている．
- 以下に示すようなVRSAの出現防止策が重要である．
  - VREの保菌者や感染患者が入院している医療施設では，伝播防止のための院内感染対策（標準予防策，接触感染予防策）を徹底する．
  - バンコマイシンの使用は感受性を確認したうえで治療上必要な最小限の期間の投与にとどめる．
  - 各医療施設において日常的にVREの分離状況を監視する．

（坂口嘉郎）

表1 主なバンコマイシン耐性菌の種類と発生状況

種類	発生状況
バンコマイシン耐性腸球菌（VRE）	1986年，イギリスとフランスで最初にVREの存在が報告された．現在，欧米諸国ではVREが蔓延しており，北米では分離される腸球菌の30％前後に及んでいる[4]．わが国では1997年に最初に報告されて以降，分離率は未だ多くはない状況である
バンコマイシン耐性黄色ブドウ球菌（VRSA）	1996年，バンコマイシン低度耐性黄色ブドウ球菌（VISA）が臨床的に分離されたことが報告された．2002年にCDCからアメリカの透析患者が高度耐性VRSA（MIC>128 μg/mL）に感染していると初めて報告された[5]．これまでに世界中で30件以上の分離例が報告されている[6]

VRE：vancomycin-resistant Enterococci，VRSA：vancomycin-resistant *Staphylococcus aureus*，VISA：vancomycin-intermediate *Staphylococcus aureus*.

▶VRE：vancomycin-resistant Enterococci

▶VRSA：vancomycin-resistant *Staphylococcus aureus*

文献

1) MRSA感染症の治療ガイドライン作成委員会，編．MRSA感染症の治療ガイドライン．2013．http://www.kansensho.or.jp/news/gakkai/pdf/guideline_mrsa.pdf
2) Mangram AJ, et al; The Hospital Infection Control Practices Advisory Committee. Guideline for Prevention of Surgical Site Infection, 1999. Am J Infection Control 1999; 27: 97-134.

3) Bratzler DW, et al. Clinical practice guidelines for antimicrobial prophylaxis in surgery. Am J Health-Syst Pharm 2013; 70: 195-283.
4) Cattoir V, Leclercq R. Twenty-five years of shared life with vancomycin-resistant enterococci: Is it time to divorce? J Antimicrob Chemother 2013; 68: 731-42.
5) Centers for Disease Control and Prevention (CDC). Staphylococcus aureus resistant to vancomycin--United States, 2002. MMWR Morb Mortal Wkly Rep 2002: 51: 565-7.
6) Askari E, et al. VanA-positive vancomycin-resistant Staphylococcus aureus: Systematic search and review of reported cases. Infect Dis Clin Pract 2013; 21: 91-3.

6

抗ウイルス薬，抗真菌薬

6-1 抗ウイルス薬，抗真菌薬

周術期における抗ウイルス薬，抗真菌薬の使い方と実際

a. 抗ウイルス薬

- 集中治療医学とのかかわりの深いウイルス感染症として，インフルエンザウイルス，RSウイルス，ヘルペスウイルスなどによる疾患があり，それぞれに特異的な抗ウイルス薬が開発されてきた．
- 後天性免疫不全症候群（AIDS）に対する抗HIV薬や，B型・C型ウイルス性肝炎に対する抗肝炎ウイルス薬の開発がかかわるこれら疾患の最近の治療成績の改善には目覚ましいものがある（AIDSおよび肝炎については他の成書に委ねる）．

▶AIDS：acquired immune deficiency syndrome

▶HIV：human immunodeficiency virus（ヒト免疫不全ウイルス）

★1 アマンタジンは，現在ではほとんどのウイルスが耐性化してその臨床使用は推奨されていない．

★2 季節性発症のインフルエンザの大半が先発のオセルタミビルに耐性化する傾向がある．

■ 抗インフルエンザウイルス薬

インフルエンザの概略

- インフルエンザウイルスは，一本鎖RNA（マイナス鎖）ウイルスとして分類されるオルトミクソウイルス科に分類され，A型，B型，C型の3属を含む．
- A型は主に鳥類などの野生生物を宿主とし，ウイルスの変異型が多様であり，世界的な季節性の大流行を起こす傾向にある．B型はヒトを宿主とし，A型に比べると規模は小さいが地域的流行を繰り返す．C型は季節によらず，主に4歳以下の小児に感染し，ただし症状が現れないことも多い．

抗インフルエンザウイルス薬の作用機序

- 抗インフルエンザウイルス薬はその作用機序により，①ウイルスの吸着侵入脱殻阻害，②ウイルスの細胞からの遊離（ノイラミニダーゼ）阻害，に分類される．発症後約48時間以内に使用しなければ効果がないといわれる．
- ①の機序で作用する薬剤には，1964年にA型インフルエンザへの効果が発見されたアマンタジン（シンメトレル®）がある★1．
- ②の機序で作用する薬剤は，ウイルスが感染細胞から放出されるときに必要なエンベロープ抗原であるノイラミニダーゼを阻害する．ザナミビル（リレンザ®，吸入薬）（図1）の開発に始まり，後発のオセルタミビル（タミフル®，内服薬），ペラミビル（ラピアクタ®，点滴静注），ラニナミビル（イナビル®，吸入薬）（図2）が現在臨床使用できる★2．
- ③の機序でウイルス増殖を防ぐ薬剤として，日本開発のファビピラビル（アビガン®，経口薬）が2014年3月に製造販売承認された．

薬剤使用（表1）

- 日本感染症学会提言「抗インフルエンザ薬の使用適応について（改訂

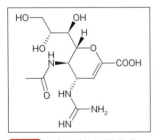

図1 ザナミビルの構造式

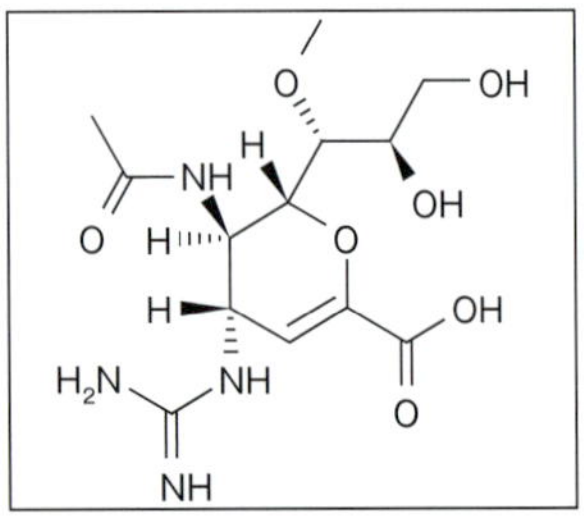

図2 ラニナミビル構造式

表1 抗インフルエンザウイルス薬の分類と用法・用量

機序	一般名	商品名	用法	成人用量	備考
ウイルスの吸着侵入脱殻阻害	アマンタジン	シンメトレル	内服	50 mg 2錠×5日間	小児は適応外 A型のみ
ノイラミニダーゼ阻害	ザナビル	リレンザ	吸入	4吸入×5日間	小児に使用可 予防投与可
	オセルタミビル	タミフル	内服	2 cap×5日間	小児に使用可 (10歳以上)
	ペラミビル	ラピアクタ	点滴	一回のみ	重症には連日投与も可 小児は適応外
	ラニナミビル	イナビル	吸入	20 mg 2吸入1回のみ	小児に使用可
RNAポリメラーゼ阻害	ファビピラビル(T-705)	アビガン	内服	2014年薬事承認	

版)」を参考に，入院管理の必要の有無と重症度に合わせた対応が求められる[1]．
- 注意点は，ノイラミニダーゼ阻害薬同士の併用は原則避けることと，低出生体重児や新生児，妊婦への安全性は確立していないことである．

> ノイラミニダーゼ阻害薬同士の併用は原則避ける

抗RSウイルス薬
RSウイルス感染の概略
- RSウイルスは，パラミクソウイルス科に属するRNAウイルスの一種である．成人免疫不全者や生後6か月以内の乳児で重症な気管支炎・肺炎などを引き起こす．

▶RS：respirator syncytial

- およそ1歳までに50～70％以上が罹患し，そのうち約1/3が気道炎症状を示す．ほぼすべての小児がおよそ3歳までに抗体を獲得する．

抗RSウイルス薬の作用機序
- 抗RSウイルス薬であるパリビズマブ（palivizumab，シナジス®）は，融合タンパク質のA抗原部位中のエピトープを標的とした遺伝子組換えヒト化モノクローナル抗体であり，RSウイルスが細胞へ侵入するのを抑制することによって感染を予防する★3．

> RSウイルスに対して，ほぼすべての小児がおよそ3歳までに抗体を獲得する

★3
早産児や，先天的心疾患児などの感染の危険性が高い幼児へのパリビズマブの予防投与が推奨される[2]．

薬剤使用
- 治療は対症療法が主体となるが，ハイリスク小児への予防にはパリビズマブ15 mg/kgを月1回筋注する[3]．

抗ヘルペスウイルス薬
ヘルペスウイルスの概略
- ヘルペスウイルス科に属するウイルスは，二本鎖DNAウイルスで，単純ヘルペスウイルス，水痘帯状疱疹ウイルス，Epstein-Barrウイルス，サイトメガロウイルス，突発性発疹ウイルス，カポジ肉腫関連ヘルペスウイルスなどが含まれる（表2）．

表2 ヘルペスウイルスの分類

属名	略号	ウイルス名	疾患
単純ウイルス属 (simplex virus)	HHV-1	単純ヘルペスウイルス1型 (HSV-1)	口唇ヘルペス,ヘルペス口内炎,ヘルペス角膜炎,単純ヘルペス脳炎
	HHV-2	単純ヘルペスウイルス2型 (HSV-2)	性器ヘルペス,新生児ヘルペス,ヘルペス髄膜炎,ヘルペス脊髄炎
水痘ウイルス属 (varicella virus)	HHV-3	水痘帯状疱疹ウイルス (VZV)	水痘帯状疱疹
リンフォクリプトウイルス属 (lymphocryptovirus)	HHV-4	EBウイルス (EBV)	伝染性単核球症,Burkittリンパ腫
サイトメガロウイルス属 (cytomegalovirus)	HHV-5	サイトメガロウイルス (CMV)	網膜炎,肺炎,髄膜炎,腸炎
ロゼオロウイルス属 (Roseolovirus)	HHV-6 HHV-7	ヒトヘルペスウイルス6型または7型	突発性発疹
ラディノウイルス属 (Rhadinovirus)	HHV-8	カポジ肉腫関連ヘルペスウイルス	カポジ肉腫

HSV:herpes simplex virus, VZV:varicella zoster virus, EBV:Epstein-Barr virus, CMV:cytomegalovirus.
(Hunt R. Herpes viruses. Microbiology and Immunology On-line. University of South Carolina School of Medicine. http://pathmicro.med.sc.edu/virol/herpes.htm[4]より)

抗ヘルペスウイルス薬の作用機序(表3)

- アシクロビルは,ヘルペスウイルス感染細胞内でリン酸化されて活性体となって,DNAポリメラーゼを阻害することでウイルスの増殖を防ぐ(図3).単純ヘルペスウイルス1型および2型および水痘・帯状疱疹ウイルスに対して抗活性を示す.
- バラシクロビルは,バリンとアシクロビルがエステル結合されたプロドラッグで,エステラーゼによって抗ウイルス作用をもつアシクロビルに変換される(図4).
- アシクロビル,バラシクロビルには副作用は少ないが,下痢・悪心などの胃腸症状,発疹などの皮膚症状,めまいや眠気,頭痛などを認める.
- サイトメガロウイルス感染に対しては,ウイルスDNAポリメラーゼによる核酸合成を阻害するガンシクロビル,ホスカルネットが適応となる.

抗ヘルペスウイルス薬の用法・用量(表3)

- 単純ヘルペス,水痘帯状疱疹にはアシクロビル,バラシクロビル,ファムシクロビルが,サイトメガロウイルスには,ガンシクロビル,ホスカルネットが適応とされる.

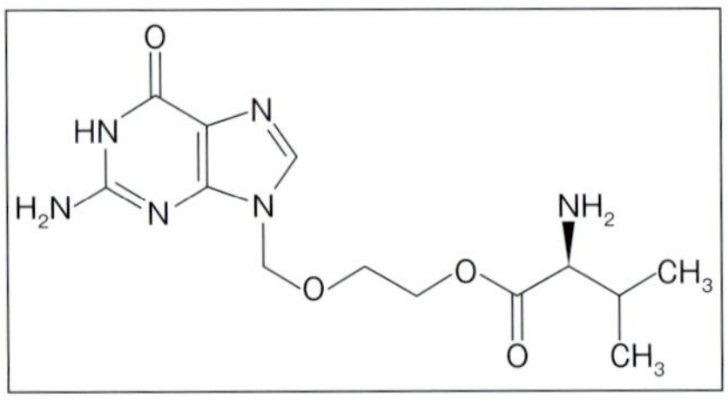

b. 抗真菌薬

真菌症の概略

- 主要な病原性真菌には,酵母菌(yeast)として,カンジダ,クリプトコッカス,マラセチア(癜風)と,糸状菌(fungi)として,アスペルギルス,トリコフィン(白癬)

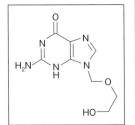

図3 アシクロビルの構造式

図4 バラシクロビルの構造式

6-1 抗ウイルス薬，抗真菌薬

表3 抗ヘルペスウイルス薬と用法・用量

一般名	商品名	用法・用量	特徴・機序
アシクロビル(aciclovir)	ゾビラックス	水痘帯状疱疹，脳炎・髄膜炎：点滴 5 mg/kg×3回/日×7日間まで	ウイルス感染細胞内でリン酸化され活性体となり，DNAポリメラーゼを阻害し，ウイルス増殖を防ぐ
バラシクロビル(valaciclovir)	バルトレックス	帯状疱疹：内服 1,000 mg×2回/日×7日間まで	アシクロビルのプロドラッグ
ファムシクロビル(famciclovir)	ファムビル	帯状疱疹：内服 500 mg×3回/日	日本未承認の penciclovir（Denavir®）のプロドラッグ
ガンシクロビル(ganciclovir)	デノシン	サイトメガロウイルス感染：初期：点滴 5 mg/kg×2回/日，維持：点滴 5～6 mg/kg×5～7日間	グアノシンのアナログとしてウイルス DNA ポリメラーゼによる核酸合成を阻害．好中球減少症・血小板減少症・貧血などの血液系への副作用に注意が必要
ホスカルネット(foscarnet)	ホスカビル	サイトメガロウイルス感染：初期：点滴 60 mg/kg×3回/日，2～3週間以上，維持：90～120 mg/kg×2回/日	ギ酸にリン酸が置換した構造．ウイルス DNA ポリメラーゼによる核酸合成を阻害

がある．
- 感染が皮膚表面や角質でとどまる表在性真菌症，皮下組織や爪などに及ぶ深在性皮膚真菌症，免疫力低下患者や術後患者での体内臓器にまで及ぶ深在性真菌症（全身性真菌症，内臓真菌症）がある．
- 重症に至る深部性真菌症として，侵襲性カンジダ症，侵襲性アスペルギルス症，クリプトコッカス脳髄膜炎などがある．

抗真菌薬の分類と特徴（表4）
- 集中治療管理において主に問題となる深在性真菌症に対する静注用抗真菌薬について，深在性真菌症の診療ガイドライン（外科・救急・集中治療領域）を参考にまとめる（**表5**）[5,6]．
- 抗真菌薬は作用機序により，①細胞膜であるエルゴステロールを阻害するポリエン系抗生物質（ポリエンマクロライド系），②ラノステロールからエルゴステロールの生合成を阻害するトリアゾール系薬剤，③$β$-D グルカン合成酵素を阻害し細胞壁合成を阻害するキャンディン系薬剤，④DNA 合成を阻害するピリミジン系薬剤，に分類される（**図5**）．

ポリエン系
- 真菌の細胞膜を構成するエルゴステロールを阻害する．アムホテリシン B（アムビゾーム®）が代表的薬剤である（**図6**）★4．
- 作用機序はエルゴステロールに結合して，細胞膜に穴を空けて破壊する．ヒトの細胞膜を構成するコレステロールにも作用するため選択毒性（特定の生物にのみ毒性を発揮する性質）は低く，副作用も強い．
- 代表的な副作用には，発熱，悪寒，急性尿細管壊死など腎障害，低カリウム血症などがある．

> 集中治療管理において深在性真菌症の使用法が重要である

> ポリエン系は，コレステロールにも作用するため選択毒性は低く，副作用も強い

> ★4
> リポソーム化されたアムホテリシン B（アムビゾーム®）が開発され，アムホテリシン B よりも副作用が緩和されているため，現在ではポリエン系での第一選択である．

表4 抗真菌薬の分類と特徴

分類	作用機序	一般名	商品名	薬剤特徴	有効菌
ポリエン系	細胞膜エルゴステロール結合細胞膜破壊	アムホテリシンB (AMB)	ファンギゾン®	副作用として腎機能障害，電解質異常，血圧低下．L-AMBは，上記副作用を軽減したDDS製剤	カンジダ，クリプトコッカス，アスペルギルス
		リポソームアムホテリシンB (L-AMB)	アムビゾーム®		
トリアゾール系	細胞膜エルゴステロール合成阻害	フルコナゾール (FLCZ)	ジフルカン®	副作用は低く，腎臓に高安全性	クリプトコッカスを含むほとんどの酵母菌に有効．糸状菌に効果なし
		ホスフルコナゾール (F-FLCZ)	プロジフ®	フルコナゾールをリン酸エステル化したプロドラッグ．ボーラス静注可能．初期負荷量2日間で有効血中濃度に早期に到達	
		イトラコナゾール (ITCZ)	イトリゾール®	投与方法は，初期負荷量2日間で血中濃度を上げてから維持量へ．他剤との配合禁忌に注意	カンジダ，アスペルギルス
		ボリコナゾール (VRCZ)	ブイフェンド®		カンジダ，クリプトコッカス，アスペルギルス
キャンディン系	細胞壁グルカン生合成阻害	ミカファンギン (MCFG)	ファンガード®	安全性は高く，薬物相互作用の危険性が少ない	カンジダ，アスペルギルス．クリプトコッカスに効果なし
		カスポファンギン (CPFG)	カンサイダス®		

表5 深在性真菌症の診療ガイドライン（外科・救急・集中治療領域）に基づく静注用抗真菌薬の用法・用量

治療法	分類		一般名	商品名	用法・用量
経験的治療		キャンディン系	ミカファンギン (MCFG)	ファンガード®	100 mg/日・1日1回点滴静注
			カスポファンギン (CPFG)	カンサイダス®	50 mg/日・1日1回点滴静注（初期負荷量70 mg/日×1日）
		トリアゾール系	ホスフルコナゾール (F-FLCZ)	プロジフ®	400 mg/日・1日1回点滴静注（初期負荷量800 mg/日×2日）
標的治療	カンジダ菌（菌種不明）	キャンディン系	ミカファンギン (MCFG)	ファンガード®	100〜150 mg/日・1日1回点滴静注
			カスポファンギン (CPFG)	カンサイダス®	50 mg/日・1日1回点滴静注（初期負荷量70 mg/日×1日）
		トリアゾール系	ホスフルコナゾール (F-FLCZ)	プロジフ®	400 mg/日・1日1回点滴静注（初期負荷量800 mg/日×2日）
	敗血症性ショック・重症敗血症	ポリエン系	リポソームアムホテリシンB (L-AMB)	アムビゾーム®	25 mg/kg/日・1日1回点滴静注
	カンジダ菌（C.albicans）	トリアゾール系	ホスフルコナゾール (F-FLCZ)	プロジフ®	400 mg/日・1日1回点滴静注（初期負荷量800 mg/日×2日）

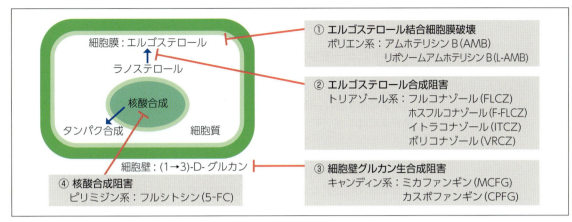

図5 抗真菌薬の作用機序

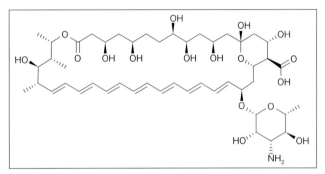

図6 アムホテリシンBの構造式

トリアゾール系

- 分子内に3個の窒素原子を含むトリアゾール環をもつ．細胞膜エルゴステロールの合成を阻害する．代表的薬剤としてフルコナゾール（ジフルカン®）がある（図7）[★5]．
- ポリエン系よりも副作用は小さいが，肝障害や胃腸障害が起こることがある．
- ホスフルコナゾール（プロジフ®）は，体内でリン酸エステル加水分解酵素の作用を受けてフルコナゾールに変化するプロドラッグ．水溶性で，ボーラス静注が可能で導入時負荷投与で有効血中濃度に早く達することができる．

キャンディン系

- ヒト細胞にはない真菌細胞壁の主要成分β-Dグルカンの生合成を特異的に阻害する．深在性真菌症に高い有効性を有すると同時に選択毒性が高く，重篤な副作用は少ない．代表的薬剤はミカファンギン（ファンガード®）で，カンジダとアスペルギルスに優れた抗真菌作用を有する．
- β-Dグルカンをもたない，または少ない真菌であるクリプトコッカスなどには無効である．
- キャンディン系抗真菌薬は，トリアゾール系に比べて薬物相互作用の発現する可能性が低い．

ピリミジン系

- 真菌内シトシンデアミナーゼにより5-FUに変換され，核酸合成を阻害する．
- ヒト細胞ではシトシンデアミナーゼの活性が弱いため比較的副作用が小さい．代表的な薬剤として，フルシトシン（アンコチル®）がある[★6]．
- 副作用は骨髄機能抑制や胃腸障害である．

（佐和貞治）

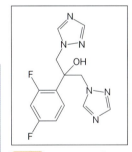

図7 フルコナゾールの構造式

> キャンディン系は，深在性真菌症に高い有効性を有すると同時に選択毒性が高く，重篤な副作用は少ない

[★5] カンジダではフルコナゾールに対する耐性化が近年進んでいる．

[★6] カンジダはフルシトシン耐性菌が増加しており，通常はポリエン系抗真菌薬であるアムホテリシンBと併用される．

ニューモシスチス肺炎

　ニューモシスチスは以前には原虫に分類されていたが，近年の遺伝子解析により酵母様真菌の一種であることが判明した．またヒトでのニューモシスチス肺感染症はニューモシスチス・カリニ（*Pneumocystis carinii*）とは異なるニューモシスチス・イロヴェチ（*Pneumocystis jirovecii*）によることが判明し，従来の"カリニ肺炎"から"ニューモシスチス肺炎"と名称変更された[7]．

　ニューモシスチス肺炎は，化学療法やステロイド剤長期内服，後天性免疫不全症候群（AIDS）などによる免疫低下時に発症する日和見感染症．

　治療法として，抗ニューモシスチス薬ペンタミジンイセチオン酸塩（ベナンバックス®）を1日1回4 mg/kgを筋注・点滴静注する．重篤な低血圧，低血糖および不整脈が副作用としてある．

文献

1) 日本感染症学会・新型インフルエンザ対策委員会．日本感染症学会提言―抗インフルエンザ薬の使用適応について（改訂版）．2011. 2. 28.
   http://www.kansensho.or.jp/influenza/pdf/110301soiv_teigen.pdf
2) American. Academy of Pediatrics. Red Book®: 2009 Report of the Committee on Infectious Diseases, 28th ed. 2009. p. 562-9.
3) 日本小児科学会 パリビズマブの使用に関するガイドライン作成検討委員会．RSウイルス感染症の予防について（日本におけるパリビズマブの使用に関するガイドライン）．日本小児科学会雑誌 2002. 106: 1288-92.
4) Hunt R. Herpes viruses. Virology Ch11. Microbiology and Immunology On-line. University of South Carolina School of Medicine.
   http://pathmicro.med.sc.edu/virol/herpes.htm.
5) 深在性真菌症のガイドライン作成委員会，編．深在性真菌症の診断と治療のフローチャート．深在性真菌症の診断・治療ガイドライン 2007．東京：協和企画；2007. p. 1-33.
6) 深在性真菌症のガイドライン作成委員会，編．深在性真菌症の診断と治療のフローチャート．「深在性真菌症の診断・治療ガイドライン 2014」ドラフト版．2014. p. 1-25.
   http://www.mycoses.jp/guideline/gl2014.html
7) Miller RF. Pneumocystis carinii infection in non-AID patients. Curr Opin Infect Dis 1999; 12: 371-7.

7

周術期，ICUにおける栄養

7.1 周術期，ICUにおける栄養

周術期，ICUにおける周術期の輸液，栄養サポートの考え方

- 1990年代に欧米で周術期の早期回復プログラム（Fast-Track SurgeryもしくはERAS®など）が報告され，周術期の栄養療法の重要性が認識される契機になった．
- 2000年代に集中治療における栄養療法のガイドラインが各学会より発表され，ICUの栄養療法の重要性が再認識されている．
- 各ステージで必要な栄養療法の概要を解説する．

a. 栄養状態と合併症

- 術中から術後にかかわるさまざまな侵襲により，生体は異化亢進状態に陥る．この異化反応により体脂肪や体タンパクの分解が亢進し，その大小が術後の回復遅延に大きく関与する．一方で，術前から術後を通して，外因性に補充されるべきエネルギー基質が不足した状態では，代償性に飢餓性の異化反応が誘導されるため，周術期の低栄養は異化状態亢進に加担することになる．
- 実際に，術前の低栄養状態が術後の感染性合併症増加，入院期間の延長，死亡率の増加につながることが報告されている[1]．
- 術前の重度な低栄養状態の場合，術前からの経静脈栄養もしくは経腸栄養による栄養サポートが術後の経過を改善させることが証明されている．
- 術前の栄養状態を改善させ，術後の予後に結びつけるためには2週間程度の栄養療法が必要であるため，術前2週間以上前から栄養状態のスクリーニングを行い，栄養状態を適切に評価する必要がある[2]（表1）．

> 術前低栄養状態では，術前2週間以上前から栄養状態のスクリーニングを行う

b. 周術期早期回復プログラムの登場

- 1990年に米国で心臓血管外科手術を対象として，また1999年にはヨーロッパで大腸手術を対象として，周術期早期回復プログラムが報告された．以後同様の研究が報告され，Fast-Track SurgeryもしくはEnhanced Recovery After Surgery（ERAS®，図1）といった名称で普及した．
- これらのプログラムは，エビデンスに基づいた周術期の集学的ケアプログラムから構成されている．術後回復促進を目標とした，術後早期からのリハビリテーションと早期栄養摂

表1　術前栄養療法の適応となるリスク基準

- 体重減少率 > 10～15% / 6か月以内
- BMI < 18.5
- 主観的包括的評価（SGA）grade C
- 血清アルブミン値 < 3.0 g/dL（肝不全・腎不全を認めない）

上記のうち1つを認める

BMI：body mass index，SGA：subjective global assessment.
（Weimann A, et al. Clin Nutr 2006; 25: 224-44[2]より）

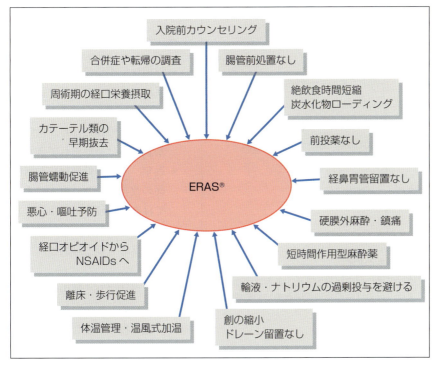

図1 ERAS® プロトコル各要素

(Fearon KC, et al. Clin Nutr 2005；24：466-77[3]より)

取を実現するために，術前から術中における看護師・理学療法士・麻酔科医・外科医それぞれがチームとして取り組むべき方策を集約している．

- ERAS® の有用性を評価したいくつかのメタアナリシスでは，再入院を増やすことなく，術後合併症の減少，入院期間の短縮，コストの軽減を得られている[4] ★1．

C. 術前の栄養療法

- 手術の方針が決定すると同時に，栄養状態をスクリーニングし，術前の栄養療法を決定する．
- 経口摂取もしくは経腸栄養が可能であれば，術前2週間程度の経腸栄養剤補充が術後転帰を改善する．経口摂取もしくは経腸栄養が不可能であれば，同期間の静脈栄養療法が術後転帰を改善するとの報告があるが，静脈栄養の場合，入院が必要となり，低栄養が重度でない場合には合併症やコストの増加などが懸念される[6,7]ため，適応には慎重を期する．
- 術前栄養状態に問題がない場合，術前の絶食は軽食であれば6時間前まで摂取可，絶飲は清澄水であれば2時間前まで摂取可とし，術前のエネルギー基質不足を最小限にとどめるべきである．
- 術前の炭水化物含有飲料（炭水化物12.6％濃度の製品を術前夜800 mL，術当日術前2〜3時間前までに400 mL）を摂取することで，術前の不安や口渇感の軽減のみならず，術後のインスリン抵抗性の改善をもたらすとされてい

★1
近年では，下部消化管手術だけでなく，肝・膵切除や上部消化管手術，産婦人科手術など対象を広げて臨床研究が重ねられている[5]．

静脈栄養の場合，入院が必要となり，合併症やコストの増加が懸念される

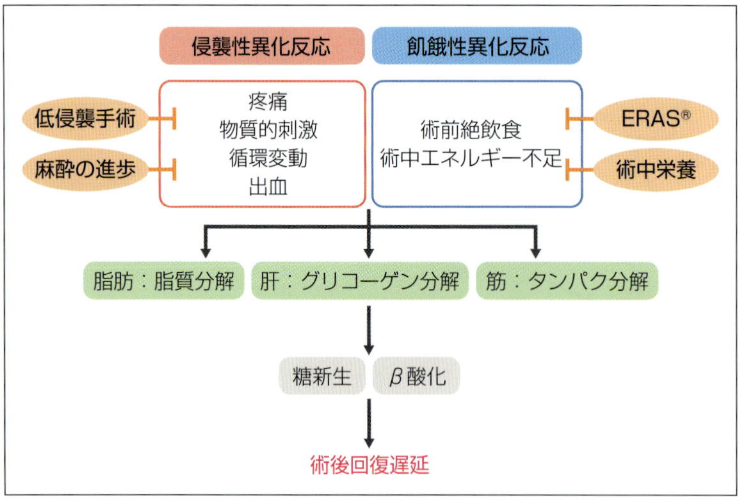

図2 周術期に発生する異化反応とその抑制

周術期には侵襲性の異化反応と飢餓性の異化反応が発生する．前者は手術の低侵襲化や麻酔方法・麻酔薬の改善により，後者は術前術後の栄養療法や術中糖質負荷により最小限化することが可能である．

d. 術中の栄養療法

- 以前は，手術侵襲による異化反応亢進やインスリン抵抗性の増大によるエネルギー基質利用障害の観点から，術中の基質投与は避けられてきた．
- 近年，手術の低侵襲化や麻酔薬の改善により，術式によっては術中の侵襲は最小限にとどめられており，侵襲に伴う異化反応も極力抑制されている．
- 術前だけでなく術中の飢餓を防ぐために，術中糖質やアミノ酸を投与することで飢餓性の異化反応が抑制されることが報告されている[9,10]（図2）．ただし，周術期の血糖上昇は感染合併症などのリスクも伴うため，今後適応症例や至適投与量の検討が必要である★3．

e. 術後の栄養療法

- 術直後の経口摂取に関しては，術中短時間作用の麻酔薬使用や術後鎮痛，制吐対策を行うことが重要である．併せて，早期離床・リハビリテーションを行うことで腸管運動を促進させる．
- 栄養投与ルートに関しては腸管を使用した経口摂取もしくは経腸栄養が第一選択となる．静脈栄養は，現段階では，術後1週間以上経腸栄養が開始できない場合にのみ使用されるべきとされる．しかし術前栄養状態が不良の患者に関しては，経腸栄養が不可能な場合に早期からの静脈栄養が適応と考えられる．
- 経腸栄養の投与速度としては，少量から開始し忍容性を確認しながら目標量まで1週間程度をかけて増量していく．腸管機能が低下している場合や腸瘻を使用する場合は，経腸栄養用ポンプを用いて20 mL/時の速度で開始することが推奨されている．
- 使用する経腸栄養剤については，中等度から高度の栄養不良患者に対して周術期の免疫賦活栄養剤（免疫増強作用をもつアルギニンやグルタミン，ω-3系脂肪酸などの成分を強化した栄養剤）を用いた栄養療法が，術後合併症や入院日数の減少をもたらすとされている[11]★3．

f. ICUの栄養療法（概要）

- 重症患者の栄養療法に関しては，さまざまな臨床研究が報告されており未確

★2
日本では記述した炭水化物濃度の製品は販売されておらず，18％濃度の製品で代用した臨床研究が報告されている[8]．各報告で安全性が示されており，今後の大規模研究が期待される．

術中糖質やアミノ酸を投与することで飢餓性の異化反応が抑制される

免疫賦活剤を用いた術後の栄養療法が，術後合併症や入院日数を減少させる

★3
いくつかの臨床研究が行われているが，糖質であれば0.07〜0.1 g/kg/時程度の投与量が適していると考えられる．ただし研究によって対象疾患の違いや，麻酔方法の違い（ほとんどがレミフェンタニル登場以前の研究）があるため侵襲制御に関して統一されていないことには解釈上注意が必要である．

定な部分も多い．その中でガイドラインとしては European Society for Clinical Nutrition and Metabolism（ESPEN）[12, 13]や American Society for Parenteral and Enteral Nutrition（ASPEN）[14]などが 2000 年代に集中治療室におけるガイドラインを発表している．日本でも日本呼吸療法医学会が 2010 年に急性呼吸不全による人工呼吸患者の栄養管理ガイドライン[15]を発表，また日本静脈経腸栄養学会が 2013 年に静脈経腸栄養ガイドライン第 3 版[1]を発表している．

- 共通する推奨度の高い項目としては，早期経腸栄養の重要性，細かいアセスメントとモニタリングの必要性，間接熱量計を用いた投与量設定，血糖管理の重要性などがあげられる．
- 一方で，現段階では controversial な領域としては，静脈栄養の開始時期，免疫賦活栄養剤の有用性，血糖管理における目標血糖値などがあげられる．これらの点に関しては，今後，大規模研究の蓄積によるエビデンスの確立が期待される．
- 上記各項目の詳細は本項では割愛するが，重症患者の栄養療法を考えるうえで必要な，侵襲と代謝について概要を述べる．
- 過大な侵襲が加わった患者では，本来生体反応としての防御機構である異化反応が亢進する．その結果，肝臓におけるグリコーゲンを用いた糖新生のみならず，脂肪分解や筋タンパク分解による糖新生や β 酸化が進行し，体内でエネルギーを産生し続けることになる．この侵襲性の異化反応が亢進している状態では，外的に補充するエネルギー基質のうち，生体の最低限の代謝を維持するのに必要な基礎代謝量以上は利用されず，そのまま余剰エネルギーとなる．
- CRP は炎症に伴い産生される急性期タンパクであり，その推移が異化の程度の指標になる．CRP が高値である急性期に，低下している栄養の指標検査値を改善させようと栄養投与量を増加させても過剰投与になるばかりか，かえって余剰基質の代謝を引き起こしてしまう★4．

▶CRP：
C-reactive protein（C 反応性タンパク）

★4
成人では CRP が少なくとも 10 mg/dL 未満，小児では 2 mg/dL 未満が異化から同化へシフトする移行期と考えられる．この時期を見極めて，モニタリングしながら栄養投与量を増やしていくと同時に，リハビリテーションも促進することが重要である．

> **Column** 患者の満足と医療者の満足
>
> ERAS® プログラムなどが生み出された背景として，諸外国での医療費膨張などが問題視され，いかに合併症を増やすことなく早期退院を達成するか，といった目的があった．1990 年にアメリカで心臓血管外科の周術期早期回復プログラム（術後入院期間 4 日）が，1999 年にはヨーロッパで結腸手術を対象にした同様のプログラム（術後入院期間 2 日）が報告され，以後さまざまな臨床研究を経て現在の早期回復プログラムが構築されている．ただし前者の報告では，退院後も 1 週間は医療者が毎日電話にて状態を確認することが義務づけられたものであり，また現在では X 線搭載車が自宅を周回し術後の検査を担うなど，プログラム達成のためには医療側の努力・工夫や環境整備が絶対条件である．見た目だけに囚われて，しかもプログラムの 1 要素のみを導入して医療者側が満足していては，早期回復プログラムの本質を見失いかねない．

> 超急性期から急性期の栄養目標量は 10 kcal/kg/日程度から始め，徐々に増やす

- 術中のような全身麻酔を用いて鎮痛鎮静を行う成人患者では代謝量は 16～17 kcal/kg/日に抑えられている．つまり一般的にいわれる健常時の安静時代謝量（25～30 kcal/kg/日）の 7 割程度にとどまるため，上記侵襲と異化反応のこともふまえると，超急性期から急性期の間は，栄養目標量は 10 kcal/kg/日程度から開始し，徐々に増やしていく，という方法が理論的にも現実的である．
- 重要なことは，栄養療法が有害事象をきたさぬよう，侵襲の程度と，異化・同化の動態をイメージしつつ栄養処方を行い，日々アセスメントとモニタリングを繰り返すことである．

（吉村真一朗，祖父江和哉）

文献

1) 井上善文，ほか．周術期．日本静脈経腸栄養学会，編．静脈経腸栄養ガイドライン．第3版．東京：照林社；2013. p. 222-34.
2) Weimann A, et al. ESPEN Guidelines on Enteral Nutrition: Surgery including organ transplantation. Clin Nutr 2006; 25: 224-44.
3) Fearon KC, et al. Enhanced recovery after surgery: A consensus review of clinical care for patients undergoing colonic resection. Clin Nutr 2005; 24: 466-77.
4) Gustafsson UO, et al. Guidelines for perioperative care in elective colonic surgery: Enhanced Recovery After Surgery (ERAS®) Society recommendations. Clin Nutr 2012; 31: 783-800.
5) 岩坂日出男．ERAS プロトコールとは—祝！周術期医療質向上プロトコール完成に向けて．LiSA 2010; 17: 944-9.
6) The Veterans Affairs Total Parenteral Nutrition Cooperative Study Group. Perioperative total parenteral nutrition in surgical patients. N Engl J Med 1991; 22: 525-32.
7) Bozzetti F, et al. Perioperative total parenteral nutrition in malnourished, gastrointestinal cancer patients: A randomized, clinical trial. JPEN J Parenter Enteral Nutr 2000; 24: 7-14.
8) 矢田部智昭，横山正尚．飲んで治す！ アルジネード® ウォーターが変えるインスリン抵抗性．日臨麻会誌 2013; 33: 796-801.
9) Yamasaki K, et al. Effect of intraoperative acetated Ringer's solution with 1% glucose on glucose and protein metabolism. J Anesth 2010; 24: 426-31.
10) Donatelli F, et al. Intraoperative infusion of amino acids induces anabolism independent of the type of anesthesia. Anesth Analg 2006; 103: 1549-56.
11) Heyland DK, et al. Should immunonutrition become routine in critically ill patients? A systematic review of the evidence. JAMA 2001; 286: 944-53.
12) Kreymann KG, et al. ESPEN Guidelines on Enteral Nutrition: Intensive care. Clin Nutr 2006; 25: 210-23.
13) Singer P, et al. ESPEN Guidelines on Parenteral Nutrition: Intensive care. Clin Nutr 2009; 28: 387-400.
14) Martindale RG, et al. Guidelines for the provision and assessment of nutrition support therapy in the adult critically ill patient: Society of Critical Care Medicine and American Society for Parenteral and Enteral Nutrition: Executive Summary. Crit Care Med 2009; 37: 1757-61.
15) 氏家良人，ほか．日本呼吸療法医学会栄養管理ガイドライン作成委員会．急性呼吸不全による人工呼吸患者の栄養管理ガイドライン．人工呼吸 2010; 27: 75-118.

❶ 輸液製剤

infusion solution

- 本項では栄養療法における静脈栄養という観点から輸液製剤の解説をする.
- 末梢静脈栄養（PPN）と中心静脈栄養（TPN）で使用する基本栄養輸液製剤の特徴を述べる.

a. 静脈栄養：総論

- 過剰栄養が下痢として自然に排泄される経腸栄養（EN）と異なり，静脈栄養（PN）は投与した分がすべて体内に吸収される"強制栄養"としての特徴を備えている．そのため処方するにあたって，厳重な投与計画とモニタリングが重要になる.
- 通常，術後や集中治療で用いる場合，投与目標量は最大でも推定必要エネルギー量の約80％にとどめて処方する（permissive underfeeding）[1]．
- 集中治療におけるPNの開始時期に関してはさまざまな臨床研究が報告されている．2009年にEuropean Society for Clinical Nutrition and Metabolism（ESPEN）[2]とSociety of Critical Care Medicine（SCCM）& American Society for Parenteral and Enteral Nutrition（ASPEN）[3]が集中治療における静脈栄養ガイドラインを発表したが，前者は48時間以内の早期PNを推奨し，後者は1週間以降の晩期PNを推奨するなど，違いが明確であった．以後大規模なtrialがいくつか発表されているが，投与目標量の設定方法や実際の栄養投与量，タンパク投与量，血糖管理などに相違点があり，依然明確な結論はない．また体格の違いもあるため，筋肉量や脂肪量が比較的少ない日本人に晩期PNが許容できるかといった考えもある．現時点でわが国のガイドラインでは「EN開始後72〜96時間以内にEN単独で必要栄養量を投与できないと判断される場合には，経腸栄養を開始」と明記されている[4]．
- 低栄養患者やアルコール依存症患者，重症糖尿病患者などは細胞内イオンであるPやMg, Kが枯渇している状態にあり，そこに静脈栄養で強制的に代謝を促進させることで，わずかに血中に維持されていたこれらのイオンやビタミンB_1などが細胞内に取り込まれる結果，血清値が異常低値になるrefeeding症候群に注意を要する（表1）[5]★1.
- 脂肪製剤は有用なエネルギー供給製剤であり，適切に使用することにより，過剰な糖質投与を削減できる．かつて慎重投与すべき疾患として，血液凝固障害症例や敗血症症例などがあげられていたが，近年では投与量や投与速度を注意することにより安全に使用できる，とされている[6]．今後の大規模研究による検討が期待される★2.
- 静脈栄養は経腸栄養に比べ，高コストや合併症増

▶PPN：peripheral parenteral nutrition

▶TPN：total parenteral nutrition

▶EN：enteral nutrition

▶PN：parenteral nutrition

★1
とくに低リン血症は著明で，症状として心筋障害からの不整脈や，神経筋障害からの呼吸障害などが知られる．そのため，permissive underfeedingの観点も併せて考えると，静脈栄養，とくにTPNを行う場合，1号液製剤から開始し，モニタリングしつつ増量していくことが重要である．

★2
2013年に発表された静脈経腸栄養ガイドライン第3版[7]でも静脈栄養時は脂肪製剤を「原則投与する」「投与しなければならない」とされている．

表1 refeeding症候群のリスクファクター

1つ以上該当
・BMI＜16
・意図しない体重減少＞15％/3〜6か月
・10日以上経口摂取ほとんど，もしくはまったくなし
・食事開始前からの低K, P, Mg血症

2つ以上該当
・BMI＜18.5
・意図しない体重減少＞10％/3〜6か月
・5日以上経口摂取ほとんど，もしくはまったくなし
・アルコール依存症，利尿薬・制酸剤・インスリン製剤の慢性使用，化学療法

（NICE Clinical Guideline CG32. 2006[5]より）

加，腸管免疫低下などの観点で劣るため，静脈栄養を行っている場合は，常に経腸栄養へシフト可能かどうかを吟味することが必要である．

b. PPN製剤

- PPNの適応を**表2**に示す．PPNで提供できる栄養量としては，脂肪製剤も併用して1日1,200 kcal程度が限界である．また製剤の浸透圧や酸塩基平衡による静脈炎や血管痛（とくに末梢血管の脆弱性がある高齢者）が合併症としてあげられる．必然的に，PPNでは高濃度製剤が投与できず，輸液水分量は多くなるため，病態的に水分負荷に耐えられることが条件となる．
- PPN製剤は，NPC/Nが50〜60と，TPN製剤の半分以下のものがほとんどであり，PPN製剤単独で1日栄養メニューを構成した場合，過剰なタンパク負荷を強いてしまう場合がある．とくに腎機能が低下している高齢者や腎機能障害患者ではタンパク投与量を考慮する．
- ビタミンや微量元素などの欠乏症に注意が必要であるが，微量元素製剤はPPNでの適応がない[★3]．微量元素自体，長期静脈栄養を行う場合にしか欠乏症になりにくいが，もともと低栄養状態や，腸管吸収不良などが存在する場合，亜鉛であれば1か月程度でも欠乏するため，微量元素投与ができないPPN自体，長期使用には適していない．ビタミンで主に欠乏しやすいのは糖質投与で消費されるビタミンB_1である．ビタミンB_1は1日3〜6 mg/日必要とされる[2)]が，ビタミン配合されたPPN製剤でも1,000 mLの投与で2 mg程度しか補充されない[★4]．
- 以上から，PPNを用いる場合は適応を吟味し，その必要性と，TPNへの移行の時期を常に考慮することが重要である．

c. TPN製剤

- TPNの適応を**表3**に示す．TPNの場合，中心静脈カテーテル自体の挿入手技に伴う合併症や，長期留置に伴う合併症を考慮する必要がある．
- TPN製剤としてはトリプルバッグ製剤（フルカリック®やネオパレン®）やクワッドバッグ製剤（エルネオパ®）が主流である．ダブルバッグ製剤でもミキシッド®といった脂肪製剤も投与可能なものもある．
- TPN製剤はPPN製剤ほどNPC/Nが低くはないが，病態に合わせて調整が必要である．TPN製剤は2 L/日の投与で，ビタミンや微量元素の1日必要量が投与できる構成になっているため，2 L/日の投与ができない，もしくはエネルギー投与量として2 L/日以下でメニューを組む場合は，ビタミンや微量元素の不足分を補充する必要がある．

▶NPC/N：
non-protein calorie/nitrogen（非タンパクカロリー/窒素比）

★3
ビタミンや微量元素は血液検査で検体を提出しても，結果を得るまで数日〜1週間を要するため，病歴や栄養療法の現状から充足状態を予測し，予防的に補充することが大切である．

★4
ビタミンB_1を含有した第2世代PPN製剤にアミグランド®，パレセーフ®，ビーフリード®があるが，含有量は前者2つが2 mg/L，後者は1.92 mg/Lとなっている．

表2 PPNの主な適応

経口摂取が不足	・栄養状態の維持（食欲不振，嘔吐，下痢，炎症性腸疾患）
経口摂取不能	・短期間（2週間未満）である → 栄養状態は比較的良好 ・軽度〜中等度の侵襲の術後（胆嚢摘出，胃部分切除など） ・咽頭癌・喉頭癌など ・意識障害・昏睡時 ・TPNが好ましくない場合（CRBSI，ショック，糖利用障害時）
その他	・必要輸液量が多い場合（多量の消化管喪失時，広範囲熱傷など） ・TPN導入期や離脱期・末期患者など

CRBSI：catheter-related bloodstream infection.
（倉本敬二．図表でわかる栄養療法—基礎から学ぶ臨床．じほう；2012. p. 122-5[8)]より）

表3 TPNの主な適応

- 腸管の完全閉塞・腹膜炎：腸管閉塞（イレウス），腹膜炎
- 消化管吸収障害を伴う場合：短腸症候群，クローン病，慢性突発性偽性腸閉塞，蛋白漏出性胃腸症
- 腸管の安静を必要とする場合：消化管吻合不全，消化管瘻，急性膵炎
- 積極的な代謝管理を必要とする場合：肝不全，腎不全，敗血症，熱傷，大手術後

（倉本敬二．図表でわかる栄養療法—基礎から学ぶ臨床．じほう；2012. p. 122-5[8]）より）

 Column　TPNとインスリン

当院ICUではTPN製剤にインスリン混注は原則として行わない．血糖コントロールのためにはTPN持続投与に対し，別ルートからインスリン製剤持続静注を，血糖管理インスリンプロトコールを用いて行っている．以前，病棟で療養していた患者が急変して集中治療を要した際，TPN製剤に混注されていたインスリン製剤そのままの量を参考に，別ルートから持続投与に切り替えたが，思わぬ低血糖を招き，苦労したことがある．逆もまた然りであり，TPNを行っている患者のインスリン製剤の使用には注意が必要である．

- 集中治療領域ではTPNによる血糖上昇が問題として取り上げられるが，インスリン製剤はTPN製剤に混注すると，バッグに吸着され効果が減弱するため，原則混注しない．
- TPNから経腸栄養へシフトする際は，腸管機能が低下している可能性を考慮する．期待する栄養量を投与しても吸収されない可能性があるため，静脈栄養は即座に中止せず，経腸栄養増量にあわせて徐々に減量していく．

（吉村真一朗，祖父江和哉）

文献

1) 氏家良人，ほか．急性呼吸不全による人工呼吸患者の栄養管理ガイドライン呼吸療法．人工呼吸 2010; 27: 75-118.
2) Singer P, et al. ESPEN Guidelines on Parenteral Nutrition: Intensive care. Clin Nutr 2009; 28: 387-400.
3) Martindale RG, et al. Guidelines for the provision and assessment of nutrition support therapy in the adult critically ill patient: Society of Critical Care Medicine and American Society for Parenteral and Enteral Nutrition: Executive Summary. Crit Care Med 2009; 37: 1757-61.
4) 井上善文，ほか．重症病態—外傷，熱傷，重症感染症，多臓器不全．日本静脈経腸栄養学会，編．静脈経腸栄養ガイドライン．第3版．東京：照林社；2013. p. 235-47.
5) National Institute for Health and Clinical Excellence. Nutrition support in adults: Oral nutrition support, enteral tube feeding and parenteral nutrition. NICE Clinical Guideline CG32. 2006. http://www.nice.org.uk/guidance/cg32
6) 宇佐美　眞，ほか．脂肪乳剤投与—適応と限界は？　静脈経腸栄養 2010; 25: 591-6.
7) 井上善文，ほか．静脈栄養製剤の種類と選択．日本静脈経腸栄養学会，編．静脈経腸栄養ガイドライン．第3版．東京：照林社；2013. p. 33-46.
8) 倉本敬二．静脈栄養剤の種類と特徴．東海林　徹，編．図表でわかる栄養療法—基礎から学ぶ臨床．東京：じほう；2012. p. 122-5.

❷ 糖液

glucose solution

- 周術期はグルコース投与にて血糖管理を行う：
  糖液剤に使用されている糖質としてグルコース（ブドウ糖），フルクトース，ソルビトール，キシリトール，マルトースなどがあげられる．この中で細胞膜通過にインスリンを必要とするのはグルコースのみである．フルクトースなどは糖尿病患者の糖質補給に用いられるが，周術期はインスリンを使用した血糖管理を行えるため，グルコースを使用することが原則的に勧められる．
- 持続投与は 10% 以下の濃度で行う：
  10% 以上の濃度のグルコースの持続投与は高浸透圧による静脈炎を生じる危険性があるため，末梢静脈からの投与を避け，中心静脈から投与する必要がある．ただし単回投与の場合は問題となることは少ない．
- 糖質 1 g あたり 4 kcal のエネルギーを産生する：
  糖質が不足した場合，肝グリコーゲンの消費や，タンパク異化で動員された糖原性アミノ酸や脂肪分解により産生されたグリセロールによる糖新生で補われる．

a. 投与量

- 糖質の割合は総エネルギー投与量の 50〜60% を基準とし病態に応じて増減し，侵襲下では 4 mg/kg/分以下の速度で投与することが勧められる[1]．
- ブドウ糖代謝にはビタミン B_1 が必要であり，静脈栄養が長期になる場合はビタミン製剤の併用が必須である．

b. 血糖管理[1,2]

- 侵襲下では抗インスリン作用により高血糖状態になりやすい．過剰な糖質投与は避けて，必要な場合はインスリンを使用する．厳格な血糖管理は低血糖をきたしやすく，死亡率を増加させるため[3]，重症病態患者では血糖値が 180 mg/dL を超えないように管理することが推奨されている．
- インスリンの投与方法として，静脈内持続投与を行う場合は血糖値とインスリン投与速度が安定するまで 1〜2 時間ごと，安定後は 4 時間ごとに血糖値を測定する．また，人工膵臓を使用する場合は持続血糖値測定と監視による安定した血糖管理を行うことができるとの報告もある[4]．

c. 呼吸商

- 間接熱量測定の代謝モニターとしての呼吸商は酸素消費量と二酸化炭素産生量の比で表される．
- 糖質（1.0）は脂質（0.7）に比して高く，二酸化炭素の産生量を増加させるため，人工呼吸器管理中の症例に関しては間接熱量測定による呼吸商の値を参考にし，総エネルギー投与量と糖質投与量が適正かどうかを検討しながら

表1 市販されている末梢静脈栄養輸液製剤

商品名		アミカリック	アミグランド	アミノフリード	ツインパル	パレセーフ	ビーフリード	プラスアミノ
容量（mL）		200/500	500	500/1,000	500/1,000	500	500/1,000	200/500
糖質（%）		7.5	7.5	7.5	7.5	7.5	7.5	7.5
グルコース（g/容器）		15/37.5	37.499	37.5/75	37.499/74.998	37.499	37.5/75	15/37.5
総熱量（kcal/容器）		82/205	210	210/420	210/420	210	210/420	82/204
非タンパク熱量（kcal/容器）		60/150	150	150/300	150/300	150	150/300	60/150
総遊離アミノ酸量（g/容器）		5.5/13.75	15	15/30	15/30	15	15/30	5.43/13.57
ビタミン		−	−	−	−	−	−	−
微量元素		−	−	−	−	−	−	−
非タンパク熱量/窒素比		70	64	64	64	64	64	71
mEq/容器	Na^+	6/15	17.5	17.5/35	17.5/35	17.1	17.5/35	7/17
	K^+	5/12.5	10	10/20	10/20	10	10/20	−
	Ca^{2+}	−	2.5	2.5/5	2.5/5	2.5	2.5/5	−
	Mg^{2+}	0.6/1.5	2.5	2.5/5	2.5/5	2.5	2.5/5	−
	Cl^-	10/25	17.6	17.5/35	17.5/35	17.6	17.5/35	7/17
	SO_4^{2-}	−	2.5	2.5/5	2.5/5	2.5	2.5/5	−
	$lactate^-$	8/20	10	10/20	10/20	10	10/20	−
	$acetate^-$	−	9.5	6.5/13	−	9.5	8/16	−
	$gluconate^-$	−	2.5	2.5/5	2.5/5	2.5	−	−
	$citrate^{3-}$	−	−	3/6	−	−	3/6	−
	HPO_4^{2-}	0.6/1.5	−	−	−	−	−	−
mmol/容器	P	−	5	5/10	5/10	5	5/10	−
μmol/容器	Zn	−	2.4	2.5/5	2.5/5	2.4	2.5/5	−
PH		4.6–5.6	約6.8	約6.7	約6.9	約6.7	約6.7	4.0–5.2
浸透圧比		約3	約3	約3	約3	約3	約3	約3
会社名		テルモ＝田辺三菱製薬	テルモ＝田辺三菱製薬	大塚製薬工場	エイファーマ＝陽進堂	エイファーマ＝陽進堂	大塚製薬工場	大塚製薬工場

投与する必要がある[1].

● 末梢静脈栄養輸液製剤，中心静脈輸液（高カロリー輸液）製剤について，それぞれ主要な製剤とその成分について**表1〜6**にまとめたので参照されたい．

（澤田麻衣子，德平夏子，橋本　悟）

表2 市販されている中心静脈輸液（高カロリー輸液：糖・電解質）

商品名		カロナリー L/M/H 輸液	トリパレン 1/2 号輸液	ハイカリック液 -1/2/3 号	ハイカリック NC-L/N/H 輸液	ハイカリック RF	リハビックス -K1/K2 号輸液
容量（mL）		700/700/700	600/600	700/700/700	700/700/700	250/500/1,000	500/500
糖質（%）		17.1/25/35.7	23.3/29.2	17.1/25/35.7	17.1/25/35.7	50	17/21
グルコース（g/容器）		120/175/250	139.8/175.2	120/175/250	120/175/250	125/250/500	85/105
総熱量（kcal/容器）		480/700/1,000	560/700	480/700/1,000	480/700/1,000	500/1,000/2,000	340/420
総遊離アミノ酸		−	−	−	−	−	−
ビタミン		−	−	−	−	−	−
微量元素							
mEq/容器	Na^+	50	3/35	−	50	12.5/25/50	5/−
	K^+	30	27	30	30	−	10/15
	Ca^{2+}	8.5	5	8.5	8.5	1.5/3/6	4/7.5
	Mg^{2+}	10	5	10	10	1.5/3/6	1/2.5
	Cl^-	49	9/44	−	49	7.5/15/30	−
	SO_4^{2-}	−	5	10	−	−	−
	lactate$^-$	30	−	−	30	7.5/15/30	9/2.5
	acetate$^-$	11.9	6/−	25/25/22	11.9	-	1/2.5
	gluconate$^-$	8.5	5	8.5	8.5	1.5/3/6	−
	citrate^{3-}	−	12/11	−	−	−	−
mmol/容器	P	250 mg	6	150 mg/150 mg/250 mg	250 mg	−	5/10
μmol/容器	Zn	20	10	10/10/20	20	5/10/20	10
PH		4.0-5.0	4.0-5.0	3.5-4.5	4.0-5.0	4.0-5.0	4.8-5.8
浸透圧比		4.5-5.5/6.0-7.0/9.0-10.0	約6/約8	約4/約6/約8	約4/約6/約8	約11	約4/約5
会社名		扶桑薬品工業	大塚製薬工場	テルモ	テルモ	テルモ	陽進堂＝エイワイファーマ

表3 市販されている中心静脈輸液（高カロリー輸液：糖・電解質・アミノ酸）

	商品名	アミノトリパ1／2号	ピーエヌツイン-1／2／3号	ユニカリックL／N輸液
容量（mL）		850/900	1,000/1,100/1,200	1,000/1,000
糖質（%）		16.45/19.47	12/16.36/20.87	12.5/17.5
グルコース（g/容器）		139.8/175.2	120/180/250.4	125/175
総熱量（kcal/容器）		660/820	560/840/1,160	600/820
非タンパク熱量（kcal/容器）		560/700	480/720/1,000	500/700
総遊離アミノ酸量（g/容器）		25/30	20/30/40	25.03/29.98
ビタミン		−	−	−
微量元素		−	−	−
非タンパク熱量/窒素比		143/149	158/158/164	128/150
mEq/容器	Na$^+$	35	50/50/51	40
	K$^+$	22/27	30	27
	Ca^{2+}	4/5	8	6
	Mg^{2+}	4/5	6	6
	Cl$^-$	35	50	55/59
	SO$_4^{2-}$	4/5	6	−
	lactate$^-$	−	−	35
	acetate$^-$	44/54	34/40/46	10
	gluconate$^-$	4/5	8	6
	citrate^{3-}	10/11	−	−
	L-malate^{2-}	−	−	14/17
mmol/容器	P	5/6	8	250 mg
μmol/容器	Zn	8/10	20	20
PH		約5.6	約5	3.8−4.8
浸透圧比		約5/約6	約4/約5/約7	約4/約5
会社名		大塚製薬工場	エイファーマ＝陽進堂	テルモ

表4 市販されている中心静脈輸液
（高カロリー輸液：糖・電解質・アミノ酸・ビタミン）

商品名		ネオパレン1号輸液	ネオパレン2号輸液	フルカリック1号輸液	フルカリック2号輸液	フルカリック3号輸液
容量（mL）		1,000/1,500/2,000	1,000/1,500/2,000	903/1,354.5	1,003/1,504.5	1,103
糖質（%）		12	17.5	13.29	17.45	22.67
グルコース（g/容器）		120/180/240	175/262.5/350	120/180	175/262.5	250
総熱量（kcal/容器）		560/840/1,120	820/1,230/1,640	560/840	820/1,230	1,160
非タンパク熱量（kcal/容器）		480/720/960	700/1,050/1,400	480/720	700/1,050	1,000
総遊離アミノ酸量（g/容器）		20/30/40	30/45/60	20/30	30/45	40
ビタミン		+	+	+	+	+
微量元素		−	−	−	−	−
非タンパク熱量/窒素比		153	149	154	150	160
mEq/容器	Na^+	50/75/100	50/75/100	50/75	50/75	50
	K^+	22/33/44	27/41/54	30/45	30/45	30
	Ca^{2+}	4/6/8	5/7.6/10	8.5/12.75	8.5/12.5	8.5
	Mg^{2+}	4/6/8	5/7.5/10	10/15	10/15	10
	Cl^-	50/75/100	50/75/100	49/73.5	49/73.5	49
	SO_4^{2-}	4/6/8	5/8/10	−	−	−
	$lactate^-$	−	−	30/45	30/45	30
	$succinate^{2-}$	−	12/18/24	−	−	−
	$acetate^-$	47/71/95	53/80/107	11.9/17.85	11.9/17.85	11.9
	$gluconate^-$	−	−	8.5/12.75	8.5/12.75	8.5
	$citrate^{3-}$	4/6/7	12/18/23	−	−	−
mmol/容器	P	5/7.6/10	6/9/12	250/375 mg	250/375 mg	250 mg
μmol/容器	Zn	20/30/40	20/30/40	20/30	20/30	20
PH		約5.6	約5.4	4.5–5.5	4.8–5.8	4.9–5.9
浸透圧比		約4	約5	約4	約5	約6
会社名		大塚製薬工場	大塚製薬工場	テルモ＝田辺三菱製薬	テルモ＝田辺三菱製薬	テルモ＝田辺三菱製薬

表5 市販されている中心静脈輸液
(高カロリー輸液：糖・電解質・アミノ酸・ビタミン・微量元素)

商品名		エルネオパ1号輸液	エルネオパ2号輸液
容量（mL）		1,000/1,500/2,000	1,000/1,500/2,000
糖質（%）		12	17.5
グルコース（g/容器）		120/180/240	175/262.5/350
総熱量（kcal/容器）		560/840/1,120	820/1,230/1,640
非タンパク熱量（kcal/容器）		480/720/960	700/1,050/1,400
総遊離アミノ酸量（g/容器）		20/30/40	30/45/60
ビタミン		+	+
微量元素		+	+
非タンパク熱量/窒素比		153	149
mEq/容器	Na$^+$	50/75/100	50/75/101
	K$^+$	22/33/44	27/41/54
	Ca^{2+}	4/6/8	5/7.6/10
	Mg^{2+}	4/6/8	5/7.5/10
	Cl$^-$	50/75/100	50/75/100
	SO$_4^{2-}$	4/6/8	5/8/10
	lactate$^-$	12/18/23	15/22/29
	succinate^{2-}	8/12/16	13/20/26
	acetate$^-$	41/61/82	50/75/100
mmol/容器	P	5/7.6/10	6/9/12
μmol/容器	Zn	30/45/60	30/45/60
PH		約5.1	約5.3
浸透圧比		約4	約5
会社名		大塚製薬工場	大塚製薬工場

表6 市販されている中心静脈輸液
(高カロリー輸液：糖・電解質・アミノ酸・脂質)

商品名		ミキシッドL/H
容量（mL）		900
糖質（%）		12.2/16.7
脂質（g/容器）		15.6/19.8
グルコース（g/容器）		110/150
総熱量（kcal/容器）		700/900
非タンパク熱量（kcal/容器）		580/780
総遊離アミノ酸量（g/容器）		30
ビタミン		−
微量元素		−
非タンパク熱量/窒素比		126/169
mEq/容器	Na$^+$	35
	K$^+$	27
	Ca^{2+}	8.5
	Mg^{2+}	5
	Cl$^-$	44/40.5
	SO$_4^{2-}$	5
	lactate$^-$	−
	acetate$^-$	25
	gluconate$^-$	8.5
	citrate^{3-}	−
mg/容器	P	150/200 mg
μmol/容器	Zn	10
PH		約6
浸透圧比		約4/約5
会社名		大塚製薬工場

文献

1) 日本静脈経腸栄養学会，編．静脈経腸栄養ガイドライン．第3版．東京：照林社; 2013.
2) McClave SA, et al. Guidelines for the Provision and Assessment of Nutrition Support Therapy in the Adult Critically Ill Patient: Society of Critical Care Medicine (SCCM) and American Society for Parenteral and Enteral Nutrition (A.S.P.E.N.). JPEN J Parenter Enteral Nutr 2009; 33: 277–316.
3) NICE-SUGAR Sturdy Investigators, Finfer S, et al. Intensive versus conventional glucose control in critically ill patients. N Engl J Med 2009; 360: 1283–97.
4) Okabayashi T, et al. Continuous postoperative blood glucose monitoring and control by artificial pancreas in patients having pancreatic resection: A prospective randomized clinical trial. Arch Surg 2009; 144: 933–7.

❸ アミノ酸製剤

amino acid solution

- 必須アミノ酸と非必須アミノ酸：
  アミノ酸は必須アミノ酸と非必須アミノ酸に分類される．必須アミノ酸は体内で合成することができず体外から摂取する必要がある．しかし，非必須アミノ酸であるアルギニンやグルタミンなども侵襲時には需要が増加するため体外からの摂取が必要となることが多く，投与を考慮したい．
- 非タンパクエネルギーと併せて投与する：
  侵襲下ではストレスホルモンなどによりタンパク異化が亢進され，体内のアミノ酸が消費される．その結果，アミノ酸の補給が必要となる．しかし，非タンパクエネルギー（糖質，脂質）の適切な投与を伴わない場合，アミノ酸は単純に4kcal/gのエネルギー基質として消費され，体タンパク合成の基質として利用されなくなる．そのため，投与の際はアミノ酸単独ではなく糖質と一緒に投与する必要がある．
- 窒素バランス：
  糖質や脂肪と異なり老廃物として窒素化合物を排出するため，尿中窒素量を測定することにより，投与アミノ酸と比較した窒素バランスが測定できる．

a. 投与量 (表1)

▶ASPEN：
American society for parenteral and enteral nutrition

- アミノ酸投与量を表1に示す．しかし，血液浄化療法を施行されている重症症例にはアミノ酸は最大2.5 g/kg/日が必要であり腎不全症例の透析導入や開始を遅らせるために投与制限を行うべきではない[1]というASPENのガイドライン，肝性脳症などの急性期にはタンパク投与制限を行うという日本静脈経腸栄養ガイドラインなど，タンパク異化を防ぐためのアミノ酸の投与量に関しては明確なものはなく，症例の状態に適した投与が必要である．

▶NPC/N：
non-protein calorie/nitorogen

- また，アミノ酸は十分なエネルギー投与がなければ，エネルギー源として消費されてしまい，タンパク質へ合成されない．アミノ酸がタンパク質に合成されるために必要な，非タンパクエネルギー投与量の指標として，非タンパクカロリー/窒素量（NPC/N）が用いられる．さらに血清タンパク値，血液生化学検査などを参考にして投与量を決定する．NPC/Nは病態によって異なり，非侵襲時は150～200とされ，侵襲時は100を目安とする[2,3]．

b. アミノ酸製剤の分類 (表2)

■ 総合アミノ酸製剤

- 総合アミノ酸製剤は数種類のアミノ酸を配合して作られる．その配合比についてVuj-N基準，FAO（Food and Agriculture Organization of United

表1 アミノ酸の投与量

		投与量	非タンパク熱量/窒素量
健康な成人		0.8～1.0 g/kg/日	150～200
侵襲下の成人	肝・腎機能 正常	1.2～2.0 g/kg/日	100前後
	肝疾患	1.2 g/kg/日前後	100前後
	腎機能 低下	0.6 g/kg/日	300～500

(杉浦伸一．栄養-評価と治療 2009; 26: 328-30[2]/日本静脈経腸栄養学会，編．静脈経腸栄養ガイドライン．第3版．照林社；2013[3]より)

Nations）基準，FAO/WHO（World Health Organization）基準，日本人・人乳基準などに準じて作られたものを総合アミノ酸製剤とよぶ．これらは一般にバランスが良く長期使用に供される．

侵襲時用アミノ酸製剤

- 1980年に提唱されたTEO基準（アミノ酸輸液検討会から提唱された基準）に基づいて作成された製剤である．侵襲下にある術後や重症患者への投与を目的とする．FAO/WHO基準よりもBCAAの含有量を30〜36％，必須アミノ酸の含有比率を1.3〜1.7と増加させたアミノ酸製剤である．

▶BCAA：
ロイシン，イソロイシン，バリン

病態別アミノ酸製剤

肝不全用アミノ酸製剤

- 肝性脳症患者では，肝での貯蔵グリコーゲンの減少により，エネルギー源として糖質利用が低下し分枝鎖アミノ酸が消費されるため，血中の分枝鎖アミノ酸（BCAA）と芳香族アミノ酸（AAA）の比（Fisher比）が低下するが，Fisher比の高いアミノ酸製剤を投与すると意識障害が改善されることが報告[4]された．それに基づき開発されたのが肝不全用のアミノ酸製剤であり，肝性脳症にのみ使用する[4]．

▶AAA：
フェニルアラニン，チロシン

- 副作用：高アンモニア血症
  - アミノ酸過剰による高アンモニア血症を引き起こすことがあるので漫然とした長期投与は避けるべきである．
  - 腎機能障害がある患者では代謝産物であるアンモニアが排泄されず蓄積するため注意が必要である．

腎不全用アミノ酸製剤

- 総合アミノ酸製剤に比してアルギニンの添加量を減少させた製剤である．アルギニンが欠乏した場合，尿素サイクルでアンモニアから尿素への変換が遅延し血中尿素窒素（BUN）の濃度上昇を抑制することができる．

- 日本で市販されているアミノ酸製剤とその成分について**表2**にまとめたので参照されたい．

（澤田麻衣子，德平夏子，橋本　悟）

文献

1) McClave SA, et al. Guidelines for the Provision and Assessment of Nutrition Support Therapy in the Adult Critically Ill Patient: Society of Critical Care Medicine (SCCM) and American Society for Parenteral and Enteral Nutrition (A.S.P.E.N.). JPEN J Parenter Enteral Nutr 2009; 33: 277-316.
2) 杉浦伸一．中心静脈栄養法施行時のアミノ酸製剤の選択．栄養-評価と治療 2009; 26: 328-30.
3) 日本静脈経腸栄養学会，編．静脈経腸栄養ガイドライン．第3版．東京：照林社；2013.
4) Fischer JE, et al. The effect of normalization of plasma amino acids on hepatic encephalopathy in man. Surgery 1976; 80: 77-91.

表2 日本で市販されているアミノ酸製剤

商品名		モリアミン S	モリプロン F	プロテアミン 12	アミゼット B
基準		Vuj-N	FAO/WHO	日本人・人乳	TEO
会社名		エイワイファーマ＝陽進堂	エイワイファーマ＝陽進堂	テルモ	テルモ
容量（mL）		200	200	200	200
アミノ酸 (mg/200 mL)	L-ロイシン	2,460	2,500	2,276	2,700
	L-イソロイシン	1,100	1,120	1,194	1,700
	L-バリン	1,220	900	1,380	1,800
	L-リジン	3,568（L-リジン塩酸塩 4,460）	1,760（L-リジン酢酸塩 2,480）	(L-リジン塩酸塩 1,960)	1,600（リンゴ酸リジン：2,432）
	L-トレオニン	1,080	1,300	1,008	960
	L-トリプトファン	360	260	374	320
	L-メチオニン	1,420	700	866	780
	L-フェニルアラニン	1,740	1,870	1,948	1,540
	L-システイン	76	200	—	200（リンゴ酸システイン：310）
	L-シスチン	—	—	46	—
	L-チロシン	—	70	114	100
	L-ヒスチジン	592	1,200	(L-塩酸ヒスチジン 1,412)	940
	L-アルギニン*1	1,328	1,580	(L-アルギニン塩酸塩 2,976)	2,220
	L-アラニン	—	1,240	1,642	1,720
	L-プロリン	—	660	2,126	1,280
	L-セリン	—	440	934	840
	グリシン	2,000	2,140	3,136	1,100
	L-アスパラギン酸	—	760	404	100
	L-グルタミン酸	—	1,300	204	10
総遊離アミノ酸量（mg/200 mL）		16,864	20,000	22,724	20,000
E/N 比		3.3	1.09	0.88	1.33
総窒素含有量（mg/200 mL）		2,620	3,040	3,630	3,120
分枝鎖アミノ酸含有率（%）		28.3	22.6	21.3	31
mEq/200 mL	Na+	約 3.6	<0.3	約 30	—
	Cl-	約 36.4	—	約 30	—
	acetate-	—	約 12	—	—
PH		5.5-7.0	5.5-6.5	5.7-6.7	6.1-7.1
浸透圧比		約 3	約 3	約 5	約 3

*1 アルギニン：免疫細胞の増強や一酸化窒素の産生による微少循環の維持に有効であるが，一酸化窒素を産生することにより，重度の敗血症ではショックを増悪することがある．そのため敗血症への使用は注意が必要である[2]．

表2 日本で市販されているアミノ酸製剤（つづき）

商品名		アミニック	アミパレン	アミノレバン*2	テルフィス
基準		TEO	TEO	肝不全用	
会社名		エイワイファーマ＝陽進堂	大塚製薬工場・大塚製薬	大塚製薬工場・大塚製薬	テルモ
容量（mL）		200	200/300/400	200/500	200/500
アミノ酸（mg/200 mL）	L-ロイシン	2,580	2,800	2,200	2,200
	L-イソロイシン	1,820	1,600	1,800	1,800
	L-バリン	2,800	1,600	1,680	1,680
	L-リジン	1,419（L-リジン酢酸塩 2,000）	210（L-リジン酢酸塩 2,960）	1,220（L-リジン塩酸塩：1,520）	1,220
	L-トレオニン	1,500	1,140	900	900
	L-トリプトファン	260	400	140	140
	L-メチオニン	880	780	200	200
	L-フェニルアラニン	1,400	1,400	200	200
	L-システイン	70	200	60	60
	L-シスチン	—	—	—	—
	L-チロシン	80	100	—	—
	L-ヒスチジン	1,000	1,000	470	470
	L-アルギニン*1	1,800	2,100	1,210	1,210
	L-アラニン	1,420	1,600	1,500	1,500
	L-プロリン	1,000	1,000	1,600	1,600
	L-セリン	340	600	1,000	1,000
	グリシン	1,400	1,180	1,800	1,800
	L-アスパラギン酸	200	200	—	—
	L-グルタミン酸	100	200	—	—
総遊離アミノ酸量（mg/200 mL）		20,070	20,000	1,598	1,598
E/N 比		1.71	1.44	1.09	1.09
総窒素含有量（mg/200 mL）		3.04	3.13	2,440	2,440
分枝鎖アミノ酸含有率（%）		35.9	30	35.5	35.5
mEq/200 mL	Na^+	<0.58	約 0.4	約 3	約 3
	Cl^-	—	—	約 19	約 19
	$acetate^-$	約 16	約 24	—	—
PH		6.8–7.8	6.5–7.5	5.5–6.5	5.9–6.9
浸透圧比		約 3	約 3	約 3	約 3

*2 アミノレバン®：塩酸塩のアミノ酸（Na^+ 14 mEq/L，Cl^- 94 mEq/L）で組成されているため長期投与でアシドーシスを引き起こす可能性がある．

表2 日本で市販されているアミノ酸製剤（つづき）

商品名			ヒカリレバン	モリヘパミン*3	キドミン	ネオアミュー
基準			肝不全用	肝不全用	腎不全用	腎不全用
会社名			光製薬	味の素製薬	大塚製薬工場・大塚製薬	エイワイファーマ＝陽進堂
容量（mL）			200/500	200/300/500	200/300	200
アミノ酸 (mg/200 mL)		L-ロイシン	2,200	1,890	2,800	2,000
		L-イソロイシン	1,800	1,840	1,800	1,500
		L-バリン	1,680	1,780	2,000	1,500
		L-リジン	1,220	560	1,010	994
		L-トレオニン	900	428	700	500
		L-トリプトファン	140	140	500	500
		L-メチオニン	200	88	600	1,000
		L-フェニルアラニン	200	60	1,000	1,000
		L-システイン	60	50	200	50
		L-シスチン	—	—	—	—
		L-チロシン	—	80	100	100
		L-ヒスチジン	470	620	700	500
		L-アルギニン*1	1,210	3,074	900	600
		L-アラニン	1,500	1,680	500	600
		L-プロリン	1,600	1,060	600	400
		L-セリン	1,000	520	600	200
		グリシン	1,800	1,080	—	300
		L-アスパラギン酸	—	40	200	50
		L-グルタミン酸	—	—	200	50
総遊離アミノ酸量（mg/200 mL）			1,598	1,494	14,410	11,800
E/N比			1.09	0.83	2.6	3.21
総窒素含有量（mg/200 mL）			2,440	2,636	2,000	1,620
分枝鎖アミノ酸含有率（%）			35.5	36.9	45.8	42.4
mEq/200 mL		Na+	約3	約0.6	約0.4	約0.4
		Cl-	約19	—	—	—
		acetate-	—	約20	約9	約9.4
PH			5.5–6.5	6.6–7.6	6.5–7.5	6.6–7.6
浸透圧比			約3	約3	約2	約2

*3 モリヘパミン®：尿素サイクルの反応速度促進を目的にアルギニンの添加量を増加している．

❹ 脂質　lipid

- 周術期は，エネルギーの確保と必須脂肪酸の補給を目的に脂肪製剤投与を考慮する．術後は可能な限り早期に経腸栄養を開始することが好ましいが，術後1週間以上経口摂取や経腸栄養が開始できない場合は経静脈栄養を開始する[1]．
- 2013年に発表された日本静脈経腸学会のガイドラインでは，経静脈栄養施行時は脂肪乳剤を併せて投与することを推奨している[1]．2009年に発表されたASPENのガイドラインでも集中治療室に入室後1週間，経腸栄養を投与できなかった場合，脂肪製剤（大豆油を含まない）の経静脈内投与開始を考慮する，という指針が出されている[2]．しかし，日本で市販されている静注用脂肪乳剤はすべて大豆油を主成分としている（表1）．

▶ASPEN：American society for parenteral and enteral nutrition

a. 必須脂肪酸の補給

- 必須脂肪は主にω6系脂肪酸とω3系脂肪酸で構成されており，どちらかでも欠乏すると魚鱗癬様皮膚症状，血小板減少，知覚異常，成長障害，創傷治癒の低下などさまざまな症状を惹起する．主な成分としては表2にあげるものがある．

■ ω6系脂肪酸

- ω6系脂肪酸は，アラキドン酸カスケードにより炎症性のメディエーターを放出するため，炎症作用を促進し免疫能を低下させる[2]．

■ ω3系脂肪酸

- ω3系脂肪酸は，代謝経路にω6系脂肪酸代謝経路と同じ酵素を使用することでアラキドン酸カスケードを抑制し，さらにエイコサペンタエン酸カスケードにより炎症を抑制するメディエーターを放出し，抗炎症作用を促進する[2]．

b. エネルギー基質としての利点

■ 摂取効率

- 1gあたり9kcalのエネルギーを産生するので，単位あたりのカロリーが多

表1　市販されている脂肪製剤

商品名	イントラリピッド		イントラリポス	
濃度	10%	20%	10%	20%
ダイズ油	10 g	20 g/50 g	25 g	10/20/50 g
容量 (mL)	100	100/250	250	50/100/250
熱量 (kcal)	110	200/500	275	100/200/500
PH	6.5-8.5		6.5-8.5	
浸透圧	約1		約1	
会社名	フレゼニウスカービジャパン		大塚製薬工場，大塚製薬	

表2　主な必須脂肪酸

	必須脂肪酸
ω6系脂肪酸	リノール酸，アラキドン酸
ω3系脂肪酸	αリノレン酸，エイコサペンタエン酸（EPA），ドコサヘキサエン酸（DHA）

く，心不全や腎不全など厳密な水分制限管理を要する場合に有用である．

◼ 呼吸商
- 間接熱量測定の代謝モニターとしての呼吸商は，酸素消費量と二酸化炭素産生量の比で表される．脂質の呼吸商（0.7）は糖質（1.0）に比して低く，二酸化炭素の産生量を減少させることができるため，呼吸不全の患者の負担を減少できる可能性がある．

◼ 高血糖の回避
- 炎症反応が強い場合には耐糖能が低下しており，栄養投与によって高血糖が予想される．しかし，脂質を投与することにより血糖の上昇を緩やかにすることができる．

c. 投与方法[1]

- 投与速度が速すぎたり投与量が多すぎたりすると，末梢組織での利用ができずに高トリグリセリド血症を引き起こしてしまう．また，脂肪乳剤はインラインフィルターを通過しないためフィルターが使用できない，微生物の増殖が促進される，などの理由により非衛生な手技によって汚染されると重篤な血流感染を生じる可能性がある．そのため下記を遵守して投与する．
  ① 0.1 g/kg/時以下のスピードで投与する．
  ② 投与量は 1 g/kg/日を超えないようにする．
  ③ 輸液ラインは 24 時間以内に交換する．
- たとえば，体重が 50 kg の成人へ 10％脂肪製剤を投与する場合には，50 mL/時以下で投与し，最大 500 mL まで投与することができる．

d. 問題点[3]

- 脂肪製剤の投与は，①凝固能亢進，②炎症反応の促進，③長鎖脂肪酸の蓄積による肝障害，④脂質代謝異常の悪化，⑤ケトーシスを亢進させる．
- 以上により適応に注意して投与する必要がある．

（澤田麻衣子，德平夏子，橋本　悟）

文献

1) 日本静脈経腸栄養学会，編．静脈経腸栄養ガイドライン．第 3 版．東京：照林社；2013．
2) McClave SA, et al. Guidelines for the Provision and Assessment of Nutrition Support Therapy in the Adult Critically Ill Patient: Society of Critical Care Medicine (SCCM) and American Society for Parenteral and Enteral Nutrition (A.S.P.E.N.). JPEN J Parenter Enteral Nutr 2009; 33: 277-316.
3) 深柄和彦．脂肪乳剤の問題点．静脈経腸栄養 2013; 28: 909-13.

❺ 経腸栄養製剤

enteral feeding formula

a. 栄養管理の原則（図1）

- 栄養療法には経口栄養法，経腸栄養法，静脈栄養法がある．腸が機能し，安全に管理できるなら，経口・経腸栄養法を優先する．
- 咀嚼・嚥下障害などで経口摂取が困難であれば経腸栄養法が選択される．経管栄養経路は通常，経鼻アクセスでカテーテル先端を胃または幽門後に留置するが，長期間になる場合は消化管瘻アクセス（胃瘻，空腸瘻，経皮経食道胃管挿入術）を作成する．
- 経口・経腸栄養法の利点は，腸管粘膜の萎縮を予防し，腸内細菌および菌体成分の粘膜内への侵入（bacterial translocation）による全身性炎症反応の亢進を防ぎ，消化管にかかわる免疫機能[*1]を維持し，胆汁分泌，消化管ホルモン分泌など消化管の生理機能を維持できることである．
- 消化管機能が低下している場合は静脈栄養法の適応となる．短期間であれば末梢からの静脈栄養，14日以上の長期に及ぶ場合は中心静脈栄養が選択される．

★1 腸管は人体のなかで最大の免疫器官である．腸管のリンパ球を中心とした免疫担当細胞および組織は腸管関連リンパ組織（gut associated lymphoid tissue：GALT）と総称され，その容積は腸管粘膜の25％を占める．また全身の免疫組織の50％以上が腸管に存在するといわれる．

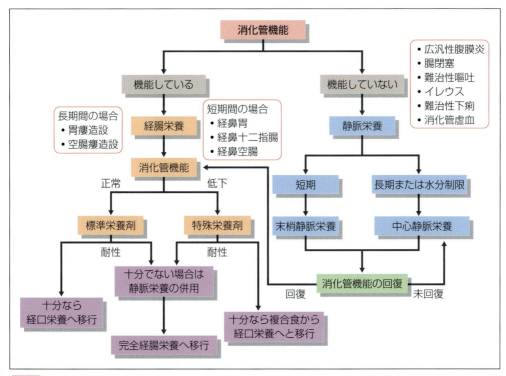

図1 栄養補助療法の選択：ASPENガイドライン2002より
(ASPEN Board of Directors. JPEN J Parenter Enteral Nutr 2002; 26(1 supl): 1SA-138SA[1]より)

表1 主な急性期栄養ガイドライン

年	組織	ガイドライン	文献番号
2002	ASPEN	静脈・経腸栄養ガイドライン	1
2006	ESPEN	集中治療領域の経腸栄養ガイドライン	2
2006	ESPEN	外科領域の経腸栄養ガイドライン	3
2006	JSPEN	静脈経腸栄養ガイドライン第2版	4
2009	ESPEN	集中治療領域における経静脈栄養ガイドライン	5
2009	ESPEN	外科領域における経静脈栄養ガイドライン	6
2009	ASPEN/SCCM	急性期栄養ガイドライン	7
2013	JSPEN	静脈経腸栄養ガイドライン第3版	8

ASPEN：American Society for Parenteral and Enteral Nutrition（アメリカ静脈経腸栄養学会）.
ESPEN：European Society for Parenteral and Enteral Nutrition（欧州静脈経腸栄養学会）.
JSPEN：Japanese Society for Parenteral and Enteral Nutrition（日本静脈経腸栄養学会）.
SCCM：Society of Critical Care Medicine（アメリカ集中治療医学会）.

- 手術などの侵襲時に栄養状態が悪いと回復が遅く，合併症が増える．術前の栄養管理，手術後早期からの腸管を用いる栄養再開が好ましい．
- 急性期の経腸栄養に関する主なガイドラインを**表1**に示す．

b. 経腸栄養製剤の種類と特徴（表2）

- 経腸栄養製剤は天然濃厚流動食と人工濃厚流動食に分けられ，後者はさらに窒素源の違いにより以下の3種類に分類される．①半消化態栄養剤は窒素源がタンパク質であり消化が必要である．②消化態栄養剤はアミノ酸と低分子のペプチド，③成分栄養剤はアミノ酸だけであり，消化過程が必要ない．
- 一般に消化吸収能が保たれている場合は，天然濃厚流動食ないし半消化態栄養剤を第一選択とする．一方，消化・吸収能の低下した胆・膵疾患，短腸症候群や，消化管の安静が必要な炎症性大腸疾患などでは消化態栄養剤や成分栄養剤を投与する．
- 半消化態栄養剤は浸透圧が低く下痢を起こしにくい．脂肪も十分あり，必須アミノ酸も補充できる製品が多い．
- 消化態栄養剤，成分栄養剤は浸透圧が高く，味が不良のため経口には適さない．脂肪の含有が少ないので，長期栄養管理の場合は必須脂肪酸欠乏に注意し，脂肪乳剤の経静脈投与の併用を考慮する．
- 肝不全，腎不全，肺機能障害，耐糖能障害などの病態に合わせてエネルギーと栄養素組成が調整されたさまざまな経腸栄養剤が薬品・食品として市販されている．

c. 免疫増強（調整）経腸栄養剤

- n-3系不飽和脂肪酸，アルギニン，グルタミン，核酸などを強化した経腸栄養剤（IED）を用いたimmunonutritionは周術期や高度侵襲症例には，生体

▶IED：
immune-enhancing diet

表2 経腸栄養剤の種類と特徴

	成分栄養	消化態栄養	半消化態栄養	天然濃厚流動食
タンパク成分	アミノ酸	ジペプチド トリペプチド	ペプチド タンパク水解物	大豆タンパクなど
糖成分	デキストリン	デキストリン	デキストリンなど	粉飴，蜂蜜など
脂肪成分	少ない	少ない	多い	多い
消化	不要	ほとんど不要	一部必要	必要
残渣	なし	少量	中等量	多量
味	不良	不良	比較的良好	良好
薬品/食品	薬品	薬品	一部薬品	食品

の免疫能や防御能を高め，感染予防，入院期間の短縮，死亡率低下などに有効な場合がある．
- ARDS患者では抗炎症脂質，抗酸化物を含有するIEDが有用である．
- 重症敗血症状態にアルギニンを含むIEDを投与すると過剰な炎症反応を伴い死亡率を増加させる可能性がある[2]．敗血症状態でのアルギニン含有IED投与には注意を要する．

▶ ARDS：
acute respiratory distress syndrome（急性呼吸促迫症候群）

d. 術前栄養管理

- 欧州静脈経腸栄養学会（ESPEN）の「外科領域の経腸栄養ガイドライン」では，以下のような高度な低栄養状態患者では，手術を遅らせてでも，10〜14日の術前の栄養管理を行うことが推奨される[3]．
  - 6か月で10〜15％以上の体重減少．
  - BMI ＜ 18.5 kg/m^2．
  - SGA（主観的包括的評価）★2 がグレードC（高度低栄養）．
  - 血清アルブミン＜ 3.0 g/dL（肝臓・腎臓機能異常は除く）．
- 術前栄養管理の方法として経口を基本とするが，難しい場合は経腸栄養や経静脈栄養で補完する．

▶ ESPEN：
European Society for Parenteral and Enteral Nutrition

★2 SGA
subjective global assessment. 病歴や身体症状，所見の項目に基づき，担当医が患者の栄養状態を主観的にA（栄養良），B（中等度低栄養ないし低栄養の疑い），C（高度低栄養）に分類する方法[4]．

e. 術後栄養管理と経腸栄養

- 手術後あるいはICU入室後，おおむね24時間以内，遅くとも36（48）時間以内に経腸栄養を開始することを多くのガイドラインが目標としている[1,3,5-10]．
- 術後においても経口・経腸栄養を優先する．消化管吻合がある場合に，術後早期に食物が吻合部を通ることが縫合不全を増やすというエビデンスはない．
- 以下のような症例では術後の積極的な栄養

早期経腸栄養の有用性に関するメタアナリシス

外科手術後24時間以内に経腸栄養（経口栄養）を開始した群（早期経腸栄養群）と，古典的な絶食群とを比較した13のRCT，1,173例のメタアナリシスでは，早期経腸栄養群で死亡率が有意に低かった[11]．肺炎，創感染，腹腔内膿瘍，縫合不全，在院日数については有意差はないが早期経腸栄養群で少なかった．

管理が有用である．
- ・術後，経口摂取が1週間以上制限されるような手術を受けた場合．
- ・術前より低栄養状態のある場合．
- ・術後合併症が発生した症例．
- 術中・術後にみられる異化亢進状態は手術侵襲に対する生理的な反応であり，この間は投与カロリーを増やしても，代謝反応を異化から同化へ戻すことは困難であり，血糖上昇のリスクを高める．
- 経腸栄養を空腸瘻から開始する際には注入ポンプを用いて20 mL/時程度の速度で開始する．
- 経腸栄養に対する忍容性を確認しながら5〜7日間程度で目標投与量まで増量する．
- 消化管が安全に使用できない以下のような場合は静脈栄養を行う．
  - ・イレウスや腸の閉塞，縫合不全．
  - ・高度の循環不全（ショック）の状態．
  - ・消化管の虚血．
- 周術期に10日間以上，経腸栄養で必要カロリーの60％以下しか投与できない場合は，静脈栄養との併用を考慮すべきである．

（坂口嘉郎）

文献

1) ASPEN Board of Directors. Guidelines for the use of parenteral and enteral nutrition in adult and pediatric patients. JPEN J Parenter Enteral Nutr 2002; 26(1 supl): 1SA-138SA.
2) Stechmiller JK, et al. Arginine immunonutrition in critically ill patients: A clinical dilemma. Am J Crit Care 2004; 13: 17-23.
3) Weimann A, et al. ESPEN Guidelines on Enteral Nutrition: Surgery including organ transplantation. Clin Nutr 2006; 25: 224-44.
4) Detsky AS, et al. What is subjective global assessment of nutritional status? JPEN J Parenter Enteral Nutr 1987; 11: 8-13.
5) Kreymann KG, et al. ESPEN Guidelines on Enteral Nutrition: Intensive care. Clin Nutr 2006; 25: 210-23.
6) 日本静脈経腸栄養学会，編．静脈経腸栄養ガイドライン第2版—静脈・経腸栄養を適正に実施するためのガイドライン．東京：南江堂；2006．
7) Singer P, et al. ESPEN Guidelines on Parenteral Nutrition: Intensive care. Clin Nutr 2009; 28: 387-400.
8) Braga M, et al. ESPEN Guidelines on Parenteral Nutrition: Surgery. Clin Nutr 2009; 28: 378-86.
9) McClave SA, et al; A.S.P.E.N. Board of Directors and the American College of Critical Care Medicine. Guidelines for the Provision and Assessment of Nutrition Support Therapy in the Adult Critically Ill Patient: Society of Critical Care Medicine (SCCM) and American Society for Parenteral and Enteral Nutrition (A.S.P.E.N.). JPEN J Parenter Enteral Nutr 2009; 33: 277-316.
10) 日本静脈経腸栄養学会，編．静脈経腸栄養ガイドライン第3版—静脈・経腸栄養を適正に実施するためのガイドライン．東京：照林社；2013．
11) Lewis SJ, et al. Early enteral nutrition within 24 h of intestinal surgery versus later commencement of feeding: A systematic review and meta-analysis. J Gastrointest Surg 2009; 13: 569-75.

索引

ページ数の太字は項目の詳述箇所を示す．

和文索引

あ

アクアグリセロポリン	278
アクアポリン	278
悪性高熱症	108
──の治療	121
アクチバシン®	391
亜酸化窒素	124, 126, **128**
アシクロビル	484, 485
アスピリン	6, 174, **349**
アスピリンジレンマ	350
アスピリン喘息	175
アセタゾラミド	270
アセチルサリチル酸	349
アセトアミノフェン	168, **179**
アセリオ®	169
アタラックス®	329
アタラックス®-P	329
アドレナリン	**201**, 315
アドレナリン受容体	186
アトロピン	**237**
アトワゴリバース®	113
アナフィラキシー	314
──の診断基準	315
アナフィラキシーショックの治療方針（案）	318
アナフィラキシー様反応	316
アナペイン®	152
アネキセート®	78
アビガン®	483
アマンタジン	483
アミオダロン	**260**
アミカシン	**471**
アミカリック®	499
アミグランド®	499
アミゼット®B	506
アミド型局所麻酔薬	142
アミニック®	507
アミノ酸製剤	**504**, 506, 507, 508
アミノトリパ®1/2号	501
アミノフィリン	**291**
アミノフリード®	499
アミノペニシリン	448
アミノレバン®	507
アミパレン®	507
アムビゾーム®	485, 486
アムホテリシンB	485-487
アラキドン酸カスケード	173, 349
アラキドン酸代謝阻害薬	341
アリクストラ	376
アルガトロバン	**383**
アルダクトン®A	271
アルチバ®	43
アルテプラーゼ	**391**
──とウロキナーゼ	393
アルブミン	**414**
──の逆効果	416
アルプロスタジルアルファデクス	230
アレビアチン®	309
アレルギー	314
アンカロン®	260
アンギオテンシンⅡ受容体拮抗薬	5
アンギオテンシン変換酵素阻害薬	5
アンギナール®	362
アンコチル®	487
アンヘレクス®	114
アンピシリン	**448**
アンヒバ®	169

い

異化反応	492
維持液	421
維持液類輸液製剤	421
維持輸液	398
維持輸液製剤	**420**
異常高血圧	215
イソゾール®	72
イソフルラン	122, 124, **134**
イソプレナリン	189, **206**
イソプロパノール	441
イソプロパノール添加エタノール液	441
遺伝子組換えアルテプラーゼ	391
遺伝子組換え組織型プラスミノゲン・アクチベーター	394
イトラコナゾール	486
イトリゾール®	486
イナビル®	483
イノバン®	197, 272
医療・介護関連肺炎診療ガイドライン	466
インスリン	5
インスリン皮下注射薬	15
インスリン分泌促進薬	14
インデラル®	247
イントラリピッド®	509
イントラリポス®	509
インバースアゴニスト	329
インフルエンザ	482

う

ヴィーン®D輸液	409
ヴィーン®F輸液	409, 412

え

栄養サポート	490
栄養補助療法の選択	511
エステル型局所麻酔薬	142
エスラックス®	100
エトミデート	**91**
エドロホニウム	**114**
エノキサパリン	**373**
エピネフリン	201
エピペン®	201
エフィエント®	356
エフェドリン	190, **192**
エリスロポエチン	425
エルネオパ	496
エルネオパ®1号輸液	503
エルネオパ®2号輸液	503

お

嘔吐刺激経路	325
オセルタミビル	483
オノアクト®	240
オピオイド	**38**
オピスタン®	55
オルガラン	380
オルプリノン	**211**

オンダンセトロン	**325**	吸入ステロイド（薬）	286, 296	血漿 Na	404	
か		——の種類	298	血小板機能測定	345	
加圧噴霧式定量吸入器	297	吸入導入法	132	血小板による止血機序	340, 341	
開始液	421	吸入麻酔薬	**122**	血小板輸血不応状態	435	
化学受容器引金帯	88	凝固因子の生体内における動態	433	血栓溶解薬	**365**	
可逆的血小板凝集抑制薬の		強心配糖体	256	血糖管理	498	
術前投与中止薬一覧	360	局所麻酔薬	**141**	血糖コントロールの評価	16	
カコージン®	272	——の副作用	145	**こ**		
過剰凝固に対するフィードバック		局所麻酔薬中毒	145, 301	コアテック®	211	
機構	371	虚血性心疾患合併	215	抗 MRSA 薬	477	
カスポファンギン	486	筋弛緩拮抗法選択のアルゴリズム	111	抗 RS ウイルス薬	483	
褐色細胞腫	204, 216, 249	筋弛緩効果のリバース	105	降圧薬	**9, 213**	
カテコラミンの血行動態への影響	207	筋弛緩作用の不活化	117	抗アルドステロン薬	12, 271	
ガバペン®	181	筋弛緩状態からの回復	96	抗アレルギー性緩和精神安定薬	329	
ガバペンチン	170, 181	筋弛緩モニタリング	95	抗アレルギー薬	**314**	
カルバペネム系抗菌薬	471	筋弛緩薬	**94**	抗インフルエンザウイルス薬	482	
カルペリチド®	272, **283**	**く**		抗ウイルス薬	**482**	
カルボカイン®	151	区域麻酔	40	抗うつ薬	27	
カロナリー®L/M/H 輸液	500	——と抗血小板薬	346	効果部位濃度	43, 44	
カロナール®	169	クリアクター®	394	交感神経終末の神経伝達の		
冠拡張薬	**213**	クリオプレシピテート	**436**	分子メカニズム	192	
冠血管拡張作用	362	グリセオール®	278	抗凝固薬	**31, 365**	
カンサイダス®	486	グリセリン F	278	——開発の歴史	35	
ガンシクロビル	485	グリセロール	**278**	——の分類	368	
間質液 Na	404	グルトパ®	391	抗菌薬	**440**, 441	
冠動脈疾患	217, 343	クレキサン®	373	——選択のフローチャート	465	
肝不全用アミノ酸製剤	505	クロニジン	4, 170	——の作用部位	449	
カンレノ酸カリウム	**276**	クロピドグレル	**354**	抗痙攣薬	**300**	
き		クロルフェニラミン	**327**	抗血小板作用	362	
期外収縮	248	クロルヘキシジン	441	抗血小板作用機序	363	
気管支拡張薬	**17, 285**	クワッドバッグ製剤	496	抗血小板薬	**31, 340**	
気管支痙攣	285	**け**		——の作用機序と休薬期間	342	
気管支喘息	296	経口抗血小板薬の作用機序	359	抗血栓薬の休薬期間	33	
気管支攣縮	285	経口糖尿病用薬	5	高血糖の回避	510	
キサンチン誘導体	291	経腸栄養製剤	**511**	膠質液	417	
基質特異性拡張型 β ラクタマーゼ		痙攣	300	膠質浸透圧	399	
（ESBL）	470	痙攣重積	300	抗シバリング効果	63	
キシロカイン®	148	——の治療フローチャート	302	抗真菌薬	**482**, 484, 486	
キツネノテブクロ	256	ケタミン	64, 66–68, **81**, 171	抗精神病薬	28	
キドミン®	508	ケタラール®	81	向精神薬	**27**	
揮発性麻酔薬	122	血液凝固カスケード	366	高張アルブミン製剤	415	
——の蒸気圧曲線	137	血液凝固線溶系	365	抗てんかん薬	**24**	
——の選択法	125	血液製剤	424	高濃度糖加維持液	421	
キャンディン系	487	血管損傷	365	抗パーキンソン病薬	29, 30	
急性期栄養ガイドライン	512	血管損傷部位での凝固系活性化	366	高比重ブピバカイン	165	
急性期の脳出血・くも膜下出血	215	血管内輸液	399	抗ヒスタミン薬	316	
				抗不整脈薬	**233**	

抗ヘルペスウイルス薬	483, 485	周術期の異常高血圧	214	新規抗血小板薬	356
高マグネシウム血症	312	周術期の乏尿	267	腎機能障害患者	473
抗ムスカリン作用	238	周術期不整脈の誘因	233	心筋活動電位と体表面心電図	244
呼吸商	498, 510	重症気管支喘息	68	真菌症	484
コリン作動性ブロック	112	重症筋無力症	110, 114, 115	人工心肺離脱	190
コルチゾール	332	重症妊娠高血圧	216	腎後性乏尿	270
コントローラー	296	重症マグネシウム中毒	313	人工濃厚流動食	512
		重炭酸リンゲル液	**411**	深在性真菌症の診療ガイドライン	486
さ		手術前の休薬期間	344	心室性不整脈	235
サイアザイド系利尿薬	271	術後栄養管理	513	――に対する緊急治療	265
細菌性髄膜炎の診療ガイドライン	464	術後回復液	422	心室性発作性頻拍	248
再クラーレ	118	術後感染症の治療	458	侵襲時用アミノ酸製剤	505
細胞外液	399	術後高血圧	216	腎性乏尿	270
細胞外液製剤の理論浸透圧と		術後出血	428	腎前性乏尿	269
実測浸透圧	404	術後出血性合併症の頻度	378	――の治療フローチャート	269
細胞内輸液	398	術後の栄養療法	492	新鮮凍結血漿	424, **431**
酢酸リンゲル液	**409**	術前栄養管理	513	心臓外科手術	204
サクシゾン®	332	術前血糖管理	15	浸透圧の定義	403
サクシニルコリン	107	術前使用薬	2	シンビット®	263
サードスペース	400	術前の栄養療法	491	深部静脈血栓症（DVT）	31, 381
ザナビル	483	術中出血	428	腎不全用アミノ酸製剤	505
サムスカ®	271	術中の栄養療法	492	心房細動	234
サリンヘス®	417	術中の気管支攣縮	288	――の心拍数調整	249
		循環作動薬	**186**	心房細動心拍数調節のための
し		――の使い分け	189	治療選択肢	253
シアン中毒	226	消炎鎮痛薬	**167**	心房細動抑制	242
子癇	302	消化態栄養剤	512	心房頻拍	235
子癇発作	216	笑気	124	シンメトレル	483
ジギタリス	**256**	硝酸化合物の作用機序	229	
ジギトキシン	256	晶質浸透圧	398	**す**	
シグマート®	229	上室性不整脈	234	水溶性ハイドロコートン	332
シクロオキシゲナーゼ	167, 172, 349	照射解凍赤血球液	427	スガマデクス	96, 100, **117**
ジクロフェナク	174	照射合成血液	427	スキサメトニウム	**107**
止血機序	370	照射赤血球液	427	スタチン	4
ジゴキシン	6	照射赤血球濃厚液	429	ステロイド	4, **21**, 314, 317, **296**,
ジゴシン®	256	照射洗浄赤血球液	427	ステロイドカバー	22
脂質	**509**	消毒薬	440	ステント血栓症予防	343
ジソピラミド	**251**	消毒用エタノール	441	スピロノラクトン	271
シナジス®	483	小児呼吸器感染症ガイドライン	466	スープレン®	137
シバリング	55	静脈栄養	495	スルバクタム	451, **450**
シバリング対策	56	静脈血栓	367	スルペラゾン®	450
ジピリダモール	**362**	静脈血栓塞栓症	31	スロンノン®	383
ジフルカン®	486, 487	静脈血栓塞栓症予防薬	373	スワーリング	435
シプロキサン®	474	静脈麻酔薬	**64**	
シプロフロキサシン	**474**	食道癌手術	336	**せ**	
脂肪製剤	509	徐脈性不整脈	236	成人市中肺炎診療ガイドライン	465
シムビコート®	297	ジルチアゼム	**221**	生物由来製品	423
周術期早期回復プログラム	490	シロスタゾール	**359**	成分栄養剤	512

生理食塩液	**403**
生理的輸液剤	406
脊髄くも膜下麻酔用局所麻酔薬	**162**
脊髄くも膜下麻酔用ブピバカイン	164
赤血球液	424, **427**
赤血球製剤	427
セファゾリン	**459**
セファメジン®α	459
セフェピム	**467**
セフェム系抗菌薬の抗菌スペクトル	460
セフトリアキソン	**463**
セボフルラン	123, 124, **130**
——導入のシミュレーション	133
セボフレン®	130
セレコキシブ	176
セレコックス®	176
セロトニン3型受容体拮抗薬	325
セロトニン受容体拮抗薬	342
遷延性術後痛	183
——の危険因子	184
全静脈麻酔	40
選択的抗トロンビン薬	383
線溶系カスケード	392

そ

早期経腸栄養	513
総合アミノ酸製剤	504
ゾシン®	456
ソセゴン®	57
ゾビラックス®	485
ゾフラン®	325
ソル・コーテフ®	332
ソルダクトン®	276
ソル・メドロール®	335

た

ダイアモックス®	270
体液区分における水分と電解質分布	422
体液分布	398
体内水分区画と輸液剤の分布範囲	406
タイミングプリンシプル	94
多剤耐性アシネトバクター	451
タゾシン®	457
タゾバクタム・ピペラシリン	**456**
脱水補給液	421
ダナパロイド	**380**

ダブルバッグ製剤	496
タミフル	483
多様式鎮痛(法)	167, 183
タラモナール®	322
炭酸脱水酵素阻害薬	270
ダントロレン	**120**

ち

チアゾリジン薬	14
チアミラール	**72**
チエノピリジン系抗血小板薬の作用機序	352
チオペンタール	**72**
チオ硫酸ナトリウム	227
チクロピジン	**352**
チトゾール®	72
中心静脈栄養(TPN)	495
中心静脈輸液	500–503
長期管理薬	296
長時間作用性 β_2 刺激薬(LABA)	19
長時間作用性抗コリン薬(LAMA)	18
鎮痛補助薬	167, 169
鎮痛薬	**167**

つ

ツインパル	499
ツロブテロール	**294**

て

帝王切開術	166
低血圧麻酔	217
低張電解質輸液製剤	421
低フィブリノゲン血症	437
ディプリバン®	70
低分子量ヘパリン	**373**
低マグネシウム血症	413
低用量アスピリン	350
低用量ブピバカイン	166
テオドール®	291
テオフィリン徐放性製剤	291
テオフィリン薬	19
デカドロン®	337
デキサート®	337
デキサメタゾン	**337**
デクスブピバカイン	159
デクスメデトミジン	65, 67–69, **85**, 170
デスフルラン	123, 124, **137**

——気化器の構造	138
テトカイン®	162
デトキソール®	227
テトラカイン	**162**
デノシン®	485
テルフィス®	507
てんかん	300
天然アルカロイド	48
天然濃厚流動食	512

と

糖液	**498**
糖質コルチコイド	21
——の作用機序	338
——の比較	334
洞性頻脈	249
等張アルブミン製剤	415
糖尿病診断基準	16
糖尿病治療薬	**13**
等比重ブピバカイン	165
動脈血栓	367
ドキサプラム	**61**
特定生物由来製品	423
特発性心室頻拍	249
トスパリール	57
ドパミン	**197**, 272
ドパミン受容体	186
ドブタミン	189, **199**
ドブトレックス®	199
ドプラム®	61
ドミルカム®	75
ドライパウダー吸入器	297
トリアゾール系	487
トリクロルメチアジド	271
トリパレン®1/2号輸液	500
トリプルバッグ製剤	496
トルバプタン	271
ドロペリドール	65, 67–69, **88**, 322
ドロレプタン®	88

な

ナロキソン	**60**

に

ニカルジピン	**219**
ニコランジル	**229**
二相性アナフィラキシー	317

ニトプロ®	228	パレセーフ®	499	フェニレフリン	190
ニトログリセリン	217, **223**	パンクロニウム	102	フェノバルビタール	**306**
ニトロプルシド	**226**	バンコマイシン	**477**	フェンタニル	**46**
ニフェカラント	**263**	バンコマイシン耐性菌	479	フォーレン®	134
日本版敗血症診療ガイドライン	464	バンコマイシン耐性腸球菌（VRE）		フォンダパリヌクス	**376**
乳酸リンゲル液	**406**		479	副腎皮質不全	21
ニューモシスチス肺炎	488	バンコマイシン耐性黄色ブドウ球菌		不整脈	233
尿タンパク減少作用	362	（VRSA）	479	ブピバカイン	**156**, **162**, 164
──のメカニズム	363	半消化態栄養剤	512	ブプレノルフィン	**52**
		ハンプ®	272, 283	ブメタニド	270
ね				プライミングプリンシプル	94
ネオアミュー®	508	**ひ**		プラスアミノ	499
ネオシネジン®	194	ピーエヌツイン®-1/2/3号	501	プラスグレル	356, **354**
ネオスチグミン	98, **109**	非オピオイド系鎮痛薬	167	ブリッジング	357
ネオスチグミン/アトロピン合薬		ビカネイト®輸液	412	ブリディオン®	100, 117
	113	ビカーボン®輸液	412	プリンペラン®	320
ネオパレン®	496	ヒカリレバン	508	フルイトラン®	271
ネオパレン®1号輸液	502	ビグアナイド剤	13	フルカリック®	496
ネオパレン®2号輸液	502	ビクシリン®	448	フルカリック®1号輸液	502
ネオフィリン®	291	非経口ステロイド	287	フルカリック®2号輸液	502
		ヒスタミンの主な作用	327	フルカリック®3号輸液	502
の		ビタミンKエポキシド還元酵素	386	フルコナゾール	486, 487
濃厚血小板	424, **434**	ビタミンKサイクル	385	フルシトシン	487
脳梗塞	344	必須アミノ酸	504	フルチカゾンフランカルボン酸	
脳性ナトリウム利尿ペプチド	283	必須脂肪酸	509	エステル/ビランテロールト	
脳浮腫	280	ヒト心房性ナトリウム利尿ペプチド		リフェニル酢酸塩	296
ノバスタン®	383		272, 283	フルマゼニル	**78**
ノーベルバール®	307	ヒドロキシジン	**329**	フルルビプロフェンアキセチル	
ノルアドレナリン	**203**	ヒドロキシジン塩酸塩	329		169, 174
		ヒドロキシジンパモ酸塩	329	プレガバリン	170, 181
は		ヒドロコルチゾン	**332**	プレセデックス®	85
バイアスピリン®	174, 350	非必須アミノ酸	504	プレタール®	359
ハイカリック®NC-L/N/H輸液	500	皮膚消毒薬	441	プロジフ®	486, 487
ハイカリック®RF	500	ビーフリード®	499	プロスタグランジンの生合成経路	231
ハイカリック®液-1/2/3号	500	ピペラシリン	**452**	プロスタンディン®	230
肺血栓塞栓症	31	ピリミジン系	487	フロセミド	270, **273**
パーキンソン病の治療薬	29	頻拍性心房細動	248	プロタノール®	206
播種性血管内凝固	380	頻脈性不整脈	241	プロタミン	**389**
バソプレシンV₂受容体拮抗薬	271			プロタミン-ヘパリン複合体	389
発熱性好中球減少症	468	**ふ**		プロテアミン®12	506
パナルジン®	352	ファビピラビル	483	プロパントリオール	278
バファリン®	350	ファムシクロビル	485	プロプラノロール	**247**
バラシクロビル	484, 485	ファムビル®	485	短時間作用性β遮断薬との	
パラセタモール	179	ファンガード®	486	使い分け	250
バランス麻酔	40	ファンギゾン®	486	プロポフォール	64, 66, 67, **70**
パリビズマブ	483	フィジオ®140輸液	409	──による就眠確率	71
バルトレックス®	485	ブイフェンド®	486	プロポフォール注入症候群	68, 71
バルビツレート	64, 66, 67, 68	フェニトイン	**309**		

519

へ

平衡塩類溶液	406
ベクロニウム	**102**
ヘスパンダー®	417
ペチジン	**55**
ヘパラン硫酸	380
ヘパリン	**370**
——の中和	389
ヘパリン起因性血小板減少症（HIT）	381, 383
ヘパリンリバウンド	390
ベラドンナアルカロイド	237
ベラパミル	**244**
ペラミビル	483
ペルサンチン®	362
ペルジピン®	219
ヘルペスウイルス	483
——の分類	484
ヘルベッサー®	221
ベンザルコニウム	441
ベンゾジアゼピン	64, 66, 67
ベンゾジアゼピン系薬物	75
ペンタジン®	57
ペンタゾシン	**57**
ペントシリン®	452
ヘンレループ	273

ほ

乏尿	267
ホクナリン®	294
補充輸液	**398**
ホスカビル®	485
ホスカルネット	485
ホストイン®	309
ポスト・テタニック・カウント	97
ホスフェニトイン	309
ホスフルコナゾール	486, 487
ボスミン®	201
発作性上室（性）頻拍	235, 248
——の停止	252
発作治療薬	296
ポビドンヨード	441
ポプスカイン®	159
ボーラス法	94
ポララミン®	327
ポリエン系抗生物質	485
ボリコナゾール	486
ボルタレン®	174

ボルベン®	417

ま

マーカイン®	156, 164
マキシピーム®	467
マグセント®	312
マグネシウム	304, **312**
マグネゾール®	312
麻酔法の選択	124
麻酔薬	288
マスキュラックス®	103
マスキュレート®	103
マスクによる吸入導入法	132
末梢静脈栄養（PPN）	495
末梢静脈栄養輸液製剤	499
末梢動脈疾患	344
麻薬	83
マンニゲン®	271
マンニットール	281
マンニトール	**281**
マンニトールテスト	282

み

ミオブロック®	102
ミカファンギン	486, 487
ミキシッド®	496
ミキシッド®L/H	503
ミダゾラム	66–68, **75**
未分画ヘパリン	376
ミルリノン	**208**
ミルリーラ®	208

む

ムスカリン作動性（アセチルコリン）受容体	237

め

メキシチール®	258
メキシレチン	**258**
メチシリン耐性黄色ブドウ球菌	477
メチルプレドニゾロン	**335**
メトクロプラミド	**320**
メピバカイン	**151**
メロペネム	**470**
メロペン®	470
免疫機能	511
免疫増強（調整）経腸栄養剤	512

も

目標指向型輸液管理	418
モノアミン酸化酵素阻害薬	5
モリアミン®S	506
モリプロン®F	506
モリヘパミン®	508
モルヒネ	**48**
モンテプラーゼ	**394**

や

薬剤誘発性QT延長症候群	90
薬物動態	454
薬力学	454

ゆ

輸液	**398**
輸液製剤	**495**
——の組成と水分分布	420
輸血	**423**
——基準の見直し	425
——副作用	430
ユナシン®-S	450
ユナシン®錠	450
ユニカリックL/N輸液	501

よ

用量-反応曲線	285
予防（的）抗菌薬	444, 459

ら

ラクテック®注	409, 412
ラシックス®	270, 273
ラセミ体	159
ラニナミビル	483
ラピアクタ®	483
ラボナール®	72
ランジオロール	**240**

り

リスモダン®	251
リドカイン	**148**, **254**
利尿薬	6, 11, **267**
リバウンド現象	279
リハビックス®-K1/K2号輸液	500
リポソームアムホテリシンB	486
リポゾーム・ブピバカイン	158
硫酸マグネシウム	304
リリカ®	181

リリーバー	296
リレンザ®	483

る
ルネトロン®	270
ループ利尿薬	270

れ
レペタン®	52
レボブピバカイン	**159**
レミフェンタニル	**43**
レミマゾラム	77
レラキシン®	107
レルベア®	296

ろ
ロキソニン®	174
ロキソプロフェン	174
ロクロニウム	**100**, 117
ロセフィン®	463
ロピオン®	174
ロピバカイン	**152**

わ
ワゴスチグミン®	109
ワソラン®	244
ワーファリン®	386
ワルファリン	4, **385**
——のモニタリング	386

欧文索引

A
αグルコシダーゼ阻害薬	13
α遮断薬	11
$α_2$ アドレナリン受容体作動薬	170
$α_{2A}$ 受容体	85
$α2δ$ サブユニットブロッカー	**181**
$α2δ$ subunit blocker	181
ABPC	448
ACE-I	5
acetaminophen	179
acetated Ringer's solution	409
Acinetobacter baumannii	451
ADP 受容体拮抗薬	341
adrenaline	201
advanced life care support	239
albumin	414
alprostadil alfadex	230
alteplase	391
amikacin	471
amino acid solution	504
aminophylline	291
amiodarone	260
AmpC 型 β ラクタマーゼ	470
ampicillin	448
AQP と疾患	278
aquaglyceroporin	278
aquaporin (AQP)	278
ARB	5
ARB/ACE 阻害薬	10
argatroban	383
around-the-clock 投与法	169
ASPEN ガイドライン	511
aspirin	349
ATP 感受性 K^+ チャネル	230
atropine	237

B
β 遮断薬	3, 11
——による症状のマスク	247
β 受容体の作用機序	200
β ラクタマーゼ	470
——阻害の模式図	456
β ラクタムアレルギー	443
$β_2$ 刺激薬	17, 286, 287
benzodiazepine	75
bicarbonated Ringer's solution	411
brain natriuretic peptide (BNP)	283
bronchospasm	285
BUP	52
bupivacaine	156, 162
buprenorphine	52

C
Ca^{2+} チャネルの構造	219
Ca^{2+} チャネル$α2δ$ サブユニットブロッカー	170
cAMP 代謝作用薬	342
cangrelor	356
carperitide	283
Ca 拮抗薬	9
——の心血管系への影響	245
cefazolin	459
cefepime	467
ceftriaxone	463
CFPM	467
chemoreceptor trigger zone (CTZ)	88
chlorpheniramine	327
cilostazol	359
ciprofloxacin	474
clopidogrel	354
cortisol	332
COX 非選択的阻害薬	174
COX-1	349
COX-1 阻害薬	**172**
COX-1 inhibitor	172
COX-2	349
COX-2 阻害薬	167, **176**
COX-2 inhibitor	176
CPFX	474
cryoprecipitate	436
CTRX	463

D
d-クロルフェニラミン	327
D-マンニトール	271, 281
danaparoid	380
dantrolene	120
deep vein thrombosis (DVT)	31
desflurane	137
dexamethason	337
dexmedetomidine	85
digitalis	256

Digitalis purpurea L. 256
diltiazem 221
dipyridamole 362
disopyramide 251
disseminated intravascular
　coagulation（DIC） 380
dobutamine 199
dopamine 197
doxapram 61
DPI 297
DPP-4 阻害薬 15
DR curve 285
droperidol 88, 322
dry powder inhaler 297
DS 380
DVT 381

E

edrophonium 114
Enhanced Recovery After Surgery
　（ERAS®） 490
enoxaparin 373
enteral feeding formula 511
ephedrine 192
ERAS® 491
ESBL 470
etomidate 91
EXPAREL® 158

F

Fast-Track Surgery 490
fentanyl 46
FFP 431
FFP-LR120 431
FFP-LR240 431
FFP-LR480 431
FFP 融解装置 431, 432
flumazenil 78
fondaparinux 376
Forrester 分類 189
fresh frozen plasma 431
furosemide 273

G

GABA$_A$ 受容体 75, 307
Gibbs-Donnan 平衡 405
glucose solution 498
glycerol 278

H

H$_1$ 拮抗薬の作用の比較 328
hANP 272
heparin 370
Hepcon® 389, 390
HES 製剤 **417**
HIT 381, 383
HPA axis 332
human atrial natriuretic peptide
　（hANP） 283
hydrocortisone 332
hydroxyethylated starch 417
hydroxyzine 329

I

ICU の栄養療法 492
immunonutrition 512
infusion solution 495
Ir-BET-LR 427
Ir-FTRC-LR 427
Ir-PC-LR-10 434
Ir-RBC-LR 427
Ir-WRC-LR 427
Irradiated Red Blood Cells,
　Leukocytes Reduced 427
isoflurane 134
isoprenaline 206

J

JAID/JSC 感染症治療ガイド 2014 464

K

ketamine 81

L

LABA 19
lactated Ringer's solution 406
LAMA 18
landiolol 240
levobupivacaine 159
liberal fluid strategy 408
lidocaine 148, 254
lipid 509
LMWH 373
　——投与時の硬膜外カテーテル
　　の扱い 374
low molecular weight heparin 373

M

μオピオイド受容体 39
M$_3$ 受容体作動抗コリン薬 17
magnesium 312
maintenance infusion solutions 420
mannitol 281
MAO 阻害薬 5
MDRA 451
mepivacaine 151
meropenem 470
methicillin-resistant *Staphylococcus
　aureus*（MRSA） 477
methylprednisolone 335
metoclopramide 320
mexiletine 258
MG 114, 115
Mg 312
midazolam 75
milrinone 208
monitored anesthesia care 40
monteplase 394
morphine 48
MSBOS 428
multimodal analgesia 167, 183
myasthenia gravis 114

N

naloxone 60
neostigmine 109
neostigmine-atropine mixture 113
nesiritide 283
nicardipine 219
nicorandil 229
nifekalant 263
nitroglycerin 223
nitroprusside 226
nitrous oxide 128
NMDA 受容体拮抗薬 171
NO-NSAIDs 177
non-steroidal anti-inflammatory
　drugs 172
noradrenaline 203
normal saline 403
NSAIDs 167, 172

O

ω3 系脂肪酸 509
ω6 系脂肪酸 509

olprinone	211	（PRIS）	68, 71	thiamilal	72	
ondansetron	325	propranolol	247	thiopental	72	
		protamine	389	third space	400	
P		PSVT	248	ticagrelor	356	
palivizumab	483	PTC 刺激	96	ticlopidine	352	
patient blood management（PBM）		pulmonary embolism（PE）	31	tissue plasminogen activator（t-PA）		
	427				391	
PC	434	**Q**		TOF 刺激	96	
PC-LR-5	434	QT 延長症候群	68	torsade de pointes（TdP）	264	
PC-LR-10	434	QTc 延長	264	total intravenous anesthesia（TIVA）		
PC-LR-15	434				41	
PC-LR-20	434	**R**		TPN 製剤	496	
PD	454	rapid sequence intubation（RSI）	100	triple index	195	
PD パラメーター	454	red blood cells	427	tulobuterol	294	
PDE 阻害薬	291	refeeding 症候群	495			
PDE III 阻害薬	189	remifentanil	43	**U**		
──の血行動態への影響	207	rocuronium	100	UFH	376	
PE	31	ropivacaine	152			
pentazocine	57	RS ウイルス	483	**V**		
permissive underfeeding	495			vancomycin	477	
pethidine	55	**S**		VCM	477	
phenobarbital	306	S 体と R 体	159	vecuronium	102	
phenylephrine	194	SBOE	428	venous thromboembolism（VTE）		
phenytoin	309	SBT	450		31, 373	
PIPC	452, 456	SBTPC	450	verapamil	244	
piperacillin	452	sevoflurane	130	Virchow の三徴	31, 367	
PK	454	Sicilian Gambit 分類	260	VKORC1	386	
PK パラメーター	454	steroid	296	VRE	479	
PK/PD パラメーター	454	Stewart approach	407	VRSA	479	
PK/PD 理論	454	sugammadex	117			
platelet concentrates	434	sulbactam	450	**W**		
pMDI	297	sultamicillin	450	warfarin	385	
post-antibiotic effect（PAE）	472	suxamethonium	107			
post-tetanic count（PTC）	97	synergy effect	472	**数字**		
potassium canrenoate	276			1%ブドウ糖加酢酸リンゲル液	410	
PPN 製剤	496	**T**		I 型アレルギー反応	314	
prasugrel	354	T&S 法	428	1 号液	421	
pressurised metered dose inhaler	297	t-PA	394	2 号液	421	
		target-controlled infusion	43	3 号液	421	
PRIS	68	TAZ	456	4 号液	422	
propofol	70	tazobactam・piperacillin	456	5-HT3	325	
propofol infusion syndrome		tetracaine	162			

中山書店の出版物に関する情報は，小社サポートページを御覧ください．
http://www.nakayamashoten.co.jp/bookss/define/support/support.html

新戦略に基づく麻酔・周術期医学

麻酔科医のための 周術期の薬物使用法

2015年5月15日　初版第1刷発行 ©　〔検印省略〕

専門編集─── 川真田樹人

発行者─── 平田　直

発行所─── 株式会社 中山書店
〒113-8666 東京都文京区白山1-25-14
TEL 03-3813-1100（代表）　振替 00130-5-196565
http://www.nakayamashoten.co.jp/

装丁─── 花本浩一（麒麟三隻館）

印刷・製本── 株式会社シナノ

Published by Nakayama Shoten Co.,Ltd.　　Printed in Japan
ISBN 978-4-521-73712-6
落丁・乱丁の場合はお取り替え致します．

・本書の複製権・上映権・譲渡権・公衆送信権（送信可能化権を含む）は株式会社中山書店が保有します．
・JCOPY〈（社）出版者著作権管理機構 委託出版物〉
本書の無断複写は著作権法上での例外を除き禁じられています．複写される場合は，そのつど事前に，（社）出版者著作権管理機構（電話 03-3513-6969，FAX 03-3513-6979, e-mail: info@jcopy.or.jp）の許諾を得てください．

本書をスキャン・デジタルデータ化するなどの複製を無許諾で行う行為は，著作権法上での限られた例外（「私的使用のための複製」など）を除き著作権法違反となります．なお，大学・病院・企業などにおいて，内部的に業務上使用する目的で上記の行為を行うことは，私的使用には該当せず違法です．また私的使用のためであっても，代行業者等の第三者に依頼して使用する本人以外の者が上記の行為を行うことは違法です．

臨床医のための医療訴訟を回避するケーススタディ40

【編著】
白崎修一（札幌秀友会病院 副院長・麻酔科医）
澤村 豊（さわむら脳神経クリニック 院長・脳神経外科医）
田端綾子（ラベンダー法律事務所・弁護士）
中村誠也（中村淺松法律事務所・弁護士）

医師のための訴訟リスク対策本の決定版!!

○内科（呼吸器・循環器・消化器）
○小児科
○麻酔科
○放射線科
○皮膚科
○救急
○外科（脳神経・整形・消化器）
○産婦人科
○歯科
○病理　など

医療訴訟が他人事でなくなった昨今，医師は何をどう備えるべきか．本書は，実際に起こった民事訴訟の40事例を医師と弁護士が読み解き，法と医療の関係を解説した，医師のための訴訟リスク対策のテキスト．判例だけではわかりにくい事件前後の経過の要約を当事者目線で綴り，イラストで概略を押さえた．医療者が知っておきたい裁判や医療訴訟の基礎的な知識も弁護士がわかりやすく解説．

本書のポイント
▶ 裁判所の判断を各領域のガイドラインと対比しながら解説
▶ 各ケースの概略がイラストで一目でわかる
▶ 各ケースから訴訟を回避するための教訓を得ることができる

ISBN978-4-521-73704-1
B5判／並製／384頁
定価12,600円（本体12,000円+税）

中山書店
〒113-8666 東京都文京区白山1-25-14　TEL 03-3813-1100　FAX 03-3816-1015
http://www.nakayamashoten.co.jp/

好評のテキストの改訂第2版!

見て 考えて 麻酔を学ぶ

改訂第2版

編● 天木嘉清(東京慈恵会医科大学客員教授)
近藤一郎(東京慈恵会医科大学准教授)

B5判／2色刷／356頁
定価(本体7,500円＋税)
ISBN978-4-521-73955-7

好評のテキストの改訂第2版.「超音波ガイド下末梢神経ブロック」「集中治療」の内容を新たに加えて,麻酔の現場ですぐに役立つ実践的な知見や情報を最新の内容にバージョンアップ.

重要な補足ポイントは「Side Memo」として適宜挿入

Sample page

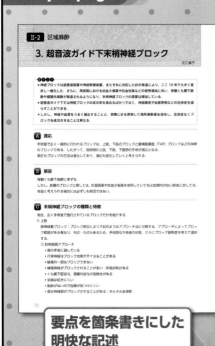

要点を箇条書きにした明快な記述

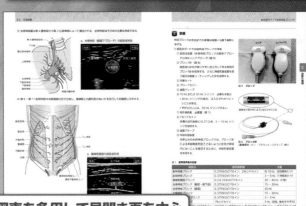

図表を多用して見開き頁を中心にした簡潔でわかりやすい解説

中山書店 〒113-8666 東京都文京区白山1-25-14 TEL 03-3813-1100 FAX 03-3816-1015
http://www.nakayamashoten.co.jp/

周術期に焦点を絞り，実診療をサポート!!

新戦略に基づく麻酔・周術期医学

◎本シリーズの特色

1. 麻酔科臨床の主要局面をとりあげ，実診療をサポートする最新情報を満載．
2. 高度な専門知識と診療実践のスキルを簡潔にわかりやすく解説．
3. 関連する診療ガイドラインの動向をふまえた内容．
4. 新しいエビデンスを提供するとともに，先進的な取り組みを重視．
5. 写真，イラスト，フローチャート，表を多用．視覚的にも理解しやすい構成．
6. 「Advice」「Topics」「Column」欄を設け，経験豊富な専門医からのアドバイスや最新動向に関する情報などを適宜収載．
7. ポイントや補足情報など，随所に加えたサイドノートも充実．

◎シリーズの構成と専門編集

◆ 麻酔科医のための**循環管理の実際**
専門編集：横山正尚（高知大学） 定価（本体 12,000 円+税）

◆ 麻酔科医のための**気道・呼吸管理**
専門編集：廣田和美（弘前大学） 定価（本体 12,000 円+税）

◆ 麻酔科医のための**周術期の疼痛管理**
専門編集：川真田樹人（信州大学） 定価（本体 12,000 円+税）

◆ 麻酔科医のための**体液・代謝・体温管理**
専門編集：廣田和美（弘前大学） 定価（本体 12,000 円+税）

◆ 麻酔科医のための**周術期の薬物使用法**
専門編集：川真田樹人（信州大学） 定価（本体 15,000 円+税）

◇ 麻酔科医のための**区域麻酔スタンダード**
専門編集：横山正尚（高知大学）

◇ 麻酔科医のための**周術期のモニタリング**
専門編集：廣田和美（弘前大学）

以下続刊　※タイトル，刊行予定は諸事情により変更する場合がございます．◆は既刊

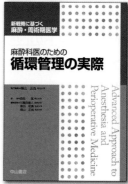

- B5判／並製
- 各巻250～320頁
- 本体予価 12,000～15,000円

●監修
森田　潔（岡山大学）

●編集
川真田樹人（信州大学）
廣田和美（弘前大学）
横山正尚（高知大学）

中山書店　〒113-8666　東京都文京区白山1-25-14　TEL 03-3813-1100　FAX 03-3816-1015
http://www.nakayamashoten.co.jp/